Aesthetic Surgery of the Breast

乳房美容外科学

原　著　[罗马尼亚] Toma T. Mugea

　　　　[美] Melvin A. Shiffman

主　译　吴毅平　郝立君　亓发芝　胡志奇

中国科学技术出版社
·北　京·

图书在版编目（CIP）数据

乳房美容外科学 / (罗) 托马·T.穆贾 (Toma T. Mugea), (美) 梅尔文·A.希夫曼 (Melvin A. Shiffman) 原著；吴毅平等主译. — 北京：中国科学技术出版社, 2020.4
　ISBN 978-7-5046-8505-6

Ⅰ. ①乳⋯ Ⅱ. ①托⋯ ②梅⋯ ③吴⋯ Ⅲ. ①乳房－整形外科学 Ⅳ. ①R655.8

中国版本图书馆CIP数据核字(2020)第001540号

著作权合同登记号：01-2018-6143

Translation from the English language edition : *Aesthetic Surgery of the Breast*
edited by Toma T. Mugea - Clinica Medestet and Melvin A. Shiffman
Copyright © Springer-Verlag Berlin Heidelberg 2015
This Springer imprint is published by Springer Nature
The registered company is Springer-Verlag GmbH Germany
All Rights Reserved.

策划编辑	王久红　焦健姿	
责任编辑	孙　超	
正文设计	佳木水轩	
责任印制	李晓霖	

出　版	中国科学技术出版社	
发　行	中国科学技术出版社有限公司发行部	
地　址	北京市海淀区中关村南大街16号	
邮　编	100081	
发行电话	010-62173865	
传　真	010-62179148	
网　址	http://www.cspbooks.com.cn	

开　本	889mm×1194mm　1/16	
字　数	1091千字	
印　张	54.25	
版　次	2020年4月第1版	
印　次	2020年4月第1次印刷	
印　刷	天津翔远印刷有限公司	
书　号	ISBN 978-7-5046-8505-6 / R·2478	
定　价	498.00元	

Translators List
译校者名单

主　译　吴毅平　郝立君　亓发芝　胡志奇
副主译　任玉萍　徐海倩　陈其庆
译校者　（以姓氏笔画为序）

王　瑾　王大卫　王高峰　亓发芝　文昌隆　田　媛　曲　茜

吕文昌　朱　明　朱德聪　任玉萍　刘秉承　刘恒登　刘家祺

孙　宇　远　健　李东宇　杨燕文　杨璐楠　吴毅平　余　晶

汪　仙　张　旭　张　勇　张汝凡　陆南杭　陈　诚　陈　雪

陈其庆　陈若思　陈鑫玥　林　鑫　周　星　赵芳宁　郝立君

胡志奇　侯　楷　徐海倩　崔煜煜　章勇超　熊诗璇

Abstract
内容提要

　　本书是引进自 Springer 出版社的一部高质量乳房整形美容外科技术方面的著作，由罗马尼亚资深整形外科 Mugea 教授编撰，由华中科技大学同济医学院附属同济医院整形美容外科吴毅平教授、哈尔滨医科大学附属第一医院整形美容外科郝立君教授、复旦大学附属中山医院整形外科亓发芝教授、南方医科大学南方医院整形美容外科胡志奇教授共同主持翻译。全书共分九大部分：第一部分综述美学、乳房美学和乳房整形历史；第二部分介绍乳房的解剖、发育和术前评估；第三部分为麻醉、术前风险评估及乳房手术常用的肿胀麻醉技术；第四部分介绍隆乳术、计算机辅助假体选择及假体与组织间的相互作用；第五部分讲述乳房整形手术的并发症与修复手术；第六部分结合乳房下垂分级介绍了各种乳房固定术；第七部分为乳房缩小术及减少复发等措施；第八部分为其他乳房畸形的手术整复；第九部分则为原著者对乳房整形的思考。

　　本书描述详细，配图精美，翻译细致，相信对中文读者解读原著会有所帮助，适合从事乳房美学及整形外科的各级医师和医学院师生阅读参考。

译者简介

吴毅平

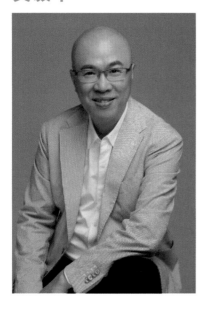

吴毅平，主任医师，博导，二级教授。美国国家健康研究院（NIH）博士后。现任华中科技大学同济医学院附属同济医院整形美容外科主任。兼任中国医师协会美容与整形医师分会副会长，中华医学会整形外科分会湖北省主委，中华医学会医学美容分会乳房美容学组组长，中国整形美容协会面部年轻化分会副会长。从事外科医、教、研工作 30 余年，曾留学美国 3 年余，率先在国内成功开展乳腺癌的改良保乳治疗，尤其擅长乳腺癌 I 、II 期乳房重建，定制隆乳术，乳房松垂矫正专利技术，各类乳房畸形修复术，巨乳缩小术。已获国家级（自然基金）等研究课题共 6 项。在国内外专业杂志发表论文 100 余篇。主编《中国生物材料在乳房整形中应用指南》，参编《中国硅胶乳房假体隆乳术临床技术指南》等专著。

郝立君

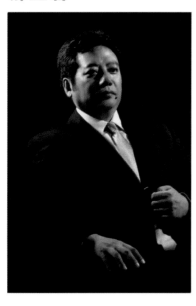

郝立君，医学博士，博导，二级教授。哈尔滨医科大学附属第一医院整形美容中心主任。从事整形美容专业 30 余年，成功完成各种整形美容手术 5 万余例，在个性化内镜双平面隆乳、乳房整形修复及面部年轻化治疗方面有独到见解。主要从事再生型生物材料、脂肪干细胞及病理性瘢痕的基础及临床研究。现任中华医学会医学美学美容学会副主任委员，中国医师协会美容与整形医师分会副会长及乳房亚专业委员会主任委员，泛亚面部整形与重建外科中国区副主席，黑龙江省整形外科医疗质控中心主任等。已发表论文百余篇，主编专著多部。获国家实用新型专利两项，黑龙江省部科技进步奖多项，获"龙江名医"及第二届国家名医盛典"国之名医"称号。

亓发芝

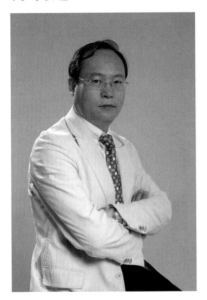

亓发芝，博导，二级教授，复旦大学附属中山医院整形外科主任，中山医院乳腺病诊疗中心副主任。在国内率先开展了保留皮肤的改良根治术后即时乳房再造，扩大背阔肌肌皮瓣乳房再造术，垂直切口巨乳缩小整形术以及抽吸法治疗淋巴水肿等临床医疗研究工作。擅长美容外科，乳房整形再造、肿瘤创面修复，以及血管瘤和淋巴水肿的治疗等。先后承担国家自然基金及教育部重大专项子课题、卫计委及上海市科委等多项课题。主编参专著近 20 部。兼任中国医师协会乳房整形美容分会副主委、候任主委，中国整形美容协会乳房整形美容分会候任主任委员，上海市医学会整形外科专科分会副主委，泛亚面部整形美容外科学会副会长。

胡志奇

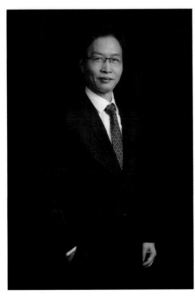

胡志奇，南方医科大学南方医院整形美容外科主任，教授，主任医师，显微整形外科博士，博导、博士后合作导师。2003 年留学日本 1 年，从事整形显微美容外科 34 年，在烧伤、创伤后瘢痕整形、先天性畸形、面部及躯干美容等方面临床经验丰富。主要研究方向为毛发移植的临床与基础研究、晚期面瘫、美容手术并发症的处理。承担国家自然科学基金 5 项，获得专利 5 项，获省部级科技奖多项，发表论文 200 余篇（其中 SCI 收录 52 篇，日文 1 篇），主参编专著多部。兼任中国医师协会美容与整形医师分会副会长，广东省医学会医学美容学分会主任委员，中国医师协会美容与整形医师分会毛发整形美容专业委员会主任委员，广东省医疗美容质控中心主任等。

原书序

　　若要论起生活中的美学，你可以找到数以千计的人；若要论起医学中的美学，你也可以找到数以百计的人；但若要谈论乳房的美学，你却不能不提到 Toma T. Mugea 教授，当然还有其他一些美容外科医生。乳房是女性生育能力的象征，如同"身体上的眼睛"，吸引着异性的目光。通常乳房越丰满，越容易获得异性的好感。如今，人们获取医学资讯变得非常便利，特别是美容外科方面的医学资讯。而本书则提供了一次难得的机会，帮助读者更加详细地了解各位专家对不同手术的理解。

　　本书是目前唯一一本详细介绍 Toma T. Mugea 教授乳房整形美容外科丰富经验的著作。Mugea 教授对乳房美容外科手术的系统研究长达 15 年甚至更久，在乳房测量、乳房美学评价、乳房假体选择等领域建树颇丰。同时，他还提出了管状乳房的全新分类方法及手术选择，并详细论述了乳房美容手术的并发症。本书内容全面且通俗易懂，并附有大量手绘图及典型照片。这些对美容外科医生，尤其是年轻医生，在手术方式及特殊病例的学习与理解方面有很大帮助。

　　所有参与编撰的著者都在书中分享了他们在乳房美容手术各自领域内的经验及理念，这使得本书熠熠生辉。书中著者还通过别具一格的方式对多种全新的及有争议的话题进行了讨论。我们衷心希望读者能喜欢这部乳房美容外科领域的杰作。

Mircea Ifrim，M.D.，Ph.D.

于罗马尼亚，布加勒斯特

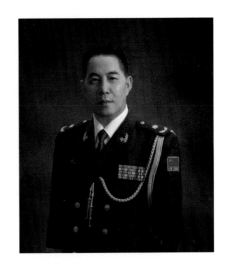

乳房作为女性的重要性征之一，不仅是女性形体美的重要组成部分，也是女性的自信之源。不论乳房不对称、过大、过小还是松弛，都会严重影响乳房的外形。在年轻女性因乳房不够饱满而烦恼时，年长女性却因乳房变形下垂而感到恐慌，更不用说那些患有发育不良或先天畸形女性所遇到的问题了。对于所有女性而言，不论处于人生的哪个阶段，乳房的变化都可能成为她的心结，有时还可能会伴随一生，而随之带来的精神压力更会严重影响其日常工作及生活。乳房美容外科作为医学美容外科的重要组成，一直致力于解决女性乳房问题。对于各类乳房缺陷，整形医生可以进行不同的手术治疗，以改善乳房问题。然而，由于每个病患都存在各种各样的差异，对于部分特殊患者，仍然难以达到理想的修复效果。乳房美容外科一直在不断发展，各种新技术及新设备应运而生，乳房假体技术不断进步，各种手术方式不断改进，各种测量评估策略的考量也在不断变化，这是人类智慧的结晶，也是医学发展的奠基石。

近几十年来，我国整形美容外科发展迅猛，从业人员及求美者不断增多，呈爆发式增长；求美者的求美要求更趋于理性，要求也更高，这给整形外科医生提出了更高要求。目前，整形行业医生技术水平良莠不齐，部分医生对乳房整形的认识存在不足，甚至理解误区。由华中科技大学同济医学院附属同济医院整形美容外科吴毅平教授、哈尔滨医科大学附属第一医院整形美容外科郝立君教授、复旦大学附属中山医院整形外科亓发芝教授、南方医科大学南方医院整形美容外科胡志奇教授共同主持翻译的《乳房美容外科学》(*Aesthetic Surgery of Breast*)，针对乳房美学、乳房解剖及各种乳房整形术式的发展进行了系统介绍，内容全面，知识先进，可作为国内乳房美容外科理论的重要补充，为乳房美容外科的发展亦提供了更翔实的指导经验，为了解国际先进诊疗水平开辟了一条全新道路。

"实践是检验真理的唯一标准。"医学知识只有在不断总结、对比及探讨中完善，才能更好地为患者提供高质量的医疗服务，满足各类女性患者的要求。本书从为患者及求美者更好服务的角度出发，细致全面地阐述了当今前沿的乳房整形技术，是一部学术价值高且实用性强的中文译著，特别适合乳房专业整形美容外科医生参考阅读。在此向广大同行推荐。

泛亚洲太平洋地区面部整形与重建外科学会常务理事兼中国区主席
中华医学会医学美学与美容学分会主任委员
中国面部整形与重建外科学会主席
中国整形美容协会第一副会长
中国整形美容协会民营医疗美容机构分会会长

原著前言

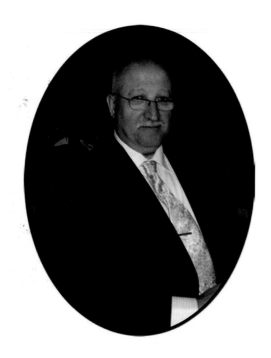

15 岁时，我在 Andrei Saguna 国立学院（布拉索夫，罗马尼亚，旧称喀琅施塔得）求学，在那里我第一次在生物课上解剖了青蛙。感谢 Laurian Taller 教授的推荐，通过阅读 *Brehm's Life of Animals*，我开始了解这个神奇的领域，这本书为我打开了一扇新世界大门。DNA 的双螺旋结构、遗传密码的遗传规律、第二信使 cAMP 在细胞信号传导中的作用，还有那些获得诺贝尔生理学或医学奖的激动人心的科学发现——我的老师和我经常讨论这些令人兴奋的发现，不论是在课堂上还是课外，甚至有时会谈论起地球乃至宇宙生命的起源！即便是到了 40 年之后的现在，我依然会像"老男孩"一样去幻想及思考有关自然和生命的意义、宇宙的绮丽，以及爱和欢乐等价值所在。

我当时学习的主要是数学、几何学、物理学、化学及生物学，在 Andrei Saguna 国立学院杂志 *Buds* 上发表了我的第一篇论文之后，我就以医学生的身份参加了学生科学会议。后来，我还参加了"数学在系统理论中的应用国际研讨会"（布拉索夫，1978），并进行了"生物系统的信息及意义"的报告。大家非常惊讶于看到一个年轻的内科医生在谈论生物系统的信息共生和它的意义。1977 年，我们描述了通过数学方法计算事件所包含信息的方法，以及双螺旋结构在生物系统内信息安全存储所具有的意义。到了 1991 年，我们发展了控制论在人体上的概念及理论，随后在牛津大学出版社出版了。2008 年，我们酝酿了近 30 年的想法终于成形，并以《生命、宇宙和人体》的名字出版了。

我获得第一个医学竞赛奖项时，还只是布加勒斯特军队中央医院的普通外科实习医生，不久后，我就在 Agrippa Ionescu 教授的指导下开始进行整形外科的培训。Agrippa Ionescu 是罗马尼亚非常知名的教授，他在 1957 年创办了欧洲最早的整形外科门诊之一。我当时的专业方向是普通外科和整形外科，并以顾问身份工作了一段时间，之后我在罗马尼亚的奥拉迪亚大学晋升为整形美容外科教授。1991 年，在一次绝佳的机会中，我成为英国整形外科医师协会（BAPS）的会员，并在爱丁堡的班格尔综合医院整形外科与 C. H. Watson 医生共事，随后又在伯明翰急诊医院与 John P. Gower 医生一起工作至 1993 年，我在那里向他们学习了如何处理复杂的整形外科病例。1996 年，我萌生了一个大胆的想法——创办我人生中第一家整形外科门诊。我仅能依靠我浅薄的出国经验不断摸索，并通过邀请罗马尼亚美容外科协会和罗马尼亚医学科学院的同僚们进行学习。

非常感谢这些卓越的整形外科医生，如 Tom Biggs、Nazim Cerkes、Anthony Erian、Julio

Ferreira、Pierre F. Fournier、Alberto Di Giusepe、Giovani Botti、Fhad Beslimane、Mario Pelle Ceravolo、Wolgang Gubisch、Per Heden、Steven B. Hopping、Yves Gerard Illouz、Jose Juri、Ermete de Longis、Cesar E. Morillas、Mauritio Nava、Magnus Noah、Robert Oelinger、Trevor O'Neil、Angelo Rebelo、Schulte Uebbing、Vijay Sharma、Melvin A. Shiffman、Bryan A. Toth、Carlos Uebel、Rene Villedieu、Michelle Zocchi 等，还有很多医生也同样分享了他们的经验和技术。

如今我们都成了关系很好的朋友，时常在全球各地举行的学科会议上碰面。我一直都清晰地记得 Mario Pelle Ceravolo 教授曾在一次罗马尼亚会议上提及，最初他来到这里是为了指导我们手术，而如今他却能在我们的演讲中获得重要的灵感。

对我而言，乳房美容外科是一门科学与艺术完美结合的学科。自文艺复兴以来，有关乳房的文化和象征意义被越来越多的人所接受，并在这个时代不断被提及。乳房不仅仅与科学研究有关，还与生命、性和愉悦等有关联，这些都需要被更多人关注。

作为整形外科医生，我们除了要了解有关乳房的解剖学、生理学、病理学等，还需要理解身体美学原则、乳房比例、乳房美学及各类乳房手术知识（包括隆乳术、乳房缩小术、乳房固定术等，或各种联合手术）。

作为第一步，需要对乳房进行测量，包括正常乳房和设计的理想乳房形态。基于 Toma T. Mugea（TTM）的数百病例，我们试图在其中找到身高体重指数、身体维度、乳房突出度之间的联系，并希望能找到一种方法客观评估不同医生的手术效果。这些内容都在本书的第一部分有所涉猎。我们还使用了一种假体选择算法，当需要进行假体置入时，可以通过计算自动选择乳房假体的型号。精确的乳房检测可以更好地对乳房进行分类，并帮助选择合适的手术方式。这种算法也能够帮助我们进行乳房缩小术和乳房固定术。

本书所述内容都是围绕着我们所使用的方法编写的。读者可以从各个角度了解我们的乳房手术经验和技巧。书中还有一些有趣的章节涉及经典乳房美容外科手术的议题，比如乳房的黄金数字、乳房评分、解剖型假体的选择、乳房假体的寿命与老化、乳房假体与身体组织的相容性、不对称乳房的隆乳术，以及胸部发育畸形的隆乳术等。另外，还有一些章节详细介绍了隆乳术的并发症，包括隆乳术包膜相关的淋巴管炎、急性血清肿综合征及硅胶假体的远期风险等。对于乳房缩小术和固定术，我们介绍了一种新的与手术选择相关的乳房体积及下垂程度的分类方法。我们也关注了管状乳房，书中同样介绍了新的系统分类方法和手术方法。另外，书中还介绍了一种乳房缩小术中重建乳房下皱襞的新方法。

书中所有照片均为原创，所有病例都有完整的术前、术中及术后照片。对于新的手术技术，也都附有我亲自绘制的手绘图用于讲解手术技巧。我们希望能通过最直接的方式讲解手术，并通过不同的简单或复杂病例来进一步帮助大家理解，哪怕其中有一些病例的效果并不那么完美。对手术操作困难的病例或存在问题的病例进行学习的效果要优于仅仅展示那些术后效果很好的病例。为此，我要感谢我的好友 Melvin A. Shiffman，他也是本书的著者之一，本书编写过程中多亏他一如既往的耐心和善意的帮助，如果没有他的大力支持和积极态度，我可能永远没有办法编写完成这样一本书。

非常感谢我的好友——罗马尼亚医学科学院的秘书长 Mircea Ifrim 教授，他一直在罗马尼亚支持美容外科的发展。他的真诚与魅力令我与他的合作非常愉快。

还要特别感谢我的妻子 Camelia。她一直理解我的努力并包容我在家庭生活中的缺席，她甘愿等待我繁忙工作结束后才能享受一起散步或跳舞的片刻时光。她养育了我们可爱的女儿 Sanziana（正在苏格兰皇家音乐学院学习双簧管课程）和 Ruxandra（设计师），如今还在帮助她们抚养孙女 Sophia 和 Victor。身为一个骄傲的祖父，对于那些令我难忘的瞬间，我多么希望可以像小说一般，生成一个虫洞穿越到平行世界再次体会那些美好的时刻。但这就是生活，我们只能接受并享受它。

Toma T. Mugea, M. D., Ph. D.

于罗马尼亚，克鲁杰 – 纳波卡

Contents
目　录

Part 1　概　论
General

Part 2　解剖·发育·评估
Anatomy, Development, and Assessment

Part 3　麻　醉
Anesthesia

Part 4　隆乳术
Breast Augmentation

Part 5　并发症与修复手术
Complications and Revision Surgery

Part 6　乳房固定术
Mastopexy

Part 7　乳房缩小术
Breast Reduction

Part 8　其　他
Miscellaneous

Part 9　评　论
Commentary

概　论

General

Aesthetic Surgery of
the Breast

乳房美容外科学

第1章

Definition of Beauty
美的定义

Toma T. Mugea，**著**

陈若思，**译**

胡志奇　陈其庆，**校**

诠释美

谈论美总是令人愉快的。

这很容易。

每个人都能发表自己的见解，无须他人接受。

谈论美丽，你知道自己什么时候开始，但永远不知道什么时候能结束这个永恒的话题。

然而给美下一个定义，则不简单。

这是两个点中的平衡，总是摇摆不定。

美的定义来自决策者的观点，切身感受，或者他的文化背景。

展示美比定义美容易得多。

绘画，

演奏，

歌唱，

计算，

或者思考。

人只有在对已知的、未知的、存在的或不存在的事物进行比较时，才能发现美。

因此，美没有定义。

它是拥有无限面孔的钻石，每一面属于我们其中的一个人。

以上是笔者选取的一个复杂主题，起源于古希腊哲学家的一些想法。你尽可以对它保留自己的意见，而不需进行评论。这些观点在苏格拉底生存的年代之前即已存在，在当今社会仍在延续。

毕达哥拉斯学派[1]发现了数学和美学间的一个强大的联系。他们尤其注意到，以黄金比例[2]呈现的物体更具吸引力。

但是，Edmund Burke，在1756年，于他的哲学杰作《论崇高与美丽》中描述到美的定义是一个十分现代及复杂的分析，认为用比例和测量来定义美过于机械。"所谓的美与崇高截然不同。我概念中的美是品质的美，是那种我们身体中产生的那种激情和爱的美。同样地，爱亦截然不同，它是在思考任何美丽的东西时产生的满足感。这种满足感从欲望中来，是一种将我们感到拥有某些物体的心灵能量。那么美包含了什么呢？通常这个问题的答案为美包含了特定比例的组成部分。但我十分地怀疑美与比例是否存在任何的关系？比例是相对数量的测量值，但美与测量毫无关系。事实上，我们看到的植物或动物中美丽的部位，并非总是符合某一测量结果。"

"这种对比例喜好的偏见来自于一个主观印象，即认为如果畸形被去除，美必然得以呈现。然而，与畸形相反的不是美，而是完整、普遍的形态。另一方面，美则是普遍形态的升华。真正与美相反的是丑陋，美与丑之间还有平庸，平庸对激情没有任何影响。"[3]

后来，一位爱好数学和哲学的人物，Adolf Zeising，在1854年提出了一个大家普遍接受的，与人体黄金比例相关的定律，即：在自然和艺术领域中，无论是宇宙的还是个体的，有机的或无机的，声学或光学，在其各自的形成过程中，并都在不断追求美和完整性，并将其作为最高的精神理想的基本原则。这一原则渗透到所有结构，形式和比例之中，然而，它在人的表现形式中得到了最充分的实现[4, 5]。

作为最后的结论，我们可以追溯到Immanuel Kant在1790年出版的伟大著作《批判之道》中对美的4种定义[6]：品味是抛开所有利益，单纯凭借喜悦或厌恶，去评价某一物体或表现方式的能力。令人喜悦之物即美丽。""抛开概念，美丽就是让所有人感到喜悦的东西。"

"美是物体的最终表现形态，是感知一个物体的过程，而不是一个物体的终结。"

"美是在抛开对象的概念之后，仍被认为能让人觉得喜悦的事物。"

根据 *ArtLex on Beauty, ArtLex Art Dictionary*[7]，笔者为大家选定了几条关于美的定义。

1. 美的事物是本身就吸引人的事物——亚里士多德（公元前384—322年），希腊哲学家

2. 事物的美存在于仔细观察者心目中——大卫休谟（1711—1776年），苏格兰哲学家和历史学家

3. 艺术不是美学规则的应用，而是本能和

大脑能够超越任何规则的认知。当我们爱上一个女人时，我们不会测量她的四肢有多长——毕加索（1881—1973年），西班牙艺术家

4. 当我想到艺术时，我会想到美。美是生命的奥秘。它不在人们的眼中，而是在脑海中。在我们看来，人们都有完美的意识——艾格尼丝马丁（1912—2004），美国现代派画家

对笔者而言：

什么是美？

美是魔法。

美是一种光环，一种辐射，一种能够引起正面积极情绪的氛围。

美是一个有着多面孔的陷阱。

美一直都存在着，即使你视而不见；

美一直都在那里，等着爱的到来；

不懂得爱的人，也必将看不到美的存在；

美可能是只属于你个人的感受，在你的眼中，在你的脑海中，在你的感觉中；

美是为了什么？

是为了吸引！

是为了爱！

是为了生命！

生命是一场竞争而不是一场博览会！

为了生存和创造生命，而去竞争。

这就是生存的目的。

这也是爱的目的！

为谁而美？

只是存在，

为了它自己，

为了别人，

为了未来的伙伴，

或是为了鉴赏家。

总而言之，加上他的反义词。

美就是：

愉快的 / 不愉快的

合意的 / 不合意的

吸引人的 / 不吸引人的

令人兴奋的 / 无聊的

精巧的 / 激进的

温柔的 / 粗野的

多样的 / 单一的

恰当的 / 没有规则的

可变的 / 恒定的

和谐的 / 令人震惊的

意义重大的 / 微不足道的

聪慧的 / 笨拙的

清楚的 / 困惑的

领导 / 遵从

幸存者 / 失败者

年轻的 / 衰老的

新鲜的 / 干涸的

新的 / 旧的

扩张的 / 收缩的

充满希望的 / 幻灭的

令人愉快的 / 例行公事的

提问 / 回答

保护 / 曝光

光明 / 阴暗

白 / 黑

软的 / 尖锐的

强壮的 / 柔弱的

坚固的 / 脆弱的

多样的 / 平整的

直的 / 弯的

光明的 / 黑暗的

日 / 夜

好 / 坏

合法的 / 违法的

道德的 / 不道德的

带回家的 / 不带回家的

要留下的 / 要扔掉的

要展示的 / 要隐藏的

要爱的 / 要忘却的

要拥有的 / 要避免的

要保留的 / 要离开的

不要分享!

谢谢!

第2章

About Life, Universe, and Human Body
生命、宇宙和人体

Toma T. Mugea，**著**

陈若思，**译**

胡志奇　陈其庆，**校**

一、概述

为何讲乳房美容手术的书里面会设这一章内容？有的人会认为这和解剖、手术操作，甚至和医学都相差太远了。你也可能会说，这和数学、物理、天体物理等科学都相差太远了。这对我们来说太难了。

但是，它来自生物学、医学、物理学、数学、信息学和哲学。我坚信这完全与生命、宇宙、人体和平衡相关，而且它非常有用。

不要害怕

不要逃避

慢慢地阅读，发掘它，享受它。

注释：

这一章节是作者 40 多年来的科研学习、阅读文献，以及从医学院开始时的思考荟萃而成的内容；在阅读的过程中，这些观念会慢慢地浮现，通过不同的科学故事给大家展示。同时，这些内容也于 2002 年出版在笔者所出版的书 *Thermoenergetic Injuries* 中。

约 7 年前，作者用这个标题，完成了这一精练论文的最终版本。当时的感觉就像触及一个禁忌话题，就像走入深山，找到一个小而孤立的修道院，去祈祷被宽恕。这个概念里几乎所有的内容都是原创的，代表着我自己心中的蓝图和我的方案；在这么多年之后，在每个句子之后都引用准确的文献几乎是不可能的，并且引用过多会影响文章的长度。因此，一些参考文献将单独陈列在本章节的最后。

二、生物系统的基本原则

第一条规则是物质、能量和信息的一致性是普遍存在的（图 2-1）。这些元素在某一时刻的不同比例代表了系统的一个特征。通过三个轴，根据这三个元素之间的比例，将产生一个不同形状的容积，我们可能会看到每一个元素，即物质、能量和信息，都具有相应的量。

在其他系统中，我们可能找到信息、能量

或物质轴之一起到主导作用。然而，在正常的生物系统中，这三个量之间却能保持恒等关系：M=E=I（图2-2）。这个就是生物系统中的第二条准则：量的对称性。细胞呈球状就很好地体现了这一准则。在机体发育直至成熟的过程中，所有元素都是对称的，所以机体看起来既美丽又健康，而衰老或疾病将破坏这种对称性。

因为在宇宙中，存在着无穷无尽的系统，他们各自的轴将产生并参与维持信息场、能量场和重力场（图2-3），每一个都与宇宙网络相关。这个宇宙网络是具有生命的，并且是非常敏感的，它知道自己每一部分的过去、现在和未来。

对于所有的系统，"O"点代表着它的起始，也代表它的终结，它的存在成了各个元素之间的平衡点。一条轴上任何矢量的发生发展都将同时决定另一矢量在同一轴上的生成。这两个矢量是等效的，但就像镜像对称一样，它们方向相反，具有拮抗的效果（图2-4）。系统中的平衡是永存的，即使有时它没有表现、无法被察觉或本身就不是有形的。这是生物系统中的第三条原则：普遍均衡原则。每一个元素都有相反面，它们之间的平衡可以保持系统的特性和完整性。我们举一些例子，来表明两者之间的相对对立性。

相互吸引和相互排斥

收缩和放松

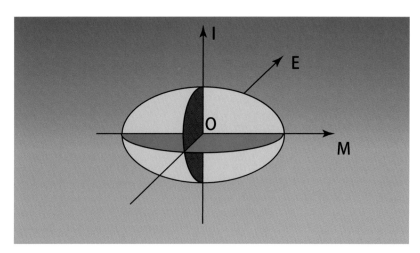

◀ 图2-1　系统中物质、能量和信息的统一。一个系统是通过一个共同的起点"O"，加上物质轴、能量轴及信息轴而组成的

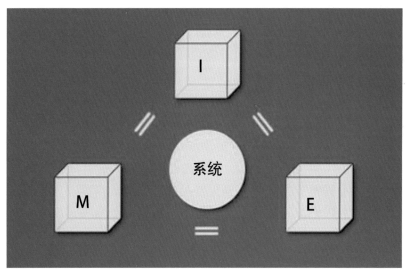

◀ 图2-2　生物系统中，物质、信息、能量的量是对称的

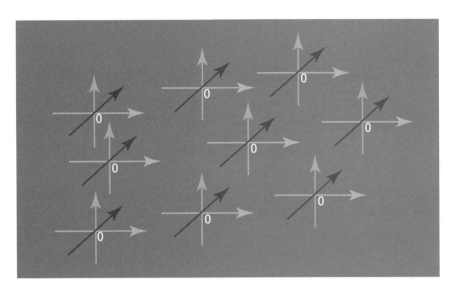

◀ 图 2-3　系统中的物质、能量和信息场线

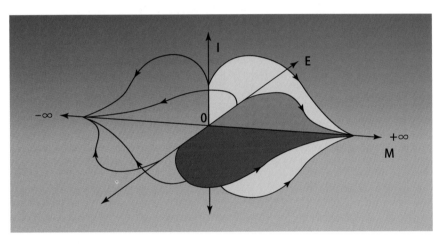

◀ 图 2-4　普遍均衡原则

内爆和爆炸

凝血和抗凝

吸气和呼气

摄入和排泄

接收和回应

日和夜

物质和反物质

好和坏

生和死

阴和阳

男和女

在自然界中，每一个存在，每一个运动，甚至每一个想法都会产生相反 / 镜像的情况。在一般的通用网络中，一件事物的最终效应往往会受到诸多其他系统的影响，产生意外或无法解释的结果。在我们知道这些关联和相互影响之后，就可以预测未来，也可以重演历史。如果其中一个向量具有增长到无穷大的趋势，则其他向量就会变得相对较小，趋向于零。时间存在于相同的维度上，并与每个轴的正向和负向紧密相连。通过这种方式，我们可以在极端宇宙系统中发现以下特征。

1. 宇宙大爆炸——无限量的能量、凝聚物质和信息。

2. 宇宙大收缩——无限量的物质、凝聚能量和信息。

3. 普遍意识——无限量的信息、凝聚物质和能量。

三、生命和人体

即使来自生物体的每个细胞的遗传密码与其他细胞都相同，即使这一遗传密码与其他物种都相同，在细胞膜水平上也只有一小部分处于激活状态，对应相应的受体区域。遗传密码适用于整个身体，而要解读遗传密码，则需要考虑所有不同类型的细胞。它们共享专门针对特定活动的遗传密码。只有为人体繁殖而设计的配子才有一半的染色体。只有在生命最初始的时刻，只有接收到来自另一个个体的遗传信息之后，配子的遗传密码才能被解读。父母配子融合生成合子的时刻相当于一个启动器，启动后密码中自带的程序就开始运行了。

第一个事件就是原代细胞分裂。人类生命中这一不可思议的奇妙时刻像极了天体物理学家重建出的宇宙初始状态（一个带有两极的球体，因物质能量场和信息场的吸引力而逐渐分裂为两半）。

从此刻开始，每一次分裂都会产生不同的细胞，细胞膜上将有新的受体出现，进而可以使得相应的基因得以表达，从而并产生早期的分化。这些独一无二的细胞，虽然寿命较短，但却是对人体充分发育前的信息扩张不可或缺的部分。但是，有一些干细胞会一直存在！这竟然与宇宙的初始时刻有着惊人的相似之处！！！

因此，细胞的遗传密码包括一个基础代码（为细胞存活的基础活动所必须，如细胞分裂），一个特异性代码（对应系统中的细胞特异性活动），以及非激活代码（遗传密码中最大的部分）。在宇宙中，这与暗物质相似。每种代码类型都存在其相应的一组特征：对某一基础代码而言，基础信息对应基础受体和相应基础反应；对某一特异性代码而言，特异性信息对应特异性受体和相应特异性反应（图 2-5）。

对应于每个细胞的非活动代码，在生物体水平上，个体意识（"灵魂"）存在于身体网络。这远远超出了每种细胞特性的总和。由于身体网络是宇宙网络的一部分，因此个人意识也是宇宙意识的一部分。愿我能被原谅！

但是，还有另一部分代码未被显示出来。如果系统能够为宇宙中的每一个现有信息匹配相同的意义，那么它本身就成了一个由不同反应组成的宇宙响应的世界，而它需要一个由受体组成的宇宙。系统中将存在针对某一意义信息的专用受体。所有其他信息的反应就是"缺乏反应"或"幻影反应"，并对应于"幻影受体"和"幻影代码"。"幻影反应"数量是无穷无尽的。

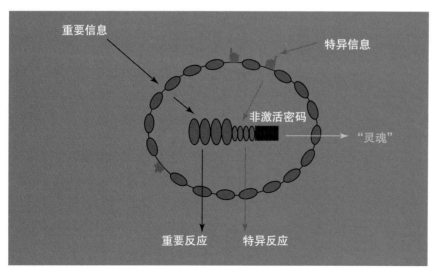

◀ 图 2-5 细胞的遗传密码可分裂成重要的、特异的和非激活的遗传密码

如果系统想要从宇宙中读取新信号，并且能够使用工具将其转换成可用的信号，当区域中存在可用的受体时，"幻像"即可现形！所有对系统具有重要性的信息的总和代表了系统的信息场。

因为机体的遗传密码必须在同一时刻被完整解读，为了使这成为可能，代码被分成许多激活的片段，对应于具有特定活动的不同细胞。对于包含细胞和生物的存活而言，细胞需要处于信息共生状态中。基于信息的原则，细胞群体聚集到了隶属于系统和生物体的器官中。

为了维持此结构以及细胞本身的结构，存在由整联蛋白家族介导的细胞－细胞和细胞基质相互作用。细胞外基质由不溶解的蛋白质和碳水化合物网络组成。细胞被填充到网络中，而这一网络则填满了细胞与细胞之间的空隙。体内不同位置的基质由胶原蛋白、蛋白多糖、弹性蛋白、透明质酸和各种糖蛋白（如纤连蛋白和层粘连蛋白）的不同组合组成。

在质膜的细胞质位点上，受体将细胞外基质连接到细胞骨架上。在这些共同作用下，黏附蛋白及其受体构成了一种通用的识别系统，为细胞提供锚定、迁移、分化和生长的信号。对细胞而言，这一细胞外网络相当于宇宙中的物质、能量和信息场。这种细胞外网络由能量维持与一种等轴张力的状态下。这一网络与包括中心粒在内的细胞骨架晶格密切相关，并决定着细胞形状。

为了沟通，细胞外产物充当了信号的角色（基础信号或特异性信号）。需要立即协调响应的活动由神经系统控制。指挥中心和作用靶点之间的连接几乎是直接的，信号会在短时间内释放。而需要长时间反应并涉及大量受体细胞的活动，则由内分泌系统控制。

根据组织水平的不同，神经和激素反应之间的比例是不同的。在内分泌信号类型中，内分泌器官的细胞将释放激素，作用于远端靶细胞群。这些信号被释放到血流中，只有具有适当受体的细胞才能读取信息。

在旁分泌信号类型中，靶细胞靠近释放信号的细胞，释放的物质仅影响与它们相邻的靶细胞组。从一个神经细胞到另一个神经细胞或从神经细胞到肌肉细胞（诱导或抑制肌肉收缩）的电脉冲的传导过程，需要细胞外化学物质参与，后者被称为神经递质。神经递质和神经激素是旁分泌信号的实例。

在自分泌信号类型中，细胞对它们自身释放的物质起反应。培养的细胞通常对它们分泌的生长因子或下调因子起反应。相同的化合物有时在两种或三种类型的细胞－细胞信号传导中起作用。某些小肽可同时起到神经递质（旁分泌信号传导）和系统激素（内分泌信号传导）的作用。

"激素锥"通过使用物质的代谢活动维持机体的能量需求（图 2-6）。这是一个引人入胜的观点，在组织架构的不同层面，从底层（细胞层面）到顶层（大脑＝机体），物质、能量和信息所占的比例各不相同。

"神经元锥"代表最特异化的调节活动。在生物体水平上，它能够分析接收到的信息，并为生物体生存制订适当的精确度（图 2-7）。这也是生命的最高境界：心理活动和意识。

将两个锥体系统合并后，我们可以发现，细胞层级具有最大量的物质和能量，而其对应的信息量则是小而浓缩的（遗传密码代表了这一信息）。在信息量最为巨大的水平（大脑），其相应的物质和能量的量则又是小而浓缩的（图 2-8）。

四、世代周期

人类存在于世上，是为了享受生活。包含在遗传密码中的人类信息必须及时传播。这代表了生命的目标，需通过"世代周期"实现（图

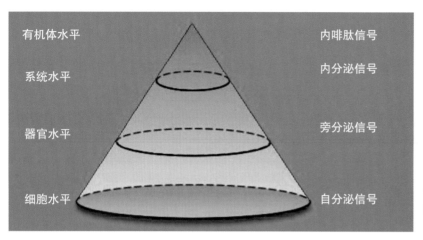

◀ 图 2-6 "激素锥"展示出在细胞水平时的最大信号体积

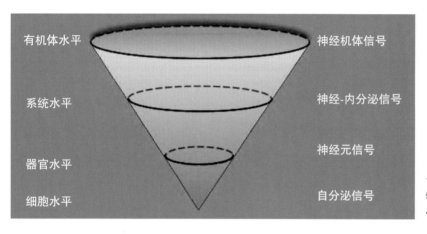

◀ 图 2-7 "神经元锥"在生物体水平上具有最大的信号体积

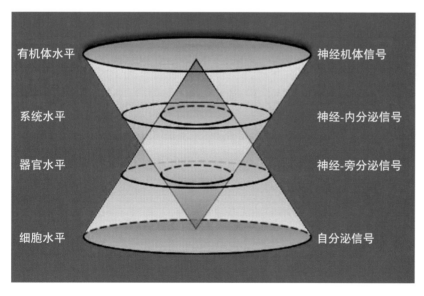

◀ 图 2-8 神经内分泌信号在人体内的体积

2-9）。遗传密码中的存储信息（SI）代表物种信息谱；表达信息（EI）表示某一时刻遗传密码中所需要的部分，取决于特定受体的存在；

而起源（G）则代表受孕的时刻，此时，雄性和雌性配子结合形成受精卵，并开始解读遗传密码。新的生命开始生长。这代表了人体宇宙

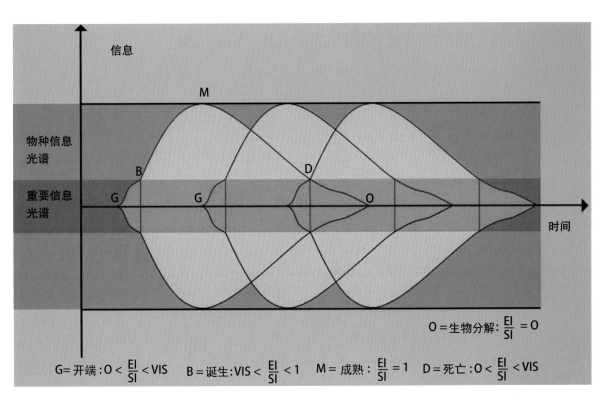

▲ 图 2-9　"生成周期"代表 **SI** 存储信息的地方；**EI.** 表达信息；**G.** 开端；**VIS.** 重要信息光谱；**B.** 诞生；**M.** 成熟；**D.** 死亡；**O.** 生物分解

的大爆炸。重要信息谱（VIS）代表了遗传密码所需的部分。这对于生物体在环境中，在母体外，在光照下的生存是绝对必要的。重要信息谱是一个"隧道"，内部黑暗，外部光线充足。

起源发生之后，表达信息和存储信息之间的概率大于零，但它仍然小于 VIS，直到出生的那一刻。每个新细胞都会表达新的受体，并允许解读遗传密码的新片段。在此期间，新显现的受体的信号由母体机体通过脐带和胎盘交换提供。

出生（B）表示表达信息与存储信息之间的概率大于 VIS 的时刻到来。现在，机体能够在新的环境中生存，我们可以看到新的生命！胎儿穿过产道，从黑暗来到光明世界，成为一个可见的活着的婴儿。光是免费的！从现在开始，新的机体将继续生长发育，在母亲的呵护下成为一个孩子、一个少年，直到成熟。

在成熟期（M），所有生物器官和系统都已发育完全，遗传密码已被完整解读。具有遗传密码的整体读数。此时，表达信息 = 存储信息。

在发育过程中，机体性器官得到了特化发育，并产生配子。配子代表了新的存储信息，而系统已为繁殖做好了准备。

在"世代周期"的轴上，成熟对应于新生命的世代时刻。对于机体而言，物质、能量和信息的一致性在成熟时达到了其量度发展的最高水平。

这与宇宙学中的宇宙极限相对应。在生物体到达这个最大膨胀时刻之后，老化过程就开始了，这相当于宇宙的收缩能量。此后，表达信息和存储信息之间的概率小于 1，但仍然大于 VIS，直到死亡时刻。

衰老过程体现为分化细胞的自然丧失，损伤后反应标记的积累以及整合活动的干扰。常见的方式有如下几种。

1. 错误的信号涌入内部介质。

2. 信号传输缺陷。

3. 受体水平紊乱。

4. 信号处理错误。

5. 响应活动缺陷。

以这种方式，在物质－能量支持减少和（或）信息错误发生时，EI/SI 之比将小于 1，但仍然大于 VIS，当此比质小于 VIS 时机体即会死亡。

如果发生事故或产生疾病，并且器官仅保留了一部分功能，那么生物体的所有生物学能力将降低，并且根据系统的第三规则，物质－能量－信息平衡将维持在受伤器官的水平。因此，在不健康的生物体中，正常健康状态下没有危险的伤害都可能导致死亡，因为生物体没有相应的功能储备用以应对同等的刺激（根据系统的第二条规则）。每个细胞的死亡都会削弱受体场，并使遗传密码的解读能力降低到仅够生存的程度，相当于婴儿的水平。在此期间，机体是否能生存取决于社会援助以及输注的药物和营养品。这些外部的援助在这一情境中代表着"终极脐带"。社会的帮助，药物和营养素的帮助，这个阶段代表"最终的脐带"。与 DNA 密切相关的精神活动仍然有效！这就是身体的灵魂。

机体死亡是器官和细胞解体开始的时刻。此时再也没有了华彩。生物学上的生命与灵魂一起进入黑暗，进入重要信息频谱的隧道内。物质和能量将遵循它们的循环，加入到黑洞中正面或负面的力量中去。任何细胞都将有机（O）崩解，变为 DNA 残迹。

DNA 代表着生命作为信息、物质和能量的最高度浓缩。在这种情况下，生命和灵魂可以永存，在宇宙的时间海洋中遨游。来自不同生命形式的全部现有的 DNA 代表了今生或来世的无形隧道，这是永恒的。从这一点来看，如果有一个启动条件向合适的环境条件发送信号，那么生命可以再次得以扩张。

每个个体的生命都是其世代的一部分，是宇宙海洋中的一个浪花，只有时间的斧头才能使它成为个体。从外面我们只能看到一个表面，但这是通过个体存在周期的无限来实现的。这就像康斯坦丁·布朗库西（Constantin Brancusi）的"宇宙地平面的声音"，"无尽柱"或"无限柱"（第一次出现在 1938 年）。古老的罗马尼亚木匠自几个世纪以前即在他们的院子门上以艺术的方式（像一条绳子）首次展示了这种重复和延续的观念（图 2-10）。它看上去与已知的 DNA 双螺旋结构非常相似！在那

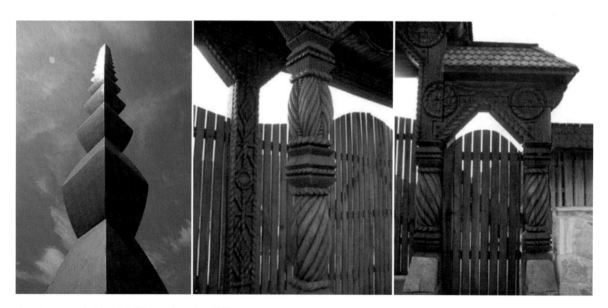

▲ 图 2-10　左侧为康斯坦丁·布朗库西的作品——无限之柱，右侧为罗马尼亚木工大门，均是重复性和连续性的代表

个时代，他们不知道 DNA！此外，这种重复和连续性的象征也可以在传统的东正教十字架上见到，即没有尽头的吹花柱（图 2-11）。

灵魂将在 VIS 隧道内停留并穿梭，直到一个新的起源时刻到来为止。普遍场的力量将使两者融合；在 VIS 隧道外会有另一个大爆炸，灵魂将被赋予一个新的生命。新的灵魂将在起源的时刻受到所有宇宙的影响！这可能是占星术和命运的解释。

在 VIS 隧道内停留期间，灵魂存在于由众多灵魂所组成的世界中，而这一世界被分为积极和消极的社区：天堂和地狱？在正极与负极之间，灵魂可以达到不同的水平。我们可以想象两个圆锥底面相贴的样子。这一相贴的底面即为基准层，在这里集中了绝大多数的灵魂。在上部的锥体中的是善良正面的灵魂，而在下部锥体中的则是负面的灵魂。在每一个锥体中都存在不同水平的纯洁。

在生物学的生命中，每一种积极的物质和精神活动都会给灵魂带来更大的积极能量，并将进入灵魂的正向世界。

灵魂是按纯洁的水平来进行组织的。根据进入 VIS 隧道入口时的"审判"，生物学生命让灵魂有机会进入到更高或更低的层级当中。

这些精神水平类似于粒子能级。如果能量是损失的，它们将降低到较低水平；如果能量有所增益，它将跃迁入更高水平。从 VIS 隧道中，灵魂有时可以短时逃脱，通过介体或直接通道（如"虫洞"）与其他宇宙的生命交流并能对其产生影响。此外，生物学生命可以启动与灵魂世界的交流。通过积极的祷告和仪式，可以传递和增强灵魂的正向平衡，并帮助他们达到更高的灵魂层级，这是宽容的祷告。在祷告时，灵魂是安静的，试图达到绝对的放松，与宇宙的振动发生共振。

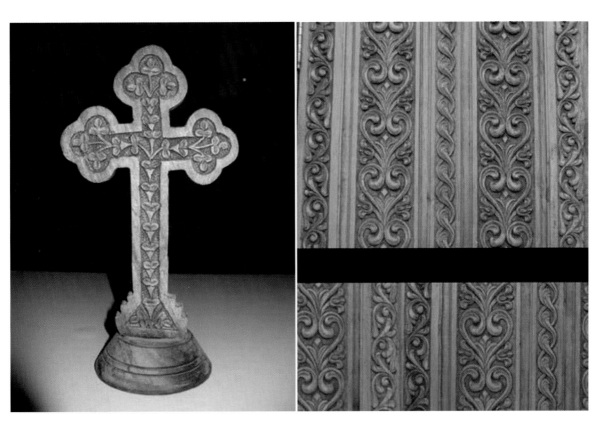

▲ 图 2-11　左侧为东正教十字架上永无止境的吹动的花瓣图案；右侧则是在教堂正门上的无止境的吹动的花瓣图案

每一个灵魂和生物学个体都对应于一个特定的 DNA。通过与逝者的 DNA 发生共振，我们可以与逝者的灵魂沟通。最纯净的灵魂达到了圣徒的水平，无须再次新生命进行净化。上帝即宇宙的意识。上帝派耶稣向人类解释了生命的奇迹是什么。

了解《圣经》，我们就可以理解来自上帝的信息，并做出我等水平的解释。神圣气氛的教堂、神圣祷告的教士及咒文可以帮助我们与上帝，即宇宙中的普遍意识，产生共鸣和交流。

使徒信经是有着和上帝最集中的信息：

我相信上帝，全能的父，

天地的创造者，

我相信耶稣基督，他唯一的儿子，我们的主啊：

谁被认为是圣灵，

出生圣母玛利亚，

受到本丢彼拉多的折磨，

被诅咒，逝去，被埋葬了。

他陷入了地狱。

第三天，他又死里复活了。

他升天了

并且坐在父神的右边

全能，

他将来审判生者和

亡者。

我相信圣灵，圣天主教会，

圣徒的共融，

罪的宽恕，

身体的复活，

和生命永恒。

阿门。

在自然界中，研究生物学、化学或物理学，科学家们在相同的领域有很深的交集。这些差异在组织层面上更加明显，不同的科学家将在更高层面再次相逢。除了具有生物学生命的物质、能量和信息之外，意识是没有时间的，无始也无终，即使它与物质、能量和信息有关，也是如此。第五种生命形式是宇宙，所有都处于动态平衡状态。

• 物理学的生命 = 物质	• 化学的生命 = 能量	• 生物学生命 = 信息
– 粒子 – 原子 – 分子 – 物体 – 机械生命（机器） – 生物力学的生命（计算机） – 生物学生命	– 粒子 – 原子 – 分子 – 物体 – 化学的生命 – 生物化学的生命 – 生物学生命	– 粒子 – 原子 – 分子 – 细胞 – 器官 – 生物 – 社会
• 精神生命 = 意识	• 宇宙 = 和谐	
– 物体 – 机器（电脑） – 植物 – 动物 – 灵魂 – 圣徒 – 上帝（普遍意识）	– 粒子 – 原子 – 分子 – 行星 – 太阳系 – 星系 – 宇宙	

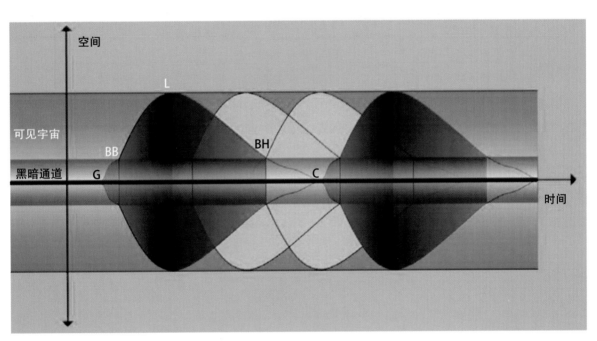

五、宇宙循环

宇宙生命与人类生命相似，并具有相同的周期（图 2-12）。宇宙的形状随时间而变化。类似于人类的生命，在同一时刻存在着无穷多个宇宙。这些宇宙处于不同的进化阶段，但它们却作为一个整体具有延续的宇宙网络。人类代表了这个宇宙的杰作！

每个宇宙的循环在时间上都是无穷的，在一个环中运行。因为时间是无限的，当周期到达圆圈上的同一点时，宇宙将处于一个不同的层级。因此，宇宙周期的环将变成螺旋状，就像 DNA 的形状一样。

1872 年，罗马尼亚最伟大的诗人和哲学家米海·埃米内斯库（Mihai Eminescu）出版了小说《不幸的狄奥尼斯》，用他的话来描述相对论！爱因斯坦则在 40 年后找到了它的数学公式！

▲ 图 2-12　宇宙循环：黑暗通道 = 无限数量的黑洞构成的黑色通道。光速则代表黑洞可观察的极限，以及黑暗隧道的边缘

EE. 膨胀能（释放的能量，材料膨胀的速度）

CE. 收缩能（储存的能量，材料收缩的速度）

LS. 光速

G. 创世纪 = 从一个宇宙的崩溃转向一个新宇宙的扩张。扩展速度正在增长到光速；收缩速度变小，但仍然大于光速。新的宇宙一直在那里，但因为它在黑暗隧道中，所以无法被看到

光速 < 收缩速度 < 膨胀速度

BB. 大爆炸 = 物质世界的闪电瞬间 = 新宇宙是可见的

收缩速度 < 膨胀速度 = 光速

BB-L. 膨胀能大于收缩能时，宇宙膨胀

收缩速度 < 膨胀速度 = 光速

L. 宇宙极限。收缩能 = 膨胀能

收缩 = 膨胀

L-BH. 膨胀能小于收缩能时，宇宙收缩

光速 > 收缩速度 > 膨胀速度

BH. 黑洞。宇宙的收缩速度大于光速时。宇宙将不可见，但他依然存在，并且一直收缩

收缩速度 > 光速 > 膨胀速度

C. 大 CRUNCH. 宇宙的紧缩点

物质达到了最大的密度。倒塌的宇宙将停留在这种"振动"中，直到我们将与相似状态的类似反物质的宇宙接触。这是新宇宙的起源时刻，新宇宙将具有"性"：物质（男性）或反物质（女性）

六、不幸的迪奥尼斯

让我们想象世界缩小到一个子弹大小，其中的一切都相应地减少了，这个世界的居民，生而具有我们的感官，会以与我们相同的方式和比例感知一切。让我们想象一下，在其他条件不变的情况下世界扩大 1000 倍的情况——仍然是一样的：不变的比例，一个大 1000 倍的世界和一个小 1000 倍的世界对我们来说是一样的。因此，当我用一只眼睛看物体时我看到它们变小了，而当我用两只眼睛看的时候却变大了，它们绝对大小有多大。谁知道我们是不是真的生活在微观世界中，只有我们眼睛的本性才能让我们看到它的大小。也许每个人看到的东西都不同，听到的东西也不同——同一个物体在不同人眼中的形态各不相同，而只有语言，即对此物体的名称才能将人们的认知联系起来。语言本身呢？并非如此。

也许每个人所听到的每个单词的读音都是不一样的——只有同一个个体才会以某一特定的方式听到某一种声音。

在一个被视为没有边界的空间中，其中的一块空间，无论大小如何，相比起其无边无际而言其实都不过是微不足道的一滴水。同样地，在没有时间界限的永恒中，其中的一段时间，无论长短，都不过是一粒悬浮的灰尘吗？这就是：假设宇宙缩小到一滴露水大小，而时间也发生相应地压缩，这个微观世界历史中的几个世纪的时间将只是在一眨眼间；在这一极短暂的时间内，人们会像我们这个时代中一样努力工作并思考——对他们来说，他们的年龄和我们一样长。在何种微观世界中那些研究人员的信息数以百万计的信息将会在多么微小的不真实的世界中消失，而在何种时间的无垠中，快乐的时刻也将如此呢？所有这些都和今天一样。

诚然，这个世界只是我们灵魂的幻梦。时间和空间根本不存在——它们只存在于我们的灵魂中。所谓过去和未来都存在于灵魂当中，就好像一片森林存在于一个橡子核中一样，而所谓广阔无垠就好像漫漫星空在一滴露珠中的倒影一般。假如我们能掌握连接我们自己和深藏于我们灵魂中事物秩序的秘密（或许埃及人和亚述人的占星家知道这一秘密），那么我们就可以深入到我们的灵魂当中，真正活在过去的时光中并居住于星辰太阳所组成的世界当中。只可惜巫术和占星术的艺术已经失传，如果没有失传的话能够揭示多少秘密啊！另一方面，如果这个世界本是幻梦，那么为什么我们不能依照自己的意愿去协调其中的事物呢？所谓存在过去的观念本就不真实：连续性存在于我们的精神中；各种现象的原因对我们而言都是连续的，与以前完全一样地存在着，并能自动地发挥作用。

为了能够生活在梅西亚大帝或亚历山大大帝的时代中——这绝对不可能吗？一个数学点在它的坐标的无限性中丢失了，而时间上某一时刻却因其无穷小的可分性而永远不会终结。在这些空间和时间的原子中，是何等的无穷无尽啊！哦，如果我也能迷失于灵魂的广阔无垠中，那么便能到达某一个阶段，例如，来到亚历山大大帝的时代。

1881 年 2 月 1 日，MihaiEminescu 发表了他关于宇宙生成最初时刻的诗《第一封信》。

第一封信

由于阿特拉斯被宣布为背负天空，所以我们的哲学家在密文中也是如此。

月亮看着它，并在它的横梁上堆了一堆古老的书籍，他设定了自己的思想，回过头去了一千年

事情开始的时候，是和不是

静止不动

不存在困扰人类的思想，既没有生命也没有意志，当没有任何东西被隐藏，但所有暗藏的东西都是，当自足的无所遁形而且一切都沉

睡在各处时。有天堂般的深渊吗？还是深不可测的海？

没有心思去思考一个没有创造的神秘面纱。

然后，黑暗像海洋一样漆黑，在地球深处翻滚，如同人类瞎了眼睛一样的黑眼睛，没有人出生，那些仍未成形的东西的阴影并未展开它的银色线，而是在无休止的和平、不间断的空寂中翻滚！

然后，一些混乱的小东西激起了……这是第一个也是最重要的原因。父神与空间结合，并制定了混乱的法律。移动的东西，小而轻，还不到海浪的泡沫大，通过宇宙建立永恒和无可质疑的摇摆……

从那时起，永恒的迷雾将它们的黑暗和悬垂的褶皱收回。

而地球、太阳和月亮的法则以必不可少的形式和秩序存在。从那以后，无数的世界纷纷涌现。

在无声的空间深处，每个人都朝着未知的家园，

来自外面的光辉殖民地，以陌生和不安的冲动吸引着宇宙，而我们，太空的继承者，这些敬畏世界的孩子们，正在我们的小土地上掀起无数的沙堆。微观国家随着战士、国王和先见者而兴起，这些年来，我们的财富一直在燃烧，直到我们忘记了恐惧。

我们所信赖的这个脆弱的世界只是在过去的黑暗与未来的黑暗之间暂时被抛弃。

就像尘埃的尘埃在灯光的光芒中享受着他们的王国一样，数千个斑点在光束已经过去的时候已经不再存在了，所以，在无尽的夜晚，我们有时间度过，我们的时间在混乱中被夺走，还没有结束。

但是当我们的光束终于消失时，我们的世界将突然消散。

在这个旋转的宇宙周围的黑暗中。

然而，不是在今天，哲学家的思维方式仍然存在；在一百多年的时间里，这个远程大脑中的一位演员已经陷入困境。

他看到太阳变得又红又冷，现在又高又骄傲地燃着，最后，他看到它像一个被云刺伤的伤口一样闭合着死去。

他看到叛军的行星在太空中冻结并一头扎进去，

从太阳的命令中解脱出来，太阳在深夜里深深地掩盖了他的脸。地球的祭坛就像永恒的面纱，它的黑暗编织着。

一个个苍白、褪色的星星像秋天的树叶一样失败。

宇宙的身体被僵化为永恒的死亡，

而通过空间的空虚既不是运动，不是生命，也不是呼吸。所有人都陷入了不存在的夜晚，一场不间断的沉默统治着。

宇宙的原始和平与空虚再次重获……

后来，Mihai Eminescu 于 1886 年在他的诗《致星辰》中首次写到宇宙中的光速。

致星辰

到目前为止它是蓝色的
到了明星出现的地方，
这是为了让它达到我们的视野
需要千年。
也许那个年代已经过去了
它的光芒，然后在天空中萎缩，但直到现在
它的光线加速了
他们的旅程到我们眼前。
死亡之星的圣像
拱顶缓缓上升；
时间在它之前可首次被窥探，我们现在明白了
什么已经终结。

多么惊喜！
看看一个诗人，一个雕塑家，一个物理学家和一个医生，在不同的时刻思考同一个主

题。100 年后与爱因斯坦会面怎么样？

可能在伦敦，在杜莎夫人名人蜡像馆中吧（图 2-13）！

七、机体的组织

这是一个不寻常的、概念性的、控制论的人体视图！不管它是什么，没有任何预先形成的想法！因此，人体组织水平是细胞、器官、系统和机体（图 2-14）。

机体的存在取决于物质、能量和信息。有 5 个器官及其相应的系统，这确保了生物体功能的能量基础（图 2-15）。每个主要器官代表一个专门系统的核心部分，如：

心脏 – 循环系统

肺 – 呼吸系统

肝 – 消化系统

肾 – 排泄系统

脾 – 网状内皮系统，用于防御

因为这些器官和系统在同一个体内，它们的活动确保了内部环境，如代谢平台中的"一碗汤"。同心的蓝圈将主要器官的细胞、器官和系统水平相互连接。在系统的中心是机体层级（图 2-16）。

根据普遍均衡原则，为了生存，生物系统必须保持其完整性，释放相应于环境信号的反应（图 2-17）。第一个椭圆表示细胞水平，这里有信号的接收室。对于具有正常强度的刺激（信号），一组细胞的响应即足以使其平衡。如果刺激强度越来越高，则它将变得像受伤一样，接下来的阶段将是器官水平的反应，如果有必要，则是系统水平的反应，或生物体层级的反应。

如果我们将对应于外围接收器的点或器官和系统层级的点全部连接起来，将得到 4 个对应于主要器官和系统的同心圆（图 2-18）。

图中箭头代表对信息循环的感知，这意味

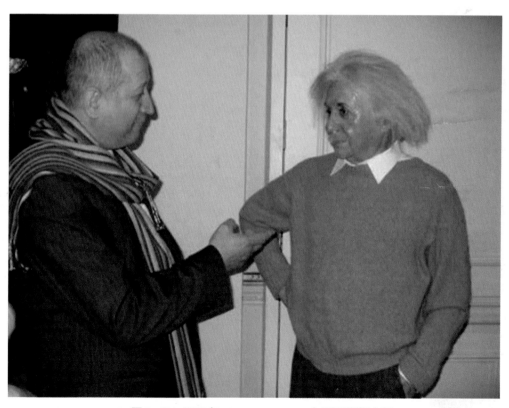

▲ 图 2-13　2007 年，Toma T. Mugea 与爱因斯坦会面

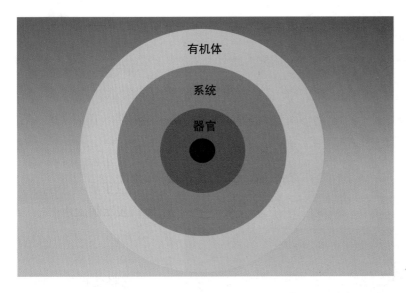

◀ 图 2-14　有机体里的组织层次

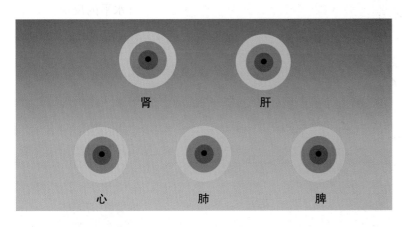

◀ 图 2-15　人体的主要器官及其相
应的系统

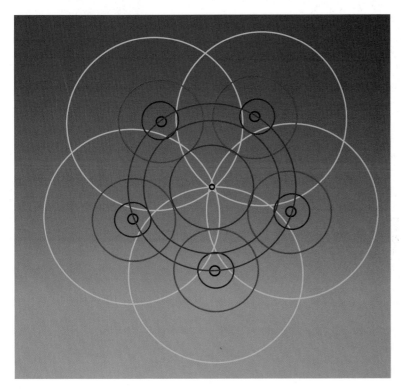

◀ 图 2-16　新陈代谢平台

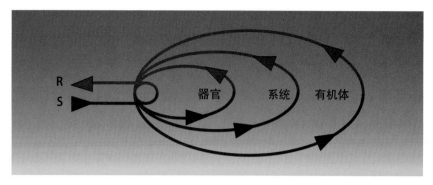

◀ 图 2-17　对刺激的生物反应（S 刺激，R 反应）

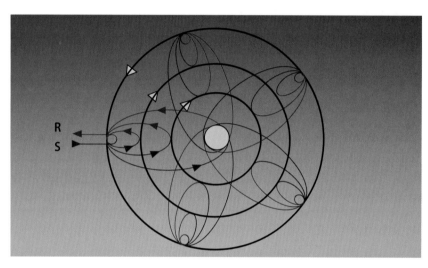

◀ 图 2-18　信号在代谢平台水平的循环

着所有器官和系统在损伤后反应中的相关性和协同参与。

　　例如，在剧烈运动中，不仅肌肉骨骼系统活跃，而且消化（用于葡萄糖生成），呼吸（用于气体交换），心血管（用于营养循环），排泄（用于除尘），皮肤（用于体温调节）和神经内分泌（用于协调）系统都将以相同的强度水平参与其中。这就像一辆高速行驶的汽车，运转的不仅仅是车轮。

　　皮肤代表外部圆圈，是第 6 个器官，将内部环境与外部环境隔开。由于它的两个胚胎起源是外胚层和中胚层，皮肤与神经内分泌系统都与特化感受器（如眼睛、耳朵、鼻子、触觉和味觉）及防御（免疫）系统密切相关。因此，皮肤具有防御和整合作用。神经内分泌（整合）系统代表第 7 个器官，负责机体功能的协调。

　　这个整合系统与代谢平台连接，向上有一个接收器整合锥（图 2-19），向下有一个响应整合锥（图 2-20）。

　　对应于代谢平台中的器官和系统水平，整合锥中也存在不同层级。每个整合层级通过源自外胚层的特化感受器接收来自代谢平台相应水平的、关于内部环境的信号，以及来自外部环境的信号。

　　来自内部或外部环境的任何接收信号（或损伤）都将在相应的层级进行分析，并且根据"量的规则"，生物体将释放等效的响应（图 2-21）。

　　代谢平台支持生物体，并且具有处理生命中所有身体活动所需的能力。人体的控制论观点包括具有受体和效应锥的代谢平台。通过图像的中央隧道代表生物体水平，具有精神活动（灵魂），能够直接接收来自其他灵魂的信号，而不需接收器的参与。这些心理信号通过代谢平台，可以对其产生正面或负面影响。

此外，在皮肤表面有经络，对应于不同水平的能量和信息循环。每个层级均可接收和释放通过代谢平台的信号。通过对细胞、人体、

地球、银河和宇宙的一般看法，我们发现了类似的景象（图 2-22）！

这个景象是通用的。我们并不孤单！

我们的网络是普遍联系的！

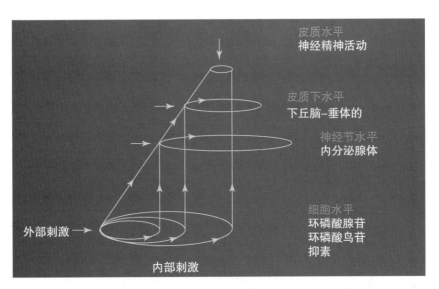

▲ 图 2-19　受体和整合锥水平

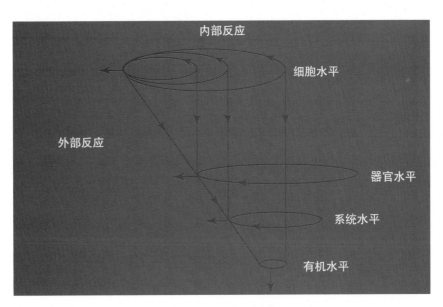

▲ 图 2-20　响应和整合锥级别

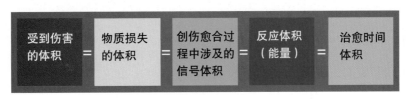

▲ 图 2-21　体积等价法则

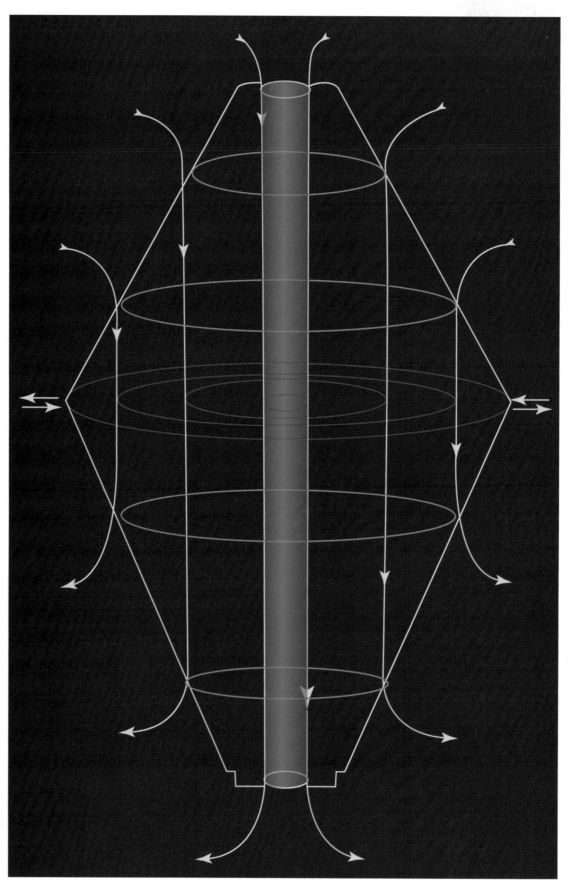

▲ 图 2-22　宇宙基质

第3章

History of Aesthetic Breast Surgery
乳房美容手术史

Melvin A. Shiffman，**著**

陈若思，**译**

胡志奇　陈其庆，**校**

一、概述

在整理整容手术史时，有时难以将重建手术与纯粹的美容手术分开。与修复缺陷或缺陷的"整形"相比，"美容"手术则是让人变得更美的手术。可以这样认为，乳房缩小术是一种治疗大乳房症状的术式，同时它也能够美化外形，以便乳房的大小能适合身体的高度和重量。然而，美容手术常被认为只是单纯的美化，而不是通过重建以获得美。显然，两者之间存在一些重叠。

二、隆乳术

隆乳术的历史有 100 多年，这 100 多年来，医生努力探索了不同的临床思路和技术来增大乳房尺寸。许多方式都没有成功，即使是当代的技术也并不完美。使用假体和注射物质隆乳仍存在许多风险和并发症。

三、历史

（一）脂肪转移

Czerny[1] 将脂肪瘤从患者的背部移植到乳房，以填补乳腺良性肿瘤切除术后留下的缺陷。Berson[2] 声称，使用真皮 – 脂肪和真皮 – 筋膜 – 脂肪复合组织移植的方法来移植游离脂肪具有不可预测的吸收率。移植物通常取自臀下部。Bames[3, 4]、Maliniac[5]、Marino[6]、O'Connor[7] 及 Goulian 和 McDivitt[8] 报道了使用局部去表皮组织瓣进行隆乳术。

Conway 和 Smith[9] 以及 Watson[10] 指出，隆乳后脂肪移植物吸收显著，供区不美观，并且因脂肪坏死而发生慢性渗液的发生率很高。Longacre[11, 12] 描述了基于乳房下皱襞的真皮 – 脂肪瓣向上折叠以治疗小乳房。来自负压辅助脂肪切除术的脂肪最终用于隆乳 [13, 14]。

（二）用于注射的异物

Gersuny 首次报道使用液体石蜡进行注射隆乳 [15]，石蜡瘤是其并发症之一 [16, 17]，并且出现了在石蜡注入乳房后死亡的报道 [18]。后续还有注射凡士林和蜂蜡，导致感染、肉芽肿、瘘管形成和乳房变硬的报道 [19, 20]。

硅酮注射隆乳始于 20 世纪 40 年代后期 [21]。随后出现了结节、囊肿、慢性炎症及皮肤和乳房坏死的报道 [22]。在一些患者中，硅酮变成了硬结，而在另一些患者中，它引起皮肤炎症，然后注射物通过表皮流出。部分或全乳房切除术是解决问题的唯一方法。

在 20 世纪 40 年代后期用于注射隆乳的 Sakari 配方不得而知，但很可能是硅酮和植物油或花生油的混合物。这些油的作用是引起炎症反应，以抑制硅酮移位。聚丙烯酰胺水凝胶也曾被用于注射，但却会导致炎症和肿块 [23, 24]。

（三）异物材料置入

曾用于填充乳房的异物材料包括玻璃球、橡胶球、涤棉羊毛球，甚至象牙球 [19, 20]。这些材料可能导致感染、组织坏死和乳房变硬 [25, 26]。

（四）海绵

Pangman 报道了用于隆乳的第一块 Ivalon（聚乙烯）海绵 [27]。接着是由 Etheron（二异氰酸酯聚醚），聚氨酯和聚四氟乙烯（Teflon，Gore-Tex 或膨胀聚四氟乙烯）制成的海绵 [28-34]。这些海绵会变硬、固定、不对称、形状不规则。多孔海绵感染和慢性渗液的发生率较高。

（五）假体

Cronin 和 Gerow 于 1962 年首次置入硅凝胶假体，而该假体于 1963 年上市。他们的第一份报道发表于 1964 年 [35]。最初的假体呈水滴形，后面有一个 Dacron（聚酯）贴片，用于固定到周围组织。这一设计最终被废弃。1974 年，圆形假体取代了水滴形假体，外壳更薄，硅凝胶黏度更低 [36]。然而，这导致了严重的凝胶渗出。1981 年，硅橡胶假体的内表面由坚硬的高分子硅酮制成，这减少了硅胶渗出 [37]。包膜也变得

更薄，从而降低了包膜挛缩的发生率 [38]。

1984 年 Arion[39] 首次报道使用了羧甲基纤维素水凝胶填充的乳房假体。Novagold 水凝胶具有渗透梯度，导致假体膨胀并不断使弹性模外壳变得薄弱 [40, 41]。Trilucent 大豆油假体和水凝胶假体的填充物均为有机高分子材料。由于可行性和安全性问题，它们都已被退市 [42, 43]。Trilucents（甘油三酯）假体曾被生产，但却存在问题 [44, 45]，例如甘油三酯会和浆液分离。当甘油三酯分解时会产生腐臭，并可通过皮肤闻到。Misty Gold（吡咯烷酮，聚乙烯吡咯烷酮）假体也曾短暂的投入过生产，但最终退市 [46]。

双腔假体于 1974 年推出，带有固定的硅凝胶填充腔和独立的盐水填充腔。内腔可以是硅凝胶也可以是盐水 [47]。Becker[48] 制造了扩张器假体，在被替换为永久性假体之前允许进行体积调整。

Ashley[49] 引入了聚氨酯覆盖的硅凝胶假体（Natural Y），以降低包膜挛缩的发生率。还生产了聚氨酯覆盖假体的 Meme 和 Replicon 版本 [50, 51]。包膜挛缩发生率确实降低了，但聚氨酯层却容易与外壳分离、破碎。这些碎片与异物反应有关 [52]，并且理论上可以降解为甲苯 2,4- 二异氰酸酯 [53] 和甲苯二胺 [54]。甲苯二胺与啮齿动物肿瘤的发病率增加有关，尤其是肝脏肿瘤 [54]，因此，所有聚氨酯涂层假体都是在 1991 年非强制退市了。

毛面硅酮外壳 [55] 被用于生产硅凝胶假体，盐水假体或双腔假体。可充水假体是由 Arion[56] 引入的。一种类似的假体，Mammatech，于 1973 年报道 [57]。虽然最初用葡聚糖填充，但是 Silastic（硅凝胶）假体用生理盐水溶液填充并用聚四氟乙烯塞密封。包膜挛缩的发生率为 30%[58]，同时据威廉姆斯报道，假体因收缩而失效的发生率也很高（3 年时为 76%）[59]。然而，格罗斯曼报道的发病率（0.5%）却较低 [60]。早期失效通常是由于阀门和阀杆问题，而后期失

效被认为是由内部磨损或折叠缺陷导致的[61]。

封闭式加压包膜开窗术[62]用于治疗包膜挛缩，但由于血肿、假体破裂[63]、硅胶移位等并发症，这一术式被认为不具有可行性而被淘汰。

Johnson 和 Christ[64] 报道了经脐入路置入乳房假体的方法。该方法具有较低的包膜挛缩发生率，这可能是因为使用可扩张假体来模制假体空间并压迫住了可能的渗液源。

在 20 世纪 90 年代早期生产的内聚性凝胶假体增加了硅酮分子间的交联度[65]。它们可能比常规的硅凝胶假体更硬一些。解剖型（水滴型）需要精确的腔隙分离，因为假体转位变形的问题需要手术矫正[66]。目前，Allergan（410），Mentor（CPG）和 Silimed/Sientra（Nuance and-Enhance）的内聚性乳房假体临床试验正在美国进行。

四、乳房缩小术

Durston（1670 年）[67] 描述了一名 23 ～ 24 岁女性突然发生的巨乳症。这名女性患上了乳房溃疡，乳房疼痛并且变得相当大[68]。在同年的另一份出版物中，Durston[69] 描述患者死亡，一只乳房重 64 磅，另一只乳房重约 40 磅，未发现癌症。Dieffenbach（1848 年）[70] 报道了通过乳房下皱襞的"小"切口进行的乳房美容手术。Pousson（1897 年）[71] 报道从乳房上前部切除一块新月形的组织，以治疗双侧乳腺肥大。皮肤和皮下组织均被切除，直达胸大肌筋膜，并将乳房缝合到胸大肌筋膜上以实现提升和悬吊。

Guinard（1903 年）[72] 报道了一名患有巨乳症的患者，在乳房下皱襞中使用半圆形切口去除大量皮肤和乳腺组织。

Morestin 和 Guinard（1908 年）[73] 报道了他们通过乳房下切口进行不连续切除重达 1400g 组织的经验。Thorek（1922 年）[74] 报道了乳房

切除和乳头游离回植。Kraske（1923 年）[75] 描述了大乳房的缩小。Aubert（1923）[76] 进行了乳头的切除和转位。Hollander（1924 年）[77] 描述了在乳房外下方切除皮肤和乳腺组织，以消除倒 T 形切口瘢痕的乳房下皱襞瘢痕。

Biesenberger（1928 年）[78] 指出了将皮下组织留在皮肤上的重要性。他对悬韧带（Cooper 韧带）进行了广泛的分离和切断，然后按照倒"S"型楔形切除多处乳腺组织。手术范围也包括了乳房外侧部。这一技术导致皮肤和乳房坏死的风险很高，故该技术现在已经被放弃了。

Schwarzmann（1930 年）[79] 设计了一种乳晕周围"真皮桥"，以维持乳头血供。这使得上方的皮肤腺体蒂能够使乳头 - 乳晕复合体再血管化。Schwarzmann（1937 年）[80] 的方法包括皮肤与腺体间的分离、保留剥去皮肤的乳晕周围区域。Maliniac（1938 年）[81] 使用真皮条移植来稳定乳房。Maliniac（1945 年）[82] 提出分两期进行的乳房缩小术，以保持血液供应。Bames（1948 年）[83] 保留了腺体的外侧段和内侧段，切除了乳房上部以保留穿支血管。Aufricht（1949 年）[84] 引入了一种下方为蒂的技术，并展示了一种用于手术设计的几何方法来规划复位（而不是边做边看的徒手评估）。他保留了乳腺的外侧段和内侧段，切除乳腺上部以保留穿支血管。

Conway（1952 年）[85]，Conway 和 Smith（1958 年）[9]，Marino（1952 年）[6] 和 May（1956）[86] 均报道了有关游离乳头移植的缩乳术。Maliniac（1953 年）[87] 进行了全腺体切除术和乳头 - 乳晕移植术，并将下蒂去表皮后折叠刀上蒂的后方。Wise（1956）[88] 设计了一种预先确定皮瓣形状的方法（图 3-1）。他同时还设计了一个水平方向的真皮 - 腺体桥，用于保护真皮蒂上方和下方的动静脉系统和皮神经系统。Arie（1957）[89] 描述了一种上蒂技术，而Gillies 和 Marino（1958 年）[90] 描述了用于中度乳房下垂的"长春花壳"（螺旋旋转）技术。

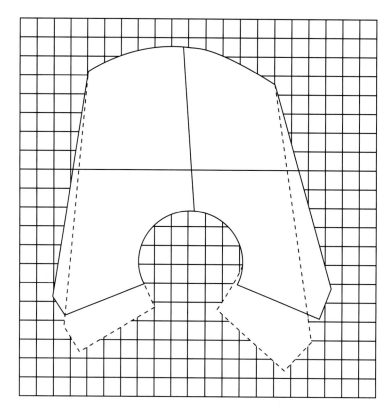

▲ 图 3-1　**Wise 型设计**

Strombeck（1960 年）[91] 改良了钥匙孔型切口入路。他扩展了 Schwarzmann（1930 年）[79] 提出的真皮桥概念，重新引入真皮蒂用于乳头转位。他使用了类似于 Wise（1956 年）[88] 描述的切口类型。水平方向的真皮蒂包括了两个外侧蒂的真皮，用以使乳头转位。他还设计了一个纤维"阳台"，以防止术后乳房下垂。乳晕上方的皮肤和腺体被切除。

Pitanguy（1960 年）[92] 应用了水平真皮桥，并对乳房的下部和中部进行了"龙骨"形腺体切除术。当用于有限的乳房缩小（小于 300g）和乳房下垂时，该方法效果很好。

Dufourmental 和 Mouly（1961 年）[93] 介绍了外侧皮肤、脂肪和腺体的楔形切除术，从而遗留乳房外下方斜形瘢痕。术前标记时使用仰卧位。Strombeck（1961 年）[94] 报道了水平双蒂乳房缩小成形术。Pitanguy（1961 年，1962 年）[95, 96] 描述了上部真皮蒂技术。Wise 等（1963 年）[97] 报道了改良的乳房截除术和乳头 – 乳晕

转移。Skoog（1963 年）[98] 描述了一种在皮下水平与腺体分离的外上方真皮瓣。他将乳头转移到单侧皮瓣上，而皮瓣则是与腺体断开的。相对于乳头游离移植而言，这是一种折中的技术。Robertson（1967 年）[99] 报道了与游离乳头移植联合的下蒂乳房成形术。

Hoopes 和 Jabalay（1969 年）[100] 描述进行乳房截除术后再进行乳头 – 乳晕移植和假体植入。Hoopes 和 Jabalay（1971 年）[101] 对巨乳症患者进行了乳房截除术和乳房成形术，使用了乳头 – 乳晕移植和假体。Hinderer（1971 年）[102] 描述了在乳房缩小术中使用真皮悬吊，并于 1972 年报道将真皮条将乳房固定于胸壁上，以提供对腺体的支持[103]。McKissock（1972 年）[104] 描述了用于乳头移位的垂直双蒂技术，设计简单切安全性高。

Lalardrie（1972 年）[105] 报道了一种结合了真皮悬吊和乳房缩小术的"真皮穹窿"技术。韦纳等（1973 年）[106] 描述了一种用于乳头转

位的改良上皮蒂技术。如果乳头比其原始位置高出 7.5cm，则不能使用该技术。Pontes（1973年）[107] 描述的技术对乳晕周围皮肤去表皮之后，切除乳晕下极下方 2cm 水平以下乳房部分，并使用了上方蒂。在乳房缝合后将乳头 – 乳晕复合体归位。Regnault（1974年）[108] 报道了使用 B 形切口技术，此法会留下外侧斜行瘢痕而不会延伸到内侧。Lalardrie 和 Jouglard（1974年）[109] 进行了转移乳头的乳房缩小术。Gsell（1974年）[110] 描述了一种类似于 McKissock 蒂的上皮蒂，但在乳房下端横断。这一步骤是有风险的，因为切断了很多腺体实质的血供，于是可能发生乳头 – 乳晕坏死。Aiache（1974年）[111] 为下垂和中度增大的乳房设计了一上蒂技术。Ribeiro（1975年）[112] 描述了一种下蒂技术。乳头 – 乳晕复合体从下方穿过上方皮瓣归位，并将下皮蒂卷曲呈管状，从而避免了垂直瘢痕。Orlando 和 Guthrie（1975年）[113] 描述了上内侧真皮蒂。de Castro（1976年）[114] 描述了一种改良的 Pitanguy 技术，使用曲线切口来决定内侧和外侧乳腺瓣边界，并在水平面上切除乳房组织。他相信这种改良会使乳房变得张力更小，形状更好。

Cramer 和 Chong（1976年）[115] 报道了通过单蒂皮瓣实现的乳头乳晕转位，即一种上方为蒂的端承皮瓣。Weiner（1976年）[116] 描述了改良的上蒂技术。Wise（1976年）[117] 讨论了乳头移位与乳头移植。Courtiss 和 Goldwyn（1977年）[118] 描述了一种下皮蒂技术，作为在严重的巨乳症或乳房下垂中游离乳头 – 乳晕移植的替代方法。下部皮肤蒂横向延伸穿过乳房下皱襞切口的整个长度。使用了由 McKissock 描述的钥匙孔切口设计。Robbins（1977年）[119] 描述了使用下皮带乳房缩小成形术。Georgiade 等（1979年）[120] 利用下蒂乳头 – 乳晕瓣进行了乳房缩小成形术。

Marchac 和 de Olarte（1982年）[121] 试图通过将腺体固定到胸大肌筋膜来防止乳房下垂。Ribeiro 和 Backer（1983年）[122] 报道了下皮蒂技术。Meyer 和 Kesselring（1983年）[123] 描述了用 "L" 形切口线。Galvao（1983年）[124] 描述了一种将乳头乳晕复合体和乳腺分离而又保留皮下血管丛的方法。上皮蒂和下皮蒂在去表皮后完整保留，仅带有皮下脂肪层。对上下皮蒂进行折叠，并在切除腺体组织以后缝合乳房。乳头 – 乳晕复合体在缝合完成后归位。

Cardoso 等（1984年）[125] 在巨乳缩小术中使用 3 个真皮蒂来对乳头 – 乳晕复合体进行移位。Hester 等（1985年）[126] 则利用血供最为充分的中央蒂进行乳房缩小。Renó（1985年）[127] 描述了乳晕周围乳房悬吊术。Teimourian 等（1985年）[128] 报道乳房缩小术与吸脂术相结合的技术。Marshak 和 Sagher（1988年）[129] 描述了水平短切口乳房悬吊术。Benelli（1988年）[130] 报道了被称为 "双环法" 的乳晕周围乳房悬吊术。Lejour 等（1989年）[131] 介绍了垂直法乳房成形术，此法没有乳腺下皱襞切口瘢痕。Georgiade 等（1989年）[132] 报道了下蒂技术。

Lejour 和 Abboud（1990年）[133] 描述了一种垂直法乳房悬吊术，没有乳房下皱襞瘢痕，并在乳房缩小术中联合运用了脂肪抽吸术。Sampaio–Goes（1991年）[134] 介绍了双层皮肤技术的乳晕周围乳房成形术。Menesi（1992年）[135] 报道了一种远端蒂真皮瓣用于腺体固定。Renó（1992年）[136] 用环形折叠蒂技术的乳房缩小术。Goes（1996年）[137] 采用双层皮肤技术，并使用了聚乳酸羟基乙酸或混合补片以固定腺体，用到了带中心蒂的环形真皮瓣。

五、乳房悬吊术

早在 1669 年就有文献记载过乳房切除术后的重建手术。大约 200 年后，Velpeau 在 1854 年[138] 发表了他有关乳房下垂的分析。现代乳房切除术的描述最早见于 19 世纪。这些早期方法中有许多为当前使用的技术提供了重要基础。虽然这些技术与乳房缩小整形术相似，但重点却放在了纠正乳房下垂上。这些手术大多涉及悬吊技术以使乳房提升。Pousson 技术（1897年）[139] 和 Verchere 乳房成形术（1898 年）[140] 都依赖于直接切除乳头－乳晕复合体上方的皮肤。随着乳头的缝合，乳腺得到了提升，这提供了一个简单的方法解决乳房下垂。Dehner 采用半月形切除乳腺上部组织，分离胸肌，使乳腺组织固定在肋骨骨膜上。1882 乳房下皱襞切口被首次报道，其目的是辅助肿瘤切除。这一切口被认为有利于乳房悬吊术和乳房缩小术，并最终于 1925 年由 Passot 实施[141]。

在 20 世纪 30 年代，人们描述了各种各样的蒂以支持乳头－乳晕复合体。乳房悬吊术的进一步演化导致了技术和分析过程的精细化。最早的技术之一涉及两期手术，这是 Joseph 在 1925 年[142] 描述的。第一期手术用宽而可靠的蒂将乳头转移到理想位置。医生不考虑形状和对称性，直到第二期手术后进行后数周。第二期手术去除多余的下极，重塑和提升乳房，以及尽力调节两侧对称性。

Kraske[143] 在 1923 年描述了他创新的一期技术。回顾这一方法，它为现代乳房悬吊术和缩小术提供了很多原则。这种技术去除了乳腺组织的下极，并避免广泛游离皮肤。在切除外侧多余组织后，腺体及表面的皮肤即被收紧，并留下传统的倒 T 形瘢痕。不幸的是，因为手术效果欠佳，所以它失去了青睐。相比之下，尽管术后并发症的发生率极高，20 世纪上半叶最流行的技术之一却是 Biesenberger 手术（1928 年）[144]。此法广泛游离皮肤、切除乳房外侧部分，并将内侧蒂乳头瓣旋转到更高的位置。然后将皮肤沿腺体收紧塑形。

（一）现代方法的演变

Strombeck 在 1960 年[91] 描述了双侧水平蒂的手术方式。这是一种基于解剖的术式，主要用于乳房容量的缩小。在水平蒂上方进行乳房组织的大量切除。然后沿乳头－乳晕复合体向下延伸的垂直线，将蒂部瓦叠缝合。这种腺体收紧的方式实际上类似于当今的垂直法乳房缩小术。此外，此方法还帮助建立了保持乳腺实质和皮肤之间不分离的原则。皮肤切除和缝合的目的是去除多余的皮肤，而不是收紧或提升乳房，这也是当今乳房悬吊术的标志。

McKissock（1972 年）[104] 的垂直双蒂技术同样提供了可靠的去表皮蒂来供应乳头。此法在内侧、外侧及保留了足够厚度的蒂部下方切除组织。折叠蒂部以使乳头上移，然后闭合厚实的真皮实质瓣。垂直双蒂技术最终发展为由不同作者描述的下蒂技术[119, 145]。这种方法目前可能是最广泛使用的技术，特别是乳房缩小整形术。它已被应用于乳房悬吊术；然而，对这种方法的批评是，蒂部往往下降，导致乳房下垂复发和乳房外形臃肿。Weiner 在 1973 年[106] 报道的技术去掉了垂直双蒂的下半部分。这种方法中乳头的安全移位距离受到限制。由于上蒂很长且需要折叠才能使乳头上移，所以血供受到压迫，从而发生乳头坏死的风险较高。

正如垂直双蒂技术衍生出了单蒂技术一样，Strombeck 手术是外侧蒂技术和内侧蒂技术的前身。最初由 Skoog（1963 年）[98] 描述，从乳房内、下象限切除外侧所需的部分。

内侧蒂技术也从水平双蒂技术演变而来的。目前，即使不是最常用的乳房缩小术式，它也是最流行的技术之一。它也能很好地应用于乳房悬吊术。这种方法可以与垂直法乳房成形术相结合。

虽然大家已经认识到腺体成形的重要性，但却仍然强调皮肤乳罩的重要性。这些技术通过重塑皮肤"口袋"来收紧和提升乳腺实质[146, 147]。不幸的是，这些方法的效果维持时间很短。为避免真皮乳房悬吊术中出现的真皮拉伸，有学者曾报道使用不可吸收和可吸收补片，通过内置乳罩的方式来对乳腺实质塑形[148, 149]。Benelli双环法或乳晕周围荷包缝合乳房成形术使用不可吸收缝线，而非补片，来收紧乳房[130]。对于轻度乳房下垂患者，它能有效地减少瘢痕，并提供收紧的效果[150]。随后的研究显示，使用补片重塑乳房是可靠而安全的[151]。最近，脱细胞真皮基质已被用于替代补片，这样能够得到更自然的乳房外观，同时早期效果也很好。这种方法也可被用于覆盖乳房假体，并已被应用于重建手术中[152, 153]。

（二）当前的观念

自体乳房悬吊术需要尽可能少地切除组织，并通过重新排列乳房组织来达到目的。一些乳房缩小术的技术比其他方法更容易适应这一目的。垂直法乳房悬吊术可为乳头提供可靠的血供，并且（NAC）移位的距离也不远。剩余组织的动员可向上固悬吊于上蒂的深面。其他通过自体组织来使乳房变饱满的方法还有双蒂真皮 - 腺体乳房悬吊术以及去表皮腹横肌蒂，后者使用"翻转皮瓣"技术行乳房悬吊术[154, 155]。外侧蒂和下蒂也已被用于乳房的自体填充。据报道，将自体组织瓣置于胸肌条深部，可改善术后外形并延长提升效果维持时间。垂直双蒂皮瓣的使用也重新出现，据称可以减少瘢痕和保持乳头血供。Khan（2007年）[156]描述了一种垂直瘢痕的双蒂技术，一种结合了最小瘢痕和乳头 - 乳晕复合体可靠血供的另一种乳房悬吊备选方法。

Lassus（1970年）[157]引入了上蒂垂直法乳房悬吊术，消灭了下皱襞瘢痕。Lejour[158]对此法进行了改良，加入了吸脂术，以减少越过乳房下皱襞而延伸到胸壁上的瘢痕长度。乳房悬吊术的最新改良基于Hall–Findlay手术（1999年）[159]。她提出的内上侧蒂使得垂直法乳房悬吊术广为接受。内上侧蒂可与使用下蒂或外侧蒂的自体填充相结合。在乳房缩小术中通常被去除的组织被深深地悬吊到乳头蒂深部，并且要固定牢靠以防下垂复发。

目前，学界推荐垂直法的应用，以减少术后瘢痕。然而，我们也见到了很多的改良方法，揭示出这一方法的不足。Y形瘢痕的垂直法乳房悬吊术是减少瘢痕负担的另一种选择[160]。Loustau等[161]在乳房悬吊术中联合使用了猫头鹰技术和下蒂。最近，有学者通过增加一个短小的乳房下皱襞瘢痕，降低了垂直法乳房悬吊术的返修率。能够切除乳房下皱襞周围组织对于那些有明显皮肤过多的患者非常有利。

有多种方法都可用于填充萎缩或发育不良的乳房组织，包括经皮注射异物材料（如石蜡或硅酮）和游离真皮脂肪移植。乳房假体的出现，使人们可以通过置入假体来填充乳房容积，并可以联合收紧组织的操作[162]。虽然隆乳术不能真正提升乳房，但是对轻度乳房下垂病例，尤其是乳房退化性变化的病例，可以通过隆乳来得到矫正。中度乳房下垂可以通过联合应用假体和双环法乳房悬吊术的方法治疗[163]。容量增加和一定程度收紧的结合比单独使用其中的一种方法更容易处理较严重的乳房下垂。这种方法的不当使用会导致不良后果，如乳晕瘢痕增宽。中度2级乳房下垂可使用垂直法乳房悬吊术处理，包括Regnault B技术和Lejour/Lassus技术。重度2级乳房下垂和3级乳房下垂，无论使用何种蒂，无论是否放置假体，通常都需要倒T形切口。假性乳房下垂可通过隆乳和（或）切除乳房下极皮肤来治疗，但往往不需要进行乳头移位。

Part 2

解剖 · 发育 · 评估

Anatomy, Development, and Assessment

Aesthetic Surgery of
the Breast

乳房美容外科学

2

第4章

Fascia, Nerve Supply, and Lymphatics of the Breast
乳房的筋膜、神经支配和淋巴管

Peter M. Prendergast，**著**

张　勇，**译**

刘家祺，**校**

一、概述

　　了解乳房的解剖结构能帮助外科医生在进行乳房手术时避免损伤其筋膜支撑或感觉神经等重要结构。乳房的纤维组织条索和韧带有助于悬吊和支撑乳房。乳房有丰富的淋巴网络，汇入内侧和外侧淋巴结组群。避免损伤感觉神经及重要的血管和淋巴结可以预防术后美学效果不佳。

二、筋膜和韧带

　　浅筋膜在乳房周围分成两层，其间的库珀韧带（Cooper's ligaments）为年轻成年女性的乳房提供结构性支撑，防止其下垂和松弛。库珀韧带在妊娠、哺乳或衰老过程中松弛或减弱，最终导致乳房下垂和变平。

　　乳房深面的胸肌筋膜向上连接在锁骨和胸骨上，向下延续与覆盖前锯肌、腹直肌和外斜肌的筋膜相接。胸大肌及其深面的胸小肌都被包裹在胸锁筋膜内，此筋膜向外侧延伸与腋窝筋膜融合，并向上附着在锁骨下肌和锁骨上。在浅筋膜的深层和胸肌筋膜之间有一个潜在的间隙，即乳房后间隙，乳腺在其上滑动。

　　Würinger 等[1]描述了一种悬吊乳房并将血管和神经传输到乳头的韧带结构，即乳房横膈，它起源于位于第五肋水平的胸肌筋膜下缘，穿过乳房组织到达皮肤和乳头。在内侧和外侧它继续沿着胸大肌的边界分别延伸为内侧和外侧深韧带。内侧韧带附着在胸骨上，外侧韧带在腋中线附着于腋窝筋膜。于乳房横膈在胸肌筋膜上的起点位置，另一个筋膜性的增厚从此发出并进入乳房下缘的真皮层。这条乳房下韧带在真皮上的栓系效应沿其长轴形成乳房下皱襞。这条韧带的存在一直存在争议[2, 3]。

三、神经支配

　　乳房和皮肤由第 2～6 肋间神经的前皮支及外侧皮支支配（图 4-1）。乳头乳晕由第 4 肋间神经支配，第 3 及第 5 肋间神经的皮支也有参与[4]。手术中对这些感觉神经的切割和牵拉可能导致短暂的感觉障碍或感觉丧失[5]。

胸大肌的深面由胸外侧神经支配，它起源于第 5 ～ 7 颈神经腹侧支，并发出一条分支通向穿过胸锁筋膜的胸内侧神经，支配胸小肌的纤维。胸内侧神经起源于第 8 颈神经和第 1 胸

神经，与胸外侧神经形成一个环形，并有分支支配胸小肌和胸大肌（图 4-2）。

胸背神经在肩胛下肌腹侧从臂丛后束的内下方穿过，支配背阔肌。胸长神经起源于第 5 ～ 7 颈神经，在第二肋水平从腋静脉后方穿过，支配前锯肌。肋间臂神经是第 2 或第 3 肋间神经的外侧皮支，支配上臂内侧皮肤。

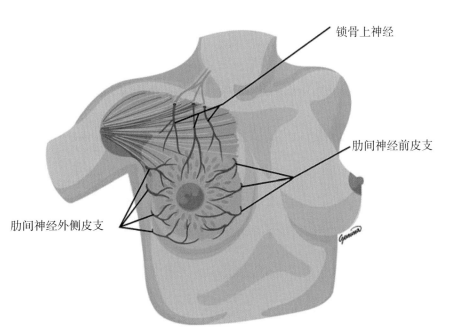

▲ 图 4-1　乳房的感觉神经支配

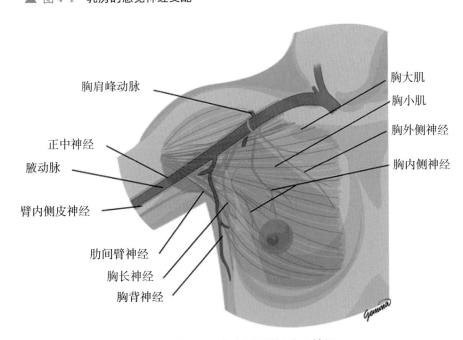

▲ 图 4-2　乳房周围的肌肉及神经

四、淋巴回流

腋窝和内乳淋巴结是乳腺淋巴引流的两个主要方向，其中至少有 3/4 引流至腋窝淋巴结（图 4-3）。乳头下方的淋巴管丛又称萨佩乳晕下丛（the subareolar plexus of Sappey），引流至腋窝淋巴结、内乳淋巴结及对侧乳房。乳房内侧的淋巴管沿着穿支血管向胸骨边缘引流，穿过胸大肌和肋间肌到达内乳淋巴结。大部分内乳淋巴结位于前三个肋间隙[6]。内乳淋巴结引流至纵隔淋巴结、腹主动脉旁淋巴结、支气管纵隔干和右胸导管。

腋窝淋巴结根据其与胸小肌的关系分为Ⅰ级、Ⅱ级和Ⅲ级淋巴结（图 4-4）。Ⅰ级淋巴结是位于胸小肌下外侧的淋巴结。这些淋巴结包括腋窝淋巴结的大部分及位于肩胛下血管上的肩胛淋巴结。Ⅱ级淋巴结位于胸小肌后方，包括中央淋巴结和部分锁骨下淋巴结。中央淋巴结位于腋窝脂肪组织中，肿大时容易触及。另在胸大肌和胸小肌之间可发现一到两个淋巴结（Rotter 淋巴结）。Ⅲ级淋巴结位于胸小肌上缘和锁骨下缘之间，它们包括腋静脉上的锁骨下淋巴结，定位于腋静脉淋巴结的内侧。

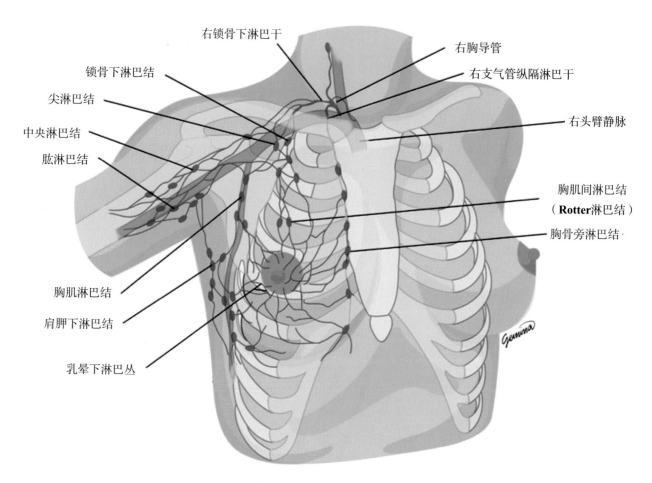

右锁骨下淋巴干
右胸导管
锁骨下淋巴结
右支气管纵隔淋巴干
尖淋巴结
中央淋巴结
右头臂静脉
肱淋巴结
胸肌间淋巴结（**Rotter**淋巴结）
胸骨旁淋巴结
胸肌淋巴结
肩胛下淋巴结
乳晕下淋巴丛

▲ 图 4-3　乳房的淋巴回流

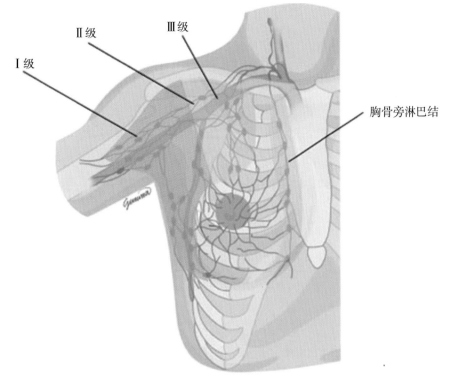

Ⅱ级

Ⅲ级

Ⅰ级

胸骨旁淋巴结

▲ 图 4-4 引流乳房的腋窝淋巴结分级

第5章

Arterial Blood Supply of the Breast
乳房的动脉血供

Melvin A. Shiffman，著

张　勇，译

刘家祺，校

一、概述

对于所有做乳房手术的外科医生来说，乳房动脉血供都是必不可少的知识。尽管乳房实质和乳房表面皮肤的血供丰富，术中仍有许多情况需要外科医生仔细分析血供并避免血管损伤。这在乳房的再次手术、乳房缩小术、乳房固定术及乳腺癌放疗后尤为重要。

二、动脉解剖

动脉解剖具体见图 5-1 和图 5-2。

胸上动脉是腋动脉的一个分支，胸外侧动脉（30% 的情况）是其一分支。胸外侧动脉通常（60% 的情况）是胸肩峰动脉或肩胛下动脉的分支。在女性中，胸上动脉有一个乳房外动脉分支供应乳房[1]。胸肩峰动脉是腋动脉的一个分支，它的一个胸肌分支分布到乳房。

乳内动脉起源于锁骨下动脉的第一段，并在第二，第三和第四段有分支穿过胸壁发出分支到女性乳房[2]。这些分支向内侧、外侧和下方延伸至乳房（肋间穿支）。这些血管也为胸大肌和乳房表面皮肤供血。

乳头 - 乳晕复合体（NAC）从下方的乳腺实质以及内乳动脉和胸外侧动脉的分支接受血供（NAC 的血供来自其下方的乳腺实质以及内乳动脉和胸外侧动脉的分支），并形成血管的乳晕丛。乳头底部周围的静脉吻合环称为哈勒丛（plexus of Haller），汇入腋静脉和内乳静脉。乳晕下淋巴群称为萨佩丛（plexus of Sappey），这些淋巴管与真皮下、乳房内、乳晕周围脂肪和乳后淋巴管相交通[3]。淋巴管汇入腋窝淋巴结和胸腔内（自乳房内侧）区域。

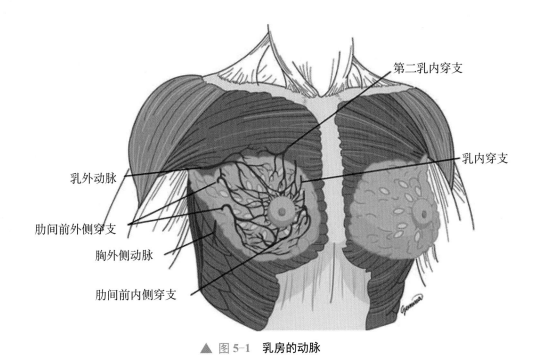

第二乳内穿支

乳内穿支

乳外动脉

肋间前外侧穿支

胸外侧动脉

肋间前内侧穿支

▲ 图 5-1　乳房的动脉

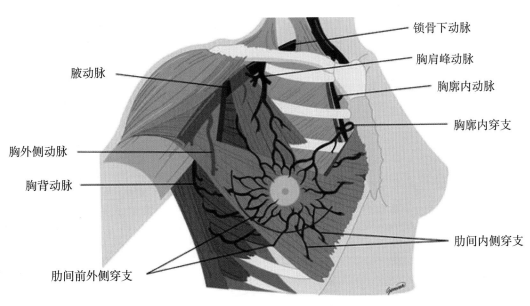

锁骨下动脉

胸肩峰动脉

胸廓内动脉

胸廓内穿支

腋动脉

胸外侧动脉

胸背动脉

肋间内侧穿支

肋间前外侧穿支

▲ 图 5-2　从胸壁到乳房的动脉血供

第6章

Breast Development and Aging
乳房的发育与衰老

Toma T. Mugea，**著**

张　勇，**译**

刘家祺，**校**

一、概述

乳腺是哺乳动物的一个显著特征，也是女性特质的主要标志，它在胚胎发育早期就开始发育，直到成年女性产后哺乳才达到顶峰。乳房和生殖器不仅在个人性生活方面是女性身体最重要的部分，也代表着能够孕育和支持生命的"生命的圣地"。

这一点从文明诞生之初就有所体现。就像《坐着的女人》（*The Sitting Woman*）中那样，一个丰乳肥臀的女性形象的陶器是最早象征神圣的艺术作品之一。1953 年，在罗马尼亚南部哈蒙格尔发现的陶器和《思想者》（*The Thinker*）一同被认为是新石器时代的艺术杰作（图 6-1）[1]。

二、乳房胚胎学

正常的乳房胚胎发育历经数个阶段，主要包括 3 个方面。

1. 乳房细胞数量（腺细胞和基质细胞）。

2. 胸部的浅筋膜。

3. 信号因素（内分泌、旁分泌和自分泌信号）。

妊娠第 4 周，在胚胎的腹侧面，从腋窝到大腿内侧会形成成对的外胚层增厚，称为乳腺脊或乳纹（milk lines）[2, 3]。在正常的人类发育过程中，除了在第 4 肋间隙水平，其他位置的乳脊均会消失，乳腺即在第 4 肋间隙形成[3]。

在妊娠的第 5 周，残留的乳脊外胚层开始增殖（原始乳芽），并在第 7 周成为一个实性盲囊向下生长进入底层真皮。逐渐地，浅筋膜在乳房前方折叠为双层，反折为一个"指套"结构，中间形成一个结实的圆环，并有一单层筋膜组织衬于乳房深面（图 6-2）。

在躯干上的真皮、浅筋膜和深筋膜之间，有一些纤维结构在生长阶段紧密固定着软组织。在乳房发育过程中，这些纤维结构变得更加紧密和明显，形成库珀韧带，连接着两层浅筋膜并延伸到皮肤被盖的真皮层和胸深筋膜[2-4]。乳晕下方没有浅筋膜的浅层，因为这里是乳芽向内生长入间质的位置[5]。

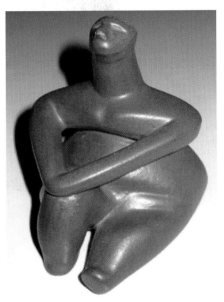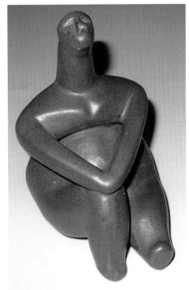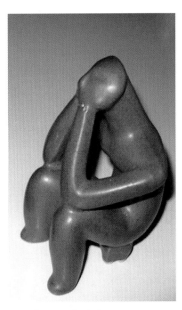

▲ 图 6-1　约公元前 5000 年的哈蒙格尔遗址出土的陶器《坐着的女人》和《思想者》复制品

在剩余的妊娠期间，这个乳芽继续伸长并向 5 个方向分枝形成乳管：向中央及四角形成一个金字塔形。这是一个非常特殊的时期，需要每个芽枝都能正常发育，产生一定数量的乳腺小叶，并按程序停止生长。所有这些事件都受到局部生长因子的有力调控。

乳房已经做好了"未来隆起"的准备，而只有青春期雌性激素的影响才能让这个程序完整地执行。似乎如果部分乳房的腺体组织较少且激素受体较少，金字塔将不呈不对称。Würinger 等 [6] 描述了水平的纤维间隔将乳腺实质分成两部分，其上附着血管和神经膜。乳腺实质分为两部分可以解释为间质向头端和尾端的内陷，也可以看作两个乳腺的融合。根据 Würinger 的说法 [7]，乳房肥大或不对称的体积差异总能归因于实质层厚度的变异性。

足月后，有 15 ～ 20 叶的腺体组织已经形成，每叶都包含一个输乳管。输乳管汇入乳晕后方的壶腹，壶腹向表面皮肤的凹陷处汇合。

在外胚层向内生长的刺激下，这个区域周围的中胚层增生，形成乳头。外胚层在妊娠第 5 个月形成乳头周围的乳晕。乳晕还含有其他表皮腺体，包括蒙氏腺（glands of Montgomery）（用于润滑乳晕的皮脂腺）。

出生时，乳房由放射状排列的乳腺腺叶组成，形似一个圆锥，通过输乳管汇入壶腹并汇入乳头。此时乳头表现为在增厚的内含蒙氏腺的乳晕中央的一个小坑。

三、乳房发育

乳房青春期的发育根据 Tanner[8] 和 Neville[9] 的论著可分为以下几个阶段。

第一阶段：青春期前乳头隆起，尚无可触及的乳腺组织或乳晕色素沉着。

第二阶段：乳晕下区域的乳腺组织导管向乳房脂肪垫延伸。乳头和乳房呈单峰状隆起。

第三阶段：月经开始后，小叶发育，终末导管小叶单位形成，腺体组织进一步增加。乳房和乳头增大，但乳头和乳房的轮廓保持在一个平面上。

第四阶段：乳晕增大，乳晕色素沉着增加，乳头和乳晕在乳房平面之上形成第二峰。

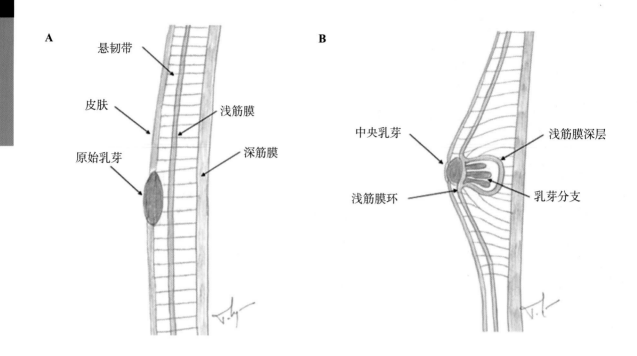

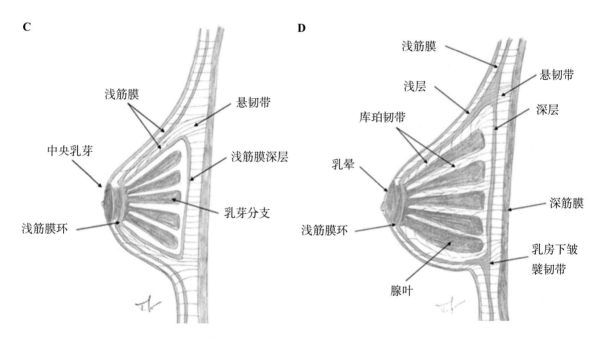

▲ 图 6-2 正常乳房及其胚胎发育

第五阶段：最后乳房发育出浑圆流畅的轮廓，乳晕不再突出，只有乳头挺立出来。

在正常的生长发育阶段，可认为乳房呈半球形，乳头在其中间最突出的一点。而随着乳房增重，由于重力作用和韧带的崩紧，乳峰连同乳头 - 乳晕复合体会转移至乳房垂直子午线的下 2/3（图 6-3）。

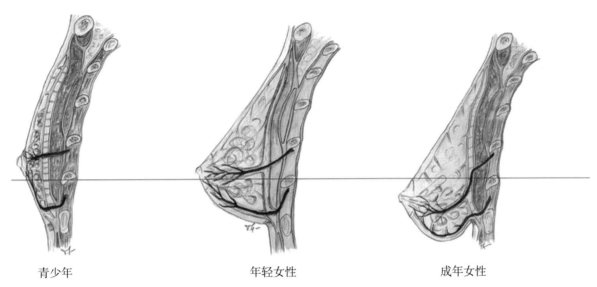

青少年　　　　　　　　　年轻女性　　　　　　　　　成年女性

▲ 图 6-3　乳峰的发育和在胸壁上的自然滑动　蓝色的线代表乳峰的界限；红色的线代表初始乳头水平；乳房中央蒂和下极蒂跟随乳峰下行运动

四、成人乳房的外科解剖

乳房由 3 种组织组成：腺体组织、纤维组织（包括悬吊韧带）和脂肪组织。腺体、纤维和脂肪组织的相对比例随年龄、月经周期、妊娠状态和营养状况而变化[10]。

五、乳房外观

女性的乳房各不相同。肉眼能识别的乳房特性是对称性、形状和轮廓，以及乳头和乳晕的颜色、大小和形状。

乳房形状和轮廓受以下因素影响。

1. 乳房实质在每个象限的体积。
2. 皮下和乳房实质内脂肪的量和位置。
3. 胸壁的轮廓。
4. 胸壁肌肉覆盖范围和厚度。
5. 皮肤的紧致性和弹性。

乳房在下胸壁的筋膜附着也会影响乳房外观。乳房被包裹在浅筋膜的支持层内发育。这个浅筋膜的浅层是覆盖乳腺实质的外层，紧邻

真皮层，且并不能完全与真皮区分开。在浅筋膜的深层和覆盖胸壁肌肉组织外层的深筋膜的浅层之间有一个松散的乳晕区。

乳房后间隙使乳房组织能够在胸壁上自然滑动。深筋膜的浅层覆盖了胸大肌的外表面、腹直肌的上部、前锯肌的内侧，以及乳房下极中央的外斜肌。此筋膜在胸大肌和前锯肌肌层表面更菲薄[11]。支撑乳房结构的结缔组织（库珀韧带）从深层的肌筋膜穿过乳房实质，连到覆盖乳房的真皮层（图 6-4）。

这些附着在浅筋膜的深层和深层肌筋膜之间的悬韧带并不过于紧绷，使乳房有一定的活动性。体重变化、妊娠和衰老可能使这些韧带松弛和减弱，这可导致乳房在胸壁上移动度过大并下垂。

在乳房的上极，靠近第 2 肋间隙，胸肌筋膜与乳房浅筋膜连接紧密，很难钝性分离[12]。此处是 3 个悬吊在锁骨上的筋膜的交汇点。浅筋膜的浅层、浅筋膜的深层（它们中间包裹着乳峰）和胸肌筋膜的浅层相交汇[13]。

Würinger 等[6] 描述的乳房悬韧带由一个水平横膈组成，它起源于第 4 肋间隙的胸肌筋膜，从内侧到外侧横穿整个乳房并朝向乳头。

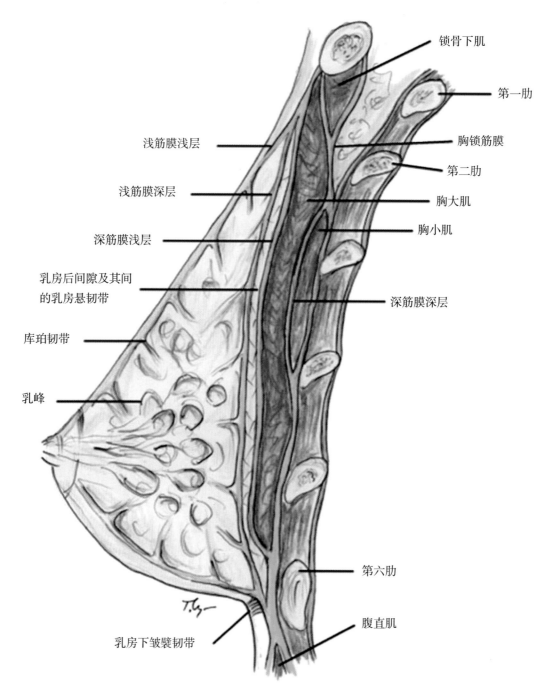

锁骨下肌

第一肋

胸锁筋膜

第二肋

胸大肌

胸小肌

深筋膜深层

第六肋

腹直肌

浅筋膜浅层

浅筋膜深层

深筋膜浅层

乳房后间隙及其间
的乳房悬韧带

库珀韧带

乳峰

乳房下皱襞韧带

▲ 图 6-4　乳房和胸肌筋膜示意图（据 Nahai [11] 修改）

它是乳房的中央神经血管蒂[7]。在其边缘，横膈向上弯曲成垂直的韧带，将乳房连接至胸骨和腋窝，引导血管和神经支配到乳头-乳晕复合体。

在胸壁上，内侧韧带和外侧韧带各有一个深部的和浅部的起源。这种结缔组织悬吊结构不仅连接了乳房和胸壁，而且在表面皮肤的内侧、外侧和尾侧也有插入。这些浅层韧带决定了乳房的实际边界。表浅韧带在内侧较弱，但它在尾侧与乳房下皱襞韧带相连[14-16]。在外侧，它沿腋中线附着于腋筋膜，以此发挥强大的悬吊功能（图 6-5）。

增加内侧和外侧韧带的向上张力能使整个乳房有的明显提升和塑形，证明了这种结缔组织悬吊结构的塑形效果（图 6-6）。

内侧韧带和外侧韧带从前方汇入乳房浅筋膜。因而此韧带悬吊结构也与从乳腺筋膜延伸到皮肤的库珀韧带相连。因此，即使是颈阔肌的收缩也可以通过乳房悬韧带的连接对乳峰产生轻微的提升作用。

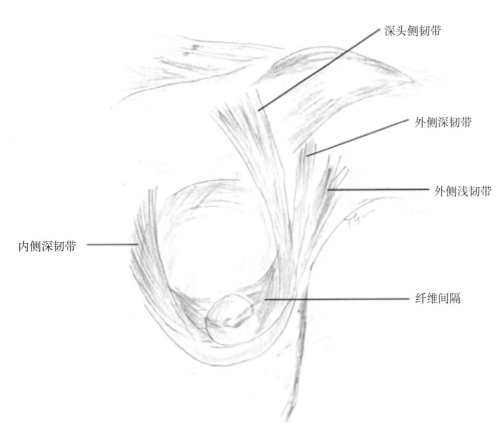

深头侧韧带

外侧深韧带

外侧浅韧带

内侧深韧带

纤维间隔

▲ 图 6-5　乳腺的筋膜悬吊（据 **Würinger** 等 [6] 修改）

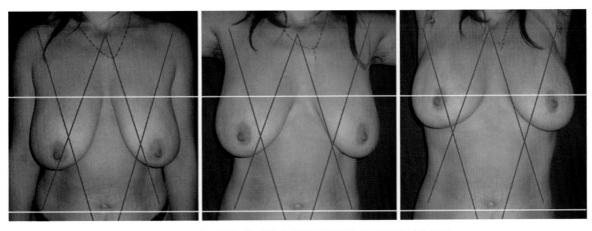

▲ 图 6-6　乳腺悬韧带对乳房的提升效果在抬高手臂时的体现

六、乳房的生命

（一）乳房与月经周期

每名女性出生时大约有 700 万个含有卵细胞的卵泡。这个数字从出生开始就在减少，直到绝经后再无剩余。一旦女性到了 35 岁左右，卵泡数量的减少就会更迅速，到了 45 岁左右，卵泡的数量已经明显下降。在接下来的几年里，身体会更努力地刺激剩余卵泡产生卵细胞。此时，月经可能变得不规则或有所改变，比平时更多或更少。

卵泡期，即月经周期第 4 ~ 14 天，乳腺上皮细胞进行正常的有丝分裂和增殖，与临床情况相符。黄体期，第 14 ~ 28 天，是黄体酮水平升高的阶段，乳腺导管的扩张及小叶上皮细胞向分泌细胞的分化，伴随着乳腺血流量的增加。经前阶段，雌激素达到峰值，乳房充盈且敏感性增加。月经来时，乳腺复旧而循环激素减少[17]。

在进入绝经期之前，乳房组织在每个月经周期都会发生变化，通常会导致女性在月经开始前几天乳房变敏感。部分女性的乳房会出现结节，尤其是靠近腋窝的部位。绝经后，乳腺组织的周期性变化停止，乳房触感变的柔软，不那么紧质，也没有了结节。

（二）妊娠期和哺乳期的乳房

1. 妊娠早期　在雌激素的作用下，乳腺导管萌发，小叶形成，随后或早或晚出现乳房增大，浅静脉扩张，以及乳头-乳晕复合体的色素沉着。

2. 妊娠中期　在孕激素的影响下，此期以小叶的变化为主，小叶腺泡内初乳聚集。

3. 妊娠晚期　到分娩前，由于血管充盈、上皮细胞增生和初乳堆积，乳房会增大 3 倍。

4. 分娩　受催乳素的主要影响，开始产乳

和泌乳开始了。垂体后叶分泌催产素引起乳腺肌上皮细胞收缩和泌乳。母乳喂养时乳头的触觉刺激使泌乳素和催产素持续分泌。

5. 哺乳期后退化　哺乳期结束后的 3 个月内，泌乳素分泌减少，小叶腺泡上皮细胞凋亡，小叶外间质退变。

乳腺恢复到妊娠前的状态，但潜伏着各种问题[17]。

（三）乳房与更年期

当一名女性到了 40 岁末 50 岁出头的时候，更年期便开始或者正在进行中了。"绝经"一词字面上的意思是月经停止，它发生在身体耗尽了含有卵子的卵泡供给之时。一旦卵巢滤泡不复存在，用于刺激子宫的内层（子宫内膜）生长而为受精做准备的大剂量雌激素分泌也就不再发生。因此，产生的雌激素量要小得多，月经也就停止了，这导致了许多通常与绝经有关的症状。由于雌激素对全身所有组织（包括乳房组织）的刺激减少，乳房的腺体组织也减少了[18]。

没有了雌激素的作用，乳房的结缔组织就会脱水和失去弹性，而原本可以产乳的乳房组织就会萎缩变形。这就导致了这个年龄女性的乳房"下垂"。

七、乳房与癌症

乳腺癌的风险随着年龄增长而增加，尽管我们鼓励所有女性进行定期的乳房检查以发现可能的改变，但随着女性年龄的增长，这一点变得更加重要。虽然许多乳房改变是无害的，不需要进一步的处理，但重要的是查明所有改变，因为有可能它就是癌症的首发征象。因此，任何乳房改变都应该作为紧急事件向医生报告。

如果存在癌症，早期治疗更有效。女性应

该了解她们的胸部通常看起来和摸起来是怎样的，这样在如泡澡、淋浴和穿衣之类的日常活动中，她们就能在早期发现任何变化。1998年，卫生部发表了一篇题为《了解乳房》（Be Breast Aware）[19]的文件，其中有一项关于乳房意识的5点准则，指出女性应该做到以下几个方面。

1. 知道什么对她们来说是正常的。

2. 熟悉自己乳房的外观和触感。

3. 知道要寻找什么样的变化。

4. 及时报告任何改变。

5. 50岁后每年参加3次乳房检查。

特别需要注意的改变如下。

1. 由手臂运动或上抬乳房引起的乳房形状的变化。

2. 皮肤上的任何皱纹或凹陷。

3. 任何新发的乳房不适或疼痛。

4. 一侧乳房或腋窝出现肿块或凹凸不平。

5. 乳头溢液。

6. 乳头出血或湿润，不易愈合。

7. 乳头上或乳头周围起疹子。

8. 乳头位置的任何变化，如被牵拉内陷或指向改变。

八、乳房的衰老

年轻的乳房很漂亮。女性总想拥有好看的胸部，因为这对男人来说是一种吸引力，好像在说"我年轻，我健康"。

对漂亮乳房或看起来正常的胸部的定义，不同评审的结论不一，最后达成如下协定。

1. 正常的体积。

2. 与身材成比例。

3. 在胸廓上对称。

4. 充盈良好。

5. 锥形的形状。

6. 轻度下垂。

7. 乳头在圆锥最突出的位置，直立，并"挺拔"。

8. 乳晕清晰，直径约5cm，触觉刺激可见收缩。

9. 蒙氏腺外观正常，少有毛囊。

失去这种外观，会使乳房看起来衰老，即使这个人本身年轻得多！这种现象可能发生在妊娠后、极端减重、无节制的饮食和胶原质量降低。

乳房衰老的定义如下。

1. 乳房丰满度下降。

2. 乳房松弛变平，伴有不同程度的下垂。

3. 在躯干的不同位置，乳房均垂挂下来指向地面。

4. 乳晕脱色或褪色。

5. 蒙氏腺几乎看不到。

6. 乳头缩小。

7. 乳头对刺激反应能力降低。

8. 产乳的乳腺被脂肪替代。

9. 表面没有毛囊。

随着时间的推移，女性会逐渐衰老并经历正常的生理变化，年龄、重力、乳房体积、重量和弹性的下降，导致乳房标志物的逐渐下移。这种下移的程度主要取决于乳房的体积和组织的弹性。乳峰和中央蒂会根据重力改变位置（图6-7）。

为了更好地定义乳头乳晕复合体在胸壁上的位置，我们使用两个反向的三角形作为躯干上的特定解剖学标志[23]：肩峰-耻骨三角（AcAcPb）定义为两侧肩胛骨的肩峰突起和耻骨最前端的连线；髂前上棘-胸骨柄三角（SpSpMn）定义为胸骨柄（胸骨切迹）与两髂前上棘的连线（图6-8）。

考虑到衰老的自然演变，正常的乳头位置是沿着"反向三角"的外缘向下滑动的，相应的，青少年的乳头位置较高而老年女性患者的位置较低。美学上完美的乳头位置在三角形的上部，靠近两外边缘的交点（图6-9）。

虽然衰老并不漂亮，但它是值得的。每个人都想活得更久，但为此我们不得不接受衰老的外表。我们必须认识它，适应它的概念（图 6-10），不要让我们的身体跑到思想前面！

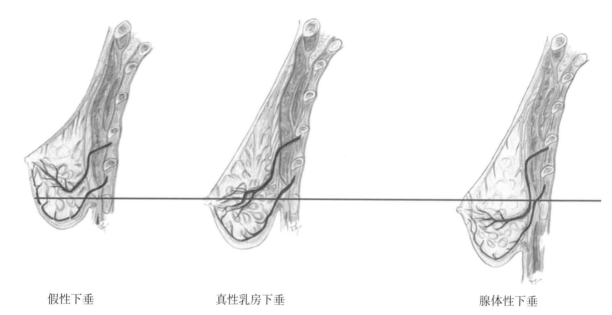

假性下垂　　　　　　　　　真性乳房下垂　　　　　　　　　腺体性下垂

▲ 图 6-7　根据乳头位置及乳房下皱襞区分的乳房下垂的 3 种类型 [20]　虚线显示乳房上极水平（解剖学标志）；实线表示第 6 肋水平，通常为乳房下皱襞水平 [21, 22]

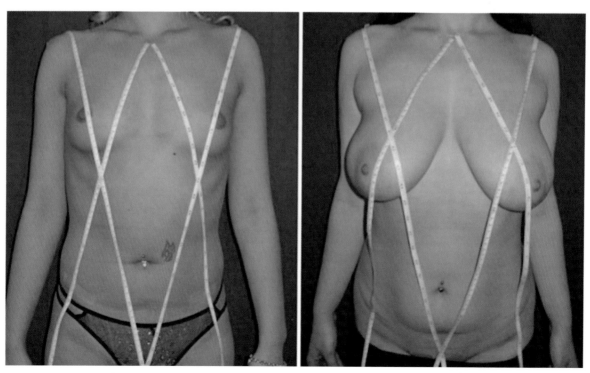

▲ 图 6-8　在一名年轻女性与一名乳房下垂的成熟女性中，正常乳头与反向三角的相对位置

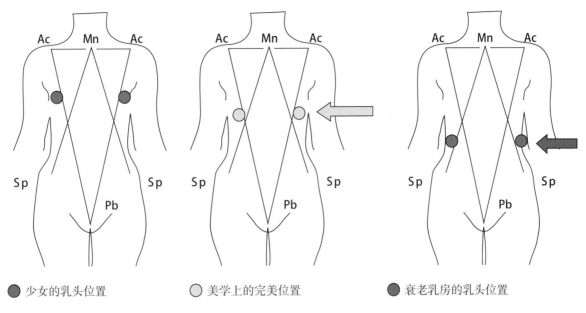

○ 少女的乳头位置　　　　　○ 美学上的完美位置　　　　　○ 衰老乳房的乳头位置

▲ 图 6-9　乳头乳晕复合体相对于"反向三角"的自然滑行过程，及其在少女、年轻女性和老年女性乳房上的位置

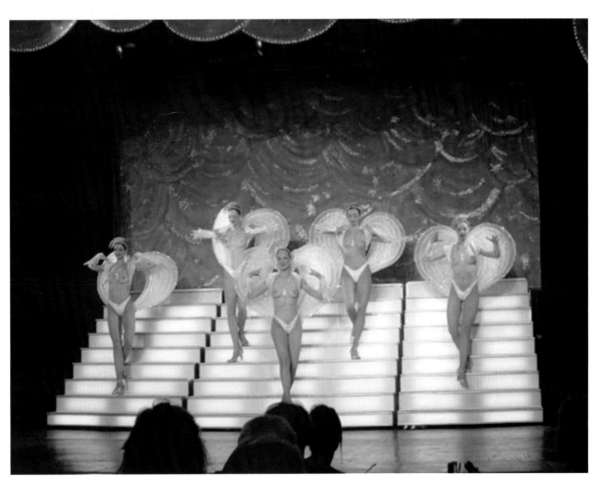

▲ 图 6-10　保持年轻的心态，对自己的身体感到满意。衰老是自然而正常的

第7章

Breast Assessment
乳房的评估

Toma T. Mugea，**著**

张　勇，**译**

刘家祺，**校**

一、咨询

病人通常会从朋友、亲属或网上知晓手术医生的情况。目前，根据国立医学院和国家医学诊所认证委员会的规定，需注意以下几点。

1. 除个人信息外（能够让人了解外科医生所从事的专业领域），不得做任何过度宣传的广告。公开信息应该客观而中肯。不得使用任何包含金融信息的广告（包括承诺免费提供第二次手术的广告，以及奖励或赠送美容手术设备和手术组成的广告）。

2. 每个广告都应该包括一个解释风险、不良影响和后续治疗的图表。

3. 即使病人准时到达，她也必须在候诊室等候 15min 左右，用以放松情绪，适应场所，阅读浏览摆放的各种手册，以了解她寻求解决的相关问题，或看看我们提供的其他服务（图7-1）。同时，他们可以喝杯茶、咖啡或水。

4. 同时，他们也会被工作人员观察，外科医生可以注意到一些神经紧张、容易急躁、要求高或奇怪的病人，以警惕可能发生的"问题案例"。

5. 秘书或我们的助理非常有礼貌地将病人带进办公室，工作人员起身与病人握手，邀请他/她坐在前面，但距离不应太近。

办公室面积足够大（至少 25m^2），光线良好，装饰精美，有艺术感，包括应用绘画、植物、一些古董（钟表等），以及一些医生获得的具有代表性的文凭或奖项加以点缀（图7-2）。桌上摆放一些颜色漂亮的鲜花，使环境表现出一种自然、放松的气氛。

在常规的基本医疗信息记录完毕之后，我们开始谈论病人的具体问题，鼓励他/她应用自己的语言、主诉和欲求进行解释描述。如果病人不是孤身一人，尤其是有亲属陪伴的时候，最好试着理解患者寻求手术的真正动机和心理状态，他们的主诉以及对手术的要求是否符合实际。在会诊时，尤其是在检查病人时，最好有一个助理（秘书、护士或医生）陪伴。病人将被邀请到另一个与办公室相连的检查室，去准备（脱衣）检查，并让我们知道他/她什么时候准备好，可以敲门进入。如果助理想帮忙，必须得到病人的同意。

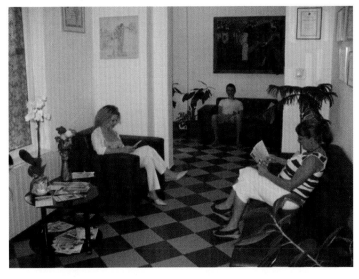

▲ 图 7-1 等候室，用以放松情绪，适应场所，阅读浏览摆放的各种手册，以了解她寻求解决的相关问题，或看看我们提供的其他服务

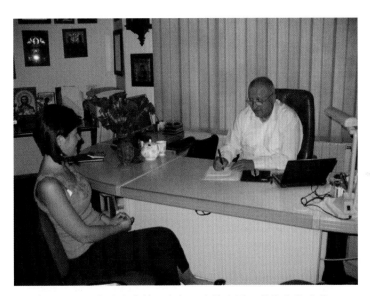

▲ 图 7-2 办公室宽敞，友好，光线充足，装饰有艺术感

二、病人体检和乳房测量

为了在隆乳手术中达到最佳的美容效果，外科医生一般会使用一个简单的检查盒（图 7-3），在手术前评估每个乳房的位置、比例、对称性、体积、软组织弹性、皮肤冗余和下垂程度。记录胸部和乳房的瘢痕或妊娠纹。测量乳晕直径（垂直和水平）。

在病人检查期间，外科医生和他的助手将填写 Toma T. Mugea（TTM）量表[1]，其中包括乳房和身体参数，需要对乳房进行客观的审美评估（图 7-4）。隆乳术[2]采用 TTM 图表 I 型（图 7-5），乳腺下垂矫正[3]采用 TTM 图表 II 型（图 7-6）。

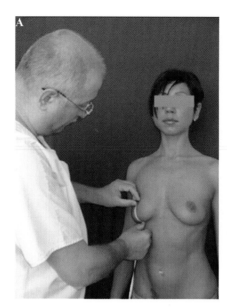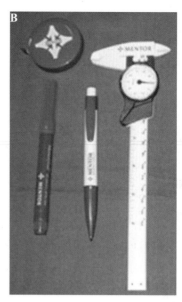

▲ 图 7-3　乳房测量简易套装

A. 患者检查；B. 乳房测量仪器

躯干测量

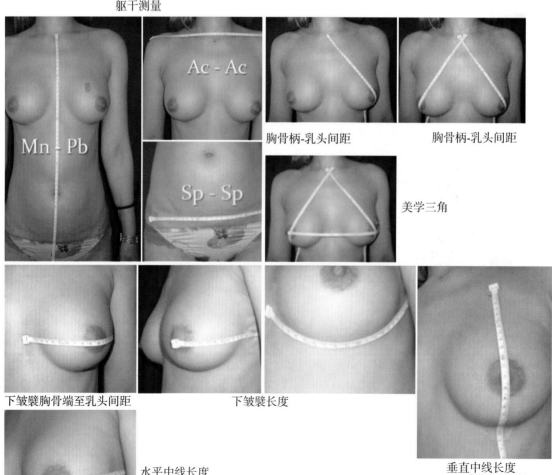

胸骨柄-乳头间距　　　　胸骨柄-乳头间距

美学三角

下皱襞胸骨端至乳头间距　　　下皱襞长度

水平中线长度

垂直中线长度

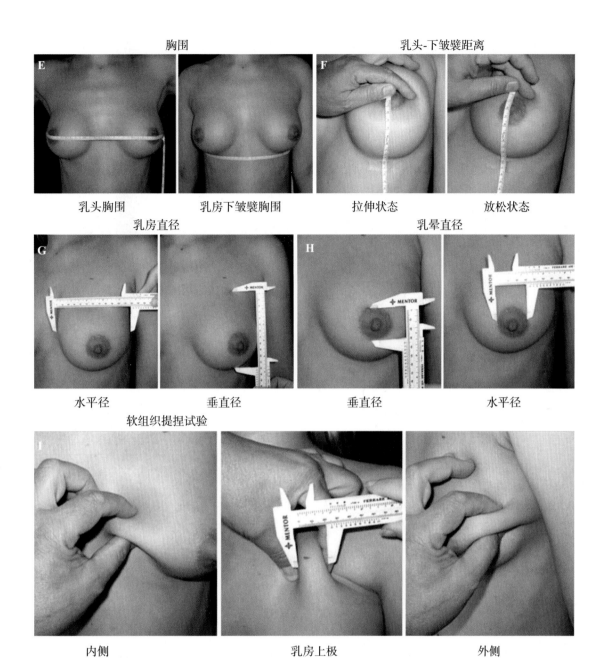

胸围　　　　　　　　　　乳头-下皱襞距离

乳头胸围　　　　　乳房下皱襞胸围　　　　拉伸状态　　　　　　放松状态

乳房直径　　　　　　　　　　乳晕直径

水平径　　　　　垂直径　　　　　垂直径　　　　　水平径

软组织提捏试验

内侧　　　　　　　乳房上极　　　　　　外侧

▲ 图 7-4　**A.** 躯干维度；**B.** 审美三角形；**C.** 水平子午线；**D.** 乳房下皱襞长度以及垂直子午线；**E.** 胸围；**F.** 乳房下皱襞距离；**G.** 乳房直径；**H.** 乳晕直径；**I.** 软组织提捏试验（图中英文释义见下述）

三、TTM 图表中使用的点和测量值的定义

点	
Mn（manubrium）胸骨柄	胸骨上切迹
Pb（pubis）耻骨	耻骨上缘

Ac（acromion）肩峰	肩峰外侧缘
Sp（spinae）髂骨	髂前上棘
Ni（nipple）乳头	乳头
BUP（breast upper pole）乳房上极	乳房上极的解剖标志，与腋窝处测量的胸围相对应
LBP（lower breast pole）乳房下极	站立位，乳房最下部的点
间距	
Mn – Pb	胸骨柄切迹与耻骨上缘之间的距离，测量经过躯干和腹部（在一个瘦弱的女性患者中，这个距离是一条直线，但在一个肥胖患者中，这是一条大的曲线）
Ac – Ac	两侧肩峰间距离
Sp – Sp	髂前上棘距离（在一个瘦弱的女性患者中，这个距离是一条直线，而在一个肥胖患者中，这个距离是一条大的曲线）
Ax – Ni	乳头下皱襞的腋前线端与乳头（侧子午线）之间的距离
St – Ni	乳房下皱襞胸骨端到乳头（中子午线）之间的距离
Ni – infra	乳头与下皱襞子午线的距离（下子午线）
infra length	乳房下皱襞的长度，从腋窝端到胸骨端
BVM（breast vertical meridian）	乳房垂直子午线：乳头上方的 BUP 和乳房下折叠线之间的距离
BHM（breast horizontal meridian）	乳房水平子午线：胸骨和腋前线之间的距离，在乳头水平
BC（breast circumference）	乳房周长，沿乳房下皱襞的腋窝端与乳房下皱襞的胸骨端之间的较长距离
breast perimeter	乳房下皱襞水平的乳房圆形长度
BVD（breast vertical diameter）	乳房垂直直径：表示乳房解剖标志之间的距离，在矢状面，用卡尺测量
BHD（breast horizontal diameter）	乳腺水平直径：水平面上乳腺解剖标志之间的距离，对应于乳腺下褶皱的内侧和外侧边缘
Ni – chest（nipple chest circumference）	乳头胸围（胸围在乳房最突出的点上测量的胸围，对应于正常乳房的乳头，但不对应于下垂的乳房）
Infra – chest（infra chest circumference）	乳房下皱襞胸围（乳房下皱襞水平测量的胸围）

患者姓名：⬚⬚⬚⬚⬚⬚⬚⬚ 编号：⬚⬚⬚⬚⬚ 日期：⬚⬚⬚⬚

身高(cm)：☐ 体重(kg)：☐ 怀孕：☐ 体重减轻：☐

提捏试验(cm)： P= ☐ R= ☐ 紧致：☐ 正常：☐ 松弛：☐

胸廓疾病：

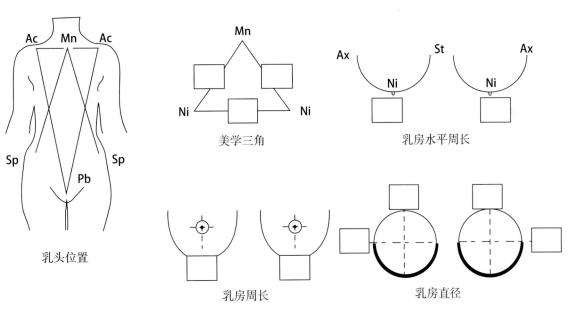

乳头位置   美学三角   乳房水平周长

乳房周长   乳房直径

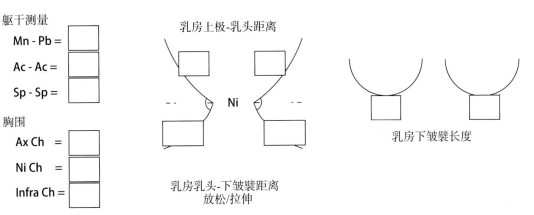

躯干测量
Mn - Pb = ☐
Ac - Ac = ☐
Sp - Sp = ☐

胸围
Ax Ch = ☐
Ni Ch = ☐
Infra Ch = ☐

备注：

乳房上极-乳头距离

乳房乳头-下皱襞距离
放松/拉伸

乳房下皱襞长度

▲ 图 7-5 Ⅰ 型 TTM 图表

询问患者母乳喂养的问题：母乳喂养的时间、方式（是否使用泵挤奶或是人工挤奶）、是否有炎症反应及何时停止母乳喂养。

特别需要注意乳头－乳晕复合体的色素沉着、扩大、瘢痕、结痂和乳头分泌物。检查乳房和腋窝以排除任何肿块或结节。

检查完成后拍摄标准的乳房照片，并载入病人电子档案版本包括正位、侧面和倾斜45°，手臂放松和举起等标准体位。正俯视和仰视视角对乳房评估也很有用（图7-7）。

为了在管状乳房检查中显示乳房下褶皱的水平，可以使用一些特别的角度进行拍摄。对于下垂乳房[4]，可在身体弯曲45°，从正面和侧面拍照，显示重力对乳房的影响以及"乳房颈部"——乳房附着于躯干的部分（图7-8）。

根据TTM图表，外科医生可以记录并向病人展示乳房存在的问题，甚至一些微小的不对称。身高、体重、妊娠、体重减轻和提捏测试是评定体重指数（BMI）和皮肤软组织质量的重要因素。

在第一次会诊和检查后，手术医生会详细解释存在的问题，以及如何解决。病人在了解手术及麻醉的过程以及出现并发症的风险后，将收到一份包括以上内容、实验室检查和其他必要的医学检查的文件。这些相关检查由外科医生或病人的全科医生认可并推荐的实验室和诊所完成。

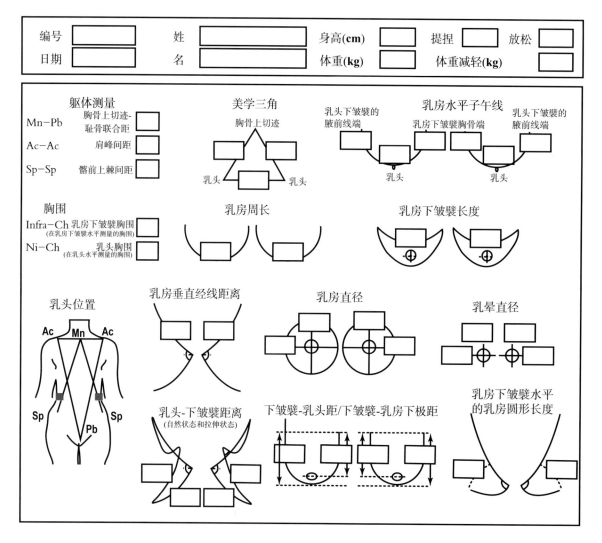

▲ 图7-6　Ⅱ型 TTM 图表

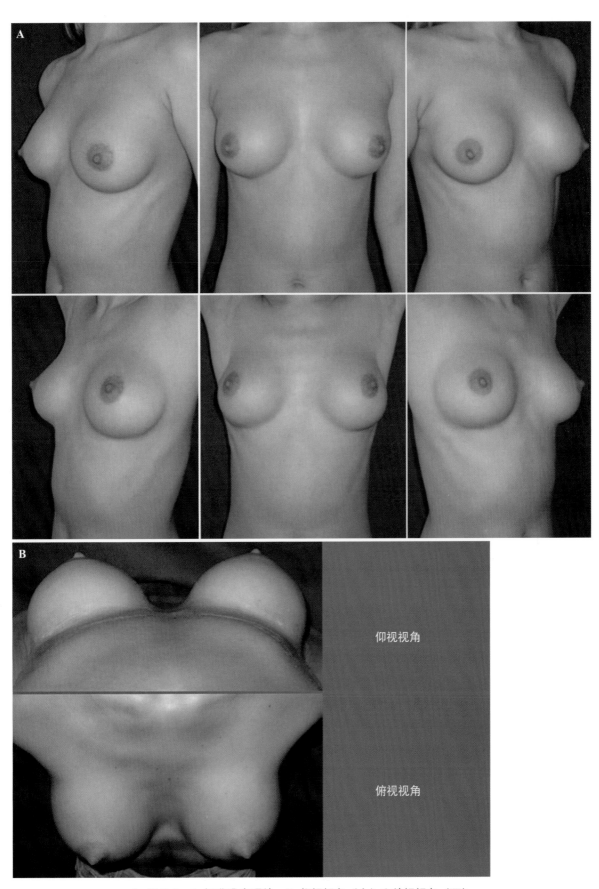

仰视视角

俯视视角

▲ 图 7-7　A. 标准乳房照片；B. 仰视视角（上）和俯视视角（下）

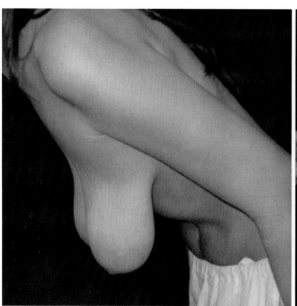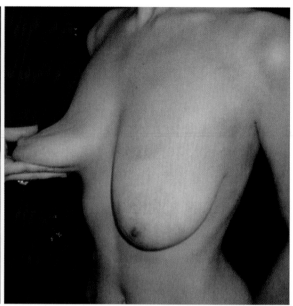

▲ 图 7-8 悬垂位和牵引位

四、检测和筛查

在手术前，需要做一系列的检测和筛查（图 7-9）。

全血细胞计数（FBC）	血糖
血小板计数	转氨酶
血型	蛋白和电解质
凝血功能检测	尿素和电解质
PCV	尿液分析
血红蛋白	HIV、HbSAg、HCV
心电图	
胸部 X 线片	
乳房 X 线片检查	
乳房超声	

▲ 图 7-9 检测和筛查

1. 全血细胞计数（FBC） 可以检测贫血。贫血增加了术中缺氧以及心脏负荷增加的风险。如果手术预期会导致大量失血，它也可以作为血红蛋白的基线测量标准。

2. 尿素和电解质（U&E） 可以检测潜在的肾功能异常以及在大手术后发生急性肾功能衰竭（ARF）的可能性。也会影响麻醉中药物的选择。

3. 肝功能测试（LFT） 患者是否有潜在的营养不良？这可能会影响患者的愈合能力。

4. 血型 虽然不是常规程序，但当预期可能需要用血的时候，患者血型需要进行鉴定并保留，以备可能（或之后）发生的需要血液或血制品的情况。

5. 凝血 许多服用阿司匹林或华法林的患者以及已知有凝血功能障碍的患者可能存在凝血和血小板功能异常。有些服用维生素、补品和（或）大蒜的患者也可能会引起凝血功能异常。此外，令人惊讶的是，笔者发现有满月脸的患者有着更高出血的概率。

6. 尿液分析 尿试纸或分析有助于发现未诊断的糖尿病或尿路感染。

7. 其他 心电图（ECG）、胸部 X 线片、乳房 X 线片检查和乳房超声是必要的。每个乳房在手术前都必须有相关的文件记录，包括乳房影像学检查和超声检查。有时，需要进行磁共振成像（MRI）检查，它可以在术前发现乳腺的问题，从而邀请肿瘤外科医生加入团队一同进行手术。

　　为了病人的安全，切除的每一部分乳房组织都要分开进行病理学检测。此外，每一个打开的囊肿中的液体，都要进行细菌学培养及药敏测试。

五、最后的术前会诊

　　外科医生第一次会诊后，病人回家"消化"所获得的信息。如果她决定做手术，她会做推荐的医疗检查，并安排第二次预约。

　　在第二次会诊时，外科医生将核查推荐医疗检查的结果，并讨论包括手术风险、可能出现的不满意情况等更加细致的问题，其中特别需要关注瘢痕以及创伤愈合。患者需要在助手的帮助下阅读手术及麻醉的知情同意书并签字同意。按照临床医疗方针，患者需要在手术前至少2周交齐全款，不允许打折、分期付款或者银行担保，所有款项都必须要开具发票。以为诊所做广告、拉拢患者为名要求打折的患者不予手术。给此类患者手术相当于打开了术后的"麻烦之门"。不管手术结果如何，他们都将在术后抱怨手术的效果，并成为医院的敌人和负面宣传者。外科医生将按照患者的意愿以及等待列表安排手术日期。

六、患者术前准备

　　手术当天，患者需要提前至少6h到达，并带好卫生和化妆等必要的个人物品。患者入院后，进行淋浴，清洁皮肤，清除油膏并更换病房的服装。首饰及贵重物品交给家属或保存在安全的地方。清洁指甲以便血氧饱和度及脉搏的测量。由护士测量血压、心率和体温，并与病人交谈，解释术前、术后的相关情况。

　　外科医生请患者进入检查室，根据之前的测量结果进行手术标记，在助手面前再次检查，以确定手术计划。一些有经验的医生常常在手术台上，让患者坐在他们面前徒手进行快速地标记，笔者并不赞成这样，我们需要专注于术前设计，并用尺和卡尺进行准确的标记。手术将是这一天最重要的事情，整个团队都需要为此做好准备。手术开始前，外科医生应该休息15min，忘记其他与手术无关的事情（尤其是糟糕的事情）。手术的过程中永远是手术医生来做决定，而不是助手。

第8章

Breast Golden Number
乳房黄金数

Toma T. Mugea，**著**

杨燕文，**译**

朱　明，**校**

一、概述

由于外科手术及定义完美乳房标准的复杂性，乳腺外科是美容外科中最具挑战的领域之一。学者们[1-6]对完美乳房制订了多维度的评价标准，符合这些标准则意味着无须改进的理想化状态。

Georgiade[7]对于正常乳房的描述，为同一年龄组和生理状态的大多数女性所认可。根据女性的体型，正常乳房体积为300～500ml，位于第二肋骨至第七肋骨之间，胸骨旁与腋前线之间。乳房的尾部延伸至腋窝，乳头位于第四肋间隙。笔者认为这是一种美丽的乳房，外观令人愉悦，大小及丰满程度正常，微微下垂，呈现出圆润的泪滴状，乳头位于最前方，比例、位置和凸出度正常。

同时，就尺寸而言，也不可能将单一的乳房标准强加给身高、体重和体型完全不同的女性。因此，我们需要找出适合每个特定女性的大小，从她的主要参数开始：身高、体重 [体重指数（BMI）]、躯干高度（胸骨柄至耻骨之

间的距离，Mn-Pb）、肩宽（Ac-Ac）和髂前上棘水平的骨盆宽度（Sp-Sp）（见第 7 章）。

通过对 50 例乳腺美容案例的一系列研究以及应用计算机软件分析[8]，笔者找到了这些因素之间的联系，并将其定义为乳房黄金数（Breast Golden Number, BGN）。这是每个患者的参考数据，来自我们开发的计算机程序。理想情况下，BGN 与美学三角、乳房水平和垂直线、乳房周长及乳房下皱襞长度一致。

图 8-1 是一位年轻女性的躯干和身体尺寸的示例，BGN 来自计算机程序。图 8-2 显示了同一女性的乳房测量值，显示了相同的距离。此外，美观的乳房直径可以根据患者的身体参数应用电脑计算获得。不同体重下，比如 50kg 变为 70kg 时，BGN 将由 19.5 调整为 23.5（图 8-3）。在相同体重的情况下，较小的身高会产生较大的 BGN（图 8-4）。同样的，如果躯干尺寸发生变化，BGN 也会发生变化（图 8-5）。

通过这个软件程序，外科医生可以向患者展示身高与体重、躯干尺寸以及相应的乳房尺寸之间的联系，模拟不同的病例。他们会明

白，美容手术没有标准，只有比例。每位患者都有基于自己身体参数的美丽乳房标准。这就是"乳房黄金数"（BGN）。

迄今为止，这是唯一用以进行乳房评估的程序，可以精确地进行术前设计，在隆乳术（图8-6）[8]，乳房悬吊术（图8-7）[9, 10]，或乳房缩小术（图8-8）中应用，以达到美学效果（图8-7）。在过去10年间，笔者应用该软件为每一患者进行评估设计，证明了它的准确性。在随访中，随着时间的推移，手术后乳房的形状及其变化进一步证明了这一点。

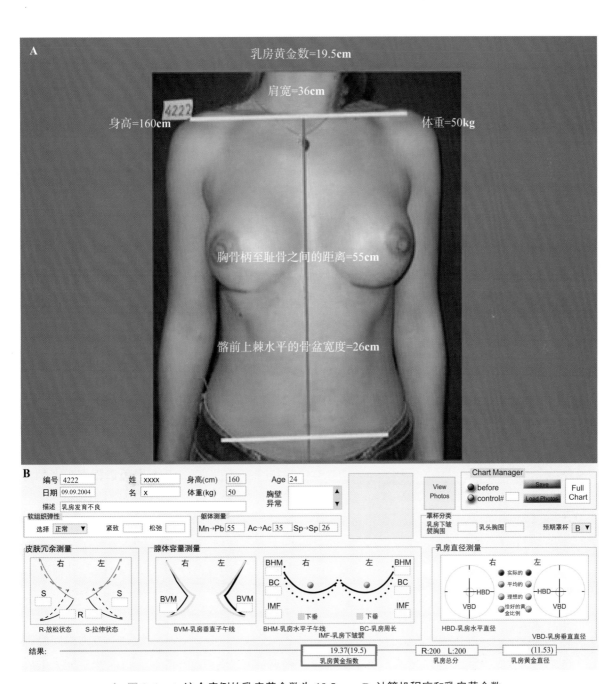

▲ 图 8-1　A. 这个病例的乳房黄金数为 19.5cm；B. 计算机程序和乳房黄金数

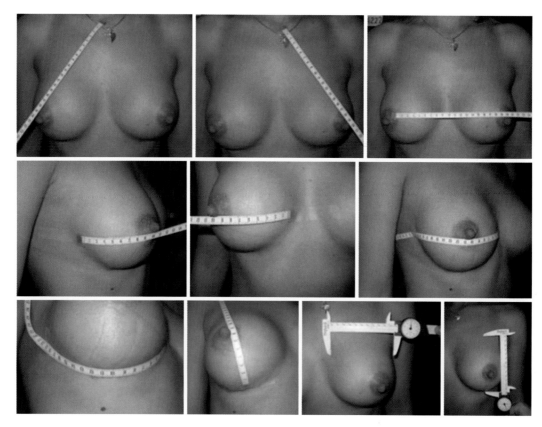

▲ 图 8-2　乳房美学三角形、乳房水平线、乳房垂直线、以及乳房下皱襞长度与乳房黄金数长度相同。乳房的水平和垂直直径有 **11.5cm**，这是计算机程序提供的美学案例

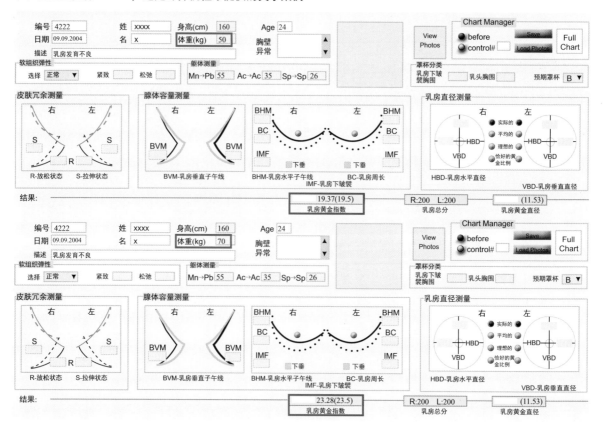

▲ 图 8-3　对于大体重者（**50 ～ 70kg**）的乳房黄金数（**19.5 ～ 23.5**）

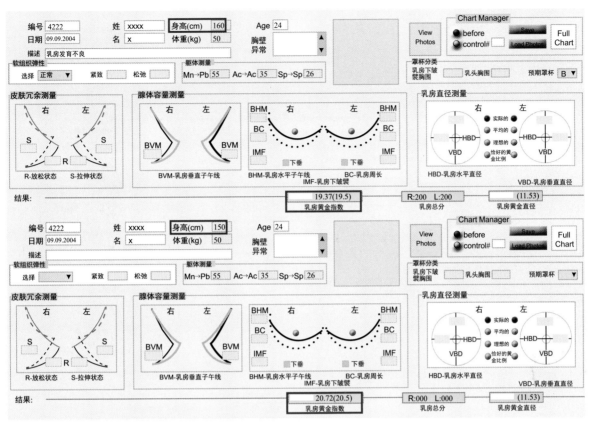

▲ 图 8-4　对于身高较矮者（150 ～ 160cm）的乳房黄金数（19.5 ～ 20.5）

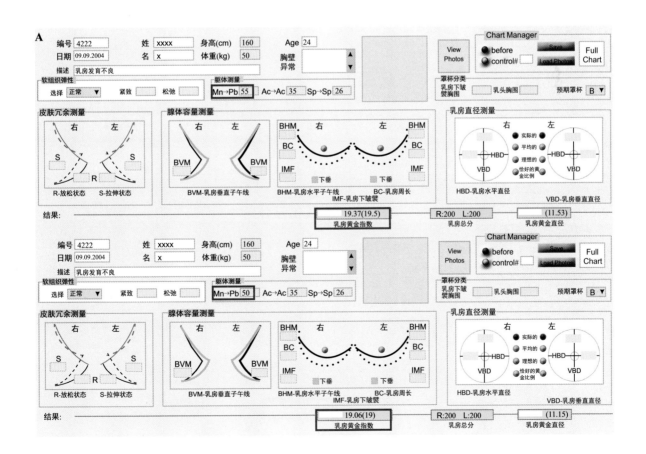

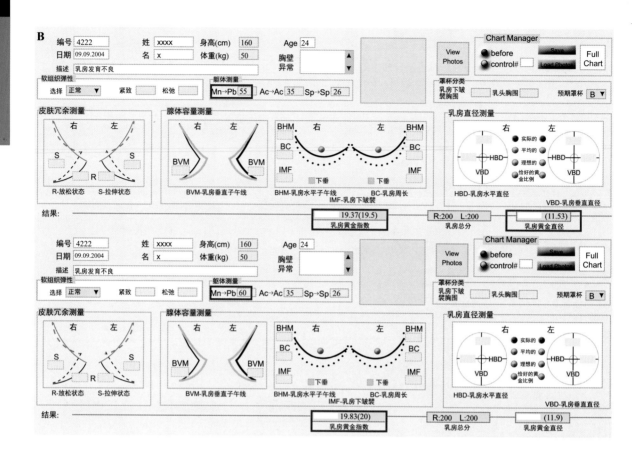

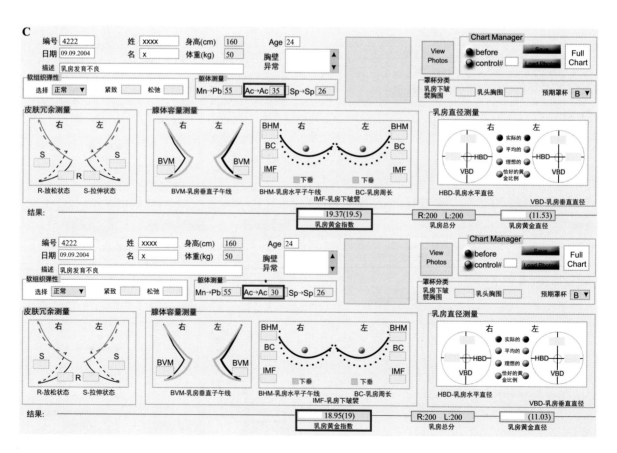

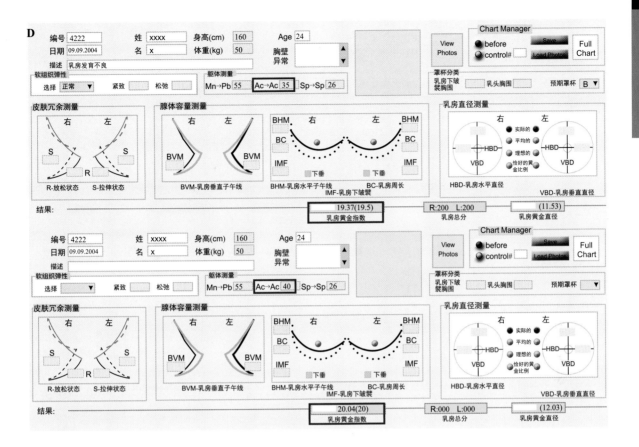

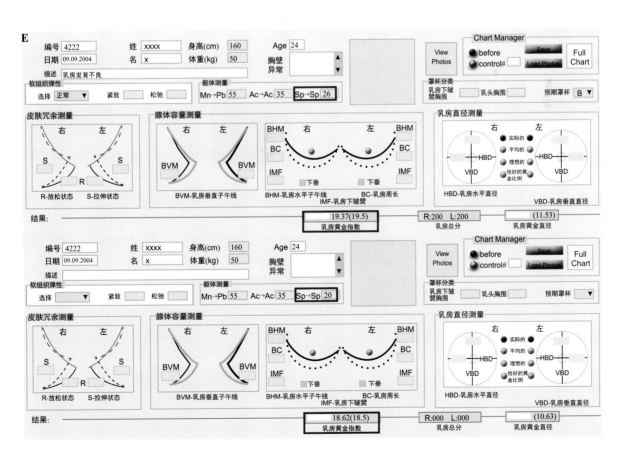

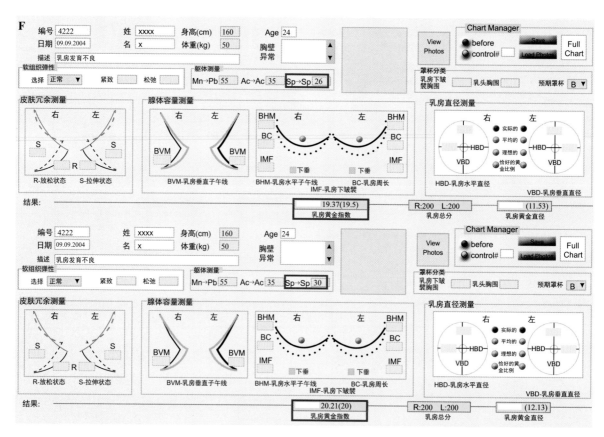

▲ 图 8-5 A. 较小的 **Mn-Pb** 距离会降低 BGN 值到 **19cm**；B. 较大的 **Mn-Pb** 距离会增加 BGN 值到 **20cm**；C. 较小的 **Ac-Ac** 距离会降低 BGN 值到 **19cm**；D. 较大的 **Ac-Ac** 距离会增加 BGN 值到 **20cm**；E. 较小的 **Sp-Sp** 距离会降低 BGN 值到 **18.5cm**；F. 较大的 **Sp-Sp** 距离会增加 BGN 值到 **20cm**

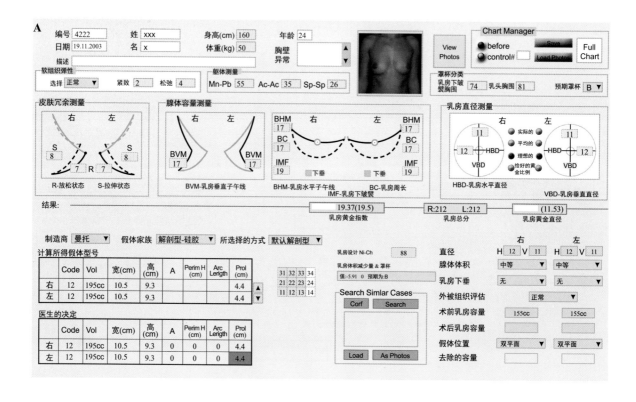

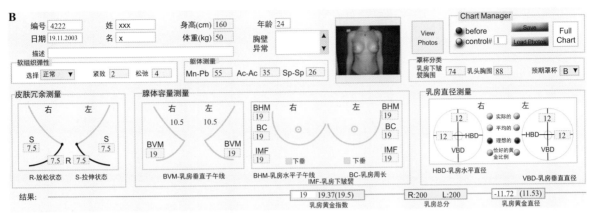

▲ 图 8-6　**A.** 隆乳术术前的乳房黄金数和电脑程序；**B. 195ml CPG** 曼托假体隆乳术后达到乳房黄金数

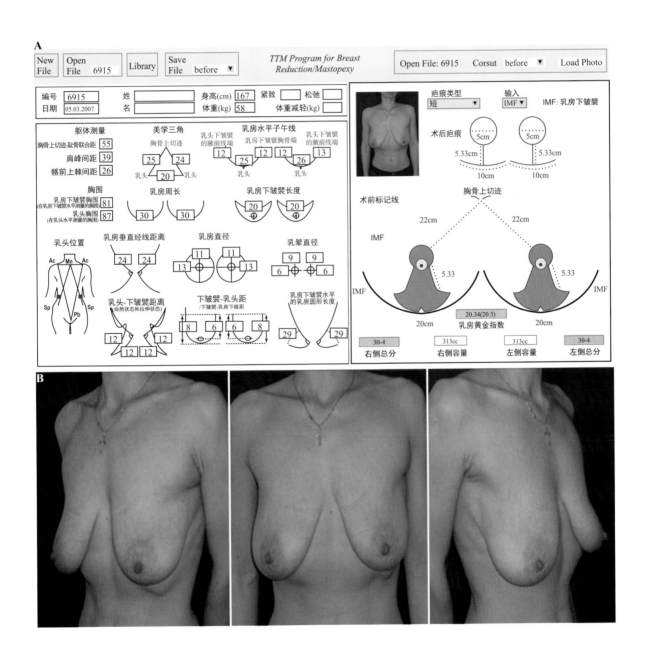

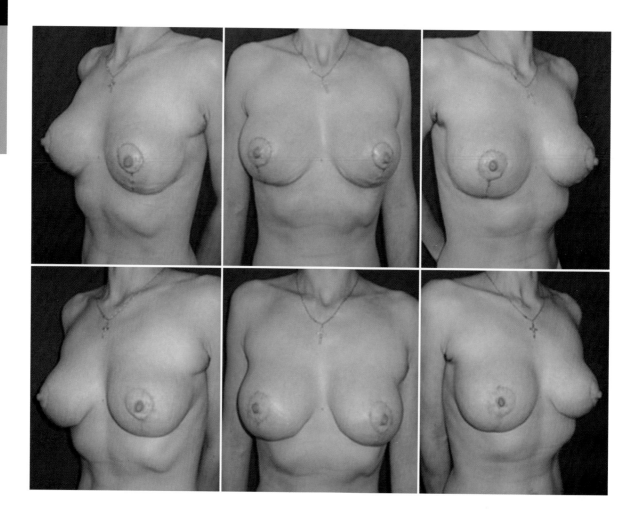

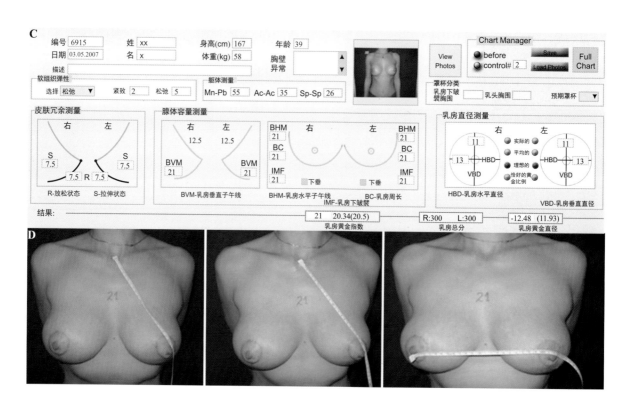

C

编号 6915　姓 xx　身高(cm) 167　年龄 39

日期 03.05.2007　名 x　体重(kg) 58　胸壁异常

描述

Chart Manager

● before
○ control# 2

View Photos　Save　Load Photos　Full Chart

软组织弹性

选择 松弛 ▼　紧致 2　松弛 5

躯体测量

Mn-Pb 55　Ac-Ac 35　Sp-Sp 26

罩杯分类

乳房下皱裂胸围　乳头胸围　预期罩杯 ▼

皮肤冗余测量

右　左

S 7.5　S 7.5

7.5 R 7.5

R-放松状态　S-拉伸状态

腺体容量测量

右　左

12.5　12.5

BVM 21　BVM 21

BVM-乳房垂直子午线

BHM 21　右　左 BHM 21

BC 21　BC 21

IMF 21　IMF 21

□下垂　□下垂

BHM-乳房水平子午线　BC-乳房周长

IMF-乳房下皱裂

乳房直径测量

右　左

11　11

13 ─HBD　HBD─ 13

VBD　VBD

● 实际的 ○
● 平均的 ○
● 理想的 ○
● 怡好的黄金比例 ○

HBD-乳房水平直径

VBD-乳房垂直直径

结果：　21　20.34(20.5)　R:300　L:300　-12.48 (11.93)

乳房黄金指数　乳房总分　乳房黄金直径

D

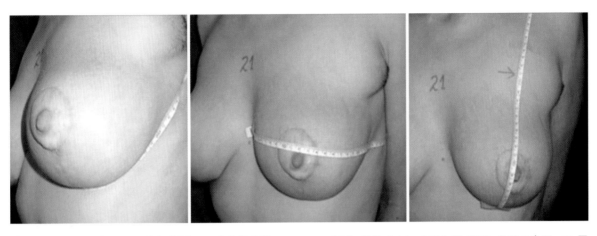

▲ 图 8-7　**A.** 乳房悬吊术的程序界面，乳房黄金数 **20.5cm; B.**（上）术前（中）术后七天（下）术后 **6** 个月 ; **C.** 用 **TTM** 程序术后测量显示达到乳房黄金数 ; **D.** 术后达到乳房黄金数的美学三角、乳房下皱襞长度、乳房水平线、乳房垂直线

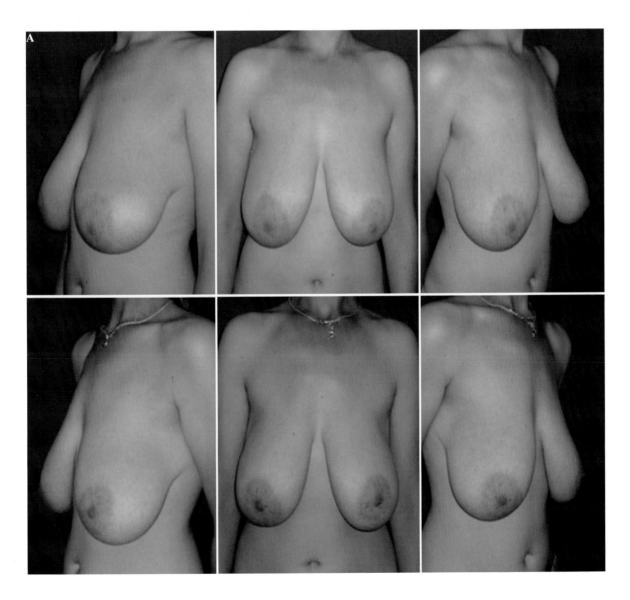

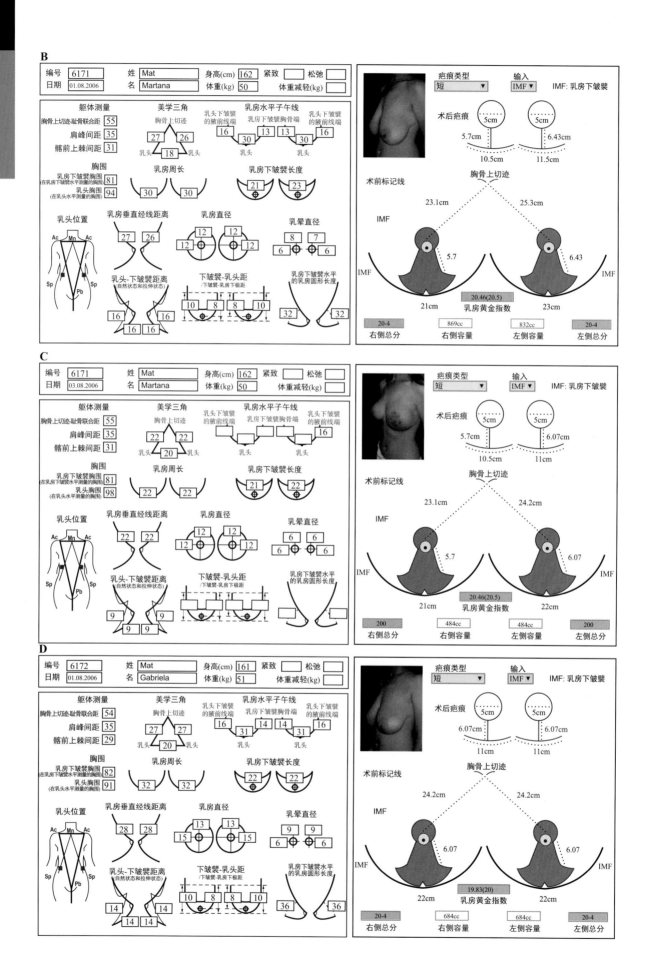

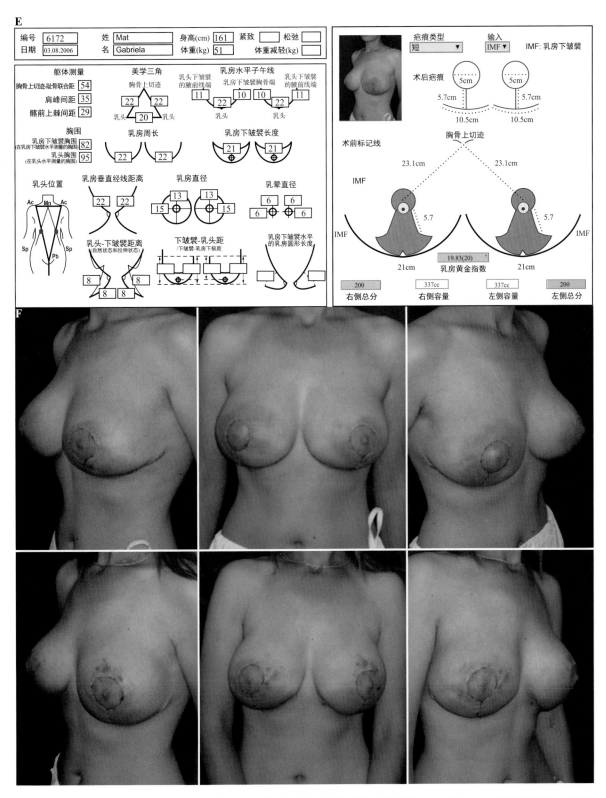

E

| 编号 | 6172 | 姓 | Mat | 身高(cm) | 161 | 紧致 | | 松弛 | |
| 日期 | 03.08.2006 | 名 | Gabriela | 体重(kg) | 51 | 体重减轻(kg) | | | |

躯体测量
胸骨上切迹耻骨联合距 54
肩峰间距 35
髂前上棘间距 29

美学三角
胸骨上切迹
22 22
乳头 20 乳头

乳头水平子午线
乳房下皱襞胸骨端 11
22 10 10 22
乳头 乳头
乳房下皱襞腋前线端 11

胸围
乳房下皱襞胸围
(在乳房下皱襞水平测量的胸围) 82
乳头胸围
(在乳头水平测量的胸围) 95

乳房周长
22 22

乳房下皱襞长度
21 21

乳头位置
Ac Mn Ac
Sp Sp
Pb

乳房垂直经线距离
22 22

乳房直径
15 13 13 15

乳晕直径
6 6
6 6

乳头-下皱襞距离
(自然状态和拉伸状态)
8 8
8 8

下皱襞-乳头距
(下皱襞-乳头下极距)

乳房下皱襞水平的乳房圆形长度度

疤痕类型 短 ▼   输入 IMF ▼   IMF: 乳房下皱襞

术后疤痕
5cm   5cm
5.7cm   5.7cm
10.5cm   10.5cm

术前标记线   胸骨上切迹
23.1cm   23.1cm
IMF
IMF   5.7   5.7   IMF
19.83(20)
21cm   乳房黄金指数   21cm

200   337cc   337cc   200
右侧总分   右侧容量   左侧容量   左侧总分

F

▲ 图 8-8 **A.** 双胞胎姐妹乳房缩小术前；**B.** 双胞胎姐妹 A 的乳房缩小术前 TTM 图表；**C.** 双胞胎姐妹 A 的乳房缩小术后 TTM 图表；**D.** 双胞胎姐妹 B 的乳房缩小术前 TTM 图表；**E.** 双胞胎姐妹 B 的乳房缩小术后 TTM 图表；**F.** 运用基于乳房黄金数的 TTM 图表和程序，使双胞胎姐妹获得一致的乳房缩小术术后效果

二、结论

乳房黄金数（BGN）取决于患者身高、体重[体质指数（BMI）]，躯干高度（胸骨柄切迹至耻骨距离，Mn–Pb），肩部宽度（Ac–Ac）和髂前上棘水平的骨盆宽度（Sp–Sp）。BGN是通过一个我们设计的计算机程序给出的患者个性化参考数值。它与美学三角、乳房垂直和水平经线、乳房周长和乳房下皱襞长度一致。BGN 和 TTM 程序在隆乳术、乳房悬吊术和乳房缩小术中的应用，可以使美容外科医生对塑造自然形态的乳房有一个更好的预估。

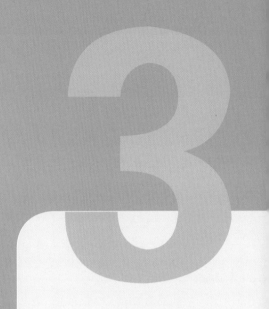

Part 3

麻　醉

Anesthesia

Aesthetic Surgery of
the Breast

乳房美容外科学

第9章

Anesthesia in Breast Surgery
乳房手术中的麻醉

Simona Claudia Margarit，**著**

杨燕文，**译**

朱　明，**校**

一、概述

根据美国整形外科学会（ASPS）公布的统计数据，2011 年，美国共进行了 1380 万例美容整形外科手术（包括外科手术和微创手术）[1]。数量最多的五项外科手术是隆乳、鼻整形、脂肪抽吸、眼睑整形和提面术。随着整容手术数量和种类的不断增加，我们也需要临床仔细决策，对接受美容手术的患者进行安全高效的麻醉管理。此外，除了医院手术室和门诊手术中心之外，许多美容手术是在诊所进行的，更是需要考虑确保患者安全的所有因素。值得指出的是，麻醉师和外科医生都应该了解美容手术中各种麻醉方案的益处和风险。因为美容手术患者和普通择期外科手术的患者不同，他们并不是因为身体健康状况来进行手术的，他们是希望看起来更美、感觉更好。而对于因为健康状况而进行手术的患者，他最关心的是康复。相比之下，接受美容手术的患者除了获得期望的美容结果之外，在术前、术中和术后往往对护理的每个方面都非常挑剔。一个

很好的麻醉体验将会使求美者对外科医生和麻醉师有个更好的印象。

虽然有些乳房美容手术患者想住一晚医院方便术后的护理，比如止痛或止吐等支持治疗，不过这些手术（隆乳 / 乳房提升 / 乳房缩小）通常是在医院的门诊部，独立门诊，以及诊所中进行的 [2]。

二、手术场所

手术场所可分为 4 类：医院住院部手术室、医院门诊手术室、独立的外科手术中心和诊所。

关于诊所手术

诊所手术是在一个不属于医院、医院门诊部和非住院手术中心的地方进行手术或侵入性操作，患者在诊所的滞留时间不超过 24h[3]。有一间手术室房间专门负责患者的围术期护理（术前评估、准备、手术和术后恢复）。无论选择何种场所，计划进行何种麻醉，护理标准都

应该与医院的标准相一致 [4]。这种外科手术场所应由国家认证机构认可，并应遵守国家对诊所麻醉（OBA）的指导标准。所有诊所手术的场所都应该至少有一个可靠的氧气来源和一个备用供氧，必须有吸引装置和复苏设备，包括除颤仪和急救药物 [5]。场所必须配备有经过专业培训的人员，能够协助护理患者。这类诊所必须有一个对应的检验室，在需要时可以进行检验分析。同时，还需要和一个医院达成转运协议，在必要时能提供计划外的入院治疗 [3]。在进行全身麻醉的地方，需要配有一个手术室中使用的麻醉机，以及一个废气清除系统（用于吸入麻醉剂）在要施用全身麻醉的位置，需要与手术室中使用的功能相当的麻醉机和废气清除系统（用于吸入麻醉剂）[6]。同时在使用可能诱发恶性高热（MH）麻醉剂的场所，应该配置治疗恶性高热的药物。在诊所进行美容整形手术房间的全套装备其实和手术室一样，包括麻醉机、监护仪、呼气末二氧化碳监测系统。诊所麻醉其实是门诊麻醉的一种，因此，同样需要遵守国家对于门诊麻醉的监测、设备、麻醉后护理和出院的标准 [3]。

三、术前评估

术前评估是麻醉安全管理的重要环节。麻醉前的评估使麻醉师有机会评估患者的健康状况，减少患者的焦虑，并可以进行麻醉宣教和签署麻醉知情同意书。无论在什么场所进行手术，美容患者的麻醉前评估和其他外科手术并没有什么不同。麻醉前评估包括病史采集、体格检查和术前检查。对于诊所麻醉，可以在外科医生的办公室放一份初步的麻醉评估问卷，让患者在电话里就可以先进行初步的评估。病史的采集包括既往史、药物史、过敏史、手术史和麻醉史的询问，通过这些来评估手术风险、做好术前准备。某些危险因素，如先前未

确诊的高血压、心律失常和支气管哮喘，可以通过仔细的体格检查来发现。此外还要询问家族史，比如心脏病或麻醉引起的恶性高热等家族史。对于一个病态肥胖的患者，在术前还应进行睡眠呼吸暂停综合征（SAS）的评估。体格检查包括身高、体重、生命体征、气道和静脉情况，以及循环、呼吸和基线神经功能情况。同时，还需对要进行区域麻醉的部位进行检查。气道检查包括 Mallampati 分级、张口度、牙列、鼻孔、颈部运动度、颏 – 甲状腺距离和下颌骨 – 舌骨距离。麻醉前气道检查十分重要，因为许多美容手术患者，如腭裂、面部畸形、重建畸形或病态肥胖者，可能并存固有的气道病理改变。此外，还应考虑到在局部静脉注射或局部麻醉的情况下对气道支持的意外需求，以及插管困难的可能性。术前检查不应例行公事，应根据病史、体格检查和拟进行的手术进行个体化检查（表 9–1）[7]。

对于有心血管危险因素的患者，建议使用心电图（ECG）进行心脏评估，需要指出的是仅仅年龄（超过 50 岁）并不是进行心电图检查的指征。心电图以外的心脏评估（例如心脏负荷试验、超声心动图、放射性核素成像和心导管检查），仅在考虑心脏风险和相关手术时进行 [7]。对于患有 COPD，充血性心力衰竭，肺栓塞和支气管哮喘的患者，应行胸部 X 线检查来进行肺部评估。对于治疗过或有症状的哮喘、有症状的 COPD 和具有限制功能的脊柱侧凸患者，应考虑胸部 X 线以外的肺部评估（如肺功能检查，肺活量测定，脉搏血氧，动脉血气）[7]。实验室检查包括常规的血红蛋白和红细胞压积。常见的适应症见表 9–1。对于接受美容乳房手术这种中等手术的患者，应对 12 岁以上的女性和 50 岁以上的男性进行血红蛋白和红细胞压积的检查。不明原因血红蛋白低于 10g/dl 的患者应在美容手术前进行进一步评估 [8]。存在表 9–1 中所示合并症的患者应进行凝血功能、电解质、葡萄糖、肝肾功能的

检查。尿液检查并不光在尿路症状出现时才检查[7]。对育龄期的女性或测试结果可能影响后续治疗的患者需进行妊娠试验（β- 人绒毛膜促性腺激素检查）。大多数的美容手术患者都是通过内科医生或其他医生进行医学评估后来进行手术的[9]。对于病情较轻的患者，接受中或低度侵入性手术（如乳房美容手术），初次谈话和体检可在手术当天或之前进行。对于病情较重的患者，应在手术日前进行初次访谈和体格检查[7]。

表 9-1　术前评估检查

检 查	指 征
心电图（ECG）	已知有心血管危险因素（高血压、冠心病、糖尿病、脑血管疾病、心律失常），在麻醉前评估中发现有危险因素
胸片	吸烟，近期有上呼吸道感染，进展的肺部及心脏疾病（慢性阻塞性肺病、充血性心力衰竭）
实验室检查	
血红蛋白，红细胞压积	中到重度侵入性手术，肝脏疾病，贫血，出血和其他血液系统障碍
凝血功能	中到重度侵入性手术，出血障碍，使用抗凝药
电解质，血糖，肝肾功能	内分泌失调，糖尿病，肝肾功能障碍，使用利尿剂
尿常规	尿路感染，糖尿病，慢性肾脏疾病

摘自美国麻醉医师协会工作组[7]

四、术前风险评估

术前评估是确定患者术前风险水平的一个非常重要的环节。有很多评分系统根据危险因素对患者进行分级。美国麻醉医师协会的健康状况分级（ASA 分级）（表 9-2）是最广泛使用的术前风险评估方法[10]。

表 9-2　美国麻醉医师协会健康状况分级

Ⅰ级	无全身性疾病的患者
Ⅱ级	轻度全身性疾病患者
Ⅲ级	严重全身性疾病患者
Ⅳ级	严重全身性疾病，甚至威胁生命的患者
Ⅴ级	不进行手术无法存活的垂危患者
Ⅵ级	提供脏器移植的脑死亡患者

为预测围术期的心脏并发症，Goldman 等[11]建立了一种多因素评分，并由 Lee 等[12]修订，在 2007 年被美国心脏协会和美国心脏病学会纳入非心脏手术术前心脏风险评估指南[13]。ASA评分 Ⅰ 级和 Ⅱ 级的患者可以进行美容手术，ASA 评分Ⅲ级的患者需要进行额外的评估来判断是否适合门诊美容手术。不稳定型心绞痛患者，近期有心肌梗死和体内除颤器或起搏器置入者不适合进行诊所手术。其他不适合进行诊所手术的还包括：病态肥胖、滥用药物、癫痫、多发性硬化、重症肌无力、近期卒中、阻塞性睡眠呼吸暂停、气道异常或插管困难者[3]。

五、术前准备

术前准备的目的是改善患者的预后，使患者及其家人的手术体验更加愉快。术前准备包括关于到达时间和地点的书面和口头指示、禁食说明、有关手术和术后流程的信息，以及麻醉情况、手术后麻醉药物对驾驶和认知的影响。应告知患者他们可能经历的疼痛、应对措施，以及出院后早期（24h 内）的护理需求[8, 9, 14]。

（一）药物治疗

应鼓励患者在到达手术中心之前继续服用慢性病治疗的药物。为了维持围术期的血流动力学的稳定性，不应停用可乐定、β- 受体阻滞剂和抗高血压药物[14]。血管紧张素转化酶（ACE）抑制剂和血管紧张素 II 抑制剂例外，这两类药物可能会影响血管收缩剂对围手术低血压的调控效果[15]，在手术当天不能服用。由于与麻醉药物和血管加压素药物（麻黄碱）的相互作用，单胺氧化酶抑制剂（MAO）应在手术前 2 周停用。抗血小板治疗是否需要中止取决于手术的性质和所选择的麻醉。麻醉师和外科医生应在术前就阿司匹林的使用达成共识。对于噻氯匹定、氯吡格雷和口服抗凝药的使用，需要麻醉师、外科医生和管理患者抗凝治疗的内科医生共同决定。对于长期口服抗凝剂患者的门诊围术期管理，低分子肝素可作为经济有效的替代。对接受抗血栓或抗凝药物治疗的患者进行区域麻醉（如硬膜外或椎旁阻滞用于乳房手术），可以参考最近的指南[16]。

（二）糖尿病

对于糖尿病患者，围术期的主要目标是避免低血糖。1 型糖尿病患者不应安排在下午进行美容手术。对于所有糖尿病患者，一旦到达手术中心，应立即测量血糖来进行术前评估。非胰岛素依赖型糖尿病患者如果通过饮食控制可使血糖维持正常，则不需要任何特殊治疗。对于口服降糖药的患者，根据不同的药物类型进行停药。长效磺脲类药物应在术前 48 ～ 72h 停用，短效磺脲类和二甲双胍应在术前一晚停用。对于控制良好的胰岛素依赖型糖尿病患

者，在手术当日早晨先停用胰岛素，在检查血糖后，输注 5% 葡萄糖，并给予患者常规或一半原早晨的胰岛素剂量。对于超过 2h 的手术，需要监测血糖水平，如果高于 200mg/dl，则应使用胰岛素治疗[17]。在出院前还应测量一次血糖水平，且患者应该能够正常进食，不会出现恶心和呕吐。

（三）中草药

越来越多的门诊患者，包括美容手术患者正在使用中草药来改善他们的身体健康。其中一些药物可能会导致心血管问题、出血和麻醉作用延长等不良反应，应在手术前停用[18]。最常用的中草药包括银杏、人参、大蒜、紫雏菊、麻黄和卡瓦。银杏可以抑制血小板功能，引起术中出血。人参可与心脏和降血糖药物相互作用。大蒜可以抑制血小板功能，导致出血增加。紫雏菊可引起免疫抑制且有潜在肝毒性。麻黄间接导致内源性儿茶酸胺的释放，引起围术期紊乱：高血压、心动过速、心律失常，甚至心肌梗死[19, 20]。

（四）术前禁食

由 ESA（欧洲麻醉学会）提出并得到ASA（美国麻醉医师协会）支持的[22]的择期手术指南[21]建议术前禁液体（包括水，不含颗粒的果汁，茶或不加奶咖啡）2h，禁固体食物 6h。

对于油炸或高脂固体食物，需要术前禁食8h 以上。手术患者（包括糖尿病）在术前 2h前喝富含碳水化合物的流质是安全的，它能改善主观感受，减少口渴和饥饿感，并减少术后胰岛素抵抗[21, 22]。

（五）焦虑

术前准备应通过非药物和药物（如苯二氮䓬类）方式，尽量减少患者的焦虑。引起患者术前焦虑的原因是多方面的，不过最常见原因

往往是担心术中是否有意识，手术后会不会醒不过来，或者是术后疼痛和恶心，因此，与麻醉师交谈可以缓解焦虑[23]。此外，轻松、友好的氛围和专业、贴心、细心的工作人员对缓解患者及其家属的焦虑有很大的帮助。如果门诊患者在术前访谈期间表现出明显的焦虑，则应在手术前晚或手术前 1～2h 在家中口服苯二氮䓬类药物。

（六）术前用药

可用于控制焦虑，术后疼痛、恶心和呕吐，并降低麻醉诱导期间误吸的风险。

（七）抗焦虑药

最广泛使用的药物是苯二氮䓬类药物。在小剂量下，苯二氮䓬类药物会产生抗焦虑和遗忘作用，在门诊患者中非常有用。咪达唑仑是术前最常用的药物。它半衰期较短（2～4h），有轻度镇痛作用，并且无明显不良反应[24]。除了众所周知的抗焦虑特性外，咪达唑仑可有效减轻术后疼痛[25]和恶心，提高患者满意度[24]。使用方式是在进入手术室前 30min 口服（7.5mg），或在诱导室或手术室静脉注射（0.03mg/kg）。替马西泮和阿普唑仑也是有效的门诊手术术前口服用药，可产生与咪达唑仑相似的抗焦虑作用[26, 27]。

（八）α_2 肾上腺素能激动剂

口服可乐定是经典的 α_2 受体激动剂，已被成功地用于非住院手术的术前镇静和抗焦虑治疗，用量是 0.1～0.2mg。此外，可乐定可降低心率和血压，减少术中失血，因此很适合作为整形美容手术的术前用药[28]。可乐定的镇静和镇痛作用还可减少异丙酚和阿片类药物的用量[28, 29]。

（九）非阿片类镇痛剂

新的选择性非甾体类抗炎药（COX-2 抑制剂）塞来昔布和帕瑞昔布已被证明是很好的镇痛辅助用药。它们具有长效阿片类药物的作用，并且不影响血小板功能。COX-2 抑制剂可以在术前给药，并不会增加出血风险。当作为多模式镇痛的一部分与局部麻醉剂和对乙酰氨基酚一起使用时，NSAIDs 可以促进早期恢复，减少不良反应，并缩短苏醒时间[30]。在隆乳手术围术期应用塞来昔布能减少术后麻醉药使用，减轻疼痛和恶心[31]。术前在 COX-2 抑制剂中加入地塞米松可以进一步改善乳房手术术后镇痛效果[32]。

（十）止吐

对于进行美容手术（或所有门诊手术）麻醉的患者，往往很担心术后包括出院后的恶心和呕吐（PONV）。他们对 PONV 的恐惧甚至大于术后疼痛和其他麻醉不良反应[33]。PONV 的原因是多因素的，涉及患者、手术和麻醉危险因素。患者危险因素包括女性、晕动病史、PONV 病史、不吸烟和焦虑。手术因素有包括美容手术在内的各种手术。麻醉危险因素包括阿片类药物、吸入麻醉剂和一氧化二氮的使用[34]。对于住院患者，Apfel 设计了一个非常简单的评分[35]，包括女性、PONV 病史和（或）晕动病，不吸烟状态和术后阿片类药物的应用。预防 PONV 措施包括充分补液、多模式疼痛管理、联合异丙酚或区域阻滞的全静脉麻醉（TIVA）和止吐药的使用[36]。预防性止吐疗法包括 5- 羟色胺受体拮抗药（昂丹司琼 4～8mg；多拉司琼 12.5～25mg；格拉司琼 1mg）、地塞米松（4～10mg）、H_1 受体阻滞剂（异丙嗪 12.5～25mg）、东莨菪碱贴片、氟哌利多（0.625～2.5mg），和 NK1 拮抗药（阿瑞匹坦 40mg 口服，福沙吡坦 115mg 静脉推注）（表 9-3）。

对于高风险评分的患者，建议使用多种药物治疗方案[36]。在诱导后手术开始时给予地塞米松（4～10mg）效果较好[37]，而 5- 羟色胺拮抗药则应在接近手术结束时给药。新的神经激肽拮抗药（NK-1）阿瑞匹坦（40mg 口服）可有效预防 PONV，并且具有比昂丹司琼更持久的止吐功效。阿瑞匹坦适合应用于有多种 PONV 危险因素的患者[38, 39]。氟哌利多低剂量应用后可引起 QT 间隔延长，存在心律失常、尖端扭转型室性心动过速的风险，应谨慎使用。

表 9-3　术后恶心和呕吐的预防措施

危险因素（RF）	措　施
低风险 10%～20%（0RF）	无预防措施
中风险 40%（2RF）	4mg 地塞米松 5- 羟色胺 3 受体拮抗药 莨菪碱贴片——术前一晚或术前 4h 使用 + 全凭静脉麻醉
高风险 60%（3RF）	4mg 地塞米松 +5- 羟色胺 3 受体拮抗药 / 莨菪碱贴片 + 全凭静脉麻醉
超高风险 80%（4RF）	4mg 地塞米松 + 莨菪碱贴片 / 氟哌利多 +5- 羟色胺 3 受体拮抗药或 NK1 拮抗药（阿瑞匹坦）+ 全凭静脉麻醉

引用自 Gan 等[36]

（十一）预防误吸

健康的门诊患者一般无胃酸吸入风险，因此无须常规使用抗酸药或胃动力药。患有食管裂孔疝、糖尿病或明显肥胖的患者可能具有误吸风险，可进行预防性治疗。

（十二）深静脉血栓形成预防

对于有危险因素的患者，如吸烟、口服避孕药、肥胖（体重指数 > 30）、既往有深静脉血栓形成史、抗磷脂抗体综合征和其他高凝状态（C 蛋白或 S 蛋白异常，凝血因子 VLeiden，凝血因子 XIII、IX 和 X 异常），应在麻醉诱导前开始使用间歇性充气加压装置，直至患者完全清醒[3]。

六、乳房美容手术的麻醉

对于接受美容手术患者的麻醉需要做到：术中镇痛，术中抗焦虑（± 遗忘），术后镇痛，术后无不良反应（恶心，呕吐，镇静和尿潴留），基本认知能力及早恢复，术后及时出院。如果条件允许，可以进行"快通道麻醉"。乳房手术主要麻醉方式是全身麻醉和麻醉监护（局部麻醉，静脉镇静辅助的区域麻醉）和硬膜外麻醉。麻醉方法的选择取决于多种因素，包括安全性、效率、费用、患者的偏好、外科专家的意见、区域或局部麻醉是否可用、麻醉师的技术以及手术场所的条件。

（一）乳房美容手术的手术和麻醉考虑

隆乳术是最受欢迎的门诊美容手术之一。尽管多数患者在 40 岁以下，但所有年龄段的患者都可能会选择这项手术。为了获得良好的手术效果，需要避免囊袋内的出血和渗液。囊袋内出血会增加包膜挛缩和乳房固定的发生率。主要的手术并发症包括气胸和胸廓血管出血[3]。根据外科医生的手术习惯不同，术中可能需要患者从仰卧位转变为坐卧位，来确定假体放置的位置。患者处于坐卧位，以便乳房大小、形状和对称性的评估。需要留出足够长的通气回路和静脉输液管道，以便能够灵活的变换体位。同时还要注意在变化体位时检查手臂的位置和血压受体位变化的影响。改变患者体位时需要加深麻醉[3]。外科医生都喜欢进行术后包扎。许多医生希望在拔管之前完成包扎，在绕身体包扎时需要注意维持一定的麻醉水平。对于全身麻醉，理想的苏醒是在拔管时没有呛咳，因为静脉压力的增高可能会增加囊袋中的出血和渗液。

术后疼痛管理是一个重要问题，而术前访谈是一个很理想的沟通时间。疼痛常表现为压迫感和沉重感，因为除了假体的重量和包扎的压迫。术中皮肤的拉伸通常会引起肩部和背部的深度疼痛。肌肉下扩张和假体置入也会引起术后深部肌肉疼痛，可持续长达一周，并使手臂活动受限[3,40]。

乳房提升（乳房悬吊术）和乳房缩小术可以在任何年龄进行，但整形外科医生通常会建议等到乳房完全发育后。有些情况可能会改变乳房的大小和形状（妊娠，哺乳），因此与外科医生充分交流很重要。有时候，在乳房提升术时也会放入乳房假体，将乳房悬吊术和隆乳术相结合[40,41]。根据外科医生的习惯，可能需要患者采取坐位来评估术中双乳的对称性和乳头位置，同样需要在变换体位时注意麻醉情况。乳房缩小术可以作为门诊手术或留观一晚，来监测有无血肿并观察乳头乳晕复合体的血供[41]。乳房缩小一般采用手术切除，对于部分特定病例也可采用吸脂术。进行乳房缩小手术的患者往往是希望缓解由于乳房过大过重引起的症状。乳房缩小手术通常可以解决这些问题，并且可以改善乳房的大小和形状，而且可以在任何年龄进行。一些接受乳房缩小术的患者可能是病态肥胖，应该在术前仔细筛查合并症，特别是阻塞性睡眠呼吸暂停。一些外科医生习惯在术中将患者调整至坐位以评估对称性，并在手术结束后让患者坐位进行包扎。在手术期间维持正常范围内较低的稳定血压有助于减少组织内的出血，降低术后瘀斑和水肿的可能。

（二）围术期监测

门诊乳房美容手术所需的麻醉基本设备与住院手术相同，用于麻醉药物的输送、监测和复苏。患者的氧合、通气、循环和体温在手术过程中必须随时监测[42]。门诊手术标准的术中监测设备应包括心电图，血压袖带，温度探头，脉搏血氧饱和度仪和二氧化碳分析仪[14]。在吸入的混合气体和患者的血液中都必须有足够的氧浓度。气管插管或喉罩通气时，应测量呼出气中二氧化碳浓度。在深度镇静的麻醉监护时，也需要监测呼出CO_2（对于面罩，鼻气道和鼻导管，可以使用旁流型二氧化碳监测）。如果使用非去极化肌肉松弛药，还应配备神经肌肉监测仪。脑电监测（如双频指数–BIS）可用于有术中回忆史的患者，且有助于静脉麻醉期间麻醉药物的剂量滴定。同时，手术室的温度也应保持在人体热量损失最小的温度，并且在时间较长的手术中应使用保温毯。

（三）全身麻醉

由于新药物和新技术的出现，全身麻醉仍然是在乳房美容手术中使用最多的一种麻醉方式。快速起效和快速恢复的短效静脉麻醉药（例如异丙酚）和短效阿片类药物（例如瑞芬太尼）的引入，以及全凭静脉麻醉的新技术使得全身麻醉更适合门诊手术。此外，新的强效吸入麻醉剂如七氟醚和地氟醚用于麻醉维持，其药动学特征使患者恢复快，住院时间短。伤口局部浸润麻醉或局部阻滞显著改善了术后疼痛管理效果。对于美容手术患者，关于全身麻醉的主要问题是术后恶心和呕吐，以及与气管插管有关的症状，如喉咙痛和声音嘶哑。因此，在PONV的高危患者中，使用预防性止吐剂和异丙酚的全凭静脉麻醉技术可以降低PONV的发生率。使用声门上设备进行气道管理，如喉罩气道（LMA）代替气管导管可降低术后声音嘶哑和喉咙疼痛的发生率[43]。全身麻醉是在吸入麻醉剂的基础上静吸复合的平衡应用，也可以是全凭静脉麻醉（TIVA）。

（四）麻醉药物

异丙酚因为其有利于恢复的特点[8, 44]，是门诊手术的首选麻醉剂。它在麻醉诱导时能在一个臂－脑循环时间内快速起效。此外，异丙酚大量而快速的再分布和高代谢清除有助于麻醉效果的快速出现和认知精神运动的快速恢复[45, 46]。异丙酚因其止吐性而优于其他静脉麻醉药，使用异丙酚的术后恶心、呕吐等不良反应发生率也较低。它通常用于全身麻醉的诱导，静脉推注剂量（1～2.5mg/kg），同时也在麻醉监护时，用于维持麻醉[100～200μg/（kg·min）]和清醒镇静[25～75μg/（kg·min）][45]。异丙酚的缺点包括注射疼痛、呼吸抑制和镇痛作用较弱。可通过向异丙酚溶液中添加利多卡因来减少注射疼痛。其他静脉诱导药物如巴比妥类（硫喷妥钠、美索比妥）在门诊手术（如美容手术）的全身麻醉中应用不多，因为它会损害手术后精细的运动技能，产生"宿醉"效应，并产生恶心和呕吐。

苯二氮䓬类（咪达唑仑、地西泮、劳拉西泮）具有催眠、镇静、抗焦虑和遗忘作用。这些药物的效能和功效各不相同，除了用于全身麻醉的诱导和维持，在局部麻醉和区域麻醉中作为术前和术中镇静的静脉用药也非常有效[45]。咪达唑仑是门诊手术麻醉诱导的苯二氮䓬类药物，但与异丙酚相比诱导和恢复时间更长[47]。影响诱导时间的因素很多、如剂量、术前用药、年龄、ASA 分级和共同使用的麻醉药物等。普通正常患者的诱导剂量为 0.05～0.15mg/kg，但与其他药物一起使用时，剂量应降至 0.1mg/kg 以下。咪达唑仑也可用于与阿片类镇痛剂一起使用时的维持麻醉[1μg/（kg·min）]，但恢复时间比异丙酚联合阿片类药物的要长[45]。

咪达唑仑用于局部或区域麻醉中的静脉镇静。本品应以滴定法给药，以达到预期的镇静水平而无呼吸抑制。咪达唑仑可抑制二氧化碳反应曲线的斜率，并减弱呼吸机对缺氧的反应[48]。对于清醒镇静，咪达唑仑以 0.02～0.1mg/kg 的小剂量静脉注射给药[49]。在成年患者中，常规推注剂量为 0.5～2mg。咪达唑仑联合阿片类药物被广泛应用于减轻局部麻醉注射疼痛、减少术中知晓和术后回忆。

氯胺酮是一种苯环己哌啶衍生物，是一种具有镇静、催眠和强效镇痛作用的麻醉剂。它不会抑制通气，但它会使口腔分泌物增加。并且它是一种解离性麻醉剂，因此会产生令人不愉快的幻觉。前者可以通过使用抑制唾液药物如格隆溴铵来预防。使用咪达唑仑或异丙酚则可大大降低幻觉的发生率。氯胺酮可用于麻醉的诱导和维持[50]，不过在门诊手术中，氯胺酮已被新的静脉注射或吸入麻醉剂取代。而在麻醉监护方面，它已经成功地与咪达唑仑或异丙酚一起用于美容手术中。在麻醉监护时，无须气管插管和补充麻醉即可使用[28, 51-53]。

麻醉时使用阿片类镇痛药，以抑制对气管插管和疼痛（有害）外科刺激的自主反应。这些药物还用于麻醉维持，作为吸入麻醉药的补充或作为全凭静脉麻醉的部分用药。阿片类药物可降低镇静催眠和吸入麻醉剂的用量，从而缩短恢复时间。所有阿片类药物的主要缺点是呼吸抑制以及术后恶心和呕吐。小剂量强效阿片类镇痛药（例如：芬太尼 1～2μg/kg；阿芬太尼 15～30μg/kg；舒芬太尼，0.15～0.3μg/kg；或瑞芬太尼 0.5～1μg/kg）用来降低喉镜和插管的自主反应，并抑制对手术刺激的反应[8]。

瑞芬太尼是一种相对较新的阿片类药物，由于特殊的药动学可以使麻醉快速苏醒，因此在门诊手术中得到普及。它起效快（1～1.5min），具有类似于芬太尼的效力，但结构中的酯键和芬太尼不同。瑞芬太尼其结构中有酯键，可被组织和血浆中非特异性酯酶迅速水解，并被快速清除[54]。与其他阿片类药物半衰期随着输注持续时间延长的特点不同，瑞芬太尼的静脉输注半衰期约为 4min，与输注持续时间无关[55]。由于它的半衰期太短，因此不能用于术后镇痛。瑞芬太尼一般持续输注 [$0.125 \sim 0.25\mu g/（kg \cdot min）$][55] 与吸入麻醉剂一同用于麻醉维持，或与异丙酚一起用于全凭静脉麻醉。对于术后镇痛，需要使用非甾体抗炎症药、局部麻醉，或是长效阿片类药物。

芬太尼是一种常用于门诊麻醉的哌啶衍生物。它有镇痛和镇静作用。常规静脉推注剂量为 $1 \sim 3\mu g/kg$。临床效果通常持续 $45 \sim 60min$，尽管其作用很大程度上取决于给药的总剂量[55]。

阿芬太尼是另一种阿片类镇痛药，持续时间短于芬太尼，但比瑞芬太尼长。在给药后 $1 \sim 2min$ 起效，持续约 20min。基于阿芬太尼（与芬太尼相比）的麻醉在术后精神运动功能的出现和恢复都更快[56]。阿芬太尼引起的呕吐少于同等剂量的芬太尼或舒芬太尼。

（五）肌肉松弛药

肌肉松弛药常用于辅助气管插管和减少术中麻醉药和镇痛药的用量。由于即使使用了拮抗药，仍可能存在残余麻痹，因此，应尽可能避免在门诊手术中使用肌肉松弛药。当必须使用时，短 / 中效类应该是首选（米库氯铵、阿曲库铵、顺式阿曲库铵、罗库溴铵、维库溴铵）[57]。即使会增加 PONV 的发生率，仍应使用拮抗药。新的拮抗药舒更葡糖能够促进固醇类非去极化神经肌肉阻滞剂（罗库溴铵、维库溴铵）的逆转，而不会产生常见拮抗药所导致的抗胆碱能副作用[58]。

（六）吸入麻醉药

吸入麻醉剂一般用于维持麻醉。新型吸入麻醉剂七氟醚和地氟醚具有较低的血液和组织溶解度，有利于快速摄取和清除。这些药动学特性可以使麻醉深度快速变化，并有利于快速苏醒与出院[8]。相比七氟醚及其他药物，应用地氟醚的患者苏醒更快[59]，不过后期恢复情况和使用异丙酚及七氟醚类似[60]。地氟醚是最昂贵的吸入剂，需要加热蒸发器。笑气作为门诊患者麻醉辅助用药能显著降低麻醉维持期间静脉和吸入麻醉剂以及阿片类镇痛剂的用量，但 PONV 发生率较高[8]。有了新型吸入麻醉剂七氟醚和地氟醚，笑气就变得不那么重要了。

七、麻醉方法

（一）全凭静脉麻醉（TIVA）

当全身麻醉仅靠静脉注射药物（用于诱导和维持）时，称为全凭静脉麻醉。包括使用催眠药物（异丙酚、咪达唑仑、美索比妥、氯胺酮）和止痛镇痛药（瑞芬太尼、其他阿片类药物、氯胺酮）。药物以连续输注的形式提供，很少采用按需间断注射。药物剂量调整由麻醉师手动操作或使用更精细的输送系统（靶控输注系统 –TCI 泵）。TCI 的理念是通过静脉输注药物来维持血浆（血浆 TCI）或脑效应部位（效应部位 TCI）的精确药物水平。药物由根据患者人口统计学数据（如体重、身高、年龄）编程的泵自动注入，麻醉医师可以根据不同的临床需要在过程中调整目标水平[61-63]。TIVA 的 TCI 系统由许多制造商提供，并且在大多数国家使用（不包括美国）。TIVA 技术的主要优点是方法简单，不需要气体输送系统或清除设备，也不会污染环境空气或大气[64]。TIVA 药物的毒性低于吸入麻醉药，恶性高热风险较低。TIVA 的耐受性也很好，苏醒迅速完全，并能减少术后恶心和呕吐的发生率[59, 64-66]。TIVA 的缺点是 TCI 输液泵价格昂贵。

（二）平衡麻醉

平衡麻醉又叫复合麻醉，是指用或不用阿片类药物辅助的静脉诱导和吸入维持。新型吸入麻醉剂七氟醚和地氟醚的引入再次使复合麻醉成为门诊手术的选择。与异丙酚相比，地氟醚的组织溶解度非常低，因此在认知和精神运动功能恢复方面都最快[67]。在恢复早期，吸入麻醉的呕吐发生率要比异丙酚的高[68]，并且在易感患者中具有高度恶性高热的风险[8]。

（三）乳房美容手术的其他麻醉方式

1. 麻醉监护　在美容乳房手术中，已经应用了局部麻醉联合静脉镇静/镇痛。局部麻醉技术包括手术部位浸润、肿胀麻醉，或是特定的神经阻滞（肋间、椎旁）。对于静脉镇静/镇痛，也有不同的药物和技术。稀释局麻药物大剂量局部浸润和肋间神经阻滞联合静脉镇静被用于隆乳术[69-71]、乳房悬吊术[69]和乳房缩小术[72, 73]。椎旁神经阻滞（PVB）联合静脉镇静也已用于乳房美容手术[74, 75]。局部麻醉与静脉镇静的联合应用称为麻醉监护（MAC）。

麻醉监护（MAC）定义为麻醉师在场，并监测重要参数或向接受局部麻醉的患者应用辅助药物。MAC 可以更灵活地将镇静水平与患者和手术的要求相匹配，从中度镇静（清醒镇静）到深度镇静。美国麻醉医师协会（ASA）在"镇静深度的连续性：全身麻醉和镇静/镇痛水平的定义"中定义了不同的镇静和麻醉水平[76]。"中度镇静/镇痛是一种药物引起的意识抑制，在此期间，患者对语言指令或触觉刺激产生有目的性的反应，无气道保护需求，维持自主通气即可，心血管功能通常维持正常"。"深度镇静/镇痛是一种药物引起的意识抑制，在此期间患者不能轻易被唤醒，但在反复或疼痛刺激后可产生有目的性的反应。独立通气功能可能受影响，可能需要气道保护，自主通气可能不足。心血管功能通常维持正常"。

使用 MAC 技术时，在术前即刻使用全身镇痛剂，以预防与局部麻醉剂注射相关的疼痛和与患者体位相关的不适，而镇痛主要通过局部或局部区域麻醉来保证。镇静药物的推注或持续输注可在整个过程中发挥抗焦虑和遗忘作用。

MAC 的成功不仅取决于麻醉师，还取决于外科医生在术中有效的局部麻醉和对组织的轻柔操作。合作的患者才适合在美容手术中使用 MAC，他们能理解在手术过程中他们有意识的情况。这些患者应该有良好的气道，并且接受的手术时间相对较短（< 3h）。

MAC 患者的护理标准应与全身或局部麻醉患者相同，包括标准的术前评估、术中监测和术后恢复护理。应持续评估患者对语言刺激的反应，以有效评估镇静剂的用量。监护过程中需对监测保持警觉，因为患者可能从"轻度"镇静快速进展到"深度"镇静（或无意识），从而出现气道阻塞，氧饱和度下降甚至误吸的风险。MAC 的应用使麻醉后不良反应较少，恢复较快，但应特别注意镇静剂引起局部麻醉毒性和呼吸抑制的风险。

对于大量稀释的局麻药进行局部浸润麻醉，常用的药物有利多卡因和布比卡因，多与肾上腺素以1∶100 000或1∶200 000联合使用[68, 69, 72]。罗哌卡因和左旋布比卡因也是适用于局部浸润麻醉的药物[77]。

对于镇静和镇痛，常用的药物包括咪达唑仑、异丙酚、氯胺酮和速效阿片类药物，如芬太尼、瑞芬太尼和阿芬太尼。各种输注方式（例如间断推注、可变速率输注、靶控输注，甚至患者自控镇静）。咪达唑仑和阿片类药物（芬太尼）的联合推注被广泛应用，具有较好的耐受性和患者满意度。

异丙酚因为起效快、分布快、清醒快，以及止吐作用，现已成为实现中度或深度镇静最受欢迎的选择。异丙酚的快速作用和短暂的作用持续时间确保了对输注速率变化的迅速响应，可通过使用可变速率输注来调控最合适的剂量[78]。此外，由于其短暂的静脉输注即时半衰期，恢复很快，很少受输注时间影响。异丙酚是一种有效的中枢性呼吸抑制剂，给药期间可出现呼吸暂停，因此应特别注意气道情况。建议监测氧饱和度，并应在整个手术过程中通过鼻导管补充氧气。建议在异丙酚镇静期间使用 BIS 监测镇静水平。

在麻醉监护时，连续输注异丙酚 25 ～ 75μg/（kg·min）[1.5 ～ 4.5mg/（kg·min）] 联合局部麻醉是安全有效的，而且能快速苏醒[45, 79]。异丙酚的 TCI 系统使异丙酚的血液浓度可以根据需要的镇静水平从"减轻"到"加深"进行更快速的调整。对于使用 TCI 系统的中度镇静，异丙酚的目标浓度为 0.4 ～ 1.2μg/ml[79, 80]。

氯胺酮是一种独特的镇静镇痛药，可在 MAC 中和异丙酚协同作用。氯胺酮的作用是尽量减少患者对局部麻醉注射的反应。在 MAC 期间应用亚睡眠剂量的氯胺酮和异丙酚可发挥阿片类药物的效果，且无明显的呼吸抑制，幻觉发生率较低[51]。异丙酚连续输注、氯胺酮推注与 BIS 监测异丙酚镇静水平的联合应用被称为 MIA™ 技术（微创麻醉）[52]，应用于许多美容外科手术中，比如隆乳术。因为患者术前使用可乐定，所以该技术被称为可乐定 - 预先给药、BIS 监测的 PKMAC（异丙酚氯胺酮麻醉监护）。此外，异丙酚氯胺酮技术（TCI 异丙酚和氯胺酮）联合肋间神经阻滞用于乳房手术效果良好[81]。

阿片类药物通常与镇静药物联合使用，以补充局麻药的镇痛作用。在局部麻醉过程中，阿片类药物仔细滴定输注（如瑞芬太尼或阿芬太尼）与低剂量异丙酚输注联合使用可提供更好的镇痛效果，在不影响血流动力学稳定且不产生呼吸抑制的情况下提高患者在手术过程中的舒适度[82, 83]。

2. 椎旁阻滞（PVB） 椎旁阻滞在乳房手术中具有一定优势，它有良好的镇痛效果，术后镇痛需求减少，并减少肩部限制问题。椎旁阻滞还可降低恶心和呕吐的发生率[74, 84-88]。当然椎旁阻滞也有一定的风险：硬膜外或鞘内扩散、血管穿刺、低血压 / 心动过缓、局麻药毒性和气胸。当由经验丰富的麻醉师进行阻滞时，并发症（主要是气胸）的发生率降低[89]。门诊美容患者进行这一操作是否也能有这些优势（预防术后恶心呕吐，短效麻醉剂和多模式镇痛），有待进一步研究。

虽然胸部椎旁阻滞适合应用于乳房美容手术中[75, 87, 88, 90]，但要仔细挑选患者，并成立一个由手术和麻醉小组所有成员组成的协调小组，联合制订一个椎旁阻滞技术的安全共识。椎旁阻滞单独和静脉镇静一起用于术中麻醉[74, 75]或作为全身麻醉的术后镇痛[90]。单侧或双侧的单节段椎旁阻滞（T_4）是日间肌肉下隆乳术安全有效的麻醉方式[75]。从 T_1 到 T_7 的多节段椎旁阻滞也用于乳房美容手术[74]。在全身麻醉下使用带导管的椎旁阻滞进行乳房缩小成形术，可通过补充局部麻醉剂达到深度镇痛效果，有稳定的血流动力学，而且无不良反应[90]。

椎旁麻醉是注射局部麻醉药到脊神经从椎间孔穿出间隙的外侧。椎旁间隙是脊椎两侧的楔形区域，在每一节段由壁层胸膜、椎体和从上节段横突延伸至下节段肋骨的肋横突上韧带所围成。神经阻滞是在注射部位上方和下方的皮肤层提供长效镇痛，并促进患者的早期出院[91]。乳房手术的椎旁阻滞可采取患者坐位、侧卧位或俯卧位。椎旁麻醉可以通过突破感技巧来进行，可以单侧或双侧、单点（T_3 或 T_4 水平）或多点麻醉[73]。可在每个胸椎水平注射 3 ～ 5ml 局部麻醉溶液（乳房美容手术需要 T_2-T_6 水平阻滞）。对于门诊乳房手术，建议采用单点注射技术。如果手术切除范围高于 T_2，则需要叠加锁骨上阻滞[75]。

3. 硬膜外麻醉 在乳腺手术中，硬膜外麻醉需在高位胸段放置导管，尽管术后镇痛时间长，但该技术在门诊患者中的应用还是有限的。硬膜外麻醉的潜在不良反应包括背痛、尿潴留和穿刺后头痛。

八、疼痛管理

隆乳术后疼痛的病因在很大程度上是未知的。突然扩张的组织与手术切除的创伤是导致术后疼痛的主要因素[92-94]。美容隆乳术后出现感觉变化和持续性疼痛也有报道[95]。对于乳房美容手术后的疼痛控制有很多方式，比如阿片类和非阿片类镇痛剂的应用，以及不同方式的围术期局部麻醉，如局部浸润麻醉或椎旁阻滞等区域麻醉[96]。术前大量稀释麻醉药浸润麻醉（肿胀技术）被认为是安全的[97, 98]。在手术结束时，也可将局部麻醉药单次注入手术伤口[94, 99, 100]，或者通过放置在创面内的导管注入。另一种镇痛技术需要外科医生在伤口中放入导管（如在制备的乳房囊袋内）。在进行隆乳术[101-104]和乳房缩小术[104, 105]时，间断或持续给予局部麻醉药注入可提供长时间良好的镇痛效果。对患者而言，麻醉效果好，所需止痛药用量少，并能缩短住院时间。与椎旁阻滞相比，没有气胸的危险，而且不需对导管置入进行特殊训练[106]。

九、苏醒和出院

在苏醒室中必须继续进行监测，包括直接观察，持续的血氧饱和度测定，心电监护间歇的血压测量和温度测定。在苏醒初期应继续给予吸氧，直到在不吸氧状态下氧饱和度能持续高于 90%。术后疼痛可以通过上述多种方式进行处理，必要时应给予止吐药治疗恶心、呕吐。门诊的出院标准可能因各手术中心而异，但共同基础是确保患者的意识水平和生命体征稳定。患者应接受外科医生或麻醉师的出院指导。无论使用何种评分标准，在出院前都应该符合下述标准（表 9-4）。

表 9-4 门诊出院标准

参考标准
1. 患者对时间、地点、人物反应灵敏、定位准确
2. 生命体征平稳
3. 所有保护性反射、气道、呕吐、咳嗽都恢复正常
4. 行走时无眩晕
5. 对于区域麻醉，阻滞效应需适当恢复
6. 通过口服止痛药可控制伤口疼痛
7. 无明显恶心和呕吐
8. 手术区域无出血迹象和扩大的瘀斑
9. 有成人陪同回家

第10章

Tumescent Anesthetic Breast Surgery (TABS): Breast Augmentation Surgery in an Office–Based Surgical Center
肿胀麻醉乳房手术：基于诊室手术中心的隆乳术

Julio Cesar Novoa，**著**

陆南杭，**译**

张汝凡，**校**

一、概述

常见缩写：

ASA– 美国麻醉医师协会

TCI– 靶控输注系统

BIS– 脑电双频指数

MAC– 麻醉监护

PONV– 术后恶心呕吐

名词解释

清醒隆乳术（Awake Breast Augmentation™）：由 Gandhi 注册商标的手术流程[1]，采用肿胀麻醉使患者在清醒状态下接受假体置入的隆乳术。

包膜切开术（Capsulotomy）：通过小切口分离、释放或切除乳房假体周围挛缩的瘢痕或包膜。

包膜切除术（Capsulectomy）：通过手术切除假体周围挛缩的包膜结构。

包膜缝合术（Capsulorrhaphy）：在假体位置不佳时通过手术修整假体周围囊袋。

深度镇痛 / 镇静（Deep Analgesia/Sedation）：采用药物诱导使患者处于无法被轻易唤醒，但对重复或疼痛刺激能做出反应的状态。在该状态下，患者自主呼吸功能可能受到影响，可能需要外界辅助维持气道通畅。但在该状态下，患者循环功能通常不会有明显改变。

全身麻醉（General Anesthesia）：采用药物诱导使患者处于无意识状态，全身对疼痛刺激无反应。在该状态下，患者保护性的气道反射功能减弱，无法自主维持气道开放。

轻微镇痛 / 镇静（Minimal Analgesia/ Sedation）：采用药物诱导使患者处于能正常完成口头指令，但认知和协调能力可能减弱的状态。在此状态下，患者无法完成术中的知情

10

第 10 章

肿胀麻醉乳房手术：基于诊室手术中心的隆乳术 Tumescent Anesthetic Breast Surgery (TABS): Breast Augmentation Surgery in an Office-Based Surgical Center

同意。患者的呼吸及循环功能不受影响。轻微镇静 / 镇痛通常包括口服、肌内注射或经直肠给予麻醉药物。

中度（清醒）镇痛 / 镇静 [Moderate（Conscious）Analgesia/Sedation]：采用药物诱导使患者处于意识水平减弱的状态，在该状态下，患者能完成口头指令，对触觉刺激可以有反应或没有反应。患者可以自主维持呼吸状态及气道开放，循环功能不受影响。

诊室手术（Office-Based Surgery）：任何在诊室手术中心进行的需要镇静或镇痛的手术或侵入性医疗措施。

诊室手术中心（Office-Based Surgical-Center）：由国家颁发执照或独立认可的许可开展诊室手术的医疗机构。

肿胀麻醉（Tumescent Anesthesia）：通过采用皮下注射局部麻醉药物来达到广泛的皮肤、皮下组织及肌肉层的麻醉。通过皮下注射大量含稀释的利多卡因、肾上腺素和碳酸氢钠导致局部肿胀及组织变硬。该麻醉方式可让患者在不采用全身麻醉或深度镇静情况下接受手术。

肿胀麻醉乳房手术（Tumescent Anesthetic Breast Surgery，TABS）：通过肿胀麻醉技术完成的乳房手术，手术过程中患者不需要额外使用镇痛或镇静药物，术中患者可以自主完成知情同意。

隆乳术通常于医院在全身麻醉下进行，随着清醒隆乳术及肿胀麻醉下乳房手术（TABS）技术的出现使得初次及二次隆乳术均可以在诊室手术中心完成[1, 2]。

Gandhi[1] 在 2006 年发展出一项在肿胀麻醉下将乳房假体放置于肌肉下层的手术技术，并将其命名为清醒隆乳术。2008 年，Novoa 改良了该技术[2]。清醒隆乳术与肿胀麻醉乳房手术主要区别在于后者在麻醉过程中尽可能避免使用镇静或镇痛药物，使患者具备知情同意的

能力，从而让患者能自主决定需要放置的假体大小。

清醒隆乳术与肿胀麻醉乳房手术的基础是 1980 年 Klein 发明的肿胀麻醉技术[3-5]，该方法通过皮下注射稀释的含利多卡因、肾上腺素、碳酸氢钠的溶液完成麻醉，使患者可以在不需要接受全身麻醉的情况下进行抽脂手术。该麻醉方法可使皮下血管收缩，既减少了出血量，又通过延缓麻药吸收速度延长了麻药作用时间。Klein 肿胀麻醉技术既安全又有效，相比于传统全麻技术优势巨大；自其诞生开始，便被改进并成功用于 Avelar 和 Pelosi 的腹壁成形术以及包括隐静脉消融术在内的血管外科手术[6-9]。

二、肿胀麻醉乳房手术指南

成功完成肿胀麻醉乳房手术需要掌握以下 4 个关键点。

1. 患者选择（诊室手术低风险患者）。

2. 肿胀麻醉药的浓度和总量。

3. 乳房及其周围组织的注射部位。

4. 置入假体的大小（通过 Gandhi Base 公式计算）。

三、患者选择

肿胀麻醉乳房手术可以在医院开展，但其主要是在诊室手术中心开展。因此，通常只选择 ASA I 级的患者接受该诊室手术[10, 11]。

ASA 分级[10, 11] 如下。

第 I 级：体格健康，发育营养良好，各器官功能正常。

第 II 级：除外科疾病外，有轻度并存病，功能代偿健全。例如贫血、活动轻度受限的心脏疾病、高血压、糖尿病、过度肥胖。

第Ⅲ级：并存病情严重，体力活动受限，但尚能应付日常活动。例如心绞痛、限制患者活动的心脏及肺部疾病、控制不佳的高血压病、合并血管并发症的糖尿病，以及既往有心肌梗死病史的情况。

第Ⅳ级：并存病严重，丧失日常活动能力，经常面临生命威胁。例如进展性心脏、肺部、肾脏及肝脏疾病。

第Ⅴ级：无论手术与否，生命难以维持24h的濒死患者。例如腹主动脉瘤破裂、脊髓损伤、肺动脉栓塞。

第Ⅵ级：确证为脑死亡，其器官拟用于器官移植手术。

第E级：急诊手术状态，添加于上述任意分类之后，例如第Ⅲ E 级。

四、肿胀液配制指南

应用于肿胀麻醉乳房手术肿胀液的配方如下所示：

- 1500mg 利多卡因 +3mg 肾上腺素 +13mEq 碳酸氢钠溶于 1000ml 的 0.9% 氯化钠溶液。

- 750mg 利多卡因 +1.5mg 肾上腺素 +6mEq 碳酸氢钠溶于 500ml 0.9% 氯化钠溶液。

上述两种肿胀液配方不同的原因在于一袋生理盐水的体积不同。标准情况下一袋生理盐水为 1000ml，当使用 500ml 一袋的生理盐水时，需要减少溶剂的含量使得两种情况下利多卡因的浓度相同。我们并不使用 2 袋 1000ml 生理盐水（共计 2000ml）原因在于：①注射量的上限为 1500ml，配制 2000ml 生理盐水会导致浪费；②作为预防措施，防止过多的溶液注入患者体内。

通常情况下每侧乳房注射 750ml 肿胀麻醉液体，偶有超出该剂量的情况发生，但是极少会出现每侧需要注射超过 1000ml 肿胀液的情况。利多卡因总用量必须低于 50mg/kg，以减少利多卡因毒性情况的发生。

维持每侧乳房肿胀麻醉量小于 1000ml 并不会导致假体放置于肌肉下方前后乳房外形出现扭曲；术后 1 周内乳房外形较最终形态仅会出现轻度增大，因此有助于患者及医师可以在肿胀麻醉下判断最合适的假体大小。

五、注射部位（图 10-1）

肿胀麻醉注射于乳房的 5 个部位（注射点 1～注射点 5）。

- 注射点 1：剑突自胸骨中线向上至第二肋水平（100ml）。
- 注射点 2：乳房下皱襞水平（100ml）。
- 注射点 3：乳房下皱襞垂线与乳房外侧缘的交点（100ml）。
- 注射点 4：乳房下皱襞垂线与腋前线的交点（50ml）。
- 注射点 5：腋前线注射点 4 上方 4～5cm（50ml）。

此外，每侧乳房行下皱襞切口切开后，于肌肉下方需要注射额外的 100～350ml 肿胀麻醉液。

六、假体大小选择（图 10-2）

肿胀麻醉乳房手术假体体积大小是依照清醒隆乳术下 Gandhi 法进行计算的。Gandhi 法不仅考虑到了容纳假体囊腔的大小，同时也考虑到了隆乳前后软组织在水平及上下方向的移位。笔者认为，传统预估假体体积大小的方法仅通过外测量乳房参数估计囊腔大小选择假体体积，Gandhi 法较之有明显优势。采用 Gandhi 法计算得到的假体体积较传统方法会有明显上升，通常会上升超过 100ml。

Gandhi 法测量及计算方法如下。

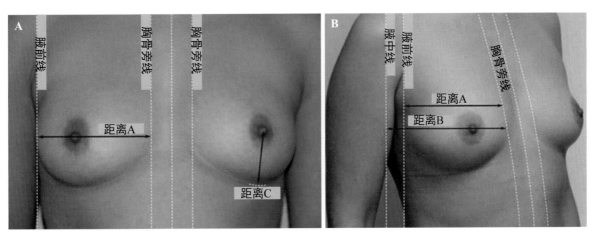

▲ 图 10-1　**A 和 B. 距离 A：**胸骨旁线至腋前线距离；**距离 B：**胸骨旁线至腋中线距离；**距离 C：**乳头至乳房下皱襞距离加上 1cm

• 距离 A（最小假体体积）：第六肋与胸骨旁线的交点，过乳头至腋前线（乳房外侧缘）交点的距离（cm）。

• 距离 B（最大假体体积）：第六肋与胸骨旁线的交点，过乳头至腋中线的距离（cm）。

通过距离 A 或距离 B（cm）×20ml/cm 的公式估计假体大小。

例如，距离 A 为 20cm，则假体大小为 20cm×20ml/cm=400ml；距离 B 为 24cm，则假体大小为 24cm×20ml/cm=480ml。

• 距离 C：乳头至乳房下皱襞距离 +1cm。

该距离随后标记于乳房上即为切口线。对于乳房较小的患者而言，距离 C 无论何种情况下均不能小于 6cm 或小于置入假体直径的一半 +1cm。对于乳房较大、距离 C 超过 6cm 的患者而言，距离 C 的标记仅由乳头到乳房下皱襞距离（+1cm）决定。

该测量方法对无论是中突、高突、超高突毛面 / 光面盐水或硅凝胶假体（Allergan 或 Mentor 公司）均是有效的。对于低突假体，该测量方法是否有效并未得到证实。

虽然在全身麻醉下通过腋窝皱襞切口、乳

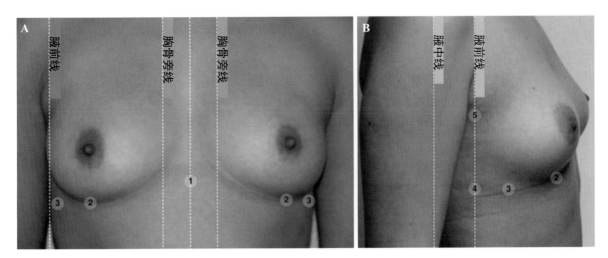

▲ 图 10-2　**A 和 B. 肿胀麻醉注射部位。注射点 1.** 剑突自胸骨中线向上至第二肋水平；**注射点 2.** 乳房下皱襞切口处；**注射点 3.** 乳房下皱襞垂线与乳房外侧缘的交点；**注射点 4.** 乳房下皱襞垂线与腋前线的交点；**注射点 5.** 腋前线注射点 4 上方 4 ～ 5cm

（译者注：原著此处为 45cm，有误）

右侧竖排：Tumescent Anesthetic Breast Surgery (TABS): Breast Augmentation Surgery in an Office-Based Surgical Center　肿胀麻醉乳房手术：基于诊室手术中心的隆乳术

晕切口及脐切口均可以完成隆乳手术，笔者本人仍倾向于通过下皱襞切口将乳房假体放置于肌肉下方平面；当扩张器置入囊腔后，向其注射超过标准容量 100ml 的空气使得囊腔得以扩张。

患者随后自仰卧位调整为坐位，通过镜子从正面及侧面观察乳房形态，并选择合适的假体大小。当患者选定所需要的假体大小后，患者将被重新放置于平卧位，相应大小的假体将放置于先前制备的囊腔中。

当假体放置之后，患者被重新调整为坐位在缝合切口前最后一次观察乳房形态。对于接受盐水假体置入的患者而言，患者还可以选择增大 15%～20% 的假体体积。安放完毕引流管后，伤口于 4 个层次进行缝合，分别是筋膜层、皮下层、真皮层及皮肤。

对于放置盐水假体患者，下皱襞切口长度平均为 1.7～2.0cm；对于放置硅凝胶假体患者，下皱襞切口长度平均为 5cm[12]。笔者偏向于使用 2-0 的 Quill 缝线（2-0 Monoderm）关闭切口，因其可完成收缩程度很大的荷包缝合。

为减少术后 24h 的疼痛，可以将 150～300mg 罗哌卡因稀释于 100ml 肿胀液，并于关闭切口前向两侧囊腔内注射等量的该液体（通常为 60ml）。该方法不会增加利多卡因毒性，并可以延长麻醉效果，最长可达术后 12h，从而减少术后口服止痛药的应用。

肿胀麻醉乳房手术的术后处理与全身麻醉隆乳术相同。术后需要加压包扎。患者随后需要观察 30min，无特殊后可出院回家。

七、诊室手术中心的安全性

门诊手术通常在以下 3 个场所进行：医院、独立式门诊手术中心及诊室手术中心[13]。像清醒隆乳术和肿胀麻醉乳房手术这样，对 Klein 肿胀麻醉技术的改进，使得乳房美容手术可以

自传统的医院或独立式门诊手术中心向诊室手术中心转移。但随之而来的，是对于该手术在诊室手术中心开展的安全性的担忧[13-15]。

2011 年 11 月，由 ASPS 发布的诊室手术指南明确了一些在整形外科诊室手术中的常见问题。该指南基于现有的信息，对专家意见、临床数据、公开评论及共识调查进行了综合分析[13]。指南提出诊室手术对患者及医师均有好处。这些好处包括提高了手术时间安排的灵活性、患者的私密性和便捷性、护士及辅助支持岗位的有效性及一致性。

尽管目前对门诊手术的需求量越来越高，但是对于门诊手术安全性评价目前仍然缺乏科学的资料，对于诊室手术，该资料则更少。

ASPS 工作组表示目前缺乏资料提示究竟何种手术不能作为诊室手术开展。对于可能由于低体温、多个手术引起生理应激的状况，以及手术时间较长的手术进行诊室手术需要谨慎考虑[13]。

由于清醒隆乳术及肿胀麻醉乳房手术在 2006 年才出现，因此现有的 ASPS 指南对这两种手术指导均有限。对于肿胀麻醉乳房手术而言，一个突出的优点在于患者在整个手术过程中是清醒的并可以保持知情同意，从而减少了由于低体温、术中失血（小于 10ml 每侧）、手术时间延长（平均延长时间小于 1h）导致的生理应激。此外，由于患者术中可以活动上下肢，因此，患者发生深静脉血栓的风险与术前相当。

目前，全美对于开展乳房美容诊室手术并没有共识。手术许可由州发放，通常根据诊室手术麻醉（OBA）进行划分[16-17]。

八、诊室手术麻醉（OBA）划分[16-19]

- 第一级别业务：在医师指导下口服低剂

量止痛药或抗焦虑药物，患者可以正常活动。

· 第二级别业务：在医师指导下口服超过第一级别业务剂量的止痛药或抗焦虑药及肿胀麻醉。

· 第三级别业务：通过静脉注射、肌内注射及经直肠而非口服途径给予止痛药或抗焦虑药物。

· 第四级别业务：全身麻醉，包括区域麻醉和麻醉监护。

包括肿胀麻醉乳房手术在内的诊室手术的私人认证是由保健组织认可联合委员会（JCAHO）和门诊保健认可协会（AAAHC）开展的[20-23]。

九、术中及恢复室观察

术中知情同意

肿胀麻醉下乳房手术的优点之一是患者可以在手术过程中保持清醒。由于避免了轻到中度镇痛/镇静药物的使用，患者可以保持知情同意能力，因此，患者术中可以自主决定假体的大小。就笔者本身的经验来说，只有少于2‰的患者声称自己的知情同意能力受到手术操作的影响[24]。尽管有人评论清醒隆乳术下患者知情同意能力可能受损，但笔者本人并没有发现这种情况[25-28]。

十、肿胀麻醉乳房手术的麻醉效应

在肿胀麻醉乳房手术中，虽然口服、肌内注射或静脉给药的镇痛/抗焦虑药物极少被使用，但仍然需要依照患者的要求进行合理使用。

笔者对肿胀麻醉乳房手术术后患者进行随

访提示，少于4‰的患者会由于疼痛或不适更倾向于接受全麻手术。因此，假如其他手术医生发现有更多的麻醉不良反应，那可能是肿胀麻醉注射的剂量或注射部位有误所致[25-28]。

肿胀麻醉中的浸润作用

肿胀麻醉可以使得 $T_1 \sim T_6$ 肋间神经的前皮支以及 $T_2 \sim T_7$ 肋间神经的外侧皮支的痛觉传导得以阻滞[29, 30]。乳头乳晕复合体的麻醉是通过阻滞 T_4 的前皮支、外侧皮支以及 T_3、T_5 的皮肤分支实现的[29-31]。

肿胀麻醉的同时也可以显著地引起肋间血管穿支动静脉收缩，其中以第二至第五肋间血管穿支收缩最为明显[32]。由于肋间穿支血管供给超过 60% 的乳房血供，因此肿胀麻醉可以显著地减少术中出血[32]。这解释了为什么在肿胀麻醉下妥善分离假体囊袋可以使得单侧乳房出血量小于 10ml。

十一、利多卡因毒性

利多卡因毒性与血浆中利多卡因浓度密切相关。由于不同患者对利多卡因毒性耐受水平不同，因此对于利多卡因毒性的阈值目前尚没有一个明确的标准。导致发生利多卡因毒性反应的原因在于：①用量过度；②吸收过快（即便是安全剂量）；③肝脏代谢功能受损；④药物相互作用[33]。利多卡因的血浆浓度峰值与给药的总剂量成正比。无论通过静脉输注、局部阻滞[34]、肌内注射[35, 36]、骶管、硬膜外、肋间神经阻滞[37-42]、宫颈旁浸润[43]还是口服[44]给药，峰值在健康人个体中一般出现于给药后 60min 后。

静脉给药后，血浆中利多卡因浓度很快下降，其半衰期通常小于10min[8]。因此，由于静脉注射导致的利多卡因不良反应一般持续较短[45]。即便是由于过失导致大剂量利多卡因静脉注射液也极少是致命的[46]。

利多卡因注射部位对其毒性阈值有关系。假设 5μg/ml 血浆浓度为产生利多卡因不良反应的阈值，要达到该浓度，需要于肋间区域注射 300mg 利多卡因、硬膜外注射 500mg 利多卡因、臂丛神经区域注射 600mg 利多卡因、皮下注射 1000mg 利多卡因。因此在确定利多卡因最大用量时，注射部位是一个必须要考虑的因素[47]。

大量文献均支持利多卡因肿胀麻醉应用于吸脂及隐静脉消融术中是安全的。对于吸脂手术，肿胀麻醉利多卡因的剂量上限为 55mg/kg[7, 9, 48, 49]；对于隐静脉消融术，利多卡因剂量为 4.5～7.0mg/kg[50, 51]。当使用利多卡因进行局部神经阻滞麻醉时，血浆浓度通常为 3～5μg/ml[52]。不良反应有时在 6μg/ml 浓度时即可被观察到，但在超过 9μg/ml 更容易发生[33, 34]（表 10-1）。

表 10-1　利多卡因的临床表现[24]

利多卡因浓度（μg/ml）	症状与体征
3～6	头晕目眩、嗜睡、躁动、欣快感、手指和口周感觉异常
5～9	咳嗽、口内金属感、味觉改变、恶心、呕吐、震颤、视物模糊、耳鸣、兴奋、精神错乱、肌束抽搐
8～12	惊厥、癫痫、心肺功能受限
12	昏迷
20	呼吸暂停
26～30	心力衰竭 / 心脏停搏

十二、肿胀麻醉乳房手术中的利多卡因毒性（TABS 研究）

对于清醒隆乳术中利多卡因于肌肉内进行浸润麻醉的安全范围至今尚没有一个准确的答案。Novoa JC 首先大规模地记录了在清醒隆乳术下将利多卡因注射入富含血供的胸大肌及前锯肌的相关资料，该研究发现 1%～2% 的患者在划皮或分离组织前进行利多卡因浸润麻醉时会出现喉咙干燥、轻度咳嗽、口腔有金属的味道的不适。这些症状与注射点 5 的肿胀麻醉有关，一般持续时间少于 3min。症状的产生可能和利多卡因的血液吸收有关，但是症状的持续时间是短暂的，并且在进一步其他部位的肿胀麻醉过程中不会再次出现。在手术过程中并没有观察到持续的利多卡因毒性反应。

术后，2%～50% 的患者在肿胀麻醉后约 90min 会出现利多卡因毒性反应（表 10-2），例如恶心、呕吐、低血压，通常在观察室内 10min 内可以恢复，且对静脉补液和止吐药物治疗反应良好。自这些症状的发生与利多卡因剂量有关，当剂量≤ 35mg/kg 时发生率约为 2%，当剂量为 46～50mg/kg 时，发生率增加到 50%。因此，利多卡因的阈值可能为 35mg/kg。当利多卡因浓度达到 36～45mg/kg 时，1/3 的患者发生不良反应的可能性增加 15 倍，达到 33.3%，当利多卡因浓度达到 46～50mg/kg 时，1/2 的患者会出现短暂的利多卡因不良反应。尽管如此，利多卡因不良反应通常在观察或经过补液治疗后 10min 好转，这证实了肿胀麻醉的安全性。

表 10-2　基于浸润剂量利多卡因毒性的发生率（TABS 研究）

利多卡因浸润剂量（mg/kg）	利多卡因毒性发生概率	主观 / 客观发现
25 ～ 35	10/490, 2.04%	恶心、呕吐、高血压
36 ～ 45	2/6, 33.3%	恶心、呕吐、高血压
46 ～ 50	4/8, 50%	恶心、呕吐、高血压

而在手术结束后 1 ～ 7d 并没有发现有患者呈现出利多卡因不良反应迹象。

基于以上观察结果，该作者建议每侧乳房肿胀麻醉量 ≤ 600ml 或利多卡因总量为 25 ～ 35mg/kg。在此范围内的肿胀麻醉可以保证良好的麻醉效果、较少的出血量以及极少的恶心、呕吐或低血压的发生。

十三、肾上腺素毒性

肾上腺素具有强效的血管收缩作用，可以延长利多卡因的麻醉作用；如果麻醉药中不加入肾上腺素，即便是稀释过的利多卡因注射后血浆浓度也会很快达到中毒浓度。肾上腺素最常见的毒性作用包括两个：一是心率上升（可达 120/min），二是肿胀麻醉初期患者会出现震颤。但这两种情形通常是短暂的，一般在完成肿胀麻醉的 20min 内会消失。就笔者本人的经验而言，并没有观察到过持续的肾上腺素毒性发生情况。

对于肾上腺素误注射入血管的情况，如果注射剂量为 0.01 ～ 0.04mg/kg 时间则不会发生明显的肾上腺素毒性反应[47, 53]。

在肿胀麻醉乳房手术中肿胀液的配方中，肾上腺素的浓度应低于 1 : 333333。3μg/ml（4.5mg/1500ml）是肿胀液中肾上腺素是最大的安全浓度，这一浓度即使是在麻药误入血管的情况下也可以减少利多卡因中毒发生的风险[47]。

十四、肿胀麻醉乳房手术术中并发症的风险及处理

（一）麻醉效果不佳

肿胀麻醉乳房手术中麻药注射后数分钟即可起效，并可持续大约 2h。就笔者的经验而言，在超过 500 例初次肿胀麻醉乳房手术中，无一例患者在术前及术中需要额外使用镇痛药或抗焦虑药。事实上，如果患者选择得当，极少需要术前或术中使用镇痛药或抗焦虑药来达到更满意的麻醉效果几乎没有作用的。然而，对于确需使用镇痛药或抗焦虑药的病例来说，这些药物与肿胀麻醉联合使用没有禁忌。对于曾有焦虑、惊恐发作病史或患者主动要求的情况，术前可以预防性应用抗焦虑药或镇痛药。

对于接受二次乳房肿胀麻醉手术例如包膜切开和缝合的患者来说，由于术中需要在瘢痕组织或包膜周围注射更高剂量的肿胀液，术前是可以酌情使用镇痛药或抗焦虑药。

（二）术中出血与血肿

根据 Allergan 公司数据，全身麻醉隆乳术中发生出血或血肿的风险为 1% ～ 2%[54-56]。

与全身麻醉隆乳术相比，肿胀麻醉隆乳术发生出血或血肿的风险更低。由于肿胀麻药中肾上腺素收缩血管的作用，术中出血显著减少，最少每侧乳房仅有 10ml 出血量。此外，肿胀麻醉隆乳术中几乎不需要使用电凝。

尽管肾上腺素可以收缩血管，但是对由于分离层次错误导致血管破裂引起的失血，肾上腺素并没有作用。

如果术中发生例如胸外侧动脉、胸廓内动脉、腋动静脉破裂导致的失血，手术医师需要及时延长切口，以便寻找并结扎出血点止血。

但即便发生上述严重出血的情况，在止血过程中，肿胀麻醉的镇痛效应依然是存在，在患者接受其他形式麻醉或转运至其他医院过程中也可以作为一种辅助治疗。

（三）术中气胸

气胸是指气体进入胸膜腔导致全肺或部分肺受压塌陷。尽管有报道证实其在乳房手术中发生率小于1‰，其具体发病率仍不清楚。气胸是细针穿刺的一种并发症[57-61]。隆乳手术中发生气胸的原因包括以下几种。

- 手术操作直接破坏胸膜。
- 注射肿胀麻醉液时注射针直接穿破胸膜。
- 热损伤。
- 置入假体过程中的气压伤。
- 过高的气道压力。
- 肺大疱。
- 更换氧气罐时氧流量极速升高。
- 呼吸机中压力阀受损。

隐匿性气胸（OPTX）是指可以在 CT 上发现但是无法在胸部 X 线片上发现的气胸。尽管 OPTX 的发生越来越常见，对于其处理目前仍有争议。OPTX 发病隐匿，大多数患者可以耐受，并不需要手术干预。目前临床证据支持对于 OPTX，单纯观察与放置胸管一样，是安全有效的处理方式[62, 63]。

在张力性气胸的情况下，患者症状明显，且有生命危险，此时需要先于第二肋间隙放置14 号的血管导管或行胸腔闭式引流，再将患者转运至急诊[62, 63]。

为了最大程度减少气胸的发生率，在使用注射器、剪刀、手术刀等锐器进行操作时，操作方向应平行于胸壁，以减少穿透肋间筋膜、肋间肌、胸膜，甚至肺组织的风险。

乳房脂肪以及下方肌肉满意的麻醉效果是通过肿胀麻醉药物的浸润来达到的，因此，术者并不需要穿破肋间肌上方筋膜来注射肿胀液，常采用 18 号的脊髓穿刺针或 2mm 的脂肪抽吸管在肋间肌上方数毫米至 1cm 处进行注射。

利多卡因注射至筋膜层的麻醉效果和持续时间均逊色于其注射至脂肪层或乳腺内。当麻药注射或手术分离至筋膜层时，患者会出现不适或疼痛，提示此时注射或分离平面有误，需要改变操作部位，以减少发生气胸甚至张力性气胸的可能。此外，对于容纳假体的囊袋剥离建议尽量使用钝性剥离，以减少发生气胸的风险。

对于手术操作熟练的医师而言，在肿胀麻醉隆乳过程中发生隐匿性气胸或张力性气胸的可能性极低，但是当患者出现进行性加重的胸部疼痛、呼吸困难或氧饱和度下降至 92% 以下时，仍需要考虑可能发生气胸[62-64]。手术医生需要做好准备将患者转运至急诊进步一部观察并评估是否有气胸发生。

十五、肿胀麻醉乳房手术术后并发症风险及处理

（一）术后感染

肿胀麻醉乳房手术后发生感染的概率非常低，这可能和利多卡因的抑菌能力有关。就笔者本人经验而言，术后感染发生率为 0.5% ~ 1%，这一数字与 Allergan 公司的数据相似[54-56]。

（二）包膜挛缩与包膜挤压

研究证实肿胀麻醉乳房手术并不增加发

生术后包膜挛缩的概率；但是术后发生包膜挤压的概率较文献中报道更高。包膜挤压与 Bake Ⅳ级的包膜挛缩相关（4/1000）。包膜挤压是由于长时间的包膜挛缩导致皮肤与皮下组织扭曲所致，与肿胀麻醉或手术技巧无关。由于更新的肿胀麻醉乳房手术指南对Ⅳ级包膜挛缩的处理是行包膜切除术，在此之后便不再出现包膜挤压情况。

肿胀麻醉在二期乳房手术中的作用是有限的，其对于瘢痕组织或较厚的包膜的止血或麻醉作用均有所降低。考虑到其麻醉作用下降，且出血风险升高，将肿胀麻醉作为包膜切除术的基础麻醉方式的作用是有限的。当然肿胀麻醉依然可以和其他诸如全身麻醉一起应用于包膜切除缝合、乳房缩小、乳房悬吊手术中。

十六、其他手术并发症

就笔者本人经验而言，肿胀麻醉乳房手术的术中术后并发症的发生率与全身麻醉乳房手术相似，后者可以在 Allergan 的文件中查询到 [54-56]。

十七、结论

就笔者本人经验而言，肿胀麻醉乳房手术如应用于合适的患者，是安全且有效的（图 10-3）。患者术中可以保持知情同意能力，为诊室手术中心的初次或二次乳房手术提供了另外一种有吸引力的麻醉方式。

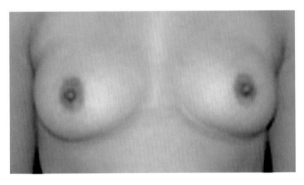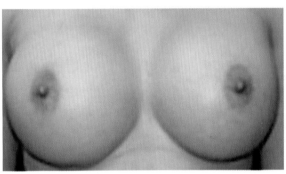

▲ 图 10-3　左图 . 24 岁西班牙裔女子，术前乳房大小为 34A；右图 . 置入 400ml Allergan 高突盐水假体后，术后乳房大小为 34C。

Part 4

隆乳术

Breast Augmentation

Aesthetic Surgery of
the Breast

乳房美容外科学

第11章

Breast Score and Anatomical Implant Selection Using Computer Program
利用计算机程序乳房评分和选择解剖型假体

Toma T. Mugea，著

崔煜煜，译

徐海倩　郝立君，校

一、概述

在过去 10 年中，隆乳术是整形外科中最需要的外科手术之一，其在私人诊所中的病例数量每年都在增加。大众媒体在这门"生意"中发挥着重要作用，因为许多顶级模特和电影明星在有机会时都会展示他们的形象和圆锥形的乳房。似乎乳房越大，宣传效果越成功！有时他们也"展示"他们的乳房假体的体积，如果他们的竞争对手的置入物更小，他们会更满意。年轻整形外科医生对此感到困惑，特别是如果他们在住院医师计划期间没有接受适当的培训。要知道美学意味着什么，在这种特殊情况下，审美体积是多少，对于年轻人或初学者来说，在美容手术中可能是一个真正的挑战。在患者的伴侣面前，拿着不同尺寸的假体，让患者选择一个他们喜欢的放在内衣里（图 11-1），不是医学或科学的方法。

即使仅使用基于标准患者图片的计算机变形，也不是选择假体的正确方法。这只是利用了患者对未来外观的憧憬，而这种外观永远无法实现，特别是在较长时间后。作为整形外科医生，从科学角度来说，如果我们想比较手术的结果，必须在术前和术后，在每个例行或需要的患者随访中使用相同的标准进行乳房评估。简单地说"我做了一次精彩的隆乳术"，没有提及任何有关患者术前乳房状况，手术技术或置入物特征的信息，可以让你成为"美容外科中最好的艺术家"，但绝不是"最好的美容外科医生"。

仅查看术前和术后图片对分析无用，因为我们对软组织覆盖率、皮肤弹性、皮肤过剩、实际乳房体积、乳房不对称或乳房下垂程度一无所知。如果您没有记录以上这些数据，则无法进行适当的乳房评估，从而选择合适的假体。如果您只使用圆形光滑假体进行隆乳，这是您的选择，可能是因为法律，可能是因为价

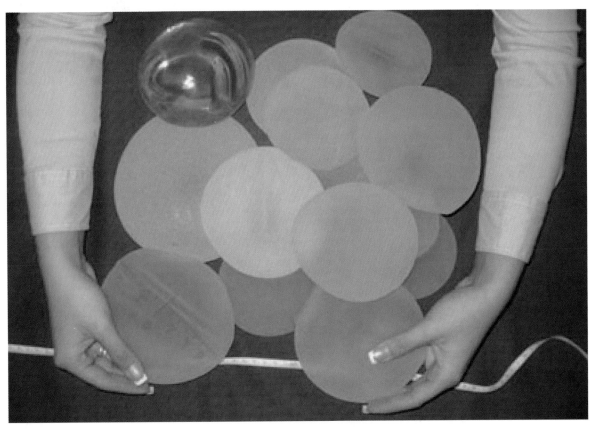

▲ 图 11-1　患者"选择""贴身"硅胶假体

格较低，或者可能是因为这样的选择使手术变得更容易，但您仍需要评估以及时比较您的结果和 / 或其他同事的经验。

影响假体体积和形状选择的因素有 5 个（图 11-2）：乳房黄金数、乳房直径、软组织弹性、多余的皮肤和乳房体积。

假体体积和形状选择的因素
乳房黄金数
乳房直径
软组织弹性
多余的皮肤
乳房体积

▲ 图 11-2　影响假体体积和形状选择的因素

在美容手术中确定乳房黄金数是非常重要的。乳房直径（图 11-3）必须使用卡尺测量。乳房水平直径，我们测量从乳房下褶皱的内侧

到外侧端点的距离（通常对应于距内侧胸骨线和腋前线水平位置 2cm 的线）。现有的乳房垂直直径，我们测量乳房上极与乳房下皱褶的下层之间的距离。

为了使乳房评估更加准确并且能够将该数据用于计算机程序，作者介绍了软组织弹性的乳房评分，多余皮肤的乳房评分及体积的乳房评分，这将最终得出乳房综合评分。对于乳房下垂病例，将使用单独的评分。

二、软组织弹性的乳房评分

为了估计皮肤紧致程度和软组织弹性，我们在乳房的上极使用拿捏试验。最大量地捏起皮肤和软组织，且可以在胸大肌上移动。在捏起情况下，如果在皮肤上标记两个点，我们也

要对松弛的点测量（图 11-4）。如果拿捏试验显示 R ∶ P ≤ 2，则属于紧致情况，乳房的弹性评分为 1。如果拿捏试验显示 R ∶ P 为 2～3，则属于正常的软组织弹性情况，乳房的弹性评分为 2。如果拿捏试验显示 R ∶ P ≥ 3，这对应于松弛的软组织或皮肤过剩，乳房的弹性评分为 3。

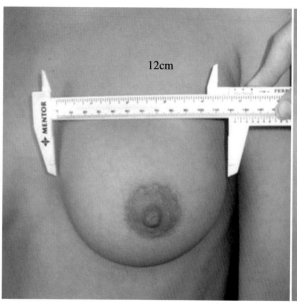
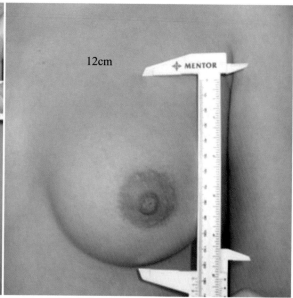

12cm　　　　　　　12cm

▲ 图 11-3　乳房直径

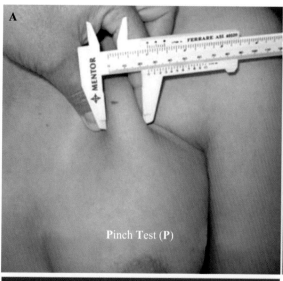
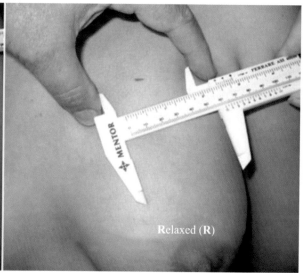

A

Pinch Test (P)　　　　　　　Relaxed (R)

B　　　　软组织弹性评分

R ∶ P ≤ 2　　　紧致 =1 分

R ∶ P = 2～3　　正常 =2 分

R ∶ P ≥ 2　　　松弛 =3 分

▲ 图 11-4　软组织弹性评估应用

A. 拿捏测试和相关内容；B. 评分

三、乳房的多余皮肤评分

由于隆乳术后乳房的下 1/3 将扩大以达到最大的乳头突出量，因此我们应该知道可使用的多余皮肤的量。针对于此，在皮肤松弛和皮肤拉伸的情况下进行乳房内径线的测量（图11-5）。根据两种情况数据的差值，对乳房多余皮肤进行评分（以厘米为单位）。皮肤多余 1cm，得分为 1 分，2cm 得 2 分，超过 3cm 得 3 分。

四、乳房的体积评分

尤其是体积方面，隆乳术中假体的选择取决于实际存在的乳房体积，根据乳房黄金数（BGN）和乳房垂直径线（BVM）之间的差异来评估（图11-6）。在严重乳房发育不良或无乳房的情况下，BVM 将与乳房垂直直径接近或相似。随着乳房大小的增长，BVM 的大小也会增加，符合审美观的乳房与 BGN 接近。如果 BGN 和 BVM 之间的厘米数值差异为 1，或 2，或 3 或更大，则相应的乳房体积评分将为 1（轻度发育不良），2（中度发育不良）或 3（重度发育不良）。

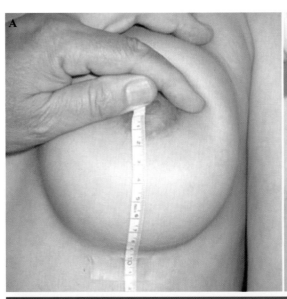
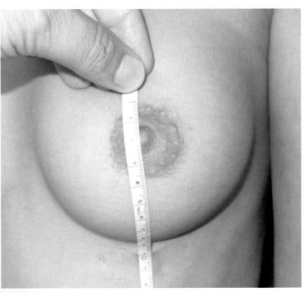

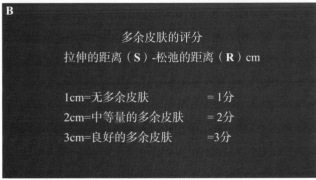

多余皮肤的评分
拉伸的距离（S）-松弛的距离（R）cm

1cm=无多余皮肤　　　　=1分
2cm=中等量的多余皮肤　=2分
3cm=良好的多余皮肤　　=3分

▲ 图 11-5　乳头 - 乳房下皱襞距离（皮肤拉伸 - 皮肤松弛）
A. 乳头 - 乳房下皱襞（IMF）距离及相关内容；B. 多余皮肤的乳房评分

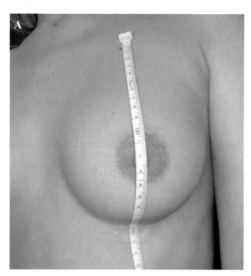

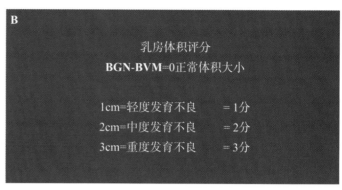

乳房体积评分
BGN-BVM=0正常体积大小

1cm=轻度发育不良　　=1分
2cm=中度发育不良　　=2分
3cm=重度发育不良　　=3分

▲ 图 11-6　**乳房体积评分（BGN-BVM）**
A. 乳房黄金数（BGN）和乳房垂直径线（BVM）之间的数值差异；B. 乳房体积评分

五、乳房综合评分数

乳房的最终评估，名为乳房总分（BGS），按顺序包括：软组织弹性数，二皮肤过剩数，三乳房体积数（图 11-7）。对于乳房下垂程度评估（图 11-8），乳房下皱襞长度（IMF）取自乳房周长（BC）。若 BC 和 IMF 之间的 cm 数差异为 1，或 2 或 3，则相应的乳房下垂评分（图 11-8）将为 1（轻度下垂），2（中度下垂）或 3（重度下垂）。图 11-7 ～图 11-17 是从较平坦的胸部开始，几个具有不同乳房总分的病例。

乳房综合评分	
软组织弹性	1 ~ 3
多余皮肤评分	1 ~ 3
乳房体积评分	1 ~ 3

▲ 图 11-7　乳房总分表示软组织弹性、皮肤过剩和乳房体积评分之间的组合

最后，笔者给出了一些假性下垂和乳房下垂的病例，可以用解剖型假体来解决下垂问题。根据记录在图表中和包含在计算机程序中的患者测量数据，乳房黄金数和乳房总分会自动计算出来，并选择可以达到 B 杯或 C 杯的乳房假体，图标中将显示其体积、尺寸和型号。精准测量十分重要，因为 1cm 误差便可以导致不同的乳房评分和最终不同的乳房假体的选择。图 11-18 ～图 11-34 提供了带有照片和图表的病例并分析了每个病例的特殊性和乳房评分。

该程序可以在互联网上获得且适用于不同厂家生产的解剖型假体，特别适用于面临疑难病例的初学者。

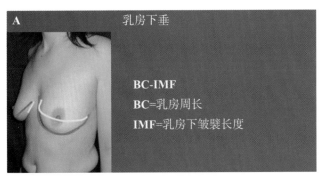
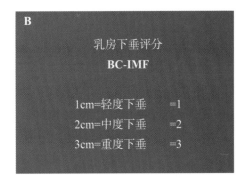

▲ 图 11-8　乳房下垂
A. 乳房下垂评估及相关内容；B. 乳房下垂评分

乳房评分113

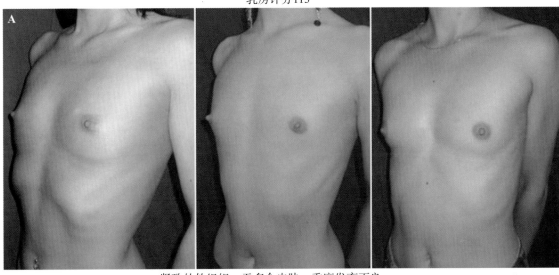

紧致的软组织，无多余皮肤，重度发育不良

乳房评分113

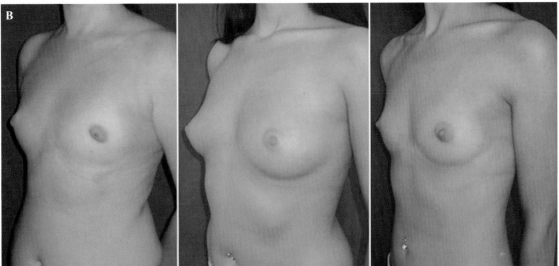

紧致的软组织，无多余皮肤，重度发育不良

▲ 图 11-9　乳房评分：紧致的软组织，无多余皮肤和重度发育不良

乳房评分122

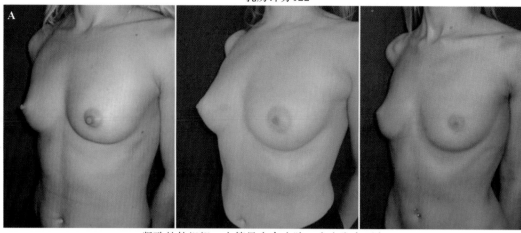

紧致的软组织，中等量多余皮肤，中度发育不良

乳房评分122

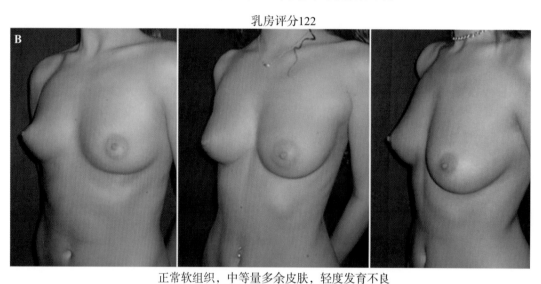

正常软组织，中等量多余皮肤，轻度发育不良

▲ 图 11-10　乳房评分

A. 紧致的软组织，中等量多余皮肤，中度发育不良；B. 正常软组织，中等量多余皮肤和轻度发育不良

乳房评分212

正常软组织，无多余皮肤，中度发育不良

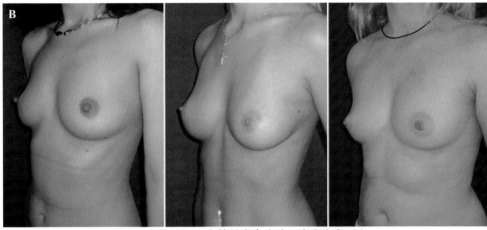

乳房评分212

正常软组织，中等量多余皮肤，中度发育不良

▲ 图 11-11　乳房评分

A. 正常软组织，无多余皮肤，中度发育不良；B. 正常软组织，中等量多余皮肤和中度发育不良

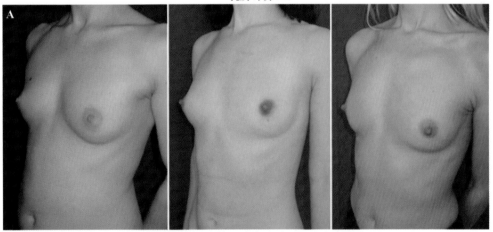

乳房评分212

正常软组织，中等量多余皮肤，重度发育不良

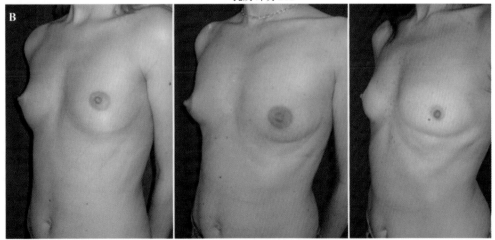

乳房评分212

正常软组织，中等量多余皮肤，重度发育不良

▲ 图 11-12　正常软组织，中等量多余皮肤和重度发育不良的乳房评分。具有相同乳房评分的不同病例（A 和 B）

乳房评分233

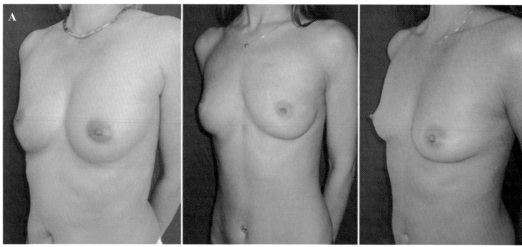

正常软组织，良好的多余皮肤，重度发育不良

乳房评分232 & 乳房下垂

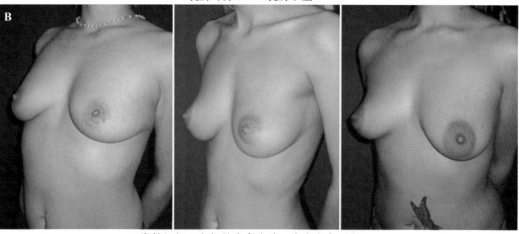

正常软组织，良好的多余皮肤，中度发育不良

▲ 图 11-13　乳房评分

A. 正常软组织，良好的多余皮肤和重度发育不良；B. 正常软组织，良好的多余皮肤和中度的发育不良

乳房评分322

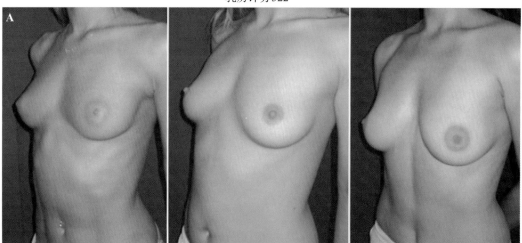

松弛软组织，中等量的多余皮肤，中度发育不良

乳房评分332

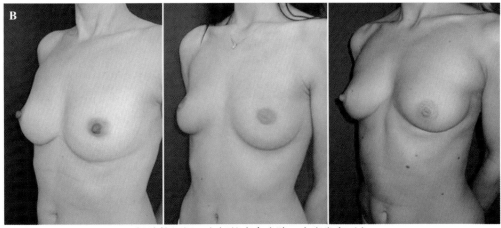

松弛软组织，良好的多余皮肤，中度发育不良

▲ 图 11-14　乳房评分

A. 松弛软组织，中等量的多余皮肤，中度发育不良；B. 松弛软组织，良好的多余皮肤，中度发育不良

乳房评分323

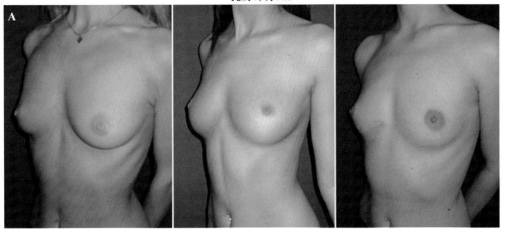

松弛软组织，中等量的多余皮肤，重度发育不良

乳房评分333

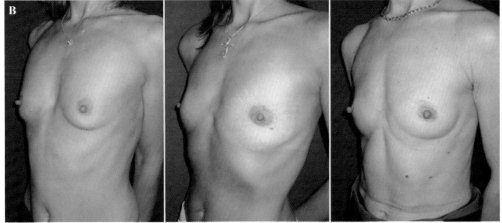

松弛软组织，良好的多余皮肤，重度发育不良

▲ 图 11-15　乳房评分

A. 松弛的软组织，中度量的多余皮肤，重度发育不良；B. 松弛的软组织，良好的多余皮肤和重度发育不良

乳房评分333

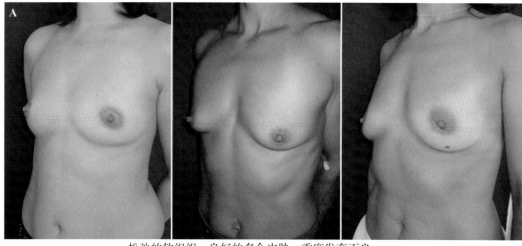

松弛的软组织，良好的多余皮肤，重度发育不良

乳房评分333和假性下垂

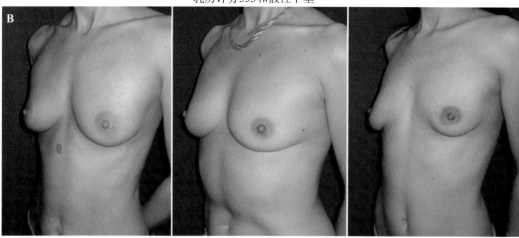

松弛的软组织，良好的多余皮肤，重度发育不良

▲ 图 11-16 乳房评分

A. 松弛的软组织，良好的多余皮肤，重度发育不良；B. 松弛的软组织，良好的多余皮肤和重度发育不良伴假性下垂

乳房评分333和1级下垂

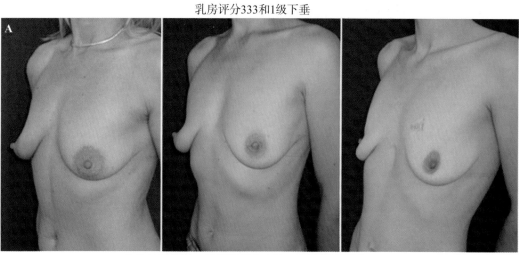

松弛的软组织，良好的多余皮肤，重度发育不良

乳房评分332和2级下垂

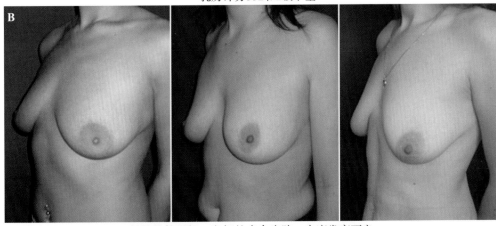

松弛的软组织，良好的多余皮肤，中度发育不良

▲ 图 11-17　乳房评分

A. 松弛的软组织，良好的多余皮肤，重度发育不良伴 1 级乳房下垂；B. 松弛的软组织，良好的多余皮肤和中度发育不良伴 2 级乳房下垂

乳房评分111-术前患者

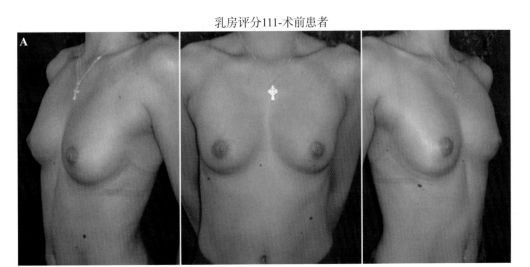

乳房评分111-术前图表

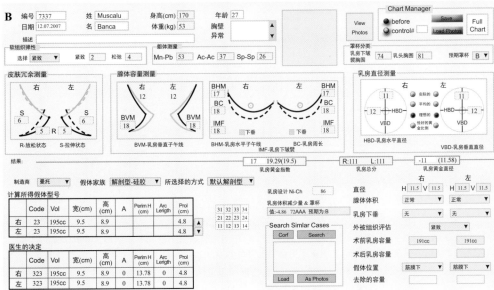

Breast Score and Anatomical Implant Selection Using Computer Program

利用计算机程序乳房评分和选择解剖型假体

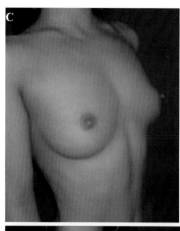

胸大肌后隆乳术7天、4年、10年

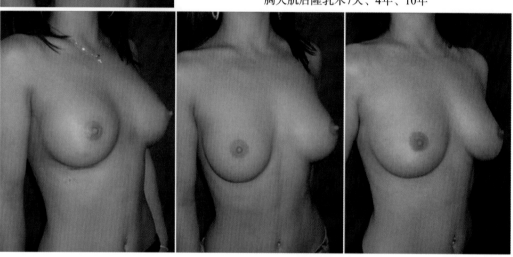

乳房评分111-术前图表

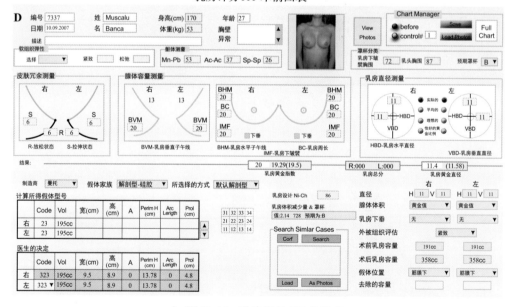

▲ 图 11-18　乳房评分 111 的患者

A. 术前患者；B. 术前图表显示选定型号 323、体积 195ml 的交联硅凝胶解剖型假体。乳房体积为 191ml，由于胸部畸形（在中锁骨线水平上有明显的漏斗胸），体积看起来更大；C. 术后；D. 术后图表显示新乳房体积为 358ml，位于筋膜后置入腔隙，达到了乳房黄金数（在这种情况下为 20cm），纠正了不自然的胸部外观

乳房评分131-术前患者

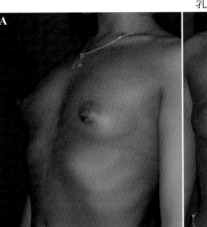
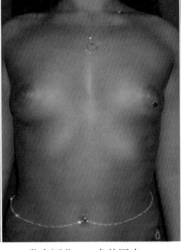
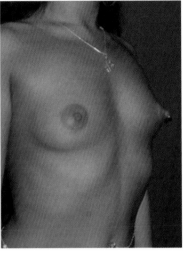

乳房评分111-术前图表

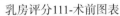

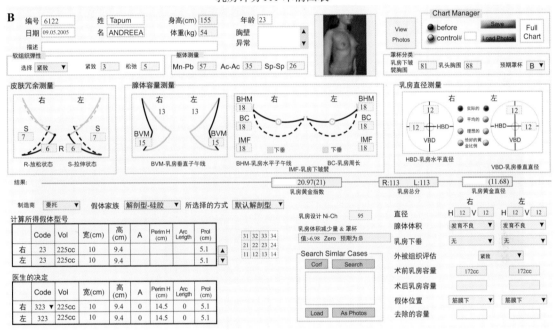

乳房评分111-术后

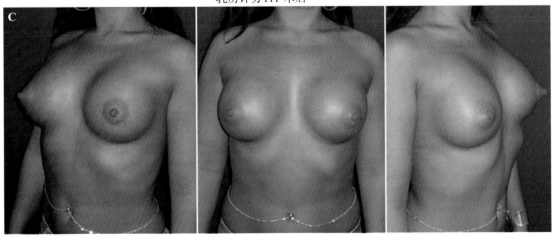

利用计算机程序乳房评分和选择解剖型假体

Breast Score and Anatomical Implant Selection Using Computer Program

乳房评分111-术后图表

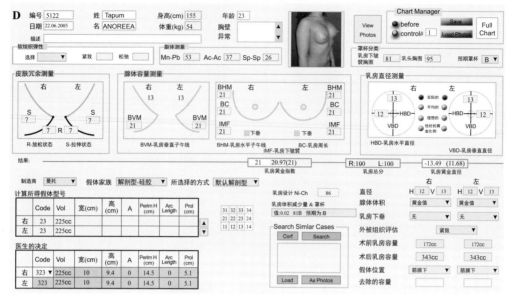

▲ 图 11-19　乳房评分 113 的患者

A. 术前患者；B. 术前图表显示选定的是型号 323、体积 225ml 的交联硅凝胶解剖型假体，乳房体积为 172ml；C. 术后；D. 术后图表显示新的乳房体积为 343ml，位于筋膜后置入腔隙，达到乳房黄金数（在这种情况下为 21cm）

乳房评分211-术前患者

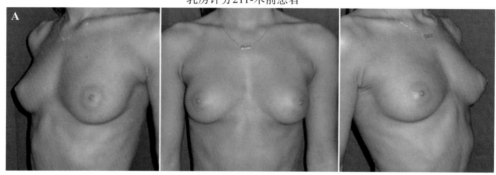

乳房评分211-术前图表

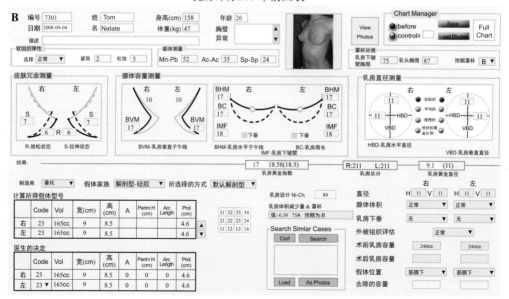

乳房评分211-术后

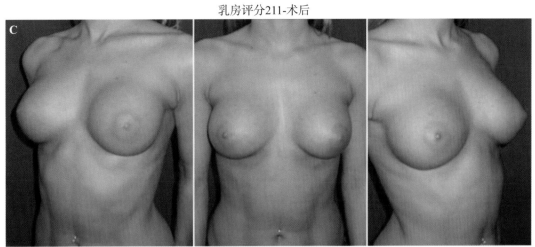

乳房评分211-术后图表

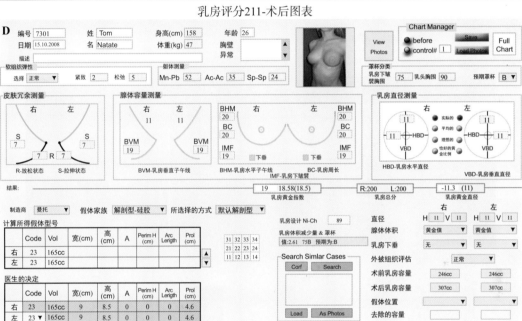

	Code	Vol	宽(cm)	高(cm)	A	Perim H (cm)	Arc Length	Prol (cm)
右	23	165cc						
左	23	165cc						

医生的决定

	Code	Vol	宽(cm)	高(cm)	A	Perim H (cm)	Arc Length	Prol (cm)
右	23	165cc	9	8.5	0	0	0	4.6
左	23 ▼	165cc	9	8.5	0	0	0	4.6

▲ 图 11-20　乳房评分 211 的患者

A. 术前患者；B. 术前图表显示选择型号 323，体积 165ml 的黏性硅凝胶解剖型假体，因为乳房体积是 246ml（轻度发育不良），为了使这位身材矮小的女士（身高 158cm）乳房达到适合的罩杯，计算机程序推荐一个较小的解剖型假体；C. 术后；D. 术后图表显示新的乳房体积为 307ml，筋膜后置入腔隙，达到了乳房黄金数（在这种情况下为 19cm）

乳房评分212-术前患者

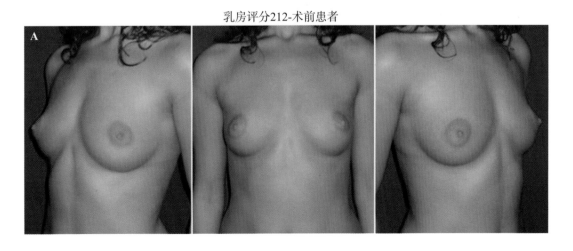

乳房评分212-术前图表

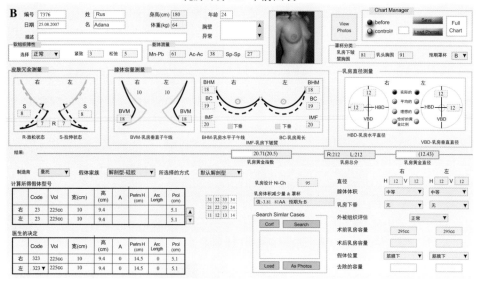

乳房评分212-术后

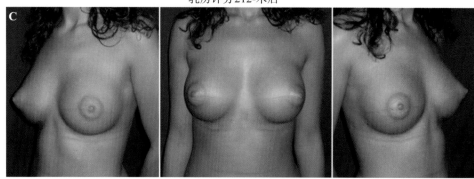

乳房评分212-术后图表

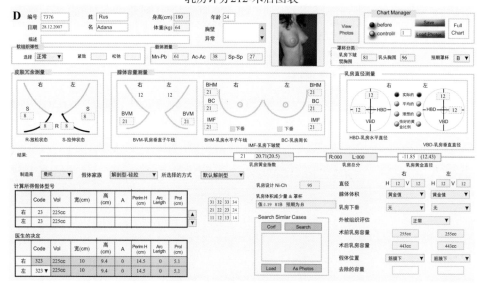

▲ 图 11-21　评分 212 的患者

A. 术前患者；B. 术前图表显示选择型号 323，体积 225ml 的交联硅凝胶解剖型假体，对于这个身材高大的女性（180cm 高），即使术前乳房体积为 295ml，这也意味着中度发育不良；C. 术后；D. 术后图表显示新的乳房体积为 443ml，使用筋膜后置入腔隙，因为在隆乳期间存在软组织和乳房压迫，所以最终乳房体积小于假体体积和术前乳房体积的算术总和，达到乳房黄金数（在这种情况下为 21cm）

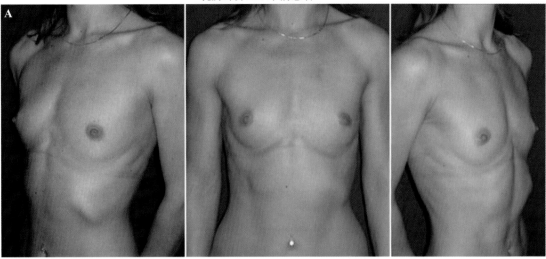

乳房评分213-术前患者

乳房评分213-术前图表

B

编号 3466	姓 Gaapar
日期 27.10.2008	名 Raluca
描述	

身高(cm) 157　年龄 33
体重(kg) 53　胸壁异常

Chart Manager
● before
● control# ____
Save　Full Chart
Load Photos

View Photos

软组织弹性
选择 正常 ▼　紧致 2　松弛 5

躯体测量
Mn-Pb 54　Ac-Ac 35　Sp-Sp 26

罩杯分类
乳房下皱襞胸围 74　乳头胸围 80　预期罩杯 B ▼

皮肤冗余测量
右　左
S 6　S 6
5　R 5

R-放松状态　S-拉伸状态

腺体容量测量
右 8　左 8
BVM 14　BVM 14

BVM-乳房垂直子午线

右　左
BHM 14　BHM 14
BC 15　BC 15
IMF 16　IMF 17
□ 下垂　□ 下垂

BHM-乳房水平午午线
IMF-乳房下皱襞　BC-乳房周长

乳房直径测量
右　左
11　12
HBD 11　HBD 12
VBD　VBD

● 实际的
● 平均的
● 理想的
● 恰好的黄金比例

HBD-乳房水平直径　VBD-乳房垂直直径

结果: 19.08(19)　R:213　L:213　(11.45)
乳房黄金指数　乳房总分　乳房黄金直径

制造商 曼托 ▼　假体家族 解剖型-硅胶 ▼　所选择的方式 默认解剖型 ▼

计算所得假体型号

	Code	Vol	宽(cm)	高(cm)	A	Perim H (cm)	Arc Lerigh	Prol
右	23	195cc	9.5	8.5				4.8
左	23	195cc	9.5	8.5				4.8

医生的决定

	Code	Vol	宽(cm)	高(cm)	A	Perim H (cm)	Arc Lerigh	Prol
右	323 ▼	195cc	9.5	8.9	0	13.78	0	4.8
左	323	195cc	9.5	8.9	0	13.78	0	4.8

31 32 33 34
21 22 23 24
11 12 13 14

乳房设计 Ni-Ch　88
乳房体积减少量 & 罩杯
值:-6.72 Zero 预期为:B

Search Simlar Cases
Corf　Search
Load　As Photos

	右	左
直径	H 11.5 V 11.5	H 11.5 V 11.5
腺体体积	发育不良 ▼	发育不良 ▼
乳房下垂	无 ▼	无 ▼
外被组织评估	正常 ▼	
术前乳房容量	139cc	139cc
术后乳房容量		
假体位置	双平面 ▼	双平面 ▼
去除的容量		

乳房评分213-术后

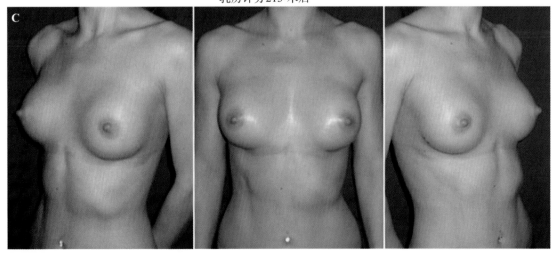

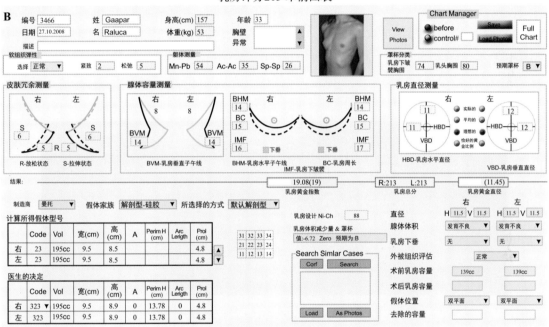

乳房评分213-术后图表

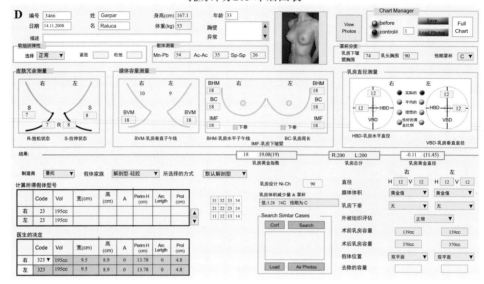

▲ 图 11-22　乳房评分 213 的患者

A. 术前患者；B. 术前图表显示选择型号 323，体积 195ml 的交联硅凝胶解剖型假体，术前乳房体积为 139ml，乳房重度发育不良；C. 术后患者；D. 术后图表显示新乳房体积为 370ml，由于假体放置在胸大肌筋膜后双平面间隙，因此最终乳房体积大于假体体积和术前乳房体积的算术总和，即 334ml，达到了乳房黄金数（在这种情况下为 18cm）

乳房评分123-术前患者

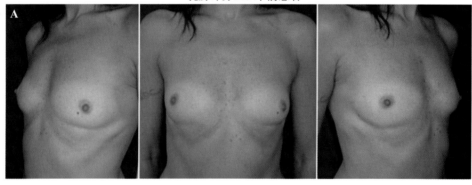

乳房评分213-术后图表

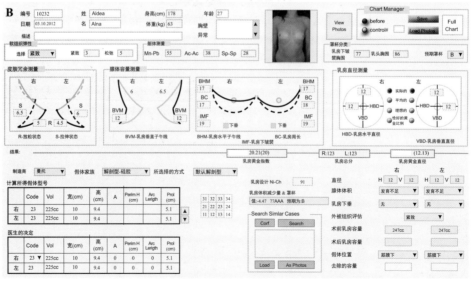

利用计算机程序乳房评分和选择解剖型假体

Breast Score and Anatomical Implant Selection Using Computer Program

乳房评分123-术后

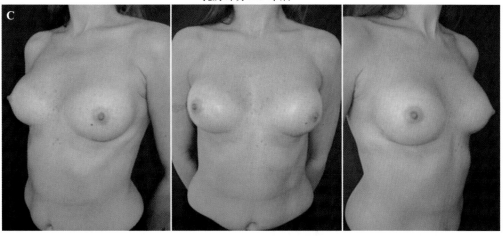

乳房评分123-术后图表

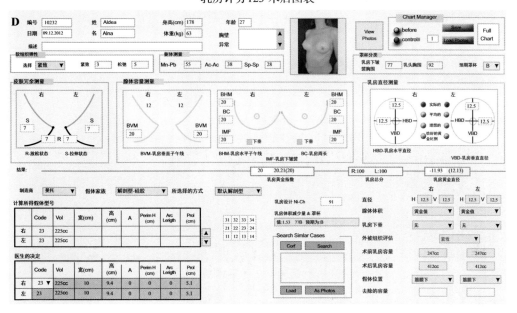

▲ 图 11-23 **乳房评分 123 的患者**

A. 术前患者；B. 术前图表显示选择型号 323，体积 225ml 的交联硅凝胶解剖型假体，由于乳房内径上的软组织紧实且皮肤适度，选择相对小的假体即可，术前乳房体积 247ml，该患者身高 178cm，乳房重度发育不良；C. 术后；D. 术后图表显示新的乳房体积为 412ml，使用筋膜后置入腔隙，由于在隆乳手术时存在组织压缩，因此最终乳房体积小于假体体积和术前乳房体积的算术总和。达到了乳房黄金数（在这种情况下为 20cm）

乳房评分323-术前患者

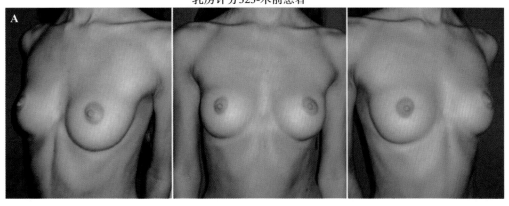

利
用
计
算
机
程
序
乳
房
评
分
和
选
择
解
剖
型
假
体

Breast Score and Anatomical Implant Selection Using Computer Program

乳房评分-323术前图表

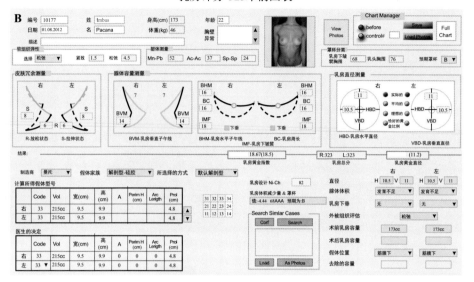

乳房评分-323术后图表

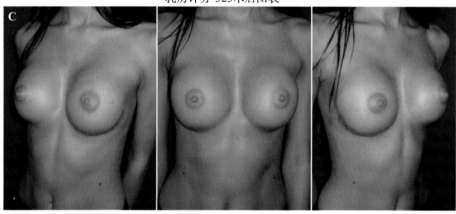

乳房评分-323术后图表

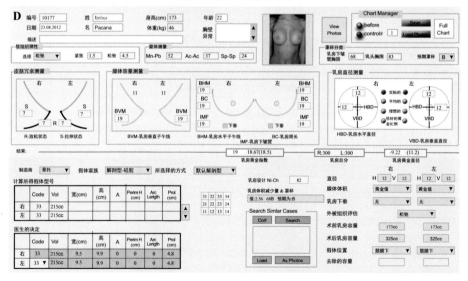

▲ 图 11-24 **乳房评分 323 的患者**

A. 术前患者；B. 术前图表显示选择型号 333（高凸），体积 215ml 的交联硅凝胶解剖型假体。乳房直径较小则选择全高假体，但术前乳房体积小（173ml）选择高凸型假体；C. 术后；D. 术后图表显示新乳房体积为 325ml，使用筋膜后置入腔隙，即使乳房上极的软组织拿捏厚度是 1.5cm，筋膜后置入腔隙的选择为乳房的上极提供了良好的过渡，达到了乳房黄金数（在这种情况下为 19cm）

Breast Score and Anatomical Implant Selection Using Computer Program 利用计算机程序乳房评分和选择解剖型假体

乳房评分232-术前患者

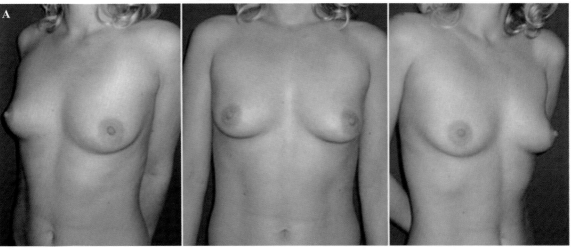

乳房评分232-术前图表

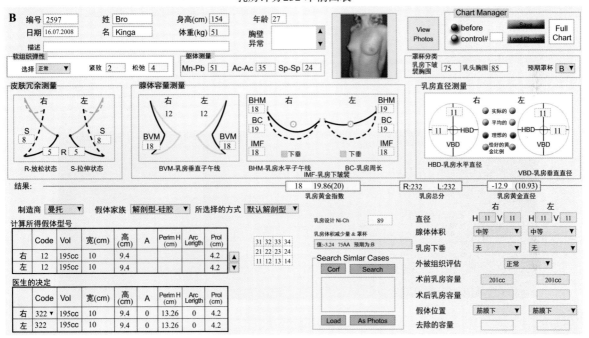

B

| 编号 2597 | 姓 Bro | 身高(cm) 154 | 年龄 27 |
| 日期 16.07.2008 | 名 Kinga | 体重(kg) 51 | 胸壁异常 |

描述

Chart Manager
● before
○ control#
Save
Load Photos
View Photos
Full Chart

软组织弹性 选择 正常 ▼ 紧致 2 松弛 4

躯体测量 Mn-Pb 51 Ac-Ac 35 Sp-Sp 24

罩杯分类 乳房下皱襞胸围 75 乳头胸围 85 预期罩杯 B ▼

皮肤冗余测量
右 左
S 8 S 8
R 5 5
R-放松状态 S-拉伸状态

腺体容量测量
右 左
12 12
BVM 18 BVM 18
BVM-乳房垂子午线

右 左
BHM 18 BHM 19
BC 19 BC 19
IMF 18 IMF 18
□ 下垂 □ 下垂
BHM-乳房水平子午线
BC-乳房周长
IMF-乳房下皱襞

乳房直径测量
右 左
11 11
● 实际的
● 平均的
● 理想的
● 恰好的黄金比例
HBD 11 11 HBD
VBD VBD
HBD-乳房水平直径
VBD-乳房垂直直径

结果: 18 19.86(20) R:232 L:232 -12.9 (10.93)
乳房黄金指数 乳房总分 乳房黄金直径

制造商 曼托 ▼ 假体家族 解剖型-硅胶 ▼ 所选择的方式 默认解剖型 ▼

计算所得假体型号

	Code	Vol	宽(cm)	高(cm)	A	Perim H (cm)	Arc Length	Prol (cm)
右	12	195cc	10	9.4				4.2
左	12	195cc	10	9.4				4.2

医生的决定

	Code	Vol	宽(cm)	高(cm)	A	Perim H (cm)	Arc Length	Prol (cm)
右	322 ▼	195cc	10	9.4	0	13.26	0	4.2
左	322	195cc	10	9.4	0	13.26	0	4.2

乳房设计号 Ni-Ch 89
乳房体积减少量 & 罩杯
值:-3.24 75AA 预期为:B

31 32 33 34
21 22 23 24
11 12 13 14

Search Simlar Cases
Corf Search

Load As Photos

	右		左	
直径	H 11 V 11		H 11 V 11	
腺体体积	中等 ▼		中等 ▼	
乳房下垂	无 ▼		无 ▼	
外被组织评估	正常 ▼			
术前乳房容量	201cc		201cc	
术后乳房容量				
假体位置	筋膜下 ▼		筋膜下 ▼	
去除的容量				

乳房评分232-术后

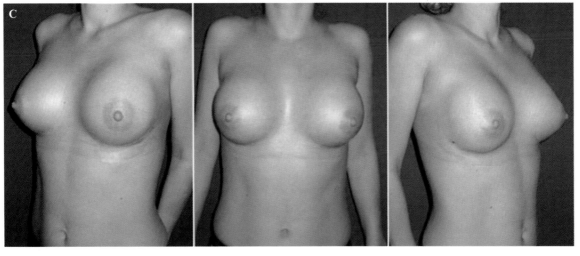

C

乳房评分232-术后图表

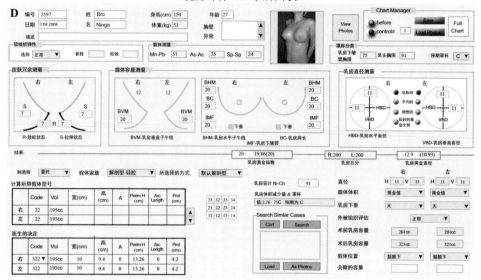

▲ 图 11-25　乳房评分 232 的患者

A. 术前患者；B. 术前图表显示选择型号 322（中高和中凸），体积 195ml 的硅凝胶解剖型假体，因为乳房体积为 201ml，对于身高 154cm 的患者，这仅代表乳房中度发育不良，选择中凸型假体；C. 术后；D. 术后图表显示新的乳房体积为 321ml，使用筋膜后置入腔隙。即使使用中凸的小体积假体（195ml），也达到了 C 杯和乳房黄金数（在这种情况下为 20cm）

乳房评分233-术前患者

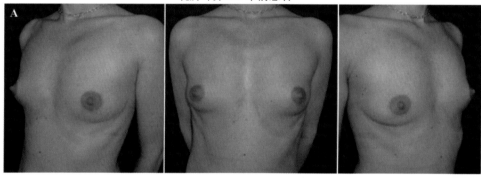

乳房评分233-术前图表

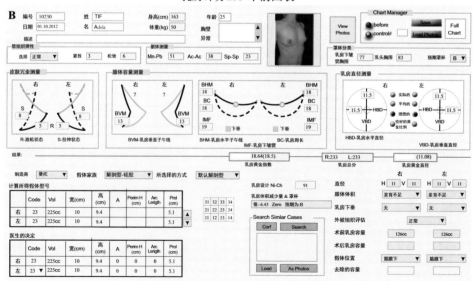

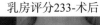

乳房评分233-术后

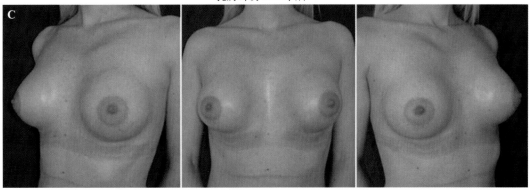

C

乳房评分233-术后图表

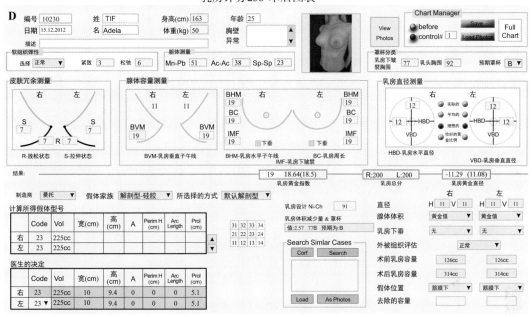

D

编号 10230　姓 TIF　身高(cm) 163　年龄 25
日期 15.12.2012　名 Adela　体重(kg) 50　胸壁异常

描述

软组织弹性　选择 正常　紧致 3　松弛 6

躯体测量　Mn-Pb 51　Ac-Ac 38　Sp-Sp 23

Chart Manager　● before　○ control# 1　Save　Load Photos　View Photos　Full Chart

罩杯分类　乳房下皱襞胸围 77　乳头胸围 92　预期罩杯 B

皮肤冗余测量　右 左　S 7　S 7　R 7　R 7
R-放松状态　S-拉伸状态

腺体容量测量　右 左　11　11　BVM 19　BVM 19
BVM-乳房垂直子午线

右 左　BHM 19　BHM 19　BC 19　BC 19　IMF 19　IMF 19　□下垂　□下垂
BHM-乳房水平子午线　IMF-乳房下皱襞　BC-乳房周长

乳房直径测量　右 左　12　12　12 HBD 12　VBD　VBD
● 实际的　● 平均的　● 理想的　● 恰好的　金比例
HBD-乳房水平直径　VBD-乳房垂直直径

结果：　19　18.64(18.5)　R:200　L:200　-11.29 (11.08)
乳房黄金指数　乳房总分　乳房黄金直径

制造商 曼托　假体家族 解剖型-硅胶　所选择的方式 默认解剖型

乳房设计 Ni-Ch　91
乳房体积减少量 & 罩杯　值:2.57 77B 预期为:B

计算所得假体型号

	Code	Vol	宽(cm)	高(cm)	A	Perim H (cm)	Arc Lerigth	Prol (cm)
右	23	225cc						
左	23	225cc						

医生的决定

	Code	Vol	宽(cm)	高(cm)	A	Perim H (cm)	Arc Lerigth	Prol (cm)
右	23	225cc	10	9.4	0	0	0	5.1
左	23	225cc	10	9.4	0	0	0	5.1

31 32 33 34　21 22 23 24　11 12 13 14

Search Simlar Cases　Corf　Search　Load　As Photos

直径　右 H 11 V 11　左 H 11 V 11
腺体体积　黄金值　黄金值
乳房下垂　无　无
外被组织评估　正常
术前乳房容量　126cc　126cc
术后乳房容量　314cc　314cc
假体位置　筋膜下　筋膜下
去除的容量

▲ 图 11-26　**乳房评分 233 的患者**

A. 术前患者；B. 术前图表显示乳房体积（126ml），选择型号 323，体积 225ml 的解剖型假体来纠正重度乳房发育不良，尽管测量了乳房直径（11.5cm），但我们使用计算机程序得出乳房黄金数（在这种情况下为 11.0cm），因为患者呈现出的是一个以乳头为中心的圆形乳房，因此假体的选择与其有关；C. 术后；D. 术后图表显示新乳房体积为 314ml，选择筋膜后置入腔隙。达到了乳房黄金数（在这种情况下为 19cm），正面视图确认了乳头位置，两乳头间距离增加，侧视图呈现出漂亮的圆锥形状，乳头指向中心

乳房评分220

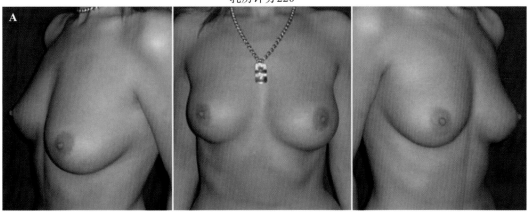

A

乳房评分220-术前图表

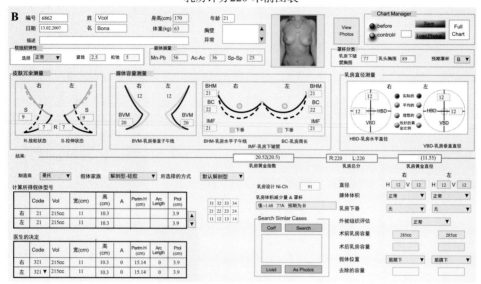

乳房评分220-术后

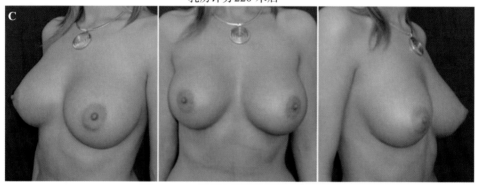

乳房评分220-术后图表

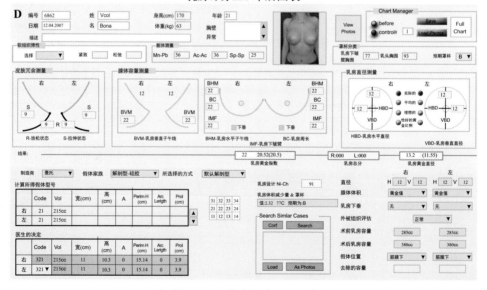

▲ 图 11-27　乳房评分 220 的患者

A. 术前患者；B. 术前图表显示乳房体积（285ml），选择型号 321，体积 215ml 的硅凝胶解剖型假体，她的乳房体积接近黄金数（仅相差 0.5cm，A 杯），因此计算机在这种情况下显示乳房评分为 220，并建议置入低凹陷解剖型假体；C. 术后；D. 术后图表（B）显示新的乳房体积为 380ml，选择筋膜后置入腔隙，形成的新乳房黄金数（在这种情况下为 22cm）比计算机预计值大 1.5cm，将胸罩杯增加到 C 杯，即使乳房本身看起来漂亮自然，这也与患者的自身相关性更大

乳房评分222-术前患者

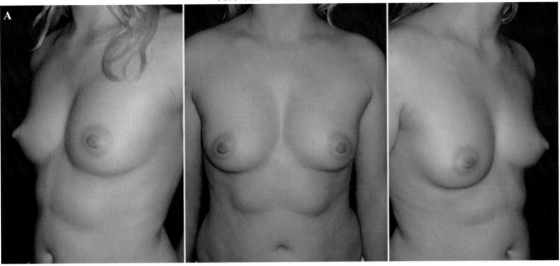

乳房评分222-术前图表

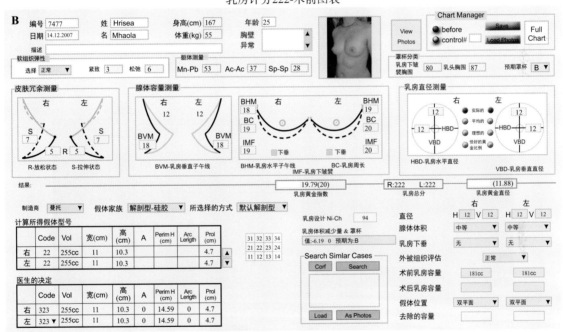

	Code	Vol	宽(cm)	高(cm)	A	Perim H (cm)	Arc Length	Prol (cm)
右	22	255cc	11	10.3				4.7
左	22	255cc	11	10.3				4.7

医生的决定

	Code	Vol	宽(cm)	高(cm)	A	Perim H (cm)	Arc Length	Prol (cm)
右	323	255cc	11	10.3	0	14.59	0	4.7
左	323 ▼	255cc	11	10.3	0	14.59	0	4.7

乳房评分222-术后

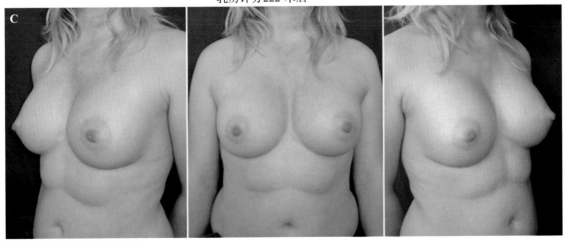

利用计算机程序乳房评分和选择解剖型假体

乳房评分222-术后图表

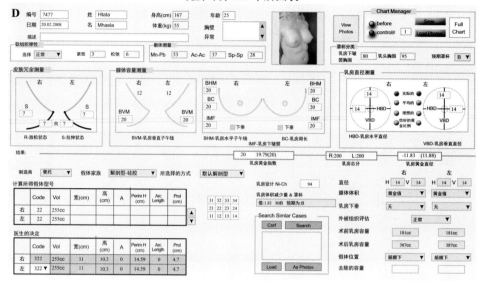

▲ 图 11-28　**乳房评分 222 的患者**

A. 术前患者；B. 术前图表显示乳房体积（181ml），选择型号 322（中凸）的解剖置入物，用 255ml 体积的假体来纠正乳房中度发育不良，该患者乳房上极有较厚的软组织（3cm），拿捏试验得分（2 分）且良好的多余皮肤；C. 术后患者；D. 术后图表显示新的乳房体积为 387ml，选择筋膜后置入腔隙，达到乳房黄金数（在这种情况下为 20cm），该形状和体积的假体使乳房罩杯增加到 B 杯

乳房评分333-术前患者

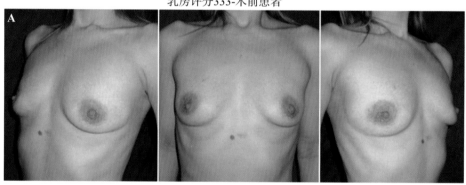

乳房评分333-术前图表

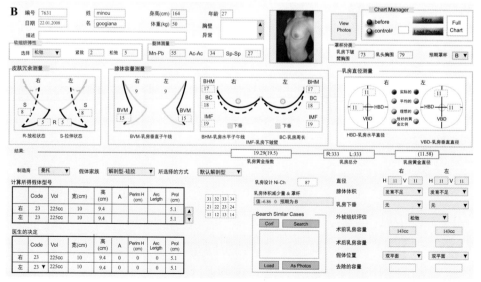

乳房评分333-术后

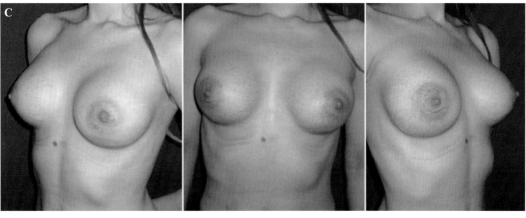

乳房评分333-术后图表

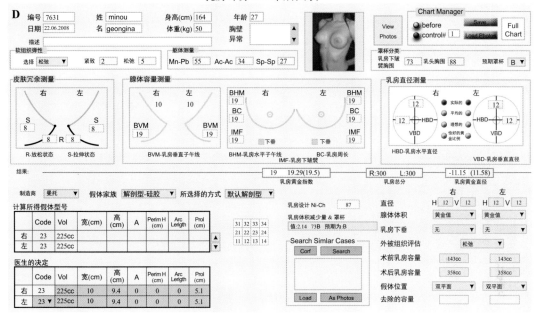

▲ 图 11-29　乳房评分 333 的患者

A. 术前患者；B. 术前图表显示乳房体积（143ml），选择型号 323（高凸），体积 225ml 的解剖型假体，以纠正乳房重度发育不良与皮肤过剩，这是我们所谓的"空乳房"，通常发生多次妊娠和减肥的女性身上；C. 术后；D. 术后图表显示新的乳房体积为 358ml，使用逆行筋膜双平面隆乳，达到乳房黄金数（在这种情况下为 19cm），该形状和体积的假体填充了空的乳房，使胸罩杯增加到 B 杯

乳房评分333-乳房下垂

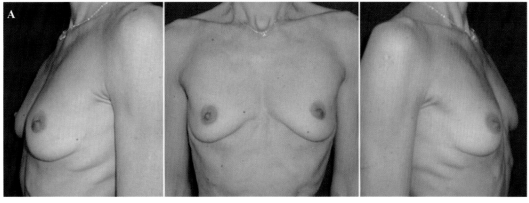

乳房评分333 & 下垂-术后图表

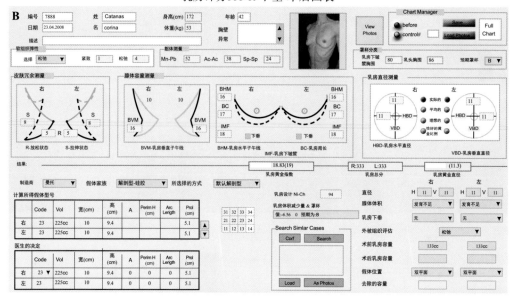

乳房评分333-术后

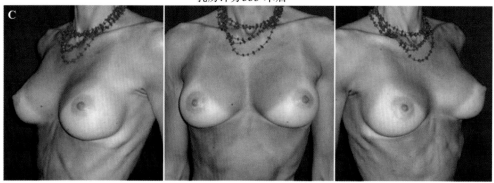

乳房评分333 & 假性下垂-术后图表

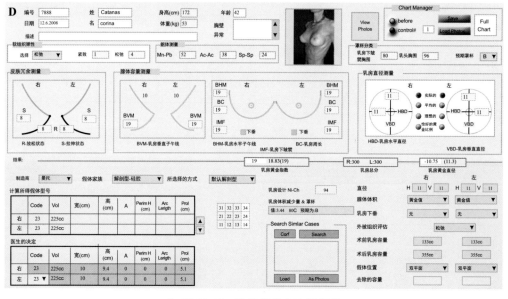

▲ 图 11-30　乳房评分 333 的患者

A. 术前患者；B. 术前图表显示乳房体积（133ml），选择型号 323（高凸），225ml 体积的解剖型假体，以纠正乳房重度发育不良与过多的皮肤和假性下垂；C. 术后患者；D. 术后图表显示新的乳房体积为 356ml，使用胸大肌筋膜后双平面隆乳，达到乳房黄金数（在这种情况下为 19cm），该形状和体积的假体使胸罩杯增加到 C 杯，同时纠正了假性乳房下垂

乳房评分333 & 1级下垂

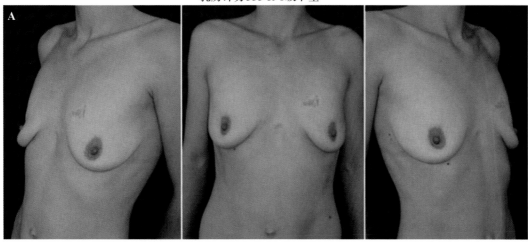

乳房评分333 & 1级下垂-术前图表

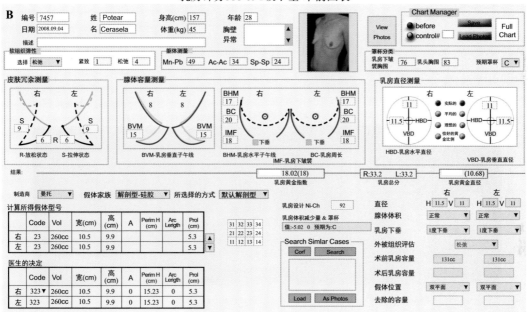

| 编号 | 7457 | 姓 | Potear | 身高(cm) | 157 | 年龄 | 28 |

日期 2008.09.04 名 Cerasela 体重(kg) 45 胸壁 异常

描述

软组织弹性 选择 松弛 ▼ 紧致 1 松弛 4

躯体测量 Mn-Pb 49 Ac-Ac 34 Sp-Sp 24

罩杯分类 乳房下皱裳胸围 76 乳头胸围 83 预期罩杯 C

Chart Manager ● before ● control# Save Load Photos Full Chart

皮肤冗余测量
右 9 6 R 左 S 9 6
R-放松状态 S-拉伸状态

腺体容量测量
右 8 左 8
BVM 15 BVM 15
BVM-乳房垂直子午线

BHM 17 BC 20 IMF 18 右 左 BHM 17 BC 20 IMF 18
□ 下垂 □ 下垂
BHM-乳房水平子午线 BC-乳房周长 IMF-乳房下皱裳

乳房直径测量
右 11 11.5 HBD VBD 左 HBD 11 11.5 VBD
● 实际的 ● 平均的 ● 理想的 ● 恰好的黄金比例
HBD-乳房水平直径 VBD-乳房垂直直径

结果: 18.02(18) 乳房黄金指数 R:33.2 L:33.2 乳房总分 (10.68) 乳房黄金直径

制造商 曼托 ▼ 假体家族 解剖型-硅胶 ▼ 所选择的方式 默认解剖型 ▼

乳房设计 Ni-Ch 92
乳房体积减少量 & 罩杯 值:-5.02 0 预期为:C

直径 右 H 11.5 V 11 左 H 11.5 V 11
腺体体积 正常 ▼ 正常 ▼
乳房下垂 1度下垂 ▼ 1度下垂 ▼
外被组织评估 松弛 ▼
术前乳房容量 131cc 131cc
术后乳房容量
假体位置 双平面 ▼ 双平面 ▼
去除的容量

计算所得假体型号

	Code	Vol	宽(cm)	高(cm)	A	Perim H (cm)	Arc Length	Prol (cm)
右	23	260cc	10.5	9.9				5.3
左	23	260cc	10.5	9.9				5.3

31 32 33 34
21 22 23 24
11 12 13 14

Search Simlar Cases
Corf Search
Load As Photos

医生的决定

	Code	Vol	宽(cm)	高(cm)	A	Perim H (cm)	Arc Length	Prol (cm)
右	323 ▼	260cc	10.5	9.9	0	15.23	0	5.3
左	323	260cc	10.5	9.9	0	15.23	0	5.3

乳房评分333 & 1级下垂-术后

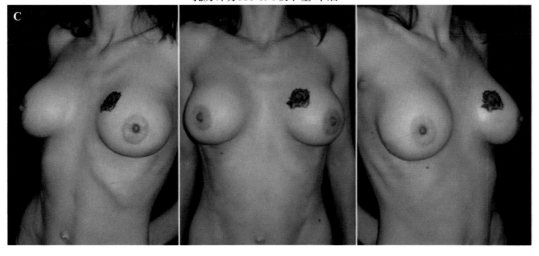

乳房评分333 & 1级下垂-术后图表

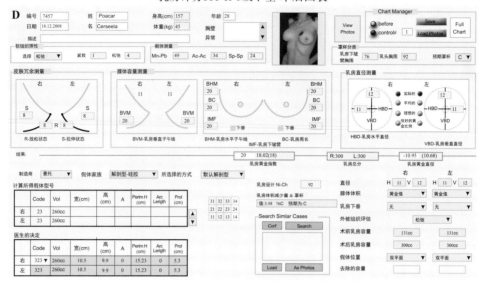

▲ 图 11-31　乳房评分 333 的患者

A. 术前患者；B. 术前图表显示乳房体积（131ml）和选择型号 323（高凸），260ml 体积的解剖型假体用于矫正重度发育不良，皮肤过剩和乳房下垂 1 级，由程序红色线条强调；C. 术后；D. 术后图表显示新的乳房体积为 300ml，采用胸大肌筋膜后双平面隆乳术，由于该患者皮肤松弛，所达到的新乳房黄金数为 20cm，比正常情况下大 2cm，该形状和体积的假体使胸罩杯增加到 C 杯，矫正乳房下垂

乳房评分332 & 2级下垂-术前患者

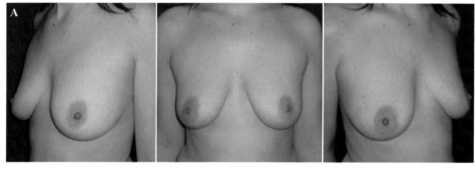

乳房评分332 & 2级下垂-术前图表

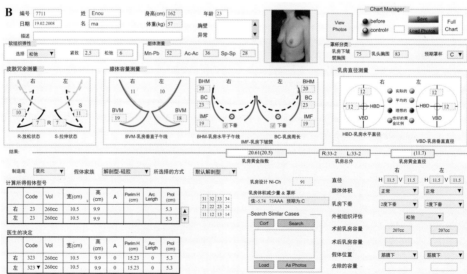

乳房评分332 & 2级下垂-术后

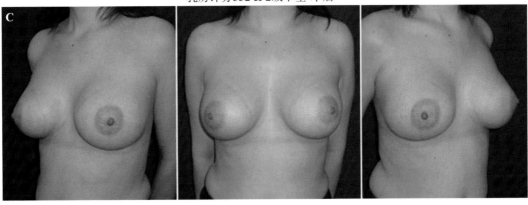

乳房评分332 & 2级下垂-术后图表

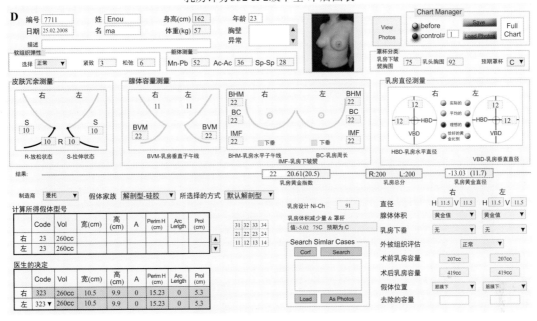

▲ **图 11-32　乳房评分 332 的患者**

A. 术前患者；B. 术前图表显示乳房体积（207ml），选择型号 323（高凸），260ml 体积的解剖型假体用于矫正中度乳房发育不良，皮肤过度和 2 级乳房下垂，由程序红色线条强调；C. 术后；D. 术后图表显示新乳房体积为 419ml，采用胸大肌筋膜后双平面隆乳术，由于皮肤松弛，实现的新乳房黄金数为 22cm，比正常情况下增大 2cm，该形状和体积的假体使胸罩杯增加到 C 杯，纠正乳房下垂

不对称乳房 右侧乳房评分210 & 左侧乳房评分223

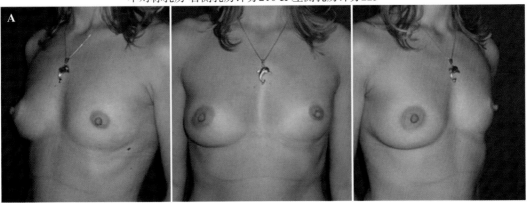

不对称乳房-术前图表

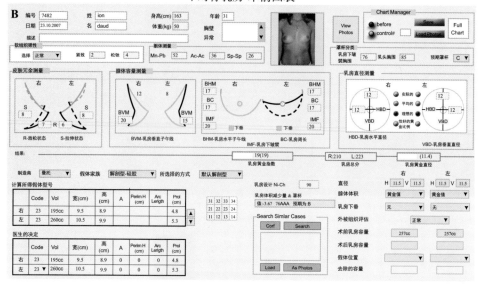

不对称乳房-术后

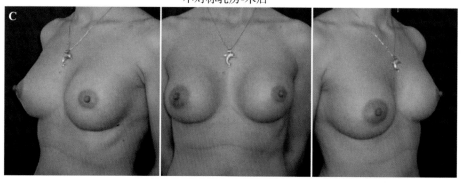

不对称乳房-术前图表

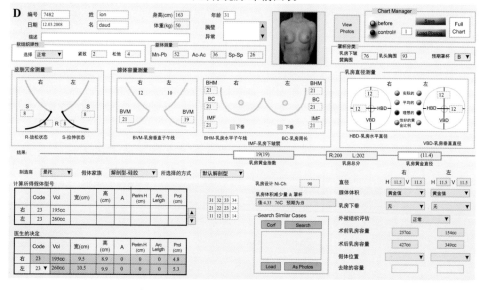

▲ 图 11-33 双侧乳房评分不一致的患者

A. 术前患者；B. 术前图表显示乳房不对称（右乳房体积 257ml，左乳房体积 154ml），选择型号 323（高凸），右乳房 195ml，左乳房 260ml 体积的解剖型假体，程序显示右侧乳房乳房黄金数为 20cm，术前即可达到。该设计表明较小的假体能够在不影响自然外观的情况下减少乳房体积差异；C. 术后；D. 术后图表显示右胸部乳房体积为 427ml，左乳房体积为 349ml，采用胸大肌筋膜后双平面隆乳术，达到的新乳房黄金数为 21cm，比术前情况大 2cm，新体积假体使乳房增加胸罩杯至 C 杯，尽管仍有轻微不对称性，但是乳房看起来很自然

不对称乳房 右侧乳房评分223 & 左侧乳房评分222

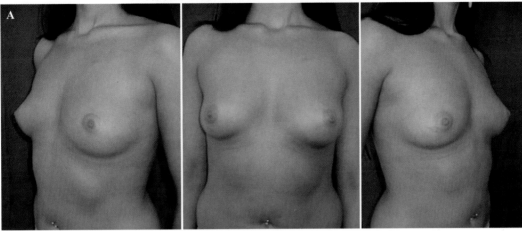

不对称乳房-术前图表

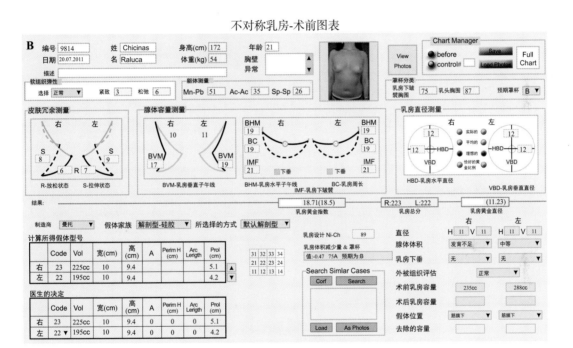

不对称乳房-术后

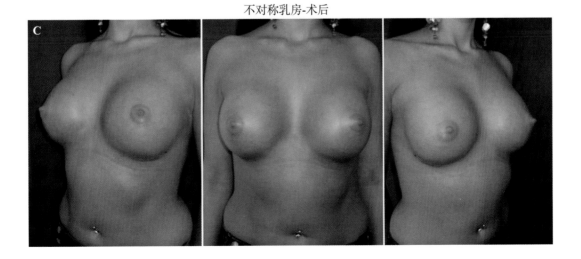

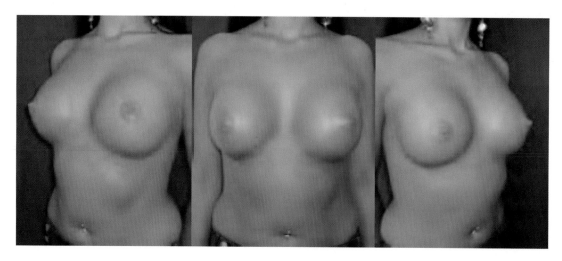

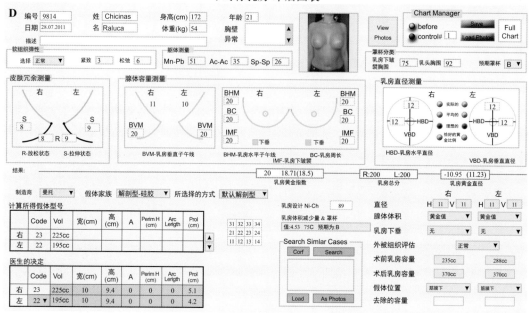

▲ 图 11-34　双侧乳房评分不一致的患者

A. 术前患者；B. 术前图表显示由左侧锁骨中线轻度脊柱侧凸，肋骨突出所致患者乳房不对称（右乳房体积 235ml，左乳房体积 288ml），选择的解剖型假体为右乳房 323 型（高凸），体积 225ml，左乳房 322 型（中凸），体积 195ml；C. 术后；D. 术后图表显示新乳房体积为 370ml，两侧相似，使用由计算机程序推荐不同的体积和不同凸度的假体并采用胸大肌筋膜后双平面隆乳术，新的乳房黄金数达到 20cm，新的体积增加罩杯到 C 杯

第12章

Life and Aging with Breast Implants
乳房假体的寿命和老化

Toma T. Mugea，**著**

远　健，**译**

徐海倩　郝立君，**校**

一、概述

我们人类生活是一个个人（亲密关系）、家庭和社会（工作、休闲等）的复杂结合体。而现在，世界各地人们的生活通过互联网联结在一起，没有人是孤独的。即使是最孤僻的人，也以一种真实的或自我塑造的形象与他人联结。我们现代的女性没有顾虑，她们与别人分享自己的思想、激情、观点和麻烦。她们都希望自己看起来更漂亮、更有吸引力，而且尽可能的年轻一些。

硅胶隆乳术提供了一种可以改善女性生活的方法，这也是现代女性必须了解的未来整形手术之门。

进行隆乳术的原因主要有以下几点。

1. 纠正乳房发育不良（图 12-1）。

2. 增大乳房体积。

3. 纠正乳房、胸部畸形及双侧不对称（图 12-2 至图 12-6）。

4. 纠正乳房下垂（如果条件允许，可以不留瘢痕）（图 12-7 和图 12-8）。

5. 纠正以往手术，包括美容手术，造成的胸部形态欠佳。

通常当患者刚开始考虑隆乳术时，首先关心的是假体型号问题。她们通过互联网，寻找不同的程序，来模拟她们乳房未来的样子。尔后慢慢地，人们隆乳的热情回归于现实，她们意识到，这个手术不是想象的那么简单，有时可能会有并发症。我们总结患者所担心的所有问题，主要集中于以下 10 个方面。

1. 我可以坐飞机吗？

2. 我可以去健身房吗？

3. 我可以有性生活吗？可以很激烈吗？什么时候可以，对性生活的频率有要求吗？

4. 外出旅行时，我需要告诉他们我有乳房假体吗？

5. 我可以按摩吗？

6. 我可以侧身睡觉吗？

7. 妊娠会改变我的乳房吗？

8. 我能做母乳喂养吗？

9. 乳房假体有保修期吗？

10. 我需要多长时间更换一次假体？

我们的回答是正式的，虽然不包括具体细

节，但非常确定以下几点。

1. 是的，你可以坐飞机。所有这些假体都是由飞机运来的，并没有什么问题。

2. 是的，你可以在术后 6 周以后去健身房，但是要避免跳跃和需要胸肌收缩的动作。有节律的跳动会产生持续而渐进的压力，从而影响乳房假体（外来物）的位置，扩大乳房的下极。这是导致乳房下垂的初始条件之一。乳房置入物越重，这种运动就越危险。如果假体位于胸大肌后间隙，胸大肌的收缩可能会导致假体横向位移，从而产生不自然的外观。

3. 是的，你可以有性生活，但是要保护你的乳房不能受到推挤、拉扯和压力。某些外科医生会让患者挤压乳房，以将假体移动到胸壁上，通过这种方式，乳房假体变成了"积极的工具"，扩大了最初手术剥离间隙的限制。然而在一个病例中，隆乳术后 5 个月，术者发现置入的解剖型假体扭转颠倒，凸面朝向胸壁！患者来找我们指责手术失误，但后来，她意识到，在手术后几周她就开始用力按摩了（图 12-9）。

4. 旅行时，你应该带着写有假体合格证和有关信息（包括：假体体积、填充物、外皮等内容及手术日期等）的文件。你的医生的名字和诊所地址也应该打印在这份文件上。虽然到目前为止，还没有人就这些数据提出具体问题，但是将来，面临与这些置入物相关的高风险犯罪的出现如（毒品、爆炸物等），这些信息就可能需要随身携带了。

5. 是的，你可以在乳房上轻轻的按摩，但只能在术后 6 周以后，每次只能几分钟。按摩时你可以使用一些抗过敏软膏。

6. 是的，手术后，你可以侧身睡觉，但永远不要趴在床上。这可能导致乳房假体移位，尤其是术后第 1 个月。

7. 妊娠会改变我的乳房吗？我能进行母乳喂养吗？

妊娠是一种自然的生理过程，女性天生就为妊娠做好了准备（图 12-10）。妊娠期间，皮肤和黏膜会变得水肿，使胶原蛋白和弹性纤维更适合于不断变大的身体。患者体重增加，但主要是液体增加（如水肿组织、羊水同时血液中血细胞比容降低，相当于血液稀释），不像肥胖患者那样是脂肪组织和肌肉组织增加。为了保护自己的身体和乳房，孕妇应注意合理饮食，同时进行肌肉锻炼，并用含有维生素的水化软膏进行轻柔的身体按摩（图 12-11）。并且需要整形外科医生和妇科医生定期随诊，以正确评估妊娠进展和潜在的乳房问题（图 12-12）。

在分娩期间有血液流失，但是由于血细胞比容较低，实际的细胞损失量较小，从而容易补偿。低血容量很容易通过来自水肿区域的液体来补偿，就像自体输血一样，血细胞比容水平趋于正常化。慢慢地，女性身体恢复到正常的形态而且很有希望恢复到妊娠前的体重（图 12-13 至图 12-16）。她们完全可以进行母乳喂养，没有任何问题，因为妇科医生或小儿科医生没有提出任何意见。这些病例证明，隆乳术可以使乳房萎缩和胸廓畸形的患者恢复正常生活并享受她们的生活。

所以，隆乳术后是完全可以正常生活的。作为人体和工业设备的结合，我们不能像给机器保修期那样给患者一个保质期。患者必须了解，她们的身体不仅随着生理情况不同而变化，而且会随着时间变化而老化。对于隆乳与老化的问题，由于手术操作、医疗器械和患者情况的特殊性，整形外科医生很难给出一个被普遍接受的意见（图 12-17）。但老化可能是造成假体移位和其他晚期并发症的原因。由于这些原因，当并发症的发生率增加时，有一些"谣言"认为有必要每 10 年更换一次乳房假体。但这并不意味着在没有任何临床症状或患者不良反应的情况下，我们也必须更换假体（图 12-18）。

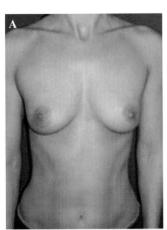

术后7日、6个月、4年

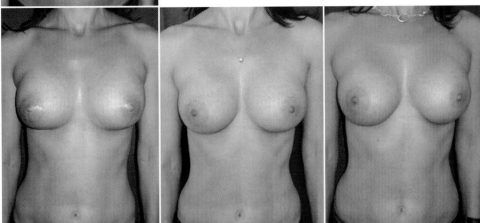

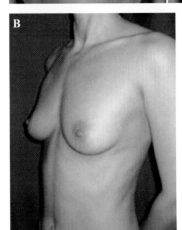

术后7日、6个月、4年

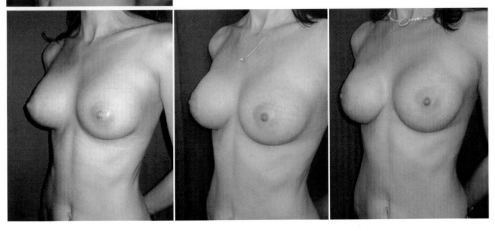

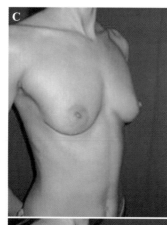

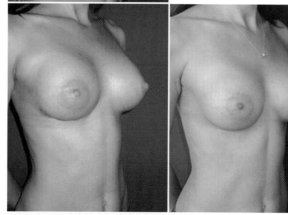

术后7日、6个月、4年

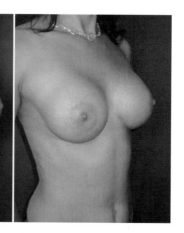

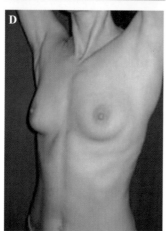

术后7日、6个月、4年

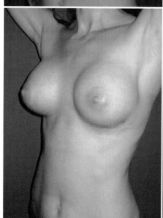

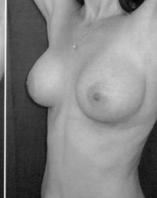

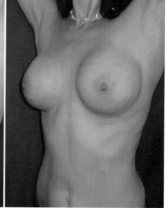

▲ 图 12-1　患者乳房评分为 **223** 分。**195ml** 解剖型假体，胸大肌筋膜下隆乳术

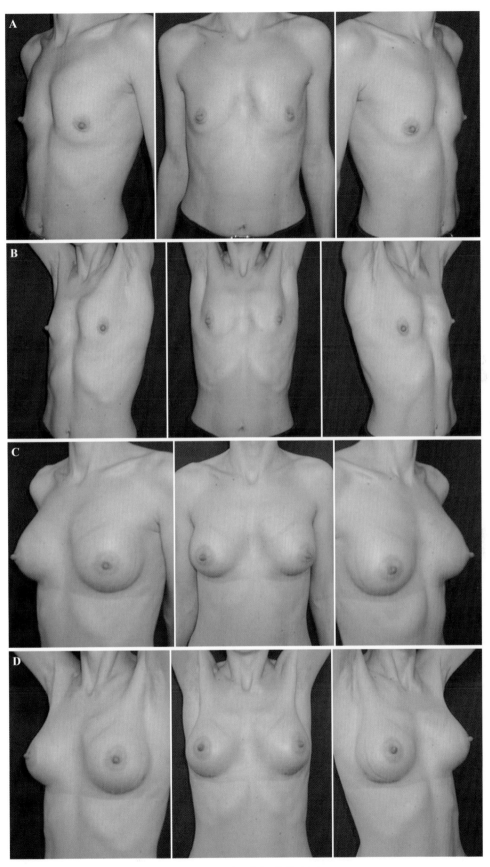

图 12–2　纠正胸部畸形（一）

A 和 B. 患者有严重的胸部畸形，乳房评分为 221 分；C 和 D. 195ml 解剖型假体双平面隆乳术

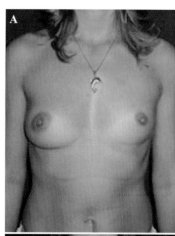

术后7日、6个月、2年

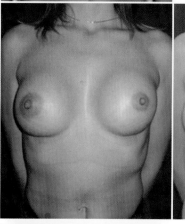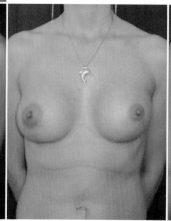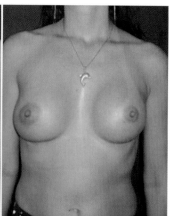

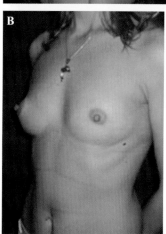

术后7日、6个月、2年

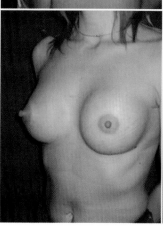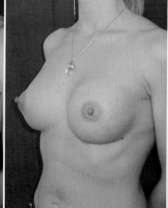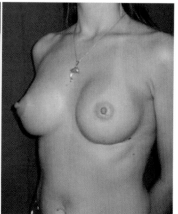

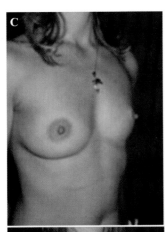

术后7日、6个月、2年

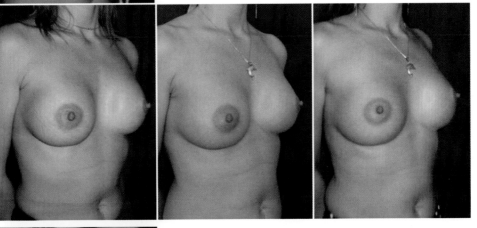

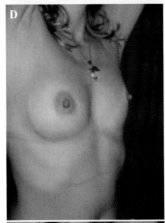

术后7日、6个月、2年

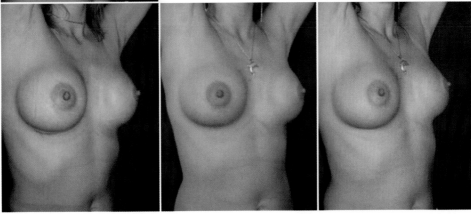

▲ 图 12-3　不同体积（右侧 195ml、左侧 260ml）假体隆乳术治疗乳房双侧不对称

胸部畸形伴脂肪萎缩

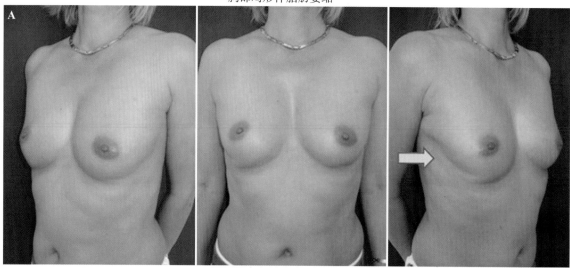

胸部畸形伴脂肪萎缩

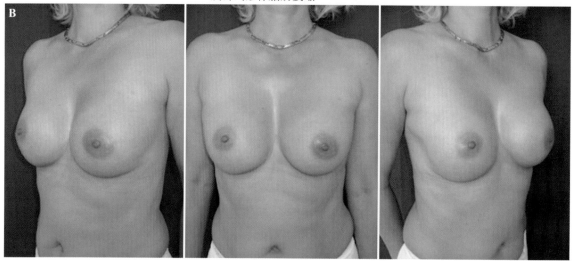

胸部畸形伴脂肪萎缩

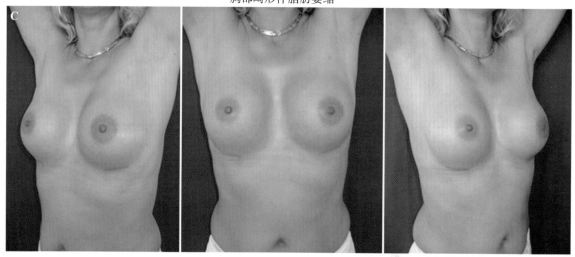

▲ 图 12-4　纠正胸部畸形（二）

A 和 B. 术前患者胸部畸形（黄色箭头）伴脂肪萎缩；C. 筋膜下隆乳术（225ml 解剖型假体）

乳房下部萎缩矫正术后6个月、7年

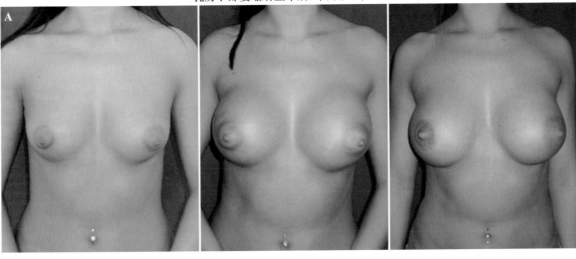

乳房下部萎缩矫正术后6个月、7年

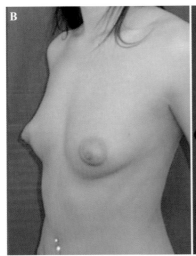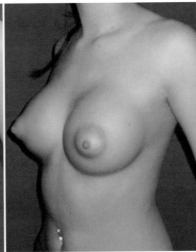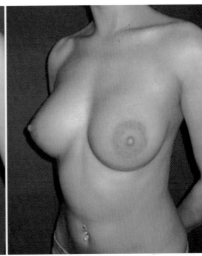

乳房下部萎缩矫正术后6个月、7年

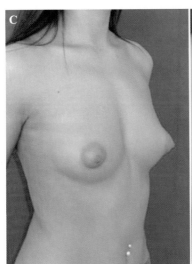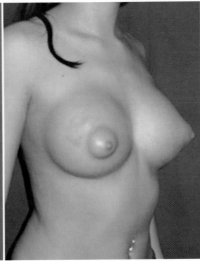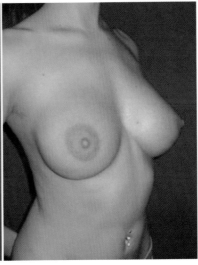

▲ 图 12-5　患者有乳房下象限萎缩，260ml 解剖型假体筋膜下隆乳术

术后6个月、7年乳头乳晕的变化

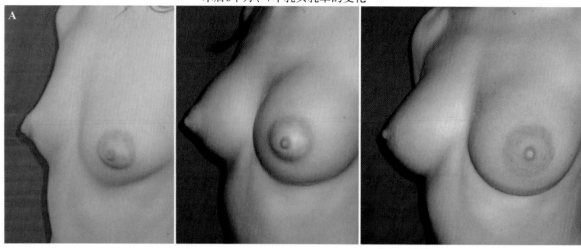

收缩、内陷的乳头乳晕的改变

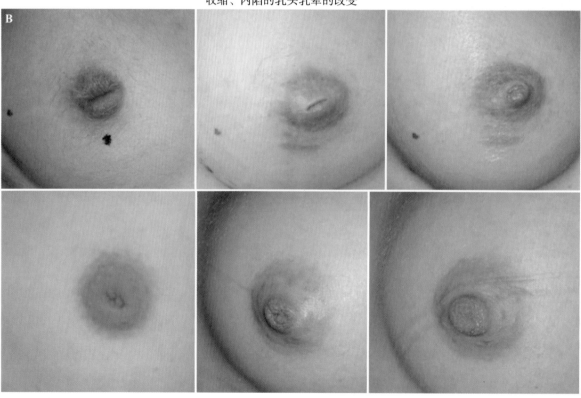

▲ 图 12-6　纠正乳头内陷

A. 隆乳后收缩的乳晕；B. 乳头内陷的演变

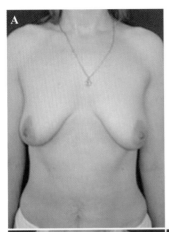

乳房下垂矫正——术后1日、6个月、1年

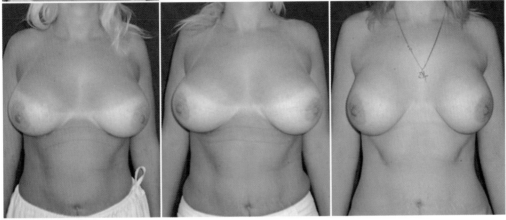

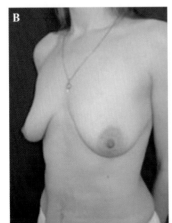

乳房下垂矫正——术后1日、6个月、1年

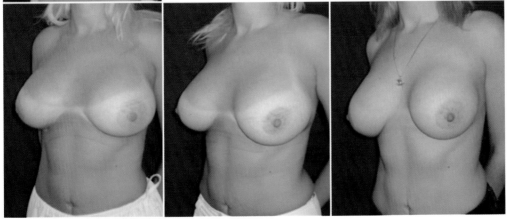

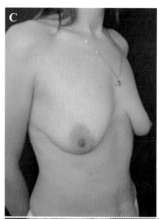

乳房下垂矫正——术后1日、6个月、1年

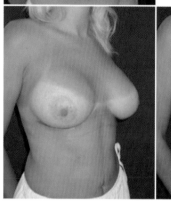 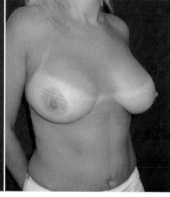 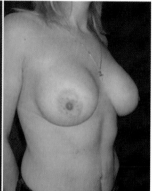

▲ 图 12-7　**330ml 解剖型假体置于腺体后间隙矫正乳房下垂**

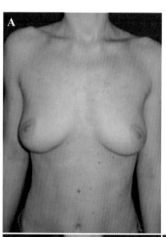

乳房假性下垂矫正术后1个月、6个月、3年

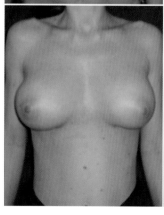 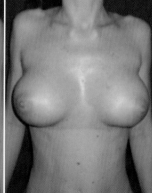 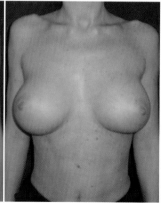

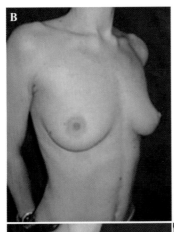

乳房假性下垂矫正术后1个月、6个月、3年

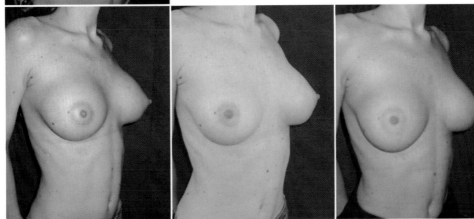

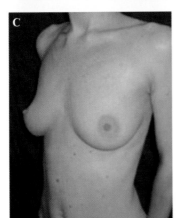

乳房假性下垂矫正术后1个月、6个月、3年

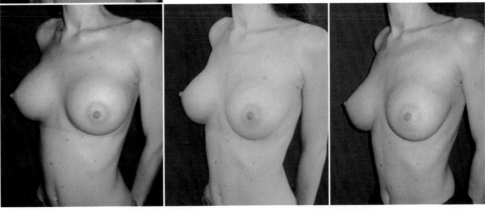

▲ 图 12-8　患者乳房评分 322 分，225ml 解剖型假体筋膜下隆乳矫正假性乳房下垂

Life and Aging with Breast Implants
乳房假体的寿命和老化

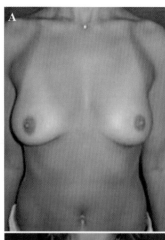

筋膜下隆乳术后1个月、6个月（解剖
型假体扭转）矫正术后1年

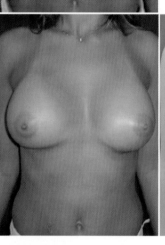
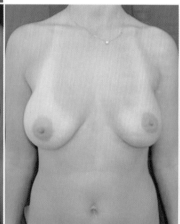
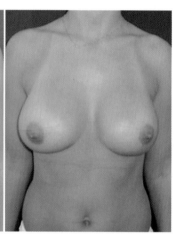

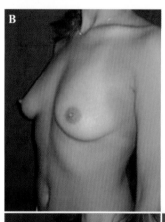

筋膜下隆乳术后1个月、6个月（解剖
型假体扭转）矫正术后1年

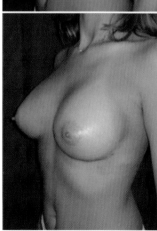
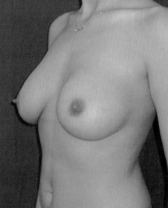
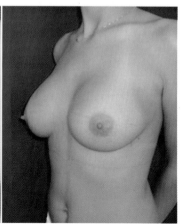

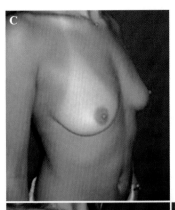

筋膜下隆乳术后1个月、6个月（解剖型假体扭转）矫正术后1年

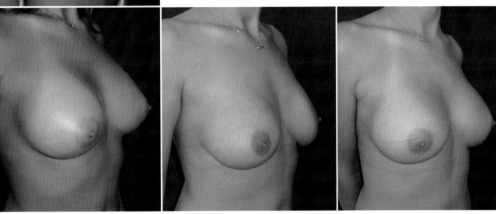

▲ 图 12-9　**260ml 解剖型假体筋膜下隆乳术。用力按摩若干次后假体扭转。矫正术（囊袋缩小和假体复位）后 1 年**

妊　娠
• 生理状态
• 代谢增强
• 乳房逐渐增大
• 腺体发育
• 准备泌乳
• 组织水肿保护纤维
• 乳房逐渐恢复

▲ 图 12-10　**妊娠与乳房变化**

妊娠期间
• 合适的内衣
• 关注体重
• 使用特殊软膏轻轻按摩
• 冷敷、湿敷避免炎症
• 整形外科和妇科随诊
• 4个月后行超声检查
• 控制细菌感染

▲ 图 12-11　**隆乳患者妊娠期乳房护理简易指南**

妊娠与乳房问题
• 乳房重量增加
• 妊娠纹
• 假体周围炎
• 假体周围液体体积增加
• 囊袋增大
• 假体、囊袋体积不符
• 假体旋转
• 细菌污染（腺体后间隙）
• 继发性包膜挛缩
• 乳房下垂

▲ 图 12-12　隆乳术患者妊娠和妊娠后潜在问题

术　前

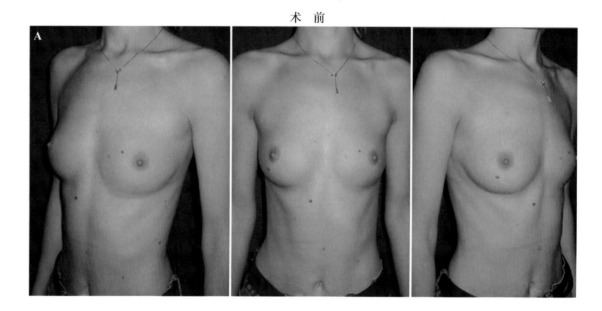

双平面隆乳术后7日

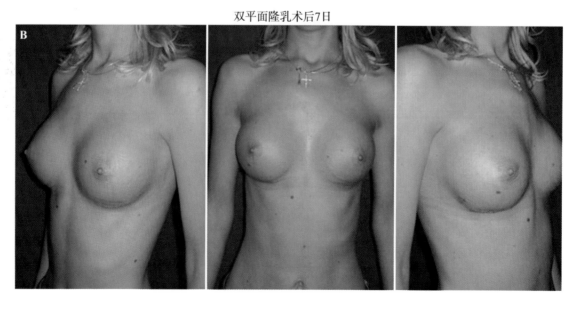

妊娠9个月

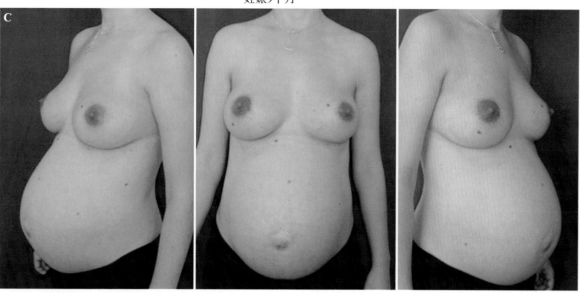

C

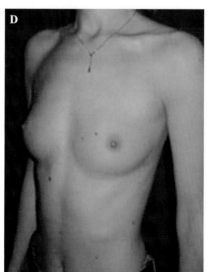

D

术后7日、6个月、产后6个月

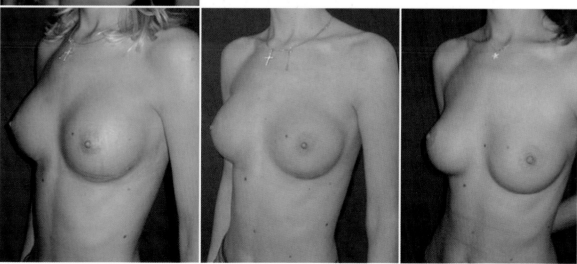

Life and Aging with Breast Implants
乳房假体的寿命和老化

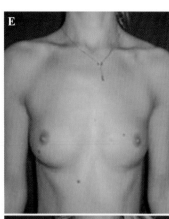

术后7日、6个月、产后6个月

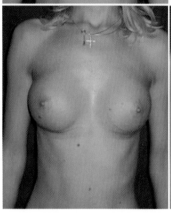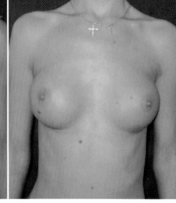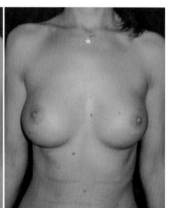

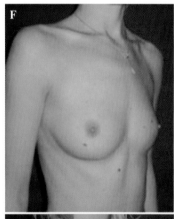

术后7日、6个月、产后6个月

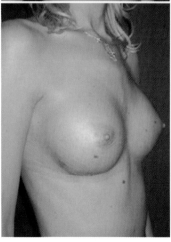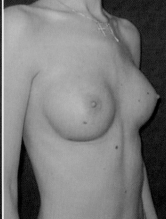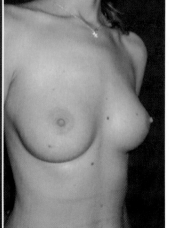

产后6个月

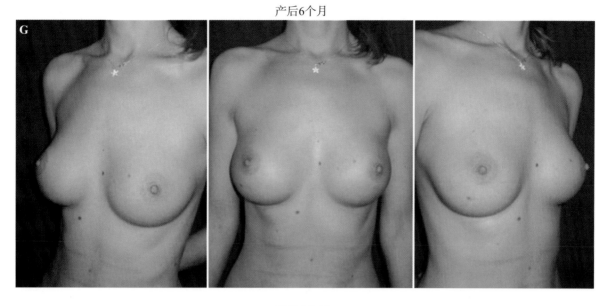

产后6个月

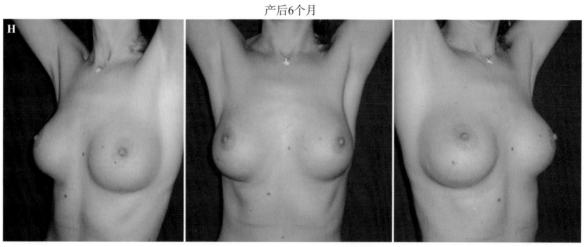

▲ 图 12-13　平稳顺利恢复

A. 术前；B. 双侧平面隆乳术后 7 日；C. 隆乳术后妊娠；D ~ F. 术后 7 日、6 个月和产后 6 个月；G 和 H. 产后 6 个月

术　前

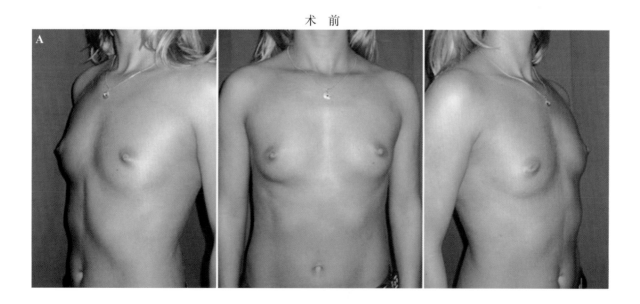

术后2个月

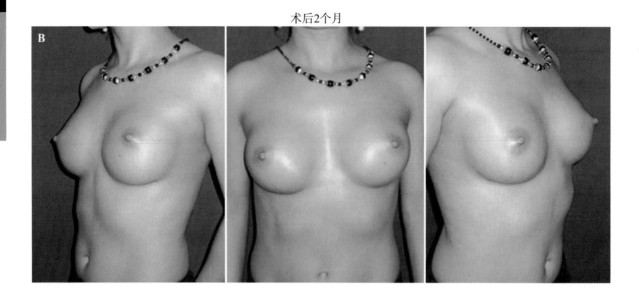

术后2年

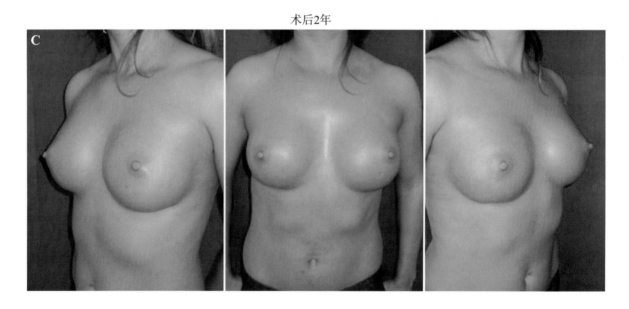

术后2年

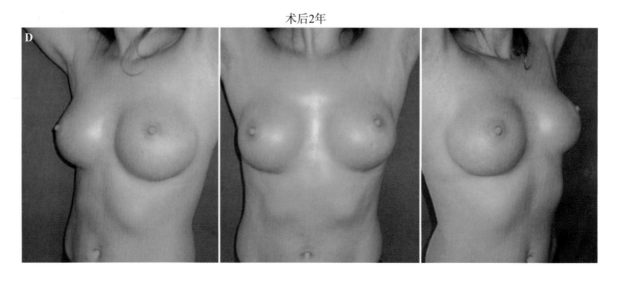

产后6个月

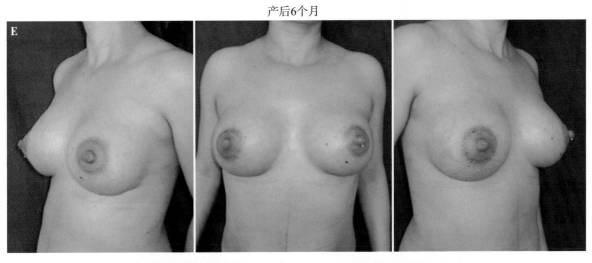

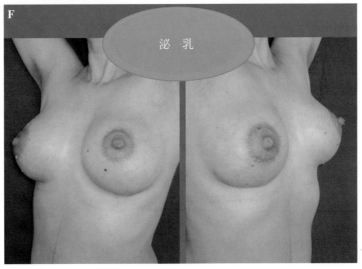

泌 乳

▲ 图 12-14 乳房恢复

A 术前；B. 225ml 解剖型假体筋膜下隆乳术后 6 个月；C-D. 术后 2 年；E-F. 隆乳患者产后 2 个月，乳房生理变化正常，可以进行母乳喂养

术 前

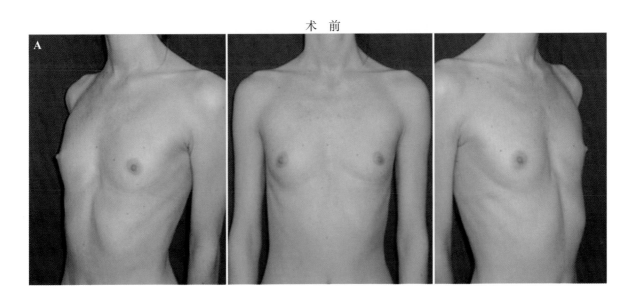

双平面隆乳术后6个月

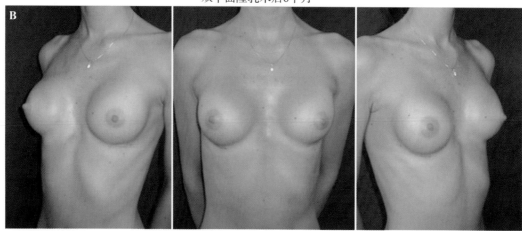

妊娠9个月

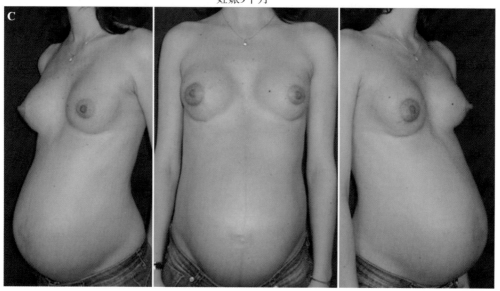

产后2个月

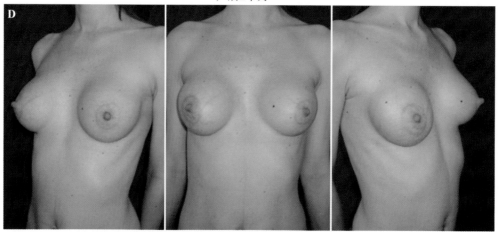

▲ 图 12-15　产后乳房恢复（一）

A. 术前；B. 双平面隆乳术后 6 个月；C. 隆乳术后妊娠 9 个月；D. 产后 2 个月

术　前

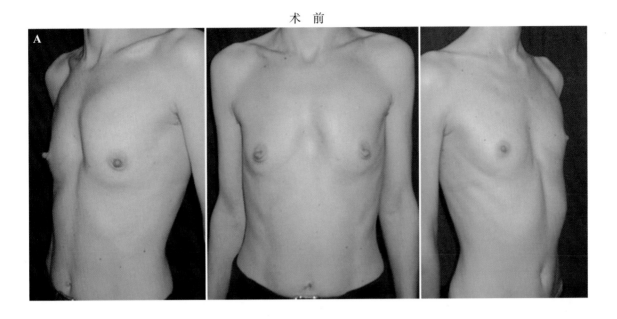

双平面隆乳术后6个月

妊娠2个月

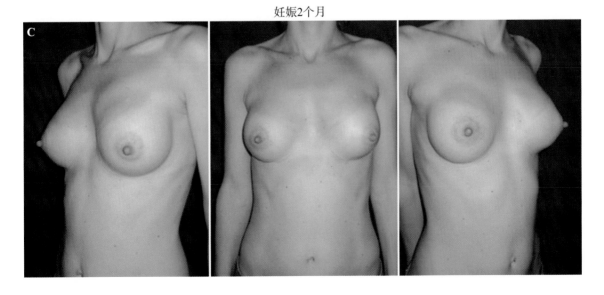

妊娠8个月

妊娠8个月

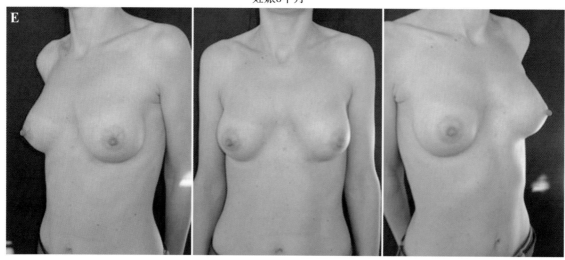

▲ 图 12-16 产后乳房恢复（二）
A. 术前；B. 双平面隆乳术后 6 个月；C. 妊娠 2 个月；D. 妊娠 8 个月；E. 产后 6 个月

乳房假体的老化
• 我们还年轻不需要考虑这个问题
• 假体置入超过10年
• 数据无可比性
• 不同的材料
• 不同的手术技术
• 不同的医生操作能力
• 不同的患者类型
• 患者的隆乳时间不同

▲ 图 12-17 乳房假体的老化：有争议的

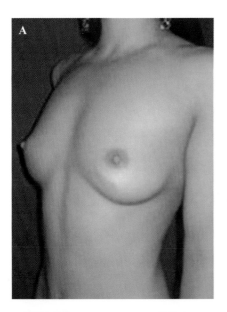

筋膜下隆乳术后7日、4年、10年

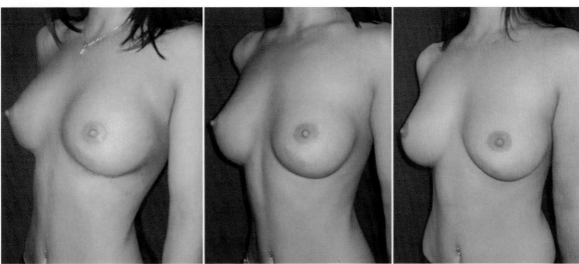

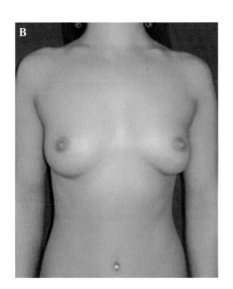

筋膜下隆乳术后7日、4年、10年

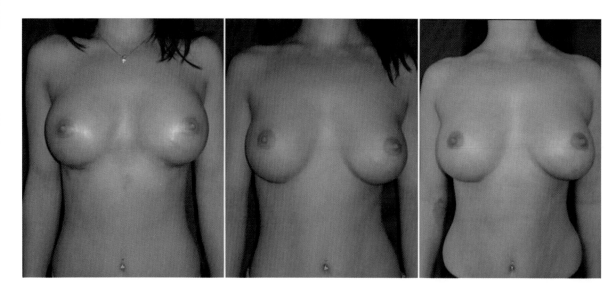

▲ 图 12-18 筋膜下隆乳术术前、术后 7 日、4 年和 10 年

如果患者的年龄在 30 岁以下，一般状态良好（没有突然的体重增加、体重减轻、坚硬饮食和不良饮食习惯），并且所选择的乳房假体的体积和尺寸适合患者体型。在未来 10 年，几乎不会有乳房形态欠佳的可能。如果患者年龄超过 35 岁，妊娠后 10 年中，乳房下垂的发生率会增加，特别是假体超过 250g 的隆乳患者。不过，通过精确的手术操作和适当的假体选择，也可以获得良好的长期效果（图 12-19）。

在其他病例中，若干年后狭窄的胸廓和较低的乳房下皱襞水平，会产生不自然的外观，乳房上级空乏，但在美学上被患者所接受（图 12-20）。有时，在隆乳后会有短暂的美学改善，而后组织会松垂，多年后乳房会发生轻微的包膜挛缩（图 12-21）。

45 岁以上的患者对乳房形态的期待似乎变得更加现实，她们接受在理想的美学外观、乳房体积、乳房下垂和瘢痕之间的"折中"（图 12-22）。接受更换更大的乳房假体来改善乳房形态而造成的乳房下垂加重和修整手术所产生的更大的瘢痕。

50 岁以上的女性想要通过隆乳术来寻找尊严，而不是追求极端的尺寸（图 12-23）。他们中的一些人是和爱人分手以后，试图开始并享受她们新的生活。运动和情感是没有年龄限制的，即使在衣物的遮盖下，他们依然希望保持自己女性的容貌（图 12-24）。他们的乳房看起来并不完美，但比以前好很多。如今，如果乳房看起来更接近自然外观，那么隆乳术将更被社会所接受（图 12-25）。

衰老是一种特权。这就好像一个悖论，无数的研究表示衰老是不可避免的、自然的同时也是值得拥有的（图 12-26）。衰老存在于思想中、在态度里，也在外表上（图 12-27）。作为外科医生，有时我们可以改善患者的体态，从而使患者的心理状态更好。美丽的乳房对某些人是支持与支撑，对某些人来说是满足欲望，但对某些人是"必须为之"。

隆乳术的患者自然也会衰老。慢慢地，她们的皮肤会变得松弛，假体周围的包膜挛缩会变得更加明显，而且隆起的乳房会在衰老的身体上显得格格不入（图 12-28）。关于焚化的一些"奇怪"的问题也随之而来。

一些可以命名为"乳房年轻态隆乳术"的术式（图 12-29）可以推荐给这些患者。从某种意义上来说，未来，这将是一座使我们从业者更加忙碌的"金山"。这是我们不得不面对的隆乳的困难时期，这项内容应该插入到患者的知情同意书内。年轻的整形医生必须在这个高要求的手术中汲取知识，得到训练。当然最简单的是取出假体（图 12-30）来解决这个问题，这样可以有效的避免远期并发症的发生。

术　前

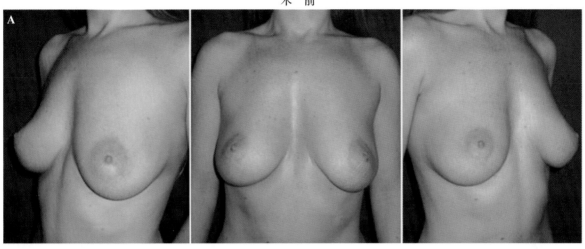

筋膜下隆乳术后6个月

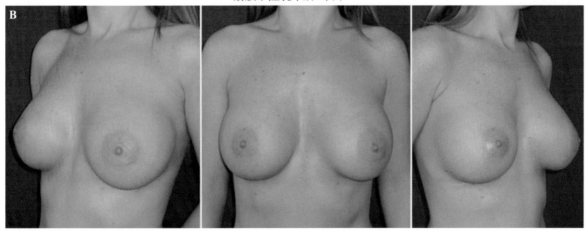

筋膜下隆乳术后7年

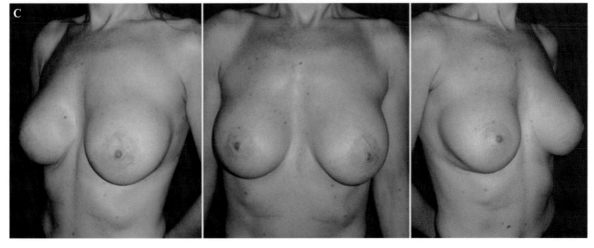

术后6个月、7年

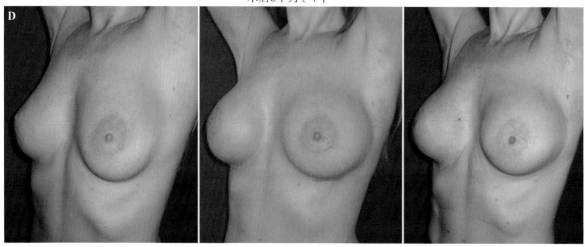

图 12-19　乳房评分 221 分伴乳房假性下垂和胸部不对称的患者

A. 36 岁女性，术前乳房评分 221 分，伴乳房假性下垂和胸部不对称；B. 260ml 解剖型假体隆乳术后 6 个月，尽管术前患者胸部欠对称，但术后形态恢复良好，胸部下垂得到改善，外观正常；C. 术后 7 年；D. 术后 6 个月和 7 年

术　前

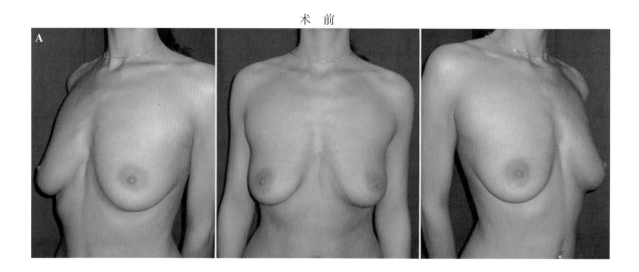

术后1年

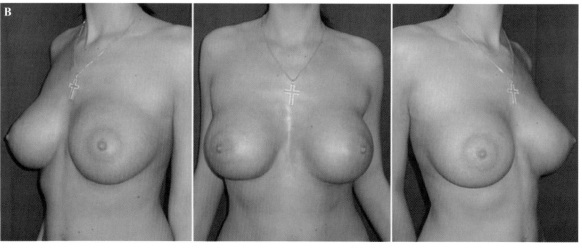

术后6年

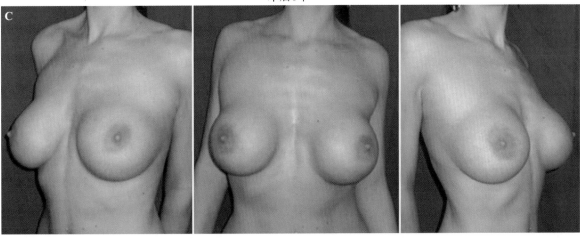

▲ 图 12-20　乳房评分 **332** 分伴假性下垂和胸椎侧弯的患者

A. 术前患者乳房评分 332 分，伴假性下垂和胸椎侧弯；B. 260ml 解剖型假体筋膜下隆乳术后 1 年；C. 术后 6 年

术　前

术后7日

术后1个月

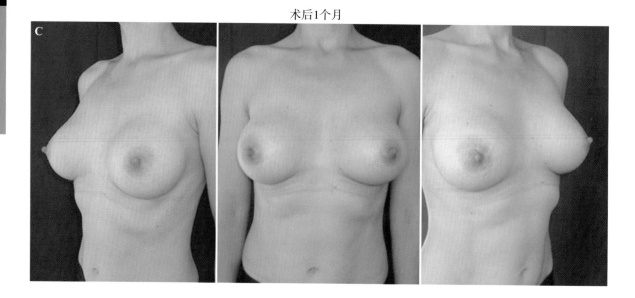

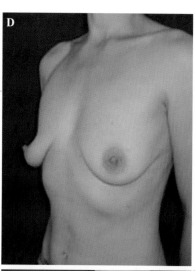

术后7日、6个月、5年

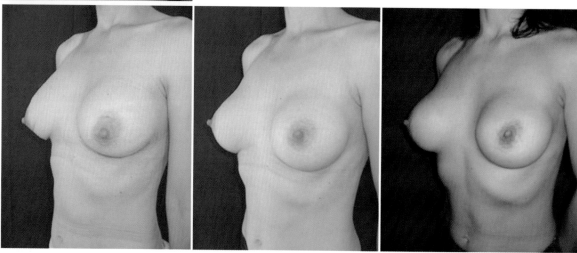

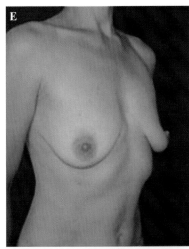

术后7日、6个月、5年

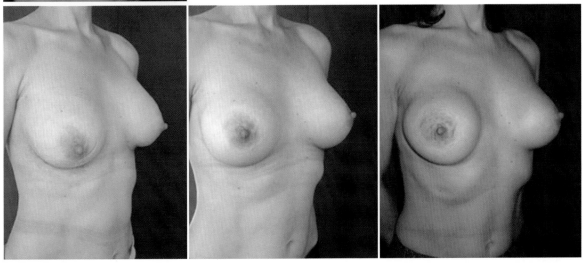

术后5年

▲ 图 12-21　乳房评分 333 分伴乳房轻度下垂的患者

A. 术前患者乳房评分 333 分，伴乳房轻度下垂（1 级）；B. 260ml 解剖型假体，双平面隆乳术后 7 日；C. 术后 6 个月；D-E. 术后 7 日、6 个月、5 年；F. 术后 5 年

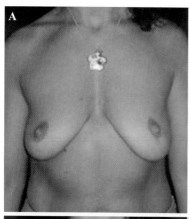

筋膜下隆乳术后6个月、3年、7年

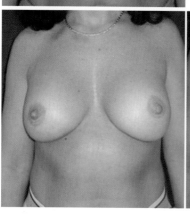 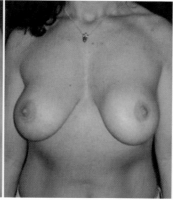 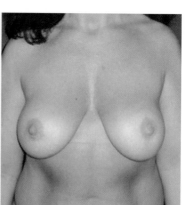

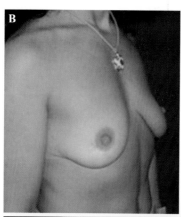

筋膜下隆乳术后6个月、3年、7年

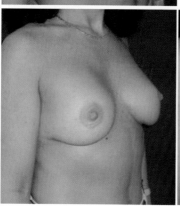 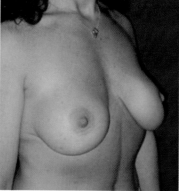 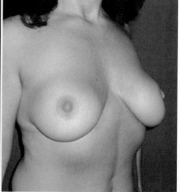

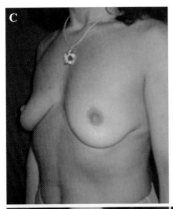

筋膜下隆乳术后6个月、3年、7年

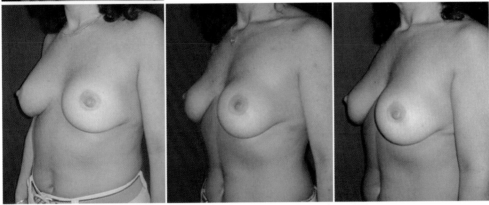

▲ 图 12–22　术前患者乳房评分 **232** 分，伴乳房中度下垂。**260ml** 解剖型假体腺体后间隙隆乳术后 **1** 个月、**6** 个月、**5** 年

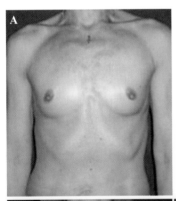

术后1个月、6个月、5年

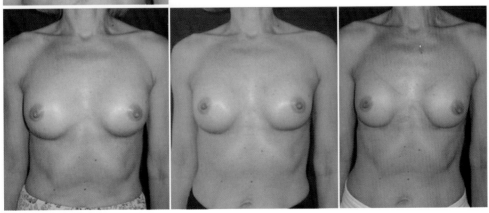

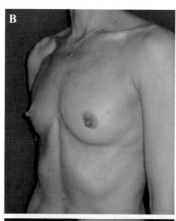

术后1个月、6个月、5年

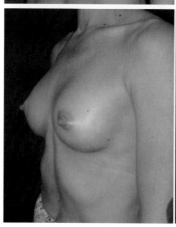
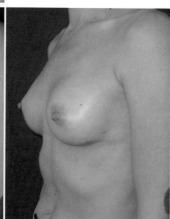
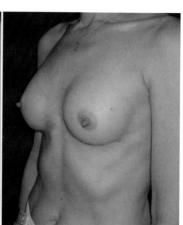

术后1个月、6个月、5年

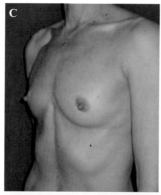

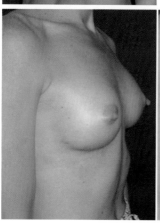
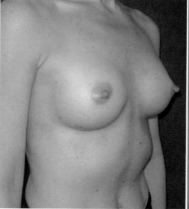
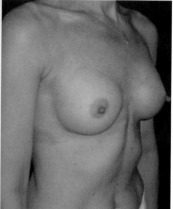

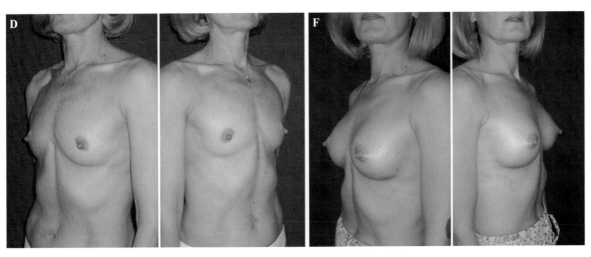

▲ 图 12-23　乳房评分 123 分伴鸡胸的患者

A–C. 高龄患者乳房评分 123 分伴鸡胸，195ml 解剖型假体筋膜下隆乳后，患者乳房形态自然，使患者更自信、更自我。术前、术后 6 个月、术后 3 年、术后 7 年；D. 术前；E. 术后 5 年

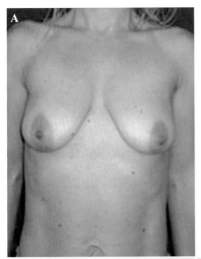

术后1个月、6个月、3年

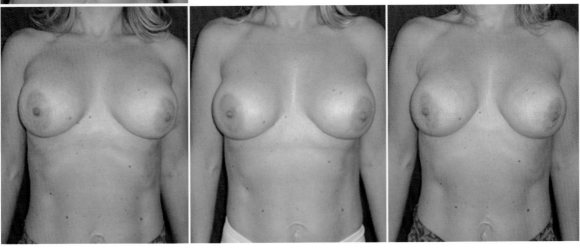

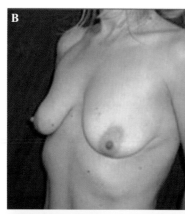

术后1个月、6个月、3年

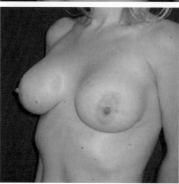
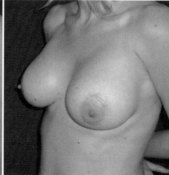
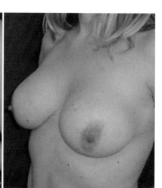

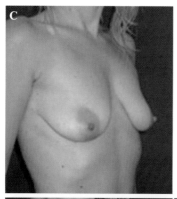

术后1个月、6个月、3年

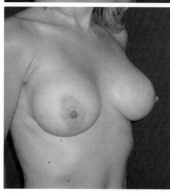
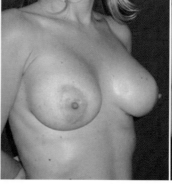
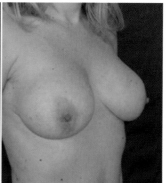

▲ 图 12-24　术前高龄患者乳房评分 332 分，伴乳房中度下垂。260ml 解剖型假体双平面隆乳术后 1 个月、6 个月、3 年。正视图（A）、左斜视图（B）和右斜视图（C）。虽然它的外形不是那么完美，但它很大程度上改善了患者的乳房形态

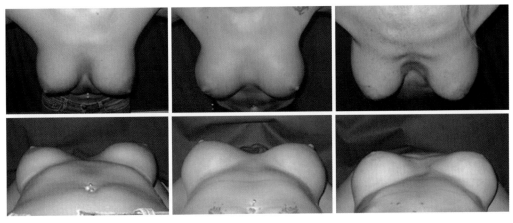

▲ 图 12-25　被社会所接受的增大的乳房

衰　老
· 不可避免的! · 正常的! · 值得拥有的!

▲ 图 12-26　衰老的悖论

衰　老
· 在思想上 · 在外表上 · 在心态上 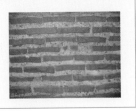

▲ 图 12-27　衰老的表现

衰老与乳房假体
· 假体老化 · 皮肤松弛 · 乳房下垂 · 假体周围包膜更明显 · 乳房不符合人体形象 · 乳房肥大、脊柱骨质疏松 · 置入物=不可接受的外物 · 可以焚化吗? 会爆炸吗?

▲ 图 12-28　衰老与乳房假体的问题

假体隆乳术后恢复年轻态
· 取出假体!? · 假体取出并固定乳房 · 固定乳房并置入小假体 · 重新剥离假体腔隙 · 乳房下皱襞重建 · 双平面法 · 包膜也可以被很好的利用

▲ 图 12-29　几种使乳房年轻态的隆乳方法

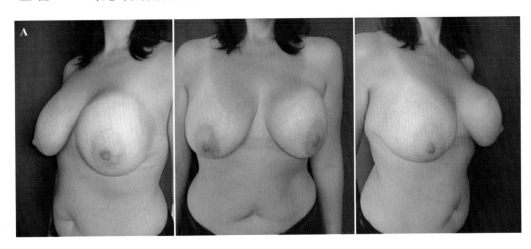

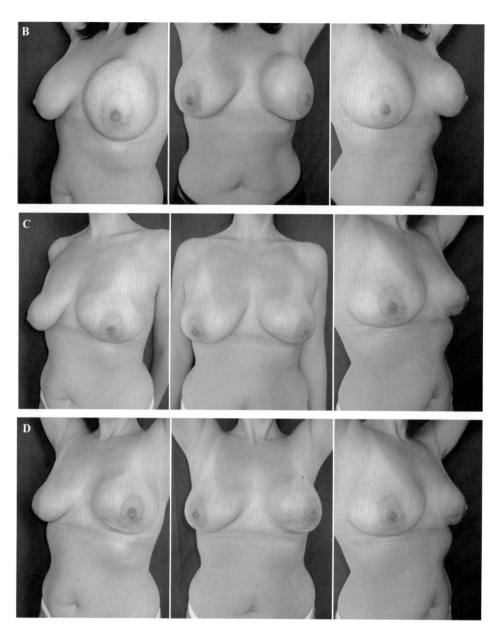

▲ 图 12-30　隆乳术后 **8** 年取出假体
A–B. 隆乳术后 8 年伴乳房下垂及包膜挛缩；C–D. 假体取出 6 个月后

二、结论

　　隆乳可以矫正胸部畸形，恢复身体比例，使患者梦想成真。如果把患者和医生比作"结婚"的关系，那么乳房假体就是结婚戒指（图12-31），总是需要一次翻修手术的。

结　论
隆乳后的生活
• 矫正畸形
• 恢复比例
• 使梦想成真
• 但是
• 患者和外科医生如同"结婚"的关系
• 乳房置入物=结婚戒指
• 总是需要一次翻修手术

▲ 图 12-31　关于隆乳术后的生活的结论

第13章

Breast Implant and Tissue Reaction
乳房假体与组织反应

Toma T. Mugea，Bogdan Fetica，Simona Maria Barsan，**著**

田　媛，**译**

徐海倩　郝立君，**校**

一、概述

自 1962 年硅胶假体应用于乳房整形美容与重建以来，数百万的病例中可能出现一些早期或晚期并发症 [1-9]。

二、急性炎症反应

在隆乳手术过程中，软组织损伤伴随着炎症反应发生，正常情况下，这种生理反应在几周之内趋于稳定，但瘢痕的成熟期会持续至 6 个月。

150～1000ml 的硅胶假体属于异物，刺激机体对其作出正常自然反应，这种异物反应特异性依赖于假体类型（表 13-1），包括假体表面（光面、毛面）、外层孔隙度、内容物类型（具有不同黏附力的硅胶、盐水袋）。

第一代的假体是由坚固的凝胶和较厚且弹性小的外壁构成。自 1972 年开始使用的第二代假体是由柔软的凝胶和薄壁构成。这种设计旨在降低隆乳术后早期并发症包膜挛缩的风险。1979 年引入的第三代假体具有更厚的外壁，以减少假体破裂的风险 [10]。

假体表面积较大，在自然愈合过程中，无法通过吞噬作用消除。急性反应阶段形成了由纤维组成的包膜，几小时后便进入慢性炎症反应阶段（表 13-2）。最近研究表明，无论使用哪种类型的假体都可能会产生包膜挛缩并最终在术后 10 年以上发生破裂 [11-13]。

假体包膜形成的目的：固定（不移动）、隔离（与体液隔离）、惰性化（中和暴露的抗原和活化因子）、减小体积（既定容积时球形表面积最小）、如果细菌感染扩大则炎症反应可以通过瘘管疏散（表 13-3）。

在几天之内，机体可以通过血浆的动员和免疫炎性细胞包括中性粒细胞、巨噬细胞、异物巨细胞及纤维组织的愈合反应 [14-16] 来证明异物反应的存在。随后，大量的成纤维细胞和胶原纤维在同心层中形成了包膜炎性反应。

表 13-1　影响组织反应的假体因素

假体表面（光面、毛面）
外层孔隙度
内容物类型（硅胶、盐水袋）
硅胶的不同黏附力
假体包膜的出血

表 13-2　硅胶假体组织反应

急性炎症反应阶段 – 局部
慢性炎症反应阶段 – 局部
系统性炎症反应 – 全身性的

表 13-3　异体包膜反应

固定（不移动）
隔离（与体液隔离）
惰性化（中和暴露的抗原和活化因子）
减小体积（表面暴露）
疏散（炎症反应）

三、慢性炎症反应阶段

接下来几周出现的纤维包膜，并不是一种免疫系统障碍，即使没有发生破裂或是硅凝胶流入体液当中，假体组织的异物反应也存在。在接下里的 5 年里，组织学上呈现出炎症细胞持续的积累和重新分布，这代表着瘢痕组织的合成、再吸收、重构的动态过程。硅酮颗粒很少能嵌入组织中，可能与炎症反应及包膜挛缩的严重程度相关，与慢性抗原抗体反应一致[17-19]。

Silva 等[20] 在 2011 年阐述了硅胶假体隆乳术后系统性炎症反应。术后 C- 反应蛋白水平升高，且与促凝促炎反应一致，但急性期反应代表硅胶假体具有持续免疫原性，即使术后达

到很好的美学效果且术后并发症减少，也仍建议长期随访观察[20]。

Silva 等进一步研究了这一系统性炎症反应，假设该过程类似结缔组织疾病向慢性炎症症状发展。另外一可能的假设是类似慢性内源性疾病的发展过程如糖尿病、肥胖、脂肪肝[21, 22]、慢性移植及移植排斥反应。由于假体表面的理化性质可以影响免疫炎症反应，包括细胞的附着力、生物因子的分泌、成纤维细胞的增殖，所以，下一步的研究重点为假体不同的表面结构[17, 23]。

目前，包膜挛缩的原因仍不清楚，机体通过基因编码来调整周围纤维组织的收缩以达到一种平衡状态（包膜挛缩产生的内部压力与外部压力间的平衡），在临床上（表 13-4），当出现包膜收缩并压迫假体时，这种现象更加显著。

表 13-4　包膜挛缩临床症状

乳房变硬
疼痛不适
乳房外形不良
不对称位移
可扪及假体

Prantl 等[24] 在 2005 年重点研究了包膜的形成和收缩，并第一次证实了包膜挛缩成了隆乳术后最主要的并发症。在包膜挛缩的过程中，透明质酸的循环加快。其他报道也证实了血清透明质酸的浓度与进行性纤维组织疾病如肝硬化、肾小球肾炎、皮肤纤维化、硬皮病、纤维性肺疾病等相关[25-29]。透明质酸对于维持结缔组织在胚胎老化及组织修复过程中的稳定十分重要[30]。Prantl 等[24] 也发现在假体周围的包膜中存在中度或重度的慢性炎症反应。主要以巨噬细胞、成纤维细胞为主。此外，所有的包膜中都能发现折射物质。内层可见滑膜样化生及多核巨细胞[24]。

在对乳房假体和结缔组织病（CTD）进行了广泛的文献查阅后，Bassetto 等[31]在 2010 年证实了这一点。20 世纪 60 年代，笔者明确了硅胶假体与结缔组织病之间无直接关系，但是 Backovic[32] 和 Wolfram[33] 等近期的研究发现：即使硅胶假体不是造成 CTD 的主要原因，但是他可能类似异物促进机体产生更强烈的炎症反应，并促进瘢痕的增生及自身免疫疾病的发生。因此，患者体内长期放置假体，可能促进纤维化直至包膜挛缩并刺激自身免疫反应，最终导致自身免疫疾病[31]。

四、假体包膜类型

在数十年的隆乳过程中，组织与乳房假体之间短期或长期关系有以下几种可能[5,6,10,17-19,34-35]。

我们由不同的外科医生、使用不同的技术及不同的病人使用硅胶假体隆乳建立模型。所用假体由一开始坚固的假体到后来考虑假体的表面、内容物及形状等方面。保持术后 10 年随访关系（对患者来说）是一种幸运。保持术后 20 年随访关系（对医生来说）是一种万幸。保持术后 30 年随访关系（对双方来说）简直就是三生有幸。样本量逐渐扩大，一些医生为临床研究或者实验室检查提取样本并探究其中。由于研究病因极难，不能仅基于一些文献来给出确切的结论，而为了探究这一复杂过程而大量检索也不切实际。当你查阅的文献越多，就有越多的细节需要甄别。

面对这种情况，作者当机立断，改进方法，13 年内，由同一名外科医生操作，共计 1300 余名隆乳患者，其中 650 例为求美观，均使用的是毛面假体；156 例采用的是毛面盐水假体，268 例采用的是 876CPG 曼托毛面解剖型 ES 假体。47 例行二次手术：17 例患者早期术后出血（2.6%），12 例患者追求更大的假体型号（1.8%），9 例为了更加美观将盐水假体

更换为硅胶假体（1.3%），10 例患者出现临床无症状血清肿，液体量为 10～200ml（1.5%），仅有一例患者在隆乳术后 10 年出现急性双侧性血清肿（0.15%）。

结合文献与患者的经验，总结了评估假体与组织间反应的评估方法，并适用于所有病例。

该方法共有 3 个观点。

1. 假体表面对周围组织及相对应的组织包膜间的亲和度，共三类。

2. 假体内膜包膜的表面，共三阶段。

3. 假体包膜，共三型。

关于假体表面对周围组织及相对应的组织间的亲和度（表 13-5），分为友好型（可被机体接受，包膜很薄）生化刺激型（类似二氧化硅刺激产生局限性或系统性炎性反应）。轻微活动或者由于假体的毛面产生机械摩擦形成的早期血肿（从血凝块中析出）、晚期血肿（组织包膜中新生血管破裂）、晚期血清肿（当假体接触软骨时，刺激软骨滑膜化生）。

因此，3 种组织包膜亲和性 3 种类型确定如下（表 13-6）："A"类（友好型，临床上对应的是贝克Ⅰ；图 13-1），"B"类（生化刺激型，临床上对应的是贝克Ⅱ-Ⅳ；图 13-2）"C"类（滑膜液化生型，产生晚期血清肿、晚期血肿、急性血清肿；图 13-3）。

表 13-5 假体表面对周围组织及相对应的组织间的亲和度

友好型（包膜很薄，无液体）
生化刺激型（释放异物） 　慢性局部炎症反应 　系统性炎症反应
刺激活动 　包膜滑膜液化生
机械摩擦 　柔软的表面（早期血管凝块） 　紧密的纤维包膜（出血） 　肋骨表面（绒毛样滑膜）

表 13-6　组织包膜亲和度类型

A. 友好型，薄，有弹性（贝克 I 级）
B. 生化刺激，厚，压迫（贝克 II – IV 级）
C. 滑膜液化生 晚期血清肿 晚期血肿 急性血清肿

将毛面假体置入胸大肌后间隙，肌肉壁与周围形成的包膜不易被观察到，相比较而言，滑膜液化生更易观察（图 13-3）。由于肋骨上的软骨解剖部分更易接触到假体的的表面，因此，胸大肌后间隙也有同样的反应（图 13-4）。所有的病例都会有滑膜样液体产生（图 13-5）。这种滑膜样液体是淡黄色、低黏度、浑浊的，含有由成纤维细胞分泌的透明质酸、滑膜液化生的包膜、来自血浆滤出的间质液体及液体中炎性因子（淋巴细胞、浆细胞、中性粒细胞、巨噬细胞）有时会有红细胞。

"A"类组织包膜亲和性　　友好型，薄，有弹性（贝克 I 级）

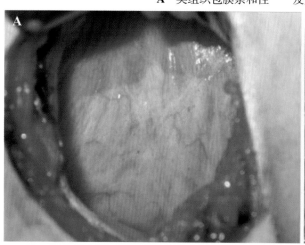
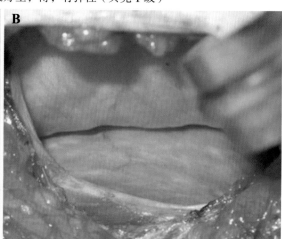

▲ 图 13-1　"A"类组织包膜，顶部（A）底部（B）

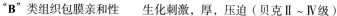

"B"类组织包膜亲和性　　生化刺激，厚，压迫（贝克 II ~ IV 级）

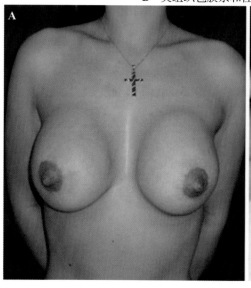
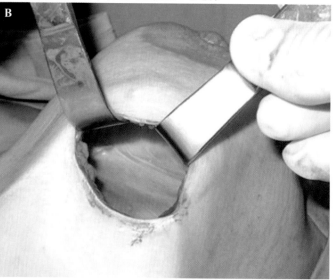

▲ 图 13-2　"B"类组织包膜亲和性，包膜挛缩贝克 III 级（A），对应的术中视野（B）

"C"类组织包膜亲和性　　滑膜样化生和正常肌肉包膜　　筋膜下间隙

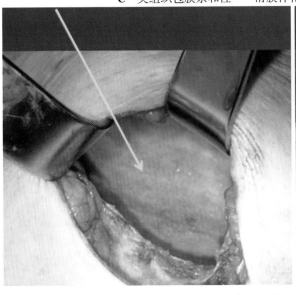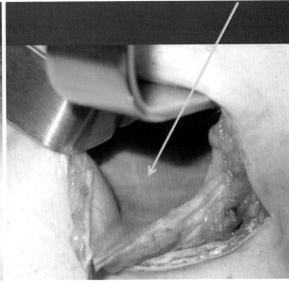

▲ 图 13-3　筋膜下间隙 "C" 类组织包膜亲和性

"C"类组织包膜亲和性　　绒毛结节性滑膜炎和正常肌肉包膜　　筋膜下间隙

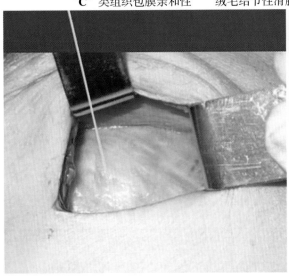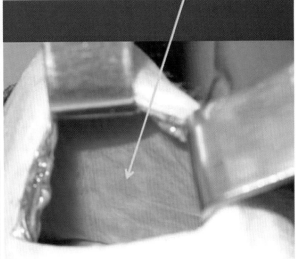

▲ 图 13-4　筋膜下间隙 "C" 类组织包膜亲和性

- 淡黄色
- 浑浊的
- 低黏度
- 密集细胞包括：红细胞、淋巴细胞、浆细胞、中性粒细胞、巨噬细胞
- 含有由成纤维细胞分泌的透明质酸、滑膜液化生的包膜和血浆滤出的间质液体

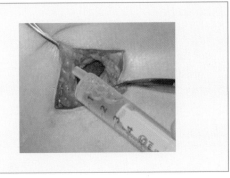

▲ 图 13-5　"C" 类组织包膜亲和性滑膜样液体化生

在有出血性绒毛样滑膜化生的情况下（图13-6），滑膜液可能略带红色（图13-7）。除了绒毛样化生的微出血灶，C类的出血性液体可能来自组织包膜内侧表面新生的毛细血管的破裂。除了急性出血性炎症时期，通常表现为少量混合滑膜样液体的不凝血。

"C"类组织包膜亲和性的另一方面表现为软骨滑膜的刺激作用（图13-8）。在本系列（0.15%）的一个病例中，毛面假体表面形成微脓肿（CPG曼托，胸大肌后间隙）刺激肋软骨

表面的滑膜样液体化生（像大米一样）漂浮在液体中，据笔者目前所知，还未有文献报道这一行为。

根据毛面假体与内膜包膜的关系（与假体包膜有接触而与组织包膜无接触）有以下几种情况（表13-7）：光滑的假体表面、纤维零星沉积（图13-9）、假体表面薄纤维膜（图13-10）、假体表面厚（压迫性）纤维膜（图13-11）。这代表了内膜包膜实际形成的不同阶段。

"C"类组织包膜亲和性　　滑膜出血性绒毛样化生

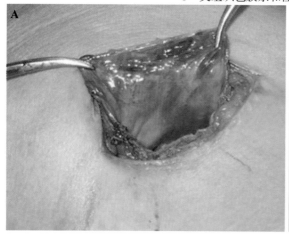
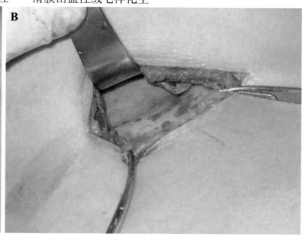

▲ 图 13-6　"C"类组织包膜亲和性滑膜出血性绒毛样化生顶端（A）和底部（B）

- 略带红色
- 浑浊的
- 低黏度
- 细胞密集
- 绒毛样化生的微出血灶
- 包膜内侧表面新生的毛细血管

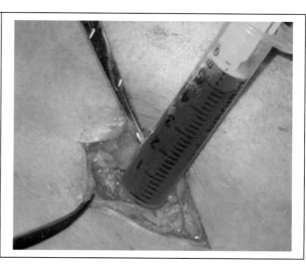

▲ 图 13-7　囊内出血性液体

"C"类组织包膜亲和性　　软骨滑膜液刺激

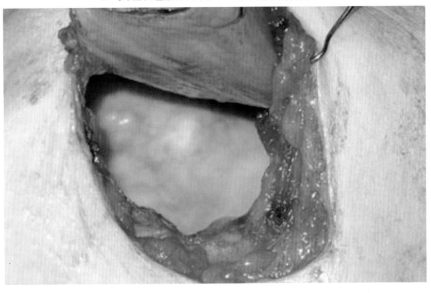

- 毛面假体表面微摩擦
- 软骨滑膜液化生
- 肋软骨表面
- 肋软骨表面增殖漂浮在液体中

▲ 图 13-8　毛面解剖型 CPG 曼托假体，胸大肌后间隙刺激肋软骨表面的滑膜样液体化生

假体内膜包膜阶段1　　纤维零星沉积

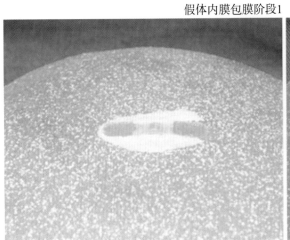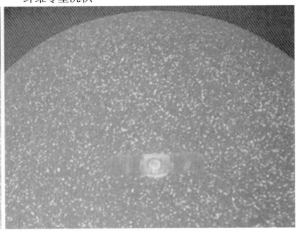

▲ 图 13-9　假体内膜包膜阶段 1 纤维零星沉积

表 13-7　假体内膜包膜阶段

0- 光滑假体表面
1- 纤维零星沉积
2- 假体表面薄纤维膜
3- 假体表面厚且压迫性纤维膜

结合组织包膜亲和性与内膜包膜形成阶段，可以确定 3 种假体包膜类型（表 13-8）。对于光面假体（假体表面无任何黏附）或毛面硅胶假体（由于炎性反应与包膜紧密连接）[5, 34]，从假体到周围组织只能形成一种包膜（图 13-12）。Ⅰ型假体包膜没有任何滑膜液存在的痕迹。Ⅱ型假体包膜中有两层，包膜与假体之间有一层稀薄的滑膜样液体。如果假体没有内膜包膜，那么这种情况与第一阶段相对应。即使液体

量很少，包膜的顶部和底部在组织学上都显示有滑膜液化生。假体在腔隙内存在小幅度的移动，但仍处在正确的位置上，且乳房保持正常形态。早期胸部按摩可以使腔隙有所扩大，假体在腔隙内可以旋转，甚至是上下颠倒。笔者在一个病例中发现这种情况。一位年轻女性术

后过度按摩，形成乳房Ⅲ型假体包膜，一层是组织包膜（外膜），一层是假体紧密结合的内膜包膜，两层包膜之间有滑膜样液体层分隔[5, 46]（图 13-14）。根据组织对假体亲和性的判断，液体可能是出血性的。

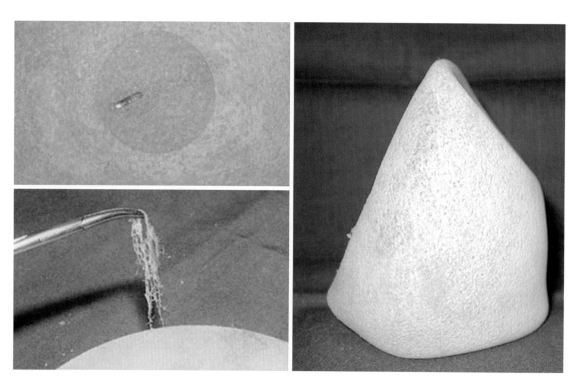

▲ 图 13-10 假体内膜包膜阶段 2 单独纤维堆积形成假体表面薄纤维膜

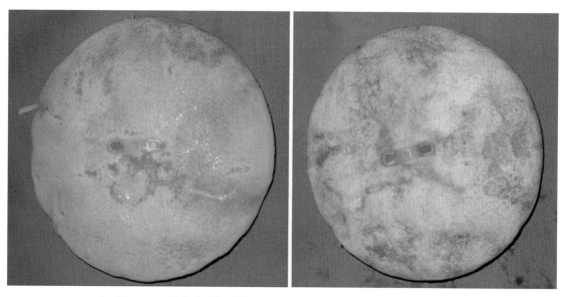

▲ 图 13-11 假体内膜包膜阶段 3 纤维组织很厚在假体表面收缩形成皱褶

表 13-8　假体包膜类型分级

Ⅰ型：仅有一层
　　仅有一层毛面假体表面与周围组织紧密连接的包膜层，无滑膜样液体

Ⅱ型：仅有一层组织包膜
　　组织包膜与假体之间有一层稀薄的滑膜样液体，并无确切的内膜包膜，与第一阶段相对应

Ⅲ型：共三层，有两层包膜（周围组织包膜，确切的内膜包膜，假体包膜）由滑膜样液体分隔开
　　假体内膜包膜与第二、第三阶段相对应

在组织包膜与假体之间，纤维组织可以在阀门后增殖、成熟，盐水假体的体积在短时间内逐渐减小。

在某些情况下，连接滑膜样液体中的纤维凝结物形成了连接组织包膜与内膜包膜的纤维网（图 13-15）。这种纤维可以主动或者被动地修整假体的形状和位置。

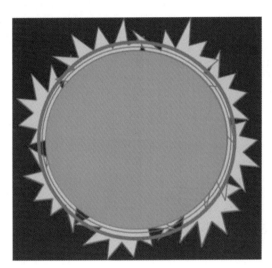

▲ 图 13-12　Ⅰ型假体包膜：仅有一层

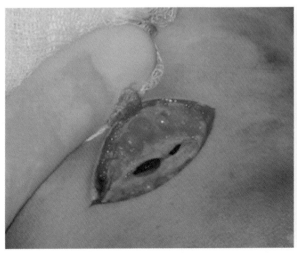
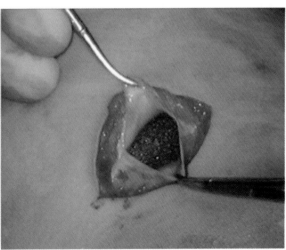

▲ 图 13-13　Ⅱ型假体包膜 一层组织包膜和一层滑膜样液体，假体表面无任何纤维沉淀

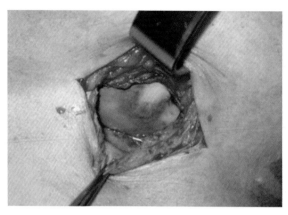

▲ 图 13-14　Ⅲ型假体包膜组织包膜，内膜包膜，滑膜样液体三层

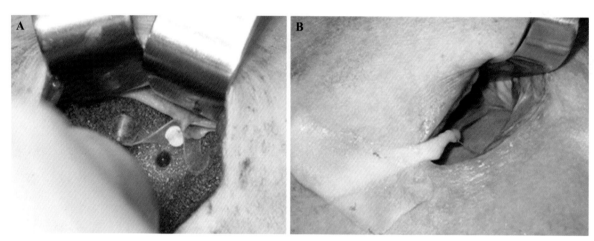

▲ 图 13-15　组织包膜和假体之间的桥状纤维条带，组织包膜增殖并修整假体容积（A），假体组织包膜连接着假体内膜包膜（B）

五、晚期血清肿分级

晚期血清肿是近几年文献中相对较新和较有争议性的问题。[5, 7, 17, 19, 23, 31, 34-37, 47-49] 发病率为 1.05% ～ 1.68%[36]。这表示无论是否存在急性炎症症状，假体周围都有浆液的积累。临床医生应区分最终导致腔隙内形成血清肿的原因，是类似滑膜样液体化生还是病理性渗出物。

由于滑膜样化生是组织对毛面假体的正常反应，因此我们明确晚期血清肿的 3 个类型。

1. "无症状的晚期血清肿"可在 MRI 和超声检查中显示，仅在修复术中可见，是最常见的晚期血清肿。

2. "相关性的晚期血清肿"与无症状乳房增大相关，经 MRI 和超声检查可见假体周围大量的液体包裹，无症状乳房增大可以是单侧的也可以是双侧的，无明确病因。

3. "反应性的晚期血清肿"有明确的临床症状和炎症反应（乳房肿大、疼痛、发红），反应性的晚期血清肿是乳房修复手术的主要原因。

因此，即使晚期血清肿占报道病例的比例

很低，实际上我们把无症状的晚期血清肿作为隆乳术后并发症，存在争议。包膜形成与少量滑膜液化生是所有隆乳术后机体对毛面假体的正常反应。

所有无症状的晚期血清肿与相关性的晚期血清肿都可能迅速变成反应性晚期血清肿。

"急性血清肿综合征"是一种完全不同于早期血清肿和晚期血清肿的临床实体[50]。临床表现为急性双侧对称性乳房增大和局部炎症反应及躯体其他部位的局部感染。将在单独的一章详述。

晚期血清肿的病因包括慢性感染、过敏反应、激素失调、结缔组织受损表面淋巴液的渗出、假体破裂[7, 36, 47]。Mazzocchi 等认为创伤是触发晚期血清肿的原因。

Pinchuk 和 Tymofii[47]认为晚期血清肿形成是因为慢性炎症因子，当机体免疫能力减弱，结缔组织的内膜细胞中慢性炎症因子被激活。他们对浆液进行了细菌学及细胞学检查（病例4 和病例 5）发现大量表皮葡萄球菌（可能来自皮肤表面）和中性粒细胞。

在笔者的系列文章中，有 10 个病例（1.5%）出现晚期血清肿，1 例（0.15%）出现急性血清肿综合征，滑膜样液体量为 10～200ml。浑浊的液体不含有上皮细胞或者间叶细胞，其他样本也未发现血凝块。与 Pinchuk 和 Tymofii[47]不同，该培养技术并未显示有任何细菌或者真菌生长。如 Mazzocchi 等观点一致，在出现临床症状前未出现相关的创伤。

笔者认为，无症状的晚期血清肿与相关性的晚期血清肿病因与以下相关因素有关。

1. 硅胶假体的毛面表面。
2. 组织包膜的滑膜液化生。
3. 胸廓肌肉软骨侧的微摩擦。
4. 间隙内假体的活动。
5. 软骨滑膜刺激。

反应性的晚期血清肿的病因中，细菌感染占首位，其次是组织包膜的破裂、硅酮释放入体液及周围组织。对血清肿进行反复的诊断性穿刺会增加这种风险。

使用光面假体替换毛面假体行乳房修复术并不会造成血肿或血清肿的再积累[49]，Baran等[51]观察大部分组织包膜在假体移除后会变软，弹性增加。

根据笔者的经验，Mazzocchi[36]、Pinchuk、Tymofii[47]等对大量患者长期研究发现，隆乳术后晚期血清肿的发生率之前认为的高，从 1.05%[47]增至 1.5%（在我们的系列研究中）和 1.68%[36]。

六、包膜组织学和免疫组化分析

笔者仅使用了毛面假体，但 Prantl 等[24]在组织学上对 25 例使用光面假体隆乳术后包膜挛缩的分析显示：假体周围的包膜存在伴随中度（n=15）或重度（n=10）慢性炎症反应以及从几微米至几毫米的厚度改变。在纤维包膜中主要以成纤维细胞、巨噬细胞为主、内层可见滑膜样液体化生和多核巨细胞。另外，所有包膜中发现折射物质。在他们的研究当中，并未发现液体存在或是出现晚期血清肿。在Prantl[24]等使用光面假体的病例当中，有 1 例出现Ⅱ型假体包膜，他们的研究中并未显示滑膜样液体出现绒毛样化生。最有趣的是，通过毛面假体与周围组织间相互作用的包膜组织学分析可见：Ⅲ型假体包膜共 3 层：组织包膜、内膜包膜及滑膜样液体层，3 层。假体内膜包膜组织学分析可见：厚度为 0.1～1.5mm 的纤维组织、胶原蛋白束、少量的纤维细胞及无上皮细胞（图 13-16）。笔者的病例中 6 例出现少量光滑的滑膜液样液体化生，6 例出现包膜出血性绒毛样化生。Hameed 等[54]也报道了类似的情况，在 15 例患者中，其中 7 例内膜包膜出现乳头样滑膜液化生。作者指出化生的病理生理学特性类似于假体周围增生的滑膜。

乳房假体包膜的细胞膜与滑膜细胞膜（绒毛样滑膜）在组织学、组织化学、免疫组化上表现类似 [52-57]。

组织学上分析包膜对组织更具有侵袭性：毛面假体表面出现绒毛样滑膜液化生，伴随着基质内新生毛细血管及出血性间质反应（图 13-17）。高倍放大滑膜样化生的细节可见三层：纤维沉积的内膜层与内膜下层、单核细胞层和多核细胞层，深层是由胶原蛋白束和新生毛细血管构成（图 13-18）。

对假体包膜行组织学检查可见多种多样的从不完全到完全滑膜液化生的组织学外观。基本上可见两类细胞：A 型细胞和 B 型细胞，它们由不同的胞质液泡、胞饮囊泡及粗面内质网

分化而来 [58-60]。最近研究表明 A 型细胞来源于骨髓，B 型细胞来源于局部间叶细胞 [60, 61]。免疫组化研究证明 A 型细胞在完全滑膜液化生时最典型，B 型细胞（波形蛋白阳性）在不完全滑膜液化生时最多（CD-68 阳性，S-100 蛋白阳性）如表 13-9 和图 13-19 至图 13-21 所示。

表 13-9　滑膜样化生的免疫组织化学阳性结果

不完全滑膜液化生（B 型细胞，来源于局部间叶细胞） 　　波形蛋白
完全滑膜液化生（A 型细胞） 　　CD-68 阳性 　　S-100 蛋白阳性

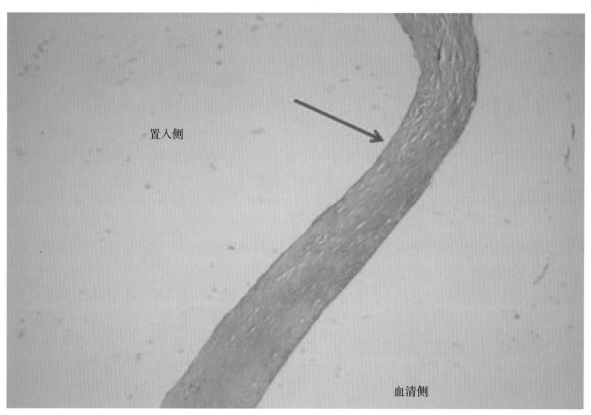

置入侧

血清侧

▲ 图 13-16　假体内膜包膜：纤维组织、胶原蛋白束、少量的纤维细胞，无上皮细胞，HE 染色，×10

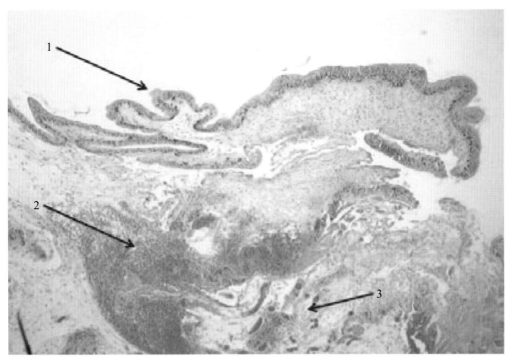

▲ 图 13-17　①毛面假体表面出现绒毛样增生滑膜液化生；②3 个新生毛细血管出血性间质反应。HE 染色，×4

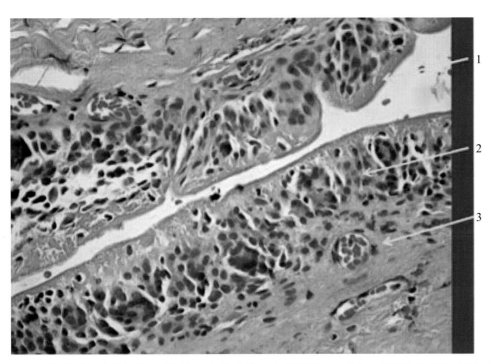

▲ 图 13-18　滑膜液化生的细节：①纤维沉积的内膜及内膜下层；②单核细胞层和多核细胞层 3 深层是由胶原蛋白束和新生毛细血管构成。B 型细胞（波形蛋白阳性）对应不完全滑膜液化生，A 型细胞 CD-68 阳性，S-100 蛋白阳性对应完全滑膜液化生。HE 染色，×40

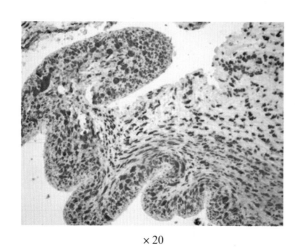

×20

▲ 图 13-19　免疫组化波形蛋白阳性（**B** 型细胞，对应不完全滑膜液化生）

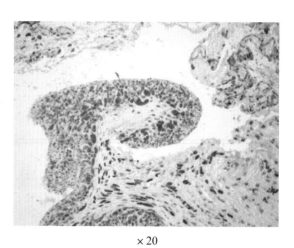

×20

▲ 图 13-20　免疫组化 **CD-68** 阳性（**A** 型细胞，对应完全滑膜液化生）

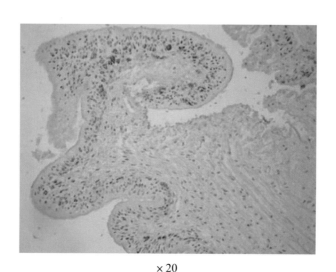

×20

▲ 图 13-21　免疫组化 **S-100** 蛋白阳性（**A** 型细胞，对应完全滑膜液化生）

七、临床病例

笔者的系列病例中，有 7 例无症状血清肿代表性病例。

病例 1（图 13-22）

一名 21 岁年轻女性求美者，使用 195ml 毛面圆盘形盐水假体行乳腺后隆乳术。3 年后她的体重增加了 8kg，虽然她的乳房外观仍自然饱满，但她还想更换更大型号的假体。术中可见很薄的假体包膜和少量滑膜样液体，假体表面光滑完整，对应 Ⅱ 型假体包膜，假体包膜的顶部和底部都很薄，无任何假体侵袭现象。

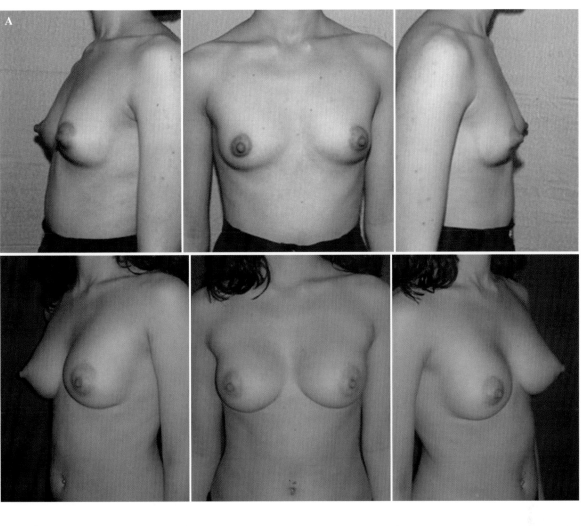

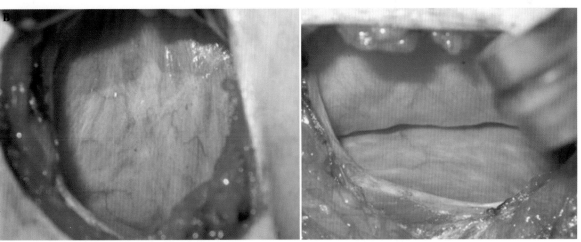

▲ 图 13-22　病例 1　假体包膜的顶部和底部
A. 术前（顶层），术后 3 年（底层）；B. 假体包膜的顶部（左）和假体包膜的底部（右）

病例 2（图 13-23）

一名 20 岁年轻女性求美者，乳房发育不良，脊柱侧弯，使用 250ml 毛面圆盘形硅胶假体行乳腺后隆乳术。术后效果良好，13 年后回访，在此期间，因妊娠后体重变化 20kg，她不满意乳房下垂和不自然的外观。俯身和平卧位时显示一些波纹和轻度的包膜挛缩。乳腺超

声、乳腺 X 线片及乳腺磁共振均未显示乳房异常或假体包膜变形。术中可见 1mm 厚度明确的 III 型假体包膜组织和少量滑膜样液体及相对厚的内膜包膜。组织学检查可见绒毛区域完全性的组织化生，移除的假体内膜包膜处于第三阶段（致密缩窄的纤维膜），而对假体成分行微生物学检查并未发现任何感染迹象。

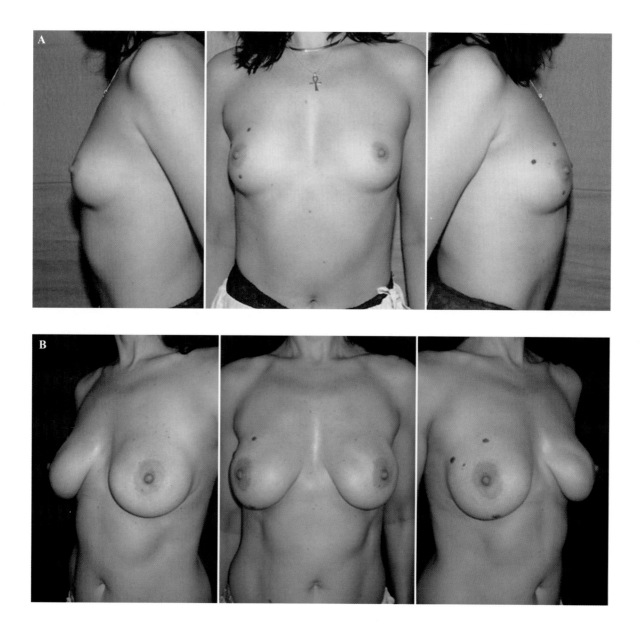

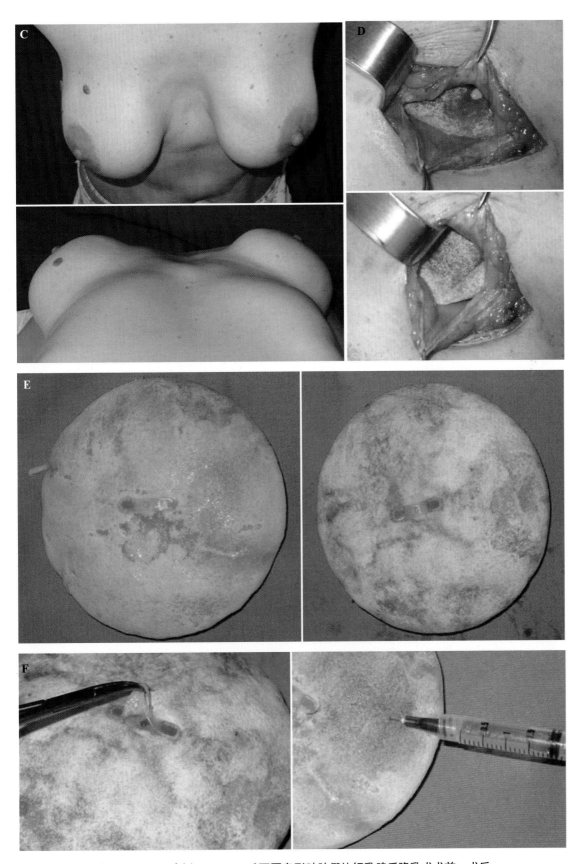

▲ 图 13-23　**病例 2　250ml 毛面圆盘形硅胶假体行乳腺后隆乳术术前、术后**

A. 患者术前；B. 术后 13 年回访，妊娠后体重变化 20kg；C. 俯身位（顶层）和平卧位（底层）；D. 术中Ⅲ型假体包膜；E. 移除的假体和处于第三阶段内膜包膜，致密缩窄的纤维膜；F. 检查移除的假体，内容成分分析，无感染

病例 3（图 13-24）

一名 20 岁年轻女性求美者，为矫正乳房发育不良，使用 275ml 毛面解剖形硅胶假体行筋膜后隆乳术。术后 1 个月至 7 年均呈现出正常美观的乳房形态。患者的乳房上极很饱满，但却迫切希望更换一个更大型号的假体，由于更大的乳房会增加妊娠后乳房下垂的风险，因此医生并不建议手术。术前的临床检查及影像学检查乳房及假体未见异常。术中可见正常的纤薄的组织包膜、少量的滑膜样液体及几乎正常的乳房假体，假体表面仅有少量的纤维沉淀，对应 Ⅱ 型假体包膜。假体处于正确的解剖位置，但是置入间隙有水平方向及向下的微量位移。提取组织包膜样本（用于组织学）和液体（用于细菌学）用于检查，除了组织包膜与假体外观无异常，检查结果显示组织包膜上存在滑膜液化生。细菌学检查结果正常。在置入腔隙上极行包膜切开术，并更换 300ml 毛面解剖形曼托 CPG 假体，术后效果有适度改善。

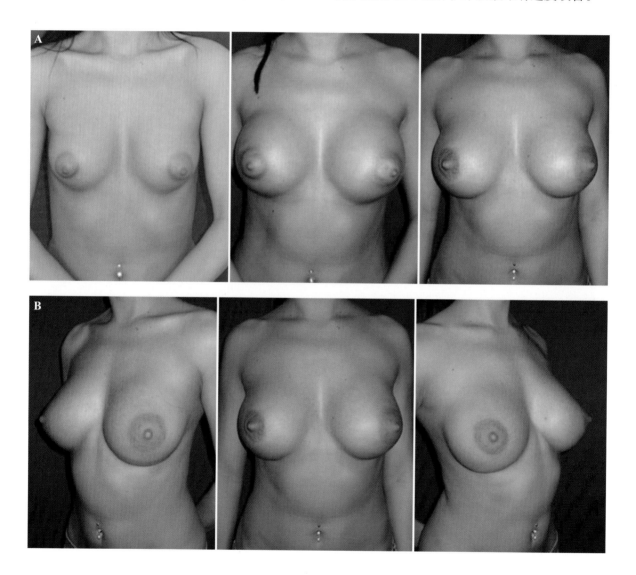

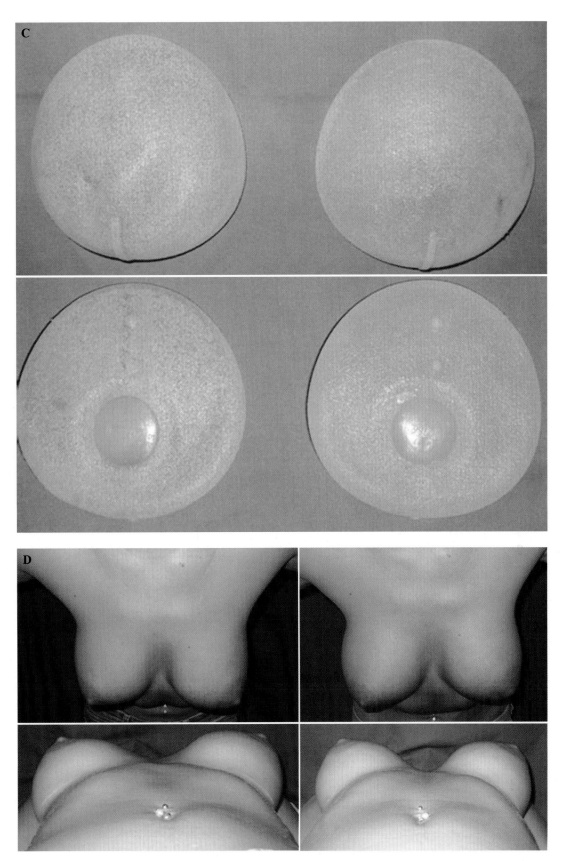

▲ 图 13-24　**病例 3　275ml 毛面解剖形硅胶假体行筋膜后隆乳术**

A. 术前（左）、毛面解剖形硅胶假体术后 1 个月（中）、术后 7 年（右）；B. 术后 7 年；C. 移除的有 II 型假体包膜的假体；D. 更换假体前的俯身位（顶层左侧）和平卧位（顶层右侧）、更换假体后俯身位（底层左侧）和平卧位（底层右侧）

病例 4（图 13-25）

一名 20 岁年轻女性求美者，小乳畸形，乳房发育不良，脊柱侧弯。使用 300ml 毛面解剖形曼托硅胶假体行筋膜下隆乳术。术后 12h 左侧胸部出现血肿，立即送至手术室，释放适量的血液及血凝块（200ml），检查出血灶，确切止血，放置一枚新的引流管，术后 24h 患者无异常。患者 1 个月及 10 年后回访，在此期间，她曾妊娠，体重变化 23kg，哺乳 1 年。由于患者再婚并计划再次妊娠，预行假体取出术。除了假体周围存在稀薄的液体，所有的乳腺及假体的检查结果均正常。术中可见纤薄的组织包膜和少量滑膜样液体，假体表面完整光滑，对应 Ⅱ 型假体包膜。取组织包膜送检，左侧乳房可见纤薄的组织包膜和少量滑膜样液体（无张力、假体表面标记物未受干扰，假体位于正确的解剖位置）。组织学报告证实了双侧假体包膜均有滑膜样化生。假体取出术前后俯身位和平卧位视角进行比较。

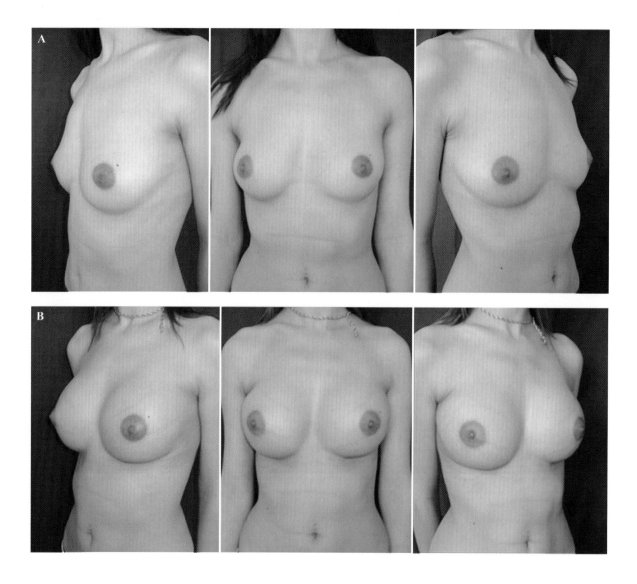

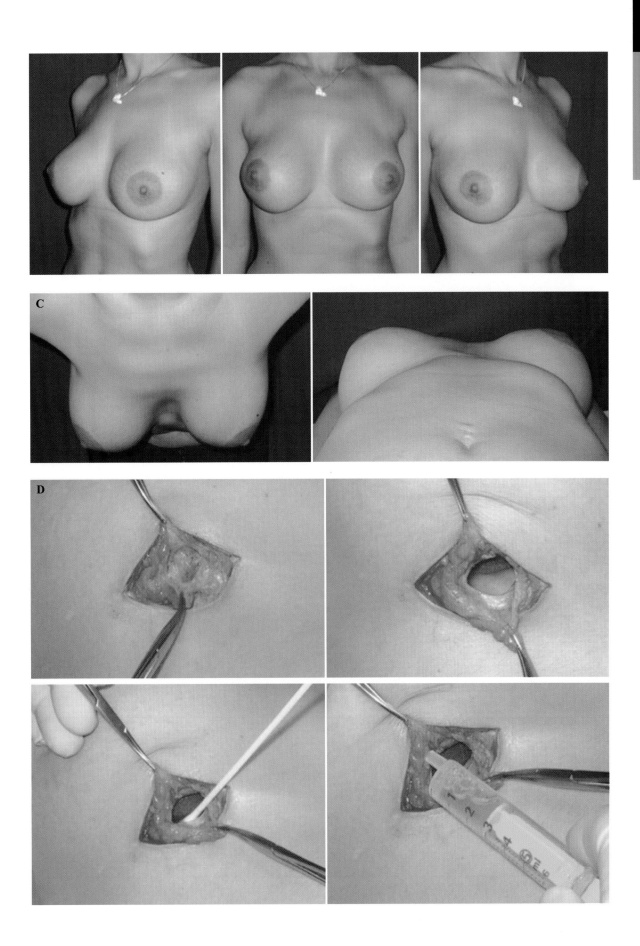

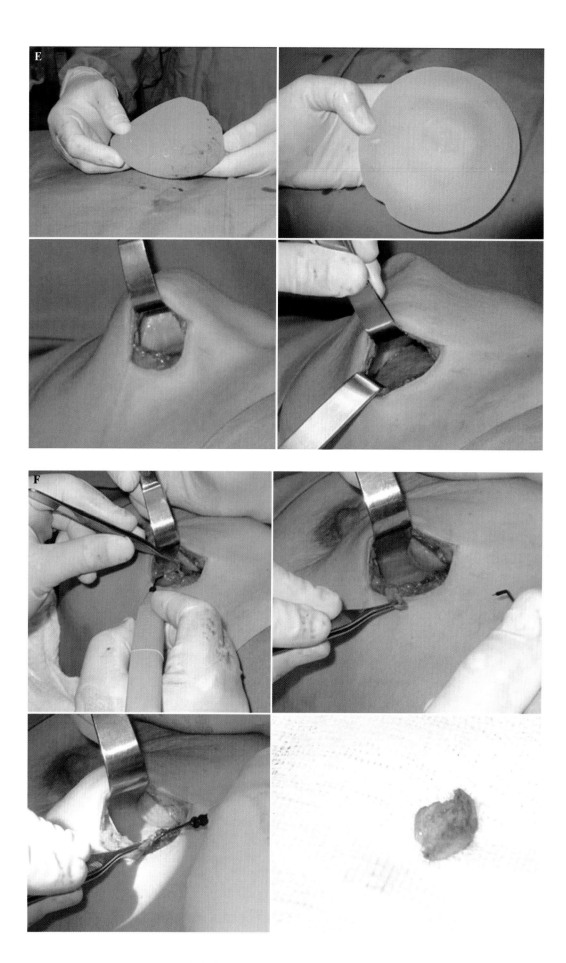

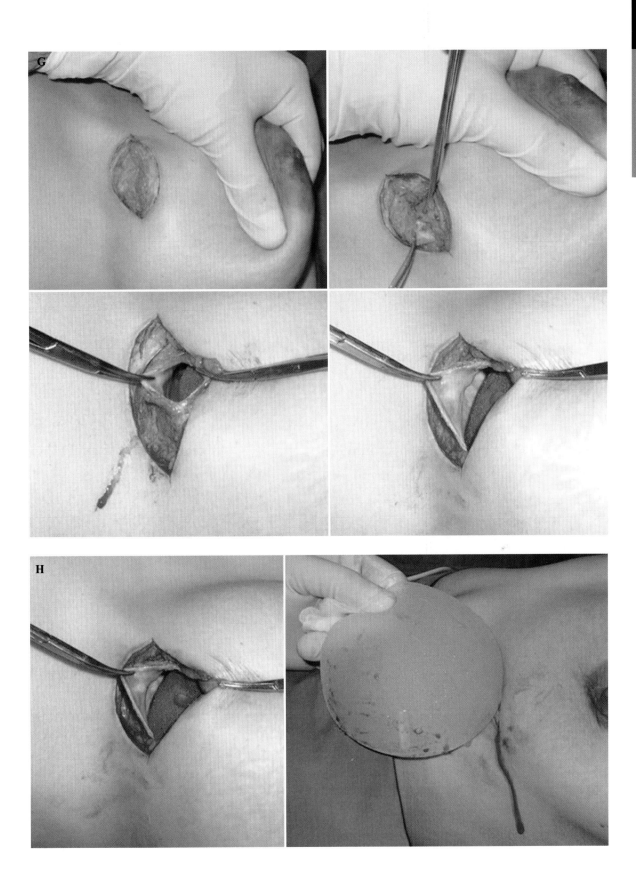

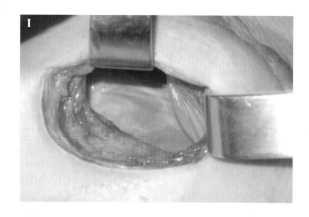

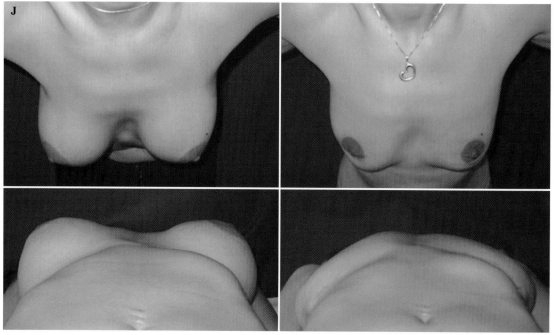

▲ 图 13-25　**病例 4**

A. 术前患者小乳畸形，胸部发育不良，脊柱侧弯；B. 术后 1 个月（顶层）和术后 10 年（底层）；C. 术后 10 年俯身位（顶层）和平卧位（底层）；D. 纤薄的组织包膜（顶层左侧、右侧）和送检细菌学的样本少量滑膜样液体（底层左侧、右侧）；E. 假体表面顶部（顶层左侧）和底部（顶层右侧）完整光滑，顶部近乎正常形态的组织包膜的顶部（底层左侧）和底部（底层右侧）对应 II 型假体包膜；F. 送检组织学检查的组织包膜；G. 术中可见纤薄的组织包膜和少量滑膜样液体（左侧图），假体位于正确的解剖位置；H. 左乳 II 型假体包膜；I. 左乳假体包膜的顶部和底部；J. 假体取出术前俯身位（顶层左侧）和平卧位（底层左侧），假体取出术后俯身位（顶层右侧）和平卧位（底层右侧）

病例 5（图 13-26）

一名 26 岁年轻女性求美者，为矫正乳房下垂及乳房发育不良，使用 300ml 毛面解剖形曼托硅胶假体行筋膜下隆乳术，10 年后复查发现贝克 III 级包膜挛缩，此期间患者的体重也有 8kg 的波动。术前对乳房及假体行超声检查结果正常。术中可见纤薄的组织包膜、少量滑膜样液体、位于正确解剖位置且形态正常的假体形成的包膜，对应 II 型假体包膜。样本送检组织学与细菌学检查，宏观上，组织包膜的顶端和底端外观正常。虽无症状，组织学报告显示完全滑膜液化生，靠近正常乳腺组织的部分也是如此。本病例是正常组织对硅胶假体反应时产生滑膜液化生的观点里最具争议性的代表。

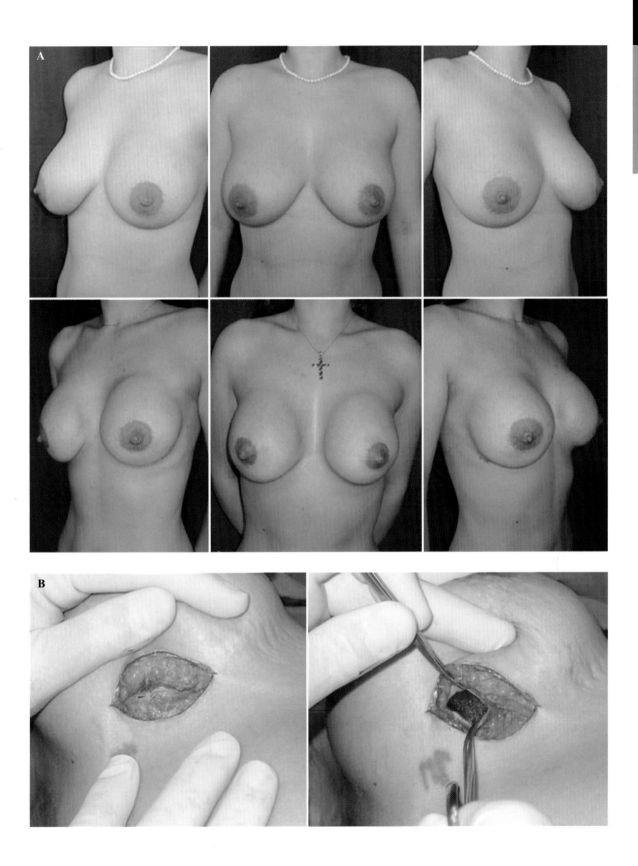

Breast Implant and Tissue Reaction
乳房假体与组织反应

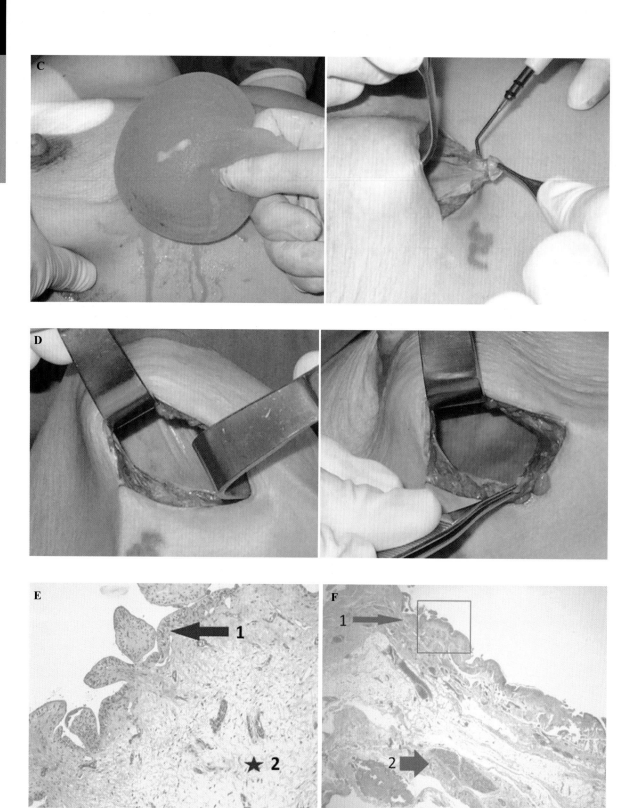

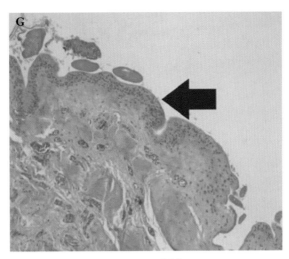

▲ 图 13-26　病例 5

A. 术后 2 年（顶层），术后 10 年（底层）；B. Ⅱ型假体包膜（右侧和左侧）压迫下无液体释放（左侧）；C. 取出的假体（左侧）和送检组织学的标本（右侧）；D. 正常形态的假体包膜的顶部（左侧）和底部（右侧）；E. 有绒毛样化生的假体包膜（1），水肿和新生血管系统结膜基质（2），HE 染色，×100；F. 有绒毛样化生的假体（1）包膜毗邻正常乳腺组织（2），HE 染色，×2.5；G. 假体包膜完全滑膜液化生（箭），HE 染色，×100

病例 6（图 13-27）

这是一例于 6 年前其他外科医生操作的隆乳术，病人除了自己的假体体积外，其他信息一概不详。由于她不满自己的乳房形态，又不想增加瘢痕，因此选择单纯的乳房假体取出术。术前行超声和磁共振检查结果显示组织包膜厚度 0.5cm，少量滑膜样液体，右乳假体皱褶。医生们推测放置间隙为乳腺后，术中可见右侧乳房有一相对较厚的组织包膜（0.3～0.5cm），出血性液体（约 20ml）、明确的内膜包膜形成，对应Ⅲ型假体包膜。假体放置间隙为乳腺后。与右侧完全不同的是，左侧

可见一纤薄的组织包膜、少量滑膜样液体、无内膜包膜，对应Ⅱ型假体包膜。令人惊喜的是，假体放置间隙真的为乳腺后。右侧的乳房假体与内膜包膜非常轻松地完整取出。组织包膜很厚、水肿、绒毛样化生，易出血，组织学证实也如此。右侧乳房包膜完整取出而左侧包膜留在原位，24h 引流管引流。切口逐渐愈合完好，嘱患者保留胸部绷带 3 周。对比术前与术后 1 个月俯身位和平卧位视角显示出良好的乳房外观。1 个月后乳腺超声可见无任何包膜或液体积累的正常乳房组织。

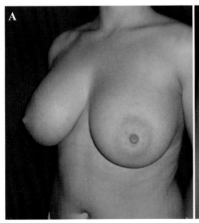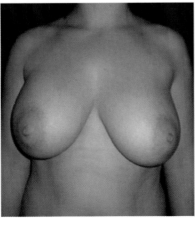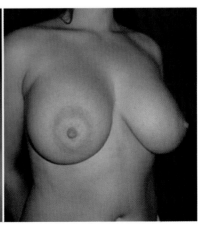

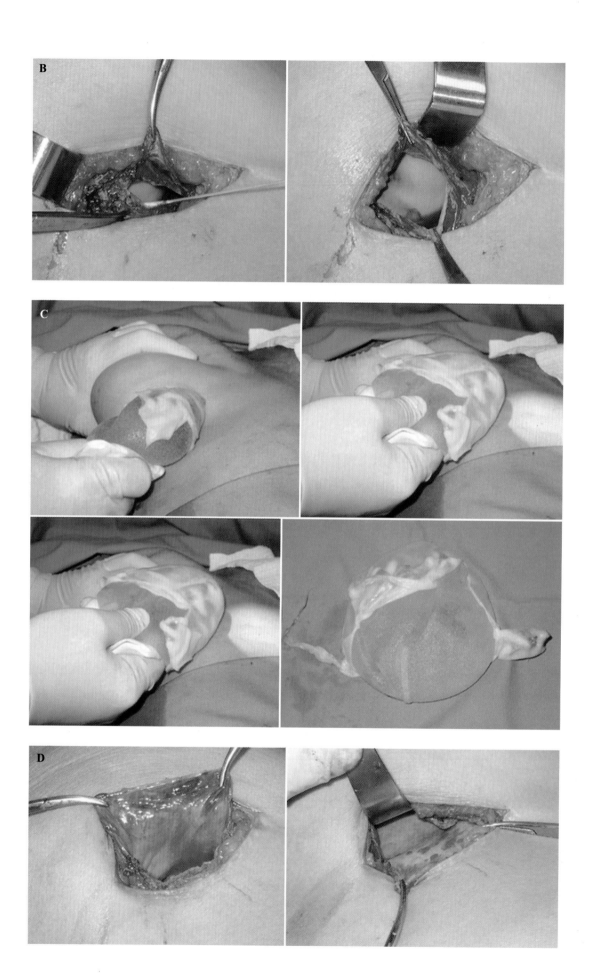

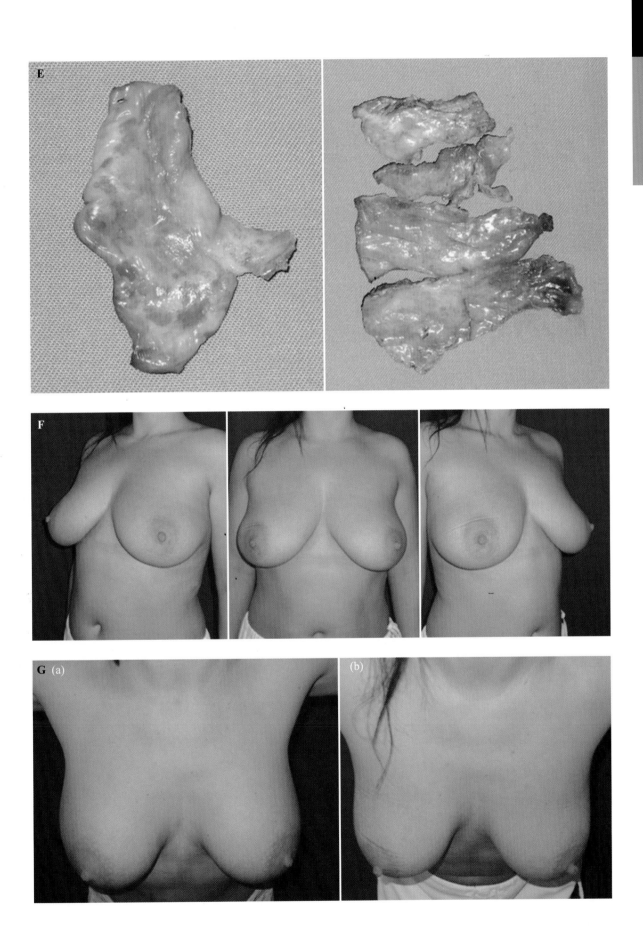

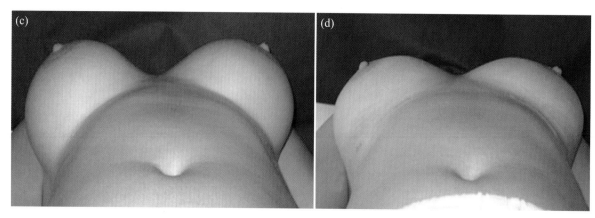

▲ 图 13-27　病例 6
A. 患者术后；B. 右侧Ⅲ型假体包膜；C. 右侧乳房假体内膜包膜；D. 右侧假体包膜的顶部和底部可见滑膜样绒毛样化生；E. 右侧乳房假体包膜完整切除术；F. 乳房假体取出术后 24h；G. 假体取出术前俯身位（顶层左侧 a）和平卧位（底层左侧 c），假体取出术后 1 个月俯身位（顶层右侧 b）和平卧位（底层右侧 d）

病例 7（图 13-28）

　　一名 25 岁年轻女性求美者，于 2005 年，为矫正乳房下垂及发育不良，使用 250ml 毛面解剖型硅胶假体行腺体隆乳术。术后 1 周的早期结果显示乳房的下极不够饱满，即使腺体进行了充分的水平松解。于 2008 年，患者妊娠生产并哺乳 2 年，在此期间，她的体重变化了 32kg。临床检查可见包膜挛缩右乳贝克Ⅲ级，左乳贝克Ⅳ级，腺体组织悬挂在假体前。胸部超声和 MRI 显示相对薄的组织包膜（厚度小于 3mm）和中等量的包膜液体（厚度小于 0.5cm）。患者决定行双侧乳房假体取出术也接

受术后多余的皮肤皱褶及乳房体积减小。术中可见中等厚度的组织包膜及少量红色液体（出血性）及假体的内膜包膜，对应着Ⅲ型假体包膜。假体在组织包膜中可以自由移动，假体及包膜可同时取出，检查包膜的顶部和底部均有出血性绒毛样化生。内膜包膜很薄（厚度小于 1mm）与假体紧密贴合。Ⅲ型假体包膜所有组成成分都清晰可见。

　　修复手术术前术后对比照片可见（假体取出术后）术后效果并不完美但可接受。

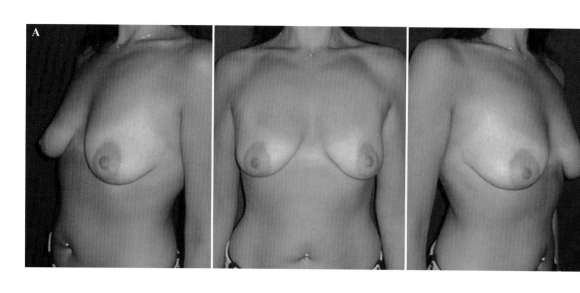

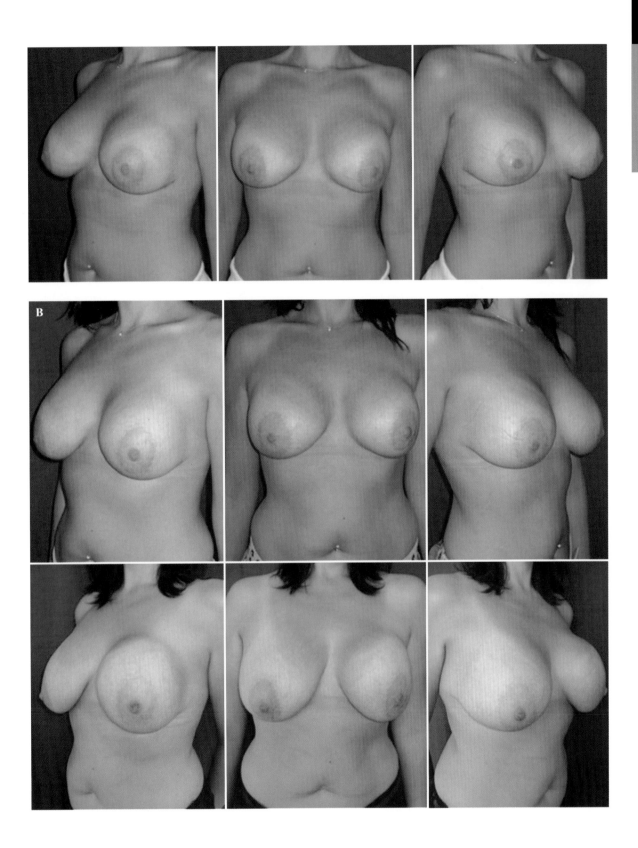

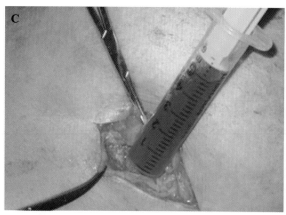
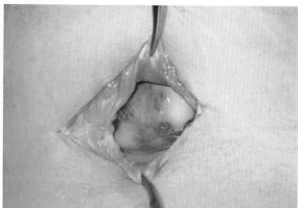

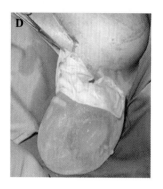

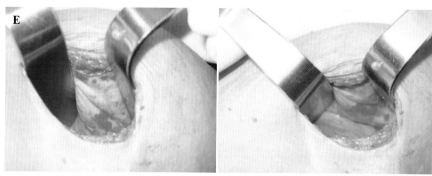

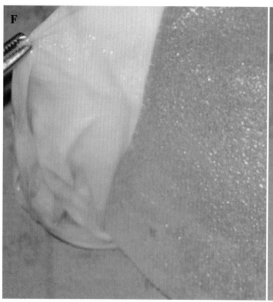
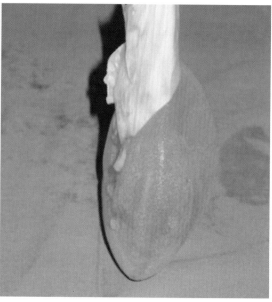

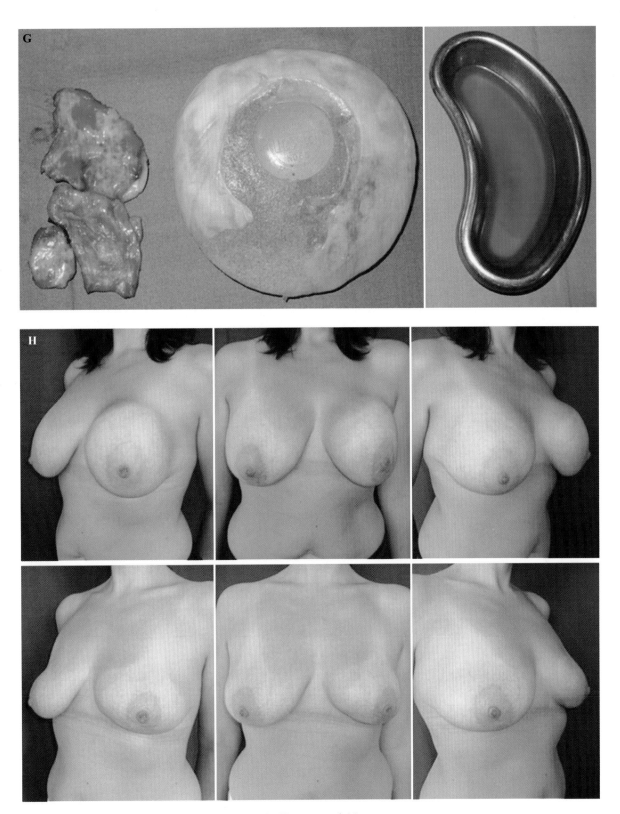

▲ 图 13-28　病例 7

A. 术前（顶层），术后 1 周（底层）；B. 对比照片：术后 1 周（顶层）和隆乳术后妊娠后 6 年（底层）；C.（Ⅲ型假体包膜）出血性液体（左侧）和假体表面完整内膜包膜（右侧）；D. 取出的带有内膜包膜的假体；E. 绒毛样滑膜液化生的组织包膜顶部（左侧）和底部（右侧）；F. 膜包膜与假体紧密贴合；G. Ⅲ型假体包膜，组织包膜和带有内膜薄膜的假体（左侧），包膜内液体（右侧）；H. 术前（顶层），假体取出术后（底层）

八、结论

所有的乳房假体都如异物一般促使组织对其产生一种自然保护性的组织反应。假体包膜是组织反应的一部分。

包膜反应取决于所用的假体。硅胶和出血加强了慢性炎症反应。患者系统性炎症反应逐渐导致瘢痕的增生及免疫疾病的发生。光面假体包膜的挛缩可能性更大。毛面假体导致组织包膜滑膜样增生及滑膜样液体产生，发生率为1% ～ 2%。

晚期血清肿可能是无症状的、相关性的、反应性的。所有的无症状的血清肿都可能急剧改变成为反应性晚期血清肿。因此需要制造适宜假体来降低硅胶假体出血的概率，并延长假体存留在体内的时间，需要找到假体表面的适宜的孔隙度来满足包膜挛缩或滑膜样化生或炎性反应。

作者建议整形外科医生应该采用损伤最小的外科技术，将局部炎症反应降到最低并选择合适的乳房假体。

第14章

Subglandular Breast Augmentation
乳腺后间隙隆乳术

Felix Rudiger G. Giebler，**著**

陈鑫玥，**译**

徐海倩　郝立君，**校**

一、概述

从解剖学角度分析，乳腺后间隙是经典的乳房假体置入位置。综合考虑多种因素后，置入的假体须保证在胸大肌的上方。目前，很多健身项目的宣传噱头是使乳房增大，但是增大胸大肌只会导致胸腔轮廓增宽，而不会使乳房变大。当选择胸大肌下隆乳术时，重要的是了解肌肉强有力的牵引会导致胸部的变形。在我们的病例中，我们只在组织覆盖不充足的情况下才将假体置入胸大肌下，这种情况非常罕见。最常用的隆乳术和修复术的方式是乳房下入路。这种经典的手术方式具有以下几方面优势，切口处解剖结构显露好，切口距离乳房下皱襞近，以及可以彻底地在直视下止血（图 14-1）[1]。

二、简史

乳房下皱襞切口是最传统也是最直接的乳腺手术方式[2]。使用这种方法治疗腺体疾病，因为它位于正确的张力线（right tension lines，RTL）内。这些皮肤纹路遵循皱纹线和乳房的纹路，并且被悬吊的乳房所遮盖。乳房下入路用于手术切除和皮下乳腺切除术。众所周知，第一例腋窝入路是由我的老师 Hoehler 于 1973 年发明的[3]，但现在乳房下入路已成为一种很常见的手术方法，以至于没有人知道第一个使用它的人是谁。在乳房缩小整形术中也可以使用乳房下皱襞切口，最终形成倒置的"T"形瘢痕，垂直的分支隐藏在乳房下皱襞中。如果瘢痕线过长并且穿过剑突区域，超过 50% 的病例可能会形成增生性瘢痕。在隆乳术中，乳房下皱襞切口应该尽可能地缩短，并且不应该延伸到剑突区域。在复杂的修复病例中，肉芽肿形成和钙化破裂后，不得不进行大面积的切除，包括包膜切除术，甚至淋巴结切除术（对于那些在所谓的欧洲有机硅胶乳房假体争议中，使用工业硅胶填充乳房的贫困妇女进行了修复术）[4]。

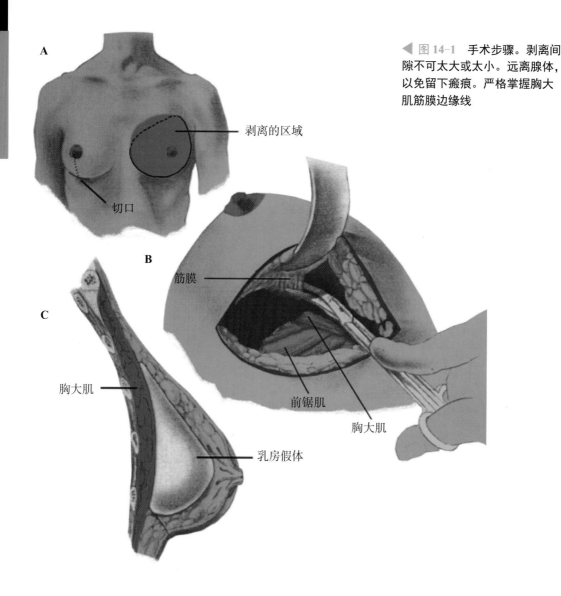

A

剥离的区域

切口

B

筋膜

C

胸大肌

前锯肌

胸大肌

乳房假体

◀ **图 14-1** 手术步骤。剥离间隙不可太大或太小。远离腺体，以免留下瘢痕。严格掌握胸大肌筋膜边缘线

三、术前检查

在乳腺手术前，必须进行 X 线片筛查。在站立位及平卧位拍摄乳腺和腋窝后，需要对乳腺外观进行临床评估。脊髓的畸形也需要评估。脊髓的轻微弯曲即可使胸部变形，从而影响乳房的高度。双侧乳房的差异必须记载下来，在站立位时，乳头位置与上臂和肘部的关系也需要记录。必须检查皮肤的质地和覆盖胸肌的组织厚度（至少 2cm）。通过让患者在站立位时双手放在髋部，来确定胸肌收缩力的大小（图 14-2）。

患者希望增大乳房的想法应该是持久的，主观的。没有任何报道显示，丰满的乳房可以降低离婚率。术者必须控制患者对乳房大小的期望，术者至少要对手术结果负责。

四、手术方法

女性乳房是女权主义和生育能力的象征。因此，隆乳术是最常见的整形手术之一。乳房下皱襞切口是最常见，最直接的手术方式。切

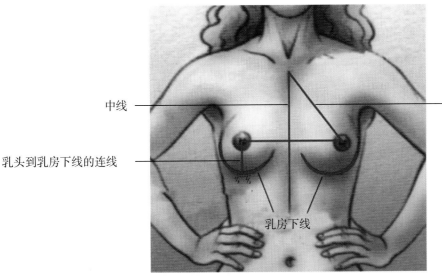

中线

乳头到乳房下线的连线

胸骨到乳头的连线

乳房下线

▲ 图 14-2　胸骨切迹线确定乳头位置。乳头、乳头连线和中线很容易形成对称性。虚线表示切口，1/3 位于内侧，2/3 位于外侧。中线和乳头连线对于检查对称性非常重要。如果这两条线不以 90°交叉，就会出现不对称现象，这时需要进一步调查。检查脊柱和乳房的大小，并记住只有 12% 的可能会出现两侧完全对称的乳房。右侧的虚线表示切口线

口应该在乳房下皱襞的正下方；乳房下皱襞下方的位置可以根据假体大小的不同从 0.2cm 到 2.0cm 不等；假体越大，就越能确定新乳房的形状和新乳房下皱襞的高度。如果将假体放置在胸大肌下面，通常不应该是这种情况，新定义的乳房下线比将假体置于乳腺后间隙时稍高。

筋膜下入路[5] 对新皱襞的位置无显著影响。在手术后不久，假体的表面质地——毛面或光面——会影响乳房下皱襞的位置。置入与现有乳房组织相关的超大型假体，瘢痕很容易被悬吊的乳房所掩盖。切口长度应为 3～6cm，皱襞的弧度为 5 点钟方向～7 点钟方向。从乳头 – 乳晕复合体（nipple–areolar complex，NAC）到切口线应该画一条垂直的虚线，将其分成两部分，1/3 在内侧，2/3 在外侧（图 14-2）。切口线应足够长，以便能轻易地置入假体，且不会在假体上施加压力。凯勒置入袋的使用使得假体的定位更容易，还可以缩短切口的长度。

手术前先设计切口，局麻药加肾上腺素作手术切口的浸润麻醉。一些术者[6] 使用假体的

模型来标记乳房的新边界。很容易将切口放在设计好的区域中。

（一）切口设计

良好的手术结果与良好的切口样式没有直接联系。因此，将设计的切口减小到最低限度。前正中线是非常重要的，可以用来检验乳房的对称性。如果不确定，最好的方法是分别从头端和脚端观察平卧位患者。乳房下线可以反映出乳房附着的对称性。乳房不是双胞胎，她们是姐妹。NAC 线是从乳头到乳房下皱襞的垂直线，形成倒 T 形。切口线平行于靠近底部的倒 T 形的下线（图 14-2）。

（二）手术操作

在绘制对称的切口线，并注射 6.0ml 含有肾上腺素的 1% 利多卡因后，应直接按照设计的切口切开皮肤。穿过皮下脂肪层后，很容易发现肌肉。必须对皮下脂肪层中的细血管进行良好的止血，通过肌肉的筋膜和上层覆盖的腺体可以轻松地确定胸大肌的位置。手术过程中，注意不要触碰腺体。

将手指滑入腺体后面的泡沫层进行钝性剥离囊腔，分离过程中尽量避免出血。在囊腔的侧面部分，可以探查到第四肋间神经，它支配 NAC 的感觉[7]。将第四肋间神经轻轻滑至一边，手术过程中注意不要损害到神经。

腔隙的大小取决于假体的大小和表面质地。腔隙的尺寸很大程度上取决于经验，应该大小适宜。美容手术的关键是乳房下皱襞。根据 Metcalf[8] 的说法，乳房下皱襞是一种额外的纹理结构，可以用手指或只用半尖锐的仪器滚动和伸展。乳房下皱襞的阻力似乎与皮肤的质量有关。

皱襞的下移必须与假体的尺寸相对应，并形成新乳房的下极。它的形状和高度应该是对称的，因此需要与另一侧进行比较。囊腔的准备需要用到合适的扩张器，充填量超过 10% ～ 20%，过程中应该迅速且仔细。当一侧已经完成时，出于对止血和对称因素的考虑，将扩张器放在适当的位置。在完成对侧相同的程序后，检查双乳的对称性和乳房下皱襞的位置。美学的关键点是女性乳房之间的空隙，即所谓的乳沟。检查乳房中线和侧面的凹陷及平坦度。有时需要将患者置于坐位以更好地观察可能产生的不对称性。

接下来，将扩张器放气。用过氧化物或聚乙烯酮碘冲洗囊腔。术者和助手必须更换手套。用凯勒置入袋引入假体[9, 10]。在将假体放入凯勒置入袋之前，应将其浸湿，以便假体滑动到位。假体必须位于 NAC 下方居中。假体的附件必须位于底部。如果不是这种情况，必须翻转假体。

伤口闭合分两步进行。使用 2 ～ 3 根可吸收缝线重建新的乳房下皱襞，皮内缝合皮肤，胶带封闭伤口。不需要引流。可以将不含钢托的可洗内衣作为外层固定的绷带。在使用较大假体的病例中，患者术前的乳房与假体几乎不成比例时，可能会出现假体高浮的现象，在胸部上方放置特定的棉垫或纱布，有助于保持假体在正常中心的位置。有许多特殊的服装也可以解决这个问题。10d 后可拆除皮肤缝线；使用 Vincemus 霜按摩瘢痕。

五、术后护理

在大多数情况下，不需要使用特殊的文胸。通常使用运动文胸，它是可洗的（超过 60°），并且在底边上没有支撑结构。文胸有一个较宽的胸带可以作为第三层伤口包扎敷料。这种文胸至少应该穿 4 整天，晚上也不可以摘下来。至于抗生素用药，我们建议使用奥格门汀（阿莫西林＋克拉维酸）。首次可通过术中输注给予。止痛药只在特定的病例中使用。患者术后当夜留院观察，第 2 天早上即可出院。在第 10 天或第 11 天拆线（通常不使用引流）。术后 10 ～ 14d 拍摄第一组照片，在 6 周内和 1 年后拍摄新照片。如果患者有任何并发症或问题，建议他们立即联系医生；所有的并发症必须用照片记录。把一切都记录下来。

六、并发症

（一）包膜挛缩乳房畸形

包膜挛缩是隆乳术最常见的并发症，发生率达到 10% 或以上。假体周围包膜挛缩的形成反映了身体对假体的正常抵抗反应（异物反应）[11]。100% 的病例都会有包囊形成。原因是在壁和假体之间有一个宽大的腔隙和足量的渗出液。笔者称之为"漂浮的假体"，为新乳房带来非常自然柔软的感觉。为了达到这个效果，在手术后的第 2 天尽可能早地开始的按摩。这意味着假体在 4 个方向上均脱位。假体位于初始部位是令人满意的。如果有 Baker3 级～ 4 级包膜挛缩，则需要再次手术。

（二）血肿与血清肿

血肿是一种非常罕见的并发症，在每例手术中都是无法避免的，发生率约为 1.2%。检查止血效果以及由抗坏血酸、维生素 E 等一系列药物对凝血异常的影响。完善的病史和体格检查有助于分析特定的异常情况。血清肿是一种罕见的并发症，甚至可以在手术后的几年发生。这可能是由于轻微感染或细菌导致的。过敏性的标准也应该通过讨论确定。有些患者也可能凑巧有牙齿感染，在任何情况下都必须给予抗生素治疗。

（三）感染

感染是一种罕见的并发症，在笔者的病例中发生率不到 1%。为了预防感染，建议术前给予抗生素和在绝对无菌的条件下处理假体。在触摸假体之前，建议术者和助手更换手套。必须冲洗囊腔。

如果发生感染，早期取出假体可以减轻患者的疼痛和不良反应。6 个月内不可以进行二次隆乳术。

（四）胸腹壁血栓性浅静脉炎

胸腹壁血栓性浅静脉炎（Morbus Mondor Disease）是上腹部浅静脉血栓形成所致，痛感明显，可给予足够的止痛药物治疗。3d 之后，痛感可消失。

（五）假体上移

术后乳房假体向上移位可能是由于皮肤包裹过紧，或者是由于没有充分降低乳房下皱襞造成的。用特殊的服装进行持续的包扎固定有助于纠正这种异常位置。

七、晚期不良反应

1. 包膜挛缩致乳房变形。

2. 胸大肌收缩致假体脱位　患者要接受这种现象，尤其是经常健身的女性，许多患者会出现这种情况。由于这个原因，笔者通常不会将假体置于肌肉之下。

迟发性血清肿是一种慢性感染（与牙龈炎或牙齿感染有关，甚至与流行性感冒有关）？在这些情况下，建议患者使用抗生素进行治疗。大部分患者乳房的红肿与增大是单侧的，随着感染的消退，肿胀可能会消失。

3. 破裂　假体破裂的发生源于假体的质量、术者的经验以及置入假体困难时的暴力填充。目前，笔者使用的是第四代假体[12]，长期临观表明它们非常安全，且适用广泛。置入假体时，假体置入袋会大幅度的减少施加在假体上的压力。当假体通过肋骨断端或肋骨拐点（隆突）时会造成假体的锐性割伤，但在使用耦合硅凝胶假体时不存在渗漏的风险。

八、讨论

乳腺后间隙是假体置入的正确解剖学位置。基于此，Metcalf 提出将假体置于筋膜下。光面圆形低凸度凝胶假体（第四代假体）是最佳的选择。

假体需要放入一个足够宽敞的腔隙中。在术后的几年内，每天按摩 5 次乳房和（或）平卧位睡姿有助于保持囊腔足够宽敞（实际上，假体浸泡于渗出液中），这样隆乳术后会感觉双乳更加逼真，患者从心里更加接受假体置入。

将假体放置在肌肉下方时，肌肉做不到完全覆盖假体；假体的下 1/3 没有肌肉覆盖。施加在假体上的外力过强时（在极少数情况下），甚至可能导致肋骨萎缩。纤维包囊的发生相对较晚。几乎在所有患者中，肌肉运动都有可能导致假体变形。预防发生这种现象的方法是横断胸大肌的起始点，但是在极少数情况下，这会影响手臂的运动。笔者建议仅在特定情况下将假体置于胸大肌下方，例如：①组织覆盖不够（皮肤夹持试验小于 2cm）；②上极平坦 / 再手术；③解剖异常。

所有假体都会干扰乳腺癌的检测，所有假体，特别是硅凝胶填充剂，都可以伪装成乳腺肿瘤（表 14-1）[13]。尤其是乳腺后间隙的假体会导致可疑癌症的相关诊断，但是通过临床检查可以增加诊断的准确性。

隆乳术是乳房整形手术中施行最多的手术之一。在每位患者中，假体的置入都会引起异物反应。这就是所谓的纤维包囊。最常见的假体填充物，特别是在欧洲，是硅凝胶。硅凝胶假体会导致除纤维包囊以外其他的并发症。整形外科医生所熟悉的 1991 年硅凝胶安全性争议，一直是一个标准的医疗问题。

在过去的 3 年中，假体的质量变得越来越好和安全。现今的硅凝胶假体即使切割也不会渗漏。目前，我们正在研究第四代带有双涂层的假体；然而，我们并没有发现一种完全不损失任何液体的假体。当触摸假体时，这种液体的流动会给人以光滑的感觉。

假体中的液体可以渗透到囊壁，并且可以在相邻的淋巴结中存储或过滤。这个问题在 1991 的硅凝胶争论中反映出来，并体现了假体的不良反应。为了检测硅凝胶对人体的不良反应，必须进行短期和长期临床试验观察假体安全性。有人认为关于硅凝胶假体的讨论已经结束，但由于 2011 年在法国出现使用工业硅胶填充廉价假体的事件，欧洲关于硅凝胶安全性的讨论又一次开始了[4]。

关于遗留在淋巴结或其他组织中的游离硅凝胶的安全性，所有可能产生的问题都必须与

表 14-1　假体置入的不同方面

置入部位的比较		
	胸大肌下	乳腺后间隙
凸度	（＋）	＋
上极丰满	＋	－
下极丰满	－	＋
乳沟	－	＋
自然方面	－	＋
自然的感觉	－	＋
对肌肉动作，变形的影响	＋	（＋）
患者术后疼痛	＋	（＋）
察觉纤维包囊形成	（＋）	＋
癌症的检测	－	＋
对 X 线片筛查的影响	（＋）	＋
瘢痕形成	＋	＋
专家对解剖部位的评价	？	？

当假体置于乳腺后间隙时，癌症的检出率似乎有所下降

患者讨论说明，并在患者签署的知情同意书中注明。所有的整形手术都应该使患者的生活质量变得更好，永远不会对患者有害。这是整形手术的原则和乳房整形手术的目标（图 14-3 ～图 14-6 ）。

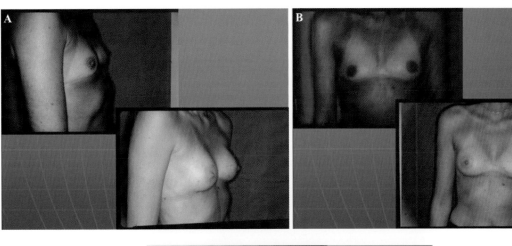

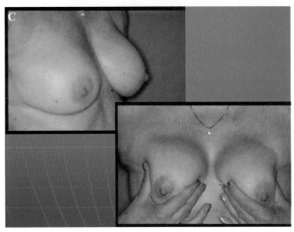

▲ 图 14-3　**32 岁患者隆乳术前后**

A–B.32 岁患者术前（左侧），150ml 光面低凸度假体隆乳术术后（右侧）；C. 隆乳术后 28 年，双乳依然质韧

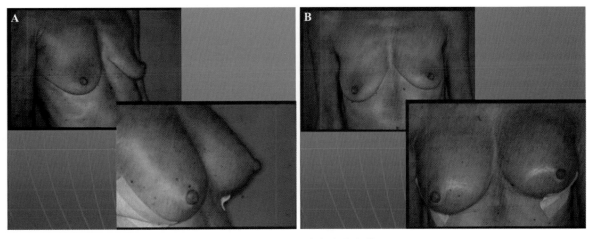

▲ 图 14-4　**41 岁患者隆乳术前后**

A、B. 41 岁患者胸部低平下垂术前（左侧），250ml 光面低凸度假体隆乳术术后 1 个月（右侧）。隆乳术加剧了双侧乳房的不对称性；左乳高挺

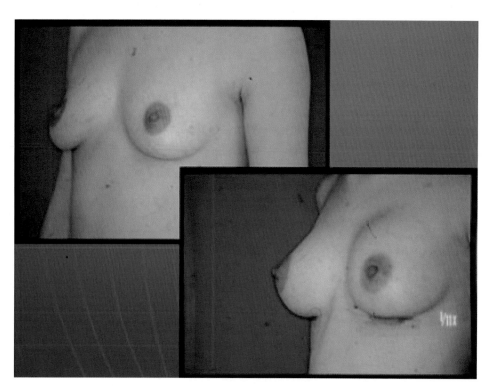

▲ 图 14-5　30 岁妇女哺乳后乳房低平术前（左侧），200ml 光面低凸度假体隆乳术术后 1 个月（右侧）

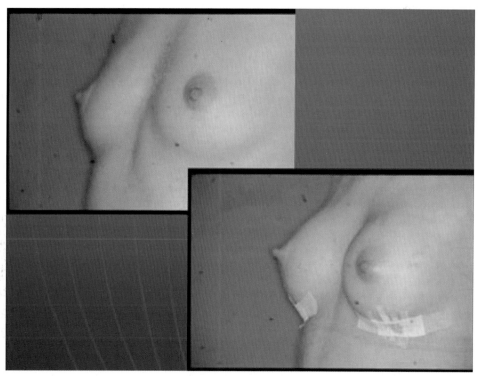

▲ 图 14-6　25 岁胸部低平患者术前（左侧），200ml 光面低凸度假体隆乳术术后 10d，切口处使用医用胶带（右侧）

第15章

Subfascial Prepectoral Breast Augmentation
胸大肌筋膜下隆乳术

Toma T. Mugea，**著**

陈鑫玥，**译**

徐海倩　郝立君，**校**

一、概述

使用硅凝胶假体进行隆乳是一种"市场"需求不断增加的整形手术。如果过去 30 年中科学家在外科手术方面关注的主要是材料的质量问题（填充物，包膜的纹理或光滑性，凝胶的内聚力，形状），现在人们越来越关注的则是假体的位置问题。从"简单的乳腺后间隙"位置[1-4]开始，在短时间内（就药物史而言），已经描述了许多新的替代方案，它们各自具有不同的优点和缺点。

自 Graf 等[5]首次报道关于胸大肌筋膜下隆乳术以来，越来越多的外科医生慢慢接受了他们的观点。Graf 报道，筋膜下隆乳术较传统技术具有一些优势，例如良好的乳房形态，恢复迅速，并避免了一些缺点，如假体边缘的能见度，假体变形，双峰乳房，以及相对较长的恢复期。

二、乳房上极横膈膜与筋膜下间隙

经过多年的基础研究和临床观察发现，乳房上极横膈膜是乳腺和胸大肌筋膜解剖学的手术重点，但是不能与尸体解剖，甚至是新鲜尸体的解剖相比较。

乳房丘开始发育成浅筋膜内陷[6]。悬韧带和浅筋膜层压缩在一起（图 15-1），形成了薄且非常重要的解剖结构，乳房上极横膈膜和乳房下皱襞韧带是由韧带连接浅筋膜和深筋膜的浅层形成的（图 15-2）。颈阔肌也包含在浅筋膜内。

深筋膜具有 3 个不同的层面：浅层、中间层和深层（图 15-3）。深层筋膜覆盖肋间肌，中间层筋膜覆盖胸小肌（对应于胸大肌筋膜）和前锯肌，浅层筋膜包裹胸大肌，然后越过前锯肌到背侧区域包裹背阔肌和斜方肌[7]。

在乳房上方第二肋间隙附近，胸大肌筋膜与胸部浅筋膜紧密相连，难以钝性分离[8]。这是 3 层筋膜的交汇点，并附着在锁骨上。在胸大肌筋膜的上部和中部，胸大肌筋膜和深层胸

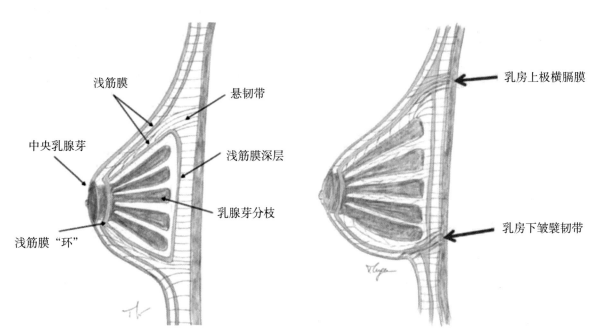

▲ 图 15-1　乳房丘发育成浅筋膜（Springer 允许转载）

▲ 图 15-2　发达的乳房模型"悬吊"在乳房上极横膈膜和乳房下皱襞韧带之间

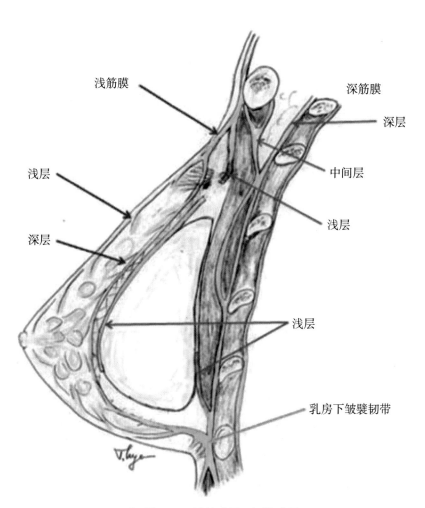

▲ 图 15-3　浅筋膜层和深筋膜层

部浅筋膜之间发现了许多细纤维[9]。乳房悬韧带[10]是连续的并将乳房支撑在假体上[11]。只有深层胸大肌筋膜黏附在锁骨骨膜上，它的浅层与围绕胸锁乳突肌的颈深筋膜的浅层相连[6]。

乳房上极（breast upper pole，BUP）横膈膜代表在乳房发育过程中这些筋膜之间纤细的

纤维连接。由 Würinger[10, 12] 描述的这个新的革命性的概念，自然地填补了外深韧带和内深韧带之间的空隙（图 15-4）。在胸大肌筋膜下平面的上极（图 15-6），用一个单一的水平切口，如窗口一样暴露 BUP 横膈膜（图 15-5），与第二肋间隙相对应，用来填充扩张的软组织。

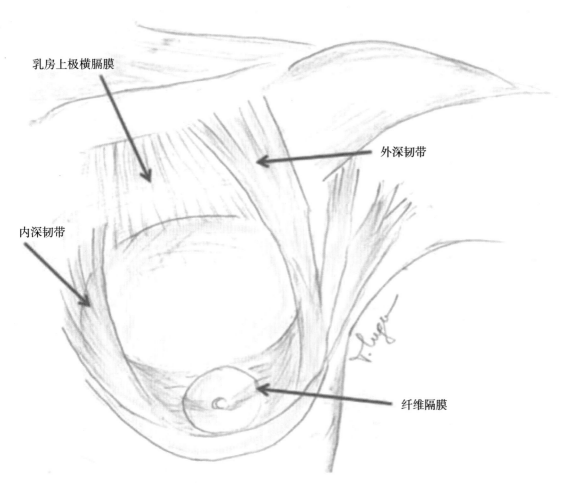

乳房上极横膈膜

外深韧带

内深韧带

纤维隔膜

▲ 图 15-4　乳房上极横膈膜，连接乳房内深韧带和外深韧带

胸大肌筋膜下平面和锁骨下区软组织之间的解剖学宏观差异很显著（图 15-7），可以很大程度地剥离腔隙的矢状面，最大可达 2 ~ 3cm（图 15-8）。在某些情况下，可以很清楚地看到 BUP 横膈膜和胸大肌筋膜之间的纤维连接（图 15-9，图 15-10）。

虽然胸大肌筋膜非常薄，但它是一种致密的组织，在解剖过程中可以小心地保存其完整

性。即使经典的筋膜下间隙（浅筋膜深层和深筋膜浅层）不能像乳腺后间隙一样为假体提供足量的软组织覆盖，但是这个位置不会干扰乳房的整体结构，还可以使浅筋膜深层完整的覆盖乳房的基底部，不干扰乳房后间隙。支撑乳房结构的结缔组织（Cooper 韧带）从深层肌肉筋膜穿过乳房实质，延伸到皮肤的真皮层（图 15-11）。

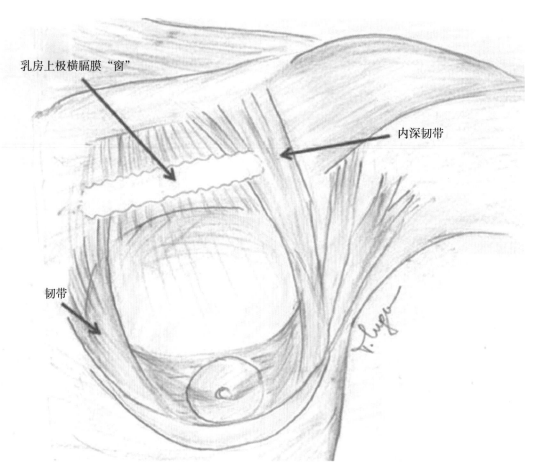

乳房上极横膈膜"窗"

内深韧带

韧带

▲ 图 15-5　乳房上极横膈膜"窗"

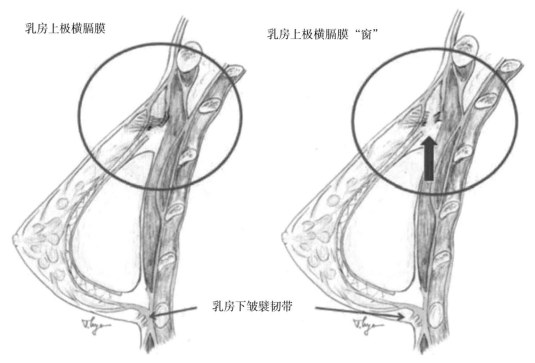

乳房上极横膈膜

乳房上极横膈膜"窗"

乳房下皱襞韧带

▲ 图 15-6　乳房上极横膈膜（BUPD）切口释放纤维化连接并允许来自锁骨下区的软组织轻松地在假体上方滑动。乳房上极横膈膜（圆圈），乳房上极横膈膜窗（圆圈和箭）

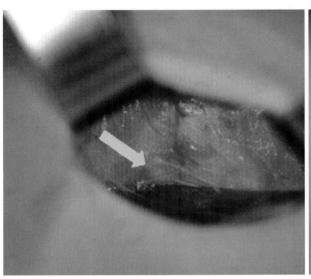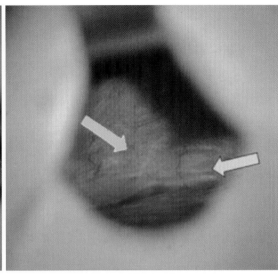

▲ 图 15-7 乳房上极横膈膜切开和回缩（左图绿箭）。锁骨下区的软组织无张力暴露（右图黄箭）

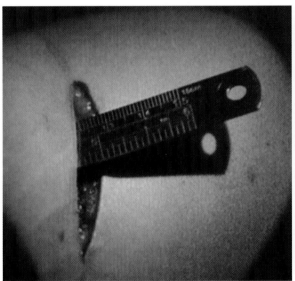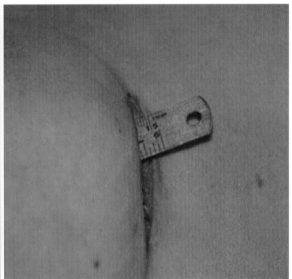

▲ 图 15-8 乳房上极横膈膜切口很容易使腔隙的垂直直径扩大到 2 ～ 3cm

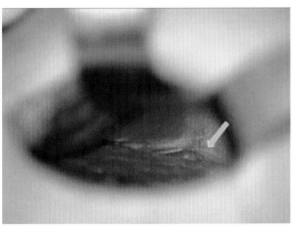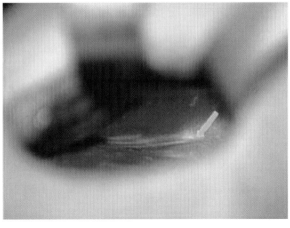

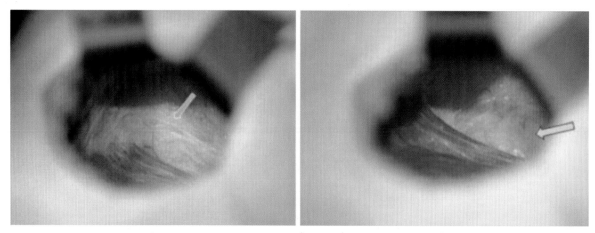

▲ 图 15-9　乳房上极横膈膜（上层和左下图绿箭）与胸大肌筋膜相连，从锁骨下区释放软组织（右下图黄箭）

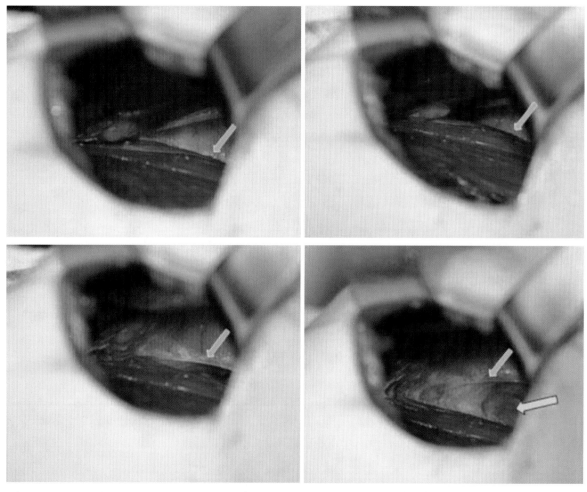

▲ 图 15-10　乳房上极横膈膜（上层和左下图绿箭）与胸大肌筋膜相连，从锁骨下区释放软组织（右下图黄箭）

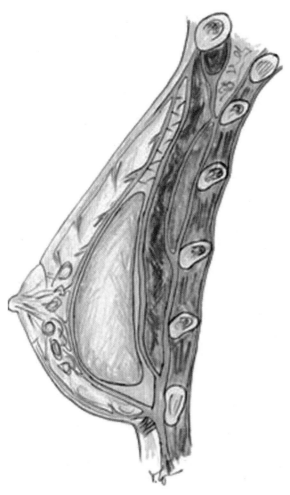

▲ 图 15-11　经典的筋膜下隆乳术。浅筋膜深层和深筋膜浅层，作为单一连接层（经 **Springer** 允许转载）

三、手术操作

（一）切口部位

由于患者一直关注瘢痕的问题，因此，设计多种手术方式最小化或隐藏切口（表 15-1）。目前的选择包括乳房下皱襞、乳晕缘、腋下和脐周切口（表 15-2）。由于不同患者之间存在解剖学约束和要求的差异，使得某一种方法比其他方法更适合她们。当存在大的乳晕时，可以选择乳晕下缘切口或者环形切口乳房固定术置入假体。

乳房盐水假体的一个优点是它适用于所有手术切口。当使用硅凝胶假体时，使用腋下切口更为困难，而脐周切口显然不合适。相较于盐水假体，硅凝胶假体需要更大的切口。硅凝胶假体越大，凝胶的黏附性越强，切口越大。

表 15-1　切口位置的注意事项

修复手术
乳头 – 乳晕变形
乳腺变形
假体污染
更小心地剥离腔隙
隐蔽

表 15-2　切口部位选择

乳房下皱襞
乳晕缘
经乳晕
腋下
脐周
有待开发

乳房下皱襞切口是最简单，最直接的隆乳术途径。在不破坏乳房实质的情况下，乳房下皱襞切口可以直接进入乳腺后或胸大肌后，并且乳房周围间隙的可视化是其他切口无法比拟的。对于我们来说，在大多数（95%）情况下使用凝胶假体，尤其是记忆凝胶，乳房下皱襞切口是一种常规的手术方法。

隆乳术后的患者在将来，迟早会采取其他手术来矫正可能出现的并发症，恢复美学上的外观。在这种情况下，乳房下皱襞切口可能是最好的选择。

瘢痕常隐匿于发育良好的乳房下皱襞中，且通常只在平卧位可见。此外，切口的长度可以配合各种假体的最大的尺寸。

（二）患者标记

患者在直立位置上标出前正中线、锁骨中线以及计划降低的乳房下皱襞。此外，还需要标记第三，第四和第五肋间隙的内侧边缘（图15-12）。

手术中剥离腔隙内侧组织时不可以触及内侧神经血管蒂（乳房内侧穿支和肋间神经前内侧支）的起始点，这是内部剥离的界限。在水平方向上，在靠近胸大肌边缘停止剥离，这是肋间神经前外侧支所在的位置。

为了测量从乳头到新的乳房下皱襞的距

离，我们必须用示指和拇指夹住乳头，抬起它，并用手掌压住乳房上极。通过这种操作，乳房模具将模拟置入效果，皮肤扩张将显示其弹性和相对多余的皮肤量（图15-13）。从胸骨中线到双乳内侧切口边缘标记距离相等，对于对称性和美观性是很重要的（图15-14）。

对身材苗条的患者实施隆乳术，选择乳房下皱襞入路有助于确定未来乳房下皱襞的位置。手术是通过5cm的乳房下皱襞切口进行的。不推荐使用小于5cm的切口长度，因为即使假体的尺寸较小，也会出现内部凝胶断裂的情况。

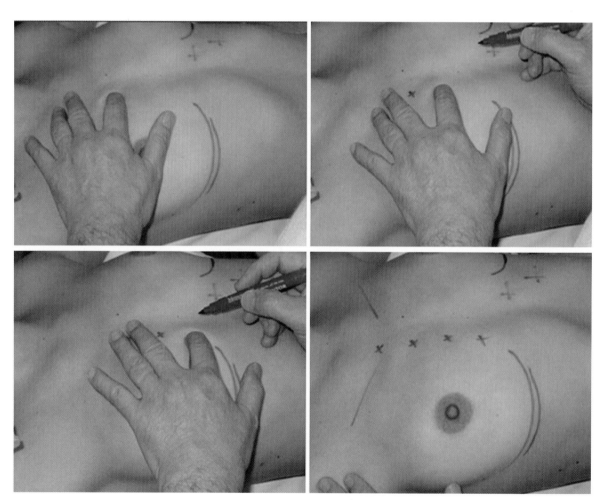

▲ 图15-12　在胸骨旁水平、第二肋间隙水平（假体腔隙的上端）和乳房下皱襞水平标记乳内动脉穿支的位置

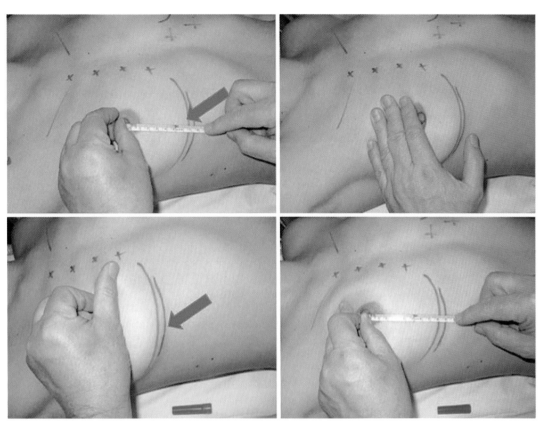

▲ 图 15-13　用"夹持、推动和挤压"的手法标记新的乳房下皱襞水平（红箭）

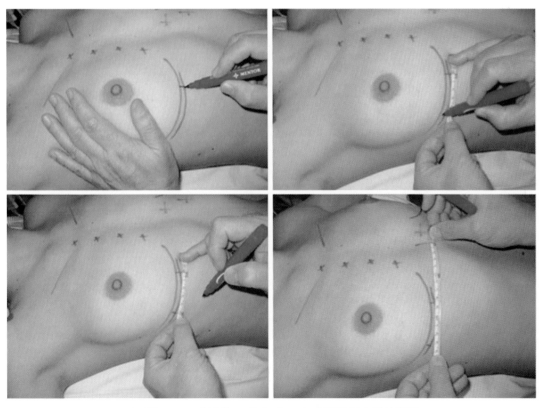

▲ 图 15-14　标记切口长度（5cm）和到胸骨中线的距离

四、胸大肌筋膜下单平面技术

患者全身麻醉，手臂成 90° 外展，背部略抬高，在术前标记皮肤切口（图 15-15）。在直视下，用电刀剥离腔隙。精确的腔隙剥离是必要的，尽量降低术后假体旋转的发生率。

切开 Scarpa 筋膜层后，乳腺后间隙开放，可以看到胸大肌筋膜的浅层。从胸大肌外侧边缘水平开始剥离，直至胸大肌筋膜，最初处于矢状位方向，直至乳晕水平（图 15-16）。

据 Würinger 的报道，横膈膜起源于胸大肌筋膜，沿第四肋间隙走行，与乳头相连。在双极电凝止血后，必须仔细切开乳头 — 乳晕的血管蒂。在达到中心点后，通过腔隙的内端而不是外端用针形电刀进行剥离。剥离的上端要达到第二肋间隙，分离出乳房上极横膈膜。

这种上极的剥离，使得在假体上方的乳腺和软组织重新分布。测量腔隙的垂直直径有助于确认剥离的腔隙是否符合假体的大小（图 15-17）。不需要过度剥离腔隙的侧面，避免不自然的"置入"外观（图 15-18）。如果没有改变这种情况的迹象，那么应该完全按照乳房下皱襞的水平进行剥离。我们致力于"完美止血"，以防止假体周围的任何液体积聚。术后应用引流管 2h。

置入假体后，通过触摸假体前面和后面的标准来确定假体的解剖学定位。使用 Vicryl 2-0 逐层缝合关闭腔隙。

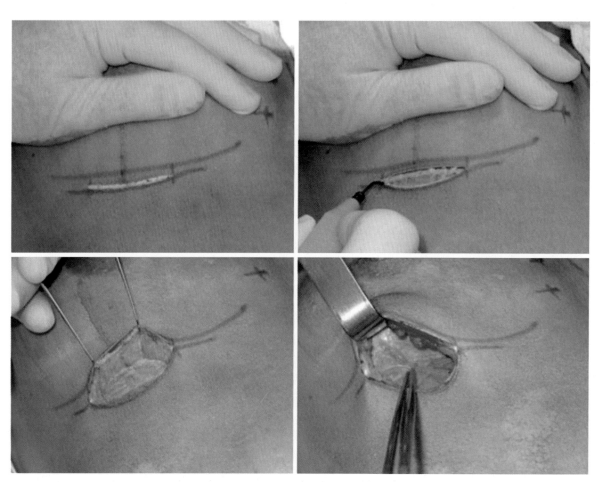

▲ 图 15-15　皮肤和浅筋膜切口

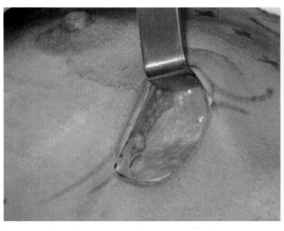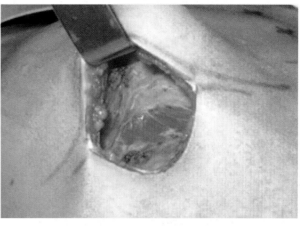

▲ 图 15-16　胸大肌筋膜下单平面剥离

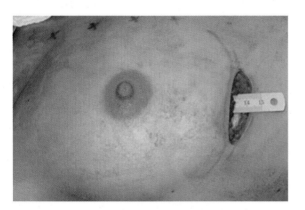

▲ 图 15-17　检查腔隙的垂直直径

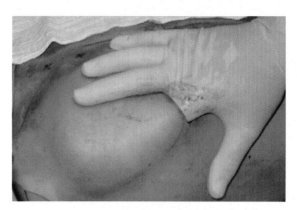

▲ 图 15-18　检查腔隙的侧面剥离水平

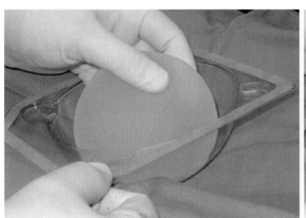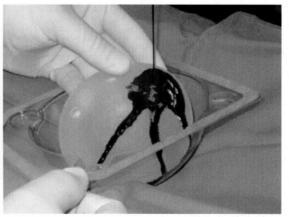

▲ 图 15-19　宏观检查假体并用聚维酮碘溶液冲洗假体

　　筋膜下间隙几乎可以完全覆盖假体。第六肋间隙以下的平面称为乳腺后平面，特别是当我们需要降低新的乳房下皱襞时。接下来的步骤是宏观检查假体（图 15-19），置入腔隙（图 15-20），通过检查假体的位置来取出牵开器（图 15-21），以及用局部麻醉溶液清洗腔隙（图 15-22）。有时，在假体置入过程中，一定量的空气可以压缩到腔隙的上极，在该区域出现令人不愉快的术后皮下气肿。为了防止这种情况的发生，应该对假体的位置进行数字控制。在手术结束时，置入的假体应该在正确的位置上，标记点在 6 点钟方向位置，且没有任何褶皱。

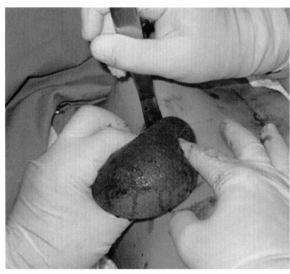
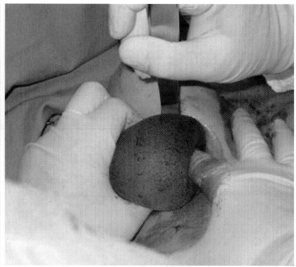

▲ 图 15-20　假体置入腔隙，用右手轻轻旋转和推动。左手只需保持假体在最初标记的 **9** 点钟位置。在手术和假体旋转的过程中，新标记位置将在 **6** 点钟

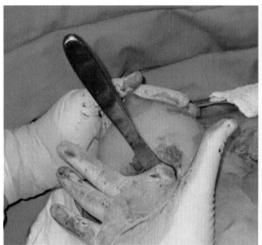
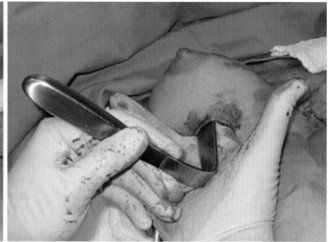

▲ 图 15-21　牵开器在手指保护下释放，以免损坏假体

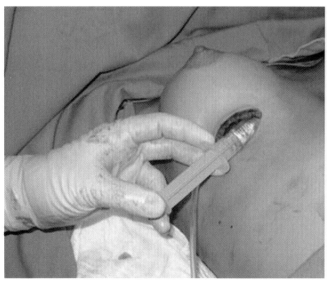
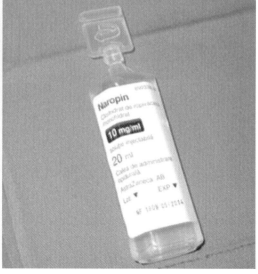

▲ 图 15-22　放置引流管。术后第 **1** 小时，使用在正常生理盐水（**10ml**）中稀释的耐乐品（**20mg**）灌洗腔隙，产生温和的局部麻醉效果

使用 Vicryl 2-0 双层缝合（图 15-23，图 15-24）。缝线应位于新的乳房下皱襞内（图 15-25）并用 Steri-Strips（免缝胶带）固定（图 15-26）。乳房下皱襞应使用胶带粘贴保护 7d（图 15-27），此时通常会安排第一次随访（图 15-28）。可以在 1 个月时比较术前和术后的图片，此时组织水肿减少，假体适应新的位置（图 15-29）。

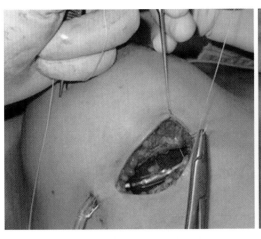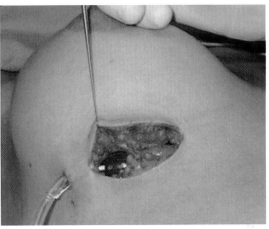

▲ 图 15-23　第一层缝合，使用 2/0 Vicryl 缝合浅筋膜至胸膜

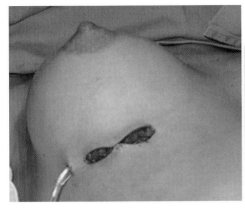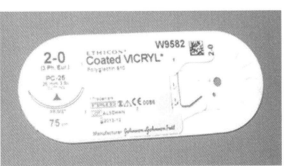

▲ 图 15-24　（左）第二层缝合（真皮皮下平面）使用（右）Vicryl 2/0 完成

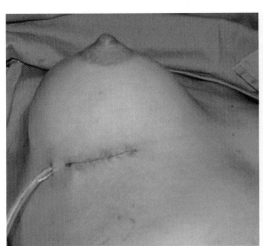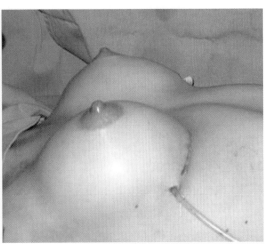

▲ 图 15-25　平卧位观察术后效果

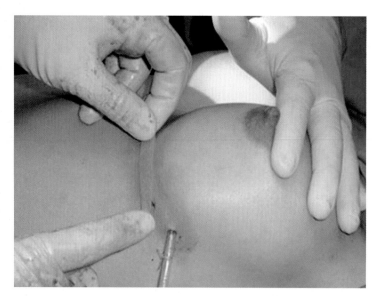

▲ 图 15-26　**Steri-Strips**（免缝胶带）固定切口

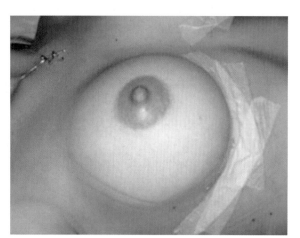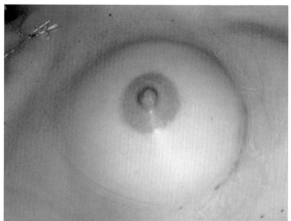

▲ 图 15-27　新的乳房下皱襞，贴附胶带固定 **7d**

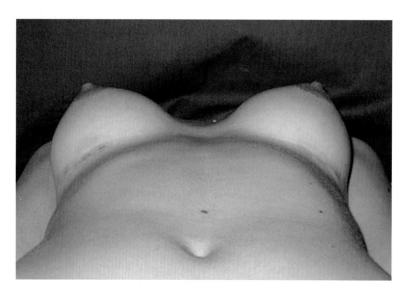

▲ 图 15-28　术后 **7d**

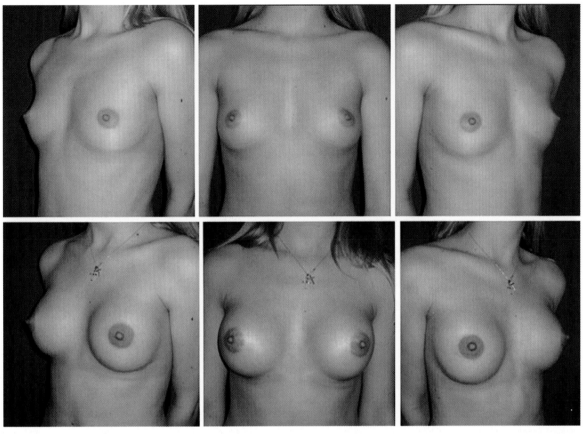

▲ 图 15-29 解剖型假体（Mentor, CPG 323 型，225ml）筋膜下单平面隆乳术，术前（上层）和术后 1 个月（下层）

术后佩戴运动胸罩，建议患者在术后的前 6 周内一直佩戴它，之后在运动或健身活动期间佩戴。这有助于在初始愈合期间提高假体的稳定性，这在使用解剖学形状的设备时尤其重要。胸大肌筋膜下单平面隆乳术的选择理由和适应证在表 15-3 中体现。

使用胸大肌筋膜下单平面隆乳术和相似的乳房假体（322 型意味着中等的凸度）的病例图片在图 15-30 至图 15-33 中体现。

表 15-3 胸大肌筋膜下单平面隆乳术适应证

为下极提供更强的支撑
及时预测美学效果
适用于以下病例
中度乳房发育不良
乳头 – 下皱襞皮肤过剩
运动的患者
理想的乳房假体体积

五、胸大肌筋膜下双平面隆乳术

这种技术上的改进（表 15-4）是必要的，因为在第 5 ～ 6 肋间隙水平，胸大肌筋膜更结实，更好地呈现在胸肌纤维前面。Steccoa[7] 和 Jinde[9] 的研究表明，在锁骨下区胸大肌筋膜厚度由近及远逐渐递增。使用这种双平面技术，可以使胸大肌筋膜在假体前面像窗帘一样向上提起（图 15-34），使其能够扩张乳房的下极。

双平面技术的所有标记和术前准备都与前面提到的单平面技术相似。切开皮肤后，我们在乳房下极，也就是浅筋膜的浅层和深层的连接处（图 15-35），分离浅筋膜。我们的剥离从浅筋膜深层（图 15-36）开始，直至乳头 – 乳晕的水平。在胸大肌筋膜下平面剥离得更广泛（图 15-37）。在第二肋间隙附近，我们将会看

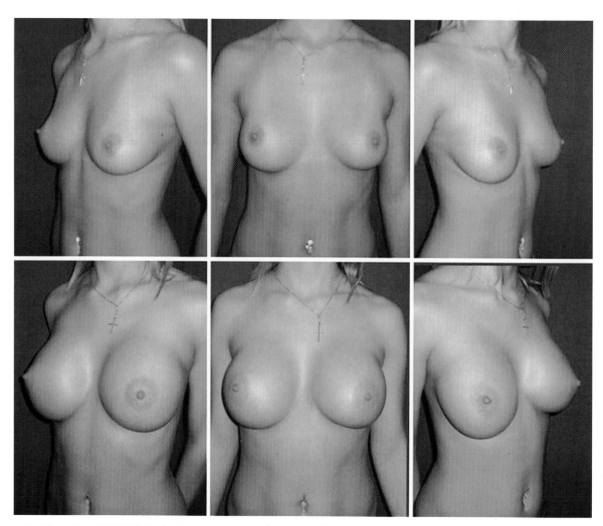

▲ 图 15-30　解剖型假体（**Mentor，CPG 322 型，255ml**）筋膜下单平面隆乳术，术前（上层）和术后（下层）

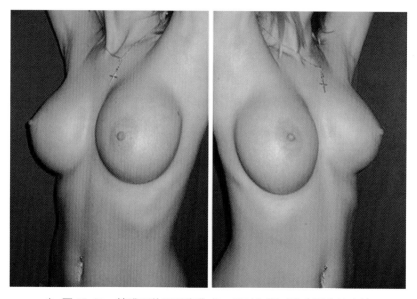

▲ 图 15-31　筋膜下单平面隆乳术。及时加强对乳房强化的支持

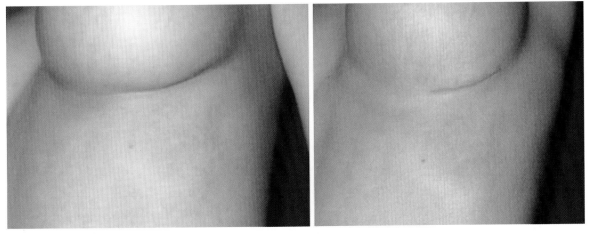

▲ 图 15-32　乳房下皱襞瘢痕

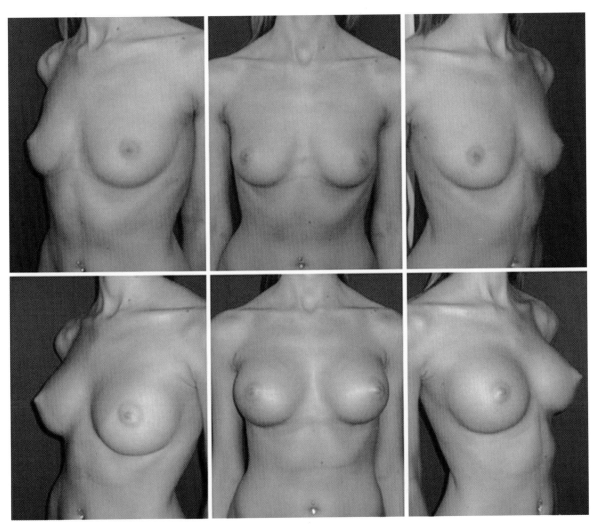

▲ 图 15-33　解剖型假体（Mentor, CPG 322 型, 255ml）筋膜下单平面隆乳术的术前（上层）和术后（下层）

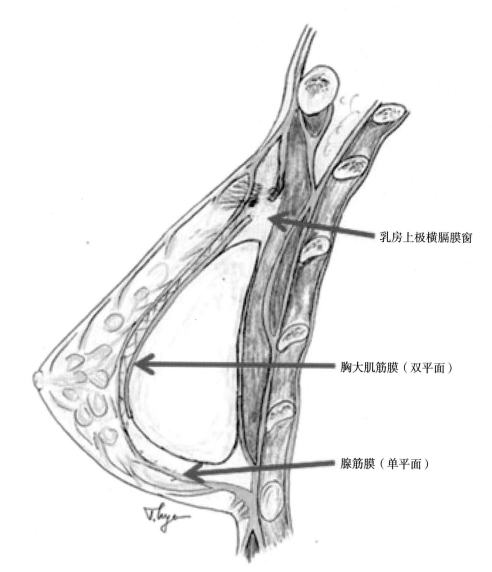

乳房上极横膈膜窗

胸大肌筋膜（双平面）

腺筋膜（单平面）

▲ 图 15-34　胸大肌筋膜下双平面假体位置

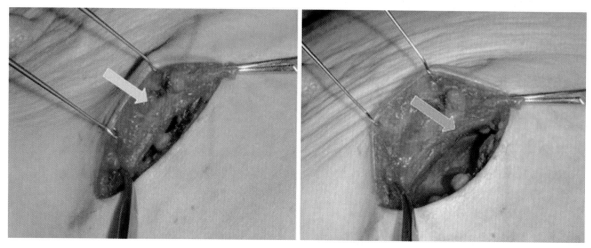

▲ 图 15-35　浅筋膜浅层（左图黄箭）和浅筋膜深层的结合层（右图绿箭）

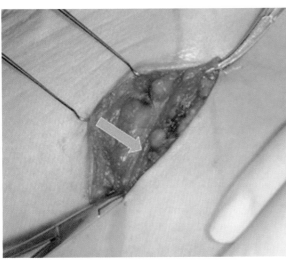

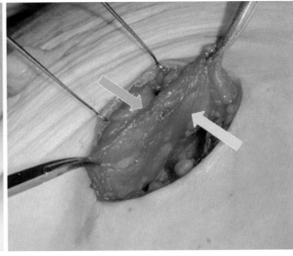

▲ 图 15-36　浅筋膜层（绿箭）和浅筋膜深层（黄箭）的连接

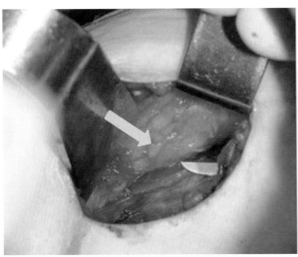

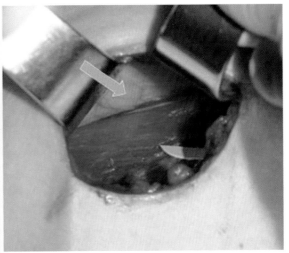

▲ 图 15-37　乳腺后筋膜（左图黄箭）和胸大肌下筋膜（右绿箭）平面的剥离，用蓝色画笔画出界限

到并切开乳房上极横膈膜（图 15-38），将腔隙的垂直直径扩大到 2 ～ 3cm（图 15-39）。有时，如果浅筋膜太紧，我们必须从下缘到浅筋膜深层做 2 ～ 3 个垂直的切口，长约 3cm。这种小的改进在乳房下垂或严重的乳房萎缩患者中非常有用，并且可以更好地扩张假体上的软组织。接下来的手术步骤与先前提出的胸大肌筋膜下单平面隆乳术类似[13]。

　　表 15-5 列出了胸大肌筋膜下双平面隆乳术的适应证和优点，图 15-40 和图 15-41 中列出了典型的临床病例。

表 15-4　胸大肌筋膜下双平面手术假体位置

筋膜双平面
乳腺后筋膜
胸大肌下筋膜

表 15-5　选择胸大肌筋膜下双平面隆乳术的原因

能够更好地延伸乳房下极
防止假体前方的"悬吊乳房"
乳房下垂时
软组织量不充足时
当需要"丰满的乳房"时

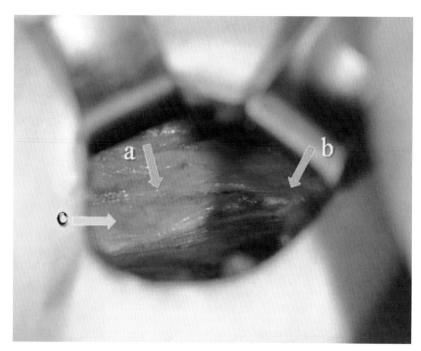

▲ 图 15-38　乳房上极横膈膜（**a**）与内侧深层韧带（**b**）相连；乳房上极横膈膜窗暴露的锁骨下区软组织（**c**）

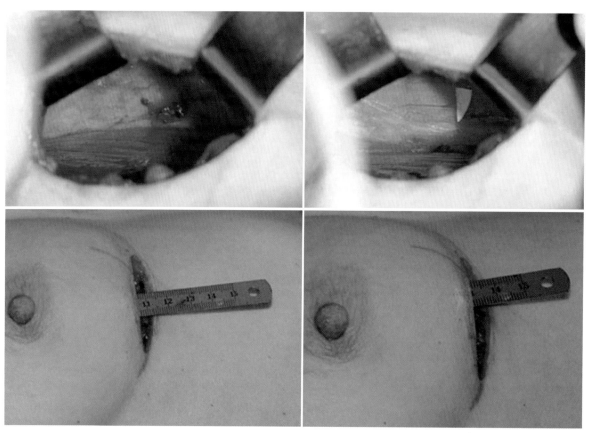

▲ 图 15-39　乳房上极横膈膜切口（上层）允许腔隙的垂直直径增加 **3cm**（下层）

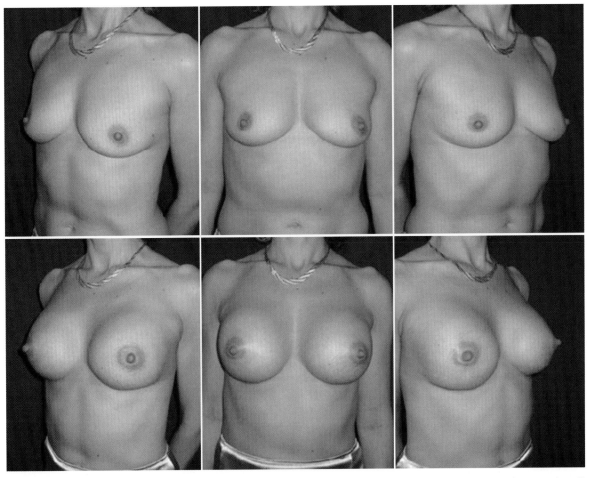

▲ 图 15-40　筋膜后双平面隆乳术矫正乳房下垂后，用解剖型假体填充下极（**Mentor，CPG 322 型，255ml**），术前（上层）和术后（下层）

六、结论

在筋膜下放置乳房假体具有许多优点，即不从肋骨上提起附着的肌肉，而是剥离胸大肌后方的腔隙[14-16]。将假体置入筋膜下间隙对患者的损伤要比置入胸肌后间隙小[17]。

将假体置入乳腺后间隙的过程中，如果假体的"额外尺寸"是"注定的"，违反了乳房区域的解剖学标志，则第四肋间神经损伤的风险增加。假体置入胸肌后间隙，由于假体附近的神经被牵拉，通常会导致暂时性麻木。筋膜下隆乳术的发病率较低[18]。患者的舒适度很高，并且可以在胸肌收缩期间防止假体移位。

筋膜下平面的另一个优点是拥有更紧密的假体腔隙。由于成形凝胶假体被广泛地应用，筋膜下平面是非常理想的位置。成形凝胶假体最大的缺点是缺乏假体旋转的潜力。筋膜下平面有助于掩饰假体的边缘，并在假体周围提供稍微紧凑的空间以阻止假体旋转和包膜的形成[19]。

当切开乳房上极横膈膜[20]并将假体上极放置在没有张力的腔隙中时，假体脱位的发生率也减少了。假体形状和体积的选择必须与患者测量值和乳房评分相对应。选择筋膜下间隙的主要原因见表 15-6，适应证见表 15-7。

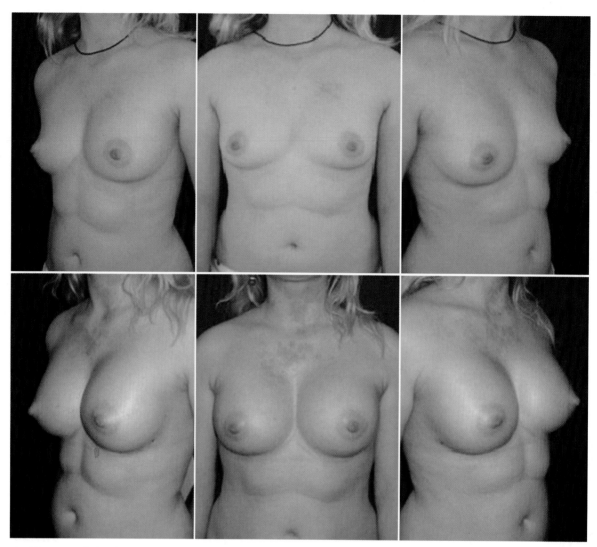

▲ 图 15-41　解剖型假体筋膜后双平面隆乳术（**Mentor, CPG 322 型, 255ml**），术前（上层）和术后（下层）。乳房下极紧密的软组织

表 15-6　选择筋膜下隆乳术的原因	表 15-7　筋膜下隆乳术指征
自然的假体位置	首选的隆乳术式
允许运动和大幅度的动作	解剖型假体
在胸大肌前遮盖胸廓畸形	自然的外观
防止软骨磨损	运动患者
防止晚期血清肿的形成	在乳房的上极有适量的软组织
防止假体错位	矫正乳房下垂
允许从新的腔隙进行修复手术	乳房发育不良和胸部畸形

笔者认为，筋膜下间隙已成为乳房假体放置的首选部位（表 15-8）。强烈推荐筋膜下隆乳术。

笔者必须感谢 Ruth Graf 对整形外科领域所做出的巨大贡献。如果没有她的主动和不断发展胸大肌筋膜下隆乳术，我们使用假体进行隆乳术的结果也不会那么好。谢谢 Ruth（图 15-42）。

表 15-8　乳房上极横膈膜结论

创新观念
胚胎学原因
手术证实
筋膜下隆乳术适应证
夹持的组织薄
具有更自然的乳房上极外观
解剖型假体

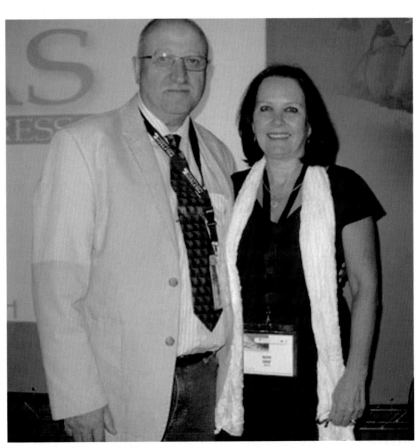

▲ 图 15-42　两位为胸大肌筋膜下隆乳术做出巨大贡献的朋友：**Toma T. Mugea** 和 **Ruth Graf**

第16章

Can the Integrity of the Pectoral Fascia Be Preserved During the Subfascial Breast Augmentation Through Axillary Approach
胸肌筋膜能否在腋窝切口筋膜后间隙隆乳术式中保持完整性

Lin Jinde, Chen Xiaoping, Zhang Wanquan, Gao Xia, Xu Ligang, Yuan Yugang, **著**

文昌隆, **译**

徐海倩 郝立君, **校**

一、概述

近年来经腋窝切口筋膜后间隙假体隆乳术被广泛使用 [1-7]。对比乳腺后隆乳术，它的主要优点是恢复快速、包膜挛缩发生率较低，并且可以为假体提供更多的软组织覆盖。胸肌后隆乳术假体不会变形，也不会产生两个乳峰。筋膜后隆乳技术也可用于需要更换乳房假体的患者 [4]。然而，手术期间主要胸肌筋膜的完整性是否可以保留仍然存在争议 [8]。笔者研究了经腋窝切口在筋膜后隆乳术主要的胸筋膜完整性 [9] 是否可以保留的问题。

二、手术技术

在患者站立的情况下，标记乳房下皱襞，胸骨旁线，前正中线，腋前线和腔隙的界限。新的乳房下皱襞线较原先的乳房下皱襞线低 1 ~ 2cm。

手术在硬膜外麻醉下进行。嘱患者双上臂外展 90°，在腋窝皱襞处切开。通常，切口部位选择在腋窝的前皱襞（图 16-1）。在切开腋部皮肤和皮下组织后，确认胸肌筋膜并用剪刀剪开。改用手指轻轻地进行钝性筋膜下分离（图 16-2）。只要手指所及处，筋膜就会与肌肉分离。引入乳房剥离子以完成手指无法触及的筋膜分离。

解剖剥离子以特定的方式推进，以避免进入 Munhoz 描述的错误通路 [7]。将乳房从胸部抬起以促进剥离。可以使用剥离子检查腔隙的边界和新的乳房下皱襞。然后用内镜检查腔隙，筋膜和主要胸肌。在置入之前，用内含庆大霉素和地塞米松的冲洗液冲洗腔隙。将硅胶假体置于筋膜后的位置，并嘱患者直立体位并评估假体位置和乳房形状。腔隙内放置负压引

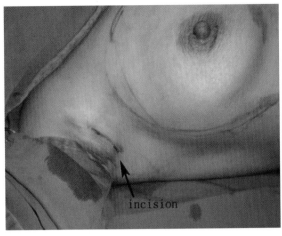

▲ 图 16-1　选择腋窝前皱襞作为切口部位

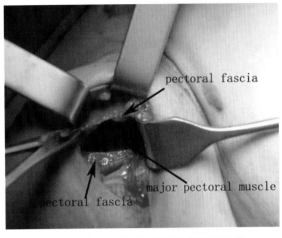

▲ 图 16-2　胸筋膜、胸肌和筋膜下腔隙

流管，分层缝合切口，腋部及胸部加压包扎。引流管使用 24 ～ 48h。静脉注射抗生素使用3 ～ 5d。手术后 7d 拆除缝合线。

三、结果

　　10 例患者接受了筋膜后隆乳术。胸肌筋膜总共 20 个，在手术中保存了 11 个胸肌筋膜（55%）的完整性（图 16-3 和图 16-4）。约在第四肋间或第五肋间，4 个胸肌筋膜（20%）被破坏，然后沿着腺体后方形成腔隙（图 16-5）。在 5 个乳房中，胸肌的浅层被分开，但筋膜的完整性得以保持（图 16-6）。除 1 例乳房

不对称患者外，所有患者均获得满意的效果（图 16-7）。在随访期间没有血肿、感染、包膜挛缩或假体边缘显现等并发症。

四、讨论

　　最近，一些学者报道了筋膜后隆乳术的案例并取得了良好的效果 [1-7]。它不会增加血肿或活动性出血的发生率。它类似于乳腺后隆乳术，具有减少疼痛和快速恢复的优点。但它提供的假体比乳腺下隆乳更大的软组织覆盖，可以用于那些不适合用假体乳腺后隆乳的患者，因为，假体乳腺后隆乳可能会导致乳房有两个

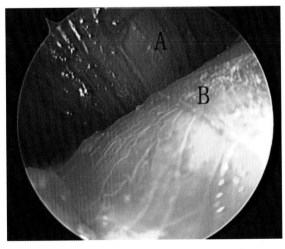

▲ 图 16-3　主要胸肌和胸筋膜完整保存

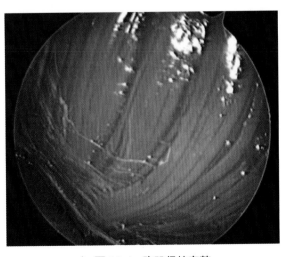

▲ 图 16-4　胸肌保持完整

16

第 16 章

Can the Integrity of the Pectoral Fascia Be Preserved During the Subfascial Breast Augmentation Through Axillary Approach

胸肌筋膜能否在腋窝切口筋膜后间隙隆乳术式中保持完整性

胸肌筋膜能否在腋窝切口筋膜后间隙隆乳术式中保持完整性

Can the Integrity of the Pectoral Fascia Be Preserved During the Subfascial Breast Augmentation Through Axillary Approach

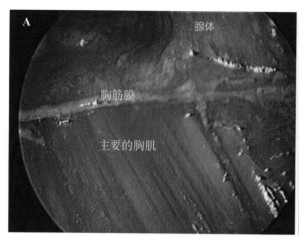
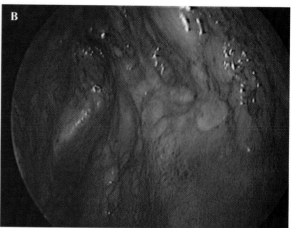

A 腺体

胸筋膜

主要的胸肌

B

▲ 图 16-5 **胸肌筋膜被破坏**
A. 胸筋膜撕裂；B. 胸筋膜表浅观

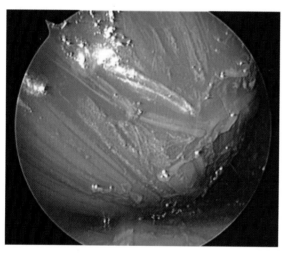

▲ 图 16-6 **胸大肌表层撕裂**

乳峰和假体变形。

筋膜后隆乳 [2, 3, 7]，它的主要优点是可见瘢痕最小，然而，通常行腋窝切口筋膜后隆乳术后是否可以保留胸筋膜，腋下入路仍然存在争议。一些学者 [8] 认为主要的胸肌筋膜无法维持，因为他们认为筋膜薄而脆弱；一些学者 [8] 发现胸膜筋膜和主要胸肌可以在手术中保留。Jinde 等 [9] 在尸体解剖研究中发现可以保留筋膜的完整性，胸肌可以保持完整，而且也可以造出筋

膜下腔隙。然而，尸体解剖研究和临床研究之间存在差异。没有证据证明，在没有内镜辅助的情况下通过腋窝切口进行筋膜下隆乳期间，筋膜的完整性是否可以保持。笔者研究了在没有内镜辅助的情况下，腋窝入路在乳腺后隆乳术保留胸筋膜的完整性。内镜仅用于检查腔隙和胸筋膜。在 20 个筋膜中，4 个筋膜在第四肋间隙或第五肋间隙被戳破。因为隆乳假体边缘显现经常发生在上乳房，所以即使中间或下胸肌筋膜被撕裂，它不会影响手术效果。在 5 个乳房病例中，主要胸肌的浅层被撕裂，但胸筋膜的完整性仍然存在，并且不影响手术结果。即使在这种情况下，也没有发现活动性出血。

五、结论

在没有内镜辅助的情况下，在筋膜下隆乳，大多数胸肌筋膜（11+5 筋膜）的完整性可以通过腋窝入路保留。即使胸肌筋膜下部撕脱，也不会影响美学效果或术后恢复正常。

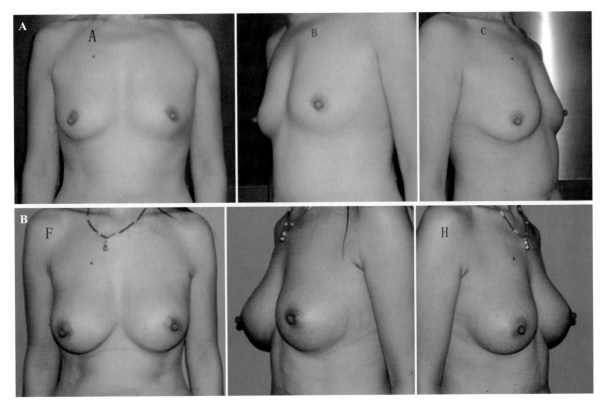

▲ 图 16-7　**31 岁妇女隆乳术前后**　**A.** 31 岁妇女，术前；**B.** 经腋窝切口筋膜后间隙假体隆乳术后

Can the Integrity of the Pectoral Fascia Be Preserved During the Subfascial Breast Augmentation Through Axillary Approach

胸肌筋膜能否在腋窝切口筋膜后间隙隆乳术式中保持完整性

第17章

Transaxillary Breast Augmentation: The Impact on Axillary Lymphatic Drainage and Sentinel Lymph Node Evaluation
腋下隆乳:对腋窝淋巴引流和前哨淋巴结评估的影响

Alexandre Mendonça Munhoz，Rolf Gemperli，**著**

李东宇，**译**

徐海倩　郝立君，**校**

一、概述

隆乳术已成为最常见的美容外科手术，并在全球范围内得到认可[1-3]。近年来，经腋窝入路因美观、乳房区域无瘢痕和可接受的并发症发生率而广受欢迎[4-11]。该方法在20世纪70年代引入，首次以不可视的方式进行剥离，采用钝性剥离并分割内侧和下侧胸肌纤维。随着技术的发展，无法评估下侧和内侧肌肉下间隙的解剖范围导致不理想的结果，有时以置入物过高为标志。此外，在传统的技术钝性剥离往往导致出血，不能充分可视化。由于内镜技术的出现和筋膜下平面的引入，腋窝入路手术似乎获得了新的普及[8-11]。

对于浸润性乳腺癌患者，腋窝淋巴结的状态提供了有关分期和疾病预后的重要信息[12-16]。为了提高分期的准确性，降低传统的全腋窝清扫术的手术并发症，前哨淋巴结（SLN）活检技术于20世纪90年代引入，并在多次试验中得到验证[12-20]。事实上，早期乳腺癌患者腋窝淋巴结转移是影响复发和生存的最重要的预后因素，并为重要的辅助治疗决策奠定了基础[17,19,20]。

从流行病学的角度来看，随着隆乳患者人群年龄的增加，在既往的经腋下切口的妇女中，乳腺癌病例的数量正在增加，这是可以估计的[21-25]。然而，在最近的研究中，一些学者认为先前的乳房手术是SLN活检的相对禁忌证[19,20]。因为猜想之前的手术中断了乳房淋巴的排出通道。事实上，考虑到前哨淋巴结活检的应用，一些外科医生在提出腋下入路时可能会小心谨慎，以免干扰正常的淋巴引流[19,20]。

尽管经腋窝隆乳（TBA）已经成为一种越来越普遍的技术，但未来对SLN的相对影响仍有争议[22-26]。我们之前的观察结果表明，腋窝淋巴管通道可以保留，并且SLN显像可以用筋膜下 TBA 技术[22-24]。然而，前瞻性对照研究和更大的临床系列尚不能用来分析以往的腋窝切口隆乳手术的准确性。

二、解剖的原则

在解剖学基础上，乳腺内有 4 个相互连通的淋巴丛：2 个浅丛和 2 个深丛[27-30]。Tanis 等和 Fregnani 等[28, 29]之前的解剖学研究表明，浅丛淋巴管的密度高于深丛淋巴管的密度。浅丛位于真皮（皮肤）和浅皮下区域（皮下）。一个深丛位于胸筋膜（筋膜），另一个位于腺体（腺）。腺丛与位于乳头乳晕复合体正下方的皮下神经丛区域相通，在 20 世纪被描述为通过伴随乳腺管的淋巴管的乳晕下神经丛（Sappey 学说）。根据对比剂注射的结果，Sappey 假设所有的乳房淋巴最初会流入乳晕下丛，经过后继续进入腋窝淋巴结[30]。最近，我们明确了引流是通过外侧和内侧传出淋巴管进行的，这些淋巴管直接并优先朝向腋窝淋巴结或沿胸内血管的淋巴结[28]。淋巴引流可能发生在胸骨旁淋巴结（"内乳"淋巴结），尽管这种引流模式几乎只发生在深淋巴丛。

一些学者提出，腺体组织与同一个引流腋窝淋巴结有共同的淋巴途径[31]。根据这一理论，2 个淋巴干通常会离开乳晕区域，向下腋窝区浅层移动。同样的，Moore[27]也观察到大部分的淋巴是从乳腺沿着小叶间血管到乳晕下丛，然后沿着乳房静脉到腋窝。淋巴管从深层经胸大肌流入根尖组。

当使用腋下技术时，腋下包含的解剖结构的知识是至关重要的。因此，腋窝区域的大面积破坏可能会破坏这些淋巴干，使 SLN 检测处于危险之中。腋窝的顶端位于第 1 肋外缘水平，在肩胛骨的上缘。腋窝血管和臂丛可以在这个水平上观察到，而在腋下技术中是看不到的。同样，背阔肌和胸长神经的神经血管供应

位于腋窝后部，如果解剖有限，很少会看到。腋窝底部由皮肤、乳晕脂肪和腋窝筋膜组成。腋筋膜位于胸大肌和背阔肌之间，必须穿入和分开进入筋膜后或胸大肌后间隙。因此，我们提倡在乳房外侧进行最小限度的破坏，以避免乳房组织和腋窝下部之间的淋巴管中断[11, 22-24]。

三、腋下隆乳：手术方法

自 20 世纪 70 年代引入后[4, 5]，经腋入路手术技术经历了一些改进[1-11]。起初，在 20 世纪 80 年代，这种手术常与生理盐水固定置入物联系在一起，随后一段时间，TBA 被相对遗忘，高内聚、解剖形的置入物是欧洲大多数外科医生的首选。在 20 世纪 70 年代[4]中，首次引入肌下位置以提供最佳的置入物覆盖范围[3]；然而，主要的缺点是置入物变形、乳房不对称和术后疼痛[2, 3]。在 Tebbetts[6]的介绍下，利用与腺体后平面相关的胸下平面，开发了双平面增强技术，最大限度地减少置入物轮廓变形的风险。

由 Graf 等[8]描述的筋膜下技术对那些一直在寻找替代平面的外科医生来说特别有吸引力。根据笔者的观点，胸肌筋膜是一个在上胸部定义明确的结构，可用于最大限度地减少置入物边缘的出现[8-11]。目前，已经有学者提出了隆乳的替代疗法，目的是为了获得更好的美容效果[1-3]。在现有的技术中，腋窝入路已经在减少乳房瘢痕或乳房下皱襞轮廓不清的患者中获得了地位[3]。不管好处是什么，这个过程通常不像其他技术一样被指出，可能是因为腋窝技术不像其他方法一样可重复。理想的经腋下隆乳者的选择是那些具有明显的乳房发育不良、轻微下垂和乳房下皱襞轮廓极其不清的患者。此外，该技术对于乳头–乳晕复合体较小且特别反对乳房或乳头可见瘢痕的患者非常有效（图 17-1 和图 17-2）。

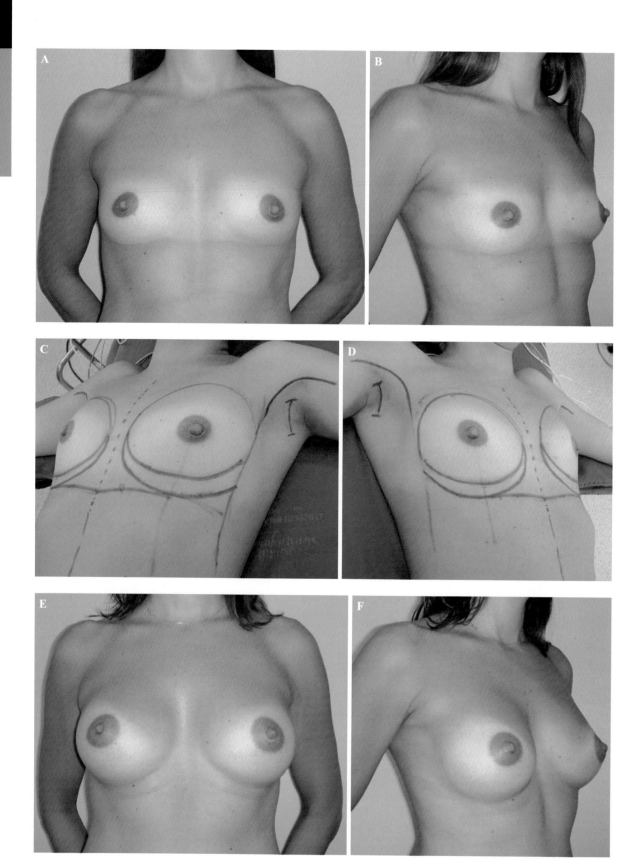

腋下隆乳：对腋窝淋巴引流和前哨淋巴结评估的影响

Transaxillary Breast Augmentation: The Impact on Axillary Lymphatic Drainage and Sentinel Lymph Node Evaluation

▲ 图 17-1　**32 岁乳房发育不全患者**

A、B. 术前；C，D. 术中手术计划，皮肤标记描述了乳房外侧的最小破坏范围，以避免乳房组织和腋窝下部之间的淋巴管中断；E，F. 术后 8 个月，术后恢复良好。双侧采用 375ml 的 Natrelle 410MF 型假体

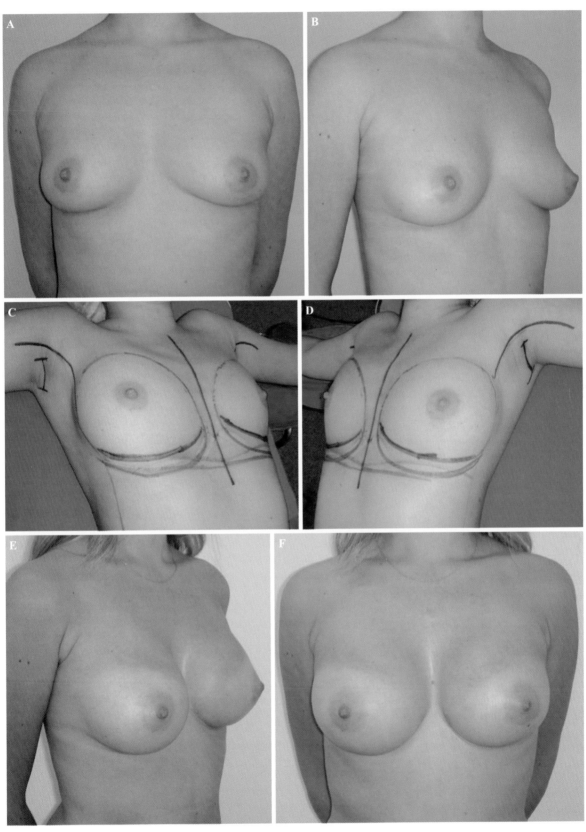

▲ 图 17-2　**28 岁乳房发育不全患者**

A、B. 术前；C、D. 术中手术计划，皮肤标记描述了乳房外侧的最小破坏范围，以避免乳房组织和腋窝下部之间的淋巴管中断；
E-F. 术后 14 个月，术后恢复良好。双侧使用 295ml 的 Natrelle 410MF 型假体

四、手术计划

术前患者站立时应进行术前标记，以确定未来的瘢痕是否不明显。在患者坐下时，设计了皮肤标记：当前的乳房下皱襞，腋前线，间隙的界限以及未来的乳房下皱襞。患者手臂抬高标记腋窝切口。通常选择最深的自然褶皱，切口沿着皱襞设计。重要的是要保持切口在腋窝的范围内，不要越过胸大肌外侧边缘和腋前线（图 17-1 和图 17-2）。

五、手术技术

在全身麻醉下给患者进行手术，结合局部麻醉剂（0.25% 利多卡因加肾上腺素 1/100 000）。使患者的手臂外展成 90°，在间隙的边界，腋窝切口，当前和新的乳房下皱襞之间的区域以及腺体下区域注射麻醉剂。10min 后，在腋窝皱襞处做切口，在一个平行于肌肉外侧边缘的切口识别胸肌的浅筋膜并打开它。

用手指进行筋膜下钝性剥离，通过轻柔的手法，筋膜从肌肉中被隔离开来，直到手指能够到达的位置。当达到最远边缘（通常距当前乳房下皱襞 3～5cm）时，引入乳房剥离器并用于完成解剖。剥离器以特定方式前进，并以一个连续的向前和向心运动，以避免进入错误的通道。将乳房从胸部抬起，从而抬高腺体和肌筋膜，使乳房剥离器更容易通过二者之间的通道。有一个点是要避免乳房剥离器平行于胸大肌，而建议以 15° 的角度使筋膜能够得到足够的伸展。可以使用剥离器检查间隙的边界和新的乳房下皱襞，并在必要时通过拉伸进行扩大。为了避免对外侧皮肤神经和淋巴通道的损伤，间隙解剖的侧面被最小化。在置入之前，间隙内灌入 80mg 庆大霉素 - 生理盐水。将硅凝胶假体置于筋膜后位置，并于患者直立位放

置，以评估假体位置和乳房形状。在胸大肌筋膜，皮下和真皮下平面使用可吸收的皮下缝合线以及不可吸收的缝线进行分层缝合。

没有使用引流管。在手术结束时，在乳房上极上方使用弹力绷带并保持 4 周，其目的是避免假体的上部位移。所有患者均接受静脉注射抗生素，口服抗生素持续 48h（图 17-1 和图 17-2）。

六、腋下入路，淋巴引流，前哨淋巴结评估

目前，我们已经说了可选择的隆乳切口，其目的是为了获得更好的美容效果[1-3]。在现有的技术中，TBA 方法由于其突出的美学效果和瘢痕位于不明显的位置上而成为一种有吸引力的技术[4-11]。不管关于最佳适应证的意见是否一致，这个决定取决于患者的喜好、外科医生的经验以及乳房的解剖结构。对于乳晕小或乳房下皱襞轮廓不清的患者，TBA 可能特别有利[2, 3]。我们的印象是筋膜下 TBA 技术适用于大多数不超过一级轻微下垂的乳房发育不良的患者。Hidalgo[2] 观察到，最理想的适应证是那些术前乳房体积小，乳房位置高，且乳房下无皱褶的患者。

近年来，SLN 活检已被证实是选择患者早期乳腺癌治疗的标准。事实上，大量的试验已经证实 SLN 活检和全腋窝淋巴结清扫在长期预后和辅助治疗信息上的一致性[12-20]。因此，由于 SLN 在乳腺癌手术中的快速进展，在 20 世纪末，由于 SLN 检测可能对未来乳腺癌分期产生影响，所以，TBA 一直不被鼓励[19, 20]。由于对这种淋巴干扰的一些担忧，一些学者认为早期乳房和腋窝手术是 SLN 活检[19] 的禁忌证。在一项前瞻性临床试验中，Giuliano[19] 评估 SLN 微转移在乳腺癌患者中的预后意义。作为入组标准，作者提到没有事先进行腋窝手术也无乳腺下乳房置入物。同样

的，NSABP B32 Ⅲ期试验比较了淋巴结阴性乳腺癌[20]患者的SLN活检和腋窝淋巴结解剖。先前隆乳术或乳房缩小手术的患者被正式排除在本研究之外。

其他一些学者报道了他们在诊疗做过隆乳术的乳腺癌患者的临床经验[25, 26, 32]。Jakub等[25]对76例乳腺癌患者进行了研究，这些患者之前都做过隆乳手术，他们通过淋巴结显像进行分析。尽管识别SLN的成功率是100%，并且其中3例患者通过腋下入路置入了他们的假体，但作者提到TBA是淋巴结显像的相对禁忌证。与此类似，Gray等[26]在19例接受保守乳房外科手术的隆乳患者中观察到，既往置入假体者仍然是SLN显像的相对禁忌证。尽管队列很小，也没有患者以前做过TBA，但笔者强调，淋巴结显像不能成功地在这部分患者中进行。最近，Fernandez等[32]通过评估了以往乳房整形手术对SLN活检准确性的影响。在70例接受过乳房整形手术的患者中，50例做过隆乳手术，20例做过乳房缩小手术。所有患者均行⁹⁹Tc淋巴显像（LSG），所有病例均行SLN活检。23例SLN阳性（32%）；转移18例，微转移7例。中位随访19个月后，未见腋窝复发。笔者认为过去隆乳或缩小的历史并不是SLN技术的禁忌证。

不管这些临床研究在SLN方法的科学基础上有多么重要，我们始终认为，对早期TBA患者淋巴结显像的偏见是在SLN技术早期时基于直觉而非事实形成的。此外，当这些临床试验开始时，还没有关于在以前的腋窝手术患者中SLN显像的数据。一些作者排除了这类患者，因为该手术还没有被广泛接受，他们对SLN活检还很保守。

既往手术对SLN准确性的潜在干扰已经讲过了[21, 33-37]；但目前还不清楚。黑色素瘤患者早期皮肤破坏和旋转皮瓣闭合[33]会导致SLN活检假阴性率升高。另一方面，Wong等[34]评估了以往乳腺活检和手术类型对SLN活检准确性的影响。笔者观察到切除活检对淋巴

管显像的准确性和手术类型没有显著关联。Miner[35]等也观察到了类似的发现，之前的活检类型并不影响SLN的定位能力。相应地，Port等[36]报道了他们在再次手术方案中进行SLN活检的经验，从而评估了之前的腋窝手术对淋巴管显像的影响。笔者认为选择合适的患者进行腋窝手术后应用SLN技术是可行的。

尽管在TBA过程中进行解剖在理论上可能会破坏淋巴管，但这方面以前很少被研究过。我们之前的研究已经证明，如果采用一种适当的技术会尽量减少乳房外侧部的破坏，就可以保留淋巴管，这样SLN显像就可行了[22, 24]。在我们的初步观察中，在行TBA[22]的患者术前和术后LSG图像中，在腋窝区域可见明显的双侧局灶放射性积累（图17-3）。同样，在我们最近的研究中，包括更多的患者，我们使用LSG来评估和比较术前和术后淋巴引流模式，并观察到与之前研究相似的结果[24]。在我们的研究中，术前双侧SLN检测成功率100%的患者在腋窝区域可见明显的放射性聚集。通常情况下，LSG提供有关淋巴管通路的重要信息，区分真实的SLN与其他淋巴结，并在术前为外科医生提供准确的区域图。在我们研究的大多数患者中，检测到每个患者SLN的数量为2，并且没有观察到额外的腋窝外放射性累积（图17-4）与术后LSG相比，几乎93%的患者的双侧局灶放射性积累的"热点"与术前观察到的相同腋窝区域一致并明显积聚（图17-4）。在2例患者中，SLN鉴定不成功，LSG未能显示明显的放射性积累。其中1例患者未见SLN，另1例患者仅见右侧腋窝。尽管如此，术前和术后的分析并无统计学差异（图17-4）。

这一结果表明筋膜下TBA大多数患者的乳腺组织和SLN之间的淋巴管未被完全破坏。在本研究中，TBA的执行类似与Graf等[8]提出的相类似。切开胸筋膜，通过筋膜下平面继续解剖。这个平面用手指直接解剖，筋膜远端用乳房剥离器分离。该手法沿胸肌外侧缘进

行，仅限于之前皮肤标记，以避免中断外侧象限与下腋窝[11]连接。尽管采用了谨慎的技术并保留了乳房外侧解剖结构，但2例患者的3个腋窝区域均未检测到SLN。这2例患者中观察到的差异在理论上可以从放射性示踪剂积累的技术方面加以解释。放射性图像的最佳时间存在争议，并且与放射性物质的种类、器官摄取特性（SLN）及其在组织中的有效半衰期有关[38-41]。在我们的研究中，使用了 ^{99m}Tc 标记

的葡聚糖，成像前需要延迟 2 ～ 4h，才能使物质被 SLN 捕获。由于它具有介质粒子，因此，在大多数情况下，注射后 2 ～ 4h 即可快速吸收和转运。人们可能会认为，在 Pos10d-LSG 中没有观察到 SLN 可能与每例患者存在的淋巴结和 SLN 摄取相关的个体生理特征有关。

对于 SLN 识别不成功的另一个原因可能是继发于淋巴管通路的堵塞或破坏。淋巴管破裂可能继发于腋窝破坏、假体放置或由于局部

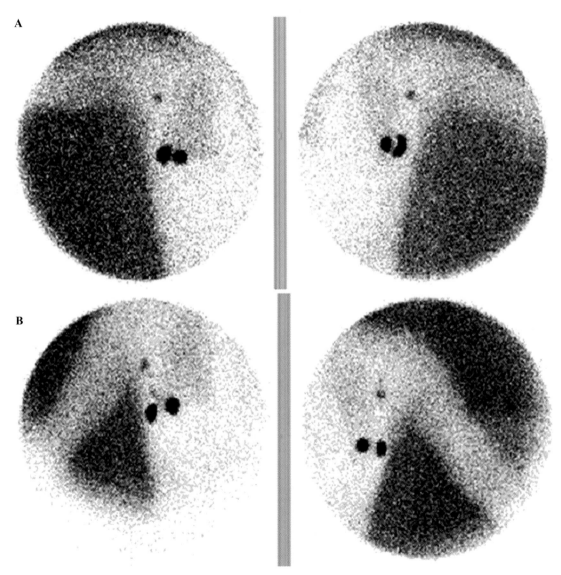

图 17-3　LSG 图像

A. 术前闪烁扫描法；B. 注射后 2h 使用单头伽玛相机进行术后闪烁照相，明确了双侧注射部位和每个腋窝的放射焦点都清晰可辨（热点），核内科医生从视觉上评估了放射性核素的分布和强度，使用一台 333MHz PPC G3 电脑和西门子 ICON DICOM 3.0 专用软件对 SLN 进行客观评价，为了进行处理，创建了感兴趣的区域（注入位置和所有 SLN 标识）

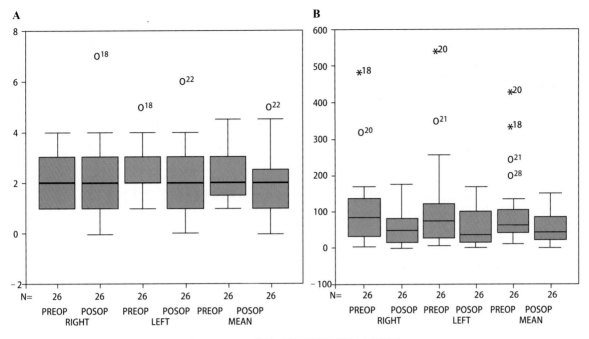

▲ 图 17-4　隆乳术前后淋巴闪烁成像图像

（A）隆乳前与（B）术后左右腋窝淋巴闪烁成像检测到 SLN 的数量比较，隆乳术后 10d（10d-LSG）进行的术前 LSG 与术后淋巴闪烁显像之间的 SLN 总数（与 Wilcoxon 非参数检验）比较。左侧（$P=0.153$）和右侧腋窝（$P=0.569$）未观察到显著差异（$P=0.569$）

水肿压迫导致的暂时性中断。尽管在这两个患者中检测 SLN 失败，但在未来的长期 LSG 分析中可以找到明确的结论。

比较术前和术后 LSG 的 SLN 摄取强度的差异，我们观察到两组腋窝区域平均减少了近 44%；但未见统计学差异（图 17-4）。我们可以假设，尽管保留了淋巴通道，正常的淋巴引流在术后早期的强度有所减弱。局部淋巴破裂，甚至局部术后水肿引起的暂时性中断都可能造成 SLN 摄取的差异。无论强度降低与否，近 54% 的患者与术前测量结果相比，SLN 放射性核素的强度要高得多或没有改变。

早期结果表明，在既往筋膜下 TBA 中，SLN 显像对大多数患者是可行的。根据该技术的概念，淋巴结显像和 SLN 检测可以成功地进行。避免正常淋巴系统受损的基本步骤是保持腋窝在筋膜下平面的前上方，以轻柔的扫掠动作进行解剖，并尽量减少乳房侧面的间隙破坏。

这项研究的结果和观察到的淋巴模式表明，乳房淋巴的引流更类似于一个丰富和扩展的网络而不是几个淋巴干。此外，我们的印象是 SLN 引流只需要从乳房到 SLN 的一个未改变的淋巴通道。根据一些作者的观点，基于肿瘤学手术，即使在这种淋巴管被破坏的情况下，由于可变的不稳定的淋巴管网络的存在，SLN 也有可能被显示出来。

七、结论

虽然 TBA 已逐渐成为乳腺发育不全患者的一种更为常见的技术，肿瘤外科医生也在 SLN 显像方面获得了更多的经验，但合并这两种手术的未来后果仍有争议。除了本研究的早期结果，在大多数行 TBA 的患者中通过 LSG 分析的 SLN 显像是可能的，因此需要进行额外的长期 LSG 分析和更多的临床系列研究既往隆乳术后的乳腺癌患者中 SLN 活检的准确性。先前乳房置入的癌症患者。

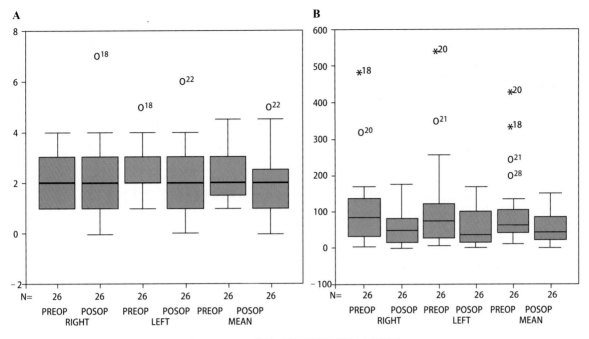

第18章

Transumbilical Breast Augmentation
经脐隆乳术

Robert A. Shumway，**著**

文昌隆，**译**

徐海倩　郝立君，**校**

There is a better approach to breast augmentation and then a better way after that and so on and so forth.

—Robert A. Shumway，M.D.

一、概述

经脐隆乳术（TUBA）于1991年由得克萨斯州休斯顿市的 Gerald W. Johnson 医师发明。1993年，Johnson 和 Christ 在《整形外科杂志》上发表了他们的第一篇经脐隆乳术论文[1]。乳房假体远程路径置入的概念并不是特别新颖。Planas 在1976年的同一医学杂志上发表了通过腹部的隆乳方法[2]。事实上，自1991年引入经脐隆乳术以来，许多整形外科医生在他们的临床实践中一直支持经脐隆乳术，而笔者亲自操作了超过4000台成功的经脐隆乳术手术，并取得了良好的整形效果[3]。此外，在过去20年中，胸大肌前后腔隙的经脐隆乳术手术现已经过磨炼和精细调整，成为盐水隆乳的尤为通用的一项手术方式。

二、安全性

经脐隆乳术的安全记录非常出色[4]。笔者使用静脉镇静和局部麻醉从未有过1例手术血肿。病例中没有死亡，没有气胸，没有任何重要的器官损伤，以及极其少见假体感染情况发生。因为单个、远程、优质的肚脐切口大大减少了麻烦的术后瘢痕和感染的机会。实际上，使用特殊经脐隆乳术工具和内镜的方法式钝性制作腔隙的概念彻底改进了盐水填充假体的置入方法[5]。

三、技术

在经过恰当的术前咨询、沟通和检查后，请经脐隆乳术患者处于仰卧位：手臂伸展90°。通常以应用无菌的方式在静脉内向患者输注抗生素。术者先施行局部麻醉，用#10刀片造

2cm 脐上切口（图 18-1）。Mayo 剪刀用于在腹部筋膜上方进行分离（图 18-2）。通过肚脐切口使用小型、中型和大型钝性剥离子，以创建腺体后或胸大肌后腔隙（图 18-3）。其他经脐隆乳术仪器用于进一步扩大外科造口，弯曲的类"曲棍球棒"器械用来控制乳房下皱襞（IMC）（图 18-4）。将内管置于腹直肌上方，以送入卷起充气组织扩张器（18-5）。用生理盐水或空气注入组织使其进一步扩张并确认正确的腔隙的

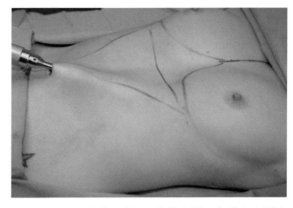

▲ 图 18-3　通过肚脐切口使用小型、中型和大型钝性剥离子，以创建腺体后或胸大肌后腔隙

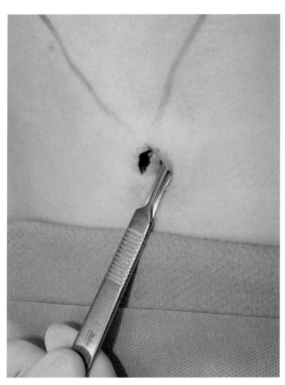

▲ 图 18-1　施行局部麻醉，用 # 10 刀片制作 2cm 脐上切口

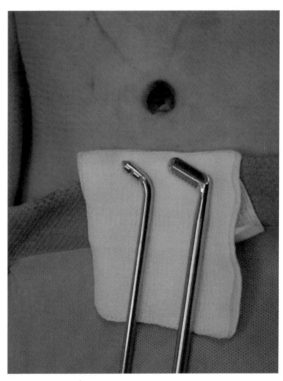

▲ 图 18-4　弯曲的类"曲棍球棒"工具用来控制乳房下皱襞

产生和大小（图 18-6）。将扩张器械移除，并应用同样的插入过程，无论是在胸大肌的上方或下方，都应用盐水乳房假体（图 18-7）进行。将袋装的无菌生理盐水假体经脐由突出的填充管，填充到适当的体积（图 18-8）。在患者取坐位时检查置入部位的正确性、移动性。放置位置后，脐切口在仰卧位下使用 4-0 的铬线缝合筋膜和真皮后关闭（图 18-9）。在接下来的 24h 使用软的慢跑胸罩固定（图 18-10）。

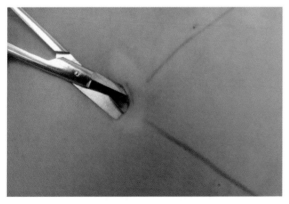

▲ 图 18-2　Mayo 梅奥剪刀用于在腹部筋膜上方进行分离

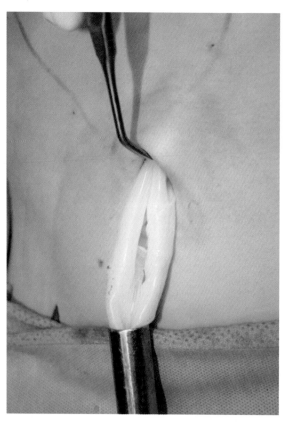

▲ 图 18-5 内管位于腹直肌上方，以送入卷起的充
气组织扩张器

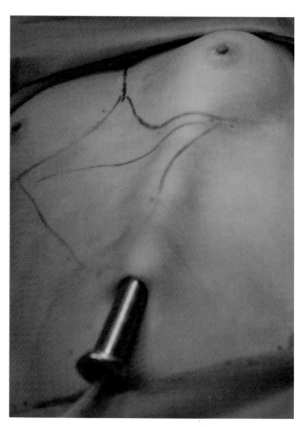

▲ 图 18-6 用生理盐水或空气注入组织使其进一步
扩张并确认正确的腔隙的产生和大小

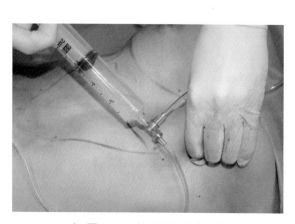

▲ 图 18-7 然后置入盐水假体

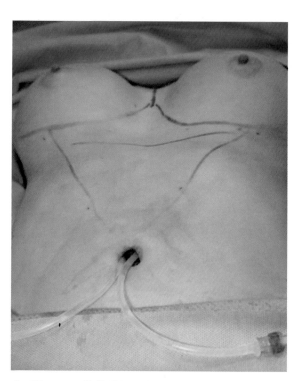

▲ 图 18-8 将袋装的无菌生理盐水假体经脐由突出
的填充管，填充到适当的体积

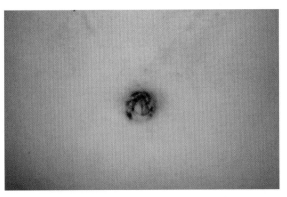

▲ 图 18-9 脐切口在仰卧位下使用 4-0 的铬线，在缝合筋膜和真皮后闭合

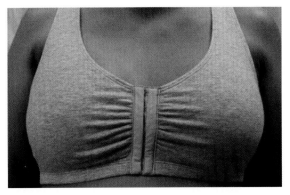

▲ 图 18-10 在接下来的 24h 内，我们会使用柔软的短跑胸罩

四、并发症

应用局部麻醉的经脐隆乳术方法罕有产生并发症的情况 [6]。术中和术后血肿或皮下积液也非常少见。永久性乳房麻木或假体不对称是非常罕见的。因极其少见的积液导致的表浅的腹部软组织症状用挤压、按摩、超声或针吸的方法都易于治疗。包膜挛缩仍是经由作者经脐隆乳术病例中发生的第一的并发症，发生率小于 3%。术后经脐隆乳术需要支持护理并在术后 1 年内严密观察，以后每年检查假体的状态 [7]。

五、讨论

经脐隆乳术是一种可靠的、可重复的、确保"患者安全"的手术，可以不通过气管内麻醉而施行。重要的一点是，想要施行经脐隆乳术的医生都必须先精通隆乳手术，然后再尝试经脐隆乳术。所有学习经脐隆乳术医生必须在专家级的整形外科医生指导下，在这个远程的手术过程中收获经验和"感觉"。尤其对于新手的经脐隆乳术医生来说 [8]，推荐使用 30cm长，10mm 的零度腹腔镜，这对于最初确定正确的手术平面很重要。

术后护理包括口服抗生素和止痛药。先将乳房冰敷 72h，减少肿胀，加速恢复。在最初 2个月，鼓励患者早期每天适当活动假体，并穿着舒适的运动胸罩。患者通常只会因局部麻醉而有轻微的胸部和上腹部不适。乳房感觉可能在手术后直接改变，但通常在 1 月内恢复正常。

六、结论

笔者使用的局部麻醉方法，实施过几千例效果良好的经脐隆乳术病例后，Shumway 经脐隆乳术技术已证明是一个安全的、有效的和可重复的选择，为有经验的外科医生提供给他们的患者没有瘢痕的隆乳术（图 18-11 和图 18-12）。患者满意评分非常高，愈合时间也大致缩短了 50%[9]。总的来说，笔者将继续实践这项现代技术，并将这项独一无二的技术传授给在世界各地的外科医生。

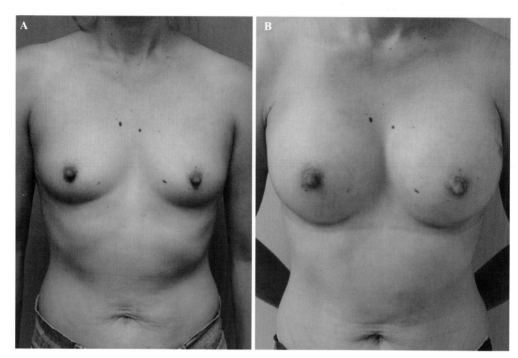

第
18
章

经脐隆乳术

Transumbilical Breast Augmentation

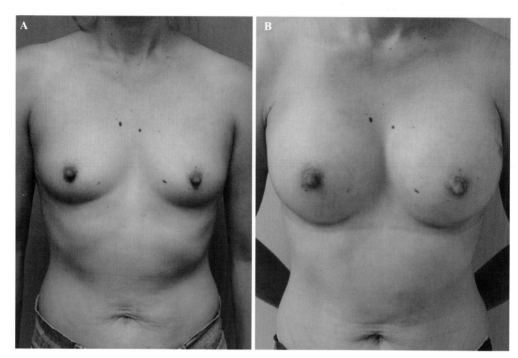

▲ 图 18-11　患者术前（A）和术后（B）

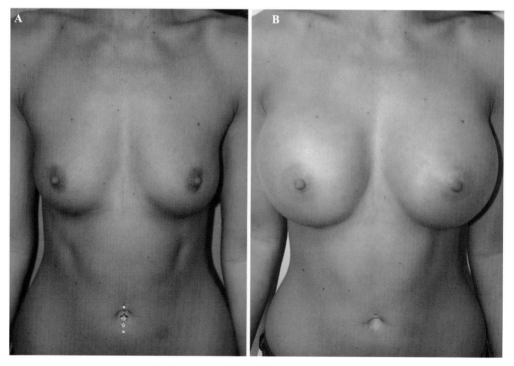

▲ 图 18-12　患者术前（A）和术后（B）

Periareolar and Intra-areolar Approach in Breast Augmentation
乳晕周围和乳晕内入路在隆乳术中的应用

Robert M. Dryden，**著**

文昌隆，**译**

徐海倩　郝立君，**校**

一、概述

隆乳术有五种，对于许多整形外科医生来说，乳晕或乳晕内路方式仍然很受欢迎。然而，通常使用的方法是腋窝下和乳房下区路径。较少使用经脐隆乳术或腹部瘢痕入路的方法。

乳晕路径和乳晕内入路方法 [1, 2] 具有优异的可视性和与乳房置入部位距离较近的优点。这种方法允许医生选择在子宫下、筋膜下或肌肉下放置假体。这种方法的缺点包括在乳房表面上留有瘢痕并且通路会穿过乳腺腺体组织。感染及乳头和乳晕感觉丧失的可能性更大。

二、术前

术者应安排足够的时间进行检查和探讨手术方案。彻底和适当的术前询问病史和乳房检查很重要。应该与患者进行全面的探讨，包括手术风险，手术替代方案及其相应的优点，缺点和风险，以及患者对假体类型和大小的选择以及麻醉方式（局部麻醉，局部麻醉监护或全身麻醉）。

外科医生的建议在一定程度上能影响患者对于假体类型和尺寸的最终选择。在讨论的过程中，能帮助患者选择适当尺寸的假体，同时也给了患者叫停手术的机会。笔者更喜欢使用盛装鸟食或大米的塑料袋等容器，以估计新的乳房的尺寸。除此而外，当患者决定罩杯的时候应穿适当的衣服。笔者认为患者应该决定最后的罩杯大小，然而，如果问题归结为是选择这个尺寸还是另一个更大的尺寸时，应建议患者选择较大尺寸，因为最常见的投诉是"我为什么不变得更大？"知情同意书应该在术者见证下由患者签署。术者必须向患者强调停止使用任何可能促进出血的药物或物质。最好是按一定顺序列出患者需禁用的药物和忌口的食物。良好的术前沟通始终是必要的。有证据表明，手术前后 1 周在乳房皮肤应用局部绵羊油护肤霜可降低皮纹的发生率。

三、技术

（一）标志

术前标记应包括从胸骨切迹到剑突的正中线和所需的乳房下皱襞的位置。一般来说，在筋膜下或腺体下放置的中等大小的假体，应使乳房下皱襞位于预设乳头位置下方约 7cm 处；肌肉下平面放置则应位于预设乳头位置下方 8cm。乳房下皱襞位置可以根据假体的大小而变化。标记乳房下皱襞，使其与乳房的自然曲线平行。请注意，乳晕标记应位于乳晕皮肤交界以内 1 ～ 2mm，与较大乳晕的交界处平行，较小的乳晕（乳晕内）[1] 采用起伏的"W"切口。乳晕切口位于乳晕和皮肤的交界处。

（二）麻醉

无论是在镇静局部麻醉下，在监测麻醉护理下，还是在全身麻醉下进行隆乳手术，都要用局部麻醉剂浸润乳晕切口部位。如果没有使用异丙酚或类似的药剂，则使用与肾上腺素混合的利多卡因和布比卡因。如果患者为局部注射，则仅使用肾上腺素和布比卡因。在切开乳房区域并产生腔隙之前，乳房注入"局部麻醉液"溶液。以 1 000ml 生理盐水，150ml 1% 利多卡因，12.5ml 8.4% 碳酸氢钠，1ml 的 1/1 000 肾上腺素和 1/4ml 曲安西龙（10mg）的比例制备溶液。在乳房下皱襞上方 7 点钟位处用 11 # 手术刀片制作一个入口，并注入约 360ml 局部麻醉药。

（三）切口

在乳晕或乳晕周围切口用 15 # 手术刀片在水平下方划开。通常，切口在 3:30 至 8:30 钟点位。较小乳晕内的切口应该是"W"构型中的起伏线，以便切口位置可扩展到更大的尺寸以用于可视化操作。

（四）切开

这种隆乳技术涉及在乳晕的外围边界构建入口。在标记计划的切口后，除了全身镇静或全身麻醉外，还可用局部麻醉补充麻醉。笔者还通过整个乳房组织的局部麻醉来增强局部麻醉和镇静。应该注意的是，如果切口是在乳晕和周围皮肤的交界处进行的，切口通常更明显。具有大直径的乳晕通常可以采用平行且距乳晕边缘 1 ～ 2mm 的曲线切口，而小乳晕可能需要不规则切口，例如"W"样。无论大小如何，通常可以将盐水假体或硅胶假体通过该切口置入乳晕。在划出皮肤切口后，根据需要利用牵开器和剪刀、手术刀或电刀切开，通过乳房薄壁组织在下方和后方方向进行解剖。切口是腺下平面、筋膜下平面肋骨上肌下平面。皮下切开通常有更大的出现明显瘢痕的可能，因此应该避免。首选经乳腺切口。因为如果色素缺失出现在乳晕的切口内，它可以被伪装或填充一个匹配的文身。

在到达腺下平面以形成所需的腔隙后，进行腺体下假体放置多数是通过钝性分离。如果需要下移乳房下皱襞，可以通过局部麻醉方法轻松创建新的皱襞。在创建所需的腔隙之后，使用扩张器用空气或盐水将腔隙扩展至假体体积的大约 1.5 倍。在经过下方的筋膜并且停留在胸大肌的前表面上之后以相同的方式产生筋膜下腔隙。在穿过覆盖肋骨的胸肌后，以相同的方式扩大肌肉腔隙，同时小心避免进入胸腔。将胸大肌与第 4、第 5 和第 6 肋骨切开钝性分离或直接分离，或者用电切法分离。肌肉下放置也可以通过胸大肌和前锯肌覆盖的假体方法来完成。如果使用盐水假体，将假体插入腔隙中并填充至所需的预先计划的尺寸。如果使用硅胶假体，Keller 漏斗可以加速假体的放置。在定位假体之后，将患者抬高到坐姿，从而允许医生确定在闭合之前是否需要在腔隙中进行调节。

（五）假体

患者和医生在术前选择假体的形状和大小以及类型。

该假体置于庆大霉素溶液中，所述庆大霉素制备方法为 40mg 庆大霉素溶于在 500ml 生理盐水。如果使用 Keller 漏斗插入硅胶假体，假体可以直接放入先前润湿的 Keller 漏斗（庆大霉素溶液）中，而不是直接放入庆大霉素溶液中。硅胶假体可以用手指放置于腔隙中，或者用放置在胸腔腔隙中的 Keller 漏斗插入。盐水假体与填充管组装并完全放气。将放气的假体放入腔隙中并填充至所需尺寸。

手术可能发生并发症，但通过小心处理侧第四肋间神经可以使感觉丧失的并发症最小化。感染的风险也可以最小化。最小化感染风险的护理标准是在手术前的晚上和早晨使用疗效的抗菌肥皂，并在术前、术中和术后使用全身性抗生素。双乳不对称是一种并发症，可以通过仔细的构建腔隙来避免，同时在坐姿下检查患者的同时确定乳房下皱襞位置。对称乳房下皱襞位置的确定可能是隆乳手术中最重要的

一步。如果乳房下皱襞已经从其自然位置改变，那么一日或数日使用，Metcalf 折痕保护器可以提供极好的折痕位置强化作用。密切监测其位置是必要的。

（六）闭合

局部麻醉下的闭合包括两层缝合，使用皮下间断缝合或应用 Vicryl 或其他可吸收缝合线，然后使用细的皮肤或皮下 6-0 Prolene 缝合线缝合。然后温和地使用局部抗生素，例如杆菌肽。

（七）术后护理

笔者强调在术后的第一个晚上用运动内衣，在术后第一天使用无拉伸的内衣。如果乳房下皱襞位置发生改变，术后使用 Metcalf 褶皱处理器定位 1～4d。强调定位器的位置。如果在手术的当天定位器被护理人员抬高，则皱襞将升高，从而提升假体并使乳头掉落，而如果定位器降低了皱襞，也会导致相反的后果。因为可能导致出血，也不鼓励过度活动，但例如在手术后的第一天，如果患者选择恢复正常活动也鼓励这样去做。在 3 周内，禁止做可能

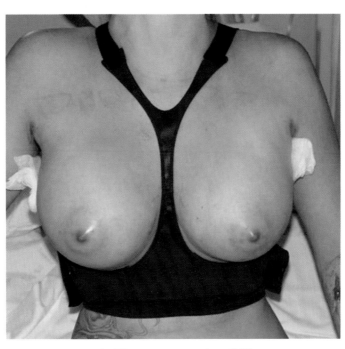

▲ 图 19-1　Metcalf 切口胸罩

导致血压升高的活动（图 19-1）。

开出的术后药物是全身性抗生素，西乐葆（celecoxib 制剂）和泰诺（酚麻美敏混悬液）。通常不需要止痛药。应避免术后乳房活动，因为它们可能会增加乳房下垂的概率。

此外，应使用 Lunaire，Bali 或 Wacoal 等不带弹力肩带的支撑式文胸。而且患者从 1 周开始每天使用高级超精制鱼油（每天 8 粒或 2 茶匙）和 800 个国际单位的维生素 E，以减少包膜挛缩的发生率，因为鱼油和维生素被认为是抗炎剂。如果出现早期包膜挛缩形成的症状，例如压痛或硬度增加，患者每天重新服用西乐葆 200mg，每天两次爱克雷特 20mg（或 Singulair）。鼓励患者睡觉或休息时压在乳房组织上，因为这种压力取代了一些外科医生使用的术后锻炼方法。理想情况下，术后复诊在术后 1 天、1 周、3 周、2 个月和 6 个月进行。鼓励患者每年做一次复诊。

四、讨论

患者和外科医生通常对乳晕切口（乳晕内切口）隆乳的结果较为满意。这种手术方法的优点之一是手术区域的出色可视化。而且，相同的切口部位可以用于随后的再隆乳，内部乳房提升或切除术。如果发生色素的缺失，可以使用文身来遮盖该区域。但可能发生其他并发症。例如第四胸神经的损伤可能导致感觉丧失，并且可能增加继发性乳腺导管感染的发生率（图 19-2 ~ 图 19-4）。

五、总结

乳晕周围或乳晕内入路是一种很好的乳房假体置入术的备选方法，缺点较少。

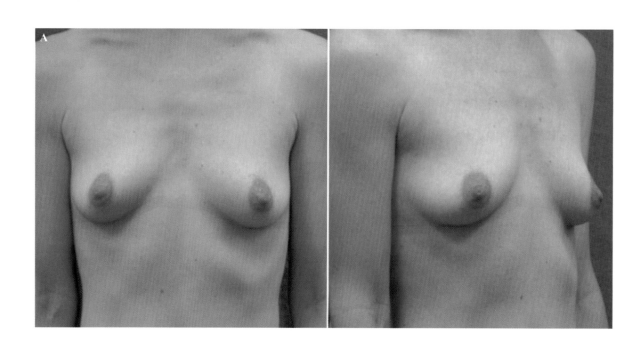

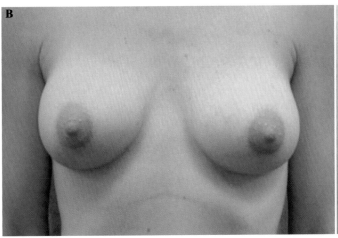
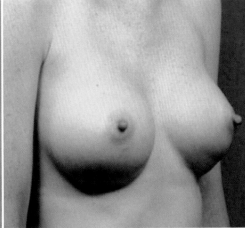
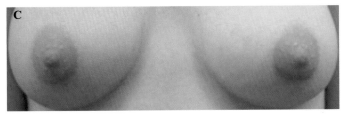

▲ 图 19-2　患者隆乳术前后

A. 术前；B. 乳晕周围切口隆乳术后；C. 近距离观察几乎看不见乳晕周围瘢痕（图片由 W. Roy Morgan，Newport Beach，CA 惠赠）

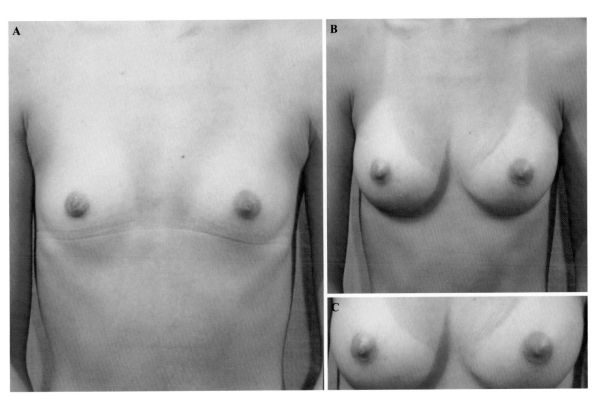

▲ 图 19-3　患者隆乳术前后

A. 术前；B. 乳晕周围切口隆乳术后；C. 近距离观察几乎看不见乳晕周围瘢痕（图片由 W. Roy Morgan，Newport Beach，CA 惠赠）

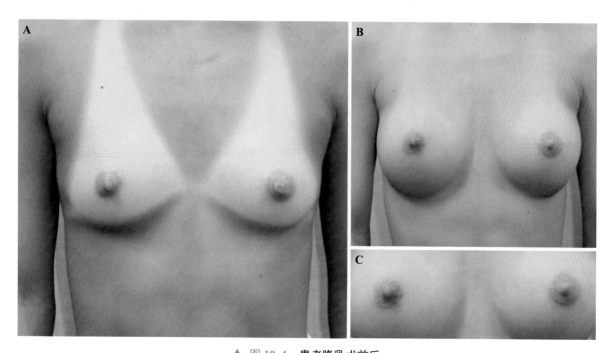

▲ 图 19-4　患者隆乳术前后

A. 术前；B. 乳晕周围切口隆乳术后；C. 近距离观察几乎看不见乳晕周围瘢痕（图片由 W. Roy Morgan，Newport Beach，CA 惠赠）

第20章

Retromusculofascial Dual–Plane Breast Augmentation
胸肌筋膜下双平面隆乳术

Toma T. Mugea，**著**

文昌隆，**译**

徐海倩　郝立君，**校**

一、概述

自隆乳术兴起开始，放置假体的首选腔隙即为乳腺后、胸大肌前方。肌肉全层覆盖（图20-1）能够降低假体的可见度和可触及性，而且可以减少包膜挛缩的发生率。胸大肌覆盖了假体的上极和中部，前锯肌的前方起始点以及腹直肌的上腱膜，并且从同一个胸骨深平面覆盖了假体的下极和侧面。胸肌内部的腔隙含有更多覆盖假体的软组织，也能使乳房 X 线检查更容易[1-3]。

除此之外，很多病例都表现出了假体的上极和侧面的迁移倒置（图20-2）以及乳房的下垂（图20-3）。自从降低包膜挛缩发生率的一些新兴技术发展起来之后，肌肉全层覆盖的需求也大为降低了[3]。

胸肌下放置假体（图20-4）通常是指胸肌的部分肌肉覆盖假体的上极，于是假体的下部就会更靠近乳腺后的组织。这一平面似乎一样具有较低的包膜挛缩率，同时也方便乳房的影像学检查。胸肌在邻近起始点处被分隔开（距下缘1cm），并且能够自动回缩，留下一个较薄的肌肉层与胸肌浅筋膜相连。

通常来说，肌肉像窗帘一样分层次回缩直到乳头乳晕复合体平面。由于胸肌筋膜的保护，乳腺实质很少发生挛缩，这对于任何乳房重塑或乳房固定术都是有利的。胸肌后隆乳术在患有严重的产后乳房挛缩、乳房下垂和巨乳症的患者中应谨慎使用。因为乳房的下极难以被填充，乳房会悬在填充后的胸肌区域前方[4]。

在胸肌下平面隆乳术中，当软组织厚度超过2cm时，就要在乳房下皱襞水平之上1cm或2cm处，筋膜后平面进行组织剥离。这一小小的技术调整能够提供一个清晰的视野便于肌肉的分离与止血。同时，胸肌会向上回缩，乳房下极也不会发生紧缩。

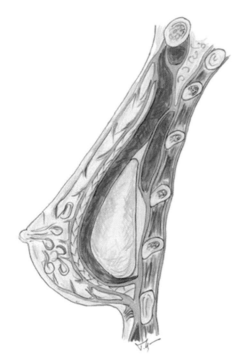

▲ 图 20-1　全胸肌覆盖隆乳术

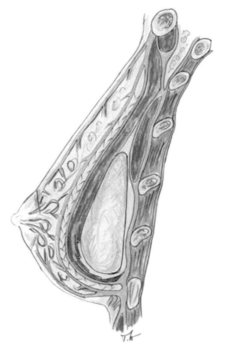

▲ 图 20-4　隆乳术的胸肌下间隙

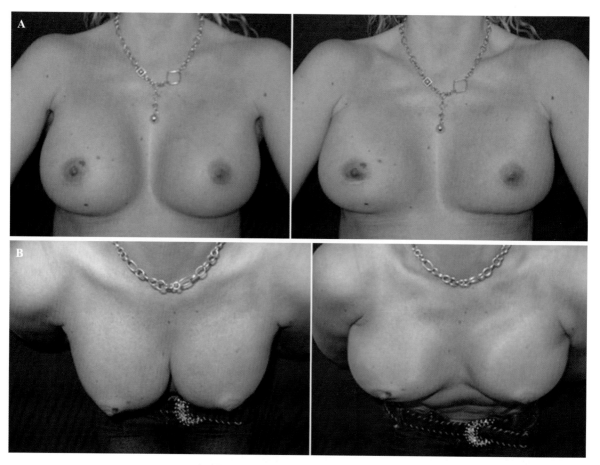

▲ 图 20-2　假体的上极和侧面迁移倒置

A. 正视图，无胸肌收缩（左），胸肌收缩（右）；B. 俯视图，无胸肌收缩（左），胸肌收缩（右）

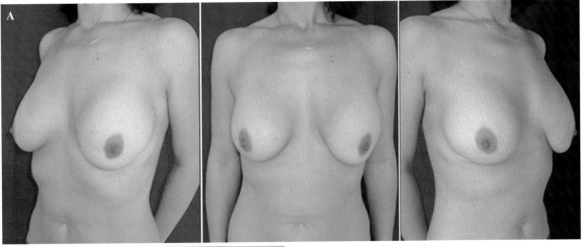

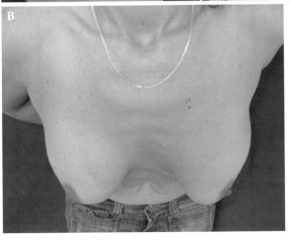

▲ 图 20-3　乳房下垂
A. 全肌覆盖隆乳乳房下垂；B. 俯视图

二、双平面隆乳术（腺体下）

当乳房上极体积较小伴乳房下垂时，我们会选择双平面隆乳术。通过这一方法进行乳房重塑需要有足够的软组织覆盖在乳房上极，而假体的下部分位于乳腺下（图 20-5）。

双平面隆乳术作为胸肌下平面隆乳术的改良版本能够降低双乳轮廓畸形的发生率。这一改良版是由 Tebbetts 医生命名的，利用胸肌下平面联合乳腺下平面，从还未下垂的无孕产乳房到产后下垂或松弛的乳房形态均可改善。双平面与胸肌下假体最主要的不同就是乳腺下腔隙的应用，并且可以向上延伸至胸大肌下缘。

通过跨过乳房下皱襞完全分离胸肌起始点后，止于在下皱襞中点处，Tebbetts 医生将肌肉和乳腺实质交界之间的腔隙分为三类 [5, 6]。

Ⅰ 型双平面：在乳房后没有游离肌肉和乳腺实质的解剖腔隙相当于胸肌下假体位置。根据 Tebbetts 医生描述（表 20-1）Ⅰ 型双平面技术适用于乳腺实质位于乳房下皱襞之上且与乳腺肌肉交界处紧密相连的绝大多数乳房。缺点就是会导致乳头下垂并直接导致乳房下极位置更低。

Ⅱ 型双平面：乳房下方解剖腔隙大致位于乳晕的下极。根据 Tebbetts 医生描述（表 20-2），Ⅱ 型双平面技术适用于具有更高活动度的乳腺实质。"这一类型隆乳术的目的是更多的扩大乳腺肌肉交界处的解剖腔隙，从而使肌肉更多的向上收缩，降低高度活动的乳腺实质组织在术后从肌肉前方滑落的风险。"

Ⅲ型双平面：乳房下方的解剖腔隙大致位于乳晕的上极。根据 Tebbetts 医生描述（表20-3），Ⅲ型双平面技术适用于乳腺下垂且被乳房下极压迫者（表20-3）。"乳腺下垂且受压者的手术目的是最大化的游离肌肉并在乳腺肌肉交界处从胸大肌上逐步游离乳腺实质，从而使胸肌下缘能向上移动。"

在同时存在下极压迫和腺体下垂的乳房中，假体必须最大化的接触乳腺，在避免肌肉的束缚，获得最佳突度，从而改变畸形。在乳房受压迫的下极处，假体必须大面积接触乳腺，使其重新分布，通过接触摩擦来扩大内部筋膜的面积。

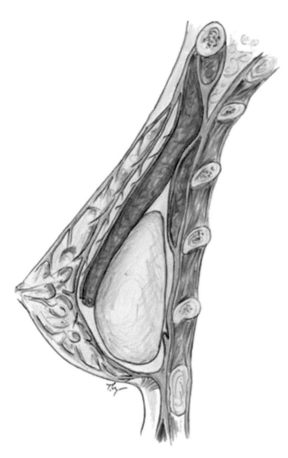

▲ 图 20-5 双平面隆乳术（腺体下）

表 20-1　Ⅰ型双平面技术

对应于胸膜后假体的位置
无乳腺后平面切口
不分离实质 – 肌肉界面
适用于大多数常规乳房 　所有乳腺实质位于乳房下皱襞以上 　乳腺实质与肌肉连接紧密 　乳头乳晕复合体至乳房下皱襞 4～6cm 处
缺点 　乳头下垂 　乳房下极位置更低

表 20-2　Ⅱ型双平面技术

切口在乳腺下平面，最高到乳头乳晕复合体水平的边界
高度活动的乳腺实质
乳腺实质与胸肌的粘连较疏松
大多数乳房高于乳房下皱襞
下极拉伸性较适度

表 20-3　Ⅲ型双平面技术

切口平面最高到乳头乳晕复合体边界
乳房下垂并伴下极收缩
乳腺实质与肌肉连接疏松
下极拉伸性低
乳腺实质评分

三、筋膜下双平面隆乳术

尽管我们感谢 Tebbetts 医生对于肌肉下腔隙双平面的分型所付出的努力，但是这其实是比较教条主义的，我们认为这种分类是不正确不合时宜的。理由如下。

1. Ⅰ型事实上相当于肌肉下假体位置，并不是真正意义上的"双平面"。

2. Ⅱ型是真正的胸肌筋膜下双平面。

3. Ⅲ型是肌肉下腺体双平面，因此实质评分必不可少。我们也可以称之为"腺体窗"。

首先，笔者必须要区别筋膜下 [7-11]（即胸肌筋膜）平面和腺体下（即浅筋膜深面或腺筋膜）平面。在 Tebbetts 医生所描述的 Ⅰ 型和 Ⅱ 型中在没有提及胸肌筋膜的情况下进行乳腺肌肉交界处的腔隙剥离是不明确的。

因此，笔者根据假体前的解剖结构进行新的分类，自头侧始，自尾侧止（表 20-4）（图 20-6）。

表 20-4　根据解剖结构假体位置对应的术语

假体位置	
单平面	胸肌下平面
双平面	胸肌筋膜下平面 肌肉下腺体平面
三平面	带腺体窗的胸肌筋膜下平面

1. 胸肌下平面（单平面）。

2. 胸肌筋膜下平面（双平面）。

3. 肌肉下腺体平面（双平面）。

4. 带腺体窗的胸肌筋膜下平面（三平面）。

鉴于与乳晕相关的肌肉腔隙平面，我们认为唯一合理的剥离层次就是乳头乳晕复合体的中央。如果腔隙剥离止于乳晕的下极，将有很大可能性使乳头下垂。如果剥离止于乳晕上极，胸肌回缩后会仅仅覆盖住假体的上极，并且具有"假体前肌肉脱位"的风险。胸肌将不会像窗帘一样平铺于假体上，而是将会回缩呈条带状分布在假体上极，从而产生一个被称为"错位线"的不自然的双皱襞外观（图 20-7）。所以我们推荐的腔隙剥离止点应位于乳头乳晕复合体中心。与 Graf 医生等 [7, 8] 一样，我们发现筋膜下的入路是有益的，同时也是隆乳术的第一选择（未突破限制），使胸肌下腔隙成为改良手术的备选 [9]。

胸肌筋膜下双平面隆乳术是十分优异的术式 [10-12]，在挑选的病例中，锁骨中线水平，乳房上极拥有较小软组织厚度（1.5cm）是很适用的，但是在这个情形下，筋膜下腔隙就不是很明确。

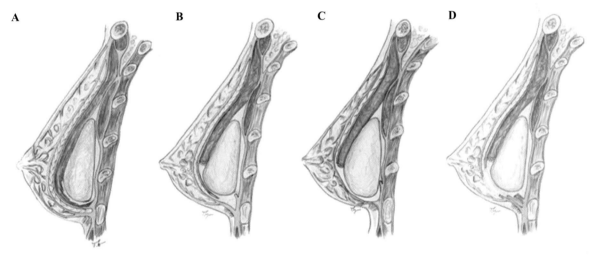

A　　　　　B　　　　　C　　　　　D

▲ 图 20-6　根据解剖结构假体位置

A. 胸肌下平面（单平面）; B. 胸肌筋膜下平面（双平面）; C. 肌肉下腺体平面（双平面）; D. 带腺体窗的胸肌筋膜下平面（三平面）

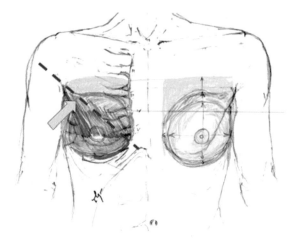

▲ 图 20-7 乳头 - 乳晕复合体和"错位线"（以黄色箭头为标志），胸肌在假体上方收缩

四、手术方式

若无须进行其他乳晕或乳晕缘切口手术，就使用乳房下入路。术后的乳房下皱襞线的位置应该在使用"握、推和挤"的移动方式后进行标记。通常来说，手术要在乳房下皱襞线处做一个 5cm 的切口，距离胸骨中线 7 ～ 8cm。如果使用的是超过 300ml 的大容量硅胶假体，那么切口长度应该再延长 1cm。

做完皮肤切口后，在乳房下皱襞水平进行浅筋膜的剥离（图 20-8），然后将乳腺与胸肌筋膜的尾侧和中部分离 2cm（图 20-9）。这是很重要的一步，它能使软组织按层次重新覆盖在假体下极，进而在手术结束时拥有一个自然的外观。

筋膜下平面的腔隙剥离是利用电灼术完成的（图 20-10）并且在胸大肌侧缘（图 20-11）留下一个垂直径为 5cm 的无延展性的胸肌后腔隙（图 20-12）。能够通过手指的控制得到预计大小的腔隙（图 20-13）。筋膜后腔隙上方

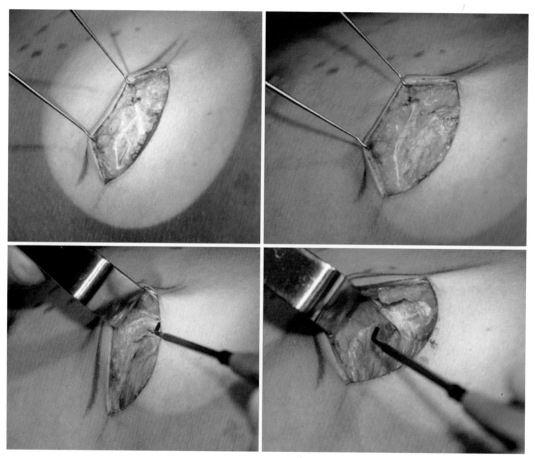

▲ 图 20-8 乳腺下浅筋膜切口，腺体后切口 2 ～ 3cm

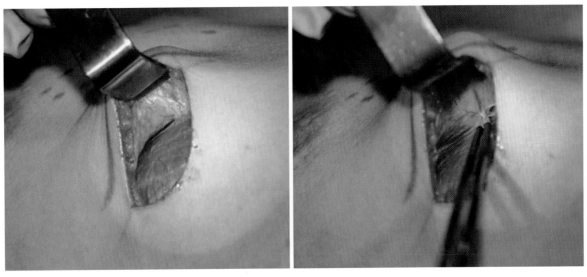

▲ 图 20-9　乳腺腺体后居中位置切开

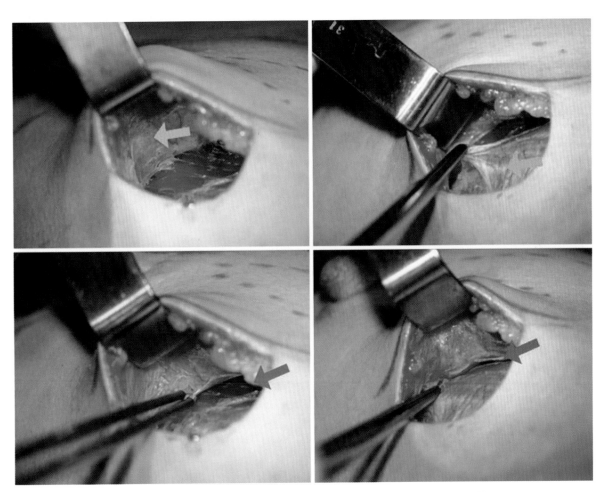

▲ 图 20-10　筋膜后夹层：胸肌筋膜（顶层绿箭）、切口水平（底层红箭）

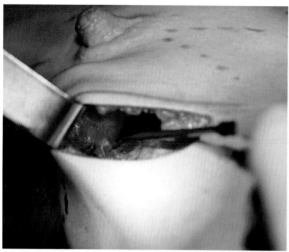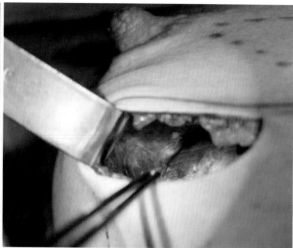

▲ 图 20-11　胸外侧缘筋膜后切口的外侧界限

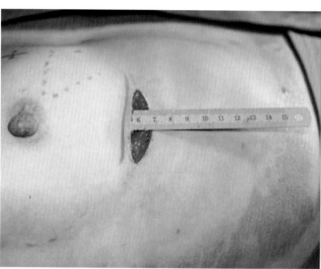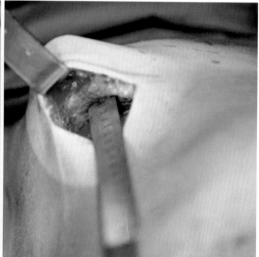

▲ 图 20-12　垂直径为 **5cm** 的无延展性的胸肌后腔隙

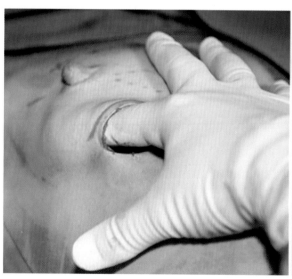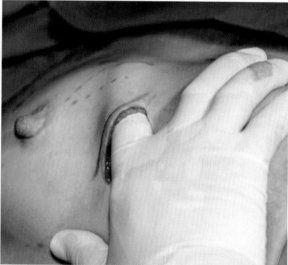

▲ 图 20-13　通过手指的控制得到预计大小的腔隙

止于乳头乳晕复合体水平，中间止于乳腺中央神经血管蒂出口处，侧方靠近胸大肌边缘，肋间前外侧神经处。

　　胸肌下腔隙侧面（图20-14）靠近乳房下皱襞，从这里最容易通过胸筋膜进入，因为此处没有胸小肌和前锯肌附着。仔细的向中间（图20-15）剥离第4、5肋上（图20-16）窗帘一样的肌束，结扎重要血管，留下至少1cm断端。靠近胸骨处，有从肋间孔穿出。如果计划保留它，那么就要轻柔的分离肌肉纤维；否则假体将会推移则会破坏血管引起严重出血，由于它位于肋间，一旦出血将难以控制。

　　用手术钳擎起肌纤维，在平行于乳房下皱襞上方1cm处从侧面向中间剥离肌肉起点（图20-17）。胸肌的剥离止于乳房下皱襞中点，与筋膜下腔隙相连（表20-2）（图20-18）。

　　侧方胸肌的剥离止于胸小肌边缘，持续从一侧向中间钝性分离直到看见胸肩峰血管。腔隙剥离后，在没有牵引胸肌筋膜的情况下，断端会自动回缩至乳头乳晕复合体平面（图20-19）。

　　在胸肌下腔隙剥离（图20-20）的最后要控制好大小，而且在胸肌分离平面，腔隙的侧面、下面和中部，预计一指宽距离处，即腔隙中部要保证一个光滑的边缘。通常来说，在无张力情况下腔隙的垂直径应该达到12cm（图20-21）。

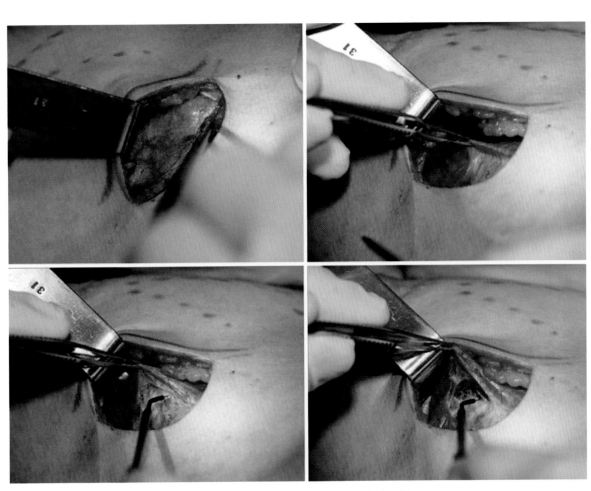

▲ 图 20-14　胸肌下腔隙侧面，从起点开始

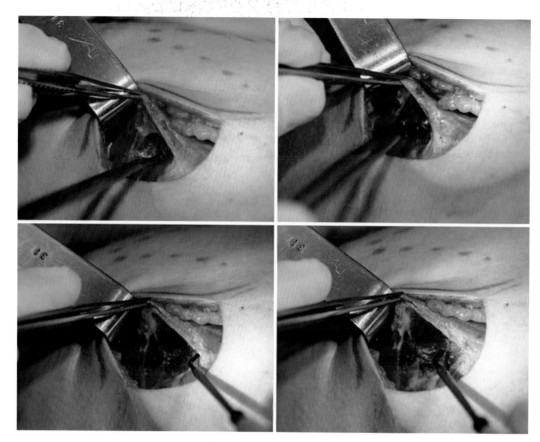

▲ 图 20-15　胸肌后切口

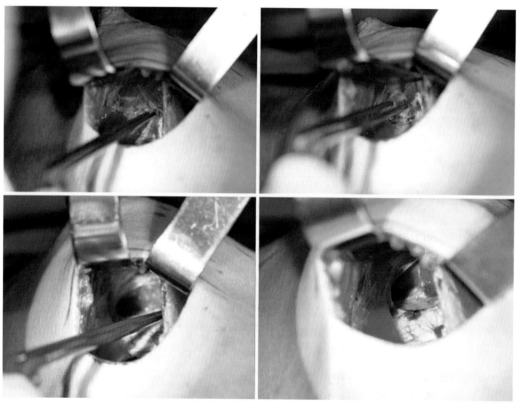

▲ 图 20-16　疏松乳晕组织和肌肉带

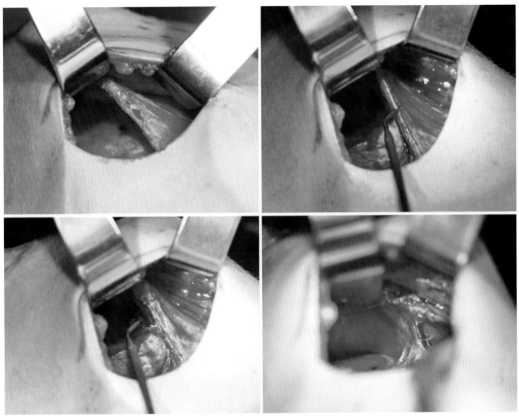

▲ 图 20-17　直视下用手术钳擎起肌纤维，平行于乳房下皱襞并在其上 1.5cm 处从侧面向中间剥离肌肉起点

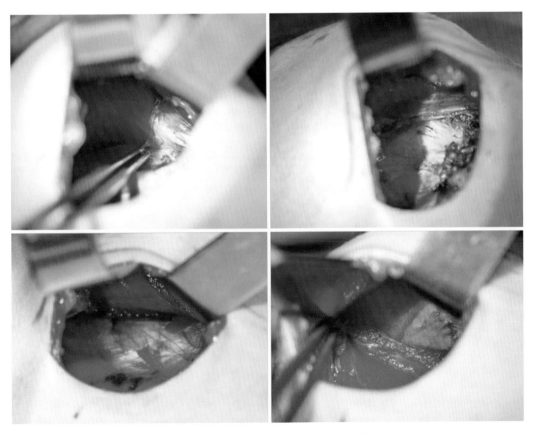

▲ 图 20-18　胸肌的剥离止于乳房下皱襞中点

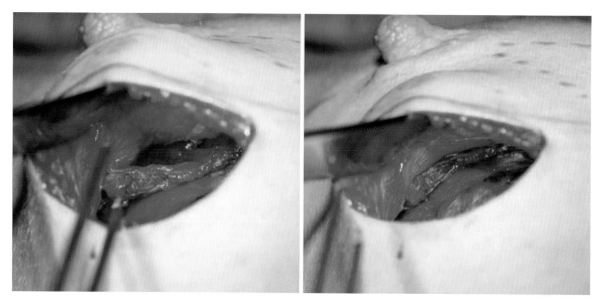

▲ 图 20-19 肌肉在乳头乳晕复合体水平，无筋膜牵拉时呈门帘状，此处假体前方的双平面由胸大肌筋膜和胸大肌形成

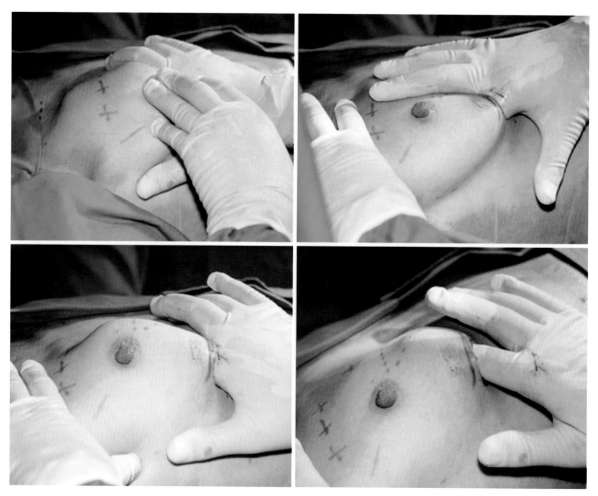

▲ 图 20-20 用手指进行胸膜下腔隙剥离，而且在胸肌分离平面，腔隙的侧面，下面和中部，预计一指宽距离处

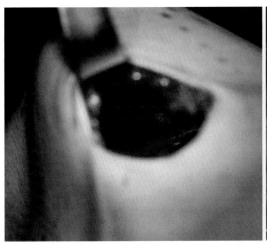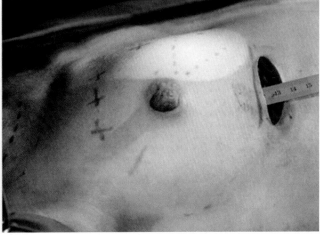

▲ 图 20-21　无张力情况下腔隙的垂直直径为 **12cm**

在没有抽吸的情况下腔隙里的液体 12 ～ 24h 就会变干燥，在绝大多数病例中，引流量为 10 ～ 40ml。位于乳房侧面的引流口在 6 个月后就几乎没有痕迹了。在术后几个小时内用耐乐品（局部麻醉药）进行腔隙冲洗能有效阻断疼痛和肌肉收缩以及两者相互增强的恶性循环。用 2/0 可吸收缝线进行双层缝合，缝合处必须位于新乳房下皱襞线处（图 20-25），并且覆盖无菌敷料。乳房下皱襞应用胶带保护 7d，直到第一次复查。

进行指检时有一点要特别注意，当放置假体时，尤其是解剖型假体，应根据腔隙的垂直径来调整假体的垂直径，并且胸肌的断端应平滑的位于假体上，不能有折叠线和张力线。如果要做任何的修正，即使是止血，也要把假体轻柔的取出，问题解决后再原路放回。这样能有效的避免损伤假体（被机械力或温度损伤），并有足够的空间去发现和确认问题，继而解决问题。

术后为患者提供胶带和运动内衣，并要求持续佩戴 5d。这能在人体最初的恢复阶段促使假体保持稳定，此时使用一个解剖式塑形器显得尤为重要。

五、胸肌筋膜下双平面隆乳术临床病案

在展示出的胸肌筋膜下双平面隆乳术的所有病案中（图 20-22 至图 20-25），均应用了 TTM 计算机程序来指导假体的选择，这一技术拥有以下优点。

1. 维持了乳房和胸肌筋膜的正常解剖学关系，在乳房下极避免了乳头下垂。

2. 软组织较好地再覆盖了解剖型假体下极。

3. 胸肌在乳房下皱襞处的离断可以在直视下进行。

4. 胸肌的分离失血较少，手术钳可以轻松地在肌肉上止血。

5. 尽管乳房下皱襞处的皮下深筋膜位于胸肌上方，无法进行有意义的覆盖，但是它能提供准确的皱襞线，尤其是当软组织厚度不够时，降低假体的可触及性。

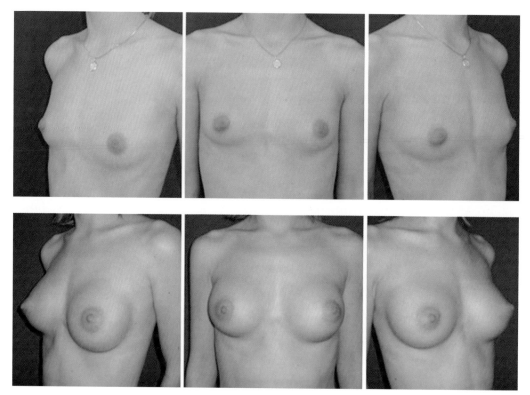

▲ 图 20-22　胸肌筋膜后双平面隆乳术 1 例，乳房总评分 223（软组织弹性正常，皮肤延展性好，重度发育不良），使用 Mentor 假体，323 型，体积 195ml，高凸度，术前（上）和术后（下）

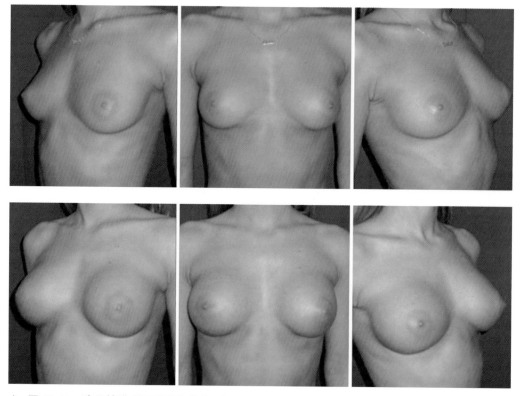

▲ 图 20-23　胸肌筋膜后双平面隆乳术 1 例，乳房总评分 211（正常的软组织弹性，皮肤延展性低轻度发育不良症），使用 Mentor 假体，322 型，体积 195ml，中等凸等，术前（上）和术后（下）

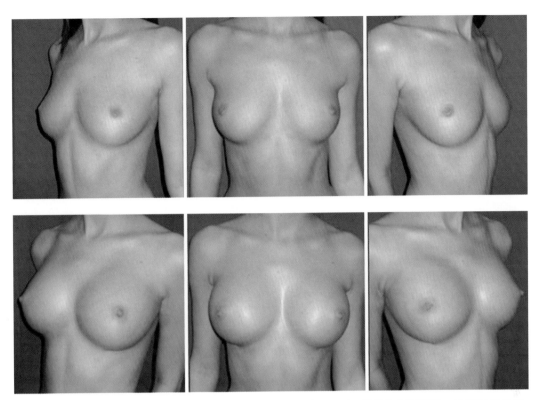

▲ 图 20-24　胸肌筋膜后双平面隆乳术 1 例，乳房总评分 211（正常的软组织弹性，下极低度的皮肤延展性差，轻度发育不良），使用 Mentor 假体，312 型（低、高和中凸度，体积 225ml），术前（上）和术后（下）

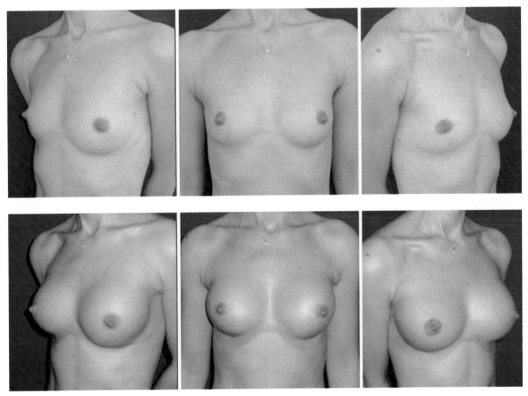

▲ 图 20-25　肌筋膜后双平面隆乳术 1 例，乳房总评分 211（正常的软组织弹性，下极皮肤延展性差，严重发育不良，使用 Mentor 假体，323 型，体积 165ml），术前（上）和术后（下）

六、腺体窗胸肌筋膜下双平面隆乳术

带有腺体窗[13]的胸肌筋膜下双平面隆乳术是一种改良术式，引进了胸肌筋膜切口，位于浅筋膜切口的深面与腺体切口之间（图 20-6，图 20-26）。

腺体窗是通过筋膜平面切口做出的，切口在平行于乳房下皱襞其上 2cm 处。在这一切口下胸肌筋膜具有向上回缩以及乳房下极具有松弛的空间。假体会通过筋膜窗与乳房组织下极的中 1/3 处直接接触。

软组织像窗帘一样覆盖假体：胸大肌为第一层，胸肌筋膜和浅筋膜深面为第二层，乳腺组织为第三层。腺体窗被游离的胸肌和筋膜的末端覆盖。

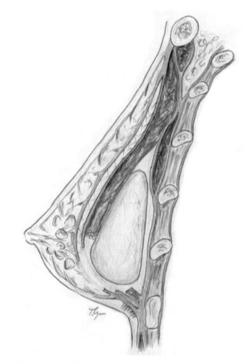

▲ 图 20-26 带"腺体窗"的胸肌筋膜后双平面腔隙

带有腺体窗的胸肌筋膜下双平面隆乳术适应证如下。

1. 轻微乳房下垂。

2. 产后严重乳房生长不良。

3. 哺乳期后的乳房下垂。

4. 软组织紧张的严重乳房生长不良。

5. 与悬型乳房正畸相关的治疗。

作为胸肌下隆乳术之后出现的改良手术，在患有乳头下垂或乳房悬吊的病案中，带腺体窗的胸肌筋膜下双平面隆乳术选择从后方进入。

在一些乳房严重生长不良的病案中，腺体下筋膜较紧张，因经可以从乳腺组织（图 20-27）下缘处做几个 2 ～ 3cm 长的垂直切口，对于不同长度和厚度的辐射状切口、水平状切口或直角形切口来说这是唯一正确的选择。

在腺体做切口的最大缺点就是假体可能从输乳管或乳腺囊肿中获得细菌感染。如图 20-28 至图 20-30 中典型临床病例所示。Tebetts 术的手术指征在表 20-5 中做以总结。

与其他腔隙术式相比较，带腺体窗的胸肌筋膜下双平面隆乳术有以下优点。

1. 组织在分离之后像窗帘一样轻易向上回缩，使乳房下极维持有一个极为正常的外观。

2. 它能保证折叠精度，尤其是当软组织较薄时，并且不会触及假体。

3. 软组织能较好的重新覆盖假体下极，以便对单纯胸肌下隆乳术的特定患者进行二次手术。

表 20-5 胸肌筋膜后双平面隆乳术的"腺体窗"指征

后筋膜双平面"腺体窗"
1 乳房上极软组织较薄，软组织紧致（无多余皮肤）
2. 轻度乳房下垂
3. 产后重度乳房发育不良
（"空胸"下垂）
4. 管状乳房校正
5. 隆乳后修复手术
6. 乳头下垂
7. 乳房悬吊

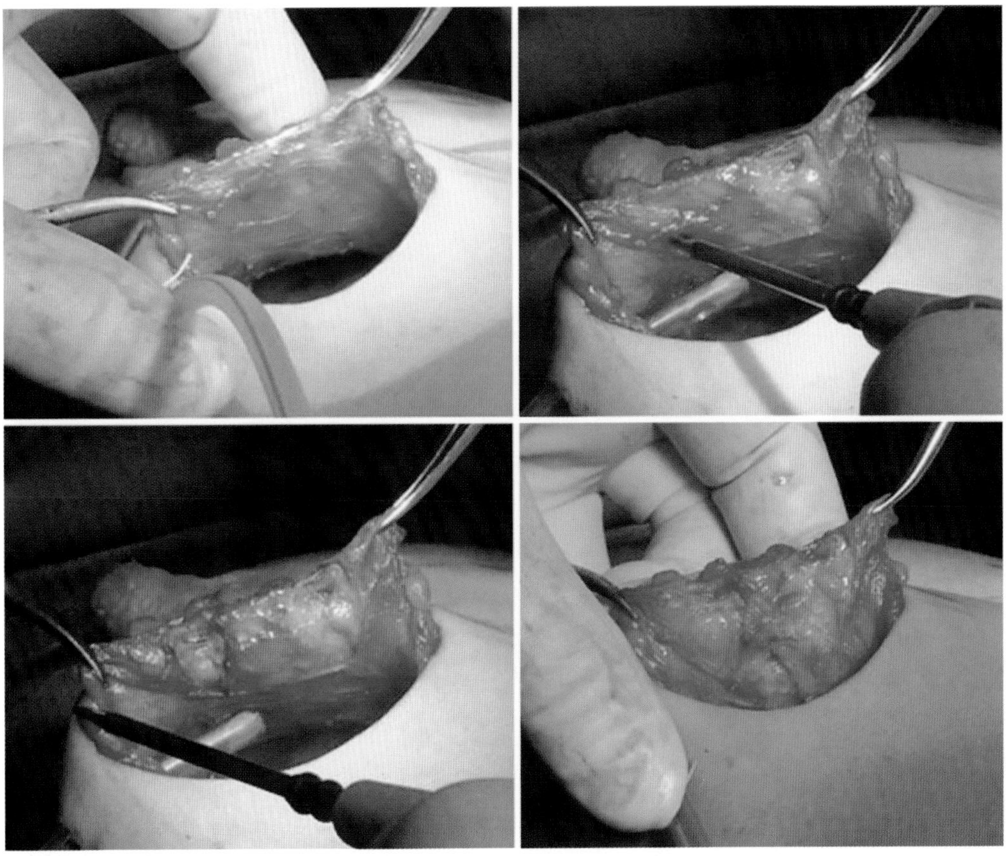

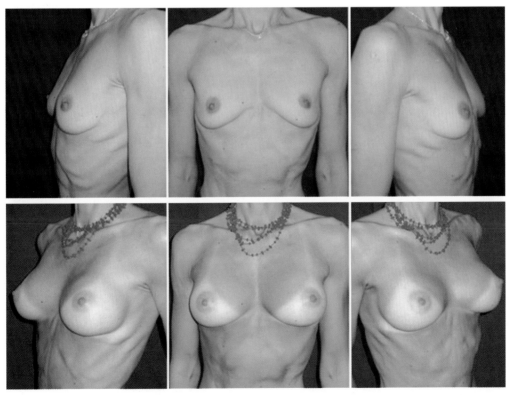

▲ 图 20-27　筋膜垂直划开，释放紧缩的乳房下极

▲ 图20-28　带"腺体窗"胸肌筋膜后双平面隆乳术1例，乳房总评分333（软组织松弛，皮肤延展性好，严重的乳房发育不良伴下垂）。使用 Mentor 假体，323 型，体积 225ml，术前（上）和术后（下）

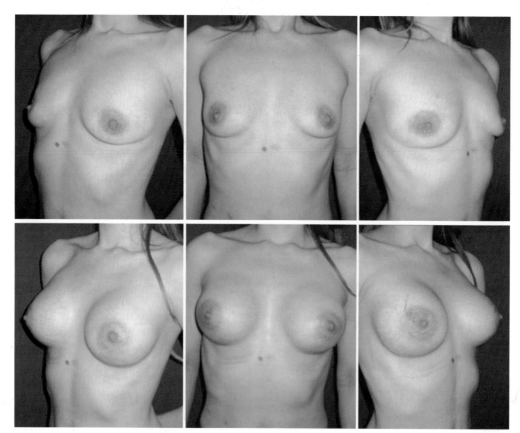

▲ 图 20-29　带"腺体窗"胸肌筋膜后双平面隆乳术 1 例，乳房总评分 333（软组织松弛，皮肤延展性好，妊娠后严重乳房发育不良）使用 **Mentor** 假体，**323** 型，体积 **225ml**，术前（上）和术后（下）

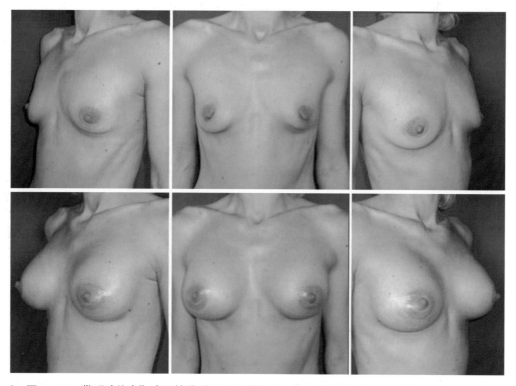

▲ 图 20-30　带"腺体窗"胸肌筋膜后双平面隆乳术 1 例，乳房总评分 333（软组织松弛，皮肤延展性好，重度产后乳房发育不良）。使用 **Mentor** 假体，**323** 型，体积 **225ml**，术前（上）和术后（下）

第21章

Breast Augmentation for Asymmetric Breasts
不对称乳房隆乳术

Toma T.Mugea，著

赵芳宁，译

徐海倩　郝立君，校

一、概述

乳房不对称主要根据过去几十年的病因和手术相关步骤进行研究和分类。笔者试图使其在外科手术中变得简单和有用[1-5]。

关于不对称的病因主要有三类，即先天性、发育性和后天性。

Reilley（表 21-1）主要研究乳房不对称的生长和发育缺陷方面，包括组织缺失，组织过多，尺寸变化和形状变化。为了将乳房不对称与所需的手术类型联系起来，Araco（表 21-2）提出了乳房不对称形态学的"工作"分类来指导治疗计划。通过对患者乳房"目测"检查，我们将患者分为三类：正常、异常和不对称（表 21-1）。

为了进行正确的乳房评估，我们建议使用 Toma T. Mugea（TTM）图表[6, 7]。涉及到 7 个乳房不对称评估点（表 21-2）。双乳不对称性根据表 21-3 中列出的标准，可分为轻、中、重度。根据这一分类，可能还有 3 种外科矫正手术类型（表 21-4）。

关于乳房不对称和体积不同组合，可能有7 种情况（表 21-5）。

表 21-1　乳房"目测"检查

乳房分类
正常
有美感的
无美感的
不正常
未成形
畸形（先天性）
变形（继发性）
不对称

关于乳房不对称的病因也有 3 类：原发性（先天性）、继发性（发育性）和三发性（获得性）（表 21-6）。根据"单纯乳房不对称"，我们可以确定 3 个组成部分：乳房丘体积、乳头乳晕复合体和乳房下皱襞水平（表 21-7）。

对于乳房不对称矫正术，有几种方法可单独或组合使用（表 21-8）。不对称乳房矫正术的手术目标见表 21-9。尽管它被认为是一种困

表 21-2　乳房评估——7 个不对称评估点

脊柱畸形

胸壁（对称性和形状）

NAC 的大小和位置涉及
　美学三角形
　倒三角形
　乳房下皱襞

乳房下皱襞的位置和长度

乳房径线对称性（乳房象限）

乳房丘体积

乳房下垂度

表 21-3　乳房不对称程度

轻度
　1 点不对称（来自 7 个评估点）
　检查时发现，平时无感觉甚至不被注意到
　距离 / 体积差异 <1 cm 或 <10%ml

中度
　2 点联合不对称（来自 7 个评估点）
　注意到但尚可接受
　距离 / 体积差异 <2 cm 或 <0%ml

重度
　3 点联合不对称（来自 7 个评估点）
　难以接受
　距离 / 体积差异 >2 cm 或 20%ml

表 21-4　乳房不对称矫正程度

根据乳房不对称程度进行矫正

轻度
　一次外科手术
　乳晕 / 乳房下皱襞 / 体积 / 下垂
　单边 / 双边

中度
　两次外科手术
　结合的 / 相同的乳房
　单边 / 双边

重度
　三次外科相关手术

表 21-5　乳房体积和不对称组合

乳房间体积和不对称组合

双侧发育不良和不对称

发育不良 / 正常

发育不良 / 肥大

双侧肥大和不对称

肥大 / 正常

管形 / 任何其他组合

波兰综合征 / 任何其他组合

表 21-6　乳房不对称病因

先天因素
　胸廓发育
　脊柱畸形
　肌肉异常

继发因素
　不平衡的象限发育
　不平衡的乳房发育
　不平衡的 NAC 发育

后天因素
　妊娠
　创伤，手术，美容手术
　肿瘤

表 21-7　单纯乳房不对称的组成成分

单纯乳房不对称

乳房丘体积
　发育不良
　肥大
　下垂

乳晕乳头复合物
　位置
　直径
　颜色

乳房下皱襞水平

难的手术，但主治医生必须始终牢记"不利因素"（表 21-10）。每当计划行乳房不对称矫正术时，主治医生应该考虑 7 点（表 21-11），以及主治医生和患者之间的 5 个协议（表 21-12）。

表 21-8　乳房不对称矫正手术

乳房不对称矫正
隆乳术
乳晕缩小术
乳房下皱襞 / 乳房基部释放术
乳房固定术
乳房缩小术
胸部矫正术
以上方法联合

表 21-9　乳房不对称矫正的手术目标

尽可能实现对称
最小的瘢痕
稳定的结果
最好行一次手术
定义参照乳房
从较难一边做起
包含 / 讨论第二次手术

表 21-10　乳房不对称矫正术的"不利因素"

纠正所有问题，即使很小
忽略胸部和脊柱畸形
比更好还好
更便宜
更快

表 21-11　乳房不对称矫正术需考虑的七点

在意点
年龄
家庭计划
心理方面
患者和家人的期望
皮肤
软组织
风险 / 收益比例

表 21-12　主治医生和患者之间关于乳房不对称矫正术的协议

双方同意
模特稀有
"没有人是完美的"
追求对称性
不对称矫正术的限制（待被接受）
没有客观的评断

　　根据笔者的标准，有几个关于乳房不对称的例子如图 21-1 所示，从轻微的先天性不对称到严重的后天性乳房不对称。

　　对于满足 TTM 图表的不对称乳房隆乳术，利用计算机程序用于假体选择（第 11 章）。

轻度**NAC**不对称　　　由胸部畸形引起　　　严重的双侧乳房下垂

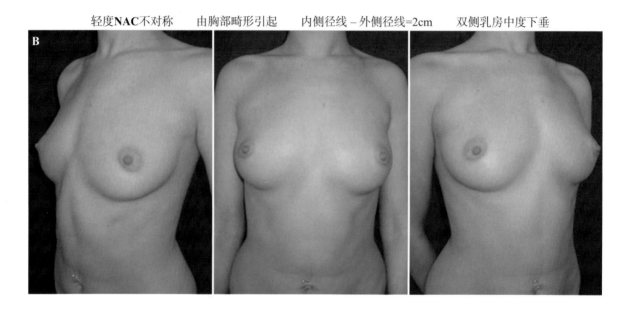

轻度**NAC**不对称　　由胸部畸形引起　　内侧径线－外侧径线=2cm　　双侧乳房中度下垂

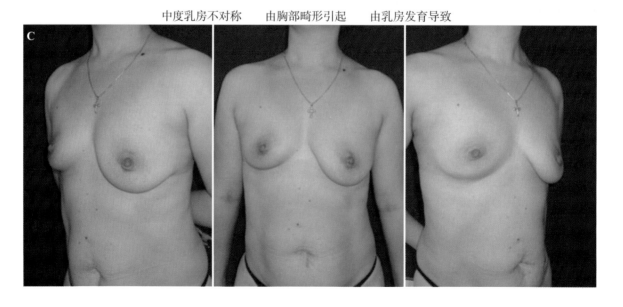

中度乳房不对称　　由胸部畸形引起　　由乳房发育导致

D　　严重的乳房不对称　　　由胸部畸形引起　　　由NAC和乳房发育导致

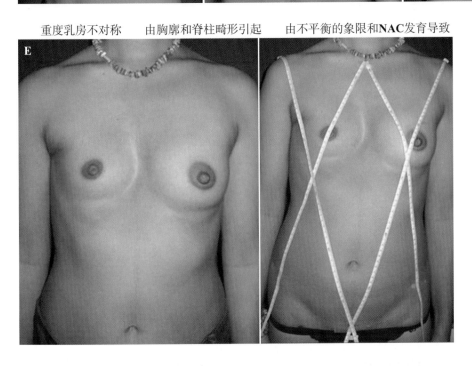

重度乳房不对称　　　由胸廓和脊柱畸形引起　　　由不平衡的象限和NAC发育导致

重度乳房不对称　　　由胸廓和脊柱畸形引起　　　由不平衡的象限和NAC发育导致

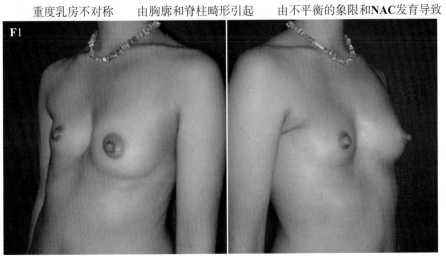

轻度乳房形成/发育不对称　　右侧**NAC**下降1cm和假性下垂

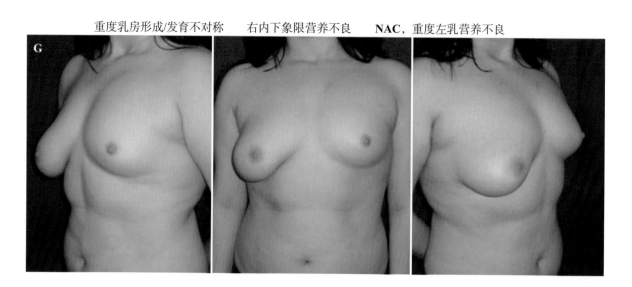

重度乳房形成/发育不对称　　右内下象限营养不良　　**NAC**，重度左乳营养不良

重度乳房产生/发育不对称　　右侧：正常，营养不良　　左管：**NAC**，**IMF**，体积不对称

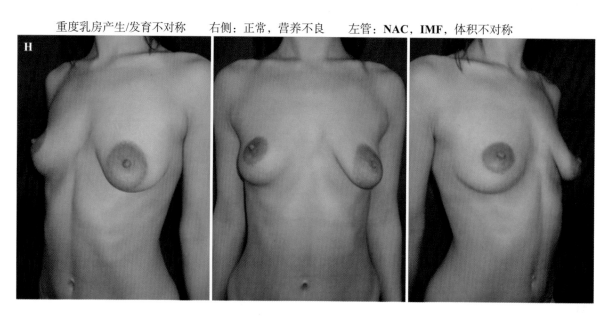

后天性轻度乳房不对称

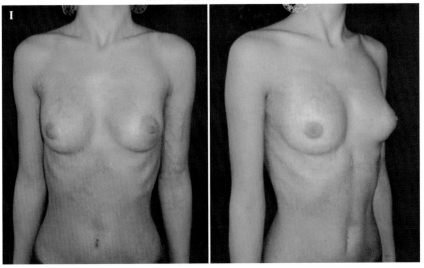

后天性轻度乳房不对称　　皮下左乳房切除术

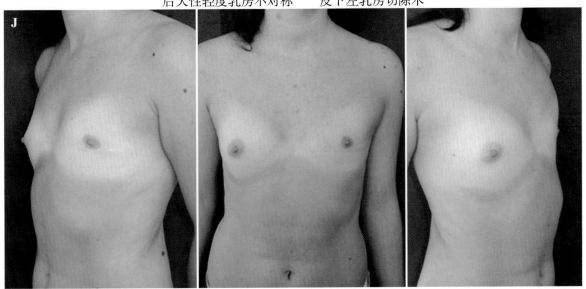

后天性重度乳房不对称　　皮下左乳房切除术和　　即刻重建

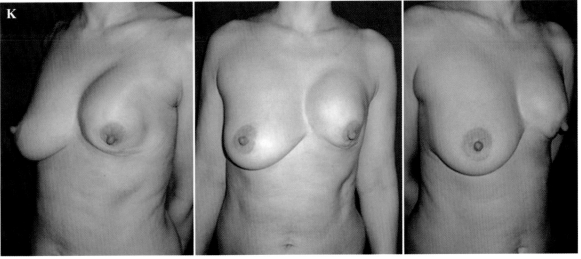

后天性重度乳房不对称　　隆乳术和乳房固定术

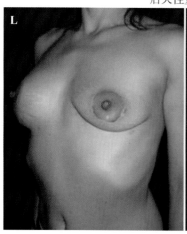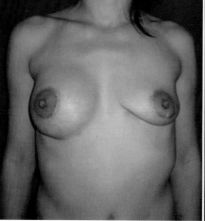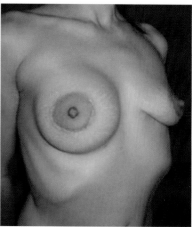

后天性重度乳房不对称　　乳房缩小术

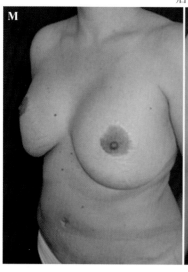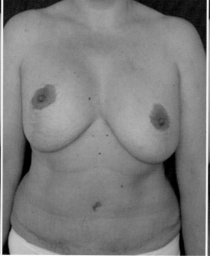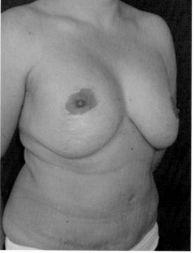

▲ 图 21-1　乳房不对称患者

A. 由胸部畸形（鸡胸）引起的轻度 NAC 不对称（右侧下方 1.5cm），伴有双侧乳房重度发育不良；B. 由胸部畸形（鸡胸）引起的中度 NAC 不对称（乳房内侧径线比外侧径线长 2cm），伴有双侧乳房中度发育不良；C. 由胸廓畸形导致的乳房中度不对称，伴脊柱侧凸和乳房发育不良（双侧乳房中度发育不良和左侧乳房假性下垂）；D. 由胸部畸形（漏斗胸和严重胸椎侧凸）引起的重度乳房不对称，是由于 NAC 和乳房发育问题引起，与管形乳房的情况相应；E. 由严重的胸腔和脊柱畸形（脊柱侧凸和漏斗胸）引起的重度乳房不对称，并由相对于对 TTM 倒三角形的 NAC 位置（1）和斜视图（2）确定；F. 由不平衡的乳房丘发育引起的轻度乳房不对称，右乳房假性下垂；G. 由于乳房发育不良引起的重度乳房不对称，右乳房的内下象限发育不良，重度 NAC 和左乳房的乳房丘发育不良；H. 由于左乳房缺乏发育（乳房下皱襞较短、位置较高、基部收缩）和左乳房乳晕较宽严重导致的乳房不对称，与管状乳房情况相应；I. 烧伤后收缩皮肤表面的轻度乳房不对称，右侧乳房 NAC 较低并且横向移位；J. 左侧皮下乳房切除术后，在严重的发育不全的乳房基础上导致的轻微乳房不对称（NAC 和体积）；K. 由于左侧皮下乳房切除术和使用背阔肌肌瓣和 300ml 解剖型假体即刻重建术导致的重度乳房不对称，术后 3 年患者的照片；L. 美容手术失败后导致的重度乳房不对称，即隆乳后左侧置入物挤压；M. 乳房缩小术不当后的重度乳房不对称（NAC，体积和形状）

二、临床病例

病例 1

与左乳房相比，由于右乳房发育较差导致的轻度乳房不对称，也是发育不良的，如图 21-2 所示。

通过行不对称矫正术解决了问题，利用双平面隆乳技术与解剖型水滴型硅胶（CPG）假体（右侧 225ml，左侧 195ml）。主治医生决定使用较小的假体，避免体积差异。

轻度乳房发育不对称　　右侧乳房径线较小

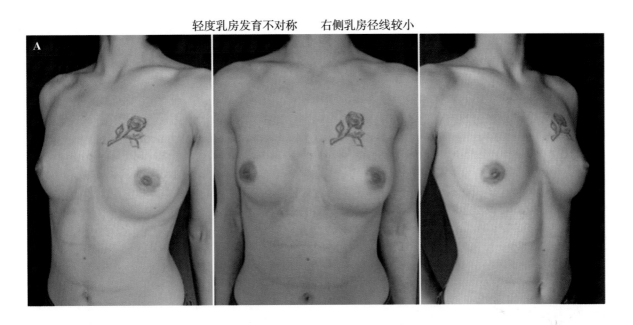

术前乳房测量和假体选择　　右乳房体积小 40ml = 18%

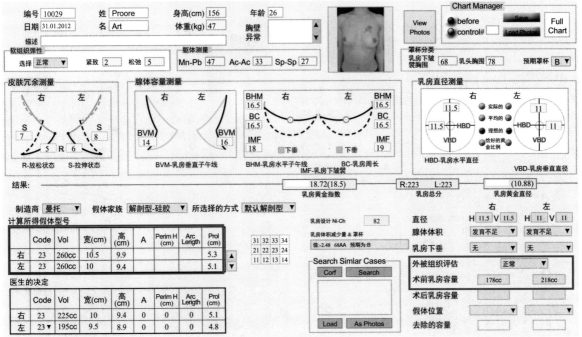

术后乳房测量全图

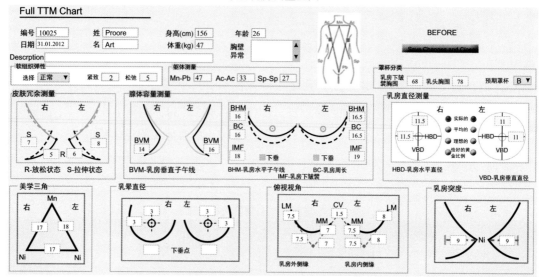

双平面隆乳术　解剖型假体，右侧225ml，左侧195ml

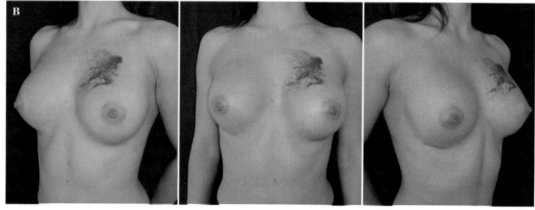

术后乳房测量

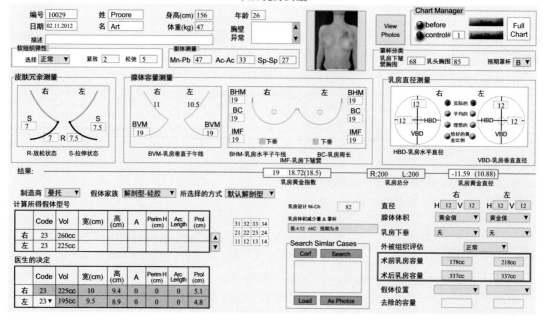

术后乳房测量全图

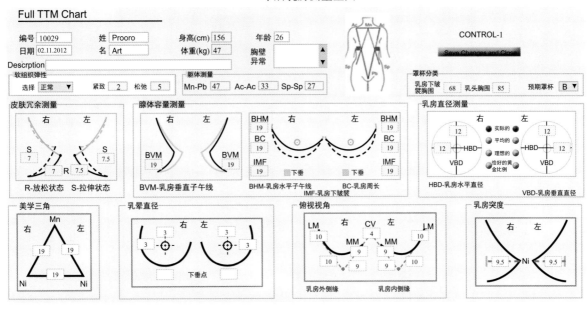

▲ 图 21-2　病例 1

A. 术前。①与左乳房相比，右乳房缺乏发育导致轻度乳房不对称，这也是发育不良；②术前乳房测量显示体积不对称，右乳房比左乳房小 40ml；该计划建议在右乳房使用 260ml 解剖假体，在左乳房使用 225ml 以补偿体积差异；③术前全图显示乳房不对称。B. 术后。①利用双平面隆乳术以及解剖型 CPG 假体右侧 225ml，左侧 195ml，主治医生决定使用较小的假体，避免体积差异；②术后乳房测量显示两个乳房达到黄金数，并具有较一致的最终体积；③术后全图显示了不同体积的隆乳术后达到乳房对称

病例 2

　　该患者由于右乳房发育不全而伴有中度乳房不对称，右乳房下皱襞比左乳房下皱襞低 1cm，右乳房 NAC 比左乳房 NAC 低 1.5cm，右乳房假性下垂（图 21-3）。

　　即使它们具有相似的体积，209ml，但术前乳房测量和完整的 TTM 图表显示不对称。使用推荐的解剖型假体 260ml，放在腺体后间隙，矫正乳房不对称和乳房假性下垂。

中度乳房发育不对称　　右边IMF低1cm，NAC低1.5cm

A

术前乳房测量和假体选择

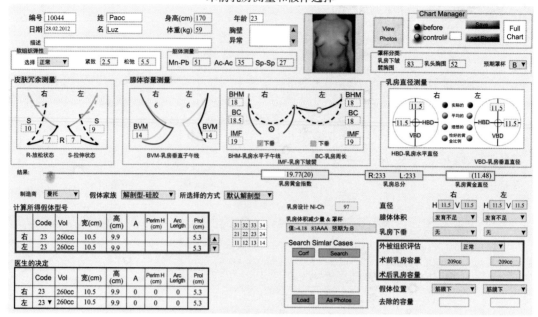

术前乳房测量全图

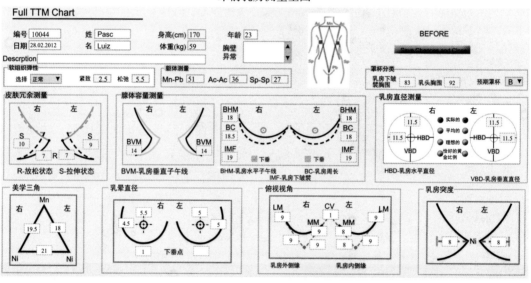

腺体后间隙隆乳　　相似的解剖型假体，260ml

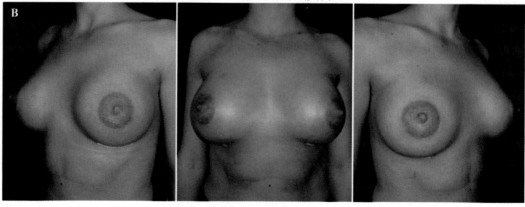

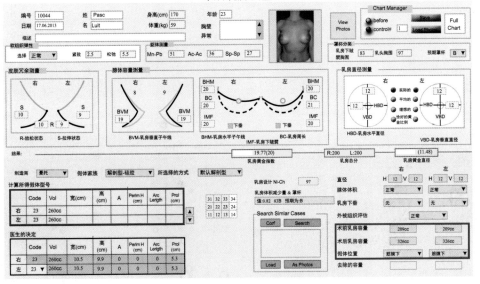

术后乳房测量

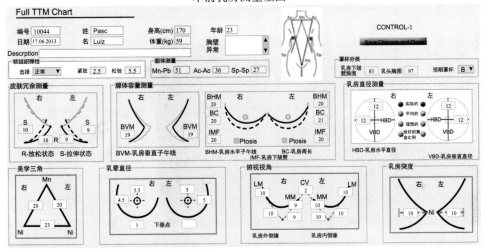

术前乳房测量全图

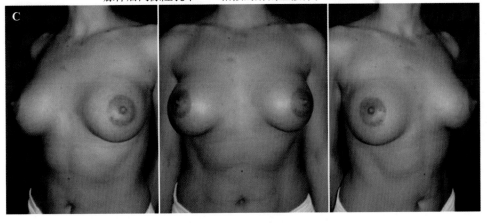

腺体后间隙隆乳术　　相似的解剖型假体，260ml

▲ 图 21-3　病例 2

A. 术前。①由乳房发育不良引起的中度乳房不对称的患者；②术前乳房测量表明乳房术前体积相似（209ml），假性细胞下垂和推荐的假体；③术前乳房测量全图。B. 术后。①使用相似体积（260ml）解剖型假体，CPG 型，在腺体后间隙行不对称矫正术；②术后乳房测量显示乳房体积相似；③术后乳房测量的完整图表，显示不对称得到矫正。C. 术后 1 年

病例 3

　　该患者由于左乳房发育缺乏而导致重度乳房不对称，左乳房 NAC 高出右乳房 2cm，并且小于右乳房，左乳房下皱襞水平高于右乳房，且体积小于右侧乳房的体积（图 21-4）。

　　乳房测量和选择假体的术前情况（图 21-4）。TTM 计算机程序建议选择不同体积（右乳房190ml，左乳房 215ml）的解剖型假体。即使术后乳房测量显示部分不对称得到矫正，但这仍可被接受，结果良好且稳定，长达 5 年。

重度乳房不对称（3个评估点）　　　左乳房发育不良　　　NAC高2cm，体积较小，IMF高1cm

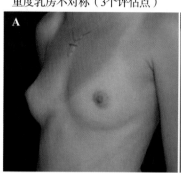
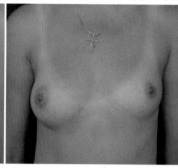
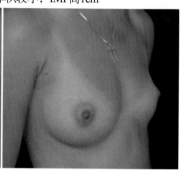

姿势相关不对称

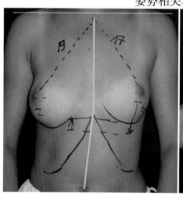
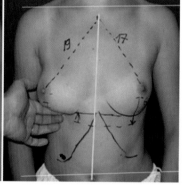

术前乳房测量和假体选择

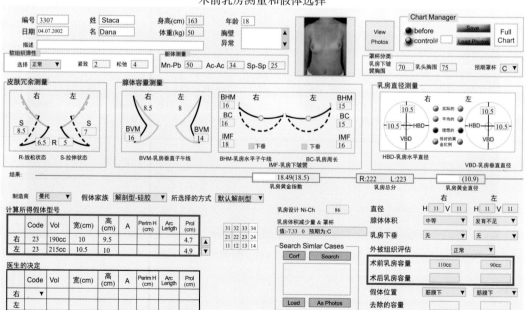

术前乳房测量全图

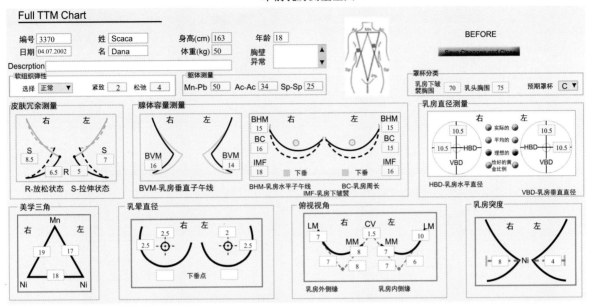

腺体后间隙隆乳   解剖型假体，右侧190ml，左侧215ml

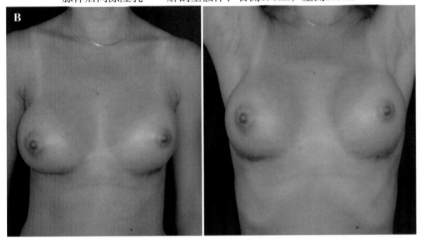

腺体后间隙隆乳   5年后

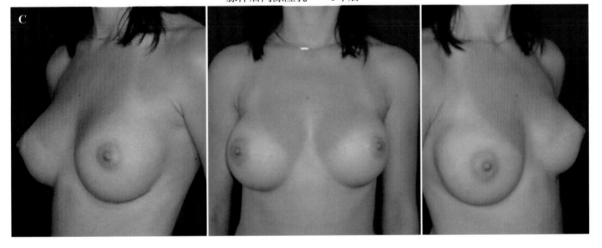

不对称乳房隆乳术

术后乳房测量

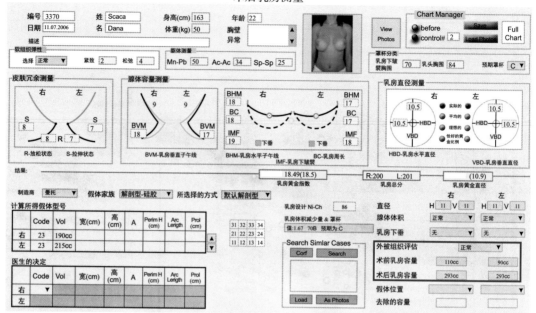

术后乳房测量全图

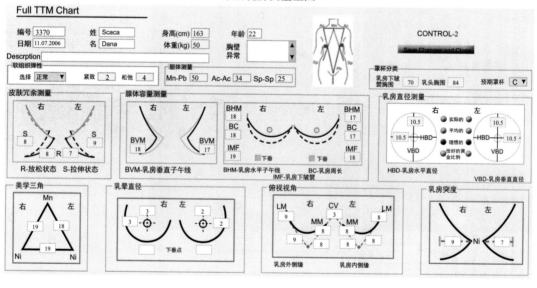

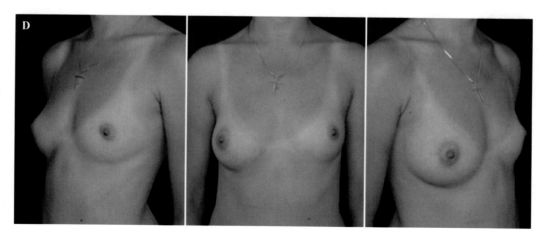

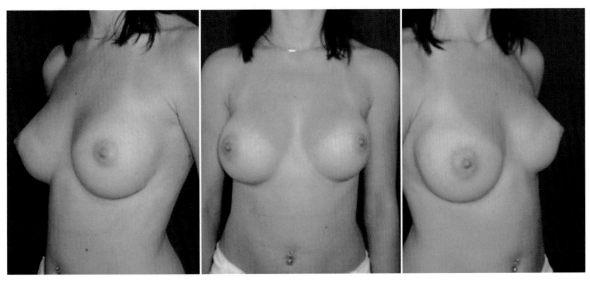

▲ 图 21-4　**病例 3**

A. 术前。①由于左乳房发育不良导致重度乳房不对称；②姿势相关乳房不对称；③术前乳房测量和体积（右乳房 110ml，左乳房 90ml）；④术前乳房测量全图显示不对称。B. 隆乳术后早期的结果。C.①术后晚期结果；②术后乳房测量显示乳房体积的微小差异（右乳房 293ml，左乳房 265ml）；③术后全图乳房测量；D. 术前比较（上）和术后（下）

病例 4

该患者有重度乳房不对称，伴左乳房发育不良，右乳房正常（图 21-5）。在以下图中可看到，乳房测量和使用推荐的假体是为了矫正不对称。

用解剖型 CPG 硅胶假体进行腺体后间隙隆乳，右乳房置入了 180ml 低凸假体，左乳房置入了 255ml 中凸假体。

重度乳房发育不对称　　　（3个评估点）　　　NAC，IMF和体积不对称

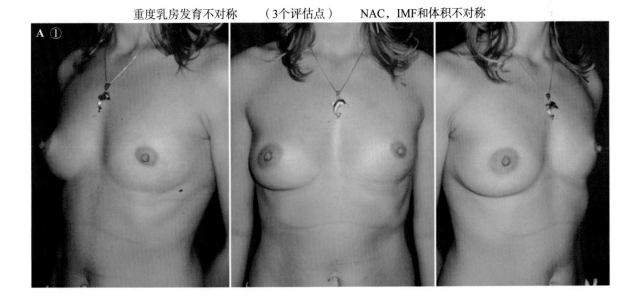

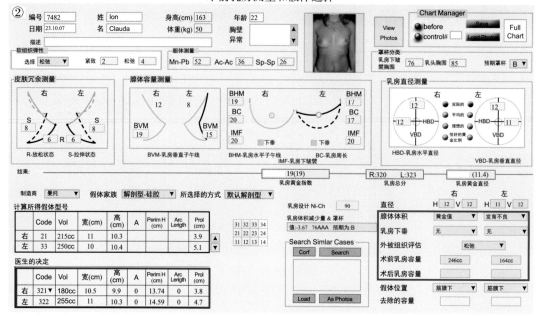

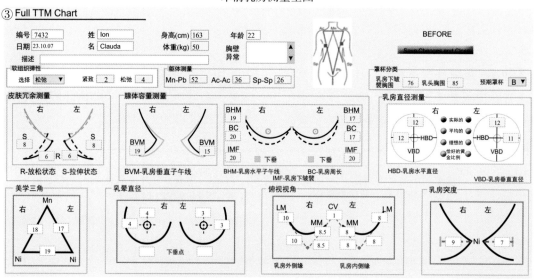

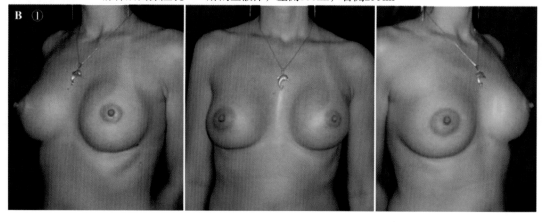

腺体后间隙隆乳　　解剖型假体，左侧180ml，右侧255ml

不
对
称
乳
房
隆
乳
术

Breast Augmentation for Asymmetric Breasts

术后乳房测量

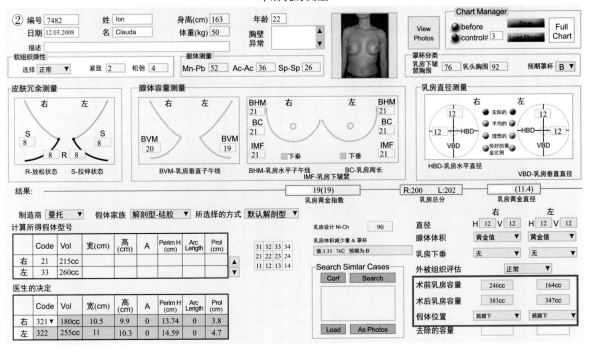

② 编号 7482　姓名 Ion　身高(cm) 163　年龄 22　胸壁异常
日期 12.03.2008
描述

软组织弹性　选择 正常 ▼　紧致 2　松弛 4　躯体测量 Mn-Pb 52　Ac-Ac 36　Sp-Sp 26

罩杯分类　乳房下皱襞胸围 76　乳头胸围 92　预期罩杯 B ▼

Chart Manager
○ before
○ control# 3
Save / Load Photos
View Photos / Full Chart

皮肤冗余测量　右　左　S 8　S 8　8 R 8　R-放松状态　S-拉伸状态

腺体容量测量　右　左　BVM 20　BVM 19　BVM-乳房垂直子午线
BHM 21 / BHM 21　BC 21 / BC 21　IMF 21 / IMF 21　☐下垂 ☐下垂
BHM-乳房水平子午线　BC-乳房周长　IMF-乳房下皱襞

乳房直径测量　右　左　12　HBD　12　VBD　HBD　12　VBD　12
● 实际的　● 平均的　● 理想的　● 恰好的黄金比例
HBD-乳房水平直径　VBD-乳房垂直直径

结果:　19(19) 乳房黄金指数　R:200 L:202 乳房总分　(11.4) 乳房黄金直径

制造商 曼托　假体家族 解剖型-硅胶 ▼　所选择的方式 默认解剖型 ▼

计算所得假体型号

	Code	Vol	宽(cm)	高(cm)	A	Perim H (cm)	Arc Length	Prol (cm)
右	21	215cc						
左	33	260cc						

医生的决定

	Code	Vol	宽(cm)	高(cm)	A	Perim H (cm)	Arc Length	Prol (cm)
右	321 ▼	180cc	10.5	9.9	0	13.74	0	3.8
左	322	255cc	11	10.3	0	14.59	0	4.7

31 32 33 34　21 22 23 24　11 12 13 14

乳房设计 Ni-Ch 90

乳房体积减少量 & 罩杯　值:3.33 76C 预期为:B

Search Simlar Cases　Corf / Search　Load / As Photos

右	左
直径 H 12 V 12	H 12 V 12
腺体体积 黄金值 ▼	黄金值 ▼
乳房下垂 无 ▼	无 ▼
外被组织评估 正常 ▼	
术前乳房容量 246cc	164cc
术后乳房容量 383cc	347cc
假体位置 筋膜下 ▼	筋膜下 ▼
去除的容量	

术后乳房测量全图

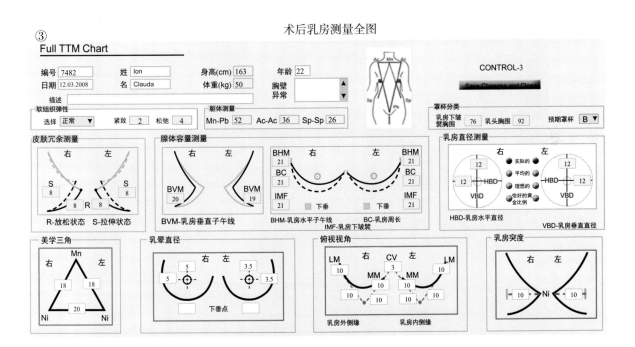

③ **Full TTM Chart**

编号 7482　姓名 Ion　身高(cm) 163　年龄 22
日期 12.03.2008　名 Clauda　体重(kg) 50　胸壁异常
描述

CONTROL-3
Save Changes and Close

软组织弹性　选择 正常 ▼　紧致 2　松弛 4　躯体测量 Mn-Pb 52　Ac-Ac 36　Sp-Sp 26

罩杯分类　乳房下皱襞胸围 76　乳头胸围 92　预期罩杯 B ▼

皮肤冗余测量　右　左　S 8　S 8　8 R 8　R-放松状态　S-拉伸状态

腺体容量测量　右　左　BVM 20　BVM 19　BVM-乳房垂直子午线
BHM 21 / BHM 21　BC 21 / BC 21　IMF 21 / IMF 21　☐下垂 ☐下垂
BHM-乳房水平子午线　BC-乳房周长　IMF-乳房下皱襞

乳房直径测量　右　左　12　HBD　12　VBD　HBD　12　VBD　12
● 实际的　● 平均的　● 理想的　● 恰好的黄金比例
HBD-乳房水平直径　VBD-乳房垂直直径

美学三角　右　左　Mn　18　18　Ni 20 Ni

乳晕直径　右　左　5　3.5　5　3.5　下垂点

俯视视角　右 CV 左　LM 10　MM 3　MM　LM 10　10 10 10 10　乳房外侧缘　乳房内侧缘

乳房突度　右　左　10　Ni　10

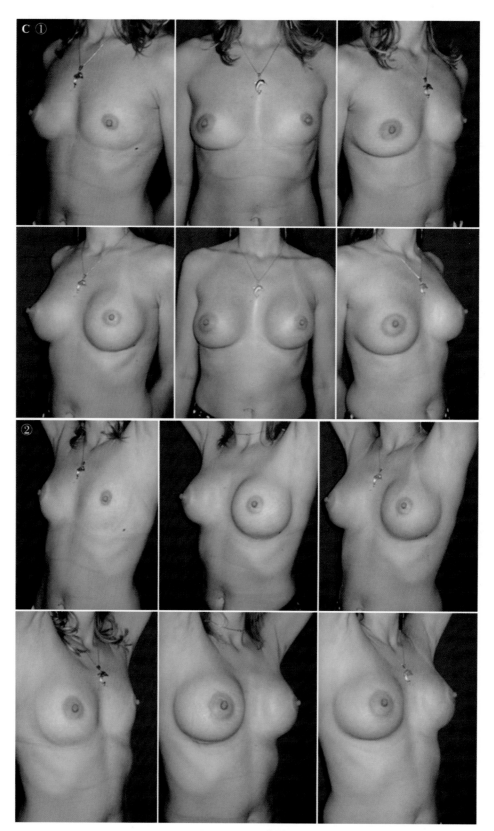

▲ 图 21-5　病例 4

A. 术前。①由于左乳房发育不足引起的重度乳房不对称；②姿势相关的乳房不对称；③术前乳房测量和体积（右乳房 110ml，左乳房 90ml）；术前乳房测量全图显示不对称。B. 术后。①隆乳术后早期效果和术后晚期效果；②术后乳房测量显示乳房体积的微小差异为 10%（右乳房为 293ml，左乳房为 265ml）；③术后乳房测量全图。C.①术前比较（顶部）术前和（底部）站立位置的图片；②术前比较（上）和术后（下）抬起手臂

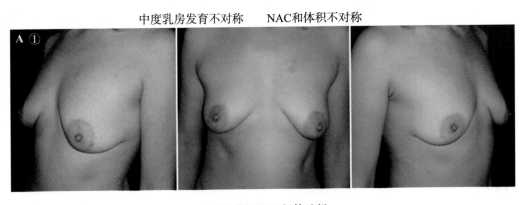

病例5

该患者由于右乳房发育不良和下垂以及左乳房体积较大引起的中度乳房不对称（图21-6）。术前乳房测量图显示20%的体积差异（右乳房为175ml，左乳房为214ml），左乳房下垂，建议置入体积（右乳房为255ml，左乳房为215ml）来矫正乳房不对称。术后乳房测量表明两个乳房对称并达乳房黄金数。

中度乳房发育不对称　　　　NAC和体积不对称

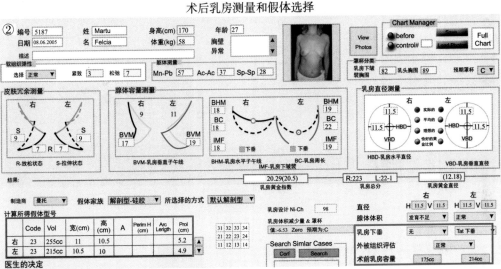

术后乳房测量和假体选择

术前乳房测量全图

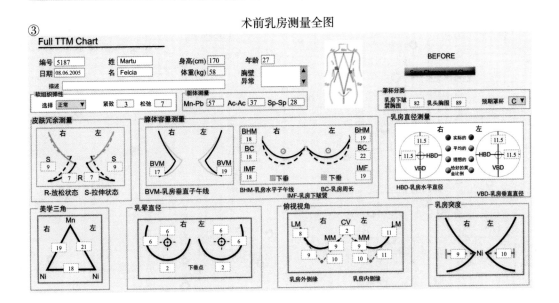

腺体后间隙隆乳　　解剖型假体：右侧255ml，左侧215ml

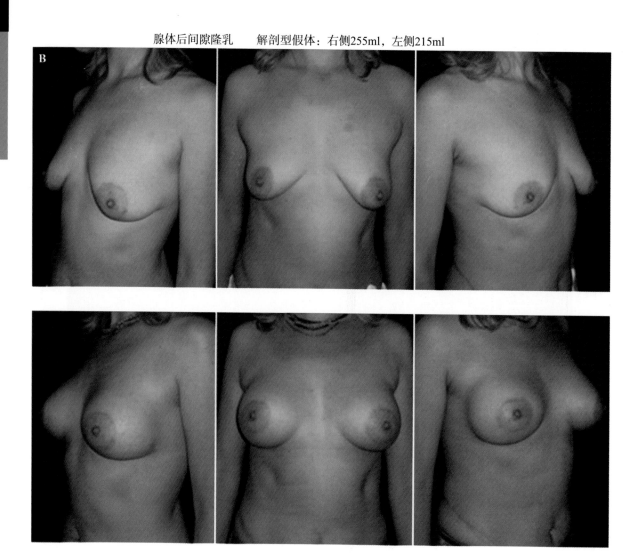

术后乳房测量

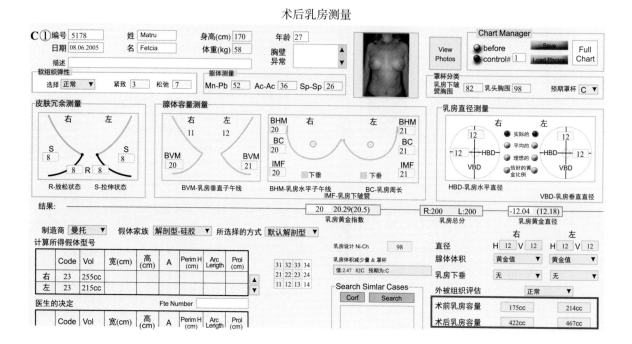

术后乳房测量全图

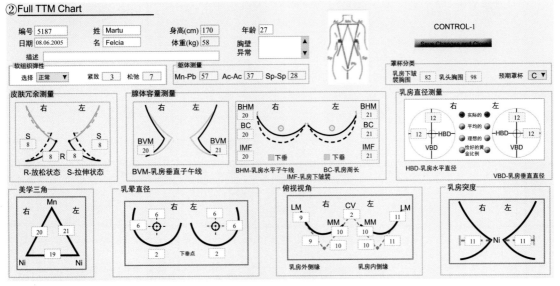

②Full TTM Chart

| 编号 5187 | 姓 Martu | 身高(cm) 170 | 年龄 27 | | CONTROL-1 |
| 日期 08.06.2005 | 名 Felcia | 体重(kg) 58 | 胸壁 异常 | | Save Changes and Close |

描述

软组织弹性
选择 正常 ▼ 紧致 3 松弛 7

躯体测量
Mn-Pb 57 Ac-Ac 37 Sp-Sp 28

罩杯分类
乳房下皱 襞胸围 82 乳头胸围 98 预期罩杯 C ▼

皮肤冗余测量
右 左
S 8 S 8
8 R 8
R-放松状态 S-拉伸状态

腺体容量测量
右 左
BVM 20 BVM 21
BVM-乳房垂直子午线

BHM 右 左 BHM
20 21
BC 20 BC 21
IMF 20 IMF 21
□下垂 □下垂
BHM-乳房水平子午线
BC-乳房周长
IMF-乳房下皱襞

乳房直径测量
右 左
12 12
12 HBD HBD 12
VBD VBD
● 实际的
● 平均的
● 理想的
● 恰好的黄金比例
HBD-乳房水平直径
VBD-乳房垂直直径

美学三角
右 Mn 左
20 21
Ni 19 Ni

乳晕直径
右 左
6 6
6 ⊕ 6
2 下垂点 2

俯视视角
右 CV 左
LM 9 2 LM 11
MM 10 MM
9 10 11
乳房外侧缘 乳房内侧缘

乳房突度
右 左
11 Ni 11

▲ 图 21-6　病例 5

A. ①术前患者；②术前乳房测量，体积和选择的假体；③术前乳房测量全图显示不对称。B. 术前和术后比较。C. 术后。①隆乳后达到乳房黄金数；②术后乳房测量全图

病例 6

　　由于左乳房发育不良导致该患者患有中度乳房不对称。右乳房乳头乳晕复合体（NAC）低于左乳房的 NAC，且体积大于左乳房的体积（图 21-7）。使用具有不同体积的解剖型假体进行右乳周围乳房固定术和腺体后间隙乳房隆乳术。照片分别摄于术前，术后 1 个月和 1 年。

中度乳房发育不对称　　　　NAC和体积不对称

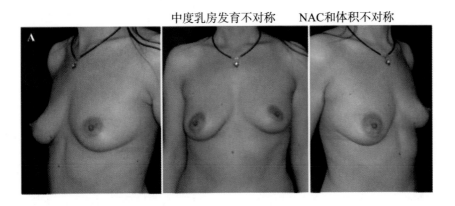

腺体后间隙隆乳　　解剖型假体，右侧180ml，左侧260ml　　右侧乳晕乳房固定术

腺体后间隙隆乳　　解剖型假体，右侧180ml，左侧260ml　　右侧乳晕乳房固定术

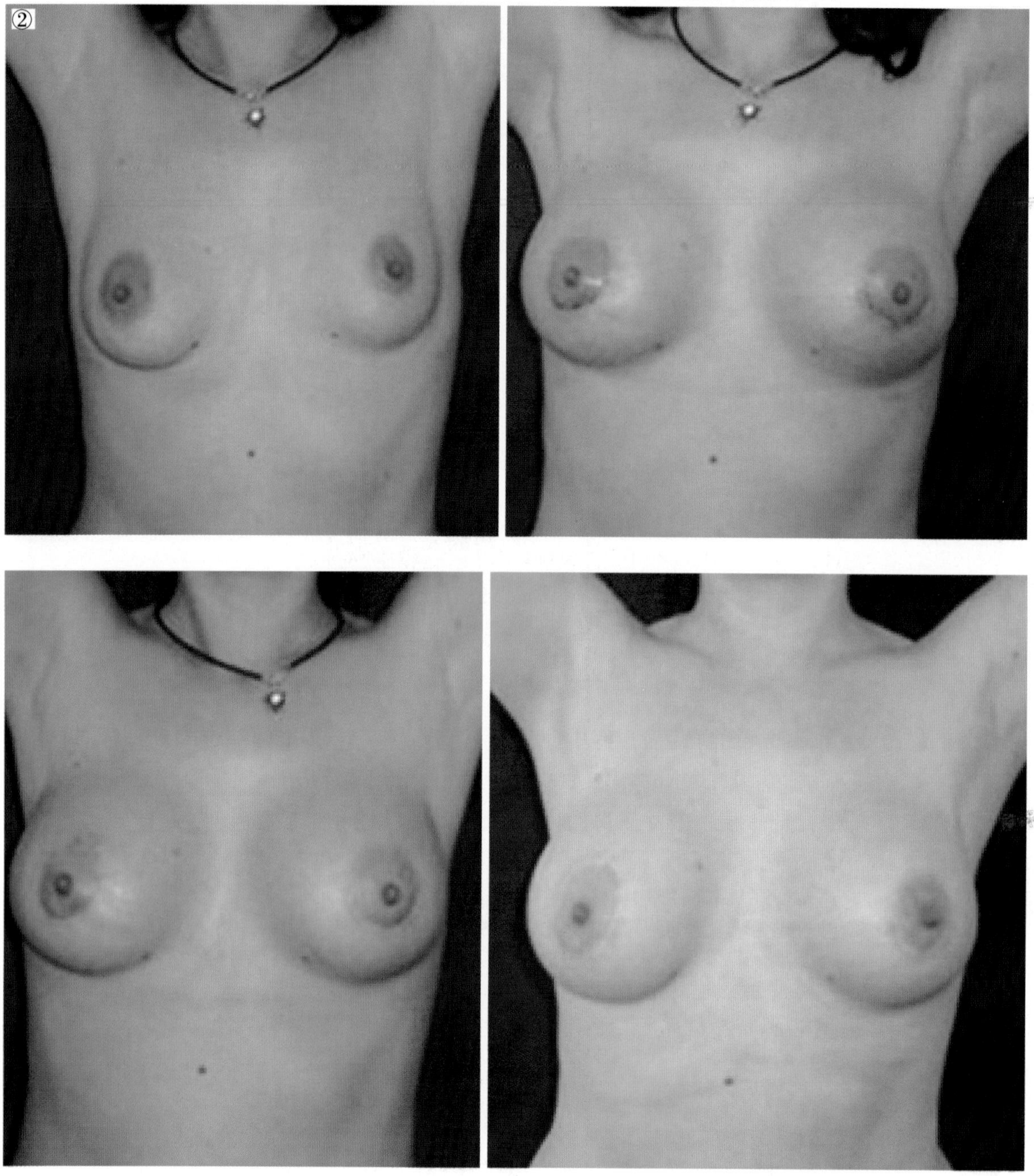

▲ 图 21-7　**病例 6**
A. 术前患者；B.①术前和术后 1 个月和术后 1 年的比较；②双臂抬起，术前和术后 1 个月和 1 年的比较

病例 7

　　该患者由于左乳房过度发育而引起中度乳房不对称，乳房下皱襞水平较高（图 21-8）。从乳晕下半月形切口入路切除左乳晕下的小的良性结节。使用不同体积的解剖型假体行筋膜下隆乳术，右侧乳房用 260ml 高凸型，左侧乳房用 225ml 的中凸型。术后早期和术后 6 个月的效果表明已达到对称。

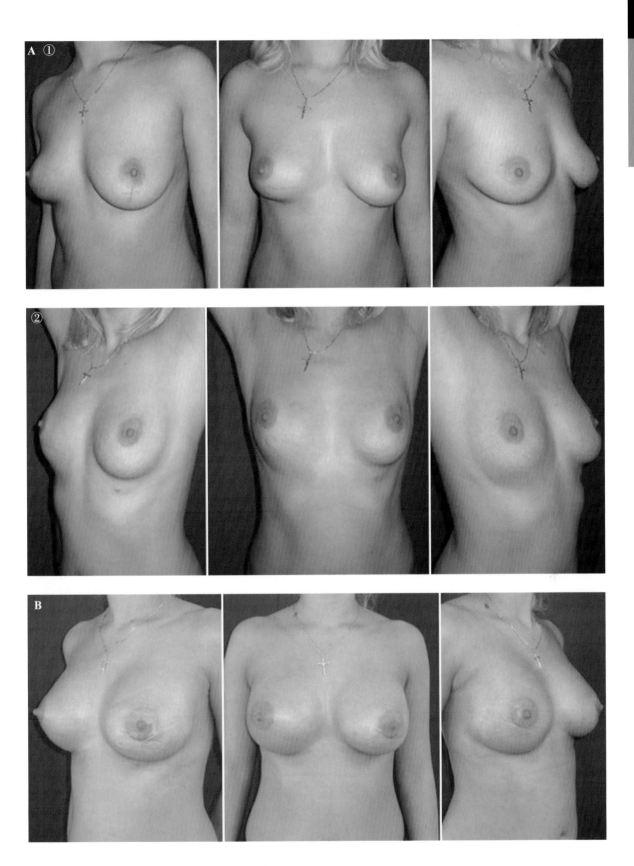

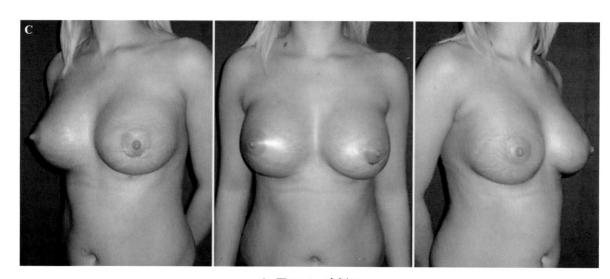

▲ 图 21-8　病例 7

A. 术前。①标记位于左乳房的良性结节，靠近乳晕；②术前证实乳房下皱襞水平不对称。B. 用不同的体积和设计得到的乳房结节切除术和隆乳术后的早期术后结果。C. 术后 6 个月的结果

病例 8

该患者行保留左乳的乳房切除术后导致的重度乳房不对称，立即使用背阔肌和 300ml 解剖型假体行重建。手术后 2 年，有严重的包膜挛缩和乳房不对称（图 21–9）。通过术前乳房测量得知双乳体积不同（右侧 343ml，左侧 280ml），严重的 NAC 不对称和假性下垂。为了实现合理的对称性，使用倒置 "T" 形切口和左乳房的翻修手术行右乳房固定术，包括腺体切开术，腺体切除术和腺体成形术，并置入 330ml 解剖型假体。术后 6 个月，乳房测量显示不对称矫正术效果尚可接受。

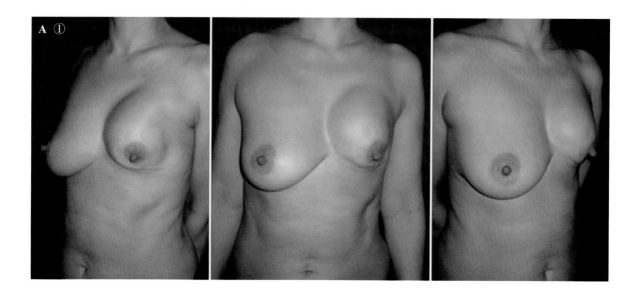

A ①

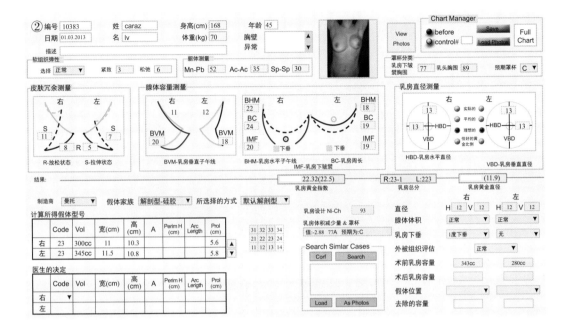

术后乳房测量全图

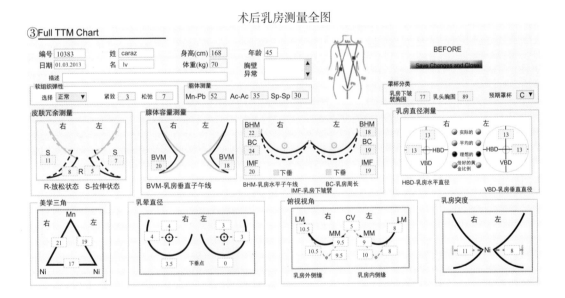

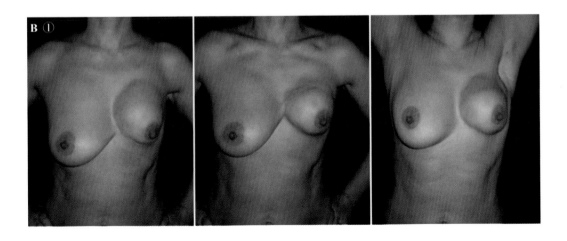

翻修手术　　右侧乳房固定术　　腺体成形术和解剖型假体置入

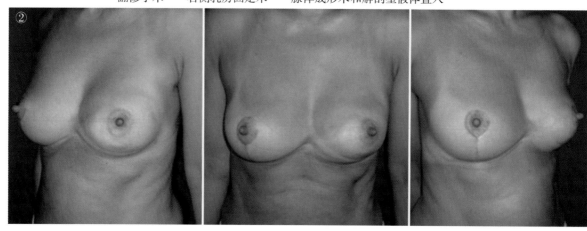

翻修手术　　术后6个月

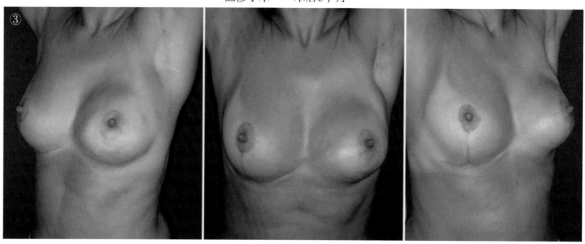

术后乳房测量

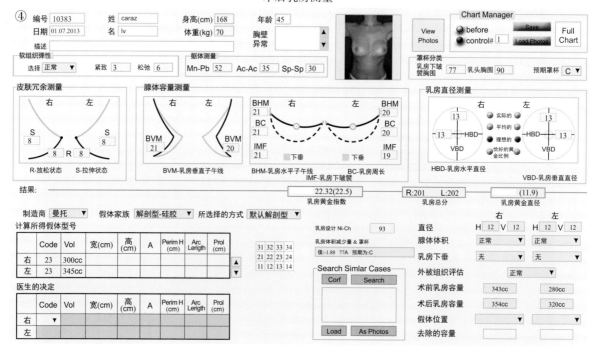

④ 编号 10383　　姓 caraz　　身高(cm) 168　　年龄 45

日期 01.07.2013　　名 lv　　体重(kg) 70　　胸壁异常

描述

软组织弹性　　选择 正常 ▼　　紧致 3　　松弛 6

躯体测量　　Mn-Pb 52　　Ac-Ac 35　　Sp-Sp 30

Chart Manager
● before
● control# 1
Save　Full
Load Photos　Chart
View Photos

罩杯分类　　乳房下垂裂胸围 77　　乳头胸围 90　　预期罩杯 C ▼

皮肤冗余测量
右　左
S 8　S 8
8 R 8
R-放松状态　S-拉伸状态

腺体容量测量
右　左
BVM 21　BVM 20
BVM-乳房垂直子午线

BHM 右　左 BHM
21　　20
BC 21　BC 20
IMF 21　IMF 19
□下垂　□下垂
BHM-乳房水平子午线
BC-乳房周长
IMF-乳房下皱襞

乳房直径测量
右　左
13　13
13 HBD　HBD 13
VBD　VBD
● 实际的
● 平均的
● 理想的
● 恰好的黄金比例
HBD-乳房水平直径
VBD-乳房垂直直径

结果:　　22.32(22.5)　　R:201　L:202　　(11.9)
乳房黄金指数　　乳房总分　　乳房黄金直径

制造商 曼托 ▼　　假体家族 解剖型-硅胶 ▼　　所选择的方式 默认解剖型 ▼

计算所得假体型号

	Code	Vol	宽(cm)	高(cm)	A	Perim H (cm)	Arc Lerigh (cm)	Prol (cm)
右	23	300cc						
左	23	345cc						

31 32 33 34
21 22 23 24
11 12 13 14

医生的决定

	Code	Vol	宽(cm)	高(cm)	A	Perim H (cm)	Arc Lerigh (cm)	Prol (cm)
右	▼							
左								

乳房设计 Ni-Ch　　93
乳房体积减少量 & 罩杯
值:-1.88　77A　预期为:C

Search Simlar Cases
Corf　Search

Load　As Photos

直径　　右 H 12 V 12　　左 H 12 V 12
腺体体积　　正常 ▼　　正常 ▼
乳房下垂　　无 ▼　　无 ▼
外被组织评估　　正常 ▼
术前乳房容量　　343cc　　280cc
术后乳房容量　　354cc　　320cc
假体位置
去除的容量

术后乳房测量全图

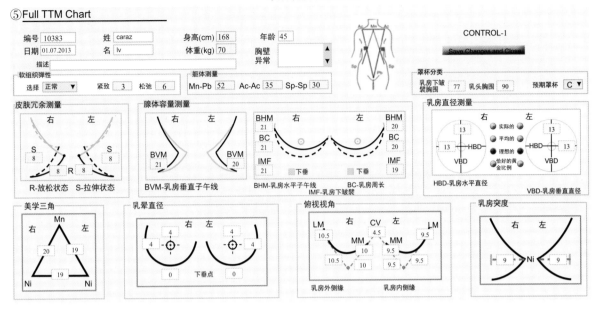

▲ 图 21-9　病例 8

A. ①术前。②乳房测量显示右乳房体积为 343ml，并有假性下垂，左乳房体积为 280ml；③乳房测量全图显示重度乳房不对称。B. 术后。①术后 6 个月；②达到良好的对称性和乳房下皱襞位置；③由于假体的形状固定，避免了左乳房塌陷；④由于乳房固定和重建手术过程中组织被重新分布，所以乳房测量显示右侧乳房为 354ml，左侧乳房为 320ml；⑤术后乳房测量全图表显示较合理的对称

三、结论

　　行不对称乳房隆乳术，我们需要注意以下几点。

　　1. 使用 TTM 图表对复杂的患者进行评估。

　　2. 识别先天性，继发性和（或）后天性不对称。

　　3. 复杂而详细的手术计划。

　　4. 使用对假体选择有指导性的软件，尤其对初学者而言。

　　5. 有较高的手术技巧和经验。

Breast Augmentation in Chest Malformation
隆乳术在胸壁畸形中的应用

Toma T. Mugea，**著**

张　旭，**译**

徐海倩　郝立君，**校**

一、概述

胸骨为长形扁骨，形成胸廓前壁的中间部分。胸骨的上部和两侧分别与锁骨和前七对肋软骨相连接。它由 3 部分构成，从上至下依次为胸骨柄、胸骨体和剑突；在生命早期，胸骨体由 4 枚胸骨节构成（图 22-1）。成人胸骨的平均长度约为 17cm，男性通常比女性稍长[1]。

二、胸骨的胚胎学发育

在胚胎发育的过程中，孕 6 周时会出现成对的间充质棒，胸骨由此发育出独立的肋骨。这些间充质棒向中间迁移，进而在孕 9 周时进行软骨化并融合。它们由头侧向尾侧进行融合，随之发生的是腹侧肋骨的生长[2-4]。

胸骨体的发育不同于胸骨带，它是由间叶细胞进行中线凝缩发育而来的。胸骨带的融合失败将造成胸骨缺陷（图 22-2）。

胸骨最初由两条软骨组成，分列于正中矢状面两侧，分别与相应一侧的上位 9 条肋软骨相连，这 2 条软骨沿着正中线彼此融合形成软骨胸骨。软骨胸骨共有 6 个骨化中心：1 个骨化成胸骨柄，4 个骨化成胸骨体，1 个骨化成剑突[3-5]。

骨化中心依次出现在肋软骨关节凹陷之间，胎期第 6 个月位于胸骨柄和胸骨体的第 1 胸骨节，胎期第 7 个月，位于胸骨体的第 2、3 胸骨节，出生后第 1 年内，位于胸骨体的第 4 胸骨节，在第 5 年至第 18 年间，骨化中心出现于剑突[1]。胸骨部分的融合发生在青春期后并一直持续到老年（图 22-3）。

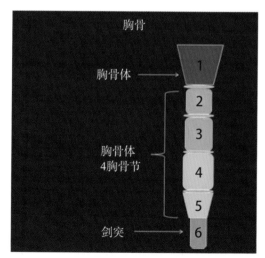

▲ 图 22-1　胸骨的组成

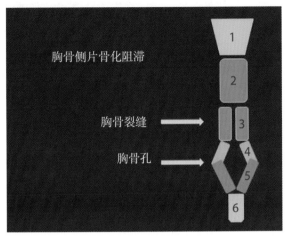

▲ 图 22-2 胸骨的完全骨化失败

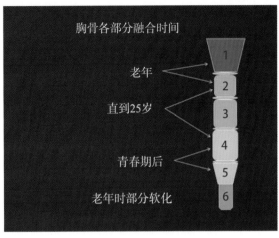

▲ 图 22-3 胸骨各部分融合时间

三、胸壁畸形

多种解剖学因素均可造成胸部畸形（表 22-1），所以先天性胸部异常种类繁多，从无症状到危及生命。尽管胸部畸形的病因学不明，但是在软骨胸骨不对称疾病中，有几个致病因素是明确的（表 22-3）。结缔组织（表 22-4）的薄弱也许解释了不平衡的生物应力是如何致畸的[5, 6]。

个板，在被胸大肌、胸小肌、胸锁乳突肌和腹直肌向外牵拉的同时又受到胸横肌、腹横肌、胸骨甲状肌和胸骨舌骨肌向内牵拉的力，并且随着肋软骨的生长还会受到挤压。

表 22-2 胸壁畸形

凹陷畸形（漏斗胸）
隆起畸形（鸡胸）
波兰综合征
胸骨缺陷
颈部异位心
胸部异位心
胸腹部异位心
双裂胸骨

表 22-1 胸壁畸形中的解剖学因素

致胸壁畸形因素
脊柱
胸骨
肋弓
肋骨
肋软骨
多因素

表 22-3 肋软骨胸骨不对称病因学

肋软骨胸骨导致胸壁不对称的病因学
胸骨发育障碍
肋弓发育障碍
生物应力失衡

通过分析一个正常的胸壁受力图，分别为从外部作用于胸壁（图 22-4）、从内部作用于胸壁（图 22-5）及横断面（图 22-6），我们可以看出这一系统的脆性平衡性。胸骨体就像一

表 22-4　胸壁畸形相关性先天性畸形

胸壁畸形通常与以下因素相关
结缔组织的系统性薄弱
腹部、胸部和脊柱处肌肉无力
马方综合征
Ehlers-Danlos 综合征
脊柱侧弯
双裂肋骨伴脐突出

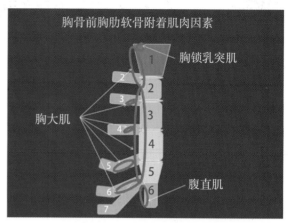

▲ 图 22-4　正常胸壁的外部生物应力

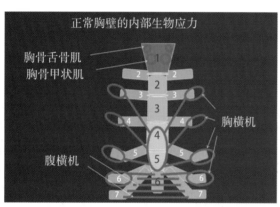

▲ 图 22-5　正常胸壁的内部生物应力

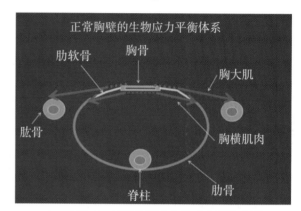

▲ 图 22-6　正常胸壁的生物应力平衡体系

那么，在这个过程中谁才是导致畸形的"罪魁祸首"呢？是肌肉的薄弱导致了软骨的过度生长，是肌肉的不平衡性导致了胸壁的不对称性，还是刺激骨性的或者软骨核的过度生长造成了胸壁不对称以及继发性肌肉失调。

一个很小的发育异常隐患将在人青春期时由于生长迅速而充分表现出来。结缔组织的薄弱是这个谜题答案的一部分。这可能也同时解释了胸壁畸形与多种筒状乳房的关联。

就软骨胸骨带而言，先天性胸壁畸形可以分为两组：一组是由于肋软骨的过度生长引起胸骨的凹陷或隆起，另一组是不同程度的发育不全或发育异常。

在畸形这一复杂领域中，笔者开始引进了一种新的分类体系，该体系运用了一系列术语和定义（表 22-5）。基准线为从胸骨上切

表 22-5　肋软骨胸骨畸形相关术语

术　语
隆起 = 突出于基准线
凹陷 = 低于基准线
基准线 = 胸骨上切迹腹上部
代偿性凹陷 = 基准线相邻处的隆起
代偿性隆起 = 基准线相邻处的凹陷

迹延续到腹上部（剑突与双侧肋缘组成的三角区）。据此情况，可以将胸骨畸形分成 7 种（表 22-6），其中包括隆起畸形（鸡胸）、凹陷畸形（漏斗胸）、以及代偿性的隆起和凹陷之间的合并畸形（图 22-7）。畸形的严重程度依据美学标准（客观评价和心理评价）、功能性标准（胸腔内器官）及解剖学标准（Haller 指

表 22-6　胸骨畸形的分类

Ⅰ型	胸骨整体隆起（鸡胸）
Ⅱ型	胸骨柄隆起（鸽胸），邻近处代偿性凹陷
Ⅲ型	胸骨柄和剑突隆起，两者之间代偿性凹陷
Ⅳ型	剑突和肋软骨边缘隆起
Ⅴ型	胸骨体凹陷，胸骨柄代偿性隆起
Ⅵ型	胸骨体隆起凹陷
Ⅶ型	胸骨整体凹陷（漏斗胸）

数、胸深测量或拟人化指数）从轻到重进行划分（图 22-8 至图 22-14）。这一分类方法的典型病例如图 22-15 至图 22-21 所示。

四、患者检查

由于我们即将实施的是胸部整形手术，所以当我们认识到胸部存在畸形时，除了常规的胸部和乳房的相关检查之外，还需要做补充性

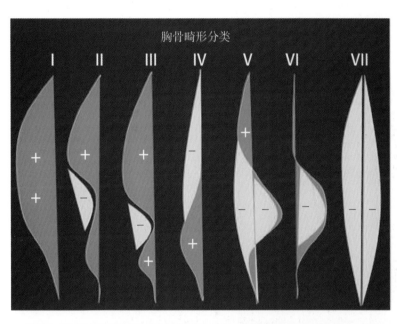

◀ 图 22-7　胸骨畸形的双平面示意图。基准线前 - 代表代偿性凹陷，基准线前 + 代表代偿性突起（Ⅴ型）

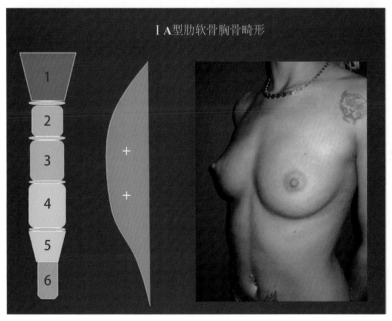

◀ 图 22-8　ⅠA 型肋软骨胸骨畸形

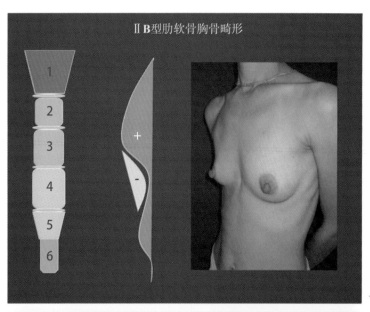

�◂ 图 22-9　ⅡB 型肋软骨胸骨畸形

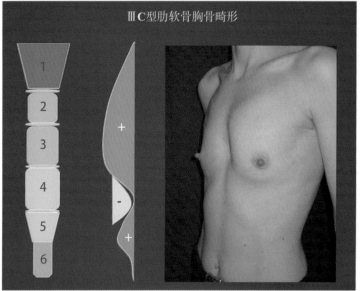

�◂ 图 22-10　ⅢC 型肋软骨胸骨畸形

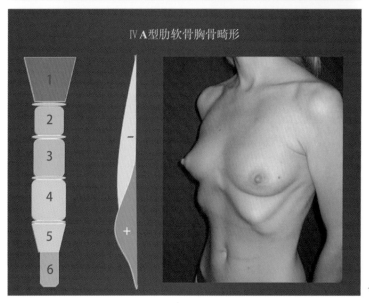

�◂ 图 22-11　ⅣA 型肋软骨胸骨畸形

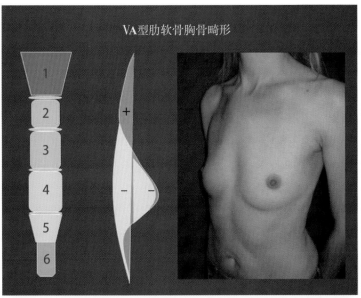

◀ 图 22-12　Ⅴ A 肋软骨胸骨畸形

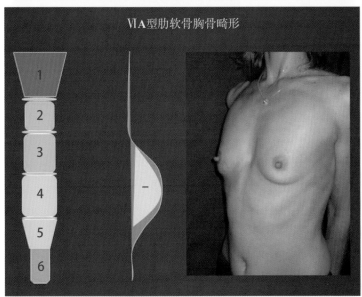

◀ 图 22-13　Ⅵ A 型肋软骨胸骨畸形

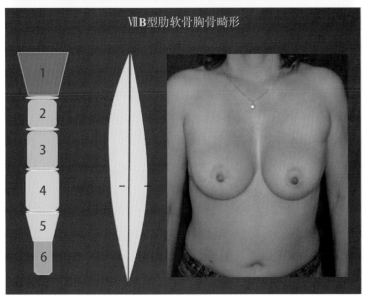

◀ 图 22-14　Ⅶ B 型肋软骨胸骨畸形

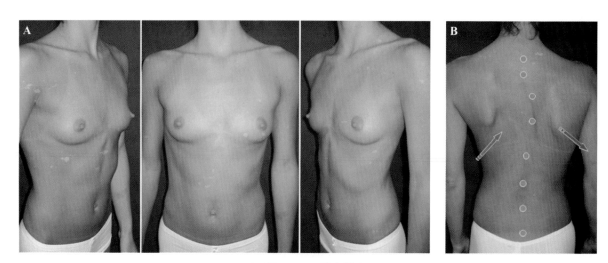

▲ 图 22-15　患者检查

A. 从前面看外观正常；B. 从后面看外观畸形，严重的脊柱侧弯伴后肋扭曲变形，右侧隆突，左侧凹陷，肩胛骨不对称

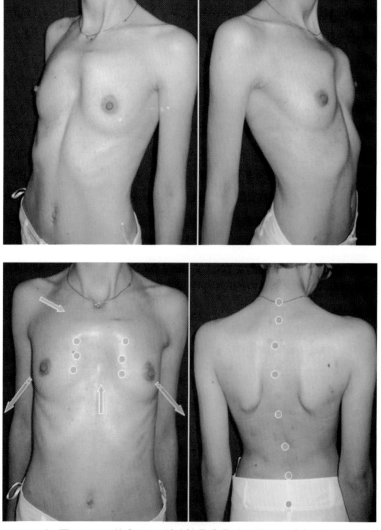

▲ 图 22-16　伴有 Ⅲ C 型肋软骨胸骨畸形的严重胸部畸形

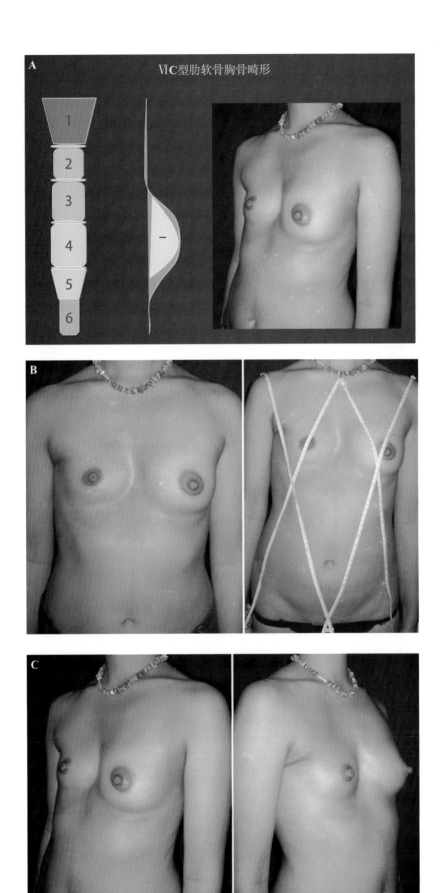

▲ 图 22-17　与严重的胸部畸形相关的乳房不对称

A. 与乳房不对称相关的严重胸壁畸形；B. 与乳房不对称相关的严重胸壁"倒三角"畸形；C. 严重乳房不对称

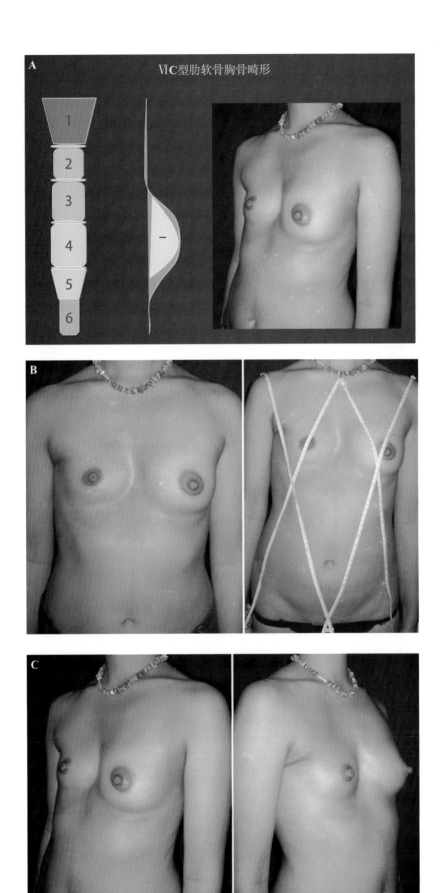

检查，并且从各个角度进行拍照来强调缺陷部位。一些患者从前方观察可能并无异常，但后视图就是完全变形的（图 22-15）。在一个更加精细的检查中，医生可能会依据从胸骨柄到脐的连线来判定患者是否患有胸骨不对称，但是这不应是隆乳手术存在的主要问题。然而，当胸骨畸形与脊柱畸形相关时，那么这一病例就很复杂了，隆乳手术的实施就需要仔细规划并且要向患者解释术后相关问题（图 22-11，图 22-16）。

在实施胸部手术之前，CT 检查和心肺功能评估以及畸形严重度指数的测定都是不可或缺的 [7-10]。通常来说，这些问题应在隆乳手术之前解决。这是一次利用多种方法所进行的一次复杂的胸部重建。与严重的胸部畸形（图 22-17）相关的乳房不对称就有力的支撑了结缔组织在胸部畸形病因学中的作用。

五、漏斗胸

漏斗胸是胸部畸形中最常见的一种疾病（发病率在儿童中为 1∶400），男性多发于女性（4∶1）[11]，在肋软骨胸骨畸形中 V 型到 Ⅶ 型均为漏斗胸（图 22-7）。在 Goretsky 医生的患者中，超过 87% 的胸部畸形患者患有漏斗胸，大约 5% 的患者患有鸡胸（胸壁隆起），同时患有漏斗胸和鸡胸的患者占 6.1%，其中包含有 Ⅱ 型、Ⅲ 型和 V 型的肋软骨胸骨畸形（图 22-7）。

漏斗胸在患者出生时可能就已经存在，但是通常在童年早期才被发现。由于青春期生长迅速，骨骼还未完全成熟，许多患者的前胸凹陷严重度呈现显著增长，严重性已经超出了单纯的外观畸形。尽管有记录在案的相反的报道，但是一种长期存在的误解始终坚持认为漏斗胸仅是一种不会引起任何生理后果的外观缺陷，这种误解导致了患者带着未被矫正的缺陷直到成年。一些患者随年龄增长会出现心肺症状，而其他患者将忍受若干年愈来愈重的症

状 [12]。漏斗胸和作用于胸壁的生物应力如图 22-18 所示。

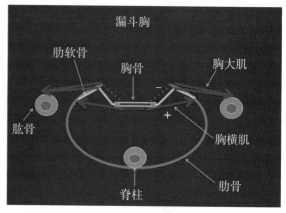

▲ 图 22-18　漏斗胸图示表明与胸横肌相比较弱的胸肌，肋骨隆突和胸骨间隙增宽

基于各种方法（图 22-19）以及临床研究评估出的漏斗胸的严重程度，可以选择胸骨隆突或者脂肪假体去填充缺陷处（表 22-7）[13-16]。在 Park 医生的研究中表明，漏斗胸矫形钢板置入和胸肌下隆乳术可以在同一台手术中完成，也可以分步完成 [13]，或者结合实施都能具有显著的改善作用。

表 22-7　漏斗胸的手术疗法

漏斗胸的手术疗法
微创 Nuss 手术（侵入性最小）
胸骨前截骨复位术
胸骨后截骨支撑术 (Ravitch 手术)
胸骨扭转截骨术
硅胶肋骨缺陷填充术
脂肪移植物缺陷填充术
相关隆乳术

在漏斗胸中利用硅胶假体实施的隆乳术由于前胸的形状特点故具有一些特性。在胸大肌前置位（图 22-20），移植物位于胸大肌之上，其轴线垂直于胸大肌，从而改善了胸壁的畸形。假体腔隙剥离会更加靠近胸骨中线，从而避免损害起自乳房内部动脉的穿支血管，并且

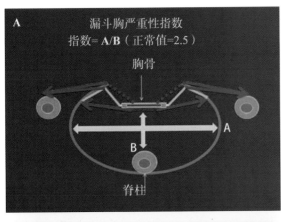

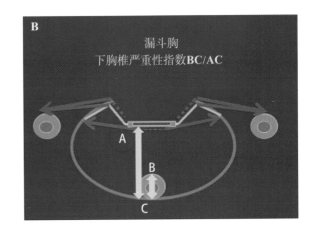

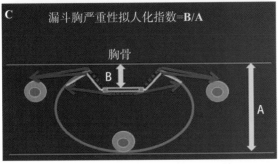

▲ 图 22-19　漏斗胸相关数据

A. 漏斗胸严重度 Haller 指数（通过 CT 扫描收集数据）；B. 漏斗胸下椎体严重度指数；C. 漏斗胸拟人化指数

假体的突度可以完全发挥其填充乳房的作用。因此，术后乳房在前面看起来是对称的，并带有圆润的弧度。与此相反，位于胸大肌下的种置袋（图 22-21）将垂直于肋骨，从而失去部分突度。由于假体位于变形的肋骨之上，磨砂型外表带来的机械摩擦在早期会导致肋软骨滑膜的化生，晚期会出现血清肿症状[17]。

通过比较漏斗胸和鸡胸术前的乳头乳晕复合体和乳房位置（图 22-22），我们能够更好地看到隆乳术的视觉效果。

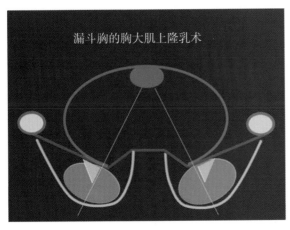

▲ 图 22-20　漏斗胸的胸大肌上隆乳术

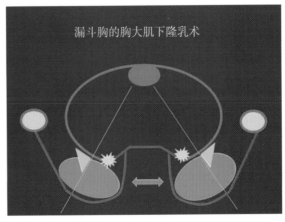

▲ 图 22-21　漏斗胸的胸大肌下隆乳术

漏斗胸 & 鸡胸的乳头
乳晕复合体 & 乳房投影

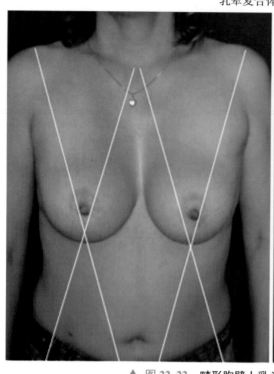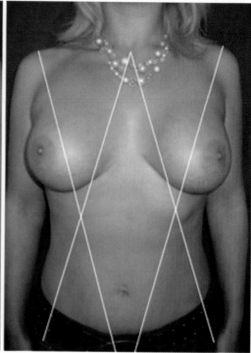

▲ 图 22-22　畸形胸壁上乳头乳晕复合体和乳房位置

六、临床病例

病例 1（图 22-23）

该患者患有 Ⅴ A 型肋软骨胸骨畸形，表现出胸骨和脊柱的轻微畸形。使用 215ml 的解剖型假体的双平面隆乳术能够得到外观正常的乳房。

病例 2（图 22-24）

该患者患有 Ⅴ B 型肋软骨胸骨畸形，在左侧表现出轻微鸡胸症状，接受解剖型假体，CPG 型，225ml 的双平面隆乳术。一年后，患者怀孕，乳房有生理性增大，进行拍照。此时乳房外形更佳且胸壁畸形几乎消失。分娩后，患者体重下降，乳房容量减小，但是外观仍可以接受。

病例 3（图 22-25）

该患者患有Ⅶ B 型肋软骨胸骨畸形，表现出轻微的胸骨凹陷伴双侧锁骨中线两侧肋骨凸起。为避免肋骨问题，实施筋膜下隆乳术，使用解剖型假体 322 型，195ml。假体腔袋应远离腋前线上不光滑肋骨。术后，小容量假体也能呈现出自然的外观。

病例 4（图 22-26）

该患者患有Ⅶ B 型肋软骨胸骨畸形，表现出轻微胸骨凹陷，双侧锁骨中线两侧肋骨突出，同时伴有乳房不对称的脊柱侧弯。行使用不同容量和型号假体（右侧为磨砂型解剖型假体 323 型，高突，260ml；左侧为磨砂型解剖型假体，322 型，中突，255ml）的筋膜下双平面隆乳术。术后 6 个月，呈现出一个相对自然的外观。

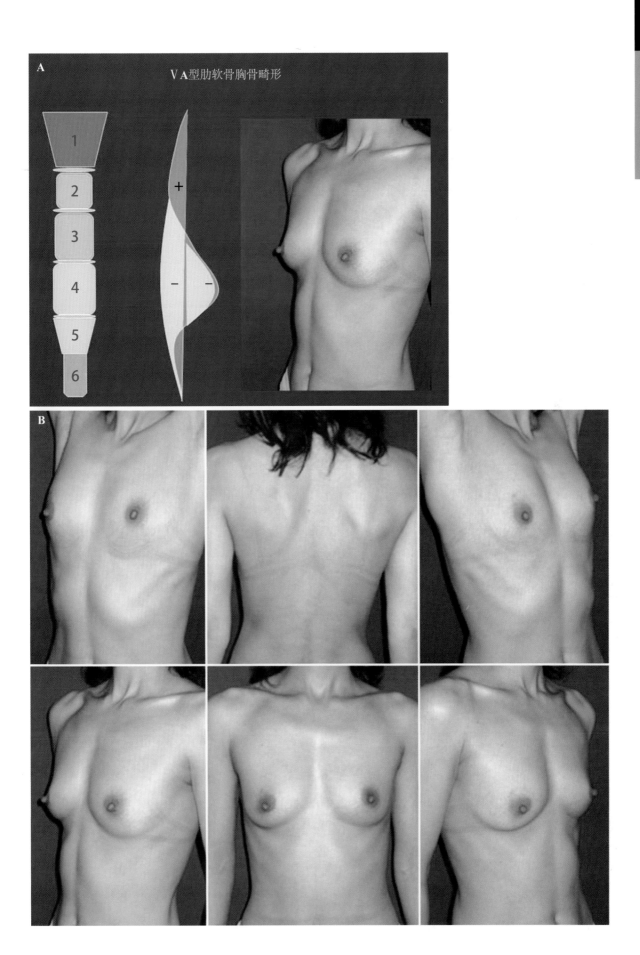

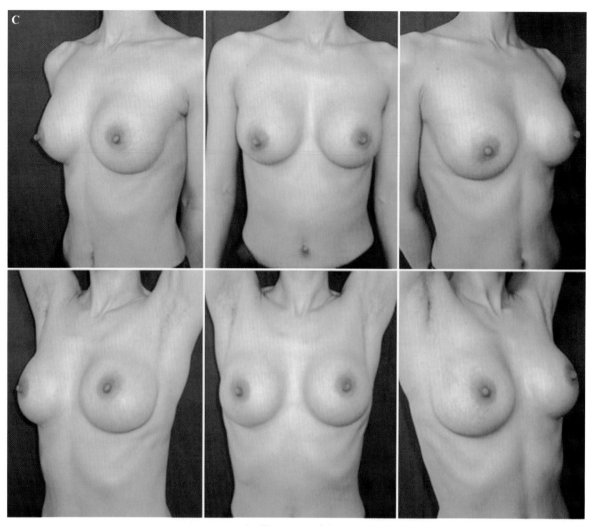

▲ 图 22-23 病例 1

A、B. 术前；C. 双平面隆乳术后 6 月，磨砂型解剖型假体，CPG 型，215ml

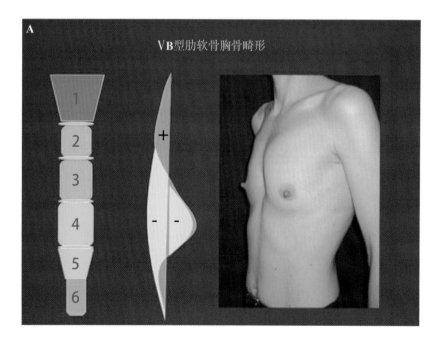

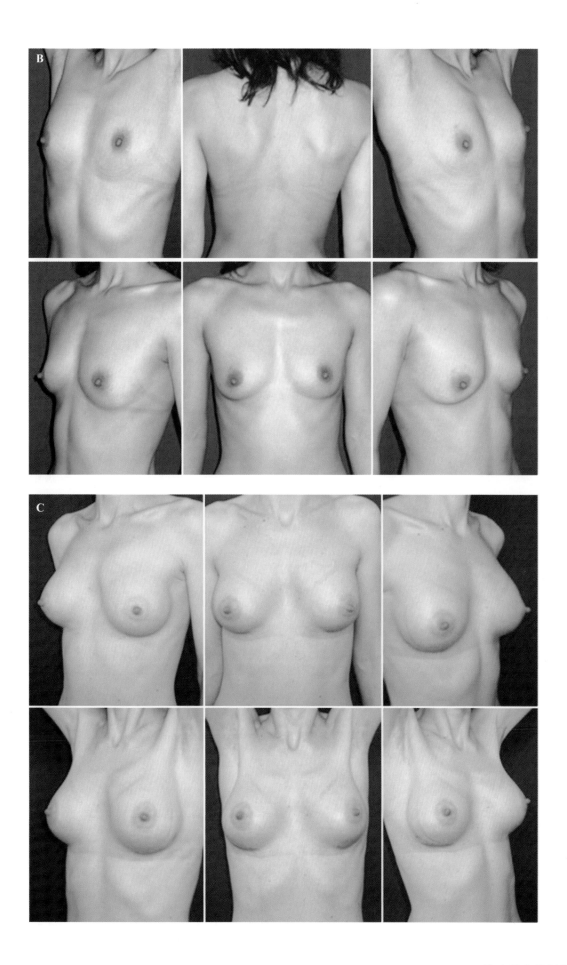

Breast Augmentation in Chest Malformation
隆乳术在胸壁畸形中的应用

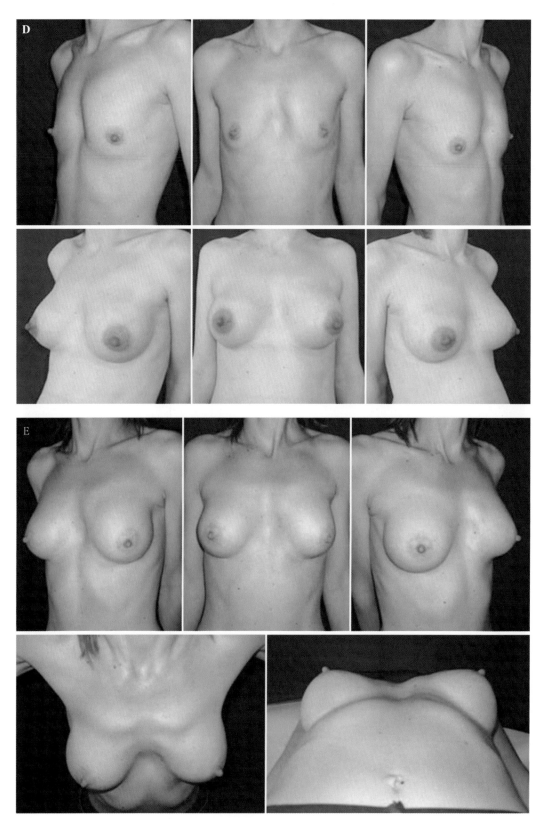

▲ 图 22-24　病例 2

A. V B 型肋软骨胸骨畸形；B. 术前多角度图；C. 乳腺下双平面隆乳术，磨砂型解剖型假体，CPG 型，225ml；D. 隆乳术前（上）与孕期（下）对比图；E. 分娩 1 年后，停止哺乳

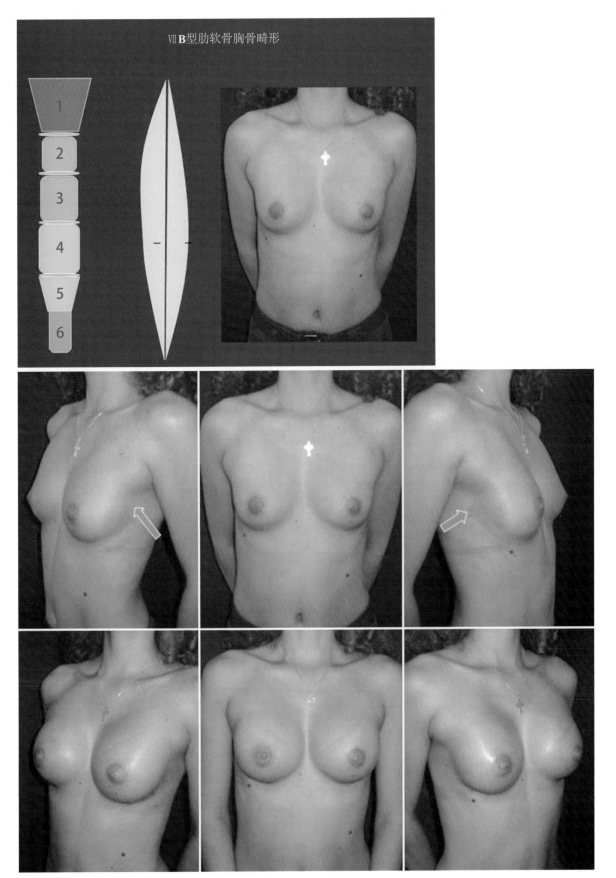

▲ 图 22-25　病例 3

轻微的胸骨凹陷伴双侧锁骨中线两侧肋骨凸起，磨砂型解剖型假体 322 型，195ml，术前（上）；筋膜下隆乳术后（下）

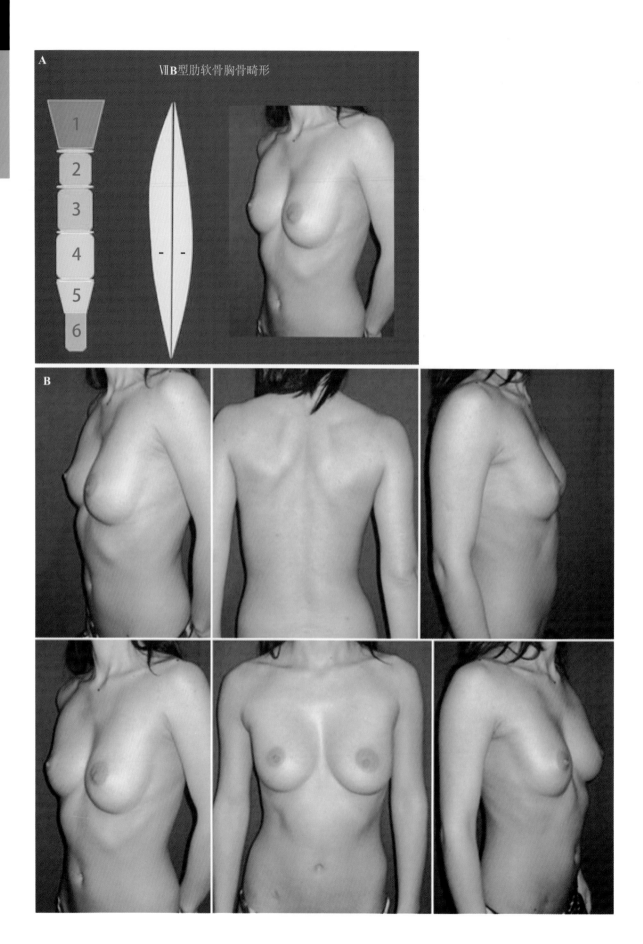

22

第 22 章

A

ⅦB型肋软骨胸骨畸形

B

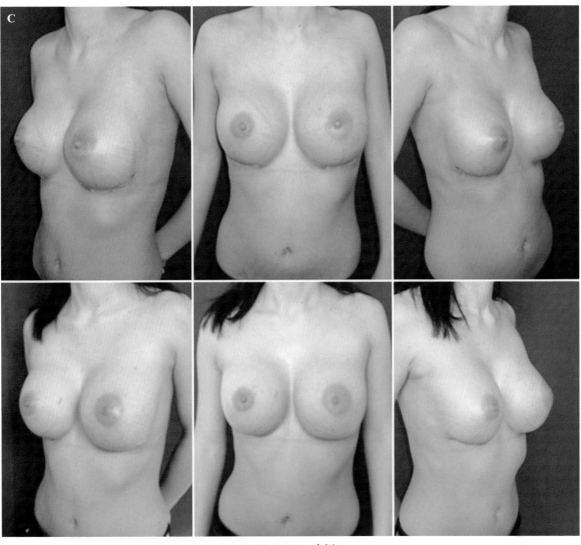

▲ 图 22-26 病例 4

A. ⅦB 型肋软骨胸骨畸形；B. 术前轻微胸骨凹陷，双侧锁骨中线两侧肋骨突出，同时伴有乳房不对称的脊柱侧弯；C. 上 . 术后早期筋膜下腔隙使用不同容量和型号假体（右侧为磨砂型解剖型假体 323 型，高突，260ml；左侧为磨砂型解剖型假体，322 型，中突，255ml）；下 . 术后 6 个月

七、鸡胸

鸡胸是一系列前胸壁隆起畸形的疾病总称（表 22-8），根据隆起的最高点可分为 Ⅰ—Ⅲ 型（图 22-7）。鸡胸畸形与胸壁发育过程中的肋骨过度生长和相对于胸横肌而言较为薄弱的胸肌有关（图 22-27）。一些其他相关的损害提示了结缔组织的受损 [2-6, 11, 16]。

患者或其父母可能知道鸡胸在患者出生或者童年早期时就已经出现，但是大多数患儿在 11 ～ 15 岁才表现出异常。畸形的程度会在青春期加深并且使大多数患者出现相关症状。成年后，畸形的严重度通常会保持稳定。严重鸡胸的患者会有越来越难以耐受 [18-21] 的劳力性呼吸困难和呼吸暂停（表 22-10）。

使用硅胶假体的隆乳术可能会弱化鸡胸问题，但是胸壁的隆起，会导致乳房难以得到向内聚拢的外观。乳头乳晕复合体之间的距离会增大，假体的填充也在一定程度上会增加其间距（图 22-22）。在此病例中，将假体置于筋膜下（图 22-28）要优于置于胸大肌下（图 22-29）。

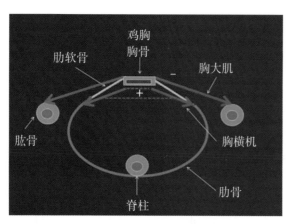

▲ 图 22-27　鸡胸意味着相对于胸横肌而言较为薄弱的胸肌、与肋骨相关的隆起和胸骨隆突

表 22-8　鸡胸发病率

鸡　胸
胸壁隆突
占胸壁畸形的 5%
4/5 患者为男性

表 22-9　相关结缔组织功能紊乱

结缔组织功能紊乱相关性鸡胸
主要血管的结构异常
心功能异常
关节炎
视觉损害
愈合障碍

表 22-10　严重鸡胸引起的肺部问题

鸡胸继发性肺部问题
刚性胸壁（深吸气时胸壁前后径）
呼吸动力不足
肺活量降低，残气量增加
肺泡通气量不足伴动脉低血压并发展成肺源性心脏病
进行性肺气肿

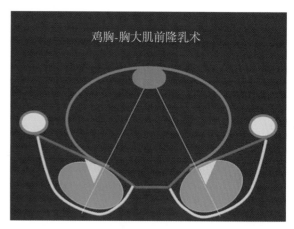

▲ 图 22-28　鸡胸 – 胸大肌前隆乳术示意

胸大肌位于肋骨前方，像一块板，能少度修正胸壁角度。当假体位于胸大肌之下时，这一优势就失去了，而且假体会增加乳房间的距离，并且当假体位于腋中线上时，外观会很不自然。

病例 5（图 22-30）

该患者患有 IA 型肋软骨胸骨畸形，表现出轻微的鸡胸畸形。筋膜下隆乳术使用解剖型假体 323 型，300ml，重建了较为美观的乳房比例，并且在俯视和仰视下都具有令人满意的美容效果。

病例 6（图 22-31）

该患者患有 IV 型肋软骨胸骨畸形，表现出轻微胸壁畸形，即左侧锁骨中线第 6~8 肋处有明显的肋弓隆突，同时患有轻微脊柱侧弯。使用解剖型假体 CPG 型，225ml，行双侧胸大肌下隆乳术，美容效果得到提升。胸壁宽度的缩

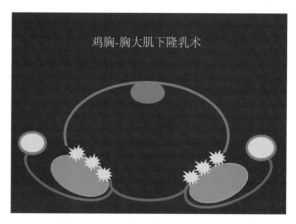

▲ 图 22-29　鸡胸 – 胸大肌下隆乳术示意

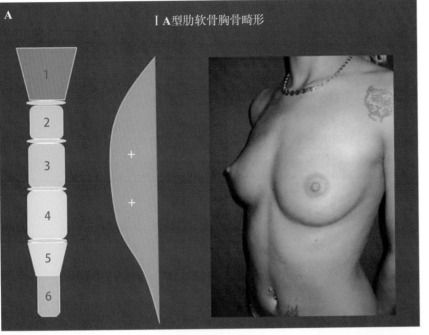

ⅠA型肋软骨胸骨畸形

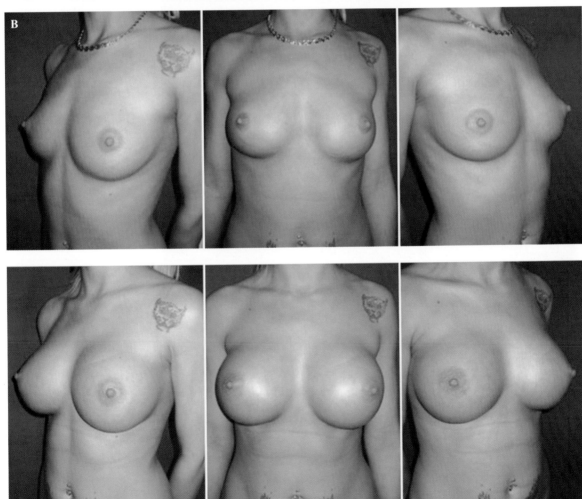

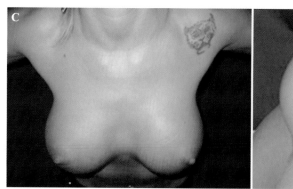
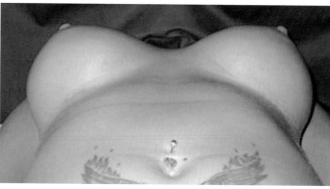

▲ 图 22-30 病例 5

A. 患者患有 Ⅰ A 型肋软骨胸骨畸形；B. 上 . 术前；下 . 筋膜下隆乳术后使用解剖型假体 323 型，300ml；C. 隆乳术后俯视和仰视观

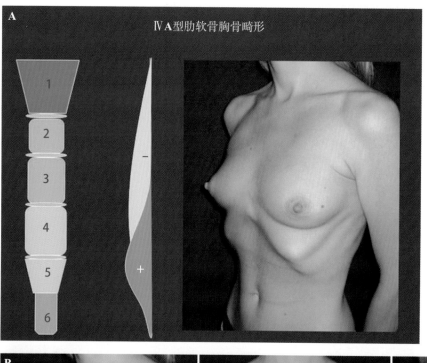

ⅣA型肋软骨胸骨畸形

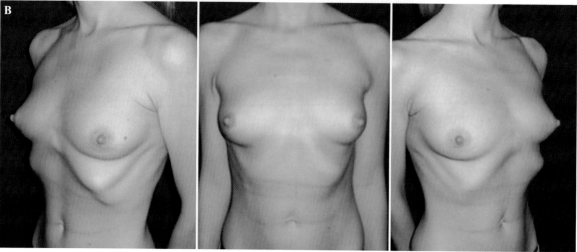

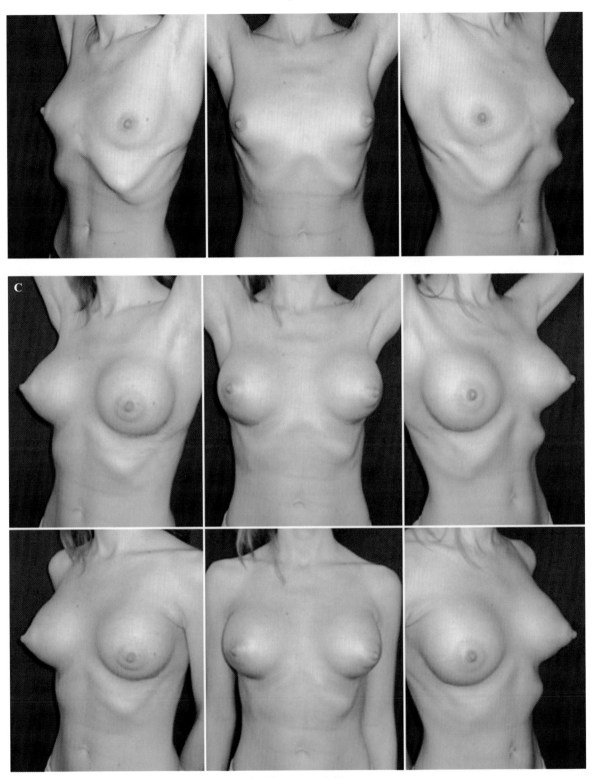

▲ 图 22-31　**病例 6**
A. 患者患有Ⅳ型肋软骨胸骨畸形；B. 术前；C. 解剖型假体 CPG 型，225ml，行双侧胸大肌下隆乳术术后

小使得胸大肌下切口更加靠近中线。

病例 7（图 22-32）

该患者患有 VA 型肋软骨胸骨畸形，表现出胸骨柄的轻微隆起和胸骨体的轻微凹陷，同时锁骨中线上扁平的肋弓也突出了缺陷。同时患者有胸部下垂，乳房位置低于正常。行筋膜下隆乳术，使用解剖型假体，225ml。术后结果显示乳头乳晕复合体上移，但是乳房上极仍是填充不足的。更大容量的假体可能会产生一个更加下垂的效果，使问题更加严重。

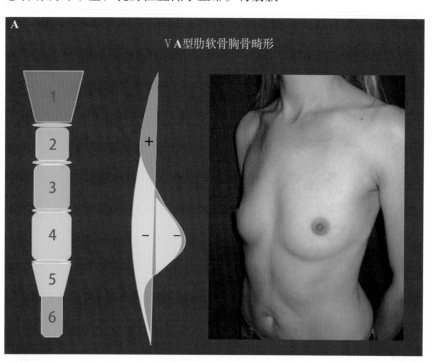

VA型肋软骨胸骨畸形

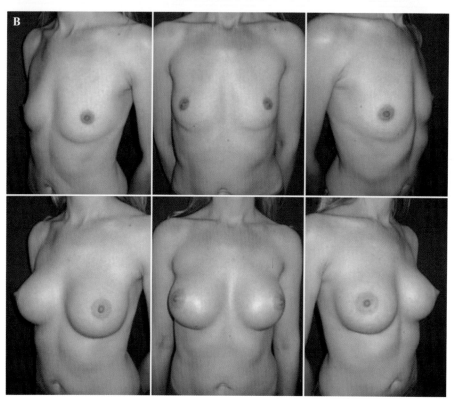

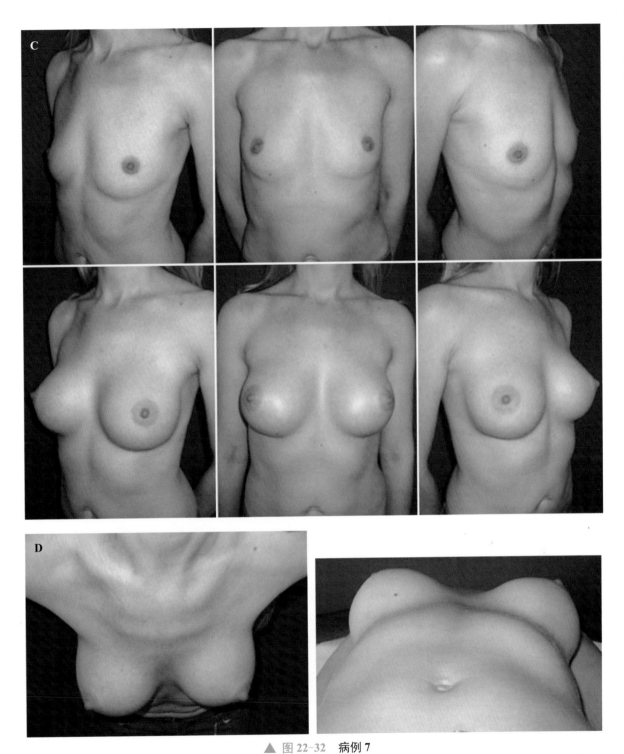

▲ 图 22-32　病例 7

A. 患者患有 V A 型肋软骨胸骨畸形；B. 术前；C. 术前（上），筋膜下隆乳术后（下），使用解剖型假体，225ml；D. 术后俯视及仰视观

Breast Augmentation in Chest Malformation

隆乳术在胸壁畸形中的应用

八、肋骨畸形

肋骨畸形通常是由肋软骨胸骨或脊柱畸形引起，有时其缺陷程度更甚于胸骨或脊柱畸形。乳房的不对称也因此被注意到。术者应仔细设计隆乳术，因为有时该手术会使一些隐匿的缺陷变得更加明显。

病例 8（图 22-33）

该患者表现出一种整个左侧胸壁不足生长的畸形，锁骨中线水平肋骨出现凹陷，腋前线水平肋弓出现隆突。呈现出一种左侧乳房较小且位于胸壁较低位置的乳房不对称。行筋膜下隆乳术，使用不同容量的解剖型假体（右侧195ml，左侧225ml），6个月后取得较为满意的美容效果。

肋骨畸形

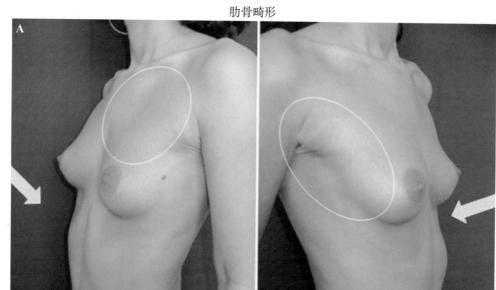

胸廓左侧较小

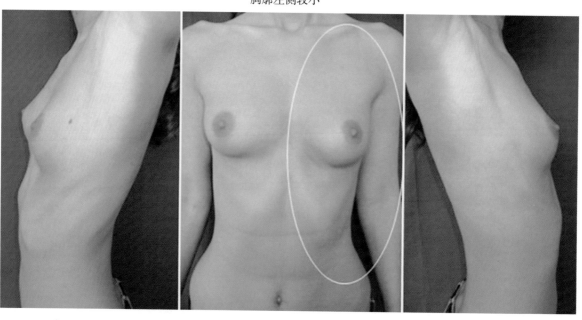

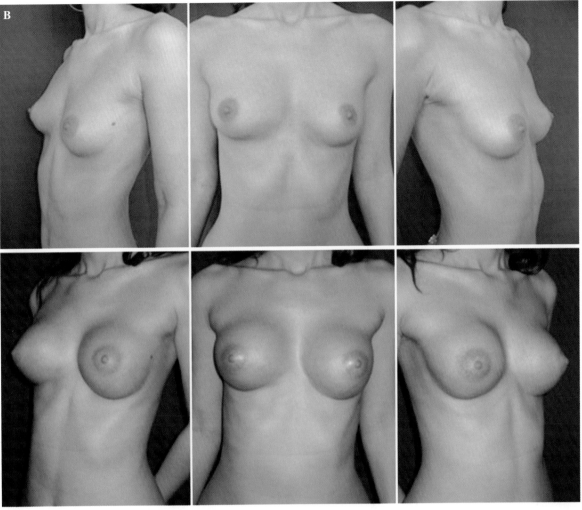

▲ 图 22-33　病例 8

A. 患者表现出一种整个左侧胸壁不足生长的畸形，锁骨中线水平肋骨出现凹陷，腋前线水平肋弓出现隆突。呈现出一种左侧
乳房较小且位于胸壁较低位置的乳房不对称；B. 术前（上）筋膜下隆乳术后 6 个月（下），使用不同容量的解剖型假体（右侧
195ml，左侧 225ml）对比图

病例 9（图 22-34）

该患者表现出轻微的胸部畸形，即脊柱侧弯，乳房下肋骨凹陷，并由此导致了乳房不对称。行胸肌下双侧平面隆乳术，使用解剖型假体 195ml，取得较好的美容效果，10 年后该患者体重增长 12kg，美容效果保持稳定。

九、总结

关于基于胸壁畸形的隆乳术过程，几个关键点需要注意（表 22-11）。

表 22-11　胸壁畸形者行隆乳术关注点

胸壁畸形
隆乳术关注点
胸大肌：矫正基础
解剖型假体效果更好
胸骨增宽：限制胸大肌下位置
鸡胸：乳房位置不同
漏斗胸：双乳位置相近
筋膜后位置提示性更强
磨砂型假体：更适合胸大肌下位置

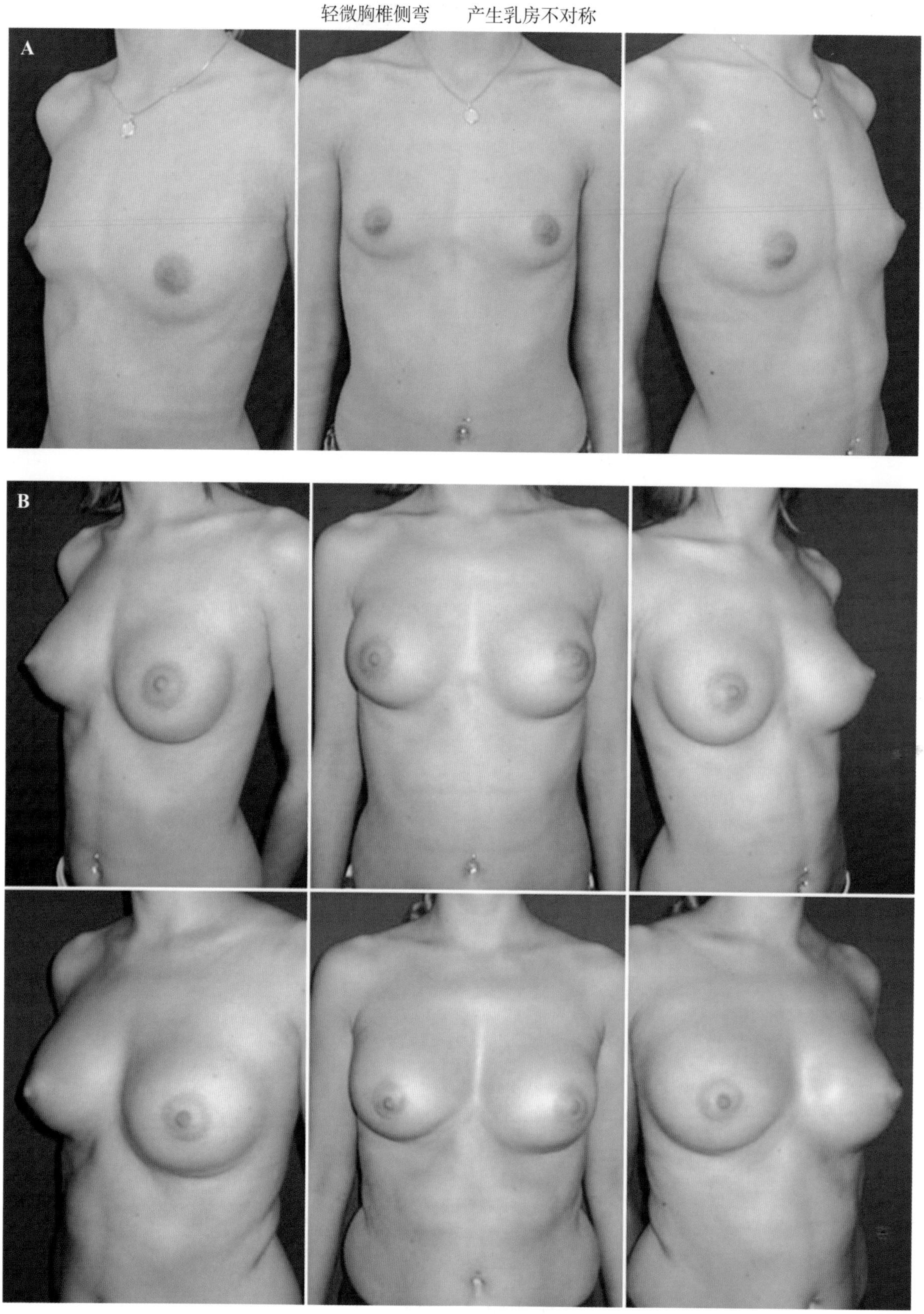
轻微胸椎侧弯　产生乳房不对称
A
B

▲ 图 22-34　**病例 9**

A. 术前；B. 术后 6 个月；上 . 胸大肌下双平面隆乳术，解剖型假体，195ml；下 . 术后 10 年，体重增长 12kg

第23章

Breast Augmentation by Autologous Fat Transfer
自体脂肪移植隆乳术

Marco A. Pelosi Ⅲ，Marco A. Pelosi Ⅱ，**著**

张 旭，**译**

徐海倩 郝立君，**校**

一、概述

在美国，隆乳术是女性中最常见的美容手术[1]。目前有 5 种方法来合法实施隆乳术：盐水假体隆乳术、硅胶假体隆乳术、自体脂肪注射隆乳术、外部组织扩张器隆乳术和组织皮瓣隆乳术。假体基本上可以满足大多数人的美容需求，但是伴有脂肪抽吸的自体脂肪注射变得愈发普遍。外部组织扩张器对于小容量隆乳是有效果的，但是由于患者难以坚持佩戴和其他一些问题并没有被广泛使用。组织皮瓣隆乳术主要应用于乳房重建，较少在美容手术中被采用。FDA 目前还未批准人造材料注射隆乳术的使用。

自体脂肪采集并注射隆乳在 19 世纪 80 年代中期首次被提出[2]。早期在全世界范围内引起热议与风靡，但很快由于一些担忧而遇冷，尽管概率很小，但是这种脂肪移植物可能对乳腺癌的影像学诊断造成干扰[3]。但是近年来，各种详细严密的研究表明，与其他隆乳术一样，自体脂肪隆乳术并不存在上述问题，这一发现引发了对该隆乳术的新的研究热潮[4, 5]。到目前为止，自体脂肪隆乳术是小容量隆乳术以及已有乳房假体周围的组织重塑的最佳适应证，有时，自体脂肪隆乳术还需要多次手术来获得令人满意的持久的效果（图 23-1）。脂肪填充、脂肪重塑和脂肪注射在自体脂肪移植中属于同等含义。结构脂肪移植是指一种特殊的自体脂肪移植[4]。

二、手术指征

隆乳术适用于以下两种情况：①单纯为美容目的要求做隆乳术者；②先天性或获得性乳房畸形或发育不良要求乳房重建者。

隆乳术的最佳受术者是体形中等的女性，双乳基本对称，胸廓左右对称，无乳房下垂。患者处于直立位时评估乳房是否下垂，当乳头乳晕复合体（NAC）的中心低于乳房下皱襞水平时即为乳房下垂。分级系统在相关文献中已有报道[6]。

自体脂肪美容隆乳术的最佳受术者是寻求

乳房适度增大的女性，同时满足：①拥有足够脂肪储备用于脂肪抽吸采集；②理解在治疗阶段，移植脂肪的比例是难以预测的并且可能会被再吸收；③知晓为获得合适尺寸的乳房增长可能会进行多次手术；④知道盐水假体或硅胶假体都是得到预想尺寸乳房的填充物但是不接受盐水假体和硅胶假体（图 23-1，图 23-2）。

一小部分患者要求做自体脂肪隆乳术主要是对脂肪抽吸和身体塑形更感兴趣。她们隆乳的动机更多在于能用较少的花费同时进行隆乳和身体塑形，因此她们对乳房增大尺寸方面没有特殊要求。但是，医生依然应该告知她们自体脂肪隆乳术以及其他隆乳术的局限性。

在已有假体周围修正不规则轮廓是自体脂肪移植到乳房的一种不常见但是很有效的应用。在手术中进行移植物更换时应该周全准备谨慎实施避免出现假体穿孔。脂肪移植对于乳房缺少波动感以及乳房上极容量不足效果较好。有报道称，脂肪移植到紧缩的包膜周围可以改善包膜挛缩的症状 [4]。

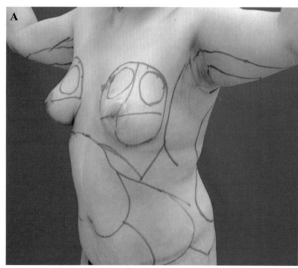
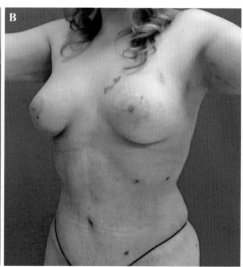

▲ 图 23-1　自体脂肪移植隆乳术最佳受术者

A. 患者具有乳房固定术和腹壁成形术史，要求更大乳房和身体塑形；B. 同一患者自体脂肪移植术后，每侧填充 200ml

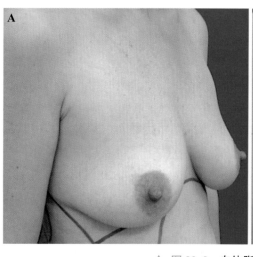
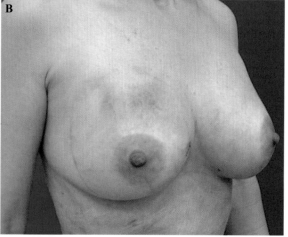

▲ 图 23-2　自体脂肪移植隆乳术合格受术者

A. 乳房下垂患者要求乳房上极适当丰满并拒绝大的假体；B. 同一患者脂肪抽吸 24h 后身体塑形和每个乳房进行自体脂肪移植 220ml

三、术前评估

脂肪抽吸的一般筛选标准以及乳房手术的特殊标准都已被采用。在与美容患者沟通时，应深入研究探讨她们的期望和动机。即使手术在任何医学和美学的标准下都已达到完美水平也永远无法满足不切实际的愿望。在最初的问诊时，美容手术成瘾者、完美主义者以及企图用美容手术纠正自身内部性格矛盾的患者都是被筛选出来的误导性人格类型的例子。

由于自体脂肪移植隆乳术只能使乳房在容量上有适度的增长，所以明确患者不是一味追求更丰满是至关重要的。否则，患者会对手术结果不满意，对医生不满意，认为医生没有提供一个更能达成她愿望的方案。

患者通常根据胸罩杯尺寸来描述她们想要达成的目标，但是不是每一次对于患者要求的尺寸都能有明确的界定。为了加速选择的过程，利用接受同一外科医生同一手术隆乳的女性照片合集是大有帮助的。其他方法比如假体筛选器和胸罩筛选器能协助外科医生比较理想罩杯尺寸和现有乳房组织量之间容量的差别。电子成像软件已经投入市场，但是目前来讲依然缺乏生成现实图像所必需的精密度，因为它们与特定的组织平面和自身软组织范围的质量有关。让患者在几天时间内佩戴理想尺寸的假体筛选器，穿不同类型的衣服能够进一步加快这一具象化过程。当乳房尺寸达到预期时，一些物理后果，如体重增加也会随之出现，患者对此的关注程度也应该在医患沟通时讨论到。

如果患者近期没有体检，那么一个全面的医学评估应该在术前完成并做详细记录。在手术前，任何具有增加受伤风险可能性的解剖畸形都应该被评价并且用合适的方法处理。对血样进行分析，检测是否具有感染征象、贫血、凝血障碍以及肝脏疾病。只需要在手术当天检查是否有孕。如果进行医学评估的医生不是外科医生，并且对手术过程不熟悉，那么计划应用的麻醉剂与外科治疗的基本相关细节应与体检合格证一起提供给他。

理想的美容隆乳患者没有乳腺疾病相关的症候学、病理学以及危险因素。乳房特殊筛查应包含详细的既往史和家族史，以及全面的乳房体格检查，检查时要特别注意是否有包块或淋巴结病。有行保守手术治疗的乳腺癌病史是该手术的绝对禁忌证。患者的乳房 X 线检查结果应满足医学诊断或者常规筛查标准。一些外科医生因为担心术后的改变可能对乳腺癌的检查造成干扰，所以他们更倾向于让所有美容隆乳患者在术前进行乳房 X 线检查。医生应该告诉所有患者，美容隆乳术可能会导致乳房的脂肪钙化、脂肪囊性变或者脂肪结节，需要进行诊断性影像学检查以及活检并且可能会被认为是恶性的。

药剂、营养品和中药等一些具有抗凝作用的药物应在术前停服。与麻醉剂和围术期所用药物有相互作用的药物也要停服。如果它们不能中断或者被替代，那手术计划应该更改、推迟甚至取消。吸烟不是脂肪抽吸或自体脂肪移植的禁忌证，但是吸烟者会更易发生皮肤萎缩和弹性缺失，此二者均会导致术后皮肤出现皱纹。这也意味着移植脂肪会被更多量的再吸收。

手术前对乳房进行拍照是术前评估过程中的一部分，在测量标记前后均要留下记录。必须签署拍照知情书。常规拍照包括双臂静止下垂和抬高外展时的前位、斜位和侧位片，对乳房的不对称和任何已有伤痕或轮廓畸形提供一个详细的记录。

四、外部组织扩张器辅助疗法

外部组织扩张器隆乳术于 1999 年首先被引入 [7]。当前被人们熟知的方法就是 Brava 胸罩，它由一对自动密闭的半刚性圆盖加上一个与皮肤接触的硅胶边缘垫组成。它直接戴在乳房上，能持续产生负压力，给予组织一个牵拉力，继而刺激组织生长（图23-3）。尽管这一方法颇有成效，但是并没有流行开来，因为它需要每天不间断的穿戴至少10h，才能在至少10周后，在最好的情况下产生乳房增大接近一个罩杯的效果。

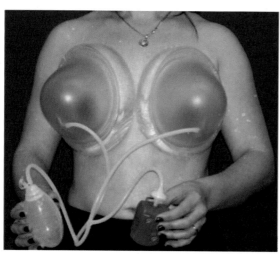

▲ 图23-3　**Brava胸罩**。刚性圆盖连接一个负压吸引泵，每天10h，一共佩戴4周，进而为自体脂肪移植扩张乳房

然而最新进展是，Brava胸罩被用来扩张乳房表浅平面，从而为自体脂肪移植做准备，在较小的压力下注射更多的脂肪。试验研究表明，该方法需要患者在术前每天穿戴Brava胸罩10h，术后要在前7天佩戴塑形器[8]。

五、脂肪干细胞（ADSC）辅助疗法

脂肪分泌的有效生长因子中含有多能干细胞，现已被证明能在一定环境下提高组织存活率[9]。这些发现促使一项新技术的产生，即提高自体脂肪移植中所采集的注射脂肪中干细胞的浓度[10]。理论研究显示，在采集脂肪中添加脂肪干细胞具有以下优点：①直接

分化为脂肪细胞；②直接分化为血管内皮细胞，增加移植组织的血供；③分泌血管生长因子诱发血管化；④保护移植物抵抗缺血损伤；⑤加速受区创面愈合[9]。一些学者担心富ADSC移植脂肪可能会促进乳腺癌发展恶化，但是目前并没有临床发现能证明此说法[11]。富ADSC脂肪在隆乳术的运用仍处于初级阶段，还没有临床数据能证明其效果优于无ADSC脂肪。

六、血小板血浆（PRP）辅助疗法

现今，PRP作为一种美容填充物和具有提高移植物特性潜能的药剂[12]，其具有的商业价值促进了富PRP自体脂肪的应用申请和相关多种技术的发展。PRP含有的生长因子在损伤修复早期活化，在理论上说明有利于移植脂肪的存活。然而，目前唯一可用的数据与活体研究有关[13]。近期一个42例女性行自体脂肪隆乳术的回顾性调查表明，其中25例接受富PRP脂肪者在美容效果和脂肪坏死率中并没有显著优势[14]。笔者发现在离心脂肪中加入PRP能以1:10的比率增加脂肪浓度并且有助于维持术后即刻的乳房或其他受区的形态。

七、皮肤标记

患者在直立状态下，双臂下垂，进行乳房标记。绕乳房一周标记边缘。以乳头为中心作水平线和垂直线将乳房划分为4个象限。需要额外填充的区域应再次标记（图23-4）。

以标准方式在躯体或四肢标记出脂肪抽吸采集位点。然后在标准姿势和角度下对这些标记进行拍照，用于辅助乳房填充和脂肪抽吸的操作。

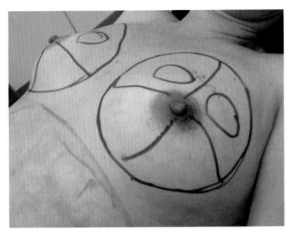

▲ 图 23-4 自体脂肪常规手术标记包括乳房边缘、4 个象限分区和填充处

八、手术操作

自体脂肪移植隆乳术和脂肪抽吸采集是在局部肿胀麻醉（TLA）的条件下进行的，当患者极度焦虑时，可由麻醉师追加静脉麻醉镇静剂。通常不需要行全身麻醉，因为 TLA 就能使目标组织完全麻醉。但是行胸大肌脂肪注射时仍然需要全身麻醉[4]。

术前应预防性静脉给予针对皮肤菌群的广谱抗生素，患者处于仰卧位，双臂外展。建立持续性的无创血压监测、血氧饱和度监测和 3 或 5 通道心电图监测。用洗必泰或碘伏消毒皮肤，铺无乳胶手术单。

首先在采集位点和乳房进行 TLA 注射麻醉。采集位点浸润肿胀程度标准在其他文献中已有说明[15]。行 TLA 所需器材为一个输液泵和一个长的脊椎穿刺针（18G×6"，昆克尖）每一升盐水中 TLA 浓度如下：利多卡因，750mg；肾上腺素，1mg；碳酸氢钠，10mEq（8.4%×10ml）。利多卡因总用量不能超过 50mg/kg。我们更倾向于使用锐利的脊椎穿刺针而不是可重复利用的钝尖的渗入套管，因为：①穿过致密乳腺组织时抵抗力和组织牵拉力更小，能使外科医生操作更流畅，受到更为

准确的提示；②根据手术设计，脊椎穿刺针能在尖锐的器械尖端前方传递麻醉液波，进而使患者对针尖的痛感最小化。

自体脂肪移植时的乳房 TLA 渗透麻醉与此不同：少量的 TLA 浸润液在整个乳房皮下 1cm 深度进行浅表麻醉（图 23-5）。因为自体脂肪是在浅表层次注射，所以不需要更深层次的麻醉。较大容量的浸润液会使组织变形，降低隆乳术的准确性。

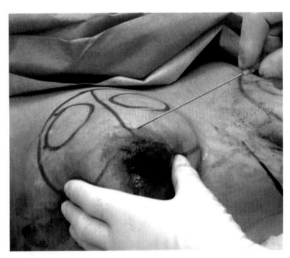

▲ 图 23-5 局部肿胀麻醉的表浅层低剂量浸润，从乳晕向外通过脊柱穿刺针注入乳房组织，准备进行自体脂肪移植

TLA 浸润麻醉首先实施在乳房中心，即乳晕边缘的 12 点、3 点、6 点和 9 点钟方位。先持小号注射器（30G）用 TLA 在这些位点上进行注射，形成皮丘进行麻醉，然后再将脊髓穿刺针平行穿入皮肤，不断改变进针方向，呈扇形缓慢注射。

在乳房和采集位点充分麻醉之后，按照标准方式[15]进行脂肪抽吸采集。最好使用直径 3mm 甚至更细的套管，它能将细小的脂肪颗粒转移并轻松的通过狭小的脂肪转移套管进行注射，使填充过程更为顺利流畅。脂肪可以被注射器收集（图 23-6），用一条无菌软管将一个无菌大容量玻璃瓶与操作套管相连，用第二条无菌软管连接脂肪抽吸吸引泵（图 23-7）。在采集脂肪时应注意将吸引器的吸引压力保持在较低的水平（300～330mmhg），尽量减少对

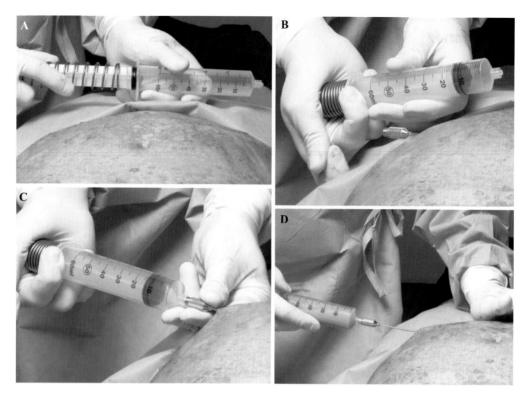

▲ 图 23-6　注射器脂肪抽吸采集：弹簧技术

A. 将一支特制钢弹簧（Camelot Medical，LLC）安装至标准 60ml 卢尔锁注射器活塞上；B. 最大限度挤压活塞，将卢尔锁脂肪抽吸套管分别插入目标区域；C. 保持压力不变，将注射器和套管连接；D. 释放活塞，注射器产生脂肪抽吸的有效抽吸力和负压力

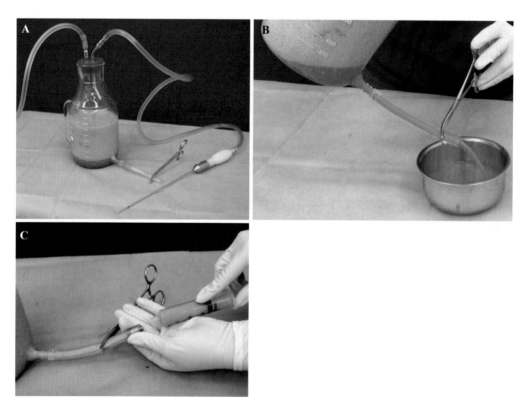

▲ 图 23-7　脂肪抽吸采集瓶收集系统

A. 耐高温玻璃瓶（Camelot Medical，LLC）在瓶底有一个排水口，瓶口有一个橡胶塞，带有流入和流出的不锈钢管；流入管连接脂肪抽吸套管，流出管连接吸引器；B. 管子连接排水口以便于快速清除液体；C. 卢尔锁转接适配器便于脂肪收集入注射器

脂肪细胞的气压创伤（图23-8）。

将抽吸脂肪离心，分离移除血液和多余液体，从而得到纯化的脂肪填充物。10ml注射器以3000rpm的速度离心3min，使油脂和液体分层，分别位于注射器的上层和底层（图23-9）。离心之后，抽吸脂肪的量会减少一半。因此，我们通常采集所需脂肪量的2倍。由于每个乳房最大注射量通常为200ml，所以我们会为每个乳房抽吸400ml可用脂肪。显然，对于一些身材较为消瘦的患者，这一目标难以达成。

将离心后的脂肪转移至小号注射器（5～10ml为宜）中准备注射。单侧开口的钝尖（14G×15cm）注射套管（Coleman Ⅱ型）连接到注射器上准备注射（图23-10）。在进行TLA浸润麻醉的皮丘处呈扇形进行表浅注射。通常来说，针头足够进入套管；如若不然，就要做一个皮肤切口。注射套管插入深度要到达乳房边缘标记水平，一边撤回套管，一边缓慢均匀的注射脂肪。每移动一次注射1ml脂肪。一次性大容量的脂肪注射是不可取的，因为这会使移植脂肪与原有受区组织大面积接触。轮廓畸形或组织扭曲会在注射平面产生抵抗组织体积膨胀和紧张的压力，V型尖端解剖套管、分离套管或者微型剪（图23-11）能够在局部减轻压力。患者在注射过程中呈仰卧位、伏桌屈曲位、半卧位或者根据需要自行改变体位。

需要注意的是，现有的自体脂肪移植隆乳术应避免将脂肪直接注入乳腺中。虽然表浅平面的注射已经能够获得足够尺寸的填充效果，但是一些外科医生为追求更高的乳房突度，会向胸大肌和胸前平面进行额外的注射。其实更高的乳房突度，用盐水假体或硅胶假体能够更好更安全的达成。

九、术后护理

手术结束后，乳晕注射位点用无菌切口胶

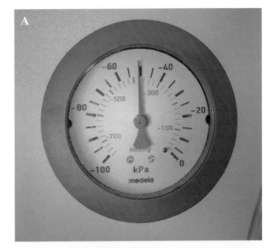

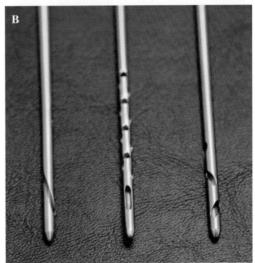

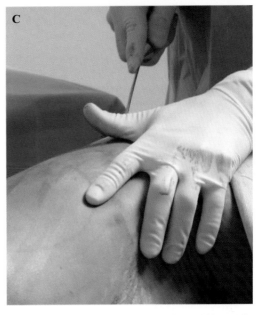

▲ 图23-8　利用吸引泵进行脂肪抽吸采集

A. 吸引泵以低压进行抽吸避免发生脂肪细胞的气压创伤；B-C. 抽吸套管直径应＜3mm来维持小型脂肪包块尺寸，再用合适的套管进行下一步移植

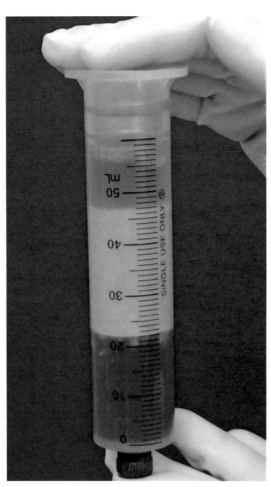

▲ 图 23-9　将采集的脂肪离心，得到上层油脂层，中层脂肪层和下层液体层。将液体和油脂弃去

布覆盖，采集位点用辅料加压包扎。穿戴紧身胸罩后，患者可以出院回家。

术后 24～48h，主要观察患者的脂肪采集位点。若有液体渗出压迫，可由护理人员处理。检查乳房是否有肿胀或感染征象，感染较为少见。术后 7d 持续服用针对皮肤菌群的广谱抗生素。疼痛一般较轻微，NSAIDS 类药物即可缓解，患者通常没有镇痛需求。术后 48h，患者即可进行办公室工作。2 周后进行一次术后复查，1 个月后视情况可再次复查。最终乳房体积将在术后约 3 个月后稳定。

十、并发症

自体脂肪移植注射的平面局限于浅表层，因此极少发生胸壁的损伤。后果更为严重但是极少发生的是移植脂肪感染。笔者未在乳房区域见过发生感染，但是其他区域，例如臀部，当出现移植脂肪感染时，要通过注射位点对受区进行压迫处理，或者徒手，或者辅以连接带有敏感抗生素敷料的脂肪抽吸套管，这可能需

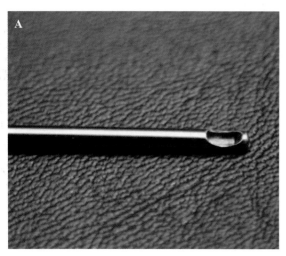

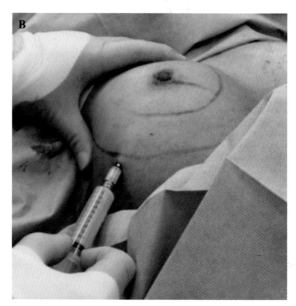

▲ 图 23-10　乳房自体脂肪移植的工具

A. Coleman Ⅱ型钝尖注射套管（14G×15cm）将脂肪移植到乳房；B. 使用小型注射器，每次移动在表浅层面注入大约 1ml 脂肪，避免将脂肪注入乳腺中

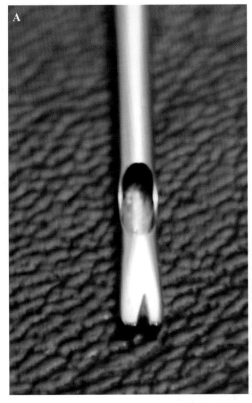
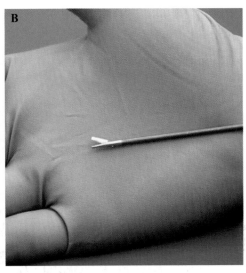

▲ 图 23-11　在受区减轻抵抗组织体积膨胀和紧张的压力工具
A. 单侧开口的 V 形尖端解剖套管可同时注射脂肪；B. 微型剪 (Camelot Medical，LLC)

要多次手术。

　　吸烟者通常会有较大的填充乳房体积量的损失。术前应与患者进行全面详细的沟通，告知他们术后即刻的乳房体积主要包含麻醉药体积和移植脂肪体积。足够的热量摄入和戒烟能够促进恢复，但是无法保证能有更好的效果。多次自体脂肪移植隆乳术应该间隔安排，给受区一定时间完全恢复和血管再生，时间至少应间隔 3 个月。

　　一个病例研究选取了一些在非专业机构中由非医护人员进行注射的日本患者，时间为 6 个月到 6 年不等，均出现明显硬结，并伴有疼痛、感染、乳房溢液、淋巴结病以及需要手术切除的囊肿[16]。笔者和同事认为，大容量的注射可能是导致大面积脂肪坏死的重要因素[16-18]。

　　在接近 50% 的患者中，自体脂肪移植可能导致乳房的影像学改变，如各种钙化、囊性变和组织重塑[17]。有人认为这些改变会对乳腺癌

检查造成干扰[16, 19]，但同时有人认为，其发生率和显著率与其他乳房美容手术相差无几[4, 20]。更重要的是，据说射线多模式跟踪评价能够有效识别注射脂肪随时间变化的特征，并且至今未有增加乳腺癌发病率的报道[17, 21]。

十一、总结

　　自体脂肪移植隆乳术适用于追求乳房尺寸适度增长或轮廓畸形适度修正的女性。通常会发生注射量的部分损失和多次手术治疗。现有文献表明，有经验的外科医生能够减少并发症的发生，用于癌症鉴别诊断的影像学改变发生率与其他胸部美容手术相近，并且不会提高乳腺癌的发病率。辅助疗法的应用，如外部组织扩张器，脂肪干细胞和富血小板血浆没有被证明更优越，还需要进一步研究。

Part 5

并发症与修复手术

Complications and Revision Surgery

Aesthetic Surgery of
the Breast

乳房美容外科学

5

第24章

Complications of Breast Augmentation
隆乳并发症

Toma T. Mugea，**著**

曲　茜　杨璐楠　王高峰　王　瑾，**译**

胡志奇　陈其庆，**校**

一、概述

隆乳术作为最受欢迎和最为常见的美容手术之一，不仅在手术操作、技术支持和置入假体的属性方面都具有极高的要求，而且长期以来，它的术后效果一直都是极不可预测的。即使我们描述了所有可能的并发症，并且它们的发病率非常低，但对于特定病例，有的并发症还是会猝不及防地出现，并具有 100% 的发病率。作为一名整形外科医生，当我们尽了最大努力并使用最高质量的假体，但患者迟早还是会面临并发症的，这实在是令人沮丧。

我们必须与患者一起理解，在这个隆乳并发症的方程式中，有三个因素很难分开，构成了如同"百慕大三角"一般无法担负患者未来的责任（表 24-1）。

为了避免手术医生可能受到的负面指控，最好从一开始就明确责任的每个部分，如"分

离水"技术，如表 24-2 所示。

除了体格检查和基本生物检测之外，术前咨询中最重要的部分是评估患者（表 24-3）的心理和情绪状态。患者不应以受到来自亲戚、伴侣或工作等逼迫的压力作为社会动机。作为评估的一部分，我们可能会列出"不宜手术的患者"（表 24-4）。随着患者对主题了解得越来越深入，咨询的多数问题可能都是一种陷阱，这种咨询反过来成为了对医生的评估。我们将一些"聪明"的患者在将来可能寻找经济补偿的警告信号列在表 24-5 中。

患者生物学评估的关键问题，能够预估隆乳术可能的未来效果（表 24-6），如体重指数、减肥、怀孕计划和母乳喂养，这些都可能会产生乳房体积 / 表面差异，改变隆乳后的胸部形象。此外，阿司匹林、维生素或天然补品等药物会影响伤口愈合质量，这可能使患者容易发生术后出血。

表 24-1 隆乳术并发症，到底是谁

并发症：到底是谁？	
百慕大三角	患者的？
	医生的？
	假体的？

表 24-2 "分离水"技术更好地确定每个部分的责任

"分离水"技术
选择患者
明确患者的期望
解释手术选择
解释不可预估的后果
选择正确的假体

表 24-3 患者评估标准

患者评估
心理
情绪
社会动机
经济
身体
生理

表 24-4 不宜手术患者列表

不宜手术患者
购物
犹豫不定
不切实际
紧急迫切
讨价还价
要求承诺
特殊喜爱

表 24-5 "聪明"患者的危险信号

发现问题时很开心
寻求财务补偿
有复仇计划
律师从资金需求中获得 10% 的支持
受到"同事"的刺激

表 24-6 隆乳术前评估患者的关键问题

评估患者的关键问题
BMI
减肥
怀孕计划
哺乳
药物（阿司匹林、维生素、激素类）
瘢痕体质
皮肤 / 胶原蛋白疾病
运动

皮肤纹和肥厚性或瘢痕疙瘩是成纤维细胞功能障碍的警示标志，这也涉及异物组织反应和包膜形成。运动型患者，特别是那些参与跳高、游泳和滑雪等活动以及健美运动的患者，应该告知他们胸肌收缩的体力活动可能会导致假体移位。

乳房的发育、位置、对称性和形状，乳房评分，乳头 - 乳晕复合体，腺体体积和分布，这些都应正确评估和记录在患者相关文件中（表 24-7），不仅是手术计划，还包括患者信息和知情同意书。检查有关胸部、脊柱和肋骨构造的任何异常情况（表 24-8），并向患者解释与这些相关的问题及其可能的手术方案。所有这些术前检查都已在本书前面的章节中详细介绍过。

表 24-7 隆乳术前乳房评估

乳房评估
发育
位置
对称
形状
乳房评分
NAC
腺体体积和分布

表 24-8 隆乳术前的胸部评估

胸部评估
对称
脊柱畸形
胸大肌外观
肋骨形状
胸骨的形状

只有通过适当的患者检查，选择正确的假体和正确的手术技巧，我们才能从患者身上获得最佳的美学效果，正如著名艺术家欧内斯特·巴里亚斯在1899年的杰作"自然揭示科学"中所展示的那样（图 24-1）。

手术医生有责任为患者假体选择提供建议，但这要基于临床检查和患者的需求，而不仅只是根据他（她）作为美容整形外科医生的经验（表 24-9）。无论患者可能问什么，我们必须记住，最终的术后结果始终是手术医生的责任。

在任何时候，患者可能会说"我不知道，我不明白，我没想到，或者我从未相信它会发生在我身上"。不幸的是，一位聪明的律师可能会使用这些陈述来反驳您。除了您的经验和声誉之外，记录检查图表，使用图库图片来演示类似的病例，用假体选择的计算机程序是一些仅有的我们可以采用的保护自我的客观方式。

每位接受隆乳手术的患者必须在出院时收到一封临床信函，说明诊断、手术操作、假体证书（制造商的 ID 序列）、术后护理（表 24-10）和随访计划。相反，也有非手术的诱发因素（表 24-11），如"做完手术便离开，三无（外科医生，诊所，设备），来源不明，没有文件资料，没有操作术者的随访。"

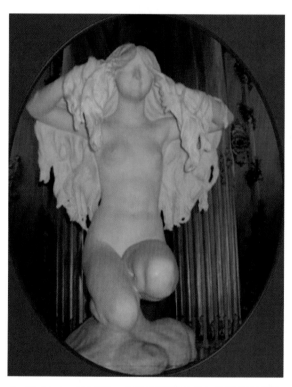

▲ 图 24-1 从任何一个角落到整个"自然揭示科学"。欧内斯特·巴里亚斯的大理石雕塑，1899 年，在巴黎的 Quai d'Orsay 博物馆展出

表 24-9 手术医生对隆乳和假体选择的建议

医生的建议
假体模型（形状）
假体内容物
假体尺寸（体积，重量）
切口
置入腔位置
相关乳房手术操作

表 24-10 推荐的隆乳术后护理

术后护理
抗生素
抗炎药物
弹性绷带 / 支撑胸罩
避免局部充血（阳光，沐浴，运动）
不要按摩，不要进行"疯狂的性爱"
有限制地运动
睡觉偏向一侧

表 24-11 隆乳并发症的非手术诱发因素

非手术诱发因素
做完手术便离开
三无（外科医生，诊所，设备）
来源不明
没有文件记录
没有后期随访

现在一些组织非常鼓励"医疗旅游"，仅在手术前几小时见患者，不用母语交流，从不回访进行临床控制，这当中蕴藏着很大的风险。即使是术后出现并发症也会由 NHS 系统覆盖而消失。如果没有用于隆乳或假体数据的国家数据库，没有主管部门定期批准和检查医疗器械的手术技术，将很难控制这种乱象并难以让行业发展步入正轨。这种 Poli Implant Prosthesis（PIP）问题曾经影响了许多的患者，而现在仍然存在。

关于隆乳并发症，我们可以将其归类如下。

1. 术中事件和事故。
2. 患者投诉。
3. 术后早期并发症。
4. 术后晚期并发症。
5. 修补手术。

二、术中事故

众所周知，我们能够凭借正确的术前检查和手术计划来预测并避免术后并发症的发生。然而，术中的每一个步骤都能发生意外而演变成事故（表 24-12），进而导致术后早期并发症的发生。

表 24-12

隆胸术术中可能的事故
切口位置错误
切口太小
假体腔隙剥离错误（超越解剖限制） 并乳畸形 触底 假体腔隙过小（假体折叠） 假体腔隙过大（假体转位） 解剖平面不同

切口位置错误可导致乳头 - 乳晕复合体畸形或者脱色素现象。所取的乳房下皱襞切口位置不合适，则可在乳房下极或者乳房下胸廓区看到切口线（图 24-2）。切口过小将导致假体腔隙难以分离，且假体置入时需要暴力操作，从而使硅凝胶碎裂、内聚性减弱（解剖型假体）。如果选用毛面假体而不保护皮缘，则切口边缘可因机械摩擦而产生擦伤，引起预后延迟及瘢痕增生。

假体腔隙剥离错误的情况，如置入大容量假体而过度剥离，或者在双乳之间为了形成深陷的乳沟而剥离过度，则发生并乳畸形的风险会升高（图 24-3）。胸前区的皮肤隆起，显得极不自然也极不美观。此时，应当取出假体并在前正中线旁开 2cm 将假体腔隙的内侧缘重新定位并连续缝合。然后再选择大小合适的假体置入，注意不要再次造成假体腔隙压力过大。为了保证胸前区皮肤和软组织紧密贴合，建议在胸前区用绷带卷对皮肤加压固定，并用八字

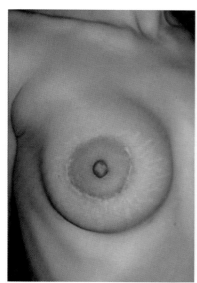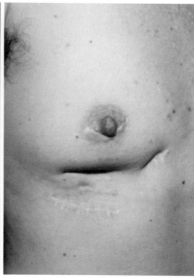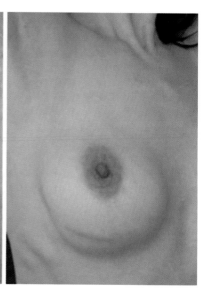

▲ 图 24-2　胸部的切口位置错误

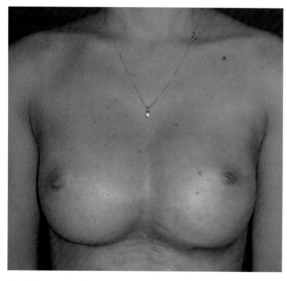

▲ 图 24-3　由于假体内侧中线过度分离导致的并乳畸形

绷带包扎术区以防绷带卷滑动，持续 6 周。

　　与并乳畸形相反的并发症是双乳相距过远，这是由假体放置位置过度偏离中线所致，也可能是因为胸大肌收缩而将假体推向外侧（图 24-4）。手术矫正的方法是横行离断胸大肌肋骨端，形成双平面假体腔隙，向上分离至乳头水平，从而使得乳房下极填充饱满。所有靠近肋骨胸骨交接处的胸大肌纤维均须离断，以保证假体腔隙内侧压力不至于过大。

　　如果为了放入更大假体而对乳房上极分离

过度，则可造成极不自然的外观，使得乳房上极位于腋窝和锁骨水平之间（图 24-5）。在这种情况下，可以对乳房上极进行 6 周的加压包扎，症状有时可随乳房下极软组织松弛扩张而缓解。

　　"触底"是由于下极过度剥离而导致的另一种情况。此时，乳房下皱襞在胸壁上的位置过低（图 24-6）。和之前提到的情况不同，此时乳房上极空虚。对其进行矫正时，需要重塑乳房下皱襞，将其固定于胸肌筋膜上，行头侧端包膜开窗术，并放置解剖型假体。如有必要，还可新造一双平面假体腔隙，并可结合双环法乳房悬吊术。当乳头距离乳房下皱襞过远时，也会造成相似外观，应注意与之鉴别。

　　如果假体腔隙过小而强行置入假体，则可造成假体表面褶皱形成，后期包膜挛缩会使得假体进一步变形，形成狗耳征（图 24-7）。如果术者在手术结束时容忍了"小而不明显的褶皱"，则很容易跳进这一陷阱中。因此术后应用手指对假体四周表面仔细进行检查，这是关闭切口前最后需要进行的重要步骤。

　　针对此情况的矫正手术须取出假体，并行包膜开窗术和包膜部分切除术，并置入更大的解剖型假体以保持新的乳房形状（图 24-8）。

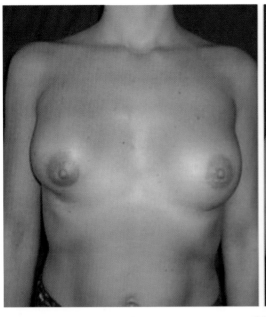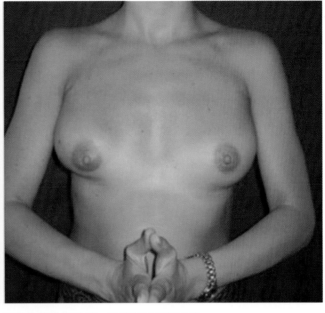

▲ 图 24-4　**Telemastia** 表现为在胸大肌收缩，乳房过度偏离中线

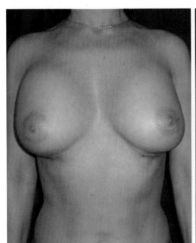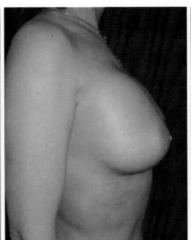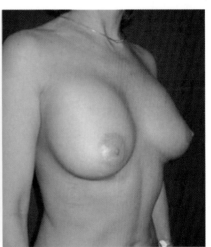

▲ 图 24-5　乳房上极过高

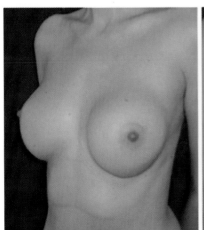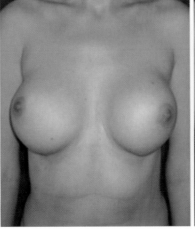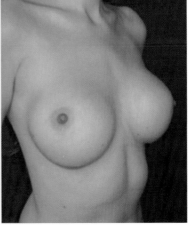

▲ 图 24-6　乳房下极过度分离产生的"触底"外观

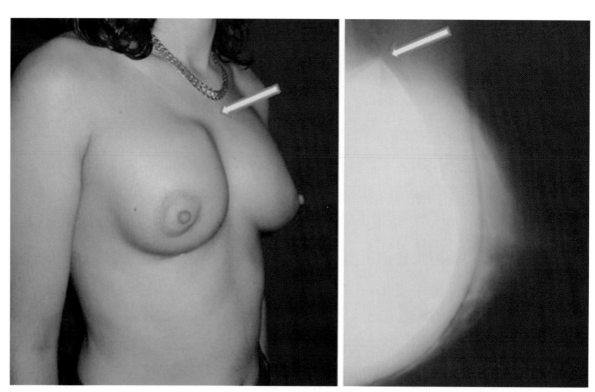

▲ 图 24-7 （左）置入假体产生褶皱。（右）乳房钼钯摄影。黄色箭指向"狗耳"畸形的尖端

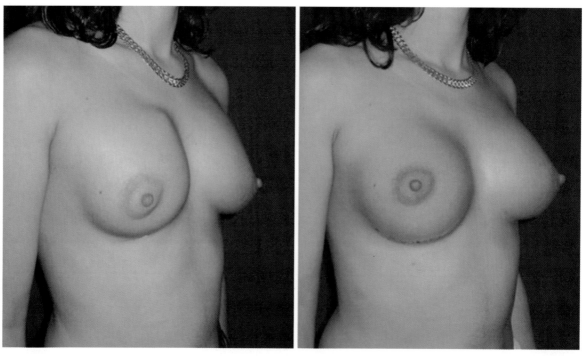

▲ 图 24-8 （左）术前褶皱的假体。（右）手术矫正后：使用相同切口部位，环形包膜开窗术，并行包膜部分切除术松解乳房下极

当解剖型假体在术中被用作工具来分离假体腔隙时，因其操作过猛，可出现术后假体转位。

三、术中意外

隆乳手术中也有可能发生一些术中意外（表24-13）。

除了过度使用电刀导致皮肤烧伤以外，置入假体过程中导致的切缘擦伤是最常见的皮肤损伤。如果发现伤口边缘组织变白，在闭合伤口前应将其切除。

肋间动脉穿支损伤常发生于盲视下的过度分离。当向内过度分离至垂直分布的胸大肌胸骨端时，可能离断胸廓内动脉穿支而导致难以控制的出血。此时应该镇定，使用吸引器正确判断出血点。切忌用电刀对出血点周围组织胡乱灼烧，因为这可能伤及胸膜而产生气胸。

Osborne 和 Stevenson 在一次匿名调查中发现[1]，造成气胸的可能原因包括：术中胸膜撕裂（43%），局部注射过程中针头穿刺伤（37%），术中或者术后肺大泡破裂（16%），以及麻醉过程中高压通气（3%）。处理措施包括密切观察及反复拍胸片（33%），单独穿刺抽气（16%），胸腔放置引流管（47%）。在所有需要插管全麻的美容手术的知情同意书中

都应囊括这些内容。

如果假体腔隙分离过度至肌肉起始点，有时受损的血管残端会回缩入肋间隙并持续出血，出血将进入胸腔产生血胸，而假体腔隙并无异常。

血管回缩至胸壁内持续出血是瘀斑及胸壁内血肿最主要的原因。

若术中切断肋间神经，可导致相应部位麻痹。如果神经残端长入瘢痕组织内则可产生急性疼痛。为防止此种情况的发生，应使用电刀封闭神经残端以免其在愈合过程中同瘢痕组织长在一起。

当在较小的假体腔隙中置入较大假体时，尤其在胸大肌后方放置假体时，肋间神经将承受较大张力进而产生相应部位疼痛，并有可能导致乳头 - 乳晕复合体过度敏感，以致轻触乳头患者都无法忍受。但是几周以后便可缓解，止痛药或者肌松药也有助于缓解症状，术中假体腔隙内麻醉药物灌洗同样有用。

术中除了组织会受到损伤以外，假体置入过程中同样可能伤及假体本身（表24-14）。不可使用过热、过硬、尖锐或者污染的器械触碰假体。如果假体过大而对周围组织压力过大，则应取出假体并在相对可控及可视的条件下手术扩大假体腔隙。任何盲视下用手指松解组织的操作都有可能撕裂血管并造成无法控制的出血。如果发生出血，同样应当取出假体并在直

表 24-13　隆乳手术中的意外事故

术中事故
皮肤损伤（烧伤，摩擦）
肋间穿支损伤 　胸壁内血肿 　血胸 　气胸
肋间神经损伤 　切割 = 感觉丧失 　燃烧 = 感觉异常 　牵拉 = 疼痛，感觉过敏

表 24-14　假体置入事故

假体机械性损伤
假体热损伤
假体折叠
假体硅凝胶破碎
假体壳破裂
假体微生物污染

视下进行止血。笔者通常还会负压吸引 12h 以防积血。

除皮肤擦伤外，通过小切口强行置入假体还可导致硅凝胶破裂（内聚性硅凝胶假体）甚至假体破裂。此时，其他手术相关人员应当远离手术台，因为术者需要取出破裂假体以及可见硅胶块，并且术野也需消毒，更换污染的无菌器械。

在置入假体前，应当进行肉眼检查，确保假体没有问题，同时也应轻柔地揉捏假体进行观察等。我们曾经遇到过有些假体底部会出现封闭不完全而使得硅胶内出现气泡，或者下极位置标错的情况（图 24-9）。如果置入前没有注意，一旦放入，则双侧假体的下极标志将被置于切口中线位置，这是一个重大失误。

假体的微生物污染有可能来源于消毒不当、置入手法不当、或者接触污染的腺体内囊肿或分泌物。因此除了分离乳腺后腔隙的过程外，我们不推荐经乳腺入路或乳腺切开置入假体。

四、患者术后不满

术后患者不满的内容通常包括：术后疼痛，乳房大小、外形、对称性，乳头-乳晕复合体感觉异常，瘢痕位置异常等（表 24-15）。

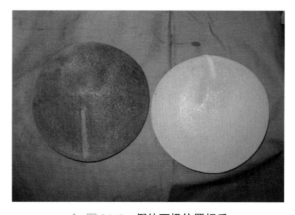

▲ 图 24-9　假体下极位置标反

表 24-15　术后患者的常见不满

术后患者不满内容
疼痛
尺寸
形状
对称性
乳头-乳晕复合体感觉异常
瘢痕位置异常

如果术前没有做好沟通或者知情同意书未提及，即便术后疼痛很好解决，其他问题也将困扰医生。

在隆乳手术的医疗实践中，接受硅胶假体的患者最常抱怨的就是乳房偏小，而从没有认为过大的。即使曾表示希望看起来不夸张的患者也一样。发生这一现象的原因是我们秉承的原则和宗旨，即希望长期维持美观的乳房，而不是追求一时的"性感爆乳"。

我们会通过电脑程序和库存资料，参考与患者体型和乳房大小相似的病例，询问患者是否对可能的术后效果以及假体大小满意。大约90% 的患者认为所用的假体大小至少为 50ml。然而，对于白人女性而言，隆乳手术时我们所用解剖型假体的平均大小为 225 ～ 270ml。只有极少数患者后期改用更大假体。有意思的是，我们在患者的口碑中，以隆乳后乳房偏小而著称。对于同行竞争者而言，这暂时是个好消息。

于是，在过去的几年里，我们收到了很多患者的反馈消息，感谢我们为了她们的未来进行了周全的考虑。她们接受更大假体置入的朋友一段时间后都出现了下垂表现，已经接受了好几次相应的矫正手术。同样在过去的几年里对于假体大小的选择出现了一股新潮流，患者和医生都已经意识到选择中等大小假体的好处，因为其可以与患者身体、躯干、乳房尺寸相适应。

新的理论 [2] 显示，在置入 10 年以后，乳房假体因其重量而导致的不良反应可能出现，这与我们的观念相符。以前，以艺术家自居的美容医师们对过于"机械刻板"不齿，甚至当作说笑的谈资（通过计算机程序选择乳房假体），在如今却成为了一种非常有用的工具，并得到了著名美容医师的认可。

希望今后整形外科医生可以教导患者适应这种新的理念，而不再一味根据患者诉求来选择假体大小。

五、早期术后并发症

瘀斑是由于软组织内血液浸润所导致的一种并发症，是表24-16中10种术后早期并发症中最常见的类型。通常表现为侧胸部（图24-10）或胸骨前区（图24-11）蓝褐色肿胀，这些组织很薄、血管显露，过度分离或钝性分离时容易伤及肋间血管。瘀斑一般3周以后可以自行消退，临床上应与血肿相鉴别，可行乳腺超声检查。

隆乳术后早期血肿发生率约为0.6%[3]，指的是假体腔隙中假体周围积血，可由多种原因导致，包括止血不彻底、术后持续出血、血压升高、凝血功能低下、手臂过度活动、假体毛面摩擦已电凝止血的血管断端，以及血管残端受肌肉牵拉（表24-17）。

若为活动性出血，临床上表现为乳房增大，以及局部进行性加重的紧张感。

出血量不同患者预后不同，少量出血（10～50ml）有可能自行吸收（图24-12），但包膜形成的风险增加。

最难决定的是对中等量（大约100ml）出血的处理，外科医生常就是否需要手术清除血肿摇摆不定。出现这种情况（图24-13），我们一般倾向于尽早进行手术处理。

表 24-16　隆乳术后早期并发症

瘀　斑
血肿
血清肿
感染
胸廓上口受压
Mondor 综合征
乳房感觉迟钝
溢乳
皮肤坏死
假体外露

表 24-17　隆乳术后早期血肿病因

术后早期血肿
不完全止血
术后持续出血
血压升高
凝血功能不全
手臂活动过度
已止血血管被假体磨损
肌肉牵拉血管残端

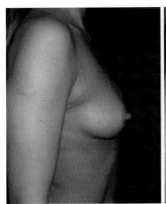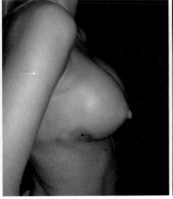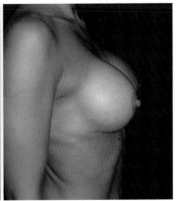

▲ 图 24-10　隆乳术后胸外侧瘀斑

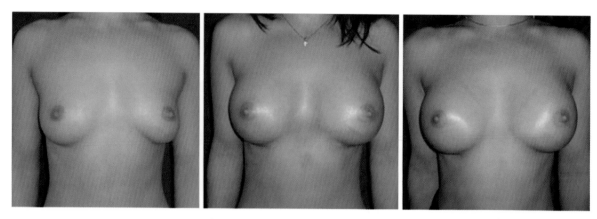

▲ 图 24-11　隆乳术后的胸骨处瘀斑

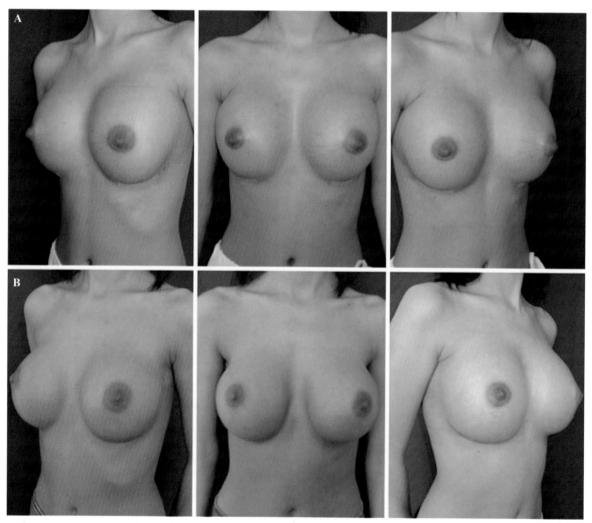

▲ 图 24-12　（A）术后 12h 左侧乳房小体积血肿的患者。（B）术后 6 个月，血肿自发吸收，未见其他问题

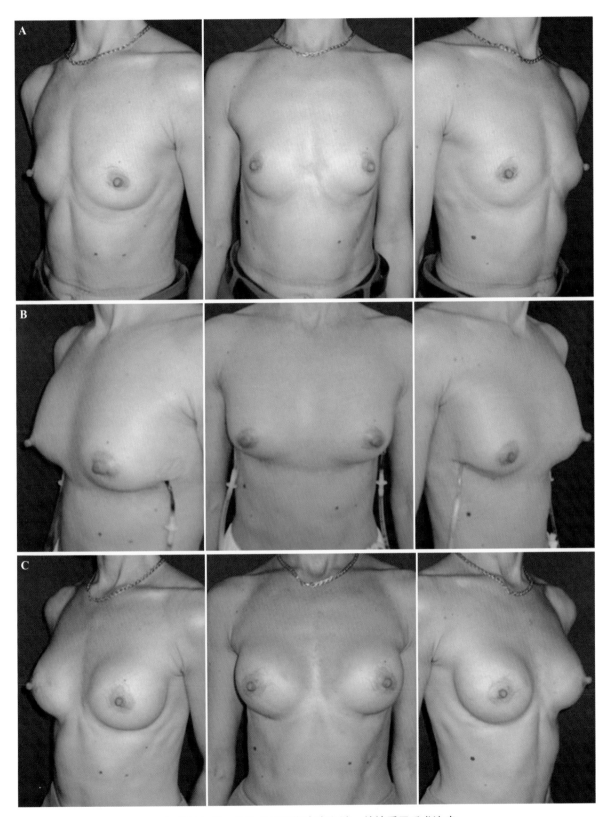

▲ 图 24-13　隆乳术后早期中度血肿，并接受了手术治疗
A. 术前；B. 隆乳术后 12 小时，左乳血肿；C. 术后 6 个月

血肿处理手术的步骤都一样（表 24-18）（图 24-14），一般术中血肿浸润部位可见小的出血点。血凝块或者少量暗褐色血液则提示非活动性出血。

大量血肿（图 24-15）是手术干预的绝对适应证。大量血肿的患者会出现乳房体积迅速增大、剧烈疼痛，并有出血性休克的可能。这种情况总能发现活动性出血。

表 24-18　血肿外科手术步骤

血肿的手术治疗
回到手术室
取出假体
清理血液和血块
检查止血
清洁并灌洗假体腔隙
放置新的引流管
置入假体
切除切缘

图 24-15 所展示的是胸廓筋膜后位隆乳术后大量出血。患者术后无异常并离院，7 天后在超市购物时因所推购物车较重，突感左乳剧痛，并伴体积迅速增大。由于患者身处另一个城市，她立即被送往当地的一个整形外科诊所行急诊处理，由当地整形外科医生进行手术，并将术前与术中照片传送给我们。于乳腺下蒂发现明显的活动性出血。假体腔隙内可见新的血凝块及鲜红色血液，提示活动性出血。术后6 个月常规随访提示一切正常。

术后早期血清肿是指假体周围积聚一定量的黄色血浆样液体。这是由于术后血肿未行引流，血凝块溶解吸收后残留无细胞液体所致。注意，此时应在超声引导下行穿刺术，并留置细引流管数小时。患者应取侧卧位以便积液流向假体腔隙外侧部，针头将假体推向内侧以避免被针头损伤。引流管应外接引流袋以形成闭环，防止外界污染。之后患侧乳房应加压包扎数天。早期积液一般不会复发。所有操作应在无菌条件下进行。引流液可送生化、细胞学以及病原学检查。

（一）感染

尽管发生率低于 0.52%，但感染依旧是隆乳术后 [4] 早期并发症中最危险的类型。导致感染原因多样（表 24-19）。术前应注意患者有无皮肤病变，如毛囊炎、痤疮、乳房下皱襞霉菌病，还需注意腋窝是否已备皮（图 24-16）。

表 24-19　隆乳术后的感染源

隆乳术后的感染源
皮损
输乳管泌乳
乳腺囊肿开放
器械污染
置入假体操作不当
手术室污染

输乳管泌乳（图 24-17）是另一种污染源，而这常常被外科医生以及患者所忽视。据 Boer[5] 所述，对人乳进行细菌培养，75% 可见金黄色葡萄球菌菌落，10% 可见表皮葡萄球菌菌落。一旦乳头出现分泌物，应当取拭子送病原学检查以及进行药敏试验，然后用碘伏溶液消毒，并以无菌单覆盖乳晕区域直至手术结束。

术中很容易导致乳腺囊肿破损以致其内容物流出至假体腔隙内。尤其在经乳腺切口置入假体时更易发生。因此，胸大肌筋膜后位是一个相对安全的选择，不会对乳腺组织造成任何损伤。

假体置入手法不当，未戴无菌手套、未行假体腔隙抗生素溶液灌洗以及触碰到皮肤病变部位都会增加假体污染和细菌生物膜形成的风险。隆乳术最重要的是要在无菌手术间进行，

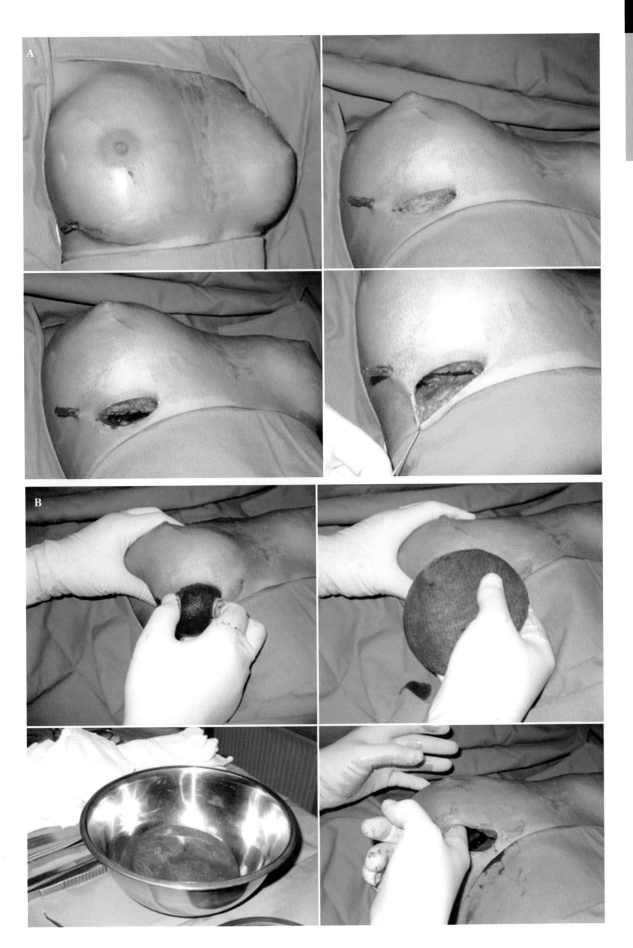

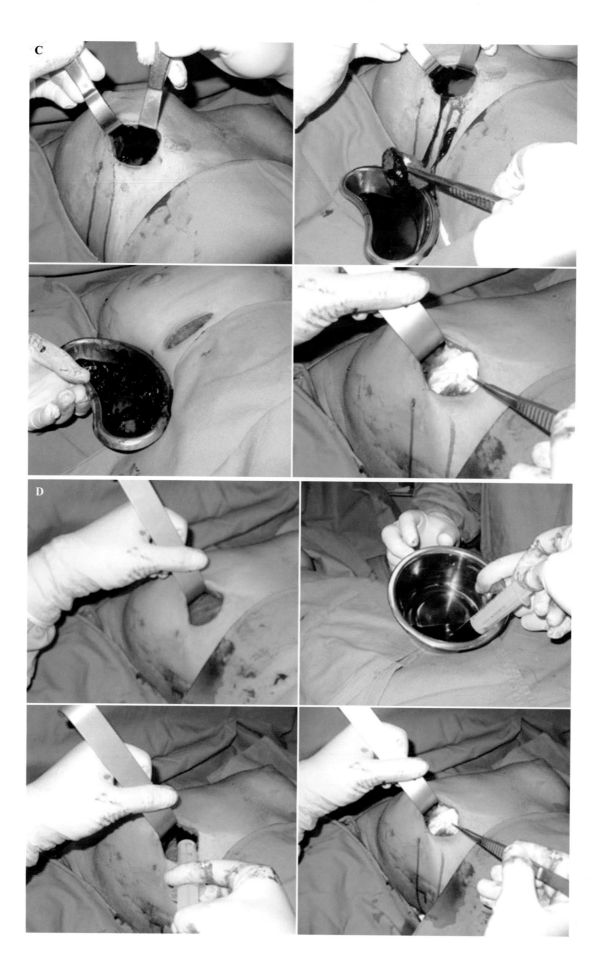

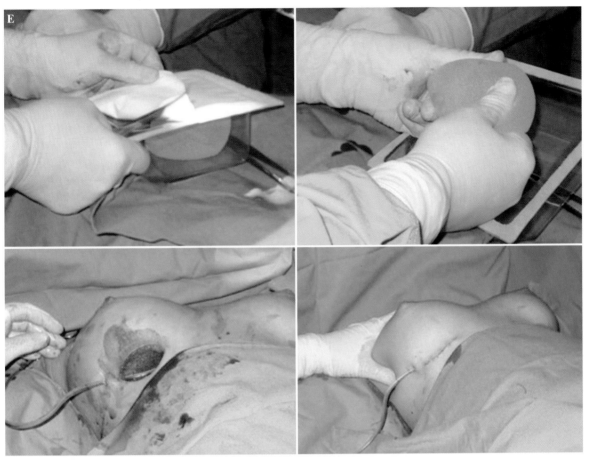

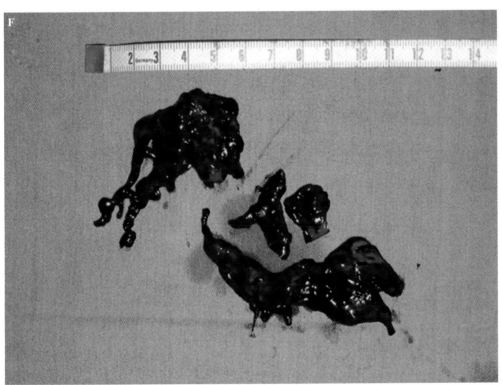

▲ 图 24-14　**血肿的手术处理**

A. 打开切口；B. 取出假体；C. 清理血凝块，清洗假体腔；D. 检查是否止血，并用碘伏对假体腔进行灌洗；E. 如果怀疑原假体完整性破坏，则置入新假体；F. 取出的血凝块说明了在该血肿病例中进行手术干预是正确的

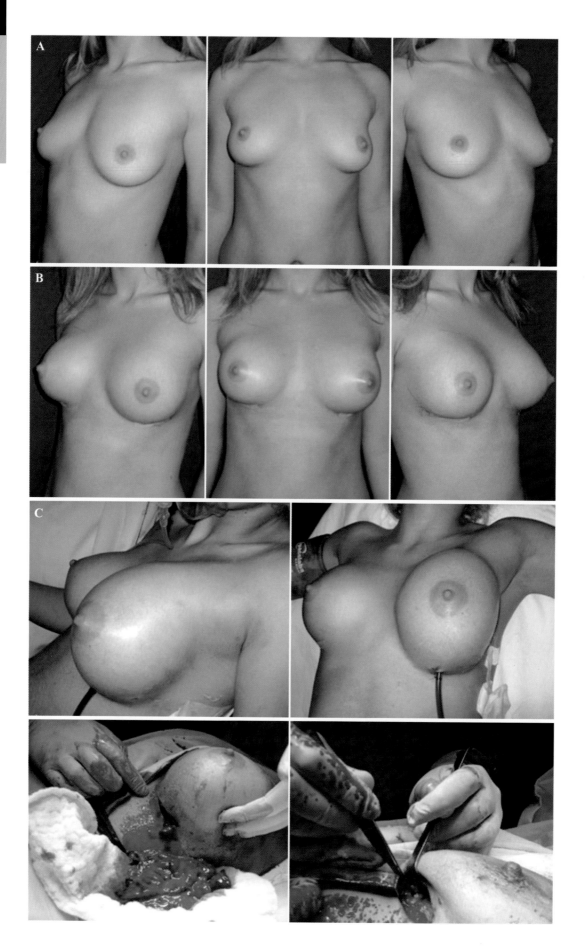

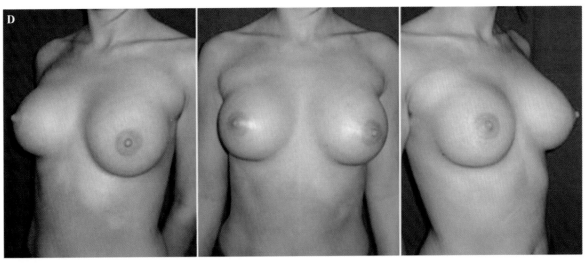

▲ 图 24–15　**大量血肿**

A. 隆乳术前；B. 隆乳术后 7 日；C. 急性血肿形成和手术过程中；D. 血肿术后 6 个月

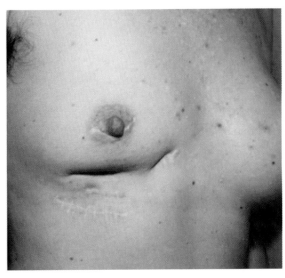

▲ 图 24–16　易发生假体和伤口感染的皮肤情况（腋窝未备皮）

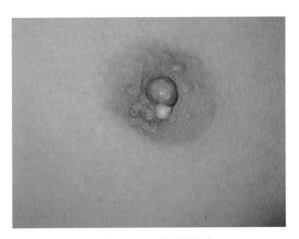

▲ 图 24–17　输乳管泌乳

并且配有空气净化设备。隆乳术期间若同时行其他手术（如乳房悬吊术），将增大细菌污染风险。

　　根据组织类型以及感染严重程度的不同，淋巴管炎、蜂窝织炎、乳腺炎、皮肤坏死以及瘘管形成等情况也可能发生（表 24–20）。

　　双侧晕周淋巴管炎可于隆乳术后几天内出现（图 24–18），表现为皮肤发红，可见明显的淋巴管及表浅静脉系统。口服抗生素、消炎药以及局部冰敷有助于缓解症状，一般几天以后症状便可缓解。

表 24–20　感染定位和临床表现

感染定位
乳晕周围皮损 – 淋巴管炎
皮下组织 – 蜂窝织炎
乳腺 – 乳腺炎
伤口 – 坏死
假体腔 – 瘘管

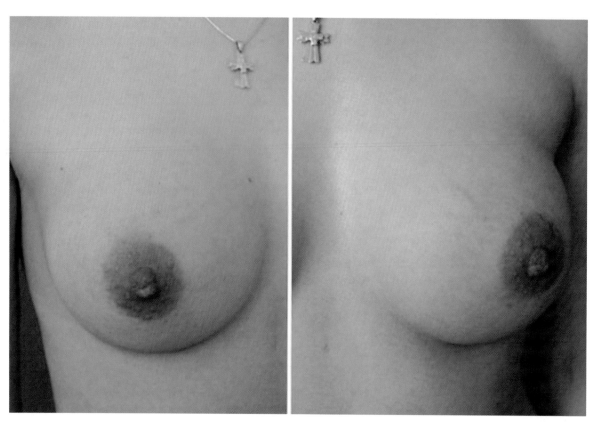

▲ 图 24-18　隆乳术后的乳晕周围淋巴管炎

皮下组织炎症及感染一般术后不久即可出现，常表现为缝合材料处的组织反应，尤其多见于非单股缝线（图 24-19）。缝合过程中缝线的粗糙表面可穿透感染的皮脂腺囊肿，引起沿途细菌定植。关键层次缝线的留存时间应当较长，以利于伤口愈合。免缝胶布和透明敷贴可有助于减小伤口张力。

乳腺炎（乳腺组织感染）是非常少见的一种隆乳术后并发症，多与哺乳相关（25% 的未手术乳房在哺乳期间患有乳腺炎）。

（二）其他并发症

由于乳头感觉（吮吸反射）丧失、疼痛、包膜挛缩以及假体对乳房的挤压[7]，64% 的患者隆乳术后可出现泌乳不足，而未接受手术的女性只占 7%[6]。

隆乳术后其他泌乳相关的问题，包括溢乳症（非妊娠女性泌乳）、乳腺鞘膜积液（乳腺导管堵塞所致充乳性肿物），以及乳腺炎[8-12]。乳晕周切口、经乳腺入路、乳腺后位假体腔隙以及相关的乳房悬吊术都会增加泌乳相关问题及患乳腺炎的风险。此类并发症须请妇科医生在内的多科会诊，以解决泌乳问题。为了避免伤及假体，脓肿切开引流应在超声引导下进行。选择正确的抗生素之前必须进行药敏试验。

切口感染可以是后续一系列并发症的开端（图 24-20），或者是污染的假体腔隙最终向外蔓延所致（图 24-21），这两种情况都很难处理，此时不推荐用粗针大线加强切口（图 24-22），因为这会导致坏死组织增多进而加重感染。

如果硅胶假体感染外露，则除取出假体外没有任何办法挽救。如果诊断明确，应当尽快手术取出假体，并向患者解释拒绝手术可能造成的并发症。应当取拭子送病原学检查并行药敏试验，然后取出假体并行假体腔隙碘伏以及

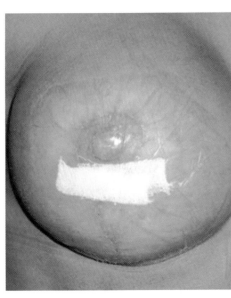
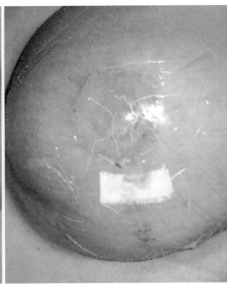

◀ 图 24-19 隆乳术联合乳房悬吊术中关键缝合点的双侧缝线感染。使用无菌纱布保护伤口

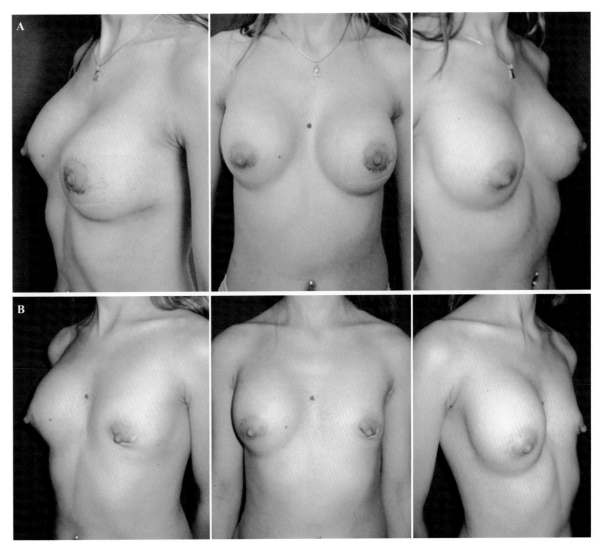

▲ 图 24-20 切口感染

A. 隆乳后左侧引流管口处伤口感染；B. 假体取出，行清理术后 6 个月

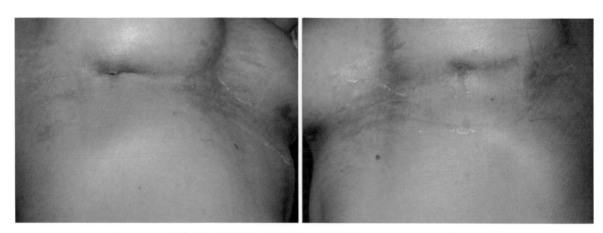

▲ 图 24–21　并乳症和双侧脓性瘘管形成。感染源来自假体腔，分泌物经上口流出

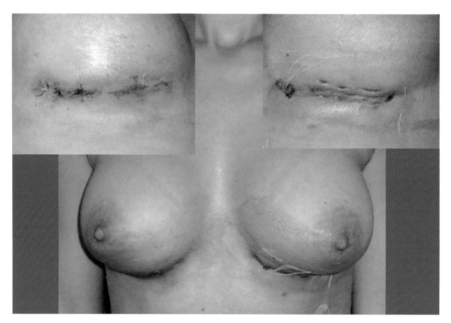

▲ 图 24–22　不恰当的感染处理——大针距缝合

抗生素溶液灌洗，引流 24h，切除感染的伤口边缘。缝合的目的在于使伤口两侧组织靠拢而不产生缺血坏死。只有在 6 个月过后，炎症反应消退后，才可置入新的假体（图 24–23）。

假体取出对医生而言是一场噩梦，使其日后难以面对患者（表 24–21）。

胸廓上口受压是隆乳手术并发症当中少见的类型，直到最近才在文献中有所提及。在我们 1200 例的隆乳手术当中，仅仅出现过一次，发生率为 0.012%。那是一名 32 岁左利手的女性，接受的是胸大肌 – 筋膜后位双平面隆乳术，使用了 225ml 的毛面解剖型硅胶假体。术

表 24-21　假体取出——有关"日后"的问题

假体取出——"日后"问题
不可能的
不可接受的
难以置信的
生命终结
患者失去平衡
家庭成员震动
外科医生的噩梦

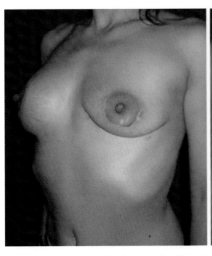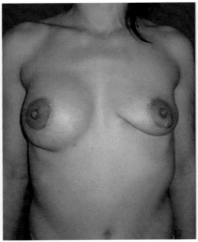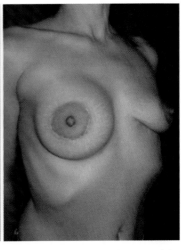

▲ 图 24-23　假体感染后左侧假体取出的病例。原始切口为乳晕周；医生错误地决定采用乳房下皱襞切口取出假体，遗留了一个挛缩瘢痕

后 12h 内，患者取卧位休息，双侧乳房加压包扎。患者左手出现渐进性水肿伴轻微发绀，无其他症状，手臂运动及感觉均正常。对左臂重要血管行超声多普勒检查提示，腋静脉轻度扩张，无血栓表现。这提示锁骨下静脉受压，其为胸廓上口受压的部分表现。

患者胸部或颈部 X 线检查并未见明显异常，无法为解释水肿原因提供证据。我们也排除了血肿的可能性，因为超声检查没有发现假体周围有任何积液或凝血块（图 24-24），而仅仅发现胸大肌容积增大。

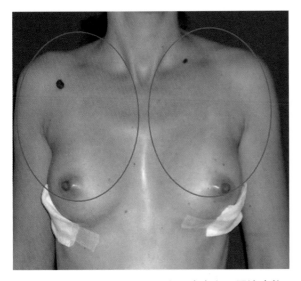

▲ 图 24-24　隆乳术后 24h 出现胸廓上口压迫症状

这一压迫症状唯一可能的解释来自回缩的胸大肌。其容积增大可能是由淤血造成的。假体则把肿大的胸大肌向上方推挤，从而导致胸廓上口受压。体位引流及抗凝药物治疗 24h 后，症状缓解。患者于 7 日后及 6 个月后随访检查，双侧表现正常（图 24-25）。

Mondor 综合征是一种隆乳术后少见的并发症，发生率为 1% ～ 2%。临床表现为起于乳房下切口瘢痕至下腹部的皮下条索，实质是发生于表浅静脉的血栓性静脉炎[13, 14]。当向两个相反方向推开胸腹浅表软组织时，皮下条索会更为明显（图 24-26）。

皮下条索一般出现于隆乳术后几周，其产生的张力可限制手臂运动。局部涂抹布洛芬软膏可于几个月内缓解症状。浅表血栓性静脉炎的病因不明，但一般认为和下皱襞入路隆乳有关。

六、隆乳术后晚期并发症

我们将隆乳术后晚期并发症分为两大类，一类与手术相关（表 24-22），一类是与患者对于假体的反应有关（表 24-23）。

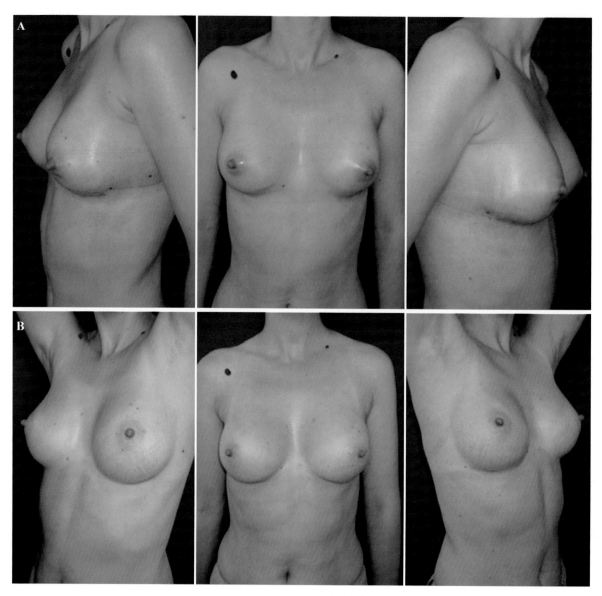

▲ 图 24-25 压迫症状

A. 隆乳后 7 天，伴胸廓上口压迫症状；B. 隆乳后 6 个月

假体移位是引起晚期并发症主要原因之一，超过 12% 的患者需要接受修整手术[15]。Spear 等[16] 发现，胸大肌后隆乳的患者当中，总共 77.5% 的患者会出现不同程度的假体移位，中重度者约占 15%。

为了能够对隆乳术后效果进行正确分析，我们必须明确目标，按照正常可预期的演化过程对其进行描述（表 24-24）。

通过对乳房筋膜和悬韧带系统等解剖结构的分析（图 24-27，图 24-28），我们很容易理

解，在正常组织中乳房可跟随悬韧带在胸壁表面来回滑动（图 24-29）。

通过松解乳房上极隔膜，可以使得乳房摆脱与上臂和锁骨筋膜的连接（图 24-30），使得假体更好地容纳于筋膜后位假体腔隙中（图 24-31），不会随着上臂的运动而产生明显的活动（图 24-32）。只有胸大肌收缩时才会对假体上极产生一定压力，这是由其收缩会牵拉胸大肌筋膜上的假体周围包膜而造成的。

表 24-22 隆乳术后晚期手术并发症
术后晚期手术并发症
假体变形（受牵拉，受推挤，变平）
并乳症
乳房相距过宽
假体转位
双泡征
底部膨隆
乳头向下
乳房悬垂
隆乳后乳房下垂

表 24-23 隆乳术后晚期假体相关并发症
晚期假体相关并发症
包膜挛缩
滑膜化生
假体膨胀
假体收缩
晚期血清肿
急性血清肿
自发性血肿
假体破裂
凝胶渗出
硅胶乳腺炎
硅胶淋巴结肿大
全身性炎症反应

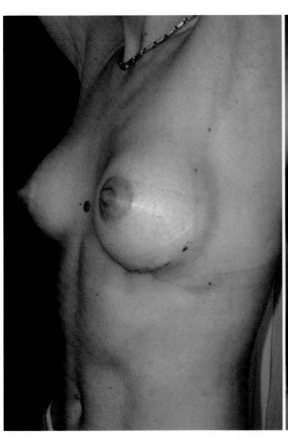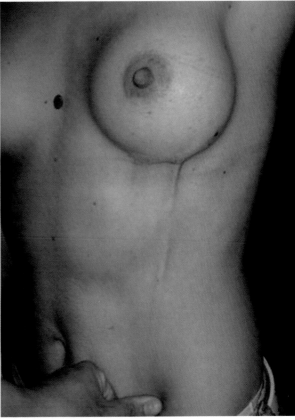

▲ 图 24-26　通过向下拉组织显示出的 Mondor 条索

表 24-24　隆乳术后预期演化过程

外观自然
组织反应很轻
假体边缘可见度很低
最小的假体活动度
最小的假体移位
最轻微的乳房和软组织萎缩
最低程度的乳房下垂

胸大肌前位假体变形

假体变形表现为上臂运动和胸大肌收缩时乳房外形看起来不够正常。我们必须清楚，硅凝胶假体是由假体周围包膜包裹的，而如果其位于胸大肌前位，则将与乳房筋膜及韧

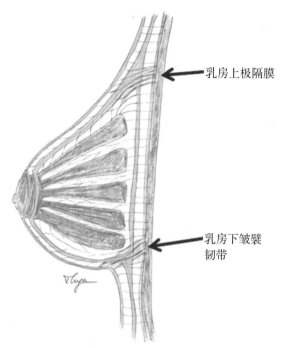

▲ 图 24-27　乳房上极隔膜和乳房下皱襞韧带将乳房固定到胸廓深筋膜上

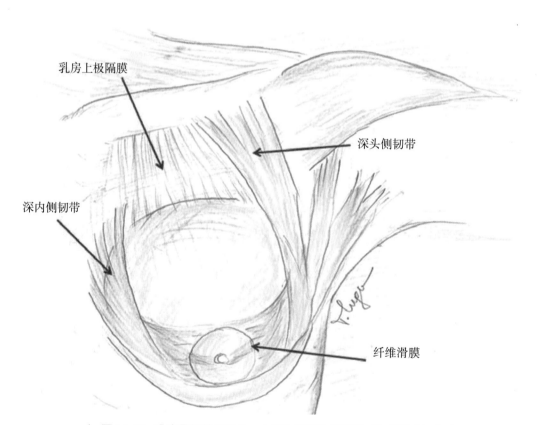

▲ 图 24-28　乳房悬韧带与锁骨、上臂和深部胸廓筋膜（包括腋窝）相连

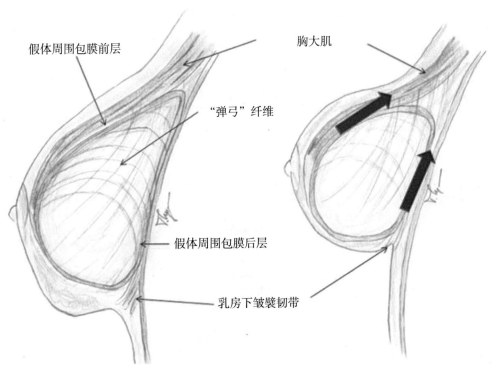

假体周围包膜前层

胸大肌

"弹弓"纤维

假体周围包膜后层

乳房下皱襞韧带

▲ 图 24–29　乳房随悬韧带在胸壁上滑动

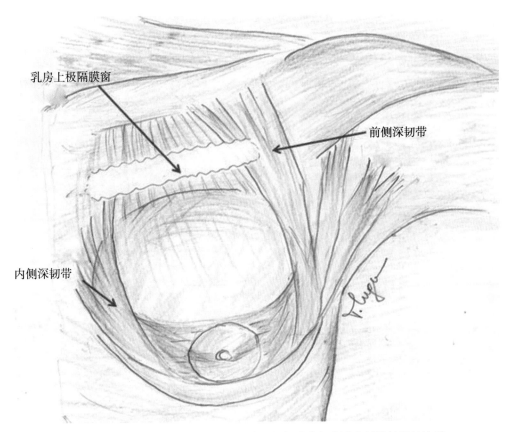

乳房上极隔膜窗

前侧深韧带

内侧深韧带

▲ 图 24–30　通过乳房上极隔膜开窗可松解乳房与上臂和锁骨筋膜的连接

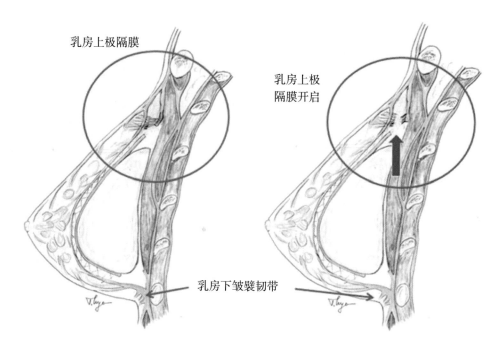

乳房上极隔膜

乳房上极
隔膜开启

乳房下皱襞韧带

▲ 图 24-31　乳房上极隔膜窗使得假体更好地容纳在筋膜后位的假体腔隙中

带相连的，如果抬高上臂则假体也将被上提（表 24-25）。同时假体及其周围组织随时间推移也会发生动态变化（图 24-33），与患者术后乳房外观的变化相对应（表 24-26）。造成乳房周围包膜变形的风险因素如表 24-27 所示。根据假体腔隙的分离程度和组织反应程度（包膜挛缩）的不同，有些患者可出现双侧对称性变形（图 24-34），而有些则为单侧（图 24-35）。

在隆乳术已进行了很多年的病例中，随着体重改变以及妊娠，筋膜后位假体在维持美容外观方面处于劣势（图 24-36）。在关于选择胸大肌前位还是胸大肌后位放置假体的激烈争论

中，这一理由或许会倾向于后者。然而，我们必须铭记，每个患者都是独立个体，彼此身体互不相同。某些患者在某一时间点都需要进行修整手术，而在修整手术中我们可以采取胸大肌后位。

表 24-26　乳房假体及周围组织动态变化

假体周围的包膜形成
包膜收缩
包膜连接至
乳腺腺体组织和筋膜
乳房悬韧带
胸大肌筋膜
从后方
从上方
包膜与胸大肌纤维相连接
重量变化
乳房体积变化
皮肤被拉伸

表 24-25　乳房筋膜和悬韧带对隆乳术的影响

与包膜挛缩的发生无关
假体周围包膜
连接到筋膜系统
手臂抬高时上提
在胸大肌收缩时可见假体边缘
假体重量牵拉乳腺筋膜

表 24-27　假体变形的易感条件

瘦弱的患者

皮肤过多

严重的体重减轻

怀孕

筋膜后间隙假体置入

乳房下极筋膜未松解

乳房上极隔膜未分离

七、胸大肌后位假体变形

对于接受胸大肌后位隆乳术的患者而言，当胸大肌收缩时，可产生假体侧方移位，进而导致双乳间距过宽（图 24-37），但很少见。对此描述也有不同，如"鸡尾酒"外观"飞机"外观及"沙滩"样外观。

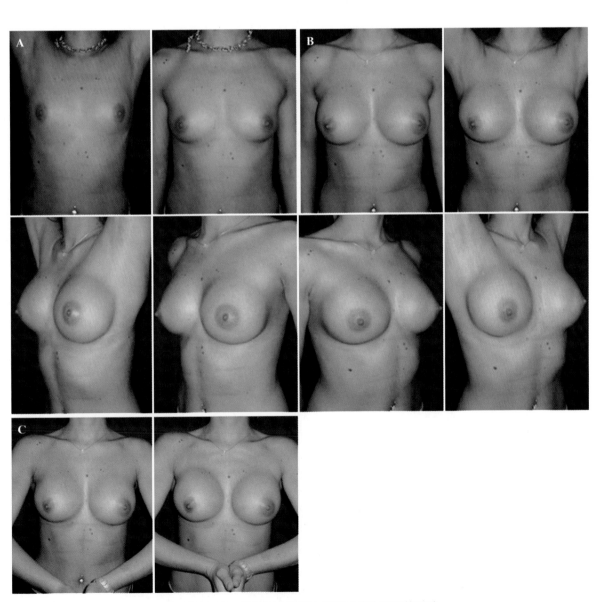

▲ 图 24-32　**假体不会随着上臂运动产生明显的活动**
A. 术前患者；B. 筋膜后隆乳术后 6 个月；C. 胸大肌收缩期间胸大肌筋膜张力使得假体上极可见，缩短了假体周围包膜的纵向长度

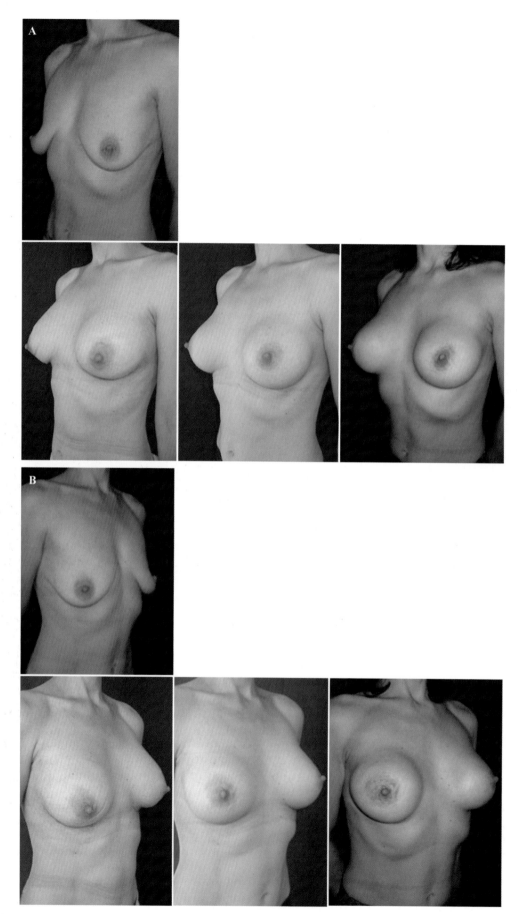

▲ 图 24–33 隆乳术后第 7 天、6 个月和 5 年的软组织动力学（第 5 年时呈现为 Baker Ⅱ 级包膜挛缩）

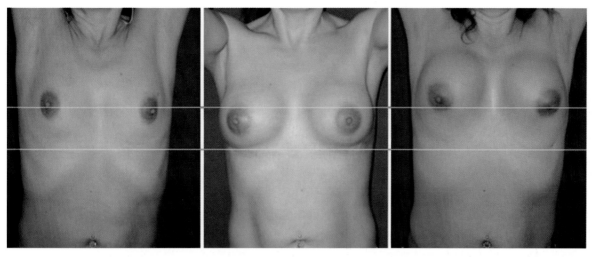

▲ 图 24-34 （左）术前患者。（中）筋膜后隆乳术后 7 天，假体存在动态变化：乳房悬韧带牵拉假体周围包膜。（右）术后 5 年。黄线显示乳晕和乳房下皱襞水平

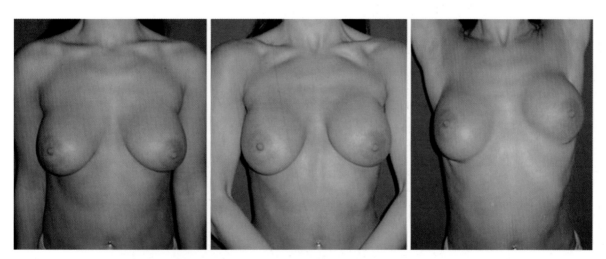

▲ 图 24-35 （左）患者进行筋膜后隆乳术后，站立位乳房外形正常。（中）胸大肌收缩使乳房变得不对称。（右）乳房悬韧带拉动左侧乳房假体周围包膜，Baker Ⅱ级包膜挛缩

八、双平面假体腔隙内假体移位："弹弓"理论

胸大肌 - 筋膜后位双平面假体腔隙内假体的活动是由胸大肌的收缩以及假体包膜的收缩共同导致的，可产生几种不同类型的乳房形态异常。假体包膜前部与包膜后部的交通纤维，或合称树杈状包膜，同胸大肌一起组成一个类似弹弓的纤维网络结构，是造成所有胸大肌收

缩时相关乳房及包膜异常活动的原因。

（一）"弹弓"效应及假体周围包膜提升

现在展示的这一特殊病例中（图 24-38），即使手术技巧做到一丝不苟，早期术后效果满意，长远来看（孕后以及增重 8kg 后）还是出现了 Baker Ⅱ级包膜挛缩，以及抬手或胸大肌收缩后假体向头侧移位而造成的"悬垂乳房"。这是由于包膜上提产生的弹弓效应、假体下极上移并受压造成的。弹弓是有胸大肌、假体周

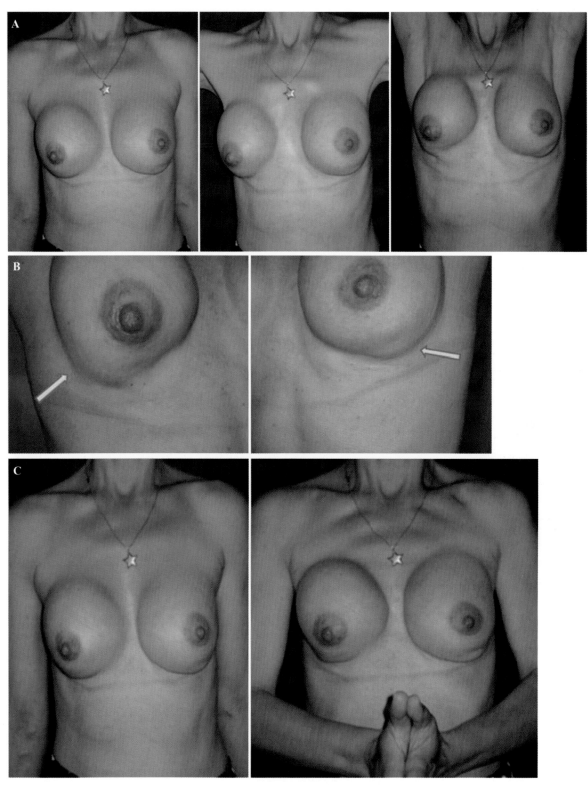

▲ 图 24-36　**筋膜后位假体的美容外观效果不佳**

A. 筋膜后隆乳术患者，站立位、双臂平举、双臂上抬，乳房悬韧带牵拉假体周围包膜，进而使乳房和假体向头侧移位；B. 乳腺下皱襞外下侧区域遗留皮下组织皱襞（黄箭），导致不完全的"双泡"形态；C. 胸大肌收缩挤压，通过筋膜作用于假体周围包膜，使假体的头侧缘更加明显

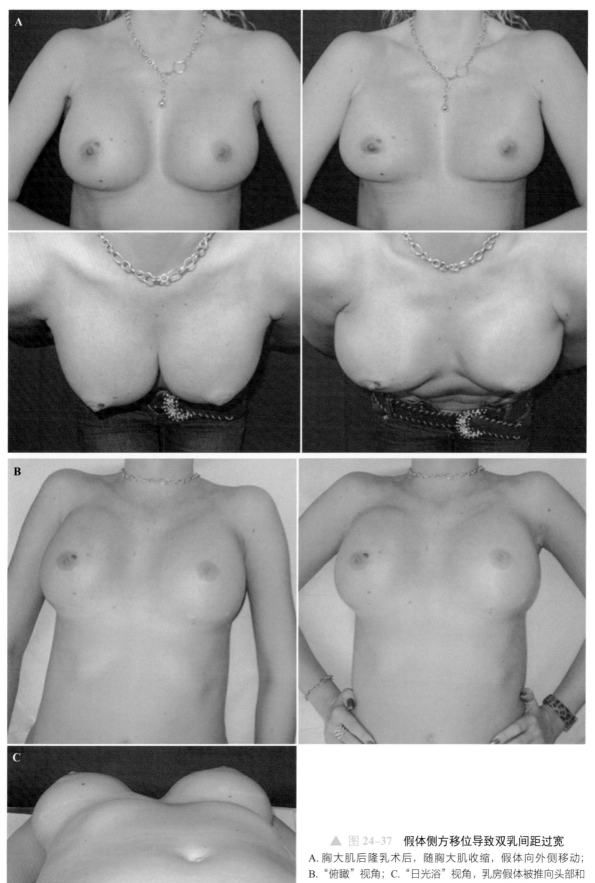

▲ 图 24-37　假体侧方移位导致双乳间距过宽

A. 胸大肌后隆乳术后，随胸大肌收缩，假体向外侧移动；
B."俯瞰"视角；C."日光浴"视角，乳房假体被推向头部和
外侧部

隆乳并发症

Complications of Breast Augmentation

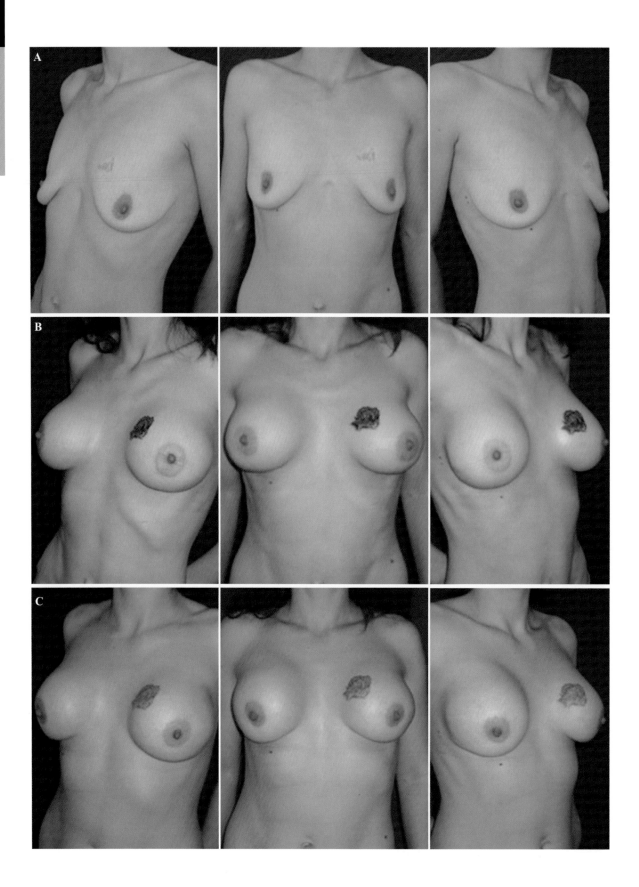

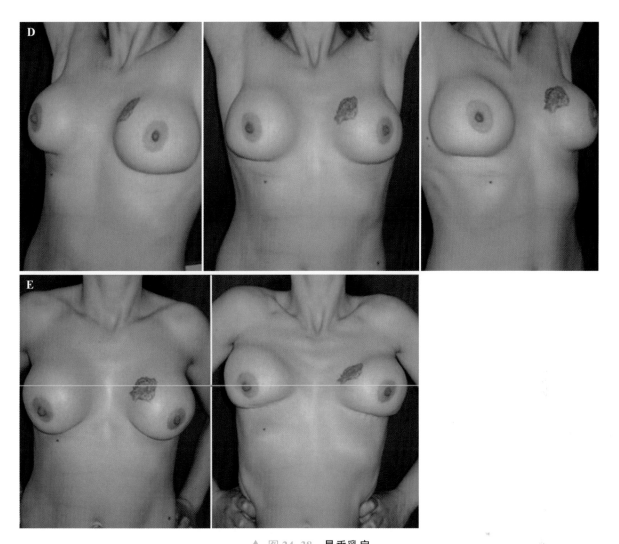

▲ 图 24-38　悬垂乳房

A. 术前；B. 早期效果；C. 长期结果（怀孕和体重增加 8kg 后）出现 Baker Ⅱ级包膜挛缩和"悬挂乳房"；D. 举起手臂时向头侧移位；
E. 由包膜上升的"弹弓"效应导致的胸大肌收缩时移动

围包膜前部、假体周围包膜后部以及乳房下皱襞切口瘢痕所形成的一个单位。每当皮肤、软组织松弛以及体重变化都有可能造成胸大肌收缩时假体周围包膜向头侧上提。

"弹弓"效应可以通过外科手术对其进行矫正，手术包括包膜后部环形开窗术、离断形成"弹弓"的纤维，前部包膜开窗，以便从假体周围包膜上松解胸大肌，使其收缩时不会影响包膜，并且形成"乳腺窗"以使乳房下极可以扩张（图 24-39）。然后置入一个新的稍大一些的解剖型假体，以保持包膜切口呈开放状态。

（二）"弹弓"效应上提假体周围包膜后部组织

有时胸大肌收缩可致假体周围包膜后部及乳房下皱襞切口瘢痕等假体后部组织上提（图 24-40，图 24-41），而乳头 - 乳晕复合体保持原位。可以通过外科手术加以矫正，具体做法为后部包膜环形开窗术，将乳房下皱襞固定于胸廓筋膜上合适的位置。

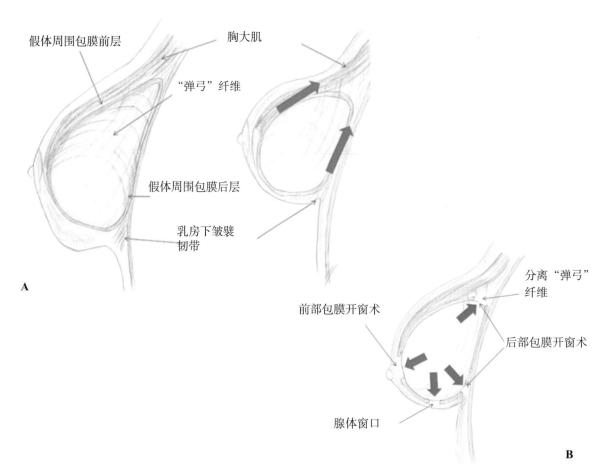

假体周围包膜前层　　　　　胸大肌

"弹弓"纤维

假体周围包膜后层

乳房下皱襞
韧带

A

分离"弹弓"
纤维

前部包膜开窗术

后部包膜开窗术

腺体窗口

B

▲ 图 24-39　"乳腺窗"使乳房下极可以扩张

A. 胸大肌收缩的"弹弓"效应，胸大肌、假体周围前后包膜（红箭）和乳房下皱襞作为一个单位，在胸部深筋膜上向头侧移动；
B. 使用假体周围包膜开窗术，"弹弓"纤维的分离和乳房下极上的腺体"窗口"开放术，矫正胸大肌收缩的"弹弓"效应，红箭表示用更大体积的假体进行腔隙的分离和扩张

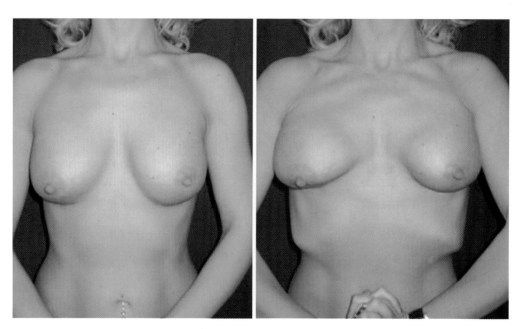

▲ 图 24-40　（左）肌筋膜后双平面隆乳术后的患者，在站立的位置时看起来正常。（右）由胸大肌收缩转化，胸大肌牵拉假体周围包膜与乳房下皱襞，使假体后方的组织滚动

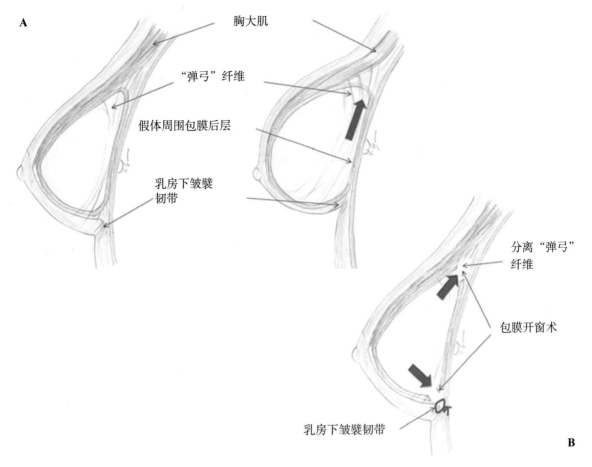

A

胸大肌

"弹弓"纤维

假体周围包膜后层

乳房下皱襞
韧带

分离"弹弓"
纤维

包膜开窗术

乳房下皱襞韧带

B

▲ 图 24-41　上提假体周围包膜后部组织

A. 胸大肌在假体周围包膜的后层和"弹弓"纤维收缩的"卷起"效应（红箭）；B. 通过后壁环形包膜开窗术和"弹弓"纤维分离术（红箭）修正胸大肌收缩的"卷起"效应，乳房下皱襞韧带应该用缝线固定在胸壁上

（三）"弹弓"效应"劈裂"乳房下极组织

　　乳房下极"劈裂"现象（图 24-42）是由于胸大肌肌纤维和乳腺后筋膜不完全分离导致的，此时假体周围组织和胸大肌相连并在胸大肌收缩时上提，从而造成分离现象。

　　此现象和"双泡"征外观相似，但是乳房下皱襞并未受到影响，皱襞韧带依然完整（图24-43），外科矫正手段包括前部包膜开窗术、分离胸大肌和乳腺后筋膜以及"弹弓"纤维（图24-44）。具体过程将在"乳腺窗"技术中介绍。

九、置入假体后乳房的"双泡"外观

　　置入假体后乳房的"双泡"畸形是由于对乳房下皱襞韧带后方的过度分离，且不分离它与收缩组织之间的连接，而产生的两个乳房下皱襞（图 24-45）。即使在正常站立位填充后的乳房可能看起来正常，但是当抬起手臂或收缩胸大肌时，这种"双泡"现象就会变得明显（图24-46）。在某些情况下，由于乳房下皱襞韧带的部分松解，可能会看到"双泡"形态不完整，尤其见于外侧象限（图 24-46）。在这种情况

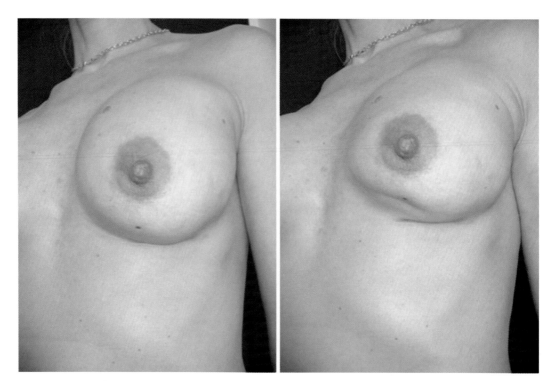

▲ 图 24-42 "弹弓"效应"劈裂"乳房下极的组织，类似"双泡"征

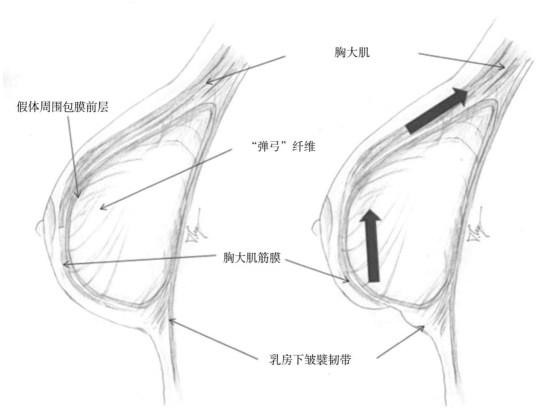

胸大肌

假体周围包膜前层

"弹弓"纤维

胸大肌筋膜

乳房下皱襞韧带

▲ 图 24-43 从腺后筋膜上对胸大肌的不完全分离导致组织"分裂"，附着于其上的包膜周围组织（包括弹弓纤维）在胸大肌收缩期间被抬起。这种情况看起来与经典的"双泡"外观相似，但这里乳房下皱襞不受影响，皱襞韧带完好无损

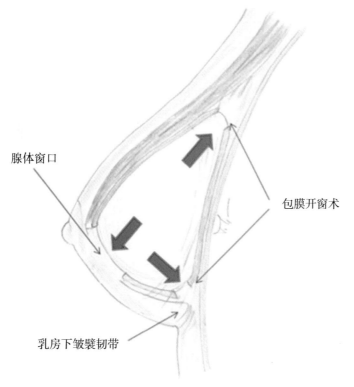

腺体窗口

包膜开窗术

乳房下皱襞韧带

▲ 图 24-44 通过后壁圆形包膜开窗术对胸大肌收缩的"分裂"效应进行手术矫正，包括"弹弓"纤维的分离和在乳房下极运用的腺体"窗口"技术（红箭）

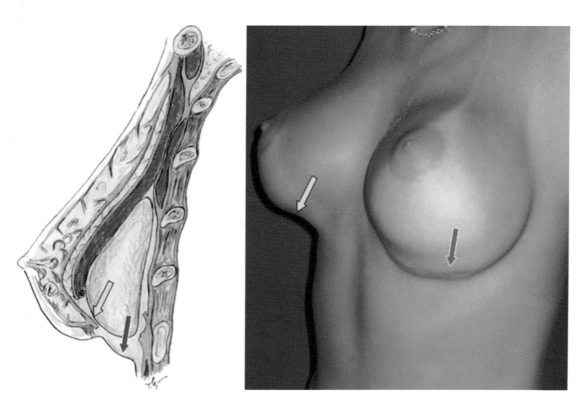

▲ 图 24-45 "双泡"外观有两个乳房下皱襞，包括初始的乳房下皱襞韧带（黄箭）及新产生的乳房下皱襞（红箭）

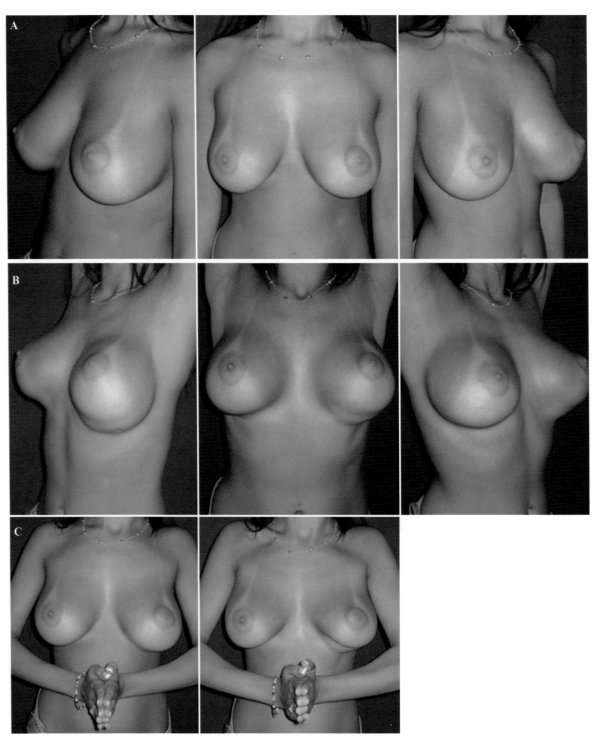

▲ 图 24-46　"双泡"畸形
A. 处于正常站立位置；B. 举起手臂；C. 收缩胸大肌

下的手术矫正可以使用"腺体窗"技术（以填充乳房组织下极）和重新固定乳房下皱襞韧带（图 24-47）来解决。

Khan [17]、Baxter [18] 和 Pelle-Ceravolo [19]

也提出了几种其他的手术技巧，包括分离肌肉的技术。最近，Serra-Renom [20] 使用脂肪移植手术来纠正管状乳房隆乳后的"双泡"外观。

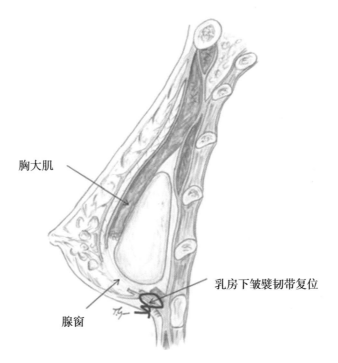

胸大肌

乳房下皱襞韧带复位

腺窗

▲ 图 24–47　采用"腺窗"技术和乳房下皱襞韧带复位对"双泡"进行手术矫正

置入假体后乳房的"触底"外观

根据每个特定病例的美学尺寸评估，"触底"外观是指乳房中线上段（看起来短一些）和乳房中线下段（看起来长一些）之间比例失调的现象（这可以使用我们的"TTM 图表"表示）。

根据病因，可归类为以下几种情况。

1. 任何外科手术前预先存在的状态（图 24–48）。

2. 隆乳术中的过度分离（图 24–49）。

3. 继发于重力或胸大肌收缩推挤的假体向下移位（图 24–50）。

"触底"是由下极过度分离导致的，乳房下皱襞在胸壁上的位置太低且乳房上极空虚。为了纠正这种外观，我们必须重新调整乳房下皱襞的位置，将其固定在胸筋膜上较高的位置，进行头侧的包膜开窗术，并放置更大体积的假体（图 24–51）。如有必要，可以采用双平面技术构建新腔隙，也可以使用环乳晕的乳房成形术。

十、假体旋转

在无法得到科学验证的情况下，假体旋转是使用解剖型假体隆乳的担忧之一。我们可能会发现，使用圆形乳房假体的主要原因如下：不必担心腔隙中假体的方位、可以推荐乳房按摩、假体依靠重力和胸大肌收缩来获得腔隙内的解剖型外观，而且它更便宜。

在作者提供的超过 1000 例使用解剖型假体进行隆乳的病例中，仅有少数发生了假体旋转，发病率低于 0.16%。为了使假体保持在正确的位置，重要的是让假体的体积和分离的腔隙有很好的吻合，避免早期或晚期血清肿形成，并且在手术后的前 6 周内佩戴胸罩，避免乳房按摩或进行"疯狂的性行为"。在使用肌筋膜后双平面腔隙的隆乳术中，由于假体的较薄部分位于胸大肌后面，因此不会出现假体旋转。当假体旋转发生时，仅能通过手术解决。任何将假体恢复到正确位置的尝试都是暂时的，几天后这种情况会再次出现。作者的第一

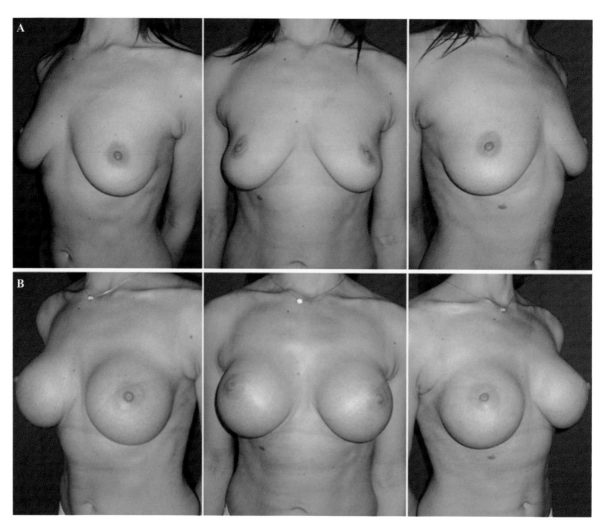

▲ 图 24-48　术前预先存在

A. 术前预先存在的"下垂"外观；B. 隆乳后

例双侧乳房假体旋转病例（图 24-52）是在手术后 6 个月出现的，当时她正在另一个国家开展"年长女性工作"。她使用 250ml 毛面硅胶假体（Eurosilicone 105 N）进行了筋膜后隆乳术。患者发现假体可以在腔隙周围移动，同时也出现了假性的下垂，患者要求手术纠正。在第二次手术中，发现了少量滑膜样液体，假体周围纤薄的组织包膜，以及上下倒置的假体，以及几乎 2 倍于假体体积的腔隙。在手术后，向上或者在胸壁周围推动假体时，患者发现，她的乳房几乎不会被推动。这与之前术后出现的情况是不一样的。取假体周围包膜的标本按照惯例进行组织病理学检查，取周围的液体进行微生物检查。使用 2/0 Vicryl 可吸收缝线在连续缝

合外侧边缘以缩小腔隙，并置入来自同一厂商的另一个 300ml 毛面硅胶假体。术后随访 1 年，效果良好。在某些病例中，有必要将假体腔隙从筋膜后调整到肌 - 筋膜后的双平面位置。

另一个 40 岁女性的病例（图 24-53），在两次怀孕和母乳喂养之后发生了二度乳房下垂，她想要纠正这一问题，但不愿在乳房上留下瘢痕。她是左撇子，业余活动喜欢打网球，不想乳房体积太大。在使用毛面硅胶假体（225ml，Eurosilicone 101 N）行双侧隆乳术后 1 年，她发现左乳形状异常，以假体内侧缘为著。假体位置可以通过患者对乳房轻柔的双手揉动来改变。乳腺彩超检查显示左乳房假体扭曲。患者没有任何其他不适，并同意将其维持原样。3 年后，情况依然同前。

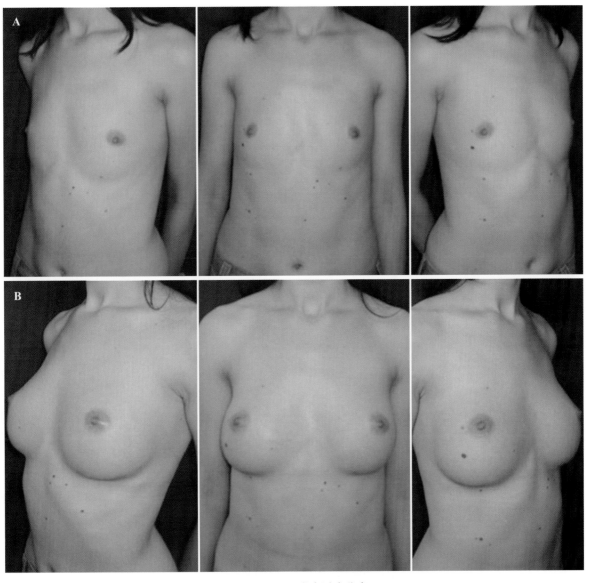

▲ 图 24-49　术中过度分离

A. 术前；B. 过度分离的乳房下极导致的"触底"外观

外观"向下"的乳头

外观"向下"的乳头是一种令人不满意的术后结果，可能在隆乳手术后早期或之后出现。可能的病因如下（表 24-28）。

1. 乳房下极发育不足。

2. 乳房下极扩张不足。

3. 乳房上部过度填充。

4. 外部"上推"。

5. 内部"上拉"。

6. 假体周围包膜挛缩。

表 24-28　外观"向下"的乳头的病因

未发育的乳房下级
未扩张的乳房下级
过度充盈的乳房上级
外部"上推"
内部"上拉"
收缩的假体周围包膜

乳房下极发育不足是管状乳房的临床表现，应该在手术前被发现。手术过程中未扩张的乳房

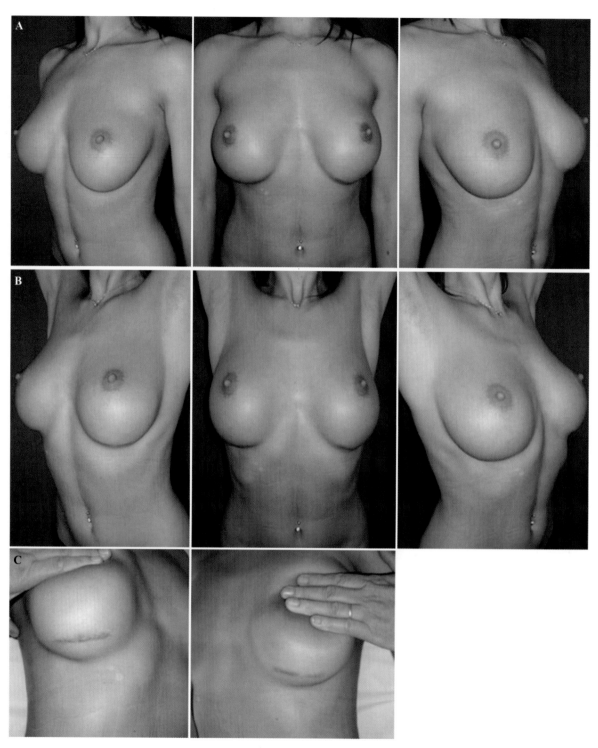

▲ 图 24-50　继发于假体重量和伴侣的揉捏的"触底"外观
A. 患者处于站立位；B. 举起手臂；C. 推动假体

下极会产生乳头向下，如果不进行翻修手术，这一问题将长期存在（图 24-54 和图 24-55 ）。在这种情况下，乳房假体无法合适地填充乳房的下极。当乳房上极过度填充和下极松解不足同时存在时，可能会出现丑陋的外观（图 24-56 ）。

一些患者在手术后热衷于展示自己的大乳房，他们在术后一周就开始穿戴上推型胸罩，从而导致乳头向下的外观（图 24-57 ）。一名患

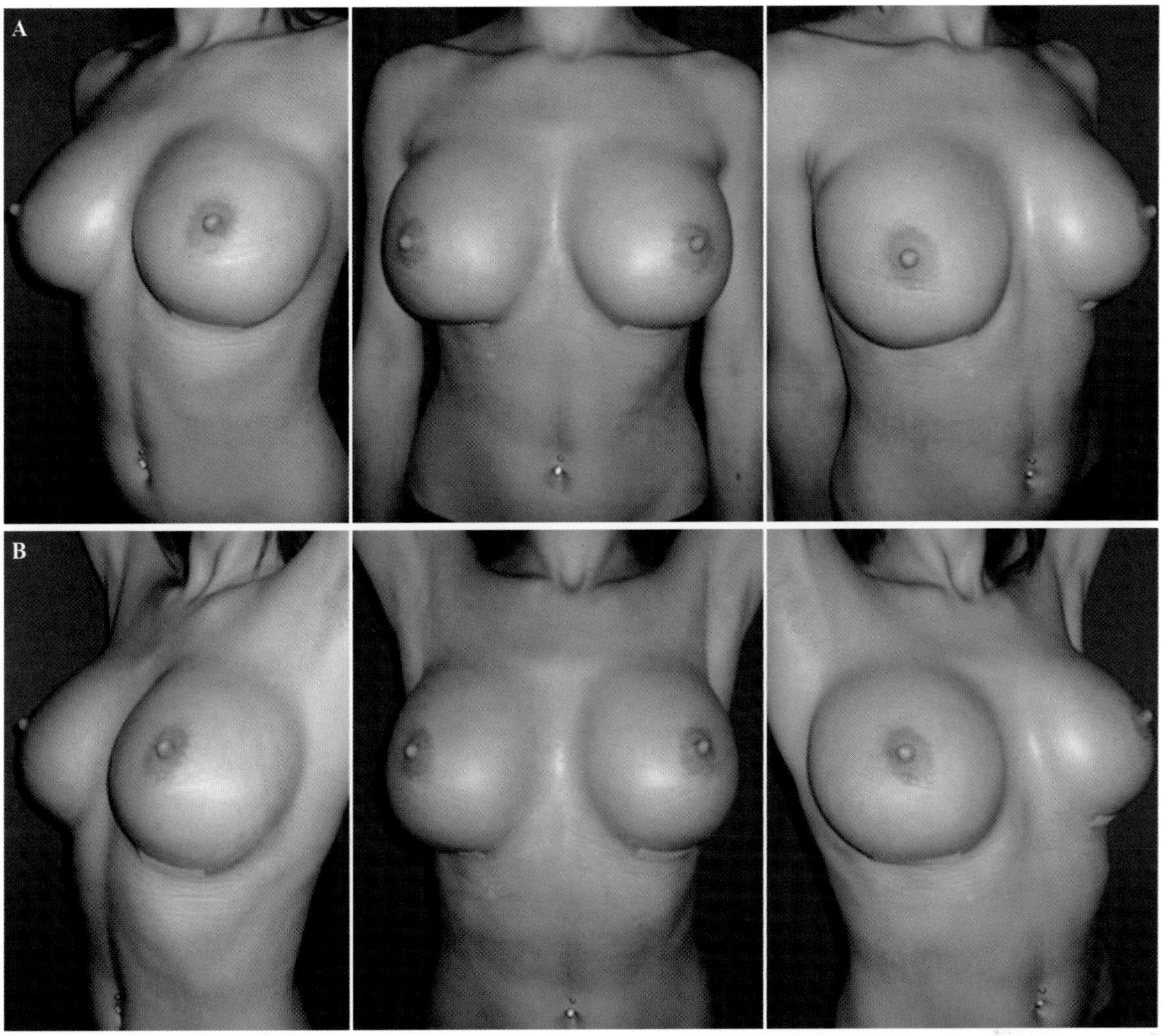

▲ 图 24-51　使用乳房下区重塑，头侧包膜开窗术和更大体积的假体进行乳房"触底"外观的纠正

A. 患者处于站立位置；B. 举起手臂

者在术后 6 周常规随访时出现了这一问题。通过与术后早期照片进行对比，患者意识到了原因。我们建议她做相反的操作，用弹性加压绷带环绕胸部包扎乳房上极。6 个月后，乳房外观恢复正常。

内部"上拉"可能是由于乳房悬韧带拉动假体周围包膜（图 24-58），包膜的收缩导致了乳头向下（图 24-59 和图 24-60）。

可以根据具体病例病因，使用一种或数种手术方式，对外观向下的乳头进行手术矫正。

1."腺体窗"技术放松乳房下极（图 24-61）。

2. 圆形包膜开窗术扩大假体腔隙基底部

（图 24-62）。

3."吊床"包膜瓣（图 24-62）。

4. 更换为更大体积的假体。

十一、原发性和继发性"悬挂"乳房

这种情况是指位于假体前方的下垂乳房组织，具有"悬挂"外观（图 24-63）。根据可能的病因（表 24-29），"悬挂"乳房可能是原发的。先前存在乳房下垂、乳房下极筋膜分离不充分、假体未能填充乳房组织包被都可导

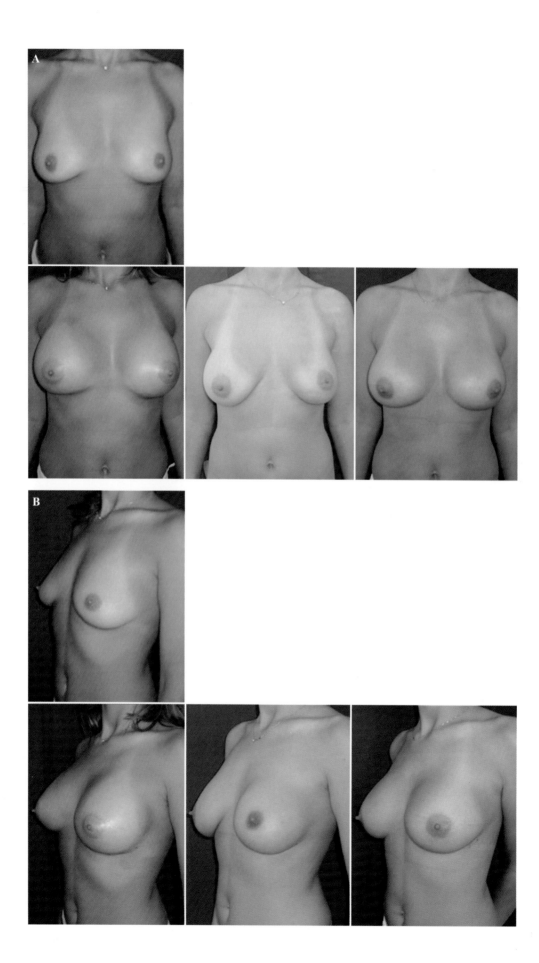

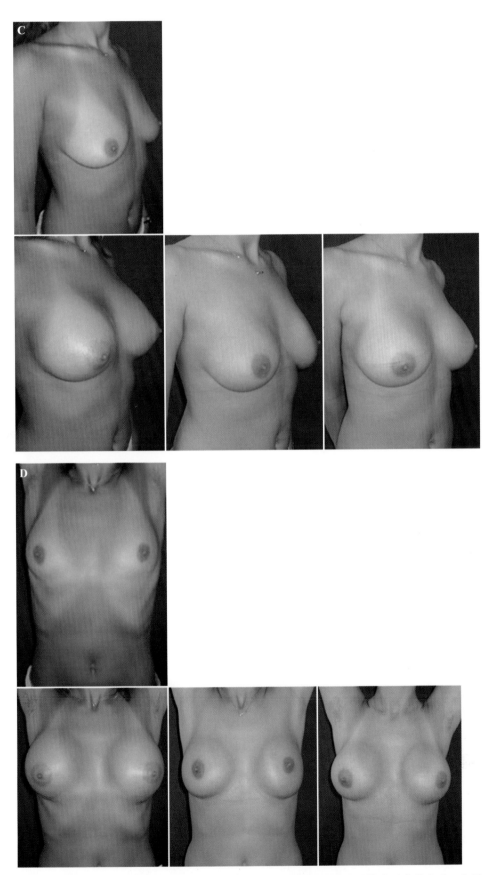

▲ 图 24-52 （上）术前。（左下）术后 1 个月。（中间底部）250ml 硅凝胶假体的筋膜后隆乳术后 6 个月，出现双侧乳房假体的扭转。（右下方）缩小腔隙及更换大体积的假体（300ml）后 1 年，扭转被纠正

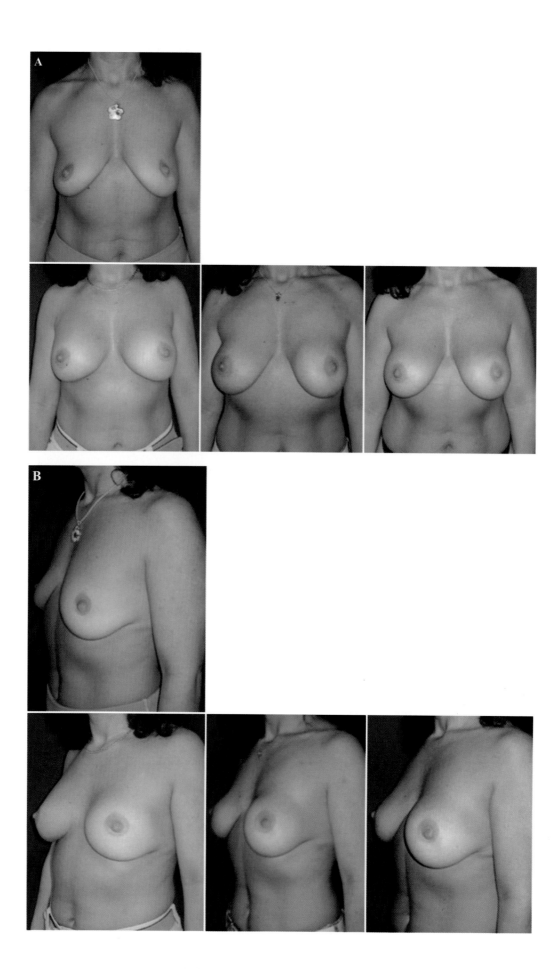

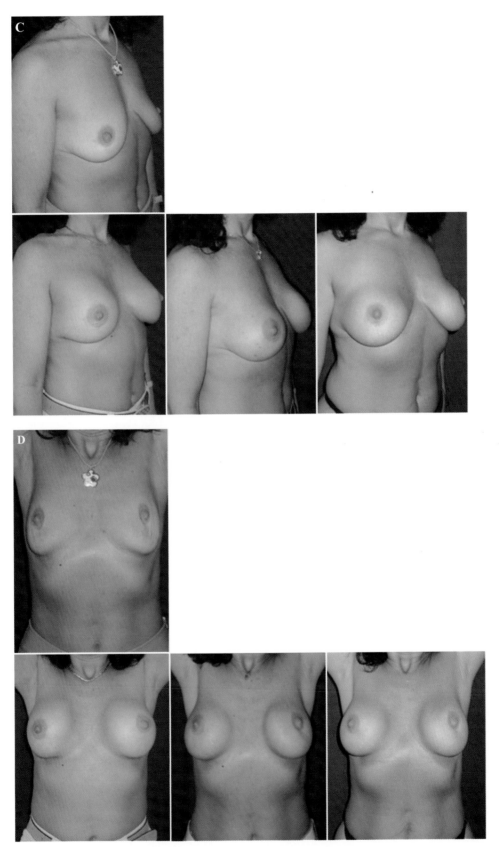

▲ 图 24-53　用 **225ml** 解剖型假体行筋膜后隆乳术术前（上）。隆乳术后 **6** 个月（左下）。扭转的左乳房假体术后 **6** 个月（中下），术后 **1** 年（右下）

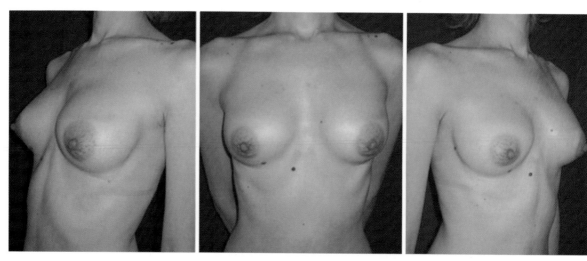

▲ 图 24-54　未扩张的乳房下极扩张不充分，产生乳头外观"向下"

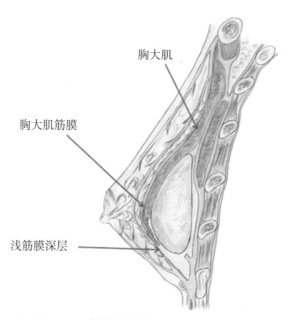

胸大肌

胸大肌筋膜

浅筋膜深层

▲ 图 24-55　未扩张的乳房下极导致乳头向下

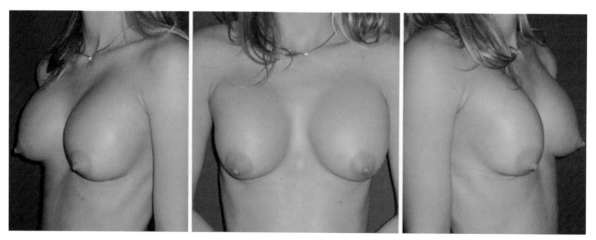

▲ 图 24-56　由乳房下极松解不足和乳房上极过度填充引起的外观"向下"的乳头

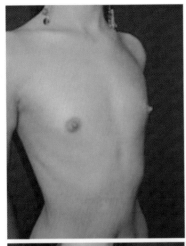

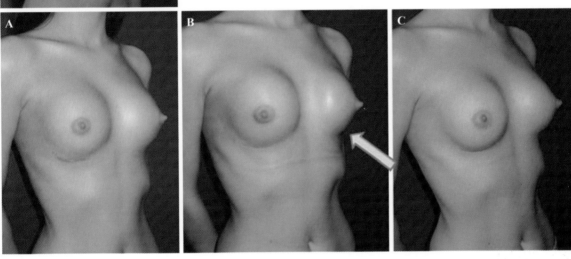

▲ 图 24-57　外部"上推"

（上）术前；A. 术后 1 周；B. 穿着"上推"胸罩 6 周后出现外观"向下"的乳头。黄色箭显示胸罩的"上推"效果；C. 穿着推荐的胸罩 6 个月后乳房外观正常

致这一问题（图 24-64）。隆乳术后数年，在孕期乳房增而产后乳房萎缩、且合并有包膜挛缩的情况下，可能出现继发性"悬挂"乳房（图 24-65）。

表 24-29　"悬挂"的乳房的病因

下垂的乳房
乳腺下极筋膜分离不充分
未充盈的乳房下极
乳房营养不良
包膜挛缩

这些问题的手术矫正也可能需要结合"腺体窗"技术（图 24-61）与"吊床"包膜瓣（图 24-62 和图 24-66）。对于原发"悬挂乳房"，我们只使用"腺窗"技术来填充乳房下极（图 24-67）。

对于图 24-68 所示病例（曾行胸大肌后解剖型假体隆乳术），作者使用了图 24-62 和图 24-66 中所示的相同技术（通过旧的乳房下皱襞切口），通过连续缝线缩小腔隙、重新调整腔隙外侧缘并行环乳晕的乳房悬吊术。

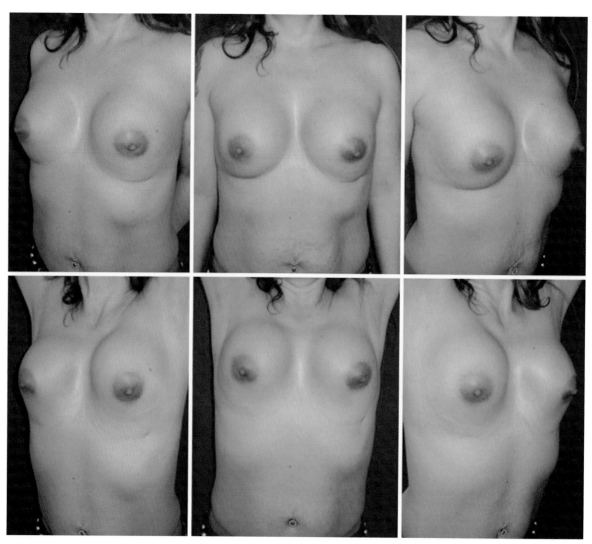

▲ 图 24-58　内部"上拉"产生外观"向下"的乳头。乳房悬韧带拉动假体周围的包膜

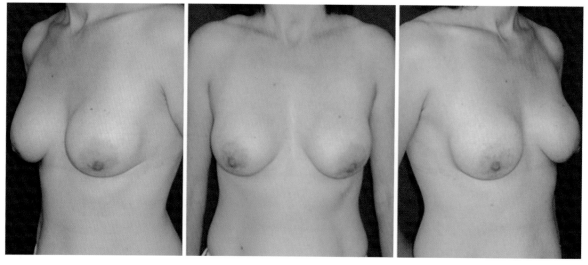

▲ 图 24-59　**Baker Ⅱ级包膜挛缩产生外观"向下"的乳头**

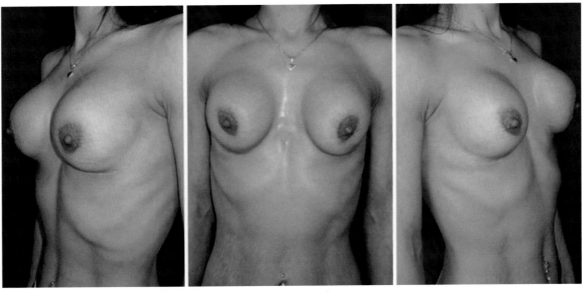

▲ 图 24-60　**Baker Ⅲ** 级包膜挛缩产生的外观 "向下" 的乳头

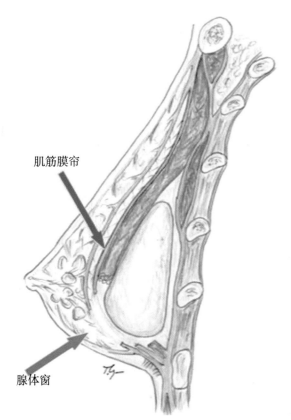

肌筋膜帘

腺体窗

▲ 图 24-61　用 "腺体窗" 技术纠正由未扩张的乳房
下极产生的外观 "向下" 的乳头

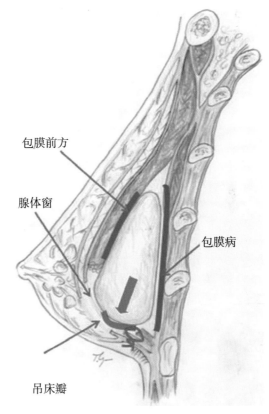

包膜前方

腺体窗

包膜病

吊床瓣

▲ 图 24-62　将 "吊床" 包膜瓣（红箭），"腺体窗"
和圆形包膜开窗术结合，以扩大假体袋的基底部

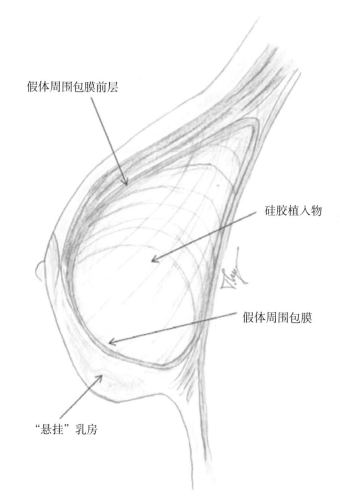

假体周围包膜前层

硅胶植入物

假体周围包膜

"悬挂"乳房

▲ 图 24-63　在假体周围包膜前面的"悬挂"乳房组织

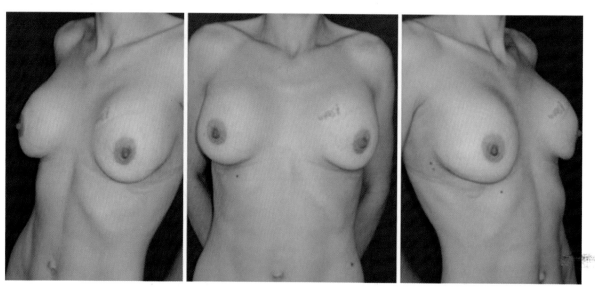

▲ 图 24-64　原发性的"悬挂"乳房是由于先前存在下垂的乳房，乳房下极筋膜分离不充分和假体未能填充乳房包膜

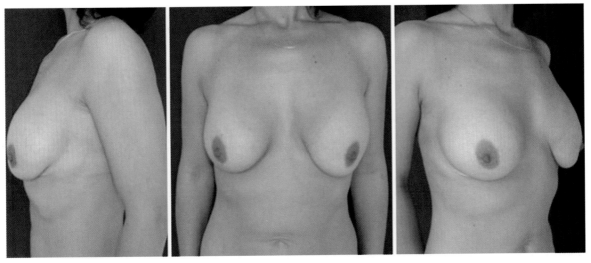

▲ 图 24-65 继发性"悬挂"乳房，在后胸部隆乳术后 **8** 年以及有 **16kg** 体重增加的怀孕后出现

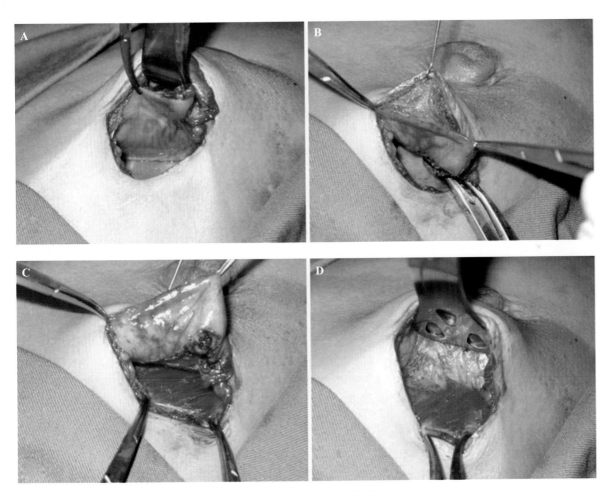

▲ 图 24-66 "吊床"包膜瓣技术

A. 前假体周围包膜；B-C. "吊床"瓣准备；D. "腺体窗"技术及松解胸大肌

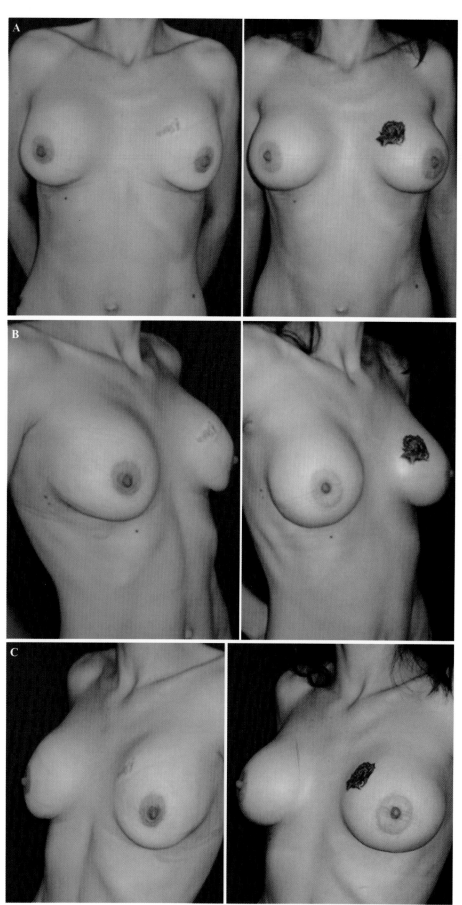

◀ 图 24–67 （A–C）
（左）原发性"悬挂"
乳房。（右）通过"腺窗"
技术和更大体积的假体
（225 ～ 260ml）进行手
术矫正

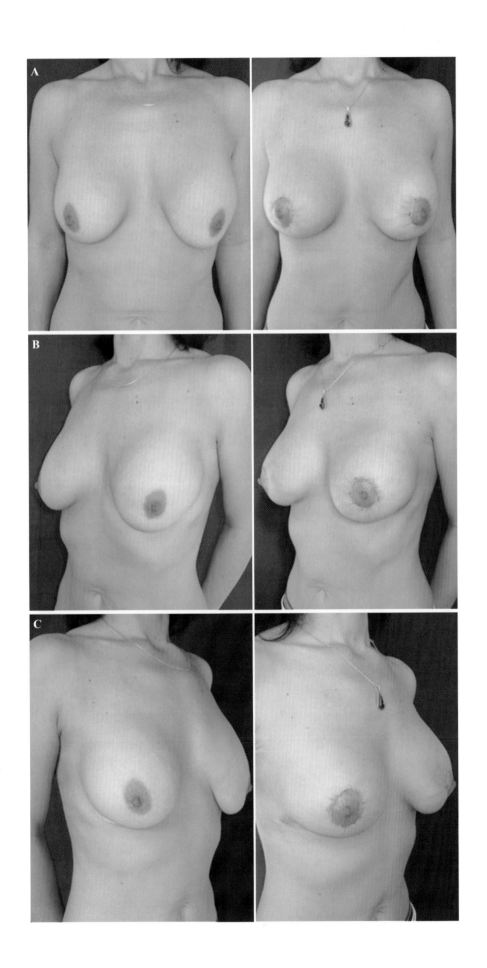

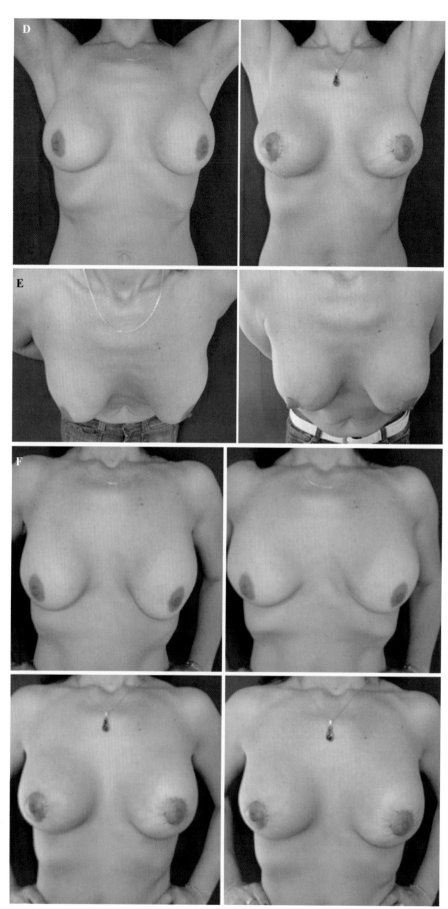

▶ 图 24-68 （A-F）（左）
继发性"悬挂"乳房。（右）
使用环乳晕乳房悬吊术、
腺体窗技术、吊床技术和
腔隙外侧缘成形术进行手
术校正

十二、隆乳术后乳房下垂

正如人体胸部的自然变化规律，假体隆乳同样会在未来的某一时刻发生下垂。我们必须告知患者并让他们知道如何通过外科手术进行纠正。假体隆乳后的下垂与自然乳房下垂最主要的区别在于这是硅凝胶假体与乳房组织的相互作用。当假体隆乳发生下垂后，许多患者会选择取出假体来改善下垂外观（乳房悬吊术并置入新的假体），或者使用其他方法（表24-30）。这应根据外科医生的建议以及患者自己的意愿来合理选择[21]。

表 24-30　隆乳后乳房下垂的处理

乳房悬吊术
乳房悬吊术及置入新假体
重新分离假体腔隙
包膜成形术
包膜切除术
置入更大体积的假体
假体取出术
假体取出及乳房悬吊术

（一）临床病例

患者 10 年前经乳房下皱襞入路在乳腺后置入了一个 230ml 的 Polytech Silimed 公司盐水填充假体，术后外观满意。术后 5 年，患者怀孕期间体重波动了 12kg 并经历了 2 个月的哺乳期。此后，乳房开始呈现下垂外观，乳房上极可见假体边缘形状，乳房下极则可在皮下浅层触及假体（图 24-69，图 24-70）。在与患者沟通后，最终决定行短倒 T 形瘢痕的垂直双蒂乳房悬吊术，并在肌肉 - 包膜后方新分离出的腔隙中重新置入了一个解剖型硅凝胶假体（图 24-71）。根据术前标记，手术首先对乳头 - 乳晕复合体的下蒂去表皮（图 24-72）。我们使用射频针在距离皮肤边缘 5mm 处切开两道经真皮的垂直切口，直达脂肪层。这能让

乳头 - 乳晕复合体向上移动，并使得外侧柱能向中线推进。以 2-0 薇乔缝线间断埋置缝合乳晕周围及垂直切口的真皮 - 皮下组织，覆盖以真皮 - 包膜为主要成分的乳头 - 乳晕复合体下蒂。最终的皮内缝合将在手术最后完成。为取出假体并分离新腔隙而单独切开的切口（5cm长）位于乳腺下去表皮标线的外侧缘（图 24-72）。此切口同样是使用射频针切开的。

在原有腔隙中，发现少量类似滑囊液的液体，标本送细菌学检查。假体包膜很纤薄，并未与旧假体发生粘连。同时，原有腔隙似乎较旧假体大一些，使得旧假体会在包膜中轻微移动。假体具有毛面外壳，表面覆盖有多处点状白色纤维组织。这些纤维组织在假体阀门处较为密集。

取出的乳房假体体积与原手术置入时一致，为 230ml。包括胸大肌筋膜在内的旧假体包膜基底都被移除，直达原有腔隙上极。同时从旧假体包膜穹顶处切开数条 3 ～ 4cm 长的放射状切口。患者胸大肌看起来比较薄，在靠近胸骨端处被离断，肌肉下方断端保留 1cm 的宽度。

综合考虑电脑程序给出的建议、手术医师经验、当地手术条件以及患者软组织纤薄的特点，最后决定于胸大肌后放置 323 型 Mentor CPG 解剖型假体。假体体积为 195ml，凸度为 4.8cm。创面开始缝合时采用 2-0 薇乔缝线在分离的数点进行。在这些位置，将相应的去表皮组织瓣以及假体周围包膜缝合到胸廓筋膜上，就像一个吊床一样（图 24-73）。这可以在乳房下极的薄弱点给新的假体提供更稳固的支撑，同时也能减轻下皱襞切口的缝合张力。

第二层缝合使用 2-0 薇乔线以埋置缝合的方式将真皮多点固定到胸廓筋膜上。切口的缝合较为简单，使用可吸收的 5/0 PDS 缝线进行全切口的连续缝合。手术结束时，新假体的下极将会由乳头 - 乳晕复合体下蒂托起，而侧方组织瓣又将覆盖于此下蒂表面。术后 1 个月及

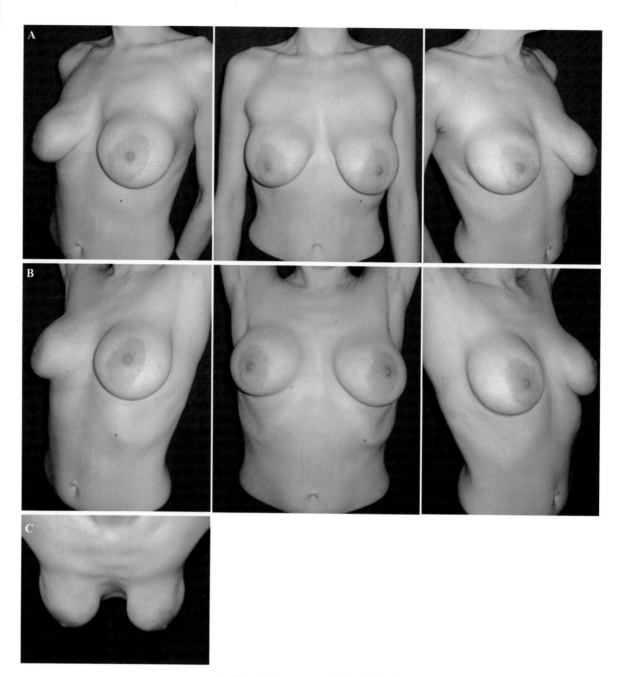

▲ 图 24-69 （A-C）患者术前照片

6个月随访结果（图 24-74）显示乳房形状良好、乳头 – 乳晕复合体位置理想，乳房容积与患者体重及体型相称。

（二）隆乳晚期并发症

与假体相关的晚期并发症如下。

1. 包膜挛缩。

2. 滑膜化生性改变。

3. 假体膨胀。

4. 假体塌陷。

5. 水波纹。

6. 晚期血清肿。

7. 急性血清肿。

8. 自发性晚期血肿。

9. 假体破裂。

10. 假体内容物渗出。

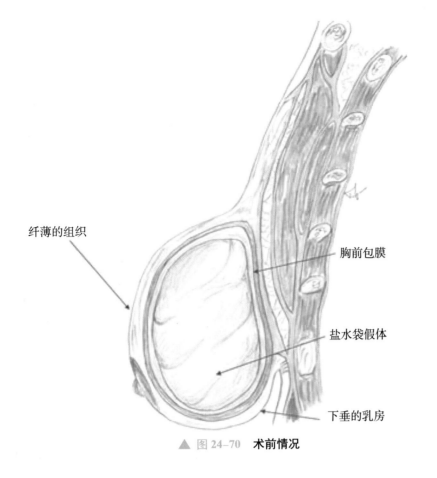

纤薄的组织

胸前包膜

盐水袋假体

下垂的乳房

▲ 图 24-70　**术前情况**

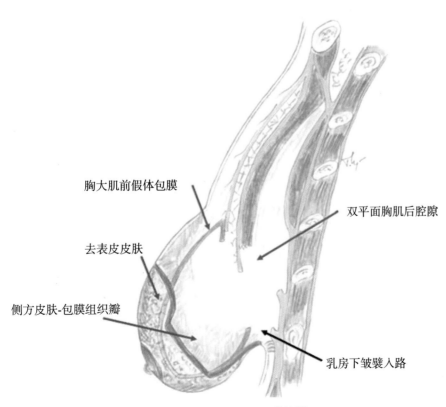

胸大肌前假体包膜

去表皮皮肤

侧方皮肤-包膜组织瓣

双平面胸肌后腔隙

乳房下皱襞入路

▲ 图 24-71　**手术计划**

11. 硅凝胶引起的乳腺炎。

12. 硅凝胶引起的淋巴结肿大。

13. 系统性炎症反应。

（三）包膜挛缩

在使用硅凝胶假体的乳房美容整形手术中，包膜挛缩是最常发生也最难预测的并发症。因为身体对异物的自然反应，每个硅凝胶假体周围都会形成一个包膜。有时包膜挛缩会发生在手术的几年之后（图 24-75），随访追踪记录到包膜挛缩最高为 Baker Ⅲ 级。

面对着最长 20 年前的手术病例，笔者时常对假体质量、容积以及置入位置一无所知。然而，在过去的几年里，当媒体对此提出一系列问题时，笔者对这些病例和术式越来越感兴趣。伴随着互联网的发展，一些所谓的整形美容"专家"利用自媒体，可能会在患者与整形医生之间开辟一片不寻常并且危险的新战场。在 20 世纪 80 年代早期隆乳手术中，包膜挛缩发生率几乎可

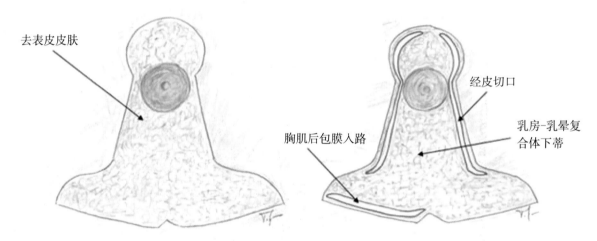

▲ 图 24-72 （左）垂直双蒂乳房悬吊术及去表皮。（右）乳房 - 乳晕复合体（NAC）下蒂

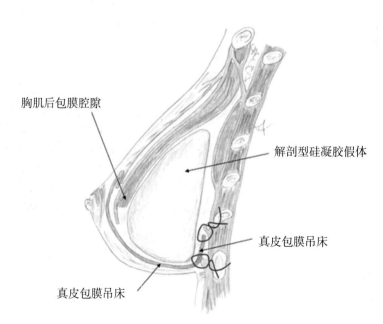

▲ 图 24-73 术后乳房假体的情况和解剖结构

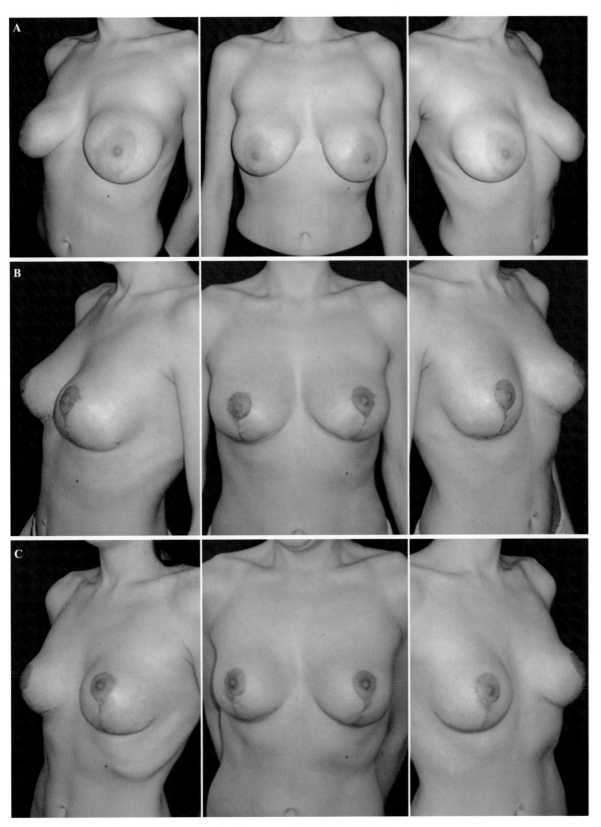

▲ 图 24-74　患者术前及术后随访
A. 术前；B. 术后 1 个月；C. 术后 6 个月

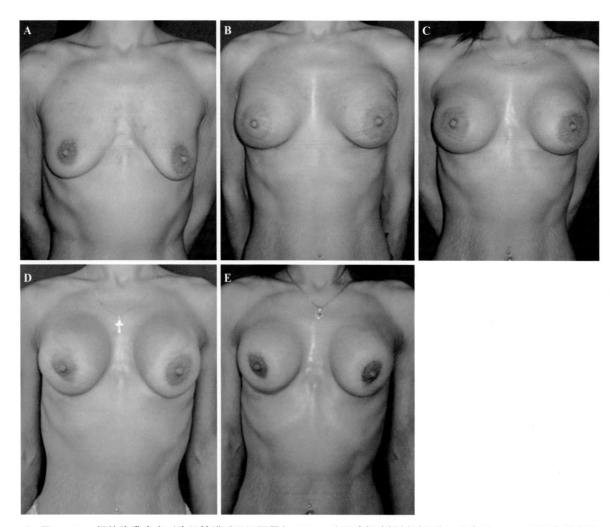

▲ 图 24-75　假体隆乳患者（胸肌筋膜后双平面置入 260ml 毛面硅凝胶解剖型假体）发生了 Baker Ⅲ 级包膜挛缩
A. 术前；B. 术后 1 个月；C. 术后 6 个月；D. 术后 1 年；E. 术后 3 年。包膜挛缩在乳房下极更为明显，因为此处组织非常薄而且容易回缩

达 30%，而根据大多数发表于文献中的调查结果，我们发现如今包膜挛缩的发生率仅为 5% ~ 8%[22]。有许多非手术方式都声称能减少包膜反应以及包膜挛缩，例如外部超声波[23]、脉冲电磁场疗法[24] 和使用白三烯通路抑制药 [扎鲁司特（安可来），孟鲁司特][25, 26]。然而，与手术相比，这些治疗方法都不能有效地改善包膜挛缩的问题。

　　包膜挛缩并发症的外科治疗方案选择取决于以下几个方面。

　　1. 相关的乳房问题。

　　2. 相关的假体问题。

3. 挛缩的严重程度（Baker Ⅳ 级）。

因此，可以采用以下几种手术方式。

1. 单纯假体的移除。

2. 假体移除及乳房悬吊术。

3. 包膜开窗术。

4. 包膜切除术。

5. 包膜成形术。

6. 包膜原位保留。

7. 在旧包膜前方置入假体。

8. 置入新的假体。

9. 重建乳房下皱襞。

进行过多次乳房手术而效果有限的年长女

性，或者希望生小孩而不希望承担任何哺乳风险的年轻女性，通常会要求行单纯的假体移除术。假体移除后，如果包膜较薄且无滑液样液体，我们建议保留包膜并引流 24h。在接下来的 6 周内推荐使用绷带加压包扎。

如果包膜较厚，影响乳房组织重新结合至胸壁上，或包膜内已经形成滑膜化生，则可以进行全包膜切除术。完全去除假体腔隙下半部分的包膜很危险，因为此处位于肋软骨胸骨前方，容易导致气胸以及出血。如果患者乳房下垂、干瘪，则可同期行乳房悬吊术。或者间隔 6 个月再做乳房悬吊术效果更佳，因为此时组织炎症反应已减轻，可以对手术进行周密的设计。

包膜开窗术是最简单的术式，通过切开旧的包膜，置入新的适合包膜的假体，来纠正乳房的外形。在手术操作之前，要手指触诊和仔细观察的方式评估假体腔隙，找到短径，避免过度解剖。包膜开窗术从头侧端开始，如有需要可往内侧或外侧延伸。接下来，从上述切口线向包膜穹顶中心做放射状切开，切口长度和深度应适中，以使切开的包膜能更好地适应新假体，避免假体变形。通常在修整手术中，会置入更大体积的新假体。而这可能给没经验的外科医生造成困难。更大的假体更重，会对乳房软组织产生应力，从而使未来的问题更难解决。

身体的异物反应会使新假体表面再次形成包膜。因此，常规上我们不建议行完整的（或者整个）包膜切除术。使用当代高质量的硅凝胶假体（包括外壳和填充凝胶两方面）后，包膜挛缩的问题似乎已经更加容易控制了。

另一方面，我们不必等到所有证据都表明包膜挛缩达到了 Baker Ⅳ级时才决定进行修整手术。当假体置入超过 10 年后，并发症的发生率会增加。因此，"即使患者本人和医生在当时都不认为假体存在问题，假体也应当于置入后 10 年内更换"的这一观念有可能作为一项原则写入患者知情同意书。硅凝胶假体的凝胶内容物还有漏出的风险，越旧的假体，这种并发症的概率就越大[27-29]。

十三、包膜成形术

假体包膜的形成是身体对异物所产生的自然反应。虽然常常被视为敌人，但有时它还能在修整手术中为新假体提供强有力的支撑（吊床结构）。

病例 1

一位 26 岁的年轻女性因乳房发育不良以及乳房下垂，于胸大肌筋膜后方置入了 Eurosilicone 300ml 毛面硅凝胶解剖型假体。10 年后，她因发生了 Baker Ⅲ级包膜挛缩而就诊（图 24-76）。同时，她体重也变化了 8kg。计划进行的包膜成形术（图 24-77）包括"乳腺"开窗，以及在乳房下皱襞处采用"吊床"瓣重新固定胸廓筋膜。术中图片展示了手术步骤（图 24-78 至图 24-87）。

病例 2

一位瘦弱的患者（图 24-88）在 15 年前进行了隆乳术，经乳房下皱襞长切口于腺体后置入了盐水圆形假体。她来医院寻求修整手术。虽然乳房形态可见明显的水波纹，假体表面的软组织也非常菲薄，但包膜挛缩仍然属于 Baker Ⅲ级。除了外形不满意以外，患者对隆乳术的其他方面均没有怨言。由于患者术前基础条件很差（软组织菲薄，假体位于胸大肌前，下皱襞瘢痕明显），笔者计划行双环法乳房悬吊术、取出原有假体，并通过下皱襞原有手术切口放入新假体。假体放置层次也将从胸大肌前调整为双平面。

术前乳房假体位置（图 24-89）、手术设计（图 24-90）及术后情况的示意图（图 24-91）显示了乳房假体的双平面放置层次，同时还显示了以真皮 - 包膜成分为主的"吊床"组织瓣

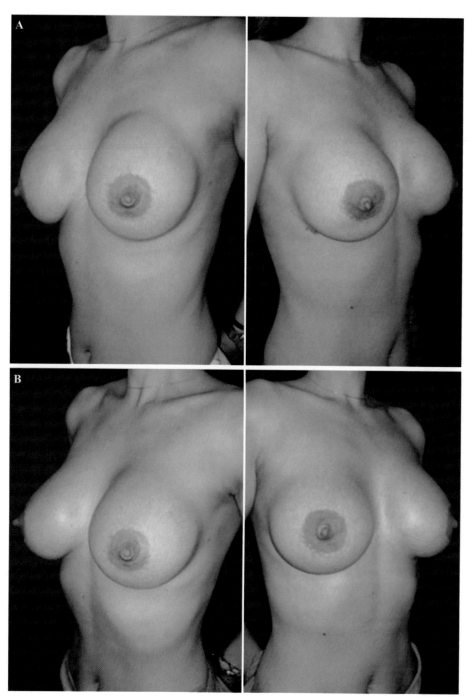

◀ 图 24-76 （A）患者接受了胸筋膜后 300ml 解剖型硅凝胶假体隆乳术后 10 年。（B）患者接受了 320ml 新解剖型假体以及包膜成形术，此为术后 6 个月，乳房下极得到较好的扩展，看起来很自然

对假体的支撑与保护作用。这显示假体周围包膜在这一情况下可以发挥强大的作用。对这一特殊病例，乳晕血供很容易受到损伤，故双环法乳房悬吊术（图 24-92）只是用作去除多余皮肤的技术性微调方案。

根据患者乳房术前标记（图 24-93），我们首先行真皮切口，以划定去表皮区域的边界。在距离中央蒂真皮边缘约 0.5cm 的范围内，潜行分离并松解了乳晕，使它看上去像一个"蘑菇"（图 24-94）。然后，使用 2-0 薇乔缝线进行荷包缝合，使创面直径缩小为理想中的 5cm。最后，用 2-0 薇乔缝线间断埋置缝合新皮肤边缘的真皮 - 皮下层，以 5/0 PDS 缝线行皮内连续缝合。

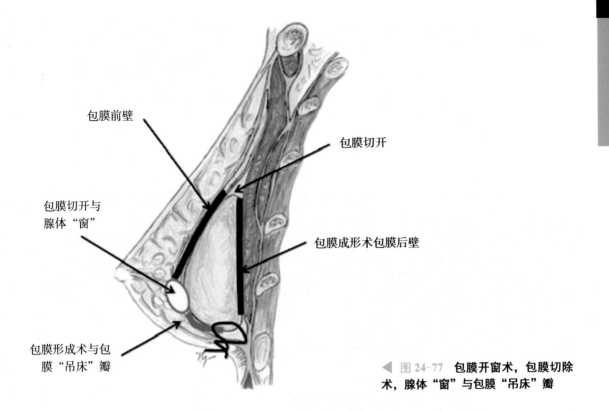

包膜前壁

包膜切开

包膜切开与
腺体"窗"

包膜成形术包膜后壁

包膜形成术与包
膜"吊床"瓣

◀ **图 24-77** 包膜开窗术，包膜切除术，腺体"窗"与包膜"吊床"瓣

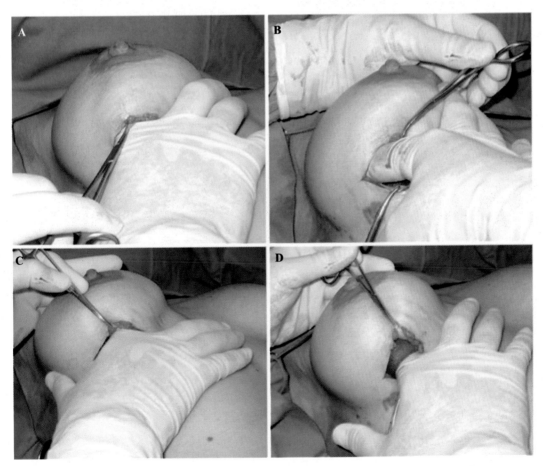

▲ 图 24-78 手指控制硅凝胶假体前方（**A**）、侧方（**B**）和中间与后方（**C**）的位置

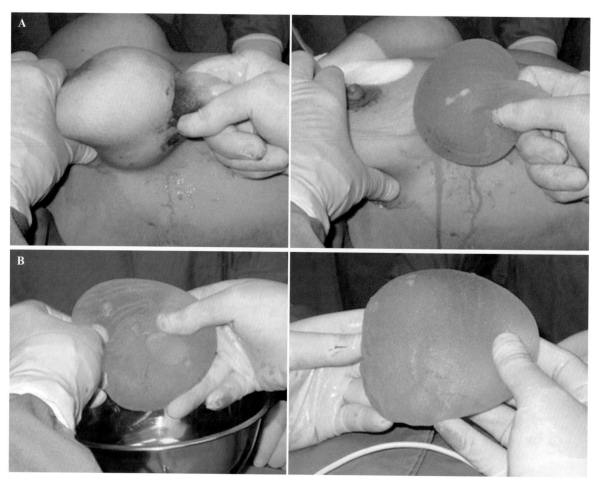

▲ 图 24-79 （上）从腔隙中取出假体。（下）检查假体

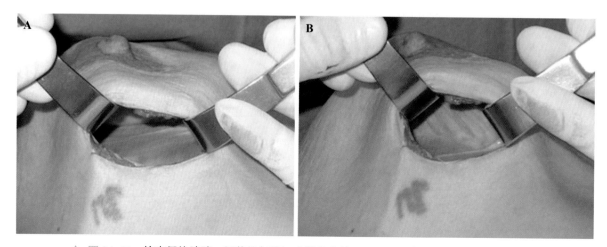

▲ 图 24-80 检查假体腔隙。纤薄的包膜与术前做出的 Baker Ⅲ级包膜挛缩临床诊断不相符

手术继续从乳房下皱襞入路进行。少量的滑液（几毫升）被挤出并送实验室行细菌学检查。包膜厚约 2mm，距离皮肤很近，与假体无粘连。假体被顺利取出并测量体积（浸入一定容量的水中），显示盐水容积为 400ml。包膜看起来很干净，在内外侧边缘处有少量纤维组

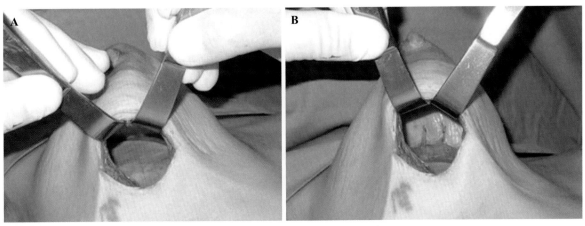

▲ 图 24-81 **手术步骤**
A. 包膜开窗术在包膜的上缘进行；B. 用放射状切口来使组织扩张

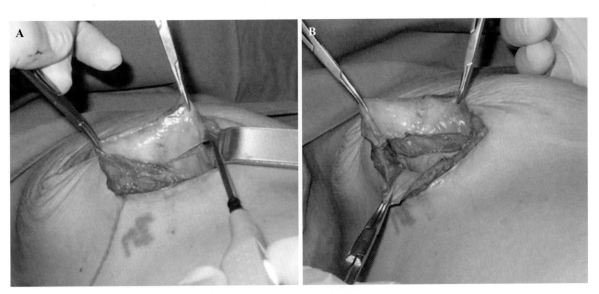

▲ 图 24-82 **手术步骤**
A. 准备包膜"吊床"瓣；B. 松解

织桥连接包膜穹窿和基底。基底部的包膜，包括胸大肌筋膜在内，均被去除，直达原假体腔隙上缘。然后在包膜穹窿部做了数条 3～4cm 长的放射状切口。

患者的胸大肌非常薄，并且已经被切断，断端接近胸大肌胸骨端。胸大肌下缘保留了宽约 1cm 的残端。综合考虑电脑程序给出的建议、手术医师经验、当地手术条件以及患者软组织纤薄的特点，最后决定于胸大肌 - 包

膜深面放置 1 个 323 型 Mentor CPG 解剖型假体。假体体积为 260ml，凸度为 5.3cm。我们使用 2/0 薇乔线分两层间断缝合切口。整个切口都用免缝胶带贴合，在 3～6 周每 7 天更换一次。术后，患者乳晕部分区域发生了轻微静脉淤血，后期自行缓解（图 24-95）。早期的术后图片（图 24-96）显示，虽然没有彻底解决患者的问题，但乳房外形已经有了显著改善。

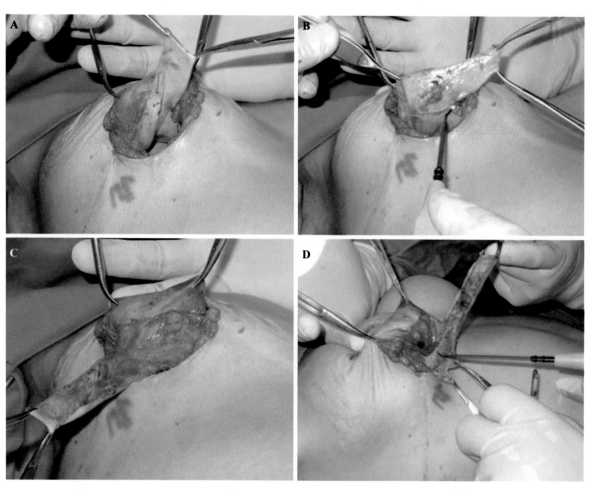

▲ 图 24-83　包膜瓣切除以形成腺体"窗"

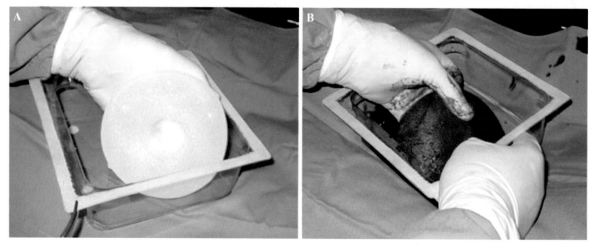

▲ 图 24-84　手术步骤

A. 检查新假体；B. 碘伏清洗假体

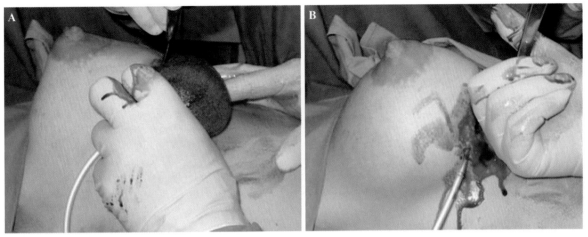

▲ 图 24-85　手术步骤

A. 使用手指将新假体旋转推入腔隙中；B. 在手指控制下用拉钩松解局部组织，避免损伤假体

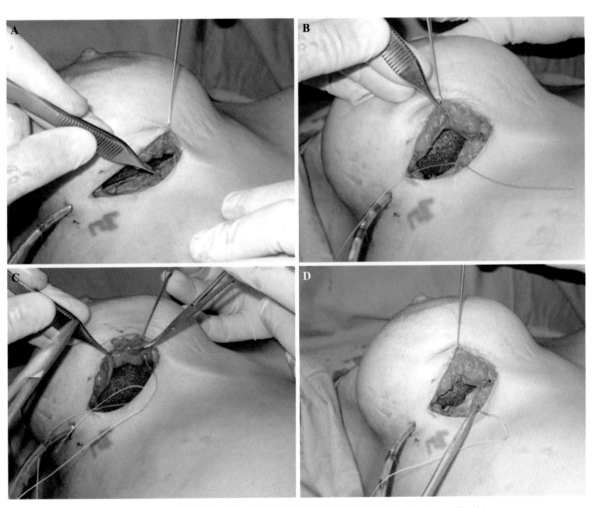

▲ 图 24-86　缝合第一层，将后壁包膜和胸廓筋膜连接至包膜"吊床"瓣上

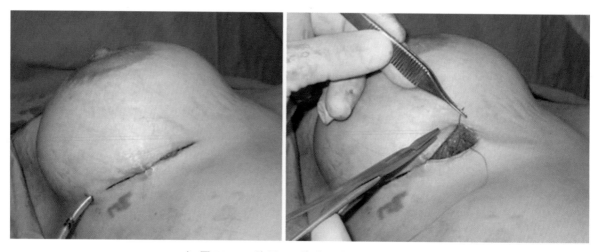

▲ 图 24-87　使用 2/0 薇乔线缝合皮下第二层

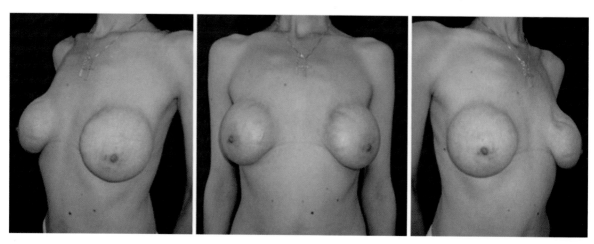

▲ 图 24-88　患者术前照片

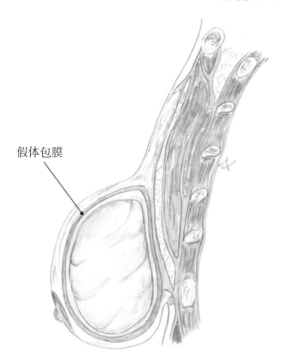

假体包膜

◀ 图 24-89　术前情况示意

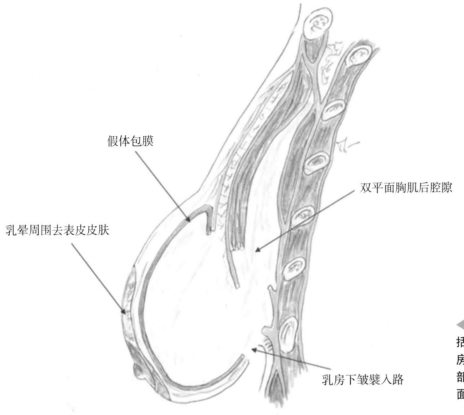

假体包膜

双平面胸肌后腔隙

乳晕周围去表皮皮肤

乳房下皱襞入路

◀ 图 24-90 手术计划包括双环法乳房悬吊术、乳房下皱襞入路、后壁包膜部分切除术和胸肌后双平面分离

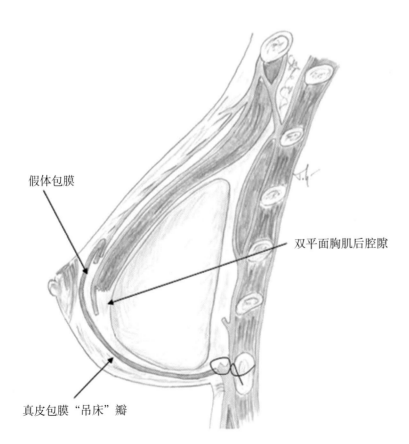

假体包膜

双平面胸肌后腔隙

真皮包膜"吊床"瓣

◀ 图 24-91 术后示意

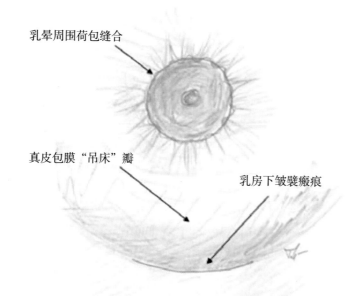

乳晕周围荷包缝合

真皮包膜"吊床"瓣

乳房下皱襞瘢痕

◀ 图 24-92 手术三个关键因素：双环法乳房悬吊术，真皮包膜"吊床"瓣，以及乳房下皱襞入路

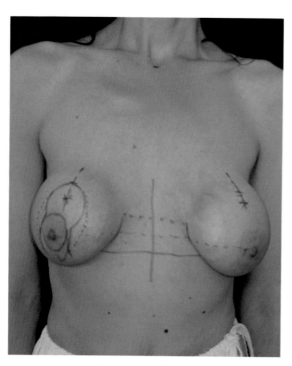

▲ 图 24-93 患者术前标记

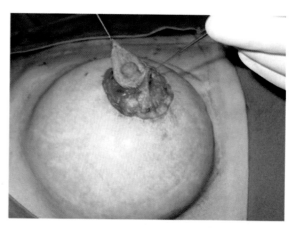

▲ 图 24-94 双环法乳房悬吊术。对乳晕潜行分离和松解，使它看上去像一个"蘑菇"。以 2-0 薇乔缝线进行荷包缝合，使创面直径缩小为理想大小

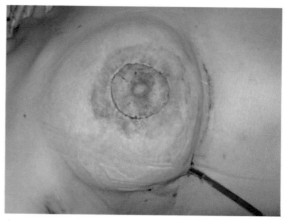

▲ 图 24-95 术后 24h 乳晕淤血

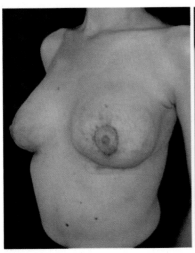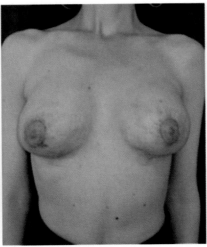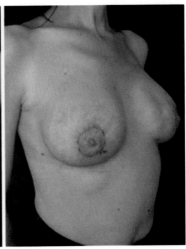

▲ 图 24-96　术后 7 天

病例 3

一位 46 岁的女性因左侧乳腺癌，在一个肿瘤治疗中心接受了保留皮肤的乳房切除术、腋窝淋巴结清扫，并进行了即刻乳房再造术。即刻乳房再造术使用了带蒂背阔肌皮瓣转移，并通过下皱襞切口置入了一个 275ml 的 Eurosilicone 解剖型假体。4 年后，她发生了 Baker Ⅲ 级包膜挛缩，双臂上举及胸大肌收缩时均可见显著的乳房变形（图 24-97）。患者的 Ni-IMF 距离从 5cm（放松状态）增加至 7cm（拉伸状态），软组织因包膜挛缩而收缩（图 24-98）。另一个问题是，原有切口瘢痕长 7cm，位于乳房下皱襞上方 2cm 处，呈水平方向。为了达到与右乳对称的目的，我们决定对左乳施行修整手术以及短倒 T 形切口乳房悬吊术。

在修整手术中（图 24-99），我们使用与之前相同的手术入路（通过原有手术瘢痕），将旧假体表面纤薄的肌肉 - 包膜组织切断，无损伤地取出假体。从切口水平开始，向头侧端切除了部分包膜，同时在剩余的包膜上做了几道较短的纵行切口，使软组织得以松解和伸展，从而使其能够贴附于新假体。

在切口的尾侧端，进行肌肉下分离，松解

已经被向下移动到下皱襞水平的包膜瓣并将其缝合固定，在低位包膜开窗术所形成间隙的下方形成吊床样结构。通过这种方式，在内部以及下侧给假体提供了保护，同时使得重建乳房的下极软组织得到松解。新置入的假体为 Eurosilicone TMM3 320ml 解剖型假体。术后 6 个月，患者乳房对称性良好（图 24-100）在抬手及平躺时没有变形。

十四、包膜"原位"保留

在 5 年前，修整手术中将包膜留在原位的做法不被人们所接受。即使包膜成形术已证明这其实很有用，也仍然如此。将包膜留在原位适用于旧假体取出术，也适用于更换假体时新假体置于原有包膜囊前方或后方的情况。然而，只有在 A 和 B 类组织条件的情况下（不超过 Baker Ⅲ 级）才可以这么做。下面几种情况都可以被视为包膜原位保留的适应证（表 24-31）。

对于 Baker Ⅲ 级与Ⅳ级包膜挛缩的传统治疗方式包括封闭式包膜开窗术或者完全 / 部分包膜切除术，同时将假体置入的层次从乳腺后

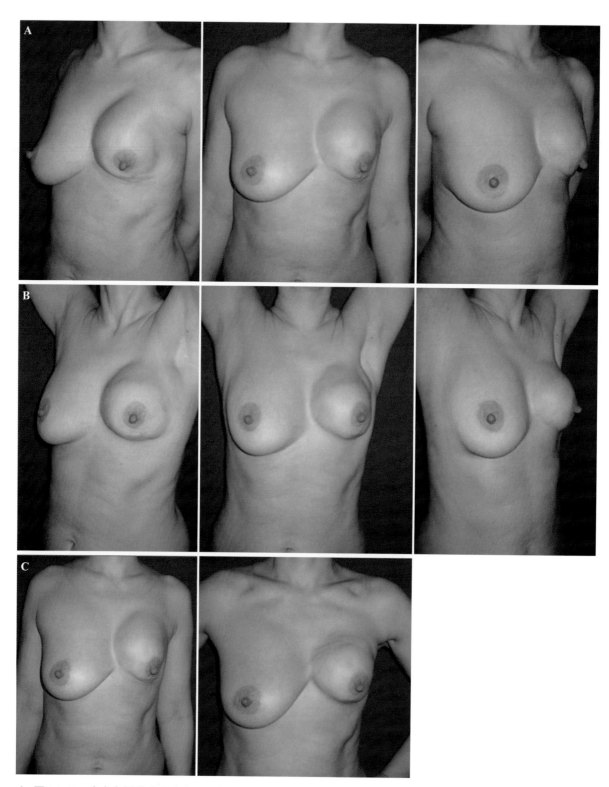

▲ 图 24-97　患者左侧乳房再造术后 **4** 年出现包膜挛缩（**A**），手臂上抬导致假体移位（**B**）和胸大肌收缩状态（**C**）下外观。**Ni-IMF** 间距从 **5cm**（放松状态）增加至 **7cm**（伸展状态），软组织因包膜挛缩而回缩

表 24-31 "原位"保留包膜的适应证

包膜"原位"保留适用的情况
良好的包膜组织情况（Baker I 级）
局部刺激明显，厚的、挛缩的包膜（Baker II 级与 III 级）
没有滑膜化生
包膜中没有液体（浆液性或者血性）
可对腔隙进行全方位视诊观察
分离出新的假体腔隙
位于旧包膜前方（旧腔隙位于胸大肌后）
位于旧包膜后方（旧腔隙位于胸大肌前）
使用新的硅凝胶假体

变换到胸大肌后（或反向变换）[30,31]。

Collision 和 Sharpe 的一项临床调查 [32] 显示对于 Baker III 级与 IV 级乳腺后的包膜挛缩，使用完全包膜切除术，相比于前部盘状包膜切除术，复发率更低。Baran 等 [33] 提出了另一种处理包膜挛缩的手术治疗策略，他们建议完整保留原有包膜，并在这个包膜前方或者后方（后者可能性更大）形成一个新的腔隙用于置入新假体。Baran 等发现在取出旧假体后，几乎所有旧的包膜都会立即变得柔软。而柔软的包膜组织并不会给新腔隙造成阻碍。

最近，Hongyu Xue 和 Siew Yi Lee[34] 使用了类似的手术方式。14 位 Baker III 级或 IV 级的

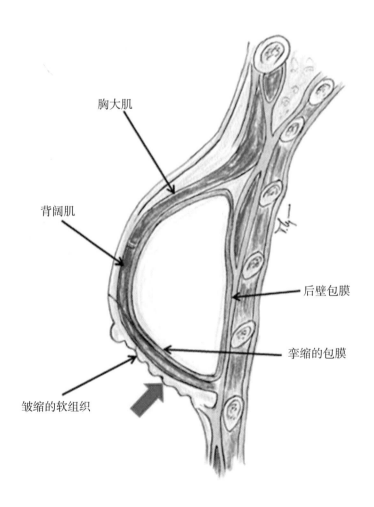

胸大肌

背阔肌

后壁包膜

挛缩的包膜

皱缩的软组织

◀ 图 24-98 术前情况：保留皮肤的乳房切除术及即刻乳房再造术。即刻乳房再造术使用了带蒂背阔肌皮瓣转移，并置入了一个解剖型假体。红色箭指示旧的手术瘢痕位置

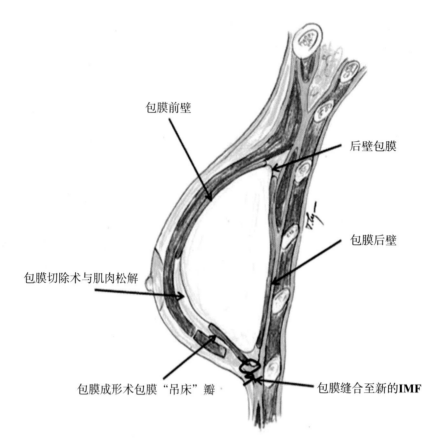

包膜前壁

后壁包膜

包膜后壁

包膜切除术与肌肉松解

包膜成形术包膜"吊床"瓣

包膜缝合至新的IMF

▲ 图 24-99　术后情况：修整手术使用了包膜开窗术，部分包膜切除术，以及包膜"吊床"瓣

患者（18 个乳房）通过腋下入路或者乳房下皱襞入路，在包膜囊上做短小切口，将假体取出并重新将原有假体放置于旧包膜囊前方。所有的硅凝胶假体均为圆形光面假体，置入层次为胸肌后。因为没有在术前和术中发现滑液样液体，所以旧的包膜被保留了下来。据报道，在29 个月的术后随访中，所有 14 名患者都得到了满意的效果（Baker Ⅰ级）。

对于这种观念，我们同意如果包膜内没有液体，可以将旧的包膜保留在原位。然而，将原有的假体重新放置于一个新的腔隙中，这种做法我们却不敢苟同，因为这些患者均发生了 Baker Ⅲ级和Ⅳ级的包膜挛缩，而造成这种情况的原因之一可能是旧假体硅凝胶渗漏。

单纯取出乳房假体（图 24-101）代表了另一种可以将包膜留在原位的情况。除非发生了滑膜化生（包膜内存在血清性或血性渗液）必须切除包膜。

假体膨胀

或者称为"术后膨胀"，这是指盐水假体的体积变大的情况。这种情况发生于含有硅凝胶内核的单腔或者双腔假体。对这种罕见情况可能的解释是当包膜存在时，其内部产生的液体在包膜内产生了很高的压力，撑开假体的阀门并且渗入假体内[35]。假体填充剂与假体外包膜内液体的渗透压差也许可以解释术后水凝胶假体膨胀的现象[36]。这种现象不会发生在硅凝胶假体上。如今，盐水假体以及其阀门的质量改进都使得这一并发症变得极为罕见。

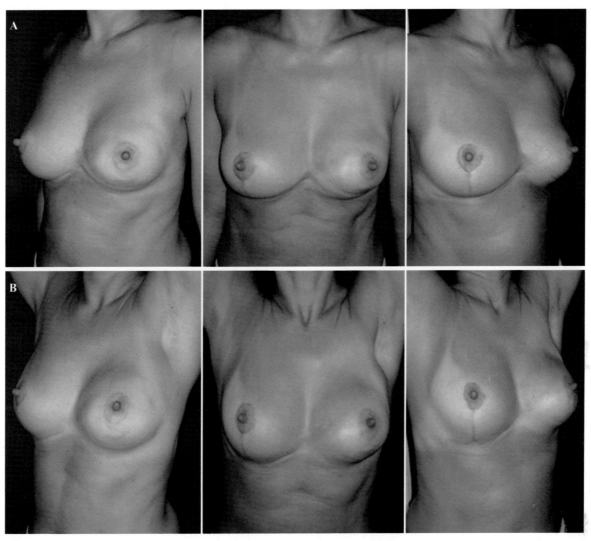

▲ 图 24-100 修整手术后 6 周显示乳房位置及对称性均良好

十五、假体收缩与水波纹

假体可能会发生容积缩小（收缩）。因为阀门工艺的缺陷，这种情况多发生于盐水假体上。由于假体外周压力较大，这种现象可在数月内逐渐变得明显，呈现出水波纹外观（图 24-102）。假体容积缩小也可发生于 24h 内，其原因是假体外周存在高压力的同时，假体阀门纤维条索打开。这种纤维条索可随乳房的活动而上下移动（图 24-103）。这两种情况都需要进行修整手术，置入新的假体。

十六、晚期血肿

关于晚期血肿的的报道很少。有作者提到了几种病因。据报道，闭合包膜开窗术后的血肿发生率不高于 1%[30]。炎症和毛细血管通透性增加[37, 38]，包膜微小裂伤的继发出血[39]，假体和纤维包膜的突然破裂致使包膜周围受侵蚀动脉损伤[40, 41]，毛面假体和血供丰富的包膜间的机械摩擦[42, 43]，以及假体包膜的滑膜样化生均可引起出血。

在最近 20 年间，随着毛面假体使用量增

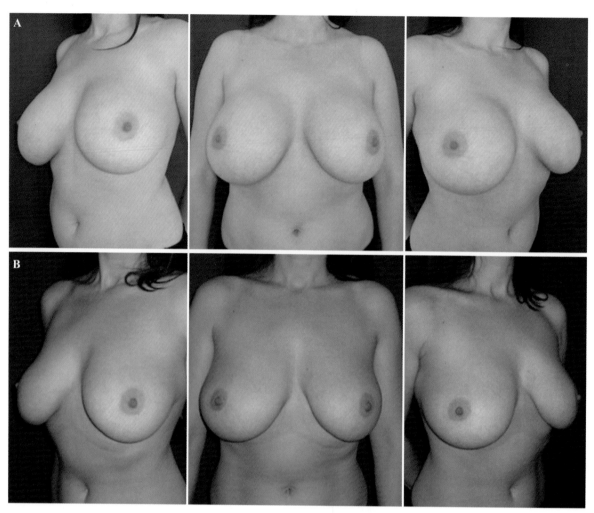

▲ 图 24-101　单纯取出乳房假体

A. 患者术前照片；B. 取出假体并将包膜留在原位 6 个月后。胸部 MRI 未见任何包膜信号

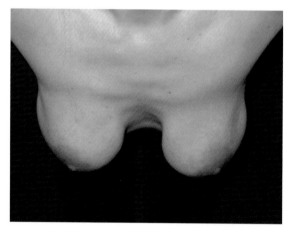

▲ 图 24-102　盐水乳房假体的水波纹

大，毛面假体包膜滑膜样化生，晚期血肿才逐渐显现。修整手术包括包膜切除术和更换假体，建议更换为光面假体。

假体破裂

无论是硅凝胶假体还是盐水假体，关于其长期安全性的问题一直争论不休，假体破裂发生率在文献报道中为 4%～63%[44-47]。而对文献中不同的假体破裂发生率进行直接对比很难，不同学者对假体破裂的定义不同、随访周期各异，所用假体更是千差万别。以下情况有可能导致假体破裂。

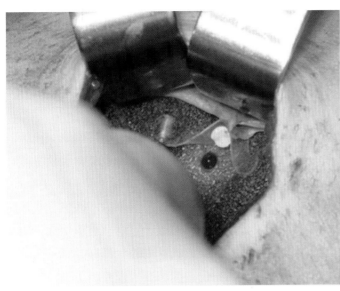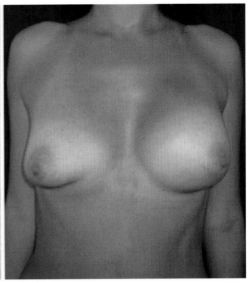

▲ 图 24-103　右侧乳房假体收缩，阀门被纤维条索打开

1. 随时间推移，假体外壳逐渐老化。

2. 术中损坏假体。

3. 假体有缺陷。

4. 乳房外伤。

Peters 和 Pugash[48] 指出包膜挛缩发生率和假体老化之间存在一定联系，但是包膜挛缩的严重程度和假体老化无关。

根据最近的研究成果，任何类型的假体都可能导致包膜挛缩，并最终于置入超过 10 年后发生破裂[45-49]。硅凝胶假体破裂分为囊内假体破裂（表 24-32）或者囊外假体破裂（表 24-33）。

Holmich 等[50] 指出在置入 3 年依然保持完整的第 3 代假体中，2% 会在 5 年后发生明确破裂，15% 会在 10 年后发生明确破裂。

MRI 是诊断硅凝胶假体破裂最可靠的工具。MRI 对假体破裂的荟萃分析已得到外科手术验证。分析显示，MRI 诊断假体破裂的敏感性达 89%，特异性达 97%，阳性预测值为 99%[51]。MRI 检查可以显示假体硅胶填充剂中混入的水滴、气泡及其他材料（称之为色拉油征）[52]。

钼钯摄影是筛查假体完整性常用手段，因其价格便宜且简单易行。钼钯摄影可以显示囊外假体破裂，但其诊断囊内假体破裂的价值有限。另外，包膜挛缩的患者有乳房疼痛，此时

表 24-32　囊内假体破裂

囊内破裂
发生于 4% ～ 6% 的患者
硅胶渗出物聚集于包膜囊内
可在长达数年的时间内没有症状
乳房变形轻微
乳腺钼钯摄影和 MRI 检查

表 24-33　囊外假体破裂

囊外破裂
伴有严重外伤
车祸、暴力损伤等
硅胶渗入软组织中
炎症综合征
硅胶导致的淋巴结肿大
乳房变形
需要大范围组织切除

钼靶摄影将很难进行。钼靶摄影本身也可造成假体破裂[53]。

超声检查在筛查和评估假体完整性时并无太大价值，常作为钼靶摄影的补充手段。假体破裂的患者超声检查时可见阶梯征，与 MRI 中的面条征相对应，而漏出的硅胶表现为暴雪征。超声检查时，如果腋窝淋巴结出现类似的双水平超声表现，提示硅胶性淋巴腺炎，是硅胶内容物通过假体外壳渗出的征象[52]。超声检查不能看出假体后部是否受损，也不能看出胸大肌后方的硅胶渗出。超声检查的准确性与操作者的水平相关，而这需要学习提高[54]。

通过对 30 例乳房假体破裂的病例进行分析，Kwan 总结出几条重要的结论[44]。

1. 假体破裂的发生率随着假体的老化而增高。平均来说，置入时间达到 8 年以上的假体的破裂发生率较高。

2. 假体破裂中最常见的类型为自发破裂，提示其和假体老化相关。

3. 大部分假体破裂伴有包膜挛缩。这意味着需要手术干预（包括包膜开窗术和包膜切除术）。

4. MRI 的面条征是假体破裂的特异性表现，而鼠尾征或水滴征常为非特异性表现。后者可能导致误诊。

5. 清除硅胶或水凝胶以及假体所需手术包括大容量灌洗、包膜开窗或包膜切除以及清创。

这里展示一个特殊的囊外假体破裂临床病例。图 24-104 展示了患者术前立位外观，以及胸大肌收缩或外部加压时的状态。患者置入了第二代硅凝胶假体，大小及品牌不详。假体完全位于胸大肌后。乳房下半部分中线挛缩，从而导致了乳头朝下的乳房形态。乳房下半部分中线过短的原因可能是乳房下极挛缩，也可能是新乳房下皱襞位置过高。同时，患者的假体容积过大，与身体很不协调。在对乳房加压时，一部分容积移动到了外上象

限，这提示发生了囊外假体破裂。对右侧乳房进行的超声检查可见纤薄皱缩的包膜，阶梯征明显。包膜周围为柔软的透明团块，形似暴雪征。同时，胸大肌还存在骨化性肌炎（图 24-105）。

术中探查证实了这一诊断（图 24-106），术中可见假体包膜外上象限破损，硅胶渗入胸大肌肌纤维之间。我们进行了全包膜切除术，并对受浸润组织进行了清创。术区位置非常靠近锁骨下血管。通过干擦、软组织切除、盐水及碘伏灌洗的方式，去除全部肉眼可见的硅胶碎片。我们也在胸骨端附近离断了胸大肌。清创后右侧乳房只留有胸大肌胸锁部。因此，乳房上极在随后几天内可见异常膨隆，疑似死腔中血肿形成或者异物聚集（未得到超声检查证实）。我们给患者置入了较小的新假体，一个 275ml 的 Eurosilicone Aptex Paragel（解剖型）101N 假体，而旧假体是 360ml 的。术后 6 个月（图 24-107），乳房外观得到很大改善，但乳房下部中线仍然短缩。欲增大乳房下极，则须将乳房下皱襞下移到旧切口下方。这将于乳房下极留下明显的长条瘢痕，不够美观。

十七、硅胶性乳腺炎

硅胶性乳腺炎是由硅凝胶假体内硅胶成分漏出或者液态硅胶注射隆乳所引起的一种乳腺炎症。多核巨细胞可将其吞噬并形成明显的空泡结构，其中部分含有硅胶。多核巨细胞核分布均一，细胞质丰富且嗜酸性[55, 56]。

漏出的硅胶可引起乳房坏死并产生异物巨细胞反应。硅胶性乳腺炎则可引起慢性炎症反应和钙化灶形成，需与乳房肿瘤相鉴别。

局限性硅胶性乳腺炎通过局部腺体切除和乳腺腺体瓣移植一般可以解决。然而，在弥漫性硅胶浸润导致乳腺组织炎症时，则必须进行

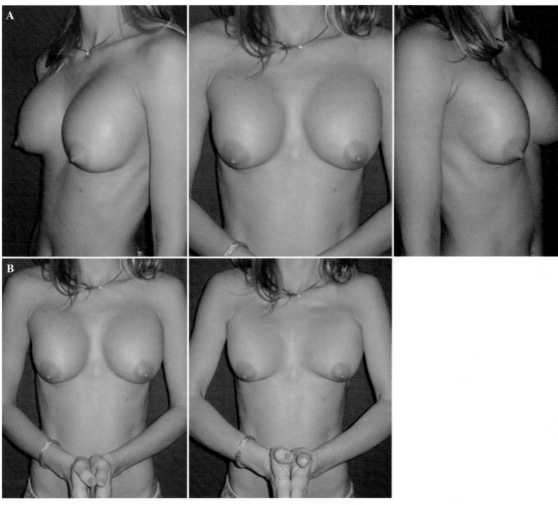

▲ 图 24-104 **特殊的囊外假体破裂病例**
A. 术前；B. 胸大肌收缩时外观

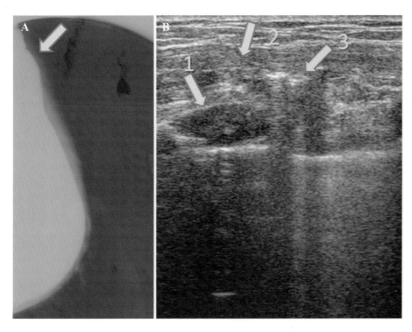

◀ 图 24-105 **特殊的囊外假体破裂病例**
A. 钼靶摄影可见假体轮廓外不透光的皱褶（箭），硅胶位于包膜外；B. 超声所见的肋软骨（箭 1）、胸大肌（箭 2）和钙化灶（箭 3）

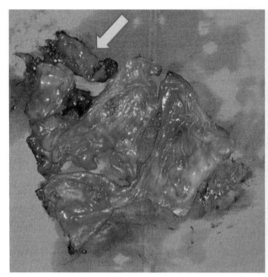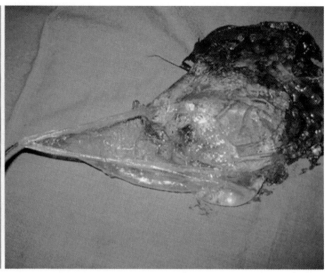

▲ 图 24-106 （左）切除的假体包膜和部分肌纤维（黄箭）。（右）破裂的硅胶假体

乳房全切术。乳房全切术通常可采用保留皮肤的术式。如有必要连同受累皮肤一起切除时，后期可通过自体组织移植、乳房假体置入，或者两者结合的方式进行乳房再造。

十八、硅胶性淋巴结病及系统性炎症反应

虽然当今的技术对硅凝胶假体中硅胶成分、内聚性以及外壳结构都进行了改良，减少了硅胶外渗的发生，但是硅凝胶假体仍然是有使用寿命的。Rohrich 等[57] 曾报道，依据不同的人群、不同的诊断方法以及不同的定义，硅凝胶假体破裂的发生率在 4% ～ 71%。外渗或移位进入周围组织的硅凝胶可直接引起非特异性异物反应，导致典型的巨噬细胞浸润和巨细胞形成，并最终遗留瘢痕组织[58, 59]。

从假体中渗出到外周组织的硅胶可到达淋巴管和区域淋巴结，引起硅胶性淋巴结肿大[56, 60-62]，这是机体对异物的正常反应。

如果硅胶性淋巴结肿大得到确诊，则应取出并更换乳房假体。假体外壳的薄弱使得硅胶渗出，患者甚至可以没有任何其他的乳腺

症状。

近些年来，硅凝胶假体的安全性问题一直备受争论。极少数女性曾反映置入硅凝胶假体后出现严重并发症[63]。这些并发症包括以下几种。

1. 肌肉痉挛及疼痛。

2. 关节肿痛。

3. 皮疹。

4. 泪液及唾液异常。

5. 脱发。

这些并发症被认为是由于硅胶外渗扩散到身体其他部位导致的。

Silva 等[64] 对全身炎症反应进行了描述。他们率先进行了对照研究，显示当代隆乳整形术后存在持续的全身炎症反应。关于这一“异常情况”的观点，他们给出了“很少的线索”。

1. 一个可能性极低的假说是，进展为慢性全身性的疾病，类似结缔组织病。

2. 其他的可能的情况，即患者本身存在亚临床疾病，如糖尿病、肥胖、脂肪肝等慢性的内源性疾病。这种情况也可能由于置入物或移植体的慢性排异所导致。

关于这个主题可以讨论的东西很多，因为乳房移植涉及手术、假体及人体反应等，每一

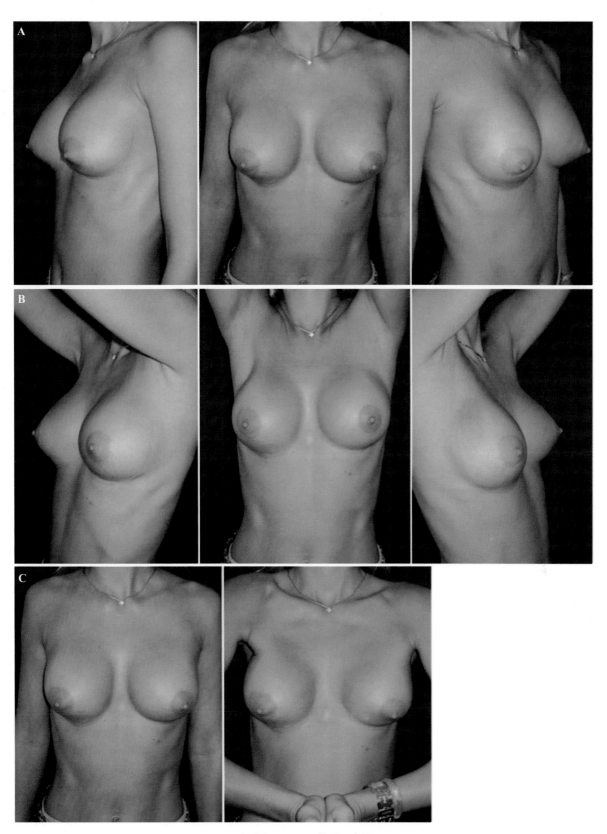

▲ 图 24-107 术后 6 个月

部分都有广阔的未探索领域，对外科专家而言是个未来挑战。在这些专家中将来可能出现一位独特的领军人物，能够开展正确、公认、相关性强的跨领域研究。

十九、结论

隆乳术是目前需求量最大的美容手术之一。尽管此手术看上去很简单，很多不同专科的外科医生都在开展，但我们必须熟悉并且能够识别隆乳术的各种并发症，包括手术相关和非手术相关并发症。

任何时候，面对寻求隆乳手术的患者，我们都必须做到以下几点。

1. 合理评估患者临床情况。

2. 合理选择假体的容积、形状、填充剂、外膜和放置位置。

3. 向患者解释可能发生的并发症。

我们可能会遇到一些漂亮的患者，乳房形态很美观。面对此类患者往往让人难以抉择是否要进行隆乳手术，尤其在我们知道所有可能发生的并发症时更是如此。然而，有一点是肯定的，如果换做是自己的女儿，我们绝对不会做这样的手术！那么，换做别人的时候又为什么要做呢？仅仅是为了钱吗？这不是专业性的决策！

我们不仅要为我们的患者提供合理的意见，还应在学习班、学术会议以及科学论文中指导同行。通过大众媒体传播的教育也非常重要，但是很难。大众媒体一味追求极大的乳房假体，这会误导并导致年轻女孩们变为未来的受害者，而这正是愚昧的代价。

在过去的 30 年里，如果把所有不常见的并发症都算上[65]，隆乳术并发症的发病率大约为 70%。这并不意味着这一手术不应该进行，而是对我们医疗行为的警告。在手术之前，我们就应当正视所有可能发生的手术并发症，并能够合理地解决。美容手术技巧是持续不断地训练，这是保障患者安全的关键所在。

Pericapsular Lymphangitis and Acute Seroma Syndrome in Augmented Breast
隆乳术后包膜周围淋巴结炎及急性血清肿综合征

Toma T. Mugea，Anca Ciurea，**著**

王　瑾，**译**

胡志奇　陈其庆，**校**

一、血清肿定义

血清肿指的是液体聚集于自然腔隙（胸腔、心包腔、腹腔）、术后形成腔隙（腹壁形成术、吸脂术、硅凝胶假体隆乳术、手术缝合切口）或者创伤形成腔隙内（皮肤脱套伤）。

液体渗出是由于血管以及淋巴管内静水压升高。如果只有静水压升高，则渗出液澄清，无炎性细胞，蛋白含量低，称之为"漏出作用"（和由水压升高而导致的超滤相似）。腔隙中形成的血清肿相当于组织水肿。在存在炎症反应时，血管通透性增高，"渗出液"含有大量蛋白质及炎症细胞，能凝固成胶冻状。

隆乳术后血清肿包括如下几种类型。

1. 早期术后血清肿。

2. 晚期术后血清肿。

3. 急性血清肿。

早期术后血清肿一般发生于术后前6周，可能的几点原因包括：过度分离假体腔隙、早期上肢活动、过度使用电刀以及乳房按摩等。血清肿和假体大小、位置、内容物（硅凝胶或者盐水）以及是否为毛面并无关系。

晚期术后血清肿一般发生于术后6周以后，与Ⅱ型或Ⅲ型假体包膜的滑膜化生相关。滑膜化生是组织对毛面硅凝胶假体（硅凝胶或者盐水假体）的正常反应[1-10]，包括以下3种类型。

1. "无症状型晚期血清肿"，超声检查或者MRI可见，只有修整手术时才能发现，是最常见的一种类型。

2. "相关型晚期血清肿"，伴有乳房无痛性增大，超声检查或者MRI可见假体周围含有大量液体。无痛性乳房肿大可见于单侧或者双侧，对称或不对称，原因不明。

3. "反应性远期血肿"，局部炎症反应症状明确，如乳房红肿、疼痛。这是血清肿要进行修整手术最主要的原因。

所有"无症状型晚期血清肿"和"相关型晚期血清肿"都有可能突然转变为"反应性血清肿"。

在笔者所做的650例以美容为目的的隆乳手术中（1300个乳房，无乳房重建术），有10例（1.5%）出现了"无症状性晚期血清肿"，1例出现了"急性血清肿综合征"（0.15%）。

"急性血清肿综合征"是隆乳术中和早期血清肿及晚期血清肿完全不同的新的临床概念，指的是在身体其他部位存在感染时，双乳急性对称性肿大，伴严重的局部炎症反应。这一情况和乳房外伤无关。

二、临床病例

患者，女，31岁，身高167cm，体重56kg，双侧乳房假性下垂伴轻度大小不对称（图25-1），胸椎侧突，可见乳房下皱襞瘢痕。患者曾行双侧隆乳术，在腺体后置入了250ml毛面硅凝胶解剖型假体（Eurosilicone, Aptex Cristalline Flap, 103型）。术后3年第一次随访（图25-1），其对于手术效果满意。

10年后，在一次流感流行期，患者出现了严重的全身乏力伴高热（40℃），寒颤，纳差，大汗，心动过速，头痛，颈部疼痛，吞咽苦难，流涕，并出现扁桃体炎及咽喉炎，伴颈部淋巴结肿大。同时，双侧乳房剧烈肿痛（图25-3）。体格检查可见双侧乳房对称性肿大，几乎达到了原先的2倍，表面可见浅表血管扩张。

患者于是前往寻求全科医生帮助，行抽血化验和胸片检查，未行咽拭子，随后予以氟喹诺酮类抗生素（Avelox 400 g/d，单次给药）及非甾体抗炎药（Ketonal forte 100 mg/d）治疗，连用5天。抽血化验结果提示除白细胞轻度增高（血白细胞8000/µl）以外，未

见其他异常。全身症状和颈部症状治疗后几乎全部缓解，但乳房症状未有任何改善。从此治疗效果可以推断，咽喉细菌感染可能性大。

于是患者决定前往寻求笔者帮助。起初，见到如此巨大的乳房时，笔者很难相信这是10年前自己做的手术，并怀疑其在10年间再次接受隆乳手术。患者乳房增大将近2倍（同之前置入的250ml假体相比），所有乳房中线都延长了5～6cm，区域淋巴结未见肿大。

随后请患者行超声检查（图25-2）及MRI（图25-3）。双侧乳房假体前后都可见包膜内积液。两侧积液均质等量。注入增强剂后，MRI可见单薄、规则、清晰、中等高信号的纤维包膜。

基于检查资料、临床情况以及作者曾经作为普外科医师治疗肠系膜淋巴结炎[11, 12]及继发性阑尾炎所积累的经验，笔者怀疑纤维包膜发生了类似反应[13, 14]并开始抗炎治疗。在给予塞来昔布（一种非甾体抗炎药，选择性COX-2抑制药）200 mg/d的治疗10天后，患者症状改善、乳房体积明显减小（图25-4），超声检查也证实了这一结果（图25-5）。由于患者临床症状改善，并且考虑到穿刺可能引起积液污染，所以我们未对其行穿刺引流以及细菌学检查。

她随后在妇科医生建议下口服3个月Femicur片，每天3次，连用3个月。Femicur是一种天然草本药物，是从一种药用植物（僧侣胡椒木，拉丁名Vitex Agnus Castus）的果实中提取出来的。其直接作用于脑内内分泌控制中心，下调催乳素的产生量[15]。

急性血清肿病程结束后5个月和9个月（图25-6），患者乳房尺寸恢复正常，除右侧假体后方可见少量积液以外，假体周围无积液。这得到了超声检查（图25-7）及MRI（图25-8）的验证。

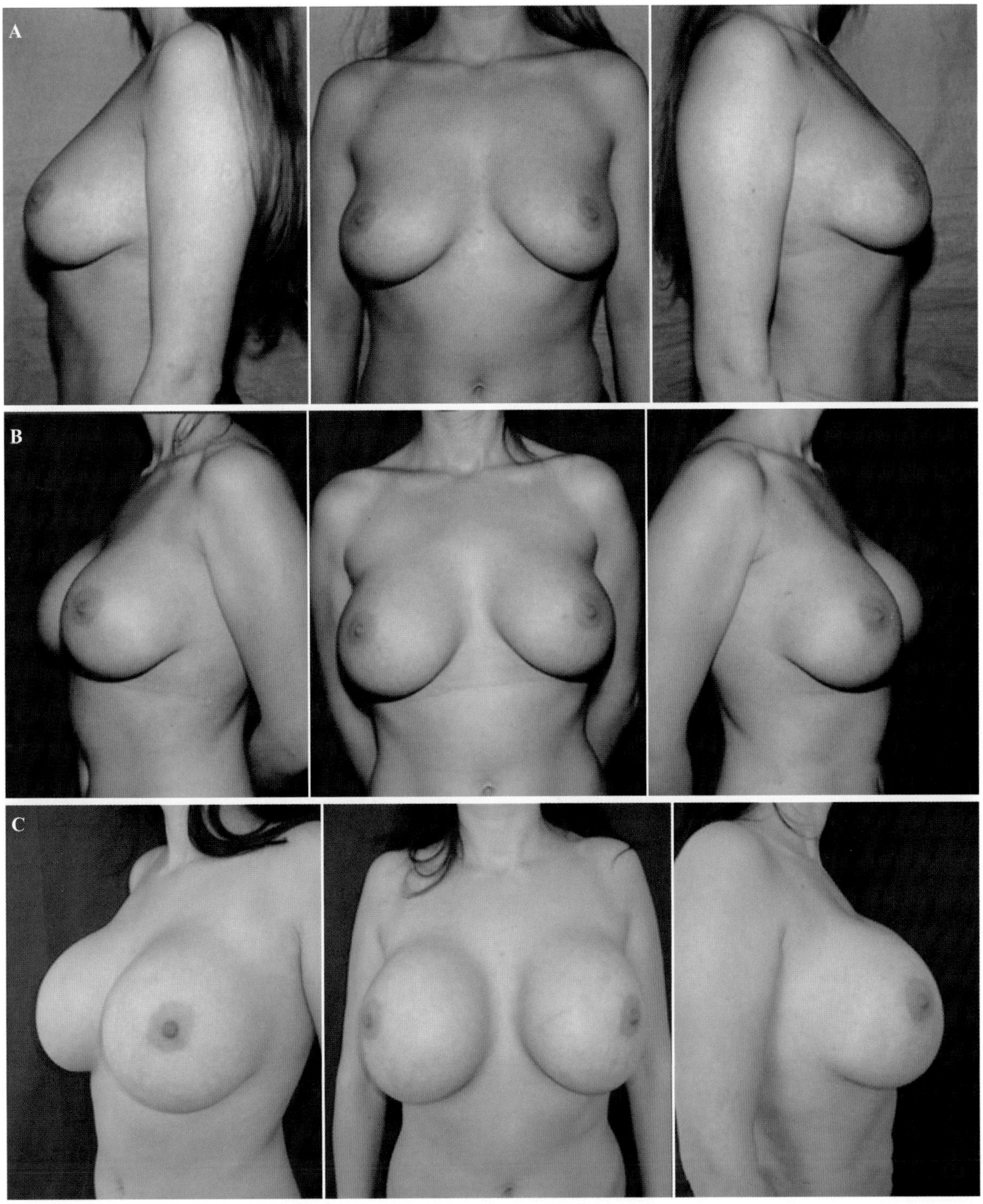

▲ 图 25–1　临床病例

A. 术前；B. 术后 3 年；C. 术后 10 年，由于畸形血清肿形成，双乳急性肿胀增大

假体取出术

由于经历了急性乳房肿大，并且有怀孕计划，患者于 2 年后决定取出假体，定于 2012年 6 月 26 日行右侧乳房手术，计划如下。

• 乳房下皱襞切开。

• 取拭子送病原学检查。

• 假体取出。

• 取纤维囊标本送组织学检查。

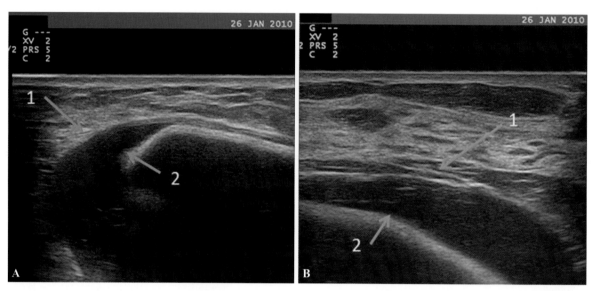

▲ 图 25–2 急性血清肿时第一次行超声检查，左侧（A）和右侧（B）乳房都可见假体周围低回声、双层聚集物

为Ⅲ型假体周围膜，表现为被中间液性层隔开的外层纤维膜（箭 1）和内层假体周围膜（箭 2）。左侧乳房可见中断的假体外膜高信号，提示可能发生囊内假体破裂

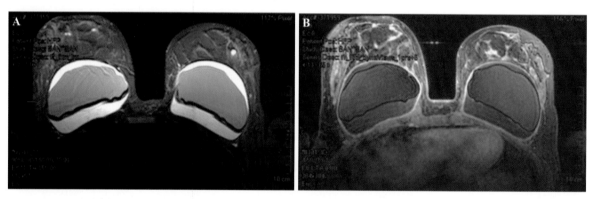

▲ 图 25–3 急性血清肿时行 MRI 检查

A. 硅胶抑制序列下可见假体前后双层聚集物，其内含均质、等量的液性成分，假体膜完整；B. 注入对比剂后，可见薄层、规则、清晰的纤维膜，中等高信号，可能是由炎症所致

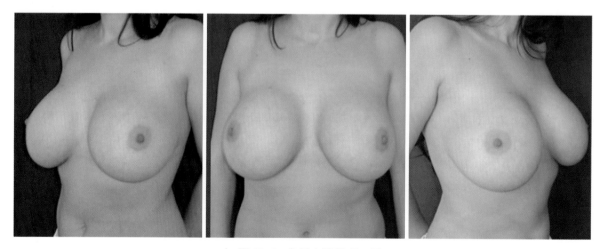

▲ 图 25–4 急性血清肿后 3 周

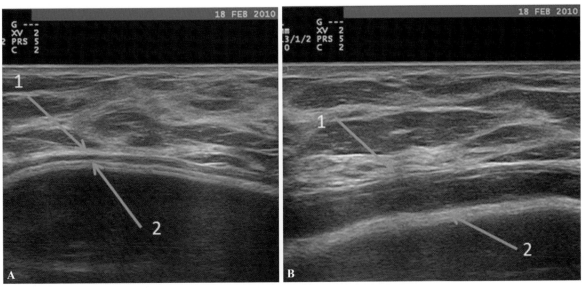

▲ 图 25-5　急性血清肿后 3 周行 2D 超声检查

左侧乳房内假体周围聚集物明显减少（A），右侧囊内仍残留低回声液性暗区（B）。Ⅲ型假体周围膜中可见外层纤维膜（箭 1），内层假体周围膜（箭 2）以及中间液体层

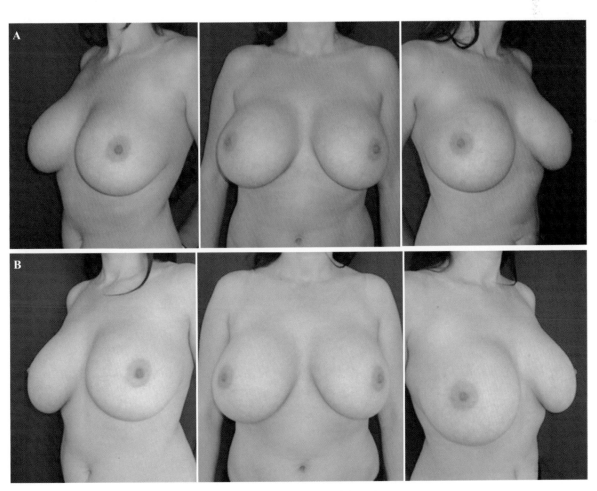

▲ 图 25-6　急性血清肿病程结束后

A. 急性血清肿后 5 个月；B. 急性血清肿后 9 个月。患者体重增加 8kg

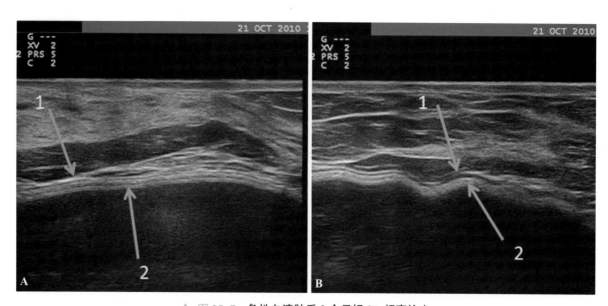

▲ 图 25-7　急性血清肿后 9 个月行 2D 超声检查

双侧膜内血清肿吸收，左侧乳房（A）和右侧乳房（B）外层纤维膜（箭 1）和内层假体周围膜（箭 2）表现正常

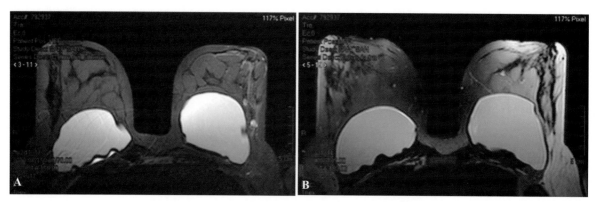

▲ 图 25-8　急性血清肿后 9 个月行 MRI 检查

A. 左侧乳房假体外观正常，右侧乳房假体前侧可见少许液体聚集；B. 水抑制序列下可排除硅胶外渗

- 纤维囊完全切除术。
- 碘伏及生理盐水冲洗。
- 引流 24h。
- 加压包扎 6 周。

先前的超声检查和 MRI 提示，在右侧乳房，9 个月后依旧可见较厚的假体周围纤维囊及薄层液体（图 25-8），但用射频刀（电刀）切开纤维囊后并未见任何液体（图 25-9）。

假体外纤维囊（图 25-10）分为两层，中间为边界明确的干净空间（图 25-11），外层组织层较厚（约 0.2mm），内层为假体层（图 25-11）。两层纤维囊分别取样送组织学和细菌

学检查。用手指将假体同内层纤维囊分开后，我们取出了完整假体，假体外膜肉眼下未见任何改变。在假体基底部，外层和内层融合形成更厚的纤维囊，走行于假体后方。我们决定从前层开始进行纤维囊全切术（图 25-12），通过钝性分离和剪开相结合，以减少出血。手术进展顺利（图 25-13）。术后负压吸引 24h，引出少量浆液性液体（约 30ml）。

行左侧乳房手术，计划如下。

- 乳房下皱襞切开。
- 切除纤维囊以及通过手指钝性分离将假体整个取出。

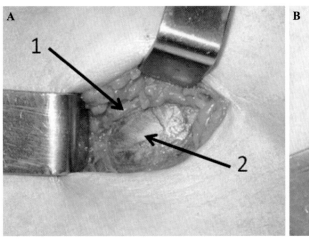
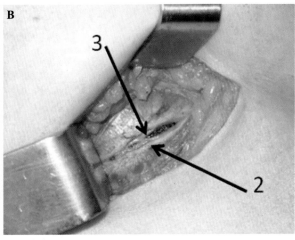

▲ 图 25-9　右侧乳房手术

A. 假体周围膜，可见脂肪组织（箭1）和纤维膜（箭2）；B. 切开后纤维膜（箭2）和内层假体周围膜（箭3）之间未见液体流出

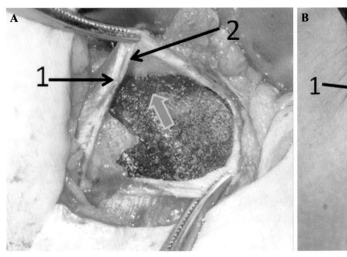
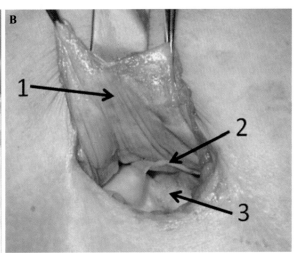

▲ 图 25-10　右侧乳房手术

A. 纤维膜（箭1）和内层假体周围膜（箭2）与假体表面连接紧密（橙箭）；B. 假体取出后，可见纤维膜（箭1），假体周围膜前层（箭2），后层（箭3）与胸大肌相邻

- 纤维囊样本送组织学及细菌学检查。
- 碘伏及生理盐水冲洗。
- 引流 24h。
- 加压包扎 6 周。

左侧乳房的假体周围纤维囊情况则完全不同，其纤维囊将假体紧紧裹住，中间没有液体聚集，因此，我们很容易就将其作为整体一道取出（图 25-14）。

假体前面的纤维囊菲薄（图 25-15），两层之间很容易分离，同假体毛面也很容分离。而

假体后部的纤维囊则粘连紧密（图 25-16，图 25-17），尽管如此，纤维囊两层之间依然存在间隙。菲薄的纤维囊以及潜在的腔隙都有力的说明了之前的急性血清肿已经完全好转，只不过是假体 10 年寿命中短暂的过程。

组织学检查表明，在右侧假体周围纤维囊中（图 25-18），纤维囊内面覆盖有一薄层纤维蛋白，其内为疏松结缔组织，伴淋巴细胞浸润，有血管再生及充血水肿等炎症反应。未见滑膜囊化生，提示急性血清肿是临床表现及病

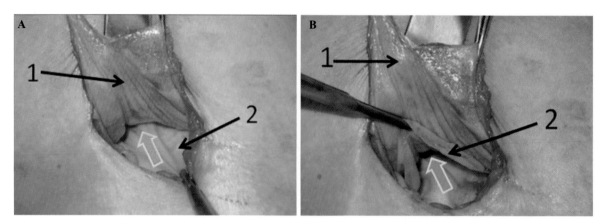

▲ 图 25-11 右侧乳房手术

A. 假体取出后外层纤维外膜（箭 1）和内层假体周围膜（箭 2）；B. 双层膜中间潜在间隙（蓝色箭头）和内层假体周围膜前后层之间的假体容纳空间（橙箭）

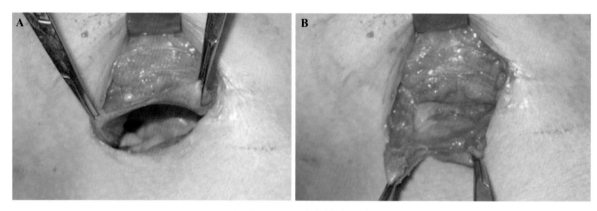

▲ 图 25-12 右侧乳房手术

A. 前层入路行假体取出术；B. 钝性分离乳房组织与假体周围膜

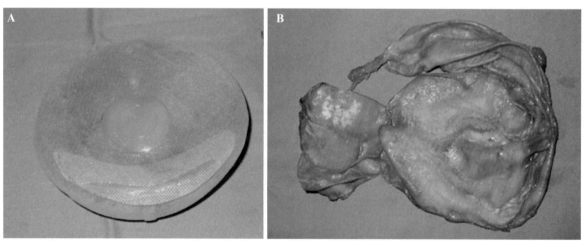

▲ 图 25-13 右侧乳房手术

A. 右侧乳房假体；B. 完全剥离的右侧假体周围膜，前层与胸大肌接触，较厚（0.2 ～ 0.5cm）

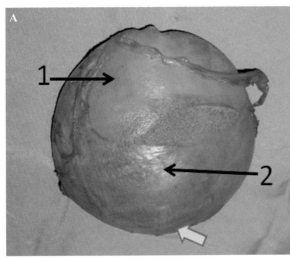
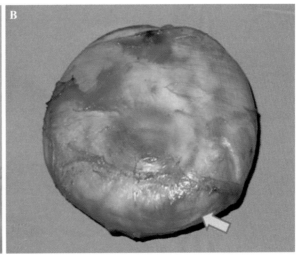

▲ 图 25-14　整块取出的左侧假体，外包裹假体周围膜

A. 前壁可见内层假体周围膜（箭1）和纤维膜（箭2）覆盖；B. 后壁。黄箭示假体底部

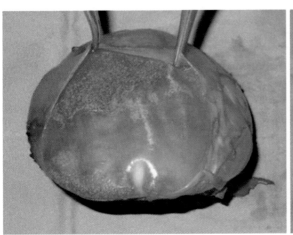
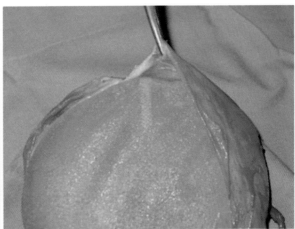

▲ 图 25-15　于假体前壁剥离假体周围膜

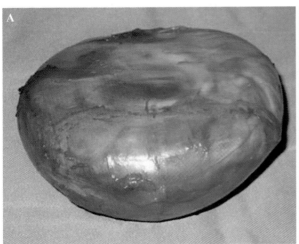
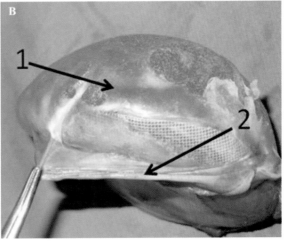

▲ 图 25-16　假体后部纤维囊内有潜在间隙

A. 假体后面观，覆盖假体周围膜；B. 暴露内层假体周围膜（箭1）和纤维膜（箭2）之间的潜在间隙

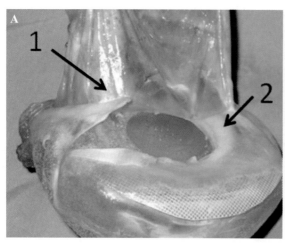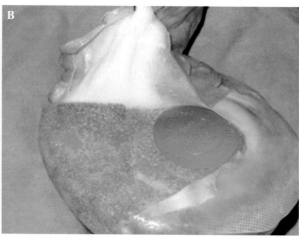

▲ 图 25-17　假体后部纤维囊内无液体

A. 内层假体周围膜（箭2）和纤维膜（箭1）之间粘连紧密；B. 内层假体周围膜和假体毛面之间粘连紧密。此种情况下无液体聚集

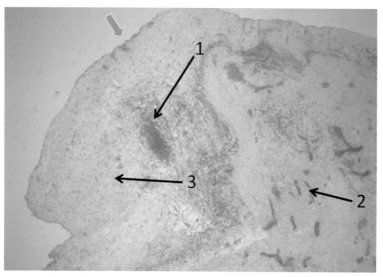

▲ 图 25-18　假体周围膜，外覆一薄层纤维（红箭），为纤维膜内面。其内为弹性结缔组织，可见炎症反应：淋巴细胞（1），新生血管分支及血液淤滞（2），间质水肿（3）。未见滑膜样化生（HE 染色，20 倍）

因完全不同的一种并发症。病原学检查未见细菌感染。

　　患者术后未见明显异常并于 24h 后出院。术后 7 天以及 5 个月随访（图 25-19）提示恢复良好，乳房形态自然。急性血清肿期及假体取出术后晚期的对比照如图 25-20 所示。

三、讨论

　　为了更好地进行病例分析，理解其发生经过，以及进行推理，我们从以下几个事实出发。

- 这是乳腺后位隆乳术。
- 毛面解剖型假体。
- 硅胶填充。
- 10 年内无并发症。
- 喉部感染及严重炎症期。
- 抗生素及非甾体抗炎药治疗 5 天有效。
- 伴有乳房体积增大，几乎 2 倍，持续性疼痛。
- 非甾体抗炎药和选择性 COX-2 抑制药

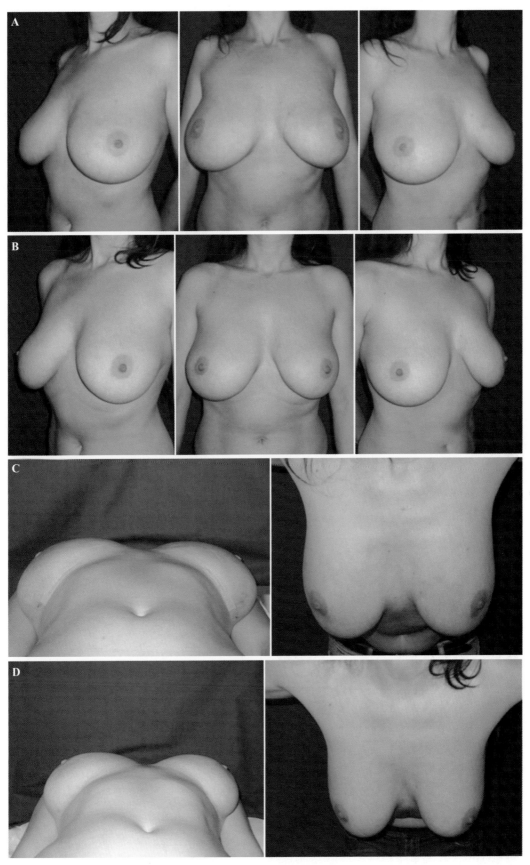

▲ 图 25-19　术后 7 天（A）和 5 个月（B），双侧假体取出术后 7 天（C）和 3 个月（D），可见沙滩样外观（左）和鸡尾酒样外观（右）

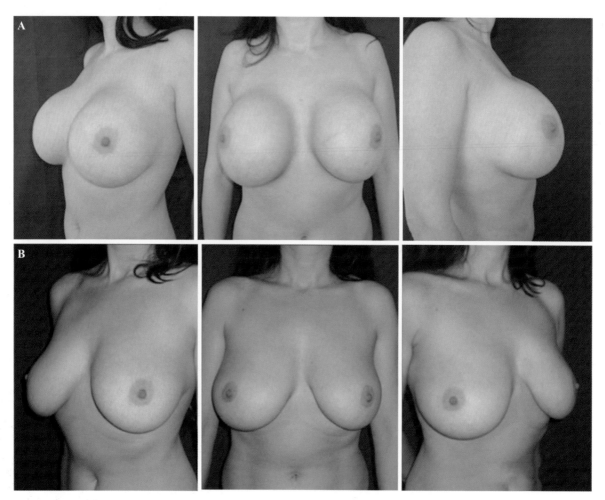

▲ 图 25–20　急性血清肿期（**A**）与双侧假体取出术后 5 个月（**B**）对比

（塞来昔布 200mg/d）10d。

- Femicur 3tb/d，辅助治疗 3 个月。
- MRI 及超声检查提示Ⅲ型假体周围纤维囊，伴假体前后积液。
- 无包膜挛缩。
- 无假体包膜破坏。
- 急性血清肿于 6 周后完全缓解。
- 双侧乳房行假体取出术时未见积液。
- 组织学检查未见组织囊滑膜囊化生。
- 纤维囊病原学检查未见细菌。
- 左侧乳房，纤维囊完全同假体毛面相黏合。
- 右侧乳房，纤维囊可见炎症反应，呈双层，中间是潜在腔隙（当向相反方向拉

扯纤维囊时表现明显）。

- 双侧乳房行纤维囊完全切除术。
- 引流 24h。
- 加压包扎 6 周。
- 恢复良好。

不可思议的是，我们还有患者术前和 12 年之后的对比照，期间患者经历乳腺后位隆乳术（250ml 硅凝胶假体，硅胶填充，毛面），术后 10 年的急性血清肿期及 12 年后的假体取出术（图 25–21）。

从以上事实中，我们总结出与疾病发展及转归相关的几点。

- 喉部感染伴重度炎症，急性乳房肿大。
- 急性乳房肿大，体积增大明显，疼痛。

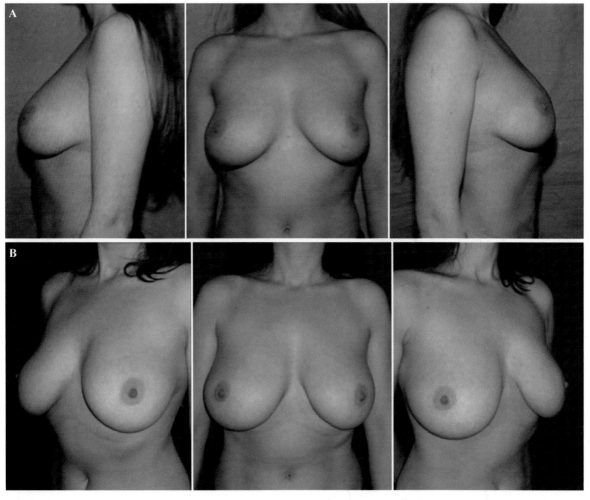

▲ 图 25-21　术前（A）与乳腺后位 **250ml** 解剖相容性毛面硅胶假体隆乳术后（B）对比患者于 **10** 年后出现急性血清肿，**12** 年后行假体取出术。同时，患者体重增加 **10kg**

- 假体前后积液（血清肿）。
- 抗体及 NSAIDs 类药物治疗。
- 液体再吸收于 6 周内完成。
- 组织纤维囊无滑膜囊化生。
- 纤维囊标本培养未见细菌。

在过去的 10 年间，许多专家已对假体周围纤维囊的滑膜囊化生进行了报道，发现其呈增多趋势，已超过 40%[3, 4, 7]，无论是硅胶毛面假体还是盐水毛面假体都可见[16-22]。在几乎所有这些病例中都可见一层菲薄滑液[23]，应当与假体周围腔中的病理性渗出液相区别，病理性渗出液最终会导致血清肿的形成[24]。但是在少

数病例中，晚期血清肿也被当做临床症状，可能和损伤、轻微损伤、纤维囊破裂或者慢性感染相关[16-25]。

只有 Pinchuk and Tymof Ⅱ 描述过一例和此例相似的病例，于 2011 年[24] 提出了"急性血清肿和淋巴结病"的想法。他们认为在身体免疫系统下降的时候，一些腺病毒感染灶会向假体周围结缔组织性纤维囊内的内皮组织蔓延，引起不同程度炎症反应以及和滑囊炎相似的浆液渗出。在他们的病例中，患者乳房在普通感冒期间出现肿大、缓慢且无痛。接受阿昔洛韦治疗后 4 周，患者症状得到改善。

四、评述

作者曾强调血清肿指的是液体聚集于自然腔隙（胸腔、心包腔、腹腔）、术后形成腔隙（腹壁形成术、吸脂术、硅凝胶假体移植术、手术缝合切口）或者创伤形成腔隙内（皮肤撕脱伤）。液体渗出是由于血管以及淋巴管内静水压升高。如果只有静水压升高，则渗出液干净，无炎性细胞，蛋白含量低，称之为"漏出作用"（和由静水压升高而导致的超滤相似）。在正常情况下，液体将分散至正常的间质组织，形成水肿。

体腔内的血清肿和组织内的水肿类似。在炎症病例中，由于血管通透性升高，渗出的液体为蛋白和炎性细胞含量很高的液体，其同样能聚集呈胶状（参考Ⅱ度烧伤中水疱的形成机制）。如果伴有局部感染（细菌和病毒），隆乳术后的急性血清肿则和其他一些浆膜反应类似，如 Ditz Hugh–Curtis 综合征中的肠系膜淋巴结炎 [11, 12] 和淋球菌性肝周炎 [26]。此血清肿发生于局部炎症反应期间，此时由于淋巴管及淋巴结受压，静水压和血管通透性将增高，由此将导致急性液体渗出，但浆膜反应无细菌和病毒感染。基于此，作者将其定义为隆乳术后纤维囊淋巴结病和急性血清肿综合征。

五、结论

隆乳术后纤维囊淋巴结病和急性血清肿综合征是一个全新的定义，有以下特点。

- 发生于隆乳术后（和假体表面无关）。
- 发生于Ⅱ型或Ⅲ型假体周围纤维囊（积液形成条件）。
- 急性乳房肿痛，伴浅表静脉扩张。
- 双侧或者对称（假设假体周围纤维囊相似）。
- 伴有其他部位（肠胃颈面部）急性炎症，症状明显（发热、寒战、乏力）。
- 细菌性或者病毒性。
- 抗生素/抗病毒药物及 NSAIDs 药物治疗后完全缓解。

第26章

Capsular Contracture: Etiology, Prevention, and Treatment
包膜挛缩：病因学，预防及治疗

Maurice Sherman，**著**

刘秉承，**译**

胡志奇　陈其庆，**校**

一、概述

硅胶假体应用于隆乳术已有 50 多年的历史，包膜挛缩是这类手术最常见的并发症，这种机体对外来物的过度反应是导致隆乳术和隆乳修复术后需要再次手术的主要原因。

二、组织学

包膜形成是机体对所有外来异物的响应方式，但包膜为何会发生挛缩至今仍未了解透彻。从组织学角度来看，挛缩包膜的内层主要由成纤维细胞、组织细胞、多层平行排列的胶原束以及散在分布的成肌纤维细胞组成，外层则是包含血管的疏松结缔组织。从临床实践中的观察发现，包膜厚度、污染物、假体材料类型或假体表面特性似乎与包膜挛缩的程度无关。其中一种解释理论是：挛缩的实质是乳房

包膜中肌成纤维细胞为了应对创伤而产生的增殖。在伤口愈合的增生期，成纤维细胞迁移到伤口并在接触巨噬细胞分泌的炎症因子后被激活。这些已激活的成纤维细胞可以分化成肌成纤维细胞。肌成纤维细胞在受到刺激时能像平滑肌一样收缩。Baker 评级是临床实践中经典的包膜挛缩分级方法：Ⅰ级，乳房质地柔软且外观自然；Ⅱ级，乳房变硬，但仍保持自然外观；Ⅲ级，乳房发硬且假体有轻微变形；Ⅳ级，乳房发硬，假体变形严重，并伴有疼痛或压痛。

包膜挛缩是引起假体向上移位最常见的原因。假体因包膜挛缩而向上提升并与周围组织固定，而表面的乳腺组织则表现出下垂的外观。加州圣巴巴拉市曼托公司和尔湾市艾尔建公司做的相关实验显示，包膜挛缩在初次隆乳术和再次手术后 6 年的发病率分别为 10%～15% 和 20%～22%（75% 的包膜挛缩发生在术后 6 个月内，但发病率会随年龄增长而持续增大）。许多风险因素可增加包膜挛缩出现的概率，包括使用硅胶假体而不是盐

水假体、使用光面假体而非毛面假体、置入腺体后腔隙而不是胸大肌后、术后发生血肿和感染、硅凝胶假体破裂、接受放射治疗或者乳房重建手术后。通过现代实验室技术检测，细菌 DNA 被证实存在于包膜样本中。因此，过去数年来，学者们更倾向于用一种涉及假体周围生物膜形成的亚临床型感染假说来解释包膜挛缩的病因。感染源主要考虑来自手术时假体与皮肤的接触或乳腺管中定植菌群向腔隙的播散。延迟感染的感染源则来自于身体其他部位，通过血源性传播。

成因假说如下。

1. 感染假说：继发于皮肤污染物的感染通常由表皮葡萄球菌引起，导致生物膜的形成；继发于乳腺导管定植菌群的感染；或继发于远距离血源性播散。

2. 增生性瘢痕假说：基于不充分的术中止血。

(1) 显性血肿。

(2) 血清肿。

(3) 泌乳。

(4) 手术来源刺激物，如滑石粉、手套上粉末、海绵纤维。

(5) 假体破裂或经外壳渗漏出的硅油。

(6) 过度的电凝止血。

(7) 碘或过氧化物造成的化学腐蚀。

(8) 放射效应。

三、治疗策略

针对于包膜挛缩的治疗主要分为三类。

1. 预防性治疗。

2. 药物治疗。

3. 手术治疗。

（一）预防性治疗策略

1. 术中操作应避免造成乳头溢液，从而降低乳腺导管内定植细菌污染假体腔隙的风险。另外需要注意的是术中避免损伤乳腺导管，否则乳房腺体炎性分泌物将能够进入假体腔隙。

2. 强调术中和闭合腔隙前充分止血。

3. 在分离腔隙过程中应避免对组织进行过度的电凝或化学灼烧。

4. 术中避免将刺激物，如手套上的滑石粉、碘、双氧水带入假体腔隙中。

5. 预先将假体在三联抗生素溶液中浸泡

6. 移植腔隙使用三联抗生素溶液冲洗

7. 置入假体时运用非接触技术，例如 Keller 漏斗。

8. 合理的切口及腔隙位置设计，包括将假体置入胸大肌后，以及乳房下皱襞切口可以最大程度避免损伤乳腺。

9. 使用盐水假体代替硅胶假体，毛面假体取代光面假体。

10. 避免吸烟。

11. 引流管可能会增加感染风险，应避免使用。

12. 预防性使用抗生素。

目前，通过使用假体辅助置入器械（如 Keller 漏斗），过去为减少包膜挛缩所构想的非接触技术已经实现。操作这项技术，医生须穿戴无滑石粉的手套，并保证假体在任何时候不与手套发生接触。假体将被直接倒入漏斗样无菌容器中，并向里添加三联抗生素溶液以浸泡假体。分离好的腔隙预先使用三联抗生素溶液清洗多次，皮肤则用碘消毒液或其他消毒剂处理。置入时，引导假体在重力的作用下落入 Keller Funnel 较窄的底部，随后将底部插入切口，挤出假体。在腔隙的低位放置大号导管有利于气体排出，帮助假体顺利落位。如需调整假体位置，应使用再次浸泡过抗生素溶液的手指来操作。置入的若是盐水假体，还需要保证注水系统的密闭性。

使用 Keller 漏斗辅助假体置入具有多种优势。首先，它可以有效减少置入过程中对乳房组织造成的瘀伤和创伤，缩短愈合时间。其次，使用传统技术将假体塞入理论上最小切口时，容易因单一手指产生过大的应力导致假体破裂。使用 Keller 漏斗辅助置入可以有效减少这一情况发生的概率。因此，总的来说使用 Keller 漏斗进行假体置入所需的切口长度更短。最后，在整个操作过程中，假体表面始终未与皮肤发生接触，极大程度上降低了被污染的机会。

（二）药物治疗策略

一旦发现有包膜挛缩的倾向，尽早干预往往意味着有更高的治疗成功率。因此，在我们的临床实践中，患者术后会被反复提醒：在察觉乳房轻微发硬的现象后，应第一时间联系医生，寻求进一步检查并及早开始治疗。早期药物治疗的注意事项包括以下几个方面。

1. 以 12 天药量递减计划服用强的松（60mg）。

2. 服用白三烯抑制药，如安可来，20mg，每日 2 次，或顺尔宁，每次 1 粒，每日 4 次。药物需至少连续服用 1 个月，最多可持续 4 个月。

3. 使用抗生素。

4. 草药类具有抗炎功能的奶蓟草。

5. Omega 3 被报道具有抗炎作用。

6. 使用罂粟碱作为平滑肌松弛药，用量 150 mg，每日 2 次。

7. 使用血管紧张素转化酶（ACE）抑制药控制异物反应。

8. 据医疗公司 Aspen Rehabilitation 的报道，体外低频高能超声联合抗生素及大力度乳房按摩疗法能软化包膜并增加其弹性[1]。

（三）手术治疗策略

需要手术处理的包膜挛缩一般来说不是急诊。因为假体位于包膜内，即使发生破裂，通常情况下硅胶仍被限定在其范围内，并可以保持这种状态在体内存留数年。而新一代的高黏性硅胶假体在破裂后甚至能够维持原貌多年，如需确诊，需要 MRI 检测的辅助。医生在得知患者想改善这一非正常状况的诉求或明确检测到假体破裂时可为患者进行手术，有多种方案可供选择。

1. 包膜切开术，分为闭合式和开放式。闭合式目前已不再使用，因为挤压包膜容易继发假体破裂，使硅胶向囊外播散。开放式则是在包膜上做多维度切口。Howard Tobin 曾报道过一种新式微创技术——内镜激光包膜切开术。据其描述，此法可恢复乳房正常触感，但目前仍缺乏远期观察数据。总的来说，几乎所有包膜切开术式都无法避免复发问题。

2. 包膜切除术，部分或完整切除包膜是相关手术治疗的主要方式。如果假体放置在胸大肌以上的层次，包膜可以随假体一同取出。正常情况下，对乳房组织使用 Klein 肿胀麻醉液可获得较好的止血效果，大多数病例不需要放置引流管。处理放置在胸大肌下平面的假体包膜时宜选择部分切除，因为剥离胸壁侧的包膜可能会导致大量出血和气胸。

原来位于胸大肌上的置入腔隙可以轻松更换成胸大肌下层次。需注意的地方是要将胸大肌下缘与乳房深面固定，以避免出现由肌肉产生的"遮阳帘"样痕迹。另外需要考虑的是术中对假体进行更换。有关生物膜的最新资料提示旧假体很可能受到了污染。医生必须假定假体外壳已受到污染且无法重新消毒。在残留的包膜组织中注射类固醇激素可以促进乳房组织愈合，限制或减轻新包膜形成过程中的炎症反应。常规用法是在单个乳房包膜组织内注射 10ml 含有 80mg 曲安奈德的生理盐水。特别强调的是，禁止将曲安奈德或抗生素注入或放置在盐水假体腔中，因为这些化学物质会长时间慢性渗出，引发多种并发症，如乳腺组织变薄（即所谓假体的蓝色衬里）或抗生素引发的过敏反应。而且，以这种方式使用类固醇并不能预防包膜挛缩的复发。

富血小板血浆纤维蛋白凝胶已应用于多种手术中。假体置入前或置入后即刻施用 PRP 于置入腔隙内可明显加快包膜发育成熟的速度，并具有一定的抗炎效果。作者有 25 例相关的包膜挛缩治疗经验。治疗方案为对患者行包膜切除术和 PRP 喷涂腔隙辅助下的假体隆乳术。在历时 2 年的随访中，只有一个复发病例。近几年，一项使用脱细胞真皮基质（ADMs）来预防包膜挛缩复发的新技术获得青睐。最早被使用的商品是 AlloDerm。因为消毒灭菌做得更好，Flex HD 和 BellaDerm 最近也开始流行起来。ADMs 由人或动物的真皮组织经脱细胞处理而制成，主要成分是富含胶原、弹性蛋白和透明质酸的细胞外基质。在乳房重建中，ADMs 的应用能维持乳房下皱襞和外侧壁的稳定性，防止胸大肌收缩，并加强假体腔隙的修复和假体的覆盖。需要强调的是，在使用 ADM 重建乳房的患者中往往不会发生包膜挛缩，并且研究中还发现 ADM 能在一定程度上抑制组织愈合中的异物反应。临床研究还指出，放置 ADM 对 Ⅲ 至 Ⅳ 级包膜挛缩是有效的早期治疗手段，但不确定其能否永久抑制包膜形成。

最后，在取出假体时是否同时行部分或完整包膜切除术，尤其是对于那些多次尝试乳房重建失败的患者来说，是一个值得探讨的问题。假体取出后包膜是否应该保留的问题一直存在争议，因为这种组织在体内会持续其炎性进程，引起血清肿和慢性压痛。显然，如果这类患者寻求乳房容量增加和形态改善，可以考虑自体脂肪移植（AFG）。

作者关于包膜挛缩治疗的个人心得是重点关注症状在术后多久时出现以及症状的严重程度。对于一个新近出现的包膜挛缩，若判断其正处于 Ⅱ 级或 Ⅲ 级的极早期，患者将接受安可来或顺尔宁为期 4 个月的治疗。通常还会接受 12 天泼尼松剂量递减疗法。重新指导患者以正确的方法按摩乳房，在必要时考虑 Aspen Rehabilitation 的医用体外超声疗法。如果该医疗方案未能取得临床效果，则需要考虑手术干预。手术方式为包膜切除术，将依据实际情况部分或完整切除包膜。如果初次置入层次在乳腺下，再次手术时将更换为胸大肌下层次。通常情况下作者在术中会使用新的假体，毛面的硅胶假体依然是首选，并使用 Keller 漏斗放置。患者需要在术前知晓毛面假体的潜在风险，包括破裂率增加，前边缘可触及或出现水波纹的概率。术中必须使用三联抗生素液冲洗置入腔隙并对其进行充分的止血，后者在肿胀麻醉液对包膜周围乳房组织的作用下较为容易实现。将 PRP 纤维蛋白凝胶喷涂于腔隙中，仅在必要时放置引流管。患者术后开始预防性服用安可来并反复使用抗生素以防止发生潜在血源细菌感染，如洗牙。告知患者服用 Omega 3 和奶蓟草可能受益，并提供订购这些产品的信息。

选择包膜切除术的依据主要包括以下几个因素：①体内留存的包膜会影响乳房 X 线检查结果，特别是含有钙化物沉积的包膜组织。②旧的包膜囊腔存在着因被体液填充而发生感染的可能性。③包膜组织本身可以变得或可触及或柔软，同时还有存留病原体的可能，这些都是促使其必须被去除的原因。④如果硅胶假体在取出前已经发生了破裂，则囊壁中可能含有的硅胶会持续激发体内炎症反应。⑤最后，当使用毛面假体替换光面假体时，必须要以新的组织表面来接触假体。因此，合理的方式是通过手术去除包膜而不只是将其切开。当假体腔隙在胸大肌下层次时，应该考虑为患者行部分包膜切除术。因为包膜与增厚的皮肤、胸廓或是胸大肌下表面间存在着难以分离的粘连。

四、结论

时至今日，包膜挛缩在临床上依然是个棘

手的问题。但相较于 20 世纪 60—80 年代的高峰期，其发病率一直在下降。毫无疑问，这离不开假体技术的进步，例如有多层囊壁结构的假体和完全由更高黏性硅胶构成的假体。尽管如此，美容外科医生在术前仍然面对着众多需要考虑的因素，它们与包膜挛缩的病因息息相关。在手术的过程中，这些潜在的致病因素必须要被消除。另外，新的治疗模式也可应用于治疗包膜挛缩复发，例如使用 PRP、白三烯抑制药和脱细胞真皮基质（ADM）。在接下来的几年中，形态稳定的高黏性假体的应用可能会在原发性和复发性包膜挛缩的预防中扮演重要角色。

第27章

Subglandular to Muscle Splitting Biplane Conversion for Revision Augmentation Mammoplasty
乳腺下到肌肉分割的双平面转换在隆乳修复术中的应用

Umar D. Khan，**著**

刘秉承，**译**

胡志奇　陈其庆，**校**

一、概述

　　隆乳术是一类常见的美容手术，具有极高的满意度。术后的并发症可大致分为早期和晚期两类。需要再次手术的早期并发症多见于感染和血肿，而晚期并发症常见于包膜挛缩、假体移位、不对称、假体破裂、假体下垂、并乳畸形、假体转位和假体前后颠倒[1]。诉求为更换更大假体的修复手术也在其中占有重要的比例[2]。因上述并发症而需要修复手术的患者，都有乳腺下或胸大肌下层次的初次隆乳术经历。置入腔隙在乳腺下的隆乳术除了可能会出现以上的并发症，还可能与乳房上内象限的水波纹现象有关，这一表现为乳腺下隆乳术所独有[3]。乳房下极和外象限的水波纹可见于所有层次置入术后。患者越瘦，可见或可触知的水波纹就越多。水波纹按照特征性可大致分为

静态型或动态牵拉型，并且两种类型都是可见或可被触知的。自体脂肪移植能消除这种水波纹，但如果在隆乳术前让患者充分意识到这是一种常见结果，则术后通常无须再进行额外的脂肪移植手术。乳腺下隆乳术后寻求修复手术的患者，理想情况下应该对乳房水波纹进行评估，因为当假体放置在胸肌下腔隙时，乳房上极和内象限的皱襞可以被消除。

二、外科解剖

　　女性乳房差异极大，但乳房基底尺寸相对统一，沿锁骨中线自第 2 肋延伸至第 6 肋。乳房隆起于此圆形基底上，凸度在女性个体间各有不同[4]。从不同角度观察，乳房独特的解剖形态也总是有所不同。美学上的乳房有四个解剖学界限，但只有其中三个存在视觉效

果的差异。在自然的状态下，乳房上极是逐渐过度到非隆起的上胸部，而内侧、下部、外侧乳房因物理间隔存在，形成了三个明显的解剖学边界。乳房下皱襞的内侧段从第 5 肋延伸到第 6 肋，外侧段向下弯曲并延伸至第 7 或第 8 肋腋前线位置；其中点通常位于乳晕投影后，在锁骨中线第 6 肋水平[4]。乳房下皱襞是成熟乳房的一个明确结构，因其明确的解剖存在，成为了判断乳房下垂程度的基础依据。解剖学上，乳房下皱襞是由浅表 Camper 筋膜和深层 Scarpa 筋膜融合形成的一种微观结构[5]。乳房的内侧边起自胸骨外侧缘，和对侧乳房共同构成了乳间沟。虽然乳腺腺体的尾部延伸入腋窝的内侧壁，但是乳房的外界仍然由外侧隆起所决定。从美学及理想的角度来看，其范围宜不超过腋前线。自然外观下乳房的这三个明显的边界会以参数的形式进入美容外科医生的手术设计中。这些参数同样决定了假体和容纳假体的腔隙形状和尺寸。

（一）动脉解剖

乳房具有多重来源的血供，如胸肩峰动脉、胸廓内动脉及它们的穿支[6]。这种丰富的血管走行网络让乳房组织即使在分离出大面积置入腔隙后，也不可能完全被阻断血液供应。尤其是分离胸大肌下平面时，乳房组织的血供几乎不会受到影响，这是因为起源于胸廓内动脉和胸肩峰动脉的胸部血管穿支系统仍然保持完整[6]。

（二）神经分布

支配乳房的神经主要是第 2～6 肋间神经的前皮支和外侧皮支。乳头 – 乳晕复合体的神经支配来自第 3、4 和 5 肋间神经的前皮质和外侧皮支[7]。因此，乳房和乳头 – 乳晕复合物的感觉会随使用的手术方法和置入腔隙的位置的变动而产生变化。

三、乳房动力学、美学考量和隆乳术的历史

成年女性乳房的基底部较为恒定，通常情况下自第 2 肋延伸至第 6 肋。乳房组织从这个恒定的位于肌肉前的基底向垂直方向隆起，表现出的形态在每个女性身上都存在着差异[1, 4]。这种区别不仅表现在乳房的形状、体积和外观的变化上，还体现为乳房在每个个体生命周期中随时间的动态变化[8]。导致乳房形态变化最常见的因素有体重、体脂的变化、怀孕、哺乳、年龄和月经期[3, 8]。依据乳房的生理结构特性，首次使用假体的隆乳术选择将假体放置在乳腺下腔隙[9]。然而，早期选择这一层次的假体隆乳术后包膜挛缩的发病率较高，因此发展出了全肌肉后层次作为置入腔隙的选择[10]。但这一置入位置很快也因为术中分离造成的损伤较大和扁平的肌肉无法给予乳房下极立体的形态这一缺陷而让位于部分肌肉后层次[11]。这一技术需要离断胸肋处胸大肌的附着，因此乳房下极的外观得到了极大的改善。但在一定比例的病例中，特别是涉及那些皮肤和腺体组织过多的患者，这种方法无法使她们获得自然的乳房外观，即乳头没有在胸部投射点的最高处。先天性乳房皮肤过多或继发性的乳房组织变化会让患者的乳房呈现出下垂的外观而缺乏整体感。在这些病例中，放置在肌肉后的假体与其上方的乳房组织无法紧密贴合。当双平面概念提出后，从这类病例中挑选适当的患者做胸肌前的乳腺组织松解就变得很常见了[12]。双平面技术的本质是对乳腺下和部分肌肉下技术进行的整合。在部分患者中还需要额外分离胸大肌上的乳腺组织。

部分肌肉下和双平面技术的运用均可以改善和解决在早期全肌肉下隆乳术中出现的问题。但这些方案并非没有缺陷，它们共同的并发症有动态型乳房外观畸形，即对假体进行胸

肌压力测试时，乳房会产生可见的形变[8, 13, 14]。绝大多数接受了部分胸肌下或双平面隆乳术的患者都会出现上述畸形[15]，并需要接受修补手术[13, 14, 16]。筋膜下层次提供了一类新的治疗选择，胸肌筋膜参与置入腔隙的构建可获得立体的术后效果[17]。不过这类手术的长期效果还存在争议[18]。肌肉分离型双平面技术是一类全新的胸肌下层次，它的应用能为几乎所有患者提供立体的乳房术后效果[8, 16]。一项长期的回顾性分析表明，与部分胸肌下层次相比，肌肉分离性双平面技术的置入效果持续时间更长，二次手术率显著降低[19]。肌肉分离型双平面技术只涉及肌肉沿纤维方向的分离，并不离断。假体同时位于肌肉前方和后方，这样的结果是临床上不会出现乳房动态畸形或者肌力损失。当操作这项技术分离肌肉时，胸大肌在胸骨处的附着没有被破坏，同样被保留下来的还有肌肉的神经支配。这两方面的特点共同维持了肌肉的生理功能[8, 13]。此外，肌肉分离型双平面技术还具有低包膜挛缩发病率[20]和便于乳腺筛查[12]的优势。

在寻找最佳假体置入腔隙的同时，乳腺下仍然是医生最常选用的置入层次。乳腺下层次的普及主要是因为相关操作简单，在合适的患者身上也可以获得良好的置入效果。捏肤测试经常被用来挑选适合接受这一术式的患者。测量结果为不少于2.54cm（1英寸）的乳房组织是置入结果和覆盖假体组织量的保证[12]。然而，乳房本质上是一个动态结构，其变化常见于每个女性的一生中。怀孕、哺乳和年龄变化通常伴随着体重或体脂的变化[8]。在面对年轻女性患者时，不能依照捏肤测试的结果作为挑选置入层次的依据[3]。这些患者经常会对因上述列举的原因所导致的乳房变化感到失望并寻求修复手术。乳腺下隆乳术后最常见的需要再次手术的原因是乳房水波纹现象，特别是当皱襞出现在极易暴露的内上象限时。隆乳术后患者乳房下极也常出现可触及或可见的皱襞。但

患者对这个位置的问题忍耐程度较高，因为乳房出现皱襞的部位通常较为隐秘，尤其是在术前已被详细告知的情况下。

乳房内上象限皱襞的修复方案常包含胸大肌下层次假体隆乳术和自体脂肪移植。且不说将脂肪用于乳房移植还存在许多争议，这类患者自身往往也很难提供足够的脂肪。另一方面，选择胸大肌下层次重新放置假体也存在挑战。患者过度拉伸的皮肤会成为部分肌肉下、双平面或全肌肉下置入技术都需要面对的难题。

时至今日，随着隆乳术数量的增长，隆乳修复术的手术量也随之出现稳定和成比例的提升。通常来说，乳腺下隆乳术患者的乳房组织会在受到假体牵拉作用的一段时间后发生拉伸和变薄。这种乳房组织的萎缩性变化如果提早出现，主要是不可被压缩的置入物对乳房组织所造成的持续扩张和挤压作用。乳房组织产生这些变化也可以是长期的，主要与体重、衰老、怀孕或哺乳有关。初次手术假体位于乳腺下层次的患者，其乳房组织产生的这种萎缩性变化会十分显著。患者在受到这种变化的影响后会表现出可见或可触及的皱襞等症状。为这类患者的修复手术选择合适的置入层次是一个挑战，手术的目的在于防止可见或可触及的假体皱襞，尤其是那些位于内上象限中的，在术后再次出现。患者常常可能还伴有其他并发症，如包膜挛缩、假体下垂脱出、并乳畸形、乳腺下隆乳术后乳房外凸合并上、内、外象限皱襞。因此，应对这种复杂的情况必须采用综合方案。

肌肉分离型双平面技术的特点是假体上部位于胸大肌下，而下部位于乳腺下，这种独特的结构组合赋予乳房自然的、可预测的和持久的置入效果（图27-1）[19]。自双平面技术提出后，这种在解剖学上具有多能性的置入层次为处理隆乳术后出现的各种并发症提供了解决方案。将乳腺下腔隙转换为双平面已被报道用于纠正皱襞[21]、并乳畸形[22]、假体下垂[23]、包膜挛缩[24]、假体移位[23]，内部腺体固定术可

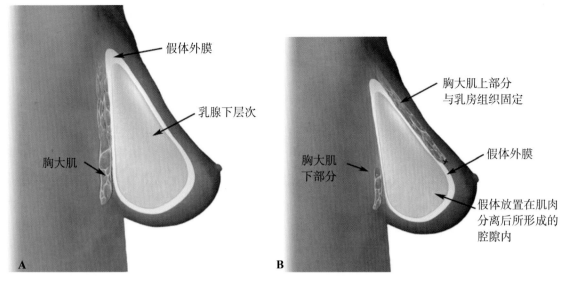

▲ 图 27-1　肌肉分离型双平面技术

A. 乳腺下层次示意图；B. 新的肌肉分离双平面层次示意图，此方法中，假体同时位于胸大肌前和后。分离的上部分胸大肌缝合于乳房组织，以保持肌肉对假体的覆盖

矫正乳房下垂[21]和假体破裂[25-28]。

　　从乳腺下层次到双平面层次的转变不但会为乳房带来自然立体的外观，双平面技术还可以对修复术中常见的变薄的乳房上侧和内侧组织起到加固的作用。胸大肌在乳房上部和假体之间意义不仅是覆盖乳沟和乳房上部的皱襞，还可以为乳房皮肤提供弹性支撑，减缓其因承载假体所产生变化的速度[3, 29]。

四、手术技巧

　　所有因第一次乳腺下隆乳术而需要再次行修复手术的患者都是肌肉分离型双平面技术的潜在候选人。那些出现了乳房内上象限的皱襞并伴有或不伴有包膜挛缩、假体下垂、并乳畸形、乳房外凸或轻度下垂等症状的患者也是该技术的理想候选人。

　　所有患者需以站立位和仰卧位接受检查。在仰卧位下，松弛的乳房组织会随重力移向外侧。乳房内上象限的皱襞是转换手术的适应证。但乳房组织下部和外下部的皱襞则不太可能通过双平面技术，或其他任意一种胸大

肌下技术来改善。随后记录患者包膜挛缩的程度，收集现有假体的尺寸参数。完成乳房捏肤测试，在皮肤厚度足够且不存在皱襞的情况下，可以保留患者现有的腔隙。所有手术操作均在患者全身麻醉和肌肉松弛的状态下进行，为日间手术。患者取仰卧位，双臂以展开角小于 90° 的姿势固定。乳房下入路是最常使用的切口位置，如果同时还有其他手术计划，如乳房固定术，那么也可以使用乳晕切口、垂直切口，或其他设计合理的切口。所有患者在接受单次头孢菌素抗生素静脉注射后转为 5 天的口服疗程。

　　术中移除假体后，将从尺寸、范围和包膜性质的角度对腔隙进行探查。对于 1 级或 2 级的包膜挛缩，可以仅在其下极的位置行囊切开术。当乳房中包膜出现了更大程度的挛缩，则需要完成部分或完整囊切除术。临床中，医生应该根据隆乳修复术的目的并结合患者自身特点来选择适当的应对和治疗措施[22-28]。接下来的步骤是确定胸大肌的分隔位置，在包膜后层上做一道轻微划痕，其起点约为胸大肌与胸骨中下 1/3 的接合处，向上外侧斜行止于腋前皱襞。比照按这条肌肉分离线，在包膜前层也做

图中标注：假体外膜、乳腺下层次、胸大肌、胸大肌上部分与乳房组织固定、胸大肌下部分、假体外膜、假体放置在肌肉分离后所形成的腔隙内、A、B

一条标记。理想情况下，这条刻线应该与腋中线相交于乳头水平或正好位于乳头下方。

胸大肌的分离操作通常从定位于胸骨中下 1/3 处的结合点着手。使用有齿镊夹紧胸大肌纤维并提离肋骨，随后用电刀在肌肉上做一个小切口。切口的大小以足够让示指通过，可触及肋缘为宜。胸肌下腔隙将通过示指来完成钝性分离，分离的范围上至第 2 肋间隙，外侧不超过腋前线。一旦胸肌下腔隙分离完成，此时的切口大小通常足以容纳乳房牵开器。

将牵开器的末端指向腋前皱襞，与此同时使用电刀对胸大肌沿纤维方向进行分离，当行进到腋前皱襞附近时，需要降低速度。胸大肌切开分离前应先行电凝止血，这样可以避免离断胸肩峰动脉分支所造成的意外出血。

当胸大肌下腔隙分离完成后，需要使展开包膜外侧缘与胸大肌下腔隙大小一致。当肌肉分离完成后，使用 2-0 的薇乔线将胸大肌沿之前的标记与上层包膜间断缝合，并彻底止血，

随后将术前选好的假体放置在新的腔隙中。缝合皮肤前，可以抬高患者头部以观察乳房的形态。乳房皮肤上可能会出现一些小的皱襞，通常情况下可以不做处理。相反，乳房明显的畸形虽然出现概率较小，但是一旦发生，建议手术调整内部缝线的位置。

闭合腺体使用 2-0 薇乔做连续缝合，皮下用 3-0 薇乔行间断缝合，皮内用 4-0 线连续缝合。为患者轻微包扎并穿上功能性服装。患者手术当日出院。

乳房皮肤在术后经常会有一些皱纹，这是由于内部缝线造成的。不过皱纹在术后 4 ～ 6 周会几乎完全消失。

患者分别于术后 2 周和 4 周复诊，分别检查伤口愈合情况和有无感染迹象。正常情况下，患者在术后 10 天可以驾车和恢复工作。对于从事体力劳动、经常使用推、拉、举等动作的患者，建议停工 3 ～ 4 周。

手术结果展示在图 27-2 和图 27-3。

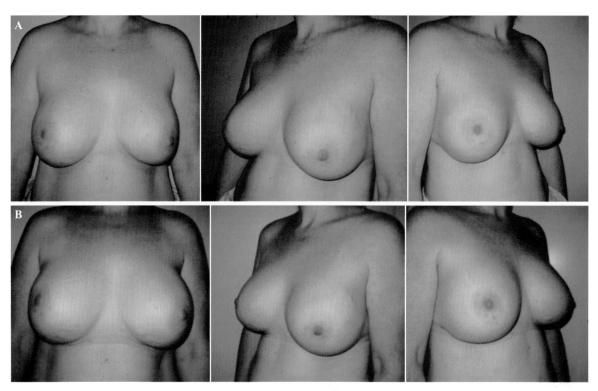

▲ 图 27-2　**手术结果展示**

A. 一名 35 岁患者，乳腺下隆乳术后出现Ⅳ级包膜挛缩合并皮肤皱襞；B. 患者接受包膜切除术和隆乳修复术，使用双平面技术重新放置 340ml 毛面高凸度硅胶假体，照片摄于术后 6 个月

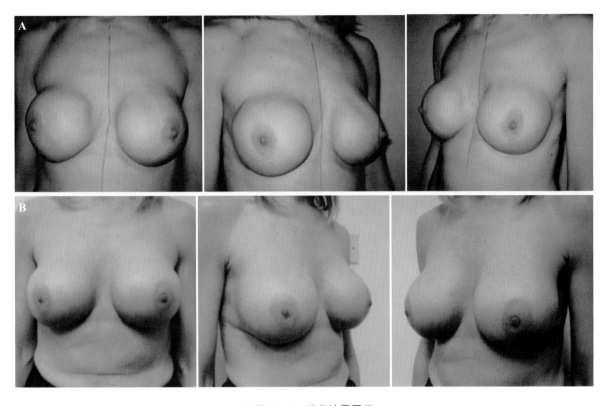

▲ 图 27-3　手术结果展示

A. 一名 32 岁患者，接受乳腺下隆乳术后 8 年。患者要求重塑乳房形态和饱满度；B. 使用双平面技术为患者更换 380ml 毛面高凸度硅胶假体，术后 6 个月

第28章

Treatment of Symmastia
并乳畸形的治疗

Istvan B. Szemerey，Akos Szemerey，**著**

刘秉承，**译**

胡志奇　陈其庆，**校**

一、定义

　　并乳是一种罕见的女性乳房畸形。最近，由于全球隆乳数量的增长，其发病率也随之上升。

　　并乳畸形的定义是双侧乳房在胸骨柄区发生融合，抬高覆盖该区域的皮肤，致使乳间沟深度减少甚至完全消失的一种非正常形态。形态学上，双乳之间可能仅剩一小段水平桥样连接或者完全融合（图 28-1，图 28-2）。

　　学术著作中，术语"synmastia"和"symmastia"词义相同，可互相替换。因为两个词的前缀"syn"和"sym"都表达"和"或"一起"的意思（例如，syndactyly 为并趾，synchondrosis 为软骨结合，syncretion 为融合，symmetry 为对称性，symbiosis 为共生，symphysis 为骨联合，sympathy 为同情）。

　　由于并乳的独特外观，还有许多绰号来描述这一状态。常用的包括 uniboob、breadloafing 和 kissing implants。它们都表现出因乳房在胸骨中线处汇聚进而乳间沟消失的现象。

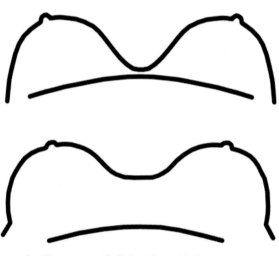

▲ 图 28-1　正常乳房（上），并乳畸形（下）

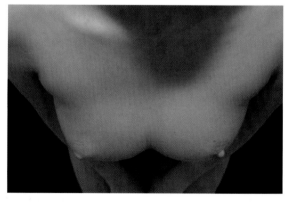

▲ 图 28-2　并乳畸形

二、诊断

并乳畸形很容易通过双乳间胸壁外观的改变做出诊断。先天性的还是隆乳术后获得性的并乳畸形可以通过检查明确。但诊断隐性并乳（未经任何手术）则非常困难。另外，隆乳术后出现的双乳相互接触，但不伴有乳间沟在冠状面上抬升的情况，不能被诊断为并乳（图 28-3）[1]。

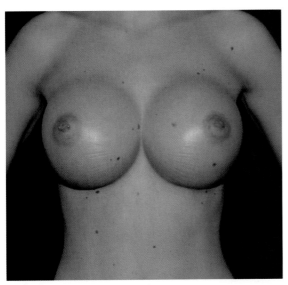

▲ 图 28-3　患者乳房"汇集"，但不是并乳。因为该患者胸骨位置有完整乳间沟，且胸骨上皮肤没有被抬高。虽然两侧乳房因尺寸问题导致彼此过于接近，但这不能称为并乳

三、病因学

隆乳术后（真，假性）与先天性并乳畸形相似，病因都未明确，这意味着获得性并乳很可能不是因手术技术失误所造成的结果。先天性并乳畸形患者的症状始于青春期（图 28-4）。

先天性并乳畸形的症状在隆乳术后会随胸部尺寸的增大而显现，随后可逐渐发展为真性或假性并乳（图 28-5，图 28-6，图 28-7）。

与创伤后继发的并乳已在文献中被明确定

义不同的是，因隆乳术导致的并乳畸形的病因仍不清楚。在临床中，需要将一些创伤后（例如烧伤，感染等）继发的并乳与假体隆乳术后所致的并乳区分开。在隆乳术后发生的并乳畸形中，通常情况下置入腔隙会发生融合（真性并乳）；但在一些病例中，两个腔隙仍会保持分离（假性并乳）。因此我们建议将术后获得性并乳畸形划分为两类，既真性和假性（图 28-8，图 28-9）。

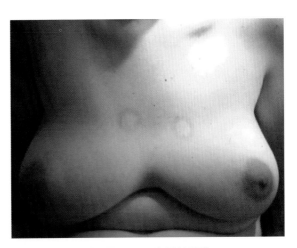

▲ 图 28-4　先天性并乳

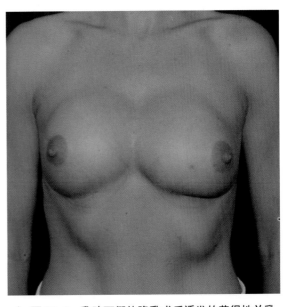

▲ 图 28-5　乳腺下假体隆乳术后诱发的获得性并乳

筋膜或肌肉的弱化通常是先天性的（这可以部分解释疝在家庭中的发病趋势）且发病率与年龄呈正相关（例如椎间盘环形纤维

环退化）。此外，它还与其他因素有关，例如 Ehlers-Danlos 综合征或马凡综合征、怀孕期间肌肉过度拉伸、体重大量减轻后或术后留下的瘢痕。如果这是一种正确的解读，那么并乳畸形可被理解为一类特殊的疝，因为疝就是由器官或者器官的筋膜脱离正常生理位置，通过较薄弱的支撑壁而形成的突出物。

四、分类

目前并乳畸形仅通过先天性或隆乳术后获得性进行区分。先天性并乳源于遗传因素，并且在其他家族成员中可被追踪到[2]。我们的建议是将获得性并乳畸形分为两组：创伤性和隆乳术后。在烧伤或感染后，内侧胸壁的皮肤会产生瘢痕和挛缩。这些情况下，病因是清楚

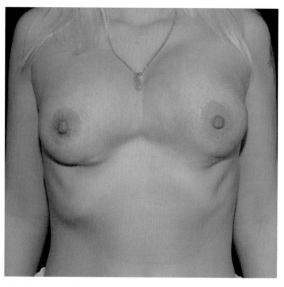

▲ 图 28-6　胸大肌下假体隆乳术后获得性并乳畸形。假体同时出现向内侧和上方的移动

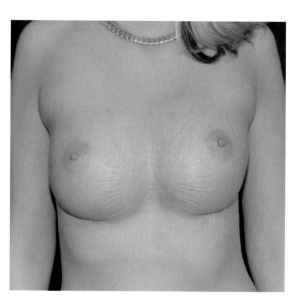

▲ 图 28-7　双平面假体隆乳术后获得性并乳畸形

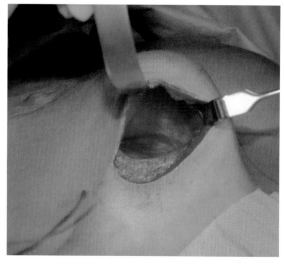

▲ 图 28-8　术中照片。两个置入腔隙无连通

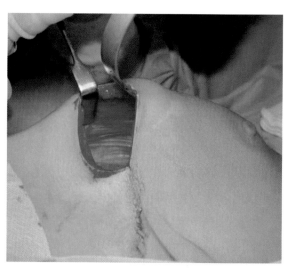

▲ 图 28-9　两个置入腔隙间无距离。在移除假体后，左胸置入腔隙开放

的，并乳畸形是由于双侧乳房内侧壁皮肤受到损伤进而发生融合所致。

隆乳术后获得性并乳，其发展可能始于术后即刻、几日或者几周。乳房内侧皮肤组织的缺失并不会形成并乳。在这些病例中，乳房内侧的皮肤都保持完整，但胸骨处内层组织发生断裂或抬高。以往报道的并乳病例较多出现在胸大肌下隆乳术后，这些患者同时都伴有乳腺下隆乳术史。

为了更好地理解并乳畸形，我们首先需要重新思考并乳畸形的种类。我们不能固守旧的分类方式，也就是将并乳畸形分为先天性和隆乳术后获得性。取而代之的是，我们应该将并乳畸形先分为先天性和获得性。而获得性并乳又被分为两类，创伤后和隆乳术后。其中，隆乳术后并乳畸形还包括真性和假性两种类型（图 28-10）。

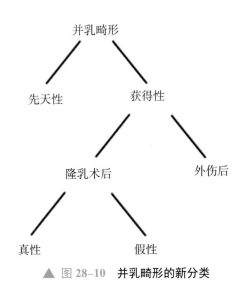

▲ 图 28-10　并乳畸形的新分类

五、手术治疗

（一）先天性并乳畸形治疗

在多数病例中，先天性并乳患者会伴有乳

房下垂。一些患者仅寻求下垂的治疗而不想改善并乳的症状。为了更好地治疗先天性并乳，推荐使用 Wong 等 [2] 提出的中间沟重建法或 Salgado 和 Mardini[1] 提出的乳晕途径先天性并乳修复法。

（二）隆乳术后并乳畸形治疗

在获得性并乳病例中，有时我们需要在初次隆乳术后等候 0.5 ～ 1 年，以便观察病情随时间的变化。如果必须行二次手术，则推荐以下步骤。

1. 囊缝合术：可以使用纳米封闭技术或内部固定缝线。不推荐使用可注射的组织胶水，因为缺少相关证实其疗效的研究。可以通过缩短两侧置入腔隙内壁的方式闭合胸骨处的囊腔（囊缝合术）。笔者选择这种减小包膜内表面的方法，而其他学者则从重复利用假体腔隙的角度寻求解决之法。Spence 等 [3] 提出了使用一种囊缝合术作为解决方案（"松解包膜，调整其内侧边缘位置，从而将两侧的腔隙分开"）。处理假体包膜疝同样推荐使用囊缝合术，并辅以含有肌筋膜的包膜瓣加固 [4, 5]。

2. 手术更换更小的假体 [6]。

3. 可以行手术将置入腔隙沿横轴向外侧扩大，将假体定位于此。随后，在放回假体前横向扩大置入腔隙。

4. 术后，推荐使用 Thongbra。

上文提及的是先前报道过的一些方法，其他方案还包括缩短置入腔体壁，并用同种异体置入物 [7]（真皮置入物 [8]）强化内壁，或者最终的解决方案是将假体取出，不再放回 [9]。

六、特殊问题

术前推荐使用一种新的检查方式。从 5 个不同的角度观察患者站立和平躺（6 号位置）

时的胸部。还需要在略微前倾和后仰的姿态下观察它们（图 28-11）。这种方式能很容易检测出并乳畸形的趋势。在拍摄站立位照片时，加摄 7 号和 8 号胸部前倾和后仰位的照片，用于记录胸骨处松弛组织的形态，因为它们最终可能会发展为并乳畸形。组织松弛程度由捏肤测试判定（图 28-12）。通过比较先天性并乳患者和图中女患者的胸骨处组织状态（检查双乳间的水平桥样组织），可以轻松地发现它们的相似性（图 28-4，图 28-11）。

七、预防性术前检查

1. 询问既往病史，寻找遗传倾向。

2. 视诊，寻找胸部和乳房的异常现象。

3. 捏肤测试：在小乳房患者中，用此法寻找胸骨前松弛组织。

4. 取胸部弯曲姿势，寻找胸前桥样组织。

5. 使用 Stockholm Akademikliniken 方法挑选正确宽度和尺寸的假体。

即使是假性并乳畸形也必然有一个遗传因素的起源（如同先天性并乳畸形），但其发病倾向在乳房较小时不显现，因此在手术前很难被发现。只有在乳房尺寸增大的情况下，症状才变得非常明显。如需在隆乳术前察觉这类隐性风险，上文中的术前检查技术是有效的。隆乳术前患者接受检查的姿态，除了有保持脊柱直立的站姿和坐姿外，还应该有保持脊柱前倾和后仰时相对应姿态。这样的做法可为并乳畸形的预防带来巨大的变化。

为了选择合适的假体，使用 Stockholm Akademikliniken 技术精确测量和计算十分重要[10]。

据观察，即使在使用了适当的手术技术（例如，选择合适的假体尺寸，依照 Stockholm Akademikliniken 手册精确测量和合理选择切口）和持续保持置入腔隙分隔的情况下，并乳畸形依然会发生。

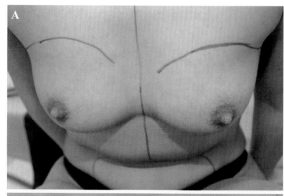

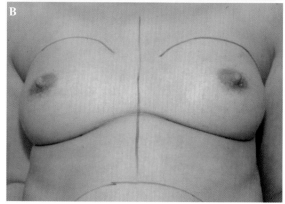

▲ 图 28-11　并乳畸形观察

A. 患者胸部前倾来观察胸骨区双乳间水平桥样连接（并乳畸形特征性表现）；B. 胸部后倾视角

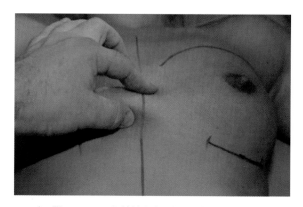

▲ 图 28-12　术前使用捏肤测试探查并乳畸形

我们有必要重新思考并改写所有导致并乳畸形产生的原因。现在，最重要的原因应该归咎于组织顺应性的改变，或不明病因的组织缺陷，在很多病例中还伴随胸部或乳房的不对称。其次是患者经历过不止一次的隆乳术。而第三位才应该考虑医源性失误，如过度分离，不好的、无经验的整形医生，或者是使用了相对于患者身体来说过大或过宽的假体。由此，许多医师受到的指责是不公正的，除非手术导致了真性并乳畸形。即使在真性并乳畸形病例中，我们也必须意识到引发并乳的主要原因是胸骨处组织的缺陷，并乳畸形只有在这种条件下合并医源性因素才会出现[11, 12]。

八、隆乳术后并乳畸形的病因

1. 患者：解剖学组织缺陷，组织结构缺陷和遗传因素。

2. 手术次数：经历过不止一次隆乳术的患者有更大的获得性并乳畸形发病风险。

3. 医生：过度分离，医源性失误，术者经验不足，使用相较于患者身体过大尺寸的假体。

无论隆乳术后的假性或先天性并乳畸形的病因都是未知的，这说明并乳畸形的出现可以独立于人为治疗失误外发生。隆乳术后，这个隐藏的先天性缺陷只是因为胸部尺寸的增加而显现出来，进而发展为真性或假性并乳畸形[13, 14]。

第29章

Diagnosis and Treatment of Iatrogenic Pneumothorax in Aesthetic Breast Surgery
乳房美容手术医源性气胸的诊断和治疗

Enoc V. Chambi，**著**

孙　宇，**译**

胡志奇　陈其庆，**校**

一、发展史

　　最早的医学文献记载是艾温德史密斯的手术记录稿。这是一份公元前 3000 年左右未标明日期的文献记录。在公元 1 世纪，从特洛伊战场上转移的希腊伤兵在兵营或船只上受到照料，这被视为最早救治气胸的创伤中心。胸部创伤一直是战争中的主要急症和致死原因。

二、发生率

　　隆乳术是世界上最常见的美容手术之一。此项手术最常见的并发症是包膜挛缩、血肿、皮肤淤青、感染、乳房不对称、假体转位等。气胸是相对较少见的并发症。其发生率少于 1∶1000，但对文献的回顾表明它的发生率可能高于我们之前的想象。人们已观察到并提出假说以解释它的发病机制。最常见的原因是手术中行局部浸润穿刺，以及电凝热损伤胸膜。在置入假体过程中，气压伤也被认为是另一种机制。此外还有高压通气，肺大疱的存在，更换氧气瓶时的氧气急流以及麻醉回路中的压力阀缺陷均可导致。

　　目前还没有大规模的多中心研究来揭示气胸的影响有多大，这是由整形手术本身的特性所导致的。当它发生时，最痛苦的是患者，对外科医生来说也是非常担忧的。隆乳导致气胸的诉讼率大约是 10%。

三、解剖学

　　解剖学见图 29-1 ～图 29-4。

　　并非每个人的解剖都是一样的。有些女性的胸大肌很薄，有些却很厚，甚至有些根本就没有胸大肌。胸大、小肌通常会交汇在一起，或者共有一个较宽的起点。胸大肌在乳房下皱襞的嵌插方式也各有不同，从而很难进入肌肉下层。建议术中用手指确认肋骨、直视胸肌或前锯肌边缘，以避免损伤肋间肌并产生气胸的可能性。

在切开肌肉之前，轻柔操作和清晰知道胸大肌边缘和肋骨边缘位置有助于防止肋间肌意外损伤。在隆乳术中，要获得好的手术效果，轻柔操作至关重要。同避免并发症一样，在患者出院前及时发现潜在的并发症同样非常重要。

肋间肌由肋间外肌和肋间内肌组成。肋间外肌从肋骨后面的结节延伸到前面肋软骨，最后形成称为前肋间膜的薄膜，这种膜继续延伸到胸骨。肋间内肌来自肋骨的内表面以及相应的肋软骨，并插入到肋骨的上部。肋间动脉、静脉和神经位于肋间隙的上部。

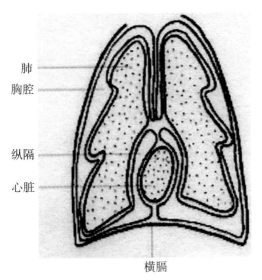

▲ 图 29-1　心肺解剖

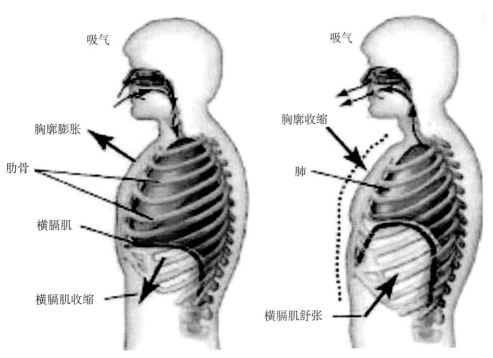

▲ 图 29-2　呼吸解剖

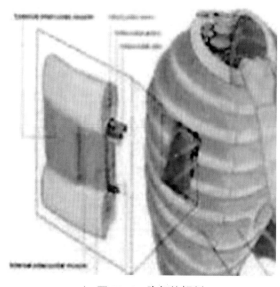

▲ 图 29-3 胸部的解剖

四、气胸的病因学

手术解剖困难可能有以下原因。

1. 手术室仪器事故。

2. 胸大肌先天性变异。

(1) 瘦弱。

(2) 粗壮。

(3) 几乎不存在。

3. 胸小肌和胸大肌经常融合在一起或有一个广泛的起点。

气胸是一个比较少见但隆乳术中可能会发生的并发症，常常因手术导致胸膜破裂或局部浸润麻醉穿刺导致，局部浸润时可能进针太深

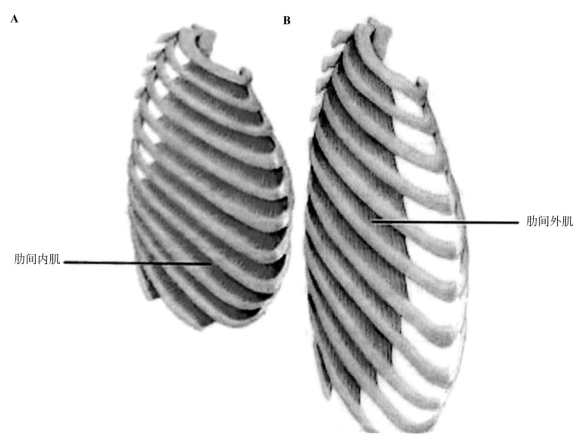

A　　　　　　　　**B**

肋间外肌

肋间内肌

▲ 图 29-4　肋间肌的解剖

A. 肋间内肌；B. 肋间外肌

或层次错误或引导错误。这些完全可以通过注意注射位置的深度和解剖平面来预防。气胸的症状包括呼吸性胸痛、不同程度的进行性呼吸困难、发绀、皮下气肿和呼吸逐渐减弱。通过临床检查、胸部 X 线、CT 检查可以确诊。治疗包括对症治疗、病情观察、常规 X 线对比、针穿刺抽气或留置胸管引流。

五、病理生理影响

胸膜腔内通常含有少量液体，可使壁层胸膜和脏层胸膜平滑移动。胸壁和肺都是具有弹性的，肺趋向于向内收缩，胸壁则向外扩张，这两种反向作用力可导致胸膜腔内产生负压。

肺的重量会使肺的依附区的压力减少。如果胸腔向大气开放，在大气压下，胸腔内的负压就会把空气吸入至胸腔，肺就会从胸壁侧回缩，从而气胸产生。

由于单向阀门的影响，随着每次吸气胸膜腔内的空气都会增加，这归结于以下原因。

1. 气压性创伤机制。

2. 针穿刺。

3. 肋间隙的裂缝。

气胸导致的皮下气肿是由以下原因导致。

1. 胸壁进行局部浸润麻醉针注射（从外部）或对颈静脉进行导管插入影响到胸壁和肺。

2. 气管插管操作或正压引起的气压伤（内或外）。

六、气胸的原因

在隆乳术中，气胸可能因局部浸润麻醉的穿刺操作导致，也可能因术中撕裂胸膜导致。胸膜撕裂可产生张力性气胸并对生命构成威胁。在气胸后，经常可发现皮下气肿。

胸膜直接损伤可致气胸（图 29-5）。

1. 局部浸润麻醉时针刺伤。

2. 电刀导致的热损伤。

3. 假体置入时气压伤。

4. 高压通气。

5. 存在胸膜肺大疱。

6. 麻醉循环装置中有缺陷的压力阀和在更换氧气瓶时的氧气冲击伤。

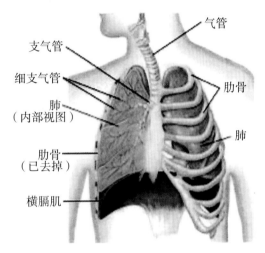

▲ 图 29-5　肺与肋骨关系的解剖

七、症状

气胸的症状包括以下几种。

1. 呼吸性胸痛。

2. 不同程度的进行性呼吸困难。

3. 缺氧。

4. 皮下气肿。

5. 气流减弱。

6. 气胸患侧呼吸音减弱。

7. 心率加快。

8. 血压下降。

八、诊断

通过临床体格检查和胸部 X 线或计算机 X

线断层扫描检查来明确诊断。如诊断不明确可通过胸部 CT 检查。

胸部正位片显示一条细的脏胸膜线（宽度＜1mm），从确诊气胸侧的胸壁上移位。气胸的大小可根据肺缘与胸壁之间的可见边缘距离＜2cm 或≥2cm 来判定。

在胸部 X 线检查中巨型肺大疱可能被误诊为气胸。在气胸中线条与胸壁平行，而在肺大疱中胸壁旁有凹形的外观。

张力性气胸可以通过在第 2 肋间前间隙插入大口径针头进入胸膜间隙来诊断。如果大量空气在插入后从针头逸出，则诊断明确。

九、张力性气胸

张力性气胸可导致呼吸急促，烦躁不安，缺氧表现。氧分压常低于 90%。

有报道一年轻女性在进行隆乳手术时因全麻和局麻导致了气胸[1]。

气管插管全身麻醉会产生胸腔内正压。在这种情况下，任何由穿刺针或导管造成胸膜意外损伤均可能导致张力性气胸。同腹部脏器诊断性穿刺一样，全身麻醉会延迟对张力性气胸的诊断。当患者处于清醒和可交流状态时，肺部刺穿伤诊断起来更快捷、更容易。

（一）清醒患者张力性气胸的诊断

1. 早期胸痛。

2. 缺氧（呼吸困难）。

3. 呼吸急促和心动过速，血氧饱和度下降。

(1) 偏侧性易激惹。

(2) 同侧出现高张力，呼吸运动减弱，过清音，呼吸音减弱，可闻及喘鸣音和爆破音等附加音。

(3) 对侧活动增加；呼吸频率降低，濒死状态；低血压；血氧饱和度下降；意识水平下降。

4. 不一致性气管偏移、颈扩张的鉴别诊断包括肺栓塞、心肌梗死、充血性心力衰竭、潜在的肺部疾病和焦虑。

（二）影像学检查

胸部后前位 X 线检查可确诊气胸。超声检查可立即对气胸做出诊断，敏感性很高。超声检查的准确率高于卧位 X 线片，与 CT 扫描的准确率相同。

十、治疗

治疗包括清除胸膜腔内的气体和预防复发两方面。

（一）观察

如气胸量小于半胸的 15% 可采取观察。患者在呼吸室内空气时胸膜的吸收率每天可达 2%，吸氧可加速吸收，提高至 4%。

其他的方法包括观察，吸氧或不吸氧，简单抽气，带或不带医用胸腔引流管，通过胸膜粘连术或关闭缺口和肺大疱切除术来真空辅助胸廓成形术，或者通过开胸行胸膜粘连或切除术。

患者应该观察 6h，如果此时复查胸部 X 线未见气胸量增加，可考虑建议患者出院，并建议 24h 后复诊复查胸部 X 线检查。

保守的方法可用于第一次无症状气胸的患者，或空气容量＜20%，或从肺顶到肺尖边缘的小气胸（＜3cm）。

（二）单纯抽气

抽气可以将 70% 的中量原发性气胸成功治好。年龄＞50 岁和抽气量＞2.5L 患者更容易失败。

成功的抽气常适合以下患者。

1. 年龄 < 50 岁。

2. 没有潜在的肺部慢性疾病。

3. 气胸量 < 50%。

4. 气体抽出量不超过 2.5L。

5. 先前无气胸史。

在抽气后，行胸部拍片检查，如有较多的残留气胸可立即再次抽气。

（三）富尔曼导管的插入

1. 取出导管、扩孔器和导丝。

2. 将引导针从袋中导入胸腔。

3. 用注射器抽出气体以确定位置。

4. 导丝通过针内穿入胸腔。

5. 取下针，使导丝伸入胸腔内。将扩孔器套在导丝上，并将其推进胸腔，从而为导管的插入扩张出一条隧道。

6. 移除扩孔器，将富尔曼导管完全插入胸腔，并移除导丝。

7. 用缝线或胶布固定导管。导管连接负压装置，术后胸部 X 线检查。

十一、术前患者教育

1. 获得患者知情同意。

2. 告知患者治疗可能产生的主要并发症。

3. 讲解的主要步骤和胸部再次穿刺的必要性。

4. 胸部 X 线检查。

十二、材料

1. 带或不带套管的富尔曼导管或胸腔导管。

2. 胸腔导管负压装置（胸膜 - 排气管或 Sahara®）、管、中心负压接头。

3. 胸腔插管包，包括手术刀、大的凯利夹、持针器和剪刀、弧形针、0 或 1 号丝线。

4. 胶带，纱布。

5. 2% 的利多卡因肾上腺素注射液，20ml 注射器，用于浸润麻醉的 23G 针头。

6. 无菌溶液，口罩，手术衣和手套。

十三、手术技术

对于临床情况稳定的患者来说，在此操作中对患者给予镇静而保持其意识水平是一种选择，检查和评估患者是否有需要留置胸腔造口管的必要，手术前行胸部 X 线检查。选择穿刺位置：腋中线，在第 4 和第 5 肋骨之间，这通常是在乳头外侧的同一条线上。戴口罩，穿手术衣和手套，然后准备穿刺区域铺巾单。嘱患者将同侧手臂外展过头，有利于肋间隙变得更宽。使用 2% 利多卡因在穿刺区域广泛局部浸润麻醉，浸润到皮肤、肌肉组织和胸膜。局部浸润麻醉后在第 4～5 肋间皮肤做平行于肋缘的切口，长 3～4cm，切开皮肤和皮下组织。用凯利夹引导插入胸管（图 29-6）。如果导管是带有套管的类型，则通过一手夹住套管尖端，将导管慢慢轻柔地置入到胸腔内，一旦导管刚刚进入腔体即取出套管，并将导管总长的 1/2～2/3 插入胸腔。

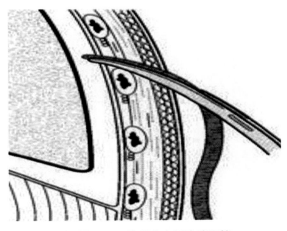

▲ 图 29-6　使用止血钳胸腔置管

十四、并发症预防和处理

可能会穿刺到肝和脾。如果穿刺位置在乳头线第 4～5 肋间这是完全避免的。出血常常自行停止。心脏穿刺伤是可以预防的，方法是小心控制导管走向及早期移除套管。导管有可能沿着胸壁走行，而不是进入到胸腔中。遇到这种情况，应扩大并加深肋骨间的切口，并确保导管沿这一通道进入。

十五、抽气失败

抽气的禁忌证包括患者有严重肺部疾病或同时伴发其他疾病、血胸、胸膜渗出或双侧气胸。如果先前抽气失败，则可通过肋间置管引流。

十六、导管的固定

导管可连接于单通道的海姆利克阀或水封瓶上。常规负压吸引未见提高肋间引流的效果。海姆利克阀（图 29-7）和引流袋可以让患者行走更加自由，无须背着一长导管和大的收集瓶。

胸管和阀门留置到胸腔内过多的气体和液体从体内排出、肺部保持扩张状态为止。

十七、并发症

胸管引流术的并发症包括以下几种。
1. 疼痛。
2. 胸膜感染。
3. 置管位置错误。
4. 出血。
5. 低血压。
6. 肺部复张导致肺水肿。

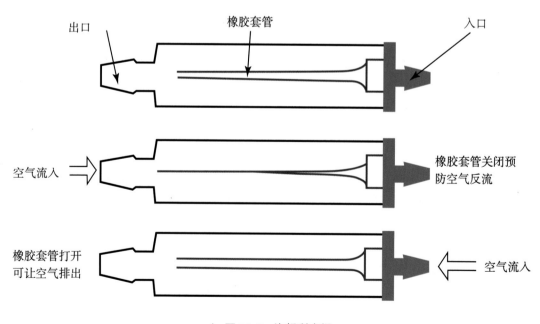

▲ 图 29-7 **海姆利克阀**

十八、并发症预防

确定双肺听诊可闻及呼吸音。出院前在不吸氧情况下血氧氧饱和度＞92%。引流术可作为隆乳手术中的常规步骤，特别是在使用小切口的置入大假体的时候。

十九、结论

隆乳术导致的气胸比想象的要多。在局部浸润麻醉的基础上，可以考虑在假体腔隙中灌注酮咯酸和布比卡因，以减少全麻术后伤口疼痛。气胸应作为常规的术前告知内容与患者讨论，并在术前获得知情同意。手术室应备有治疗气胸所需的器材。由于发生了 PIP 假体事故，澳大利亚联邦卫生部正在考虑为建立全国乳房假体登记队列。此登记队列包括乳房美容手术期间发生的所有严重并发症，无论多么罕见均需记录。这将提高科学界的认识，并有助于改善患者的预后。

第30章

Breast Implant Rippling and Palpability
乳房假体的水波纹和可触及性

Gregory N. Laurence，著

孙　宇，译

胡志奇　陈其庆，校

一、概述

患者对隆乳术的满意度非常高。即使患者出现过中 - 重度的并发症，可能需要进一步修整，患者一般也不会后悔当初隆乳术的决定。随着假体和技术的更新，包膜挛缩发生率已降低。现在可能更重要的是寻找策略来减少假体水波纹和可触及性的问题。Boswick[1] 在他 1983 年的文献中没有将水波纹和可触及性问题列为美学问题。

虽然自然的乳房外观和触及不到假体都是很重要的目标，但外科医生也同样必须权衡其他问题。虽然外科医生会仔细考虑所有可能发生的并发症，但有些时候患者会根据个人经历和喜好来改变外科医师的意见。比如一个皮划艇运动员可能就不适合在胸大肌下置入假体。一个特别关注瘢痕位置、大小和体形消瘦的患者则会要求通过小切口置入盐水假体，而并非选择预充式的硅胶假体。尽管具有资质的外科

医生仍然对如何降低假体的可触及性存在争议，但所有医师都认为这一问题有必要进行进一步的探究。以下三类因素决定了假体的水波纹和可触及性：①组织质量；②假体特性；③手术技术。

二、组织质量

患者的皮肤质量是真皮、皮下脂肪和乳腺组织厚度和质量的综合表现。它受年龄因素影响，经产妇的皮肤一般都会变薄。组织质量可通过掐捏锁骨中线处的乳房上极组织来评估，小于 1cm 可判断为组织覆盖缺乏，大于 2cm 可判断为组织覆盖极好。也许 1 ～ 2cm 的患者需要最复杂的决定。有效的策略是通过自体脂肪移植（Deal C., personal communication）或增重来增加组织覆盖。一个通常被忽略的因素是 Baker Ⅱ级或Ⅲ级包膜挛缩，不建议通过Ⅱ级或Ⅲ级包膜挛缩使水波纹的发生风险降低。

三、假体特性

（一）假体的充填材料

到目前为止，一般都是选择盐水或硅胶作为充填材料。盐水出现水波纹和可触及问题的概率更高。在所有其他因素都相同的情况下，较新的高内聚力假体出现水波纹的可能性较小（图 30-1）。其代价可能包括硅胶假体更高的包膜挛缩率。相比低黏度硅凝胶，高内聚力硅凝胶发生水波纹的可能性更低。

（二）假体外壳纹理

毛面硅凝胶假体的问世可有效减少包膜形成，但这对于盐水假体是无效的。外壳纹理使患者组织与外壳融为成一体，并增加了硅凝胶假体和盐水假体术后出现水波纹的风险[2]。较厚的光面外壳则可能与更少出现水波纹相关。

（三）假体的规格

在基底直径一定的情况下，高凸假体的凸度更高，这使其更少出现水波纹和可触及的边缘。作为一种预防假体失效的策略，盐水假体常常填充至其最大容量限制，或超量填充。盐水假体过度充填后会出现触感较硬，但却可降低出现水波纹的风险。当一个中凸度假体过度充填后它的边缘会出现凹凸不平。然而，高凸度假体却不会产生皱襞。

（四）假体超量充填

很多外科医生发现超量填充盐水假体以超过其标准容量有助于减少水波纹的出现（图30-2）。外科医生有时会将更大的假体充填至其标称最大容量的120%。"过度伸展"或"假体疲劳"这两个概念被认为是导致水波纹的危险因素[2]，但是过度充填后假体发生收缩的风险会降低，这可能会抵消前文所述的那种担忧。尽管过度充填可能对中凸和高凸盐水假体

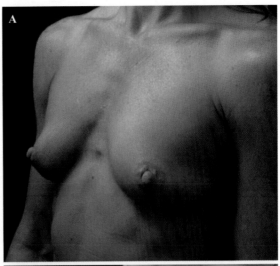

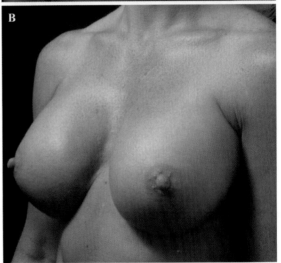

▲ 图 30-1　光面的高凸硅胶假体置入

A. 一位非常关心乳房水波纹和乳房不自然移动的健美运动员；B. 术后 2 年，通过腋窝切口在筋膜下置入光面的高凸硅胶假体后未出现水波纹现象

都有效，但在体外过度充填高凸假体时边缘出现凹凸不平的机会明显更少。外科医生们将处理假体填充问题视为手术判断问题，而不是知情同意问题[3]。

四、手术技术

如果"如何处理水波纹"是唯一需要处理的问题，那么答案就是把假体放在胸大肌后。然而，外科医生必须权衡并考虑多种因素及可能的效果。胸大肌后置入假体可能是预防乳房

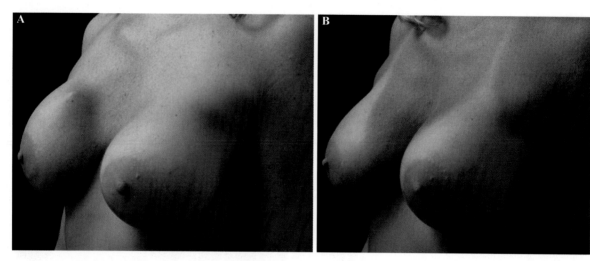

▲ 图 30-2　**超量填充盐水假体**

A. 患者在腺体下置入光面中凸盐水假体，抱怨右侧乳房内侧出现水波纹和可触及边缘；B. 患者拒绝硅凝胶假体，更希望在腺体后置入高凸型盐水假体。在 4 年的随访中，均未出现水波纹

中上极出现水波纹最有效的方式（图 30-3）。在组织缺损需修复重建的患者中使用肌肉组织覆盖假体是绝对有必要的。但是，美容外科医生却会认真考虑不同的假体放置腔隙。最常见的假体腔隙如下。

（一）腺体后

传统观点认为，腺体后置入具有更加自然的外观，并且在包膜形成后不易出现移位。它也适合具有大量组织覆盖或轻度乳房下垂的女性。此假体腔隙出现水波纹和可触及的风险是最大的。

（二）胸大肌后

当今胸大肌后腔隙（或它的一种改良方法）是最常使用的位置。低包膜挛缩率和上极水波纹减少是非常重要的。因为在现代的时装中常常会露出乳房区域。

（三）部分胸大肌后

为了保持组织覆盖关键区域，同时使外形更自然、假体位置更靠内侧，可离断第 4 和第 5 肋骨的胸大肌附着点[4]。双平面的改良方法包括针对胸大肌下缘的离断以及乳房实质与胸大肌关系的调整[5]。

（四）全肌肉后

尽管有些学者对全肌肉覆盖的好处持怀疑态度[5]，但仍有医生尝试用胸大肌和前锯肌来覆盖假体的上极和下极。有些学者则认为对部分特定患者效果非常好[6]。患者应该能够接受位置较高的假体，这种置入方式可能最适合于同时进行隆乳术的乳房悬吊术患者。

（五）筋膜后

这一放置层次最早报道于 2000 年[7]。筋膜后层次在预防上极水波纹方面的效果不如胸大肌后层次，但很多外科医生发现这是一种有效折中腺体后和胸肌后平面效果的方法[8, 9]。该平面在胸大肌和上覆（深层）浅筋膜之间形成，通常从腋下入路[10]。此筋膜（图 30-4）在上极处更厚，向下逐渐变薄。

五、结论

与其他常见的美容手术相比，隆乳术是最复杂的，减少水波纹和可触及边缘的策略是许

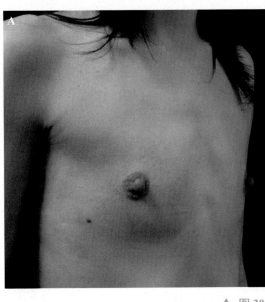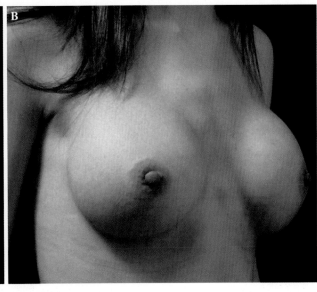

▲ 图 30-3　胸肌后植入假体

A. 患者身高 150cm，体重 40kg，不接受医生推荐的硅胶假体；B. 部分胸肌后高凸型光面圆形过充盐水假体置入术后 1 年，无水波纹出现

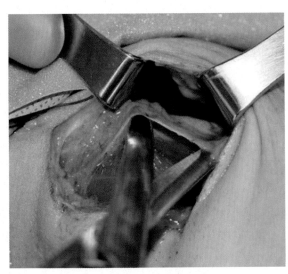

▲ 图 30-4　胸大肌上浅筋膜深层的腋下观

多重要的考虑因素之一。取得最好的手术效果对外科医生和患者来说都是一个挑战，但也提供了最好的回报。这种奖励来自于艺术、科学和技术的应用，在外科医生和患者之间的良好沟通中得到了最大限度的实现。

第31章

Diagnostic Imaging of the Breast in Aesthetic Breast Surgery
乳房美容手术的乳房影像诊断

Karina A. Ravera，**著**

孙　宇　朱德聪，**译**

胡志奇　陈其庆，**校**

一、概述

在临床上，应对已进行过乳房修复重建术、乳房美容手术或乳房假体置入术的患者进行乳腺影像学检查。这主要归结于以下三个原因。

1. 乳房组织的评价。

2. 乳房假体的评价。

3. 手术相关并发症的诊断。

目前已有的诊断方法包括乳腺钼靶摄影，乳腺超声和磁共振。每种方法都有不同的适应证，视具体情况而定，每个检查都有不同的优缺点，并具有不同的敏感性和特异性。在世界范围内，乳房手术有着明显的增长趋势，无论是整容手术还是再造手术都如此[1, 2]。

在大部分国家中，隆乳术、乳房缩小术以及乳房切除术后的假体重建术的比例每年都在增长[3]。目前，人们越来越少看到患者在乳腺癌根治术后不进行乳房重建。

因为以上所述原因，我们必须知道如何以及何时对存在很多不同于正常乳房特点的术后乳房进行检查。我们也应该知道如何检查注射硅胶隆乳的乳房。虽然这项手术在很多国家都是非法且禁用的，但在当今临床上我们仍旧可以发现很多此类病例[4]。

乳腺癌是女性最常见的恶性肿瘤[5, 6]。因此，我们应该知道手术导致乳房结构改变后的诊断方法。目前，市场上有240多种乳房假体。然而，使用最广的是硅胶或盐水填充的单室假体[7]。

医学影像医生不需要对现有的各种置入物有透彻的了解，但至少应该了解会诊中可能出现的情况。乳房假体位置一般在乳腺后间隙或胸大肌后方。胸大肌后方有利于减少术后假体包膜挛缩发生率。也可通过不同的手术切口和手术方法将假体置入，例如乳房下皱襞切口、乳晕切口、腋窝切口，或在脐周通过内镜置入盐水假体[8]。

目前，在世界各地约有1000万女性置入了乳房假体，我们可以说其中大约50%是硅胶假体，其余50%是盐水假体。在这1000

万人中，70% ～ 80% 的人做了隆乳手术，20% ～ 30% 是乳房切除术后的重建手术以及像"波兰综合征"这样的先天畸形的矫正手术[9]。

二、乳房假体种类

（一）单室硅凝胶假体

这种假体最早在 1962 年开始使用，它由高弹性硅聚二甲硅氧烷胶（PDMS）制成的硅橡胶外囊。第一代假体具有纤薄的光面外壳。然而，目前乳房假体的外壳有光面和毛面，与最初版的相比也更厚。早期的假体基本上都是液态硅胶填充。随着加工技术的改进，已生产出高密度、高黏性的内聚性硅凝胶，以避免置入物外壳破裂时的大量外漏[8-11]。

这些假体的核心成分主要由硅凝胶组成，也就是聚二甲基硅氧烷和二甲基四甲基硅氧烷的聚合物，而乙烯基具有交联功能，可与聚二甲基硅氧烷链保持部分交联以保持凝胶状。低分子量的硅酮链最终可以穿过聚二甲基硅氧烷的膜或完整外壳，这种弹性膜相对于这些分子具有半通透性。分子可通过聚二甲基硅氧烷弹性膜这一特性就可以解释在健康和未受损的假体出现所谓的"凝胶外渗"现象；硅凝胶微滴渗入到包膜或乳腺组织中，这些由聚二甲基硅氧烷分子组成的微滴可产生局部慢性炎症现象。会导致形成富含成纤维细胞的生物包膜，这可能与术后包膜挛缩有关。这些与假体硬度增加，圆形畸形和乳房疼痛有关（参见 Baker 分级）[12]。

这种硅胶渗出现象同样也出现在假体未破损的患者中，硅胶出现于乳腺组织和腋窝淋巴结的原因。在 20 世纪 80 年代早期，为了降低聚二甲基硅氧烷的渗透性，人们在假体中添加了氟硅橡胶[13-15]。

（二）单室盐水充假体

这些假体也有一个由聚二甲基硅氧烷聚合物构成的弹性膜外壳，通过一阀门向内部充填盐水。设计这种假体的目的是避免硅胶假体破裂导致硅胶外溢至乳腺组织产生并发症。这种假体也具有一个粗糙的表面，以大大减少成纤维细胞规则和平行排列的可能性。这可能在一定的程度上避免了纤维包膜的形成，进而减少随后的包膜挛缩发生率。在毛面假体中，生物纤维包膜同样也会出现，因为纤维细胞的排列更加随机，这导致了生物包膜的内聚力较弱。这种盐水假体的优势是通过更小的切口置入，因为它们置入时囊袋是空的，压扁的，可在置入后在向内充填盐水。这种假体的另一个优点是它们较少出现的纤维包膜，因为它们不存在硅胶外渗。

盐水填充假体在乳腺钼靶下密度更比硅凝胶假体更低，不易掩盖乳房组织内的一些隐匿性病变，也就意味着与硅胶假体相比，更少影响乳腺钼靶的结果分析[15, 16]。因为盐水的密度较低，在美观方面此类假体不如硅凝胶假体。同样，盐水假体往往会更容易出现折叠和皱襞，因为褶襞处的张力过大而导致更高的破裂发生率。此外，轻微的创伤可导致这类假体破裂。但是盐水从破损的假体中漏出后很快就会被周围的组织吸收，不会发生严重的炎症反应和肉芽肿现象。这常是硅胶假体破裂后会导致的问题[17]。

盐水假体破裂后通常会完全排空，临床诊断比较简单，除非发生罕见的事件，比如从注射阀部位的裂缝缓慢持续的渗漏，这会导致置入物缓慢排空。置入 7 年后，这种假体变平的概率有 10% ～ 15%[18-20]。

三、聚氨酯泡沫包被的单室硅凝胶假体

这些单室假体由硅凝胶填充，并在弹性膜

外有聚氨酯海绵包被层。这种复合体可减少厚生物纤维包膜的产生，从而减少包膜挛缩发生率。聚氨酯泡沫还能刺激置入物外周形成薄液层，进一步预防包膜挛缩的发生，这也有助于假体更大的活动度。这层液体也可能是创伤时的一个缓冲器，因此，可以预防假体的破裂。然而，问题是组织会长入这种泡沫，可能会导致在置换手术时不能完全清除这层外覆盖物。

在这些假体周围的生物纤包膜可能会出现滑膜化生，创造出一种类似于关节的环境。除了已经提到的成纤维细胞浸润到类似的海绵结构中，聚氨酯泡沫的主要问题还包括它会分解成更小的分子，比如 2-4- 二氨基甲苯，此类物质在动物实验中发现会导致肝肿瘤[21, 22]。

（一）大豆油填充的单室假体

大豆油填充的单室假体也具有聚二甲基硅氧烷弹性囊，内含大豆油。这种假体仍处在研究中。花生油填充的假体也是这样。

此类假体的缺点是带有微芯片，不能进行乳房磁共振检查。在乳腺钼靶检查中，与盐水和硅凝胶填充的假体相比，这些假体是可通过放射线的，因此，在检查中较少干扰乳房组织的评估。这些假体的破裂会导致脂肪栓塞风险增加，并导致强烈的局部炎症反应[21]。

（二）双室聚酯假体

双室聚酯假体（也称为双腔）有两个隔间或密室：内囊和外囊，两者都被聚二甲基硅氧烷弹性膜封闭着。内囊填充着硅凝胶，外囊填充着盐水（100 ～ 200ml）。这种假体和盐水假体相似，有一个填充阀。外层包膜有光面和毛面。这种假体的优势是外层含有盐水，更少出现硅凝胶外渗促进生物包膜囊形成。另一个优点是，这些置入物在内层腔室里含有硅酮，相比盐水填充假体可提供更好的美容效果，额外的优势是当内部隔间破裂时，硅胶就会溢出至包裹在外部的隔间里。也有反向双室置入物，

外室填充硅凝胶，内室填充盐水溶液[21-23]。

（三）乳房扩张器

乳房扩张器是一种乳房假体，它有一个持续填充阀门，目的是逐步和持续地改善已手术切除的乳房区域或先前放疗过的区域。注意，这些组织具有明显的纤维化，延展性差。达到所需的容积之后，通过最后的假体将其替换[24]。

（四）肌皮瓣

在乳房切除术后的乳房再造术中，保留神经血管蒂的软组织转移被称为肌皮瓣。这些肌皮瓣可使用腹直肌皮瓣或背阔肌皮瓣；在乳房区域的皮下建立隧道，接纳这些肌肉来充填这个区域。重建乳头 – 乳晕复合体的方法有几种，植皮和文身[22-27]。

我们必须记住，由于铁磁微粒子在乳房磁共振检查时有引起乳房皮肤灼伤的可能，比如含有铁元素的纹身或乳晕色素。在乳房钼靶检查中，不要将金属颗粒导致的伪影与乳房钙化灶相混淆[28-30]。

四、影像诊断在乳房美容和重建手术中的应用

对乳房假体检查主要有以下三个目的：评估乳房组织；如存在乳房假体时评估乳房假体；诊断与手术相关的可能并发症。

主要有三种影像技术：①乳腺钼靶；②乳腺超声；③乳腺磁共振成像。

（一）乳腺钼靶

钼靶摄影是一种使用电离辐射（X 线）的诊断方法。数字乳腺钼靶通过计算机软件处理数据，可提供了比传统的模拟乳腺钼靶摄影更高质量的图像。这种诊断方法可以发现早期乳

腺癌，因为它是发现乳房微小钙化的一种理想方法。为了进行这项检查，患者必须在不同的站立或坐位下进行。有两个基本的或标准的位置，即轴位（CC）和内斜位（MLO）（图 31-1 至图 31-4）。乳房假体是通过这些标准的乳房 X 线投影来显示的，而这些投影又是相互补充的，并有利于对乳房进行三维分析。每个乳房应该做两次检查。这些标准的 X 线投影检查对于所有女性来说都是常见的，不管是否有乳房置入物。

为了进行乳腺钼靶检查，必须对乳房进行加压，以避免造成图像的重叠；在 CC 位视图中，X 线束的方向是头尾方向的，而在 MLO 位视图中，X 线束方向是内外方向。这些图片

包括从腋窝到乳房皱襞下组织，以及从皮肤到胸肌的相关组织[29]。也有特殊的投影或"排除乳房假体的投影"，"Eklund 投影"。这些投影也遵循 CC 位和 MLO 位（图 31-5 和图 31-6）。然而，在这些视图中，置入物被推向胸壁，目的是将它从乳房 X 线视野中移除，以便评估乳房组织。

不幸的是，这些 X 线投影并非可以把所有的乳腺组织图像包含进去，特别是靠近胸壁和胸大肌的深部后方的组织图像是无法完获取的。尽管胸肌后假体置入与腺体后假体置入相比可实现更多的组织可视化，但 100% 的可视化是永远无法实现的。Eklund 技术可增加乳腺组织的可视化。

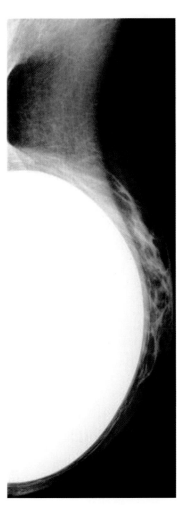

▲ 图 31-1　乳房 **MLO** 位钼靶投影，假体置入于胸肌后方位

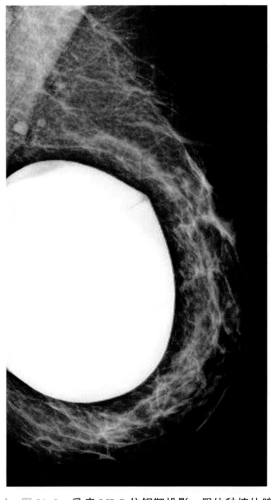

▲ 图 31-2　乳房 **MLO** 位钼靶投影，假体种植体腺下位

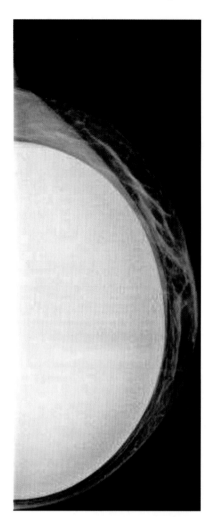

▲ 图 31-3　CC 位乳房钼靶投影，硅胶假体位于胸肌后方位

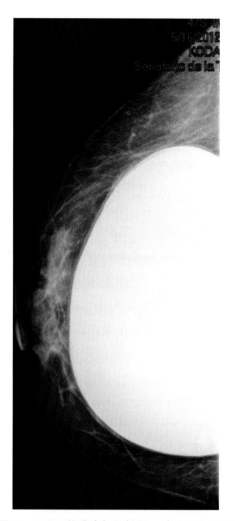

▲ 图 31-4　CC 位乳房钼靶投影，硅胶假体位于腺体下位

　　Eklund 技术可使腺体下假体置入的乳腺组织的显示率从 56% 提高到 64%，胸肌后植体置入的显示率从 75% 提高到 85%[31]。

　　通过乳房钼靶分析，可以看到以下情况。

　　1. 假体的位置（胸肌下或腺体下）。

　　2. 假体包囊表面光滑或粗糙。

　　3. 假体填充物：假体可以用硅胶、生理盐水或其他产品填充。硅胶具有较高的钼靶密度，而生理盐水则具有较低的钼靶密度。

（二）双室假体

　　因为内室填充有硅凝胶，外室小，填充有低密度的生理盐水，所以在乳房钼靶下可见到密度较高的内部隔间。

　　在 MLO 视图中，假体通常呈卵圆形或椭圆形。然而，在包膜挛缩的情况下，假体呈圆形，这使得乳房钼靶检查更加困难，因为它不允许适当的压缩，但这项检查又需要加压。（图 31-7 和图 31-8）[32]。

　　有些假体包膜伴有钙化；这些钙化点通常很容易诊断，不会造成疑虑。它们通常是点状和良性的外观。有时这些可能是线形或块状。这些钙化点数目可能随着时间的推移而增加。有时这些钙化是由于凝胶渗漏引起的（图 31-8）[33]。

　　在某些情况下，假体表面可能出现突出或凹陷。这可能是由包膜收缩引起，这种收缩不均匀发生，使得假体突出于包膜较薄弱的区域。在包膜较厚的区域内出现凹陷（图 31-9 至

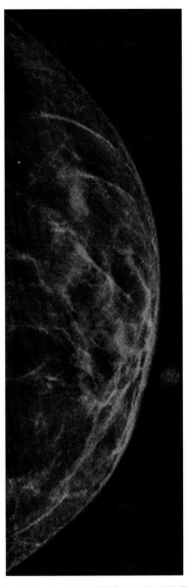

▲ 图 31-5　CC 位排除假体技术投影

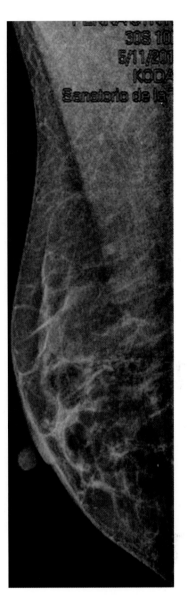

▲ 图 31-6　MLO 位排除假体技术投影

图 31-13)[34]。

　　假体疝可能是包膜不完整，或完整的包膜遭遇撕裂导致，如创伤，包膜切除手术等。在这些情况下，鉴别诊断必须与假体破裂硅胶外溢导致假体的轮廓改变形成轮廓模拟疝。乳腺磁共振成像有助于鉴别诊断。

（三）假体破裂

　　盐水假体破裂需与硅胶假体破裂相鉴别，在钼靶摄影中，破裂的盐水假体会表现为塌陷折叠的弹性膜，而外流的盐水很快被淋巴系统

吸收，所以不会影响诊断（图 31-11)。

　　如果是硅胶假体破裂，钼靶摄影的表现则十分复杂，因此，对硅胶分子有一定的了解是十分必要的（图 31-14)[35, 36]。

（四）假体破裂示意图详解

　　乳房假体由 PDMS 弹性外膜和硅胶内容物构成。置入后，弹性外膜周围会形成一层生物纤维囊。当弹性膜破裂而生物纤维囊完整时，我们称之为囊内破裂（ICR）。当纤维囊和弹性膜同时破裂时，硅胶将流入外周组织，我们称

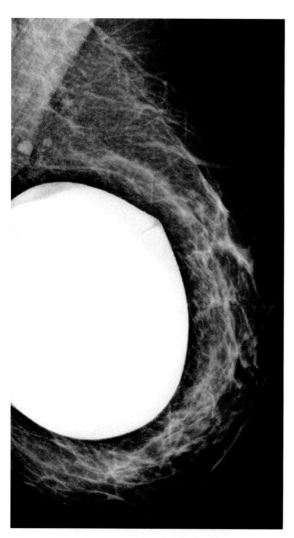

▲ 图 31-7　腺下位，糙面。包膜挛缩后呈明显的类圆形表现

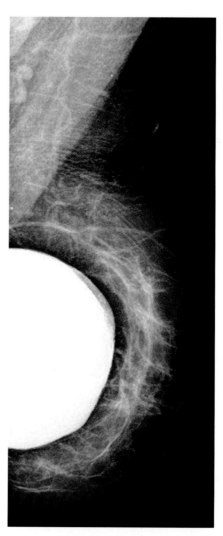

▲ 图 31-8　腺下位，糙面。纤维包膜挛缩后的类圆形表现。假体表面有多处钙化灶

之为囊外破裂（ECR）[35]。

　　囊外假体破裂可以直接形成，也可以间接形成；直接形成时弹性囊和纤维膜同时破裂，而间接形成时，会先形成囊内假体破裂。钼钯摄影无法区分硅胶内容物和弹性膜，因为弹性膜内层和硅胶内容物都会形成一些致密物（从而导致界限模糊）。因此通过钼钯摄影无法诊断囊内破裂。

　　如果对囊内破裂的患者进行钼钯摄影检查，置入物的影像学表现并无异常。但实际上，容纳硅胶内容物的却是未破裂的纤维囊，而钼钯摄影过程中对乳房加压有可能导致纤维囊破裂，此时，囊内破裂将转变为囊外破裂。

囊外破裂时，硅胶内容物会流向乳房组织，流向胸大肌，还可流入腋窝淋巴结。

　　在进行钼钯摄影时，已置入假体的乳房组织需要至少 4 个投影方位，也就是说，除了标准的 CC 位和 MLO 位以外，还有外加假体屏蔽法的另外两种体位。此外，也可使用"Eklund 法"，后者实为融合了假体屏蔽法的 CC 位和 MLO 位。由于每个方位中破裂的假体要承受大约平均 10kg 的压力，这就导致了囊内硅胶破入乳房组织的概率加大。因此，对于假体破裂而言，钼钯摄影具有一定风险。

　　对于囊外假体破裂而言，还需要格外注意的一点是，尽管假体置换术时可以同时清

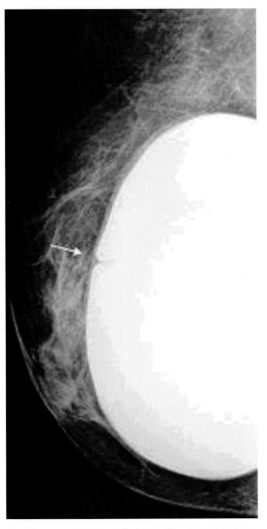

▲ 图 31-9　头尾向，胸大肌下位。图示假体凹陷

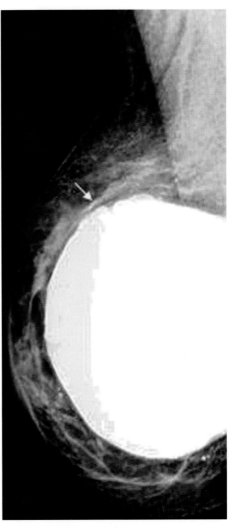

▲ 图 31-10　侧斜位。图示乳腺假体上极不规则小叶样表现（假体疝出）

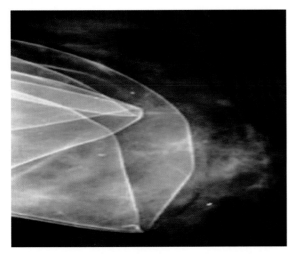

▲ 图 31-11　盐水假体破裂后萎陷。"Deflation"。图示形成明显皱襞的假体包膜

除外渗的硅胶，但是，还是会有部分的硅胶残留，这是手术本身无法解决的问题。此时，对每一位患者的每一张摄片，都应当仔细评估，不能将未破裂的新置入假体中的硅胶和残留硅胶相混淆。因此，对之前和现有的检查做仔细的分析对比可以提示残留硅胶的存在，避免误诊。任何病例如果钼钯摄片诊断困难，都应行乳房 MRI 检查予以鉴别诊断（图 31-12，图 31-15）。

不管假体置入与否，钼钯摄影都是乳腺癌筛查的金标准[35]，但却不是某些假体置入术后并发症的唯一可靠检查方式，如硅胶假体破裂。超声检查至关重要，但更重要的则是

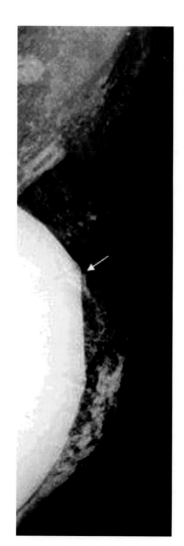

▲ 图 31-12　囊外破裂患者：乳腺实质、胸大肌和腺窝淋巴结处可见多个由渗出的硅胶形成的高密度影。箭所示为不规则的假体表面

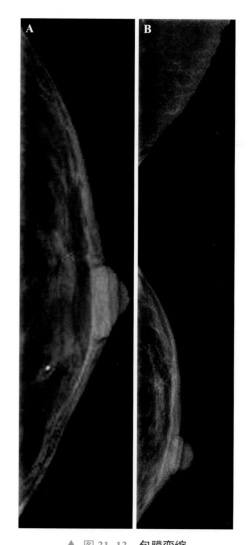

▲ 图 31-13　包膜挛缩

A. 头尾向，以规避假体。图中可见患者有明显的包膜挛缩，注意微小的乳房组织；B. 侧斜位

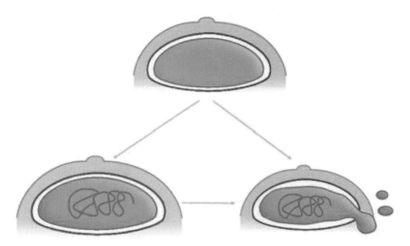

▲ 图 31-14　假体破裂

假体完整（上层图），左侧囊内破裂（底层图）。蓝色线条代表皱襞的假体包膜。右侧囊外破裂，红色线条代表生物囊，流出物为硅胶

MRI。凡是接受假体置入的患者，都有可能出现假体破裂。因此，行钼钯摄影时，应极其注意乳房的摆放方式，因为不适当的摆位有可能导致假体破裂，或者使得囊内假体破裂进一步转变为囊外假体破裂，或者更严重的导致 ECR 中更多的硅胶内容物流入乳房组织[36, 37]。

目前，钼钯摄影是早期发现乳腺癌最好的方式。因为早期乳腺癌十分常见的表现就是微钙化，而钼钯摄影是发现微钙化最好的方式[35]。

（五）术后钼钯摄影表现

乳房手术会在钼钯摄影中引起一些改变，包括：①组织结构紊乱；②组织密度增高；③脂肪坏死；④钙化。

1. 组织结构紊乱 乳房组织中的乳腺导管方向一般指向乳头，而一些乳房手术、重建手术或美容手术，均会导致导管干涸而造成其方向的改变。同时，由于手术对局部组织的重构，不同量的乳腺组织也会进行重塑，此时相应区域就会表现结构紊乱。钼钯摄影、乳房超声及乳房 MRI 都可发现其改变。

在缩乳术中，乳腺组织表现为螺旋状，并伴随着腺体量的大幅减少，含油囊肿和中心透光的钙化灶也十分常见（图 31-16，图 31-17）。对于术后患者行钼钯摄影检查，组织结构紊乱一般出现在术后 5～6 个月，后期随着水肿减轻和纤维组织变细，组织紊乱程度将有所减轻。对于一些手术结合放疗的患者，由于放疗会延长恢复过程并加重纤维化，因此组织结构紊乱的缓解时间将会延长。

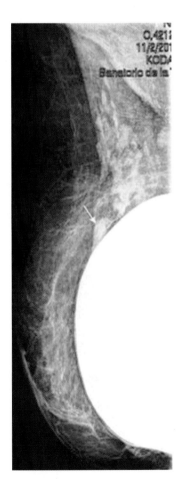

▲ 图 31-15　完整假体，箭所指为先前破裂假体所残留的硅胶

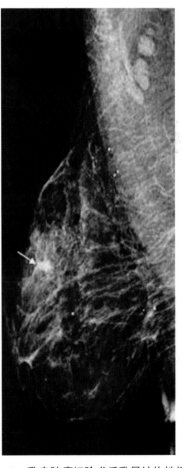

▲ 图 31-16　乳房肿瘤切除术后乳晕结构性扭转（箭）

2. 组织密度增高　水肿、感染、血肿、血清肿等都可以导致组织密度增高。因为它们的共同特点都是组织液含量增高。组织液密度较高的原因是其可以阻挡钼靶摄影中的部分 X 线，这使得乳腺组织的 X 线透射减弱而密度增高。在术后 6 个月，钼靶摄影无法进一步区分导致组织密度增高的原因，但通过与手术部位对比可以发现密度增高区的中心位置。组织密度的增高程度和其产生原因的量级直接相关。总的来说，组织密度增加会（在数月内）随着时间减轻或消失（图 31–18）。

3. 脂肪坏死　在任何手术或者外伤中脂肪坏死都很常见。在重建或者整形术中，电刀的应用可引起乳房脂肪坏死，在钼靶摄影中表现为圆形的低密度影（因为脂肪组织的 X 线吸收率很低，我们称其为含油囊肿，其中脂质呈液性或有一些凝胶状）；数年后，这些囊肿会形成钙化灶，称之为脂肪囊性脂肪坏死后钙化，钼靶摄影中可见（图 31–19）。

4. 脂肪钙化　脂肪钙化灶是脂肪坏死灶中脂肪酸同钙离子发生皂化反应后形成的。一般较大，边缘粗糙，肉眼可见，无须借助放大镜。这些钙化灶一般直径大于 1mm，外观奇特，大致圆形，中心低密度而外周高密度，也称之为囊性脂肪坏死后钙化灶（图 31–20）。

5. 缝合材料的钙化　对于乳房而言缝线是一种异物并可能随着时间而钙化，通常为术后数年。因此，钼靶摄影中也可见到相应表现。术后放疗容易导致缝线中的钙离子沉积。这些钙化灶中，缝线断端和线结都清晰可见（图 31–20）[38, 39]。

（六）乳房术后超声检查

乳腺超声或者超声影像是一种依靠超声的影像学检查手段。超声相较于钼靶摄影，CT 和 MRI 而言检查简单易行。行超声检查时，患者摆仰卧位，如有必要需双手置于头下；对于乳房体积过大的患者，为了减小胸壁前乳房组织的厚度而使图像更清晰，可以采用倾斜体位。

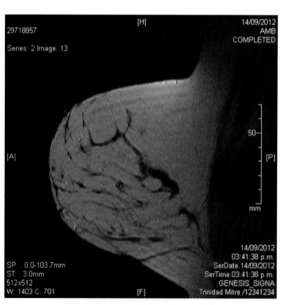

▲ 图 31–17　缩乳术后组织扭转
缩乳术后 1 年组织扭转。注意乳晕下水平明显的结构性扭转

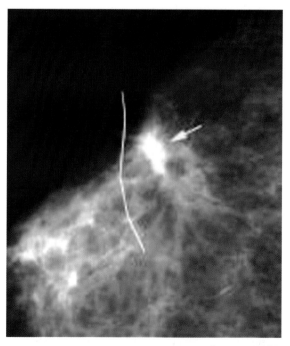

▲ 图 31–18　箭所示，瘢痕形成过程中的组织密度增高，扭转加深。金色线条所示为皮肤瘢痕

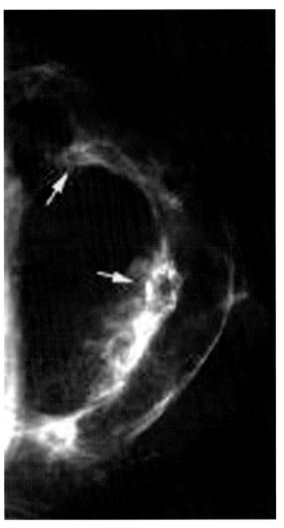

▲ 图 31-19 广泛缩乳术后，箭所示为脂肪坏死灶

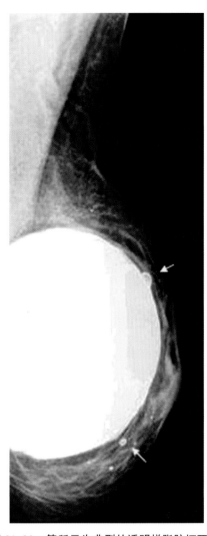

▲ 图 31-20 箭所示为典型的透明样脂肪坏死灶和粗糙的钙化灶。此患者接受过 3 次假体隆乳术

超声检查可以实现即时观察，并且目前大多数设备都可以进行多普勒检查，其可用于检查动静脉结构。探头可发出线性高频声波（≥ 7.5MHz）探测各个层次，可探测到的层次包括：①皮肤；②皮下脂肪；③乳腺实质；④乳腺后脂肪层；⑤胸肌和肋骨；⑥乳房假体及置入物。

对于接受过乳房手术的患者而言，无论是整形 / 美容手术或者重建手术，超声检查的目的包括对乳房组织和腋窝进行评估，如果有假体还要对假体进行评估，并且评估术后可能的并发症。

（七）乳房组织评估

美容或者重建术后的患者都有可能患上乳腺肿瘤，既包括良性也包括恶性。所以医师认为患者是否需要进行超声检查可能与既往手术史并无关系。然而，如果有置入物，超声检查则是必要的，因为钼靶摄影下，部分乳房组织可能被假体影像遮挡而无法显现[21]。

我们可以通过超声检查评估假体。虽然其有一定的局限性，但超声检查仍然是一种重要的诊断方法。超声检查还可作为其他乳房影像学检查手段的补充[40]。

（八）假体评估

超声可用于评估假体，因为钼靶摄影不能区分弹性外膜中的硅胶成分和硅胶填充剂；如前所述，因为两者都表现为高密度。因此超声检查可以识别出一些在钼靶摄影中无法鉴别的 ICR 和 ECR[41]。

（九）手术相关并发症的评估

对于评估假体周围堆积物（血清肿、血肿）和乳房实质或者腋窝内的已发生的并发症而言，超声检查具有十分重要的意义。

（十）假体的正常超声学检查表现

1. 弹性外膜表面　单腔硅胶或者盐水假体的弹性外膜分为三层，超声检查时可见两层白色高回声层和夹在两者之间的一层黑色低回声层，这种结构被称为"奥利奥曲奇征"[21]。光面假体的最外层线条一般清晰平直。毛面假体由于外层粗糙，最外层线条会稍微模糊一些

（图 31-21）。

2. 假体周围生物包膜　假体周围生物包膜同样分为三层。超声检查同样表现两层白色高回声层和夹在两者之间的一层黑色低回声层。一般而言，弹性外膜和假体周围生物包膜会融合形成一种弹性膜包膜复合体（图 31-22）。

如果假体是由聚氨酯海绵包被，则通过超声检查很难分辨假体外生物包膜，因为其会长入海绵内[42]。在弹性膜周围（弹性膜和假体周围生物膜的假想空间），可见一层液体，无病理学显著意义。在置入聚氨酯海绵包被的假体患者中，这种液性内容物更为明显[22, 43, 44]。

生物包膜表层有时可见一些钙化灶。当钙化灶不明显或者没有时，其对假体的成像并不会产生影响。但是当钙化灶量多且明显时，其会影响声波的传送从而影响超声诊断，表现为伪影或者相应的声学表现（图 31-23，图 31-24）。

3. 假体内容物　盐水或者硅胶内容物都

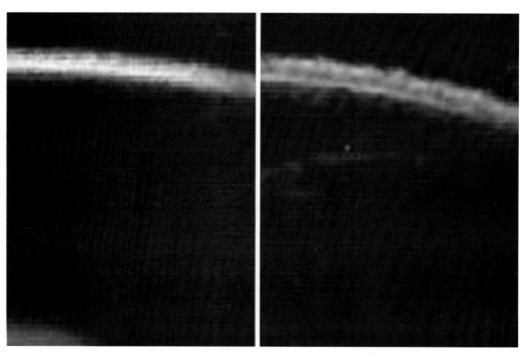

▲ 图 31-21　超声检查下的光面假体（右）和糙面假体（左）

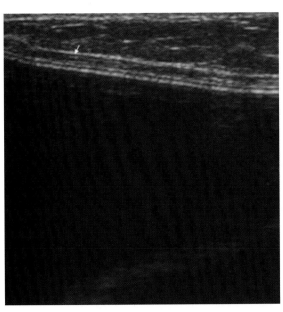

▲ 图 31-22　生物囊－假体膜复合体，白箭所示为生物囊

表现为黑色低回声影。但是由于声波在硅胶中传播速度较慢，因此有时会在硅胶假体内形成回声的假象，从而超声检查时出现内部回声影。如果患者之前未进行钼钯摄影或者不知道自己置入的假体类型；这种内部回声常常提示硅胶假体（图 31-25）[45]。

　　4. 假体定位　为了判断假体是位于腺后还是胸大肌后，很重要的一点是确定假体上半部分和胸大肌的关系。当假体位于胸肌后时，假体下极是没有被肌肉覆盖的，而是被乳腺组织覆盖，因此应特别注意假体的位置以免误诊（图 31-26，图 31-27）。

（十一）假体异常超声学检查表现

　　1. 包膜挛缩　包膜挛缩是乳房假体置入后最常见的并发症。以临床诊断为主，按 Baker 分级诊断标准分为 4 级，超声检查时可见不同表现类型。

　　(1) 生物纤维包膜厚度大于 1.5mm。其厚度一般不均匀。

　　(2) 辐射状皱襞数量增多。皱襞部位的弹性膜会与生物包膜相分离。因此应当在此处测

▲ 图 31-23　正常厚度的生物囊

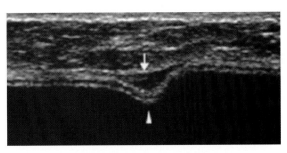

▲ 图 31-24　箭头所示为假体包膜上的皱襞，模糊不清，中间为液体层。箭所示为生物囊上的钙化灶

量评估生物包膜。

　　(3) 假体形状相较之前的椭圆形变得更圆。

　　(4) 假体内容物可能会变得非常黏稠，这会使超声诊断变得更加困难。需要注意的是，包膜挛缩的患者超声检查的内容应包括乳房实质，因为其在钼钯摄影中不可见。这是由于钼钯摄影中的乳房摆位和受压等技术问题导致的（图 31-28，图 31-29）。

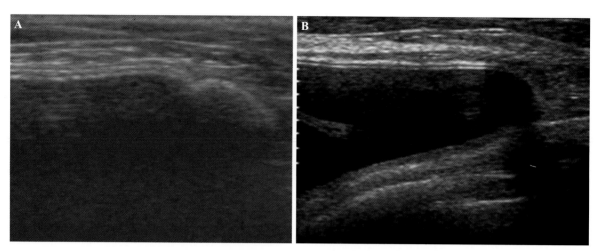

▲ 图 31-25　假体内容物硅胶在超声下的典型表现

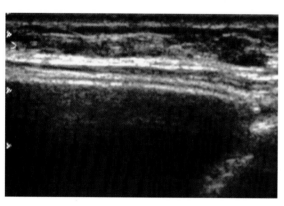

▲ 图 31-26　腺下位假体

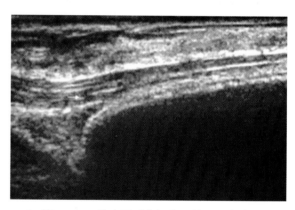

▲ 图 31-27　胸大肌后位假体，箭所示为胸大肌

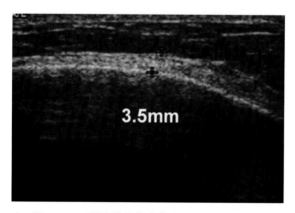

▲ 图 31-28　明显增厚的生物囊：3.5mm（超声电子测量尺下测得）

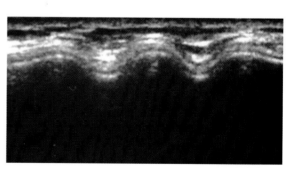

▲ 图 31-29　包膜挛缩后放射状皱襞增多

2. 乳房假体疝　有时生物纤维包膜会因为外力损伤而在最薄弱处撕裂，可形成假体疝。此时，超声检查只能见到弹性膜相对应的回声线，而覆盖其的生物包膜回声线缺如。假体疝位置也可呈现动态变化，有些体位可见但有些体位不可见。在发生假体疝的部位，弹性膜的表面张力更大，因此随着时间的推移，当压力达到一定程度时，有可能发生破裂。目

前，有考虑将假体疝归入 ECR[21]。

3. 乳房假体破裂 盐水假体在破裂时会萎缩甚至完全塌陷，此时不适合超声检查，除非触诊时发现乳房实质异常。单腔和双腔硅胶假体都有可能发生囊内或者囊外破裂。其分类诊断的依据是生物纤维包膜是否破裂。囊内破裂时，只发生弹性膜破裂而生物包膜完整，此时，假体内容物包裹于生物包膜内。

囊外破裂时，弹性膜和生物包膜都发生破裂。此时，没有结构可以包裹假体内容物，其将流入周围组织，并有可能达到远端组织。

发生囊内破裂时，弹性膜浸泡于渗出的假体内容物中，超声检查时显影程度不同；和 MRI 中的"面条征"类似。超声检查中这被称为"阶梯征"[21]。囊内假体破裂的范围差别很大，轻者弹性膜上只有一个小缺损，重者弹性膜大范围撕裂，但是假体内容物始终存在于完整的生物包膜内。囊外假体破裂可继发于囊内假体破裂或者在生物包膜和弹性膜同时破裂时直接形成。囊外破裂时，硅胶假体将流入乳房实质，引起疼痛或在触诊时触及结节，有时也不会引起不适，难以察觉[46-50]。

当硅胶假体渗入乳房组织中时，超声检查可见特征性的"暴雪征"，表现为弧形的强回声面和伴随其后的杂乱声影。可见大量超声干扰信号[48]。这是因为超声在含有硅胶的组织中很难传播。

超声在含有硅胶的组织中以 940m/s 的速度传播，而在不含硅胶的组织中以 1540m/s 的速度传播。有时外渗的硅胶中会含有囊性结构，其在暴雪征中可以查见。当向全身任意部位组织中注射硅胶时也可见此种表现。硅胶肿是由多核巨细胞和泡沫样细胞共同参与形成的异物肉芽肿。

无论外渗的硅胶密度如何，超声检查时都可见暴雪征。硅胶可以外渗入远端组织，如乳腺内淋巴结、腋窝淋巴结、胸前淋巴结、锁骨上淋巴结和腹壁，流向这些部位的游离硅胶是

产生"暴雪"征的原因。

许多女性在囊外破裂以后会选择替换假体，但是在取出破裂假体时，外渗的硅胶很难被完全清除，总会有硅胶残留。如果选择替换的假体为盐水假体，则对于超声诊断没有影响，但是如果选择硅胶假体，其对于超声诊断新置入的假体是否存在破裂会产生干扰；此时 MRI 结合之前的检查结果可以排除此项干扰。

囊内破裂是最常见的破裂类型。囊内破裂时可见硅胶内容物回声异常，塌陷的弹性外膜浸没于硅胶中并产生皱襞，称之为"阶梯"征，和 MRI 中描述的"面条"征相对应。MRI 对于诊断此种类型的破裂更为敏感，对于确诊十分重要。此种类型的破裂通常没有明显的临床表现，并且有时会和包膜挛缩相关。大部分囊内破裂属于自发性，不存在外伤[46]。

有些医生和患者会问：假体能够维持多久？答案是：无论是否有外伤，假体都有可能破裂，大约可以维持 10.7 ~ 15.7 年[47]。Peters 等[46]认为维持完整假体的时间会更短，约 8.5 年。美容手术的假体会比修复手术的假体维持时间更长（图 31-29 至图 31-36）。

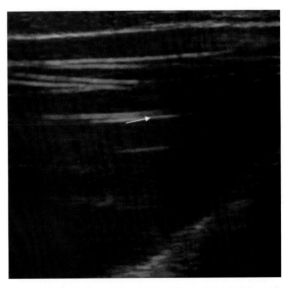

▲ 图 31-30 浸泡于硅胶内的假体包膜皱襞后形成的云梯样外观，可见假体薄膜由 3 层平行结构构成（箭）

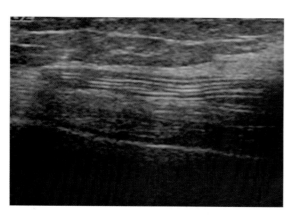

▲ 图 31-31 盐水假体完全漏空后塌陷

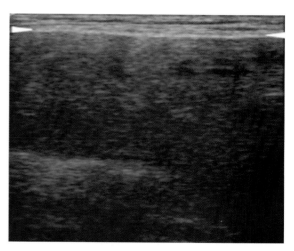

▲ 图 31-32 囊内破裂。可见硅胶依然在纤维囊内，表现为多个低回声影

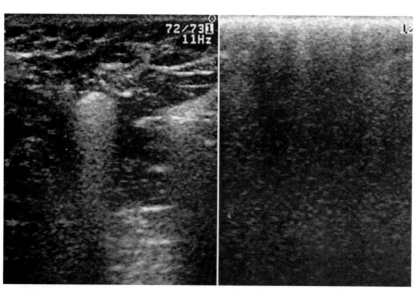

◀ 图 31-33 暴雪征下可见硅胶与腋窝淋巴结（右），乳腺实质内游离的硅胶假体（左）。由于暴雪征的干扰，各解剖结构无法辨别

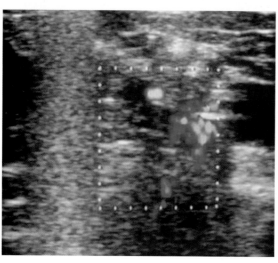

▲ 图 31-34 彩色多普勒可见腋窝血管，位于包含硅胶的腋窝淋巴结旁

▲ 图 31-35 前胸壁内的游离假体

者周围或邻近区域，以便工作站处理和展示图片。关于乳房 MRI 检查的技术细节方面，首先患者置身于磁场发生装置中，取俯卧位，乳房悬吊于乳房检查专用的线圈中。此项检查不用对乳房组织进行挤压。乳房 MRI 检查所需的共振器必须是封闭的，且必须能够产生至少 1.5T 的磁场强度；否则将无法获得高质量的诊断图像[59]。乳房假体中的硅胶含有多量的甲基基团（表 31-1），含有大量质子。硅胶有其特有的共振频率，和脂肪或者水都不一样（表 31-2）[51]。对假体进行 MRI 检查时不需要增强剂，但是在对乳房实质进行检查时则需要，因为增强剂有助于观察血供情况，尤其要注意乳房组织内的增强剂富集区[60]。

按照其所在的层次顺序，假体的纤维囊、弹性外膜、内容物、硅胶假体或者盐水都可被鉴别，MRI 也可实现冠状位、矢状位和水平位的多层扫描。MRI 检查也有相应的禁忌证，这和患者体内是否携带金属有关。因为共振器可以产生强大的磁场，诸如铁、钴、镍等带有磁性的金属元素会被磁场强烈吸引或者因为其引力作用而在患者体内产生震动或者移动，从而损伤组织。

（一）MRI 的绝对禁忌证

1. 心脏起搏器。

2. 心脏复律除颤仪。

3. 通过机械方式激活的电子或磁性置入物。

4. 中枢神经系统的铁磁性止血夹。

5. 眼球中存在金属碎片。

（二）MRI 的相对禁忌证

1. 人工心脏瓣膜（当怀疑瓣膜破裂却需要置于高强度磁场时）。

2. 人工耳蜗。

3. （其他部位）起搏器，如颈动脉窦起搏器。

4. 胰岛素泵。

5. 神经刺激器。

6. 铅线或者相似的止血夹（存在 MRI 安全性风险）。

7. 非铁磁性蹬骨假体。

8. 妊娠最初 3 个月。

9. 严重幽闭恐惧症。

10. 文身（酊剂可能含有铁磁性微粒）。

11. 人体内的异体（如铅质子弹）。

12. 止血夹（体内）。

MRI 应当由对乳房成像有丰富经验的影像科专科医生进行。其必须对患者进行乳房方面的体格检查，还须详细询问患者病史，包括辅助检查，如钼钯摄影、超声和乳房穿刺。如果体格检查时触及异常，可以在用诸如维生素 E 胶囊之类的对其进行标记，待 MRI 检查时重

表 31-1　PDMS 或硅胶分子，划线部分为甲基基团

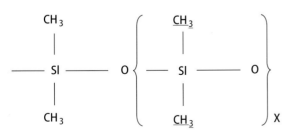

表 31-2　水、脂肪和硅胶的共振频率

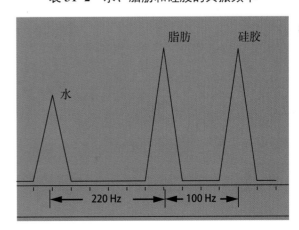

点关注其下方的可疑乳腺组织。层扫的厚度在 3 ～ 5mm，层数则由乳房大小决定。所用序列包括 T_1 和 T_2，还有抑水和抑制脂的序列。获取图片后还将进行后期处理。

（三）乳房假体 MRI 的正常影像学表现

乳房假体位于乳腺后或胸大肌后位，行 MRI 检查时，这些位置在各个序列下都清晰可见，尤其在矢状位。一般来说假体的形状为卵圆形。假体外周的弹性膜常可见放射状分布的皱襞。这些皱襞长度不一，但都与假体表面垂直。虽然 MRI 可以清晰辨认不同类型的假体，但是，由于目前假体种类已经超过 240 种，且相互之间存在相似性，所以对这些假体提前测试以收集其相关数据显得非常重要。假体可以是单腔也可以是双腔，其周围常可见一薄液层，属于正常现象（图 31-39 ～图 31-43）[61]。

（四）乳房假体并发症

总体而言，乳房手术后可发生早期或者晚期并发症。早期并发症多与手术本身相关，而晚期并发症多与假体相关。

1. 包膜挛缩　MRI 检查时可见异常增厚

的生物纤维囊（大于 1.5mm），厚度可能不均。与纤维囊挛缩相关的其他征象如下。

（1）放射状分布的皱襞增多。

（2）椭圆形假体变形。

（3）纤维囊内可见钙化灶和肉芽肿[62, 63]。

同钼靶摄影和超声相比，在 MRI 检查中发现明显的纤维囊增厚并不难（图 31-44 ～图 31-47）。

2. 硅胶渗出　硅胶渗出是由于硅胶内容物中的 PDMS 链穿过完整的弹性膜渗出到假体外，且积聚于纤维囊和弹性膜之间，并逐渐向放射状分布的皱襞中堆积，随着时间的推移，堆积得更加明显，皱襞末端的锐角也转变为泪滴型或锁眼征。MRI 是发现硅胶渗出最好的手段（图 31-48，图 31-49）[12, 64, 65]。

3. 假体破裂　假体破裂是最常见也是最重要的并发症类型，因为其有可能伴随硅胶渗入乳房组织，进而产生有害作用。MRI 是最为安全和准确的诊断手段。假体破裂的分类主要根据生物包膜破裂与否。无论是囊内破裂还是囊外破裂弹性膜都遭到破坏。

4. 囊内破裂　囊内破裂时只发生弹性外膜的破裂而假体包膜保持完整，此时包膜是

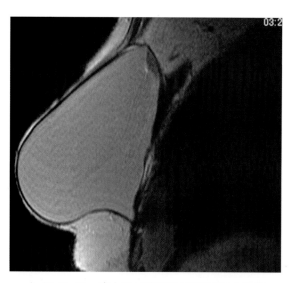

▲ 图 31-39　胸大肌后位假体矢状位 MRI 检查

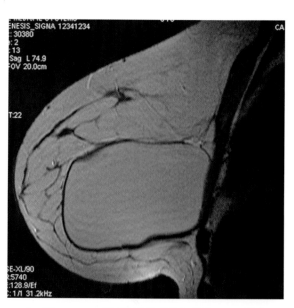

▲ 图 31-40　腺下位假体硅胶矢状位 MRI 检查

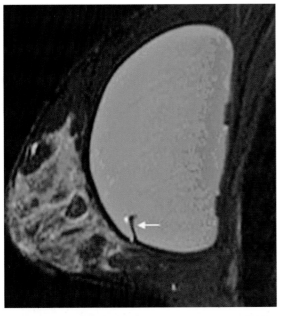

▲ 图 31-41　箭所示为腺下位假体下极形成的放射状皱襞，表现为正常的卵圆形

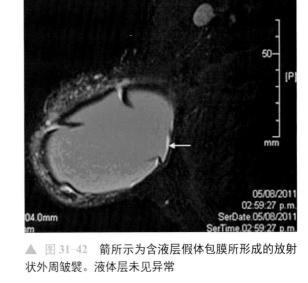

▲ 图 31-42　箭所示为含液层假体包膜所形成的放射状外周皱襞。液体层未见异常

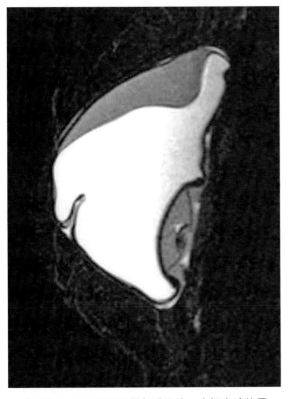

▲ 图 31-43　图示双层包膜假体，中间为液体层

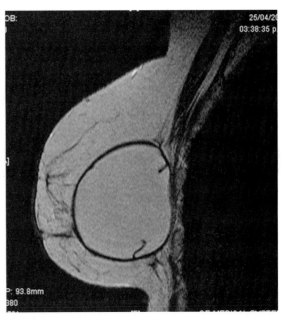

▲ 图 31-44　图示为明显的包膜挛缩，假体表现为异常的圆形，伴纤维囊增厚。注意经乳晕切口入路所形成的瘢痕

包裹硅胶的唯一结构。囊内破裂是假体破裂最常见的类型，占 80% ～ 90%，不一定出现临床症状[66]。静息型破裂最为常见，不会出现症状[66]。行 MRI 检查可见塌陷的弹性外膜在硅胶中形成皱襞，称之为"面条征"。假体周围的硅凝胶内可见散在液滴，称为"色拉油

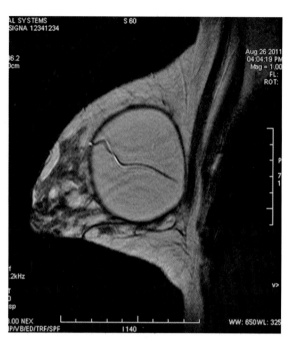

▲ 图 31-45　图示为明显变圆的假体伴乳房变形。标记处为包膜挛缩

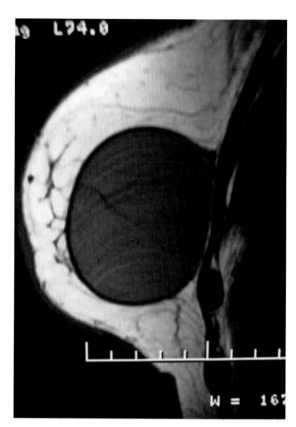

▲ 图 31-46　图中可见增厚的纤维囊和变圆的假体。标记处为包膜挛缩

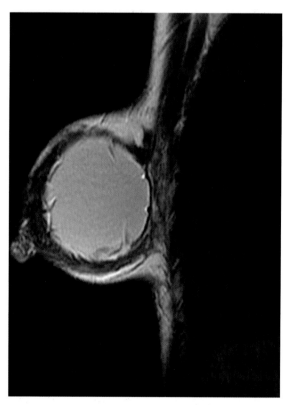

▲ 图 31-47　图示为异常变圆的腺下位假体。标记处为包膜挛缩

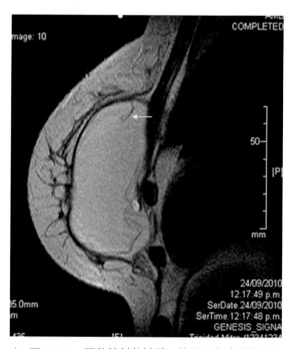

▲ 图 31-48　环状放射状皱襞。箭所示为硅胶流出形成的泪滴样或钥匙空样外观

征"。这是因为硅胶为疏水性物质和假体周围薄液层不相容造成的。面条征需与放射状分布的皱襞相鉴别，前者弹性膜与包膜相平行而后者弹性膜皱襞与生物膜相垂直（图 31-50 至图 31-55）。

5. 囊外破裂 囊外假体破裂中生物纤维包膜和弹性膜这两种结构都已破裂，因此失去了包裹硅胶的结构，硅胶将流向外周组织，包括乳房组织、区域淋巴结、胸壁和腹壁。诊断的要点是生物包膜外发现游离硅胶和面条征（图 31-56 至图 31-75）[67-69]。

6. 乳房假体 乳房肿瘤术后的患者，可行乳房重建术，置入假体。对于此类患者，MRI 检查十分重要，因为其可以既可评估假体的完整性，还可以同时评估乳房组织，以排除肿瘤复发。

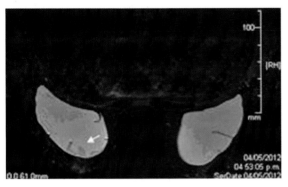

▲ 图 31-49 左图所示为硅胶外流征，箭所示为硅胶内容物而展平的皱襞。右图所示为非硅胶流出处形成的明显皱襞

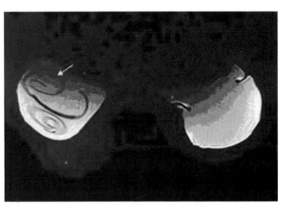

▲ 图 31-50 囊内假体破裂。假体包膜左边形成皱襞。箭所示为面条征

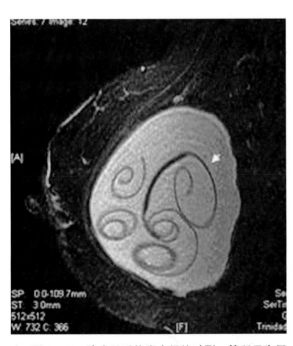

▲ 图 31-51 胸大肌后位囊内假体破裂，箭所示为假体包膜破裂皱襞后形成的面条征

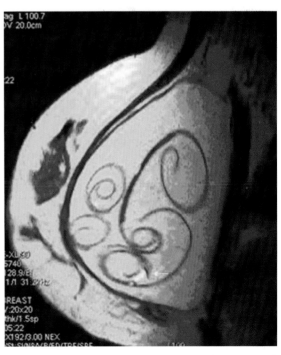

▲ 图 31-52 色拉油征，箭所示为液体渗入假体内硅胶后形成的硅胶内白色液滴

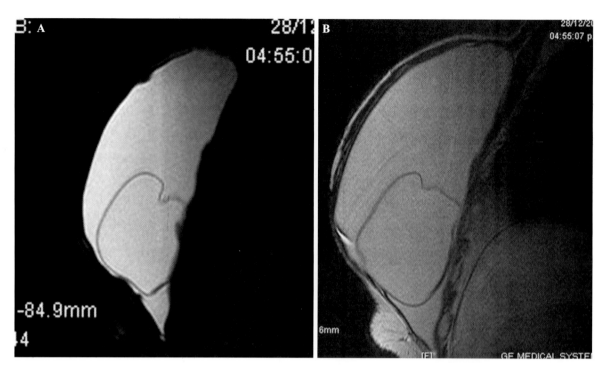

▲ 图 31-53　囊内假体破裂

A. 仅硅胶序列下可见囊内假体破裂，硅胶包裹下皱襞的假体包膜；B. 同一例患者，注意此处乳腺切除术后假体位于胸大肌下位，所以乳腺实质不可见

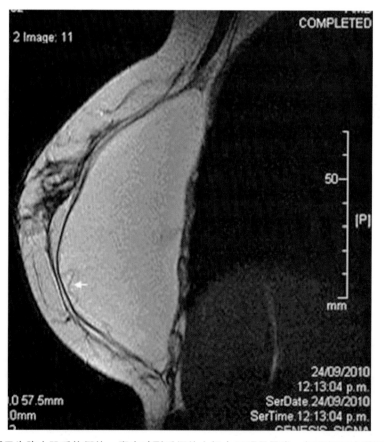

▲ 图 31-54　图示为胸大肌后位假体，囊内破裂后假体上极未见明显异常，但下极已变薄且皱襞（箭所示）

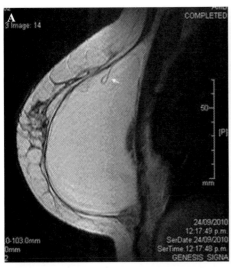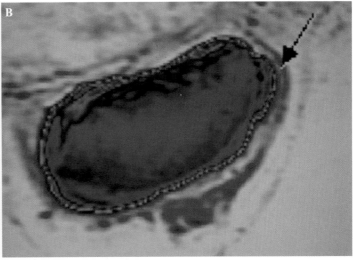

▲ 图 31-55　假体包膜出现皱襞

A. 矢状位 MRI 下囊内破裂的胸大肌后位假体，箭所示假体包膜上极已经开始出现皱襞；B. 箭所示为轴向观下假体破裂后异常的假体外膜

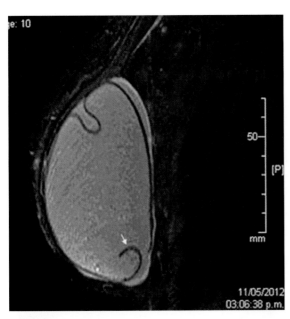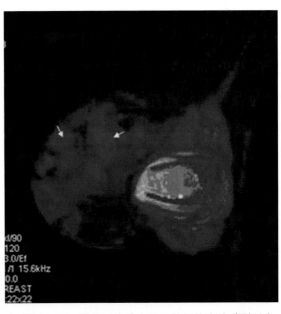

▲ 图 31-56　箭所示为胸大肌后位囊外破裂的假体，假体已破裂并形成皱襞，并且可见色拉油征及早期渗入的乳房下极乳腺皱襞

▲ 图 31-57　箭所示为胸大肌后位假体囊外破裂后大量硅胶外渗入假体组织

对于此类患者，读片时应从两个方面进行。一方面是针对假体的，因此前面提及的关于乳房假体 MRI 检查的所有知识在此依然适用。另一方面是针对乳房组织的，需对比相应序列下乳房组织内的增强剂变化情况。也就是说，通过观察增强剂的吸收情况来发现或者排除可疑病变区域。如果发现增强剂异常富集，应考虑癌症复发的可能[59]。这种情况下需要静脉内注射钆增强剂，最好于术后、积极非手术活检后或者放疗后的 18 个月进行。否则有可能出现假阳性的增强剂富集增强区而导致错误诊断。这是因为其炎症期

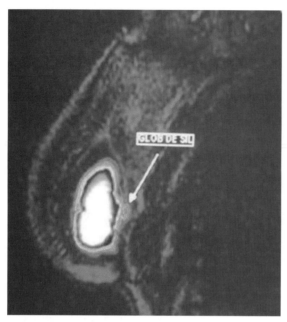

▲ 图 31-58 箭所示为囊外假体破裂及其周围游离的硅胶

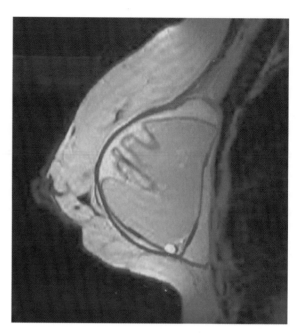

▲ 图 31-59 胸大肌后位囊外假体破裂

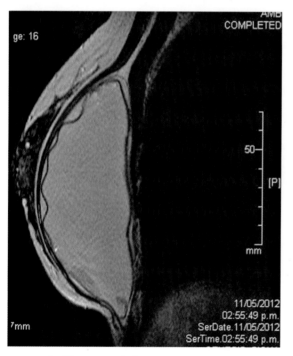

▲ 图 31-60 胸大肌后位假体囊外破裂

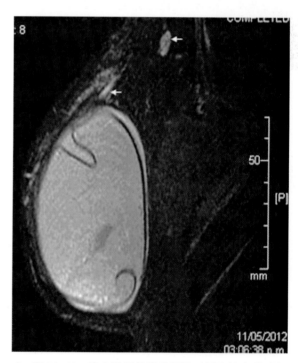

▲ 图 31-61 胸大肌后位囊外假体破裂和流入乳腺组织的硅胶，下方箭所示为胸大肌，上方箭所示为淋巴结

相对较长，期间可出现血管再生灶，与正常组织相比，可见增强剂增强现象（图 31-76，图 31-77）。

7. 肌皮瓣 对于接受利用肌皮瓣的重建

手术患者而言当出现以下情况时，需考虑行 MRI 检查。

(1) 术后触诊结果异常。

(2) 疼痛。

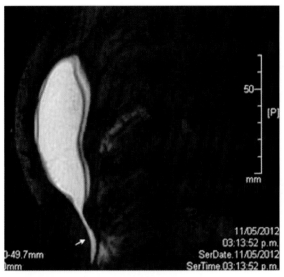

▲ 图 31-62　同一个患者前面观，此序列下可见硅胶是如何向下流入前腹壁的（如箭所示）

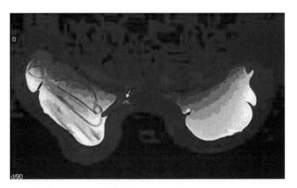

▲ 图 31-63　腺下位囊外假体破裂，图中可见乳沟处的流出口（箭所示）

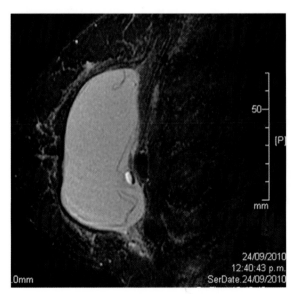

▲ 图 31-64　腺下位囊外假体破裂，图中可见硅胶是如何流入假体下方的乳腺组织的

（3）钼靶摄影和超声检查的补充检查。

（4）排除肿瘤复发（出现于 5%～15% 的患者）。

（5）排除淋巴结肿大（内乳淋巴结链中属于腋窝淋巴结的部分）；注意只有 MRI 检查可见内乳淋巴结链，而在钼靶摄影中或者超声检查中都不可见。

（6）术后筛查。

（7）重建术后评估相关并发症（如血清肿、血肿、脂肪坏死、纤维化）（图 31-78，图 31-79）[70-72]。

8. 硅胶注射后硅胶肿　对于行硅胶注射的患者，乳房 MRI 是非常重要的检查手段，因为在钼靶摄影或者超声中游离硅胶会产生伪影而无法进行评估。虽然硅胶注射在很多国家是禁止实施的，但在对门诊患者的检查中依旧可见。MRI 检查的价值在于早期发现乳房中新生物。检查时应格外专注，因为病灶较多，一般分布于整个乳房组织，同时还可见于胸大肌、腋窝淋巴结、胸壁以及其他结构。通常还须注射增强剂，当其在病变组织富集时，常提示恶性（图 31-80，图 31-81）[73-75]。

（五）结论

MRI 适用于以下情况。

1. 特定序列下，对假体进行评估时，MRI 可以首先多层扫描，对假体的各个成分清晰显影。

2. 其他检查方法无法观察到的一些相应术后并发症。

3. 乳房切除 + 重建术后，用于发现肿瘤复发情况，同时还可观察乳内淋巴结转移情况。

4. 对于置入假体正常的患者，游离硅胶可见于以下两种情况：之前破裂假体残留的硅胶，或者行硅胶注射而留下的硅胶。两者都在行钼靶摄影或者超声检查时常被误诊为新置入假体破裂。

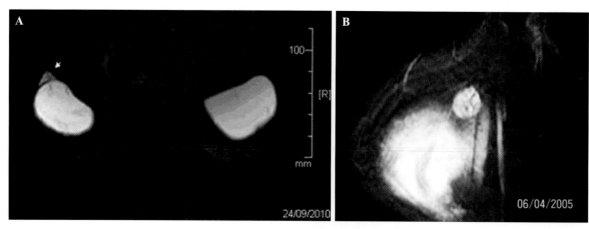

▲ 图 31-65　囊外假体破裂

A. 腺下位假体左侧囊外假体破裂，轴向位仅硅胶序列下可见硅胶是如何流入左侧腋窝的（箭）；B. 同一位患者假体破裂前 5 年，矢状位

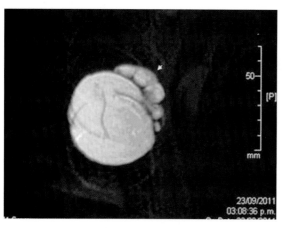

▲ 图 31-66　腺下位囊外假体破裂，箭所示为假体上极多个硅胶球

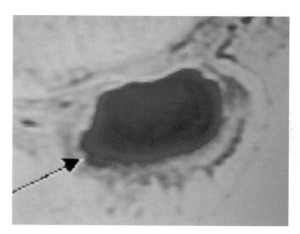

▲ 图 31-67　囊外假体破裂，箭所示为硅胶球

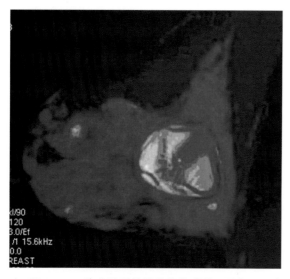

▲ 图 31-68　胸大肌后位假体囊外破裂，图中可见硅胶渗入乳腺实质

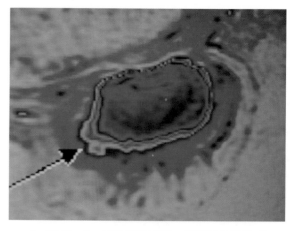

▲ 图 31-69　囊外假体破裂，箭所示为硅胶球

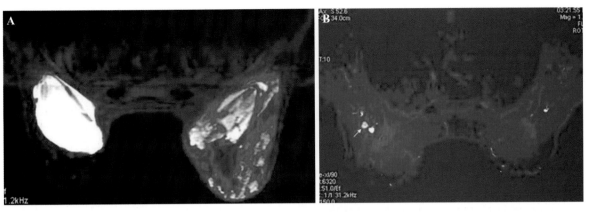

▲ 图 31-70　破裂的假体

A. 左示为囊内假体破裂，右示为囊外假体破裂；B. 箭所示为左侧腋窝淋巴结群内的硅胶，可能是由于硅胶流出造成（箭所示）

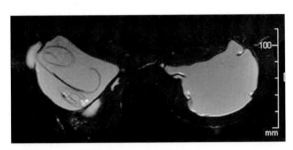

▲ 图 31-71　左侧囊外假体破裂，图中可见假体周围多处硅胶影，右侧为腺下位完整的假体

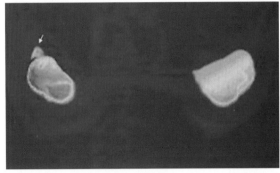

▲ 图 31-72　左侧囊外假体破裂，箭所示为假体周围硅胶

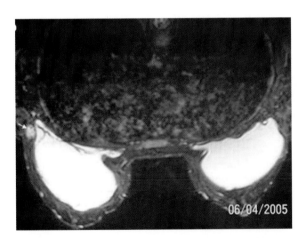

▲ 图 31-73　囊外假体破裂，箭所示为假体腋窝侧的硅胶结节

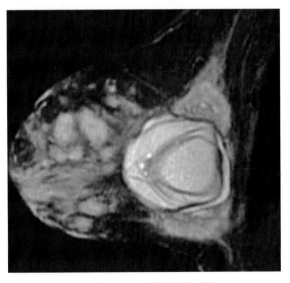

▲ 图 31-74　囊外假体破裂

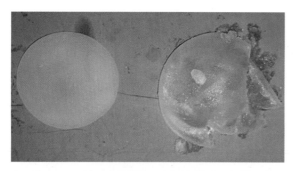

▲ 图 31-75 被取出的假体，左侧未破裂，右侧已破裂

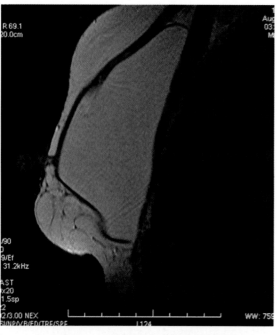

▲ 图 31-76 胸大肌后房正常乳房假体

七、计算机断层扫描

计算机断层扫描（CT，X 线计算机断层扫描）是一种利用电离辐射的成像技术，其可通过电脑分析连续的 X 线片，重建出受检部位的 3D 图像。关于乳房成像，行 CT 检查时胸部只有水平位可以。而其对假体和乳房组织的成像质量不佳，分辨率极低，这是由于其对硅胶内容物和弹性膜的分辨率低造成的。尽管对于囊外破裂患者而言，CT 检查也可见面条征，但是其无法区分囊外破裂和囊内

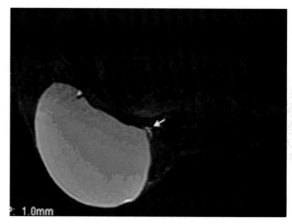

▲ 图 31-77 右乳房切除术，腺体下假体的左侧见外囊破裂，假体内侧尾端见硅凝胶溢出（箭）

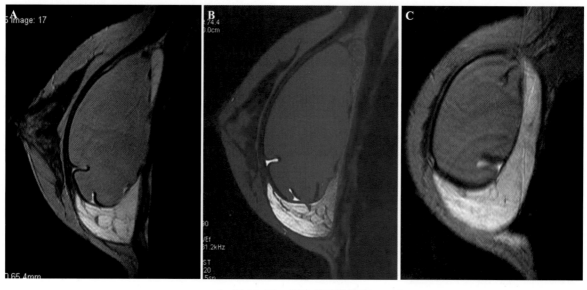

▲ 图 31-78 重建术后并发症
A. 包囊周围血清肿，并具有良好的隔膜，胸肌后假体。乳房修复重建术；B ～ C. 进一步处理后得到更好的图像

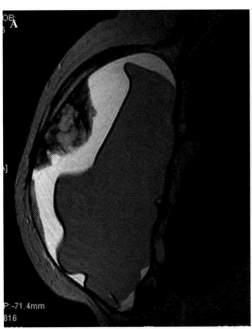

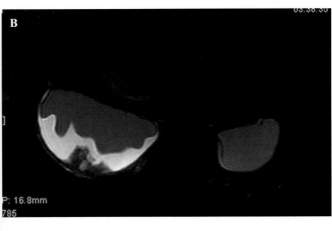

▲ 图 31-79　重建术后并发症

A. 大量包囊内聚集物，富含丰富蛋白（在乳头乳晕后方分布），假体在胸大肌后房位置；B. 轴位，左侧胸肌后假体，右侧腺体下置入物

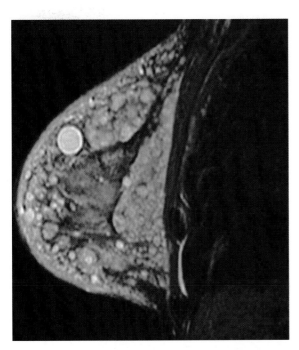

▲ 图 31-80　硅凝胶注射引起的多发性硅凝胶结节

▲ 图 31-81　患者既往进行游离硅凝胶注射和腺体下假体置入，腋窝淋巴结中见有硅凝胶出现（箭）

破裂，因为其无法区分游离硅胶和乳房组织。因此，CT 检查不适用于乳房假体。考虑到其辐射问题，CT 检查同样不适作为假体破裂的筛查手段。因为置入乳房假体的患者多为年轻女性，其接受检查的时间较长（几年），可累积大量电离辐射。但是，对于假体破裂患者，如果存在 MRI 禁忌证，可考虑行 CT 检查（图 31-82）[76, 77]。

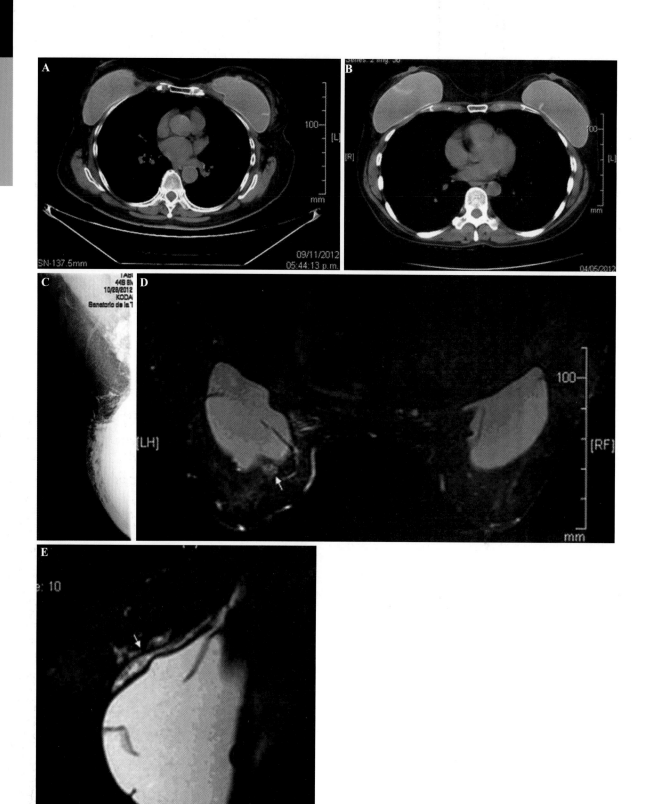

▲ 图 31-82 **71 岁老年女性，既往有硅凝胶假体破裂史**

A-C. 乳房 CT 扫描提示乳房组织和硅凝胶假体成像欠佳；C. 对照侧患者有正常假体右侧乳腺钼钯 MLO 位观，腺体后位假体，乳腺组织中存在游离硅凝胶；D. 因为先前假体的破裂，在 MRI 轴位片显示残留硅凝胶。提示在乳腺组织内很少见残留硅凝胶（箭）；E.MRI 矢状位观，注意在假体外周水平（箭）残留先前破裂溢出的硅凝胶（箭）

八、讨论

所有的女性都应进行乳腺癌筛查，因为这是女性最常见的肿瘤。如果患者年龄小于 35 岁，可行临床体格检查和乳腺彩超检查。

如果患者年龄大于 35 岁，可行临床体格检查、乳腺彩超和乳腺钼靶检查。

对于有乳腺置入物的患者，不但要进行 CC 位和 MLO 位的乳腺钼靶标准检查，同样要排除假体的投影，也称为 CC 位和 MLO 位。在那些有置入物和硅凝胶假体的患者中，应该筛查乳房假体是否破裂。这应该通过磁共振来明确。FDA 推荐在假体置入术 3 年后，每年进行两次磁共振检查，可以非常有效地发现最常见的隐性破裂。

对于磁共振检查有禁忌证的患者，可选择 CT 或者超声检查。尽管 CT 检查对发现乳腺组织内游离硅凝胶不敏感，但至少可以发现包囊破裂，超声检查可以发现游离硅凝胶来源。

既往接受过乳房切除术或乳房缩小术的患者，在术后 6 个月内应行首次乳腺钼靶检查，以便患者可以耐受这一检查。

对于需要用静脉注射钆剂进行 MRI 检查的乳房切除术患者，必须在手术后 18 个月完成；否则，由于慢性炎症反应，会出现染料高吸收灶。

致谢

感谢霍雷肖博士（美国马萨诸塞州综合医院和阿根廷布宜诺斯艾利斯大学）为手稿提供有益的意见和证据。

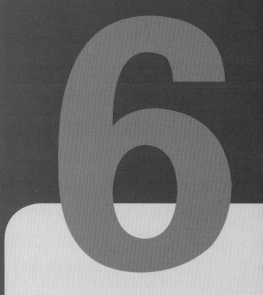

Part 6

乳房固定术

Mastopexy

Aesthetic Surgery of
the Breast

乳房美容外科学

New Breast Volume and Ptosis Classification System
新乳房体积与乳房下垂分类系统

Toma T. Mugea，**著**

王大卫，**译**

任玉萍　吴毅平，**校**

一、乳房结构

乳腺实质在浅筋膜内发育，并由浅筋膜所固定。浅筋膜浅层覆盖乳腺实质的外层，位于真皮附近并与真皮层难以区分。浅筋膜深层位于乳腺实质后方。在浅筋膜深层和深筋膜浅层之间有疏松结缔组织，覆盖于胸壁肌肉组织的外层。

乳腺后间隙使乳房在胸壁上可以自然移动。在乳房中下部，深筋膜浅层覆盖胸大肌表面、腹直肌上部、前锯肌内侧以及外斜肌。深筋膜在胸大肌和前锯肌部分较薄[1]。

支撑乳房结构的结缔组织（Cooper韧带）从深肌筋膜发出，穿过乳腺实质，直至被覆皮肤下真皮（图32-1）。该韧带在浅筋膜深层和深筋膜之间的附着不紧密，允许乳房移动。在体重变化、怀孕和衰老时，韧带被拉伸和变薄弱，可能导致乳房过度下移引起乳房下垂。这是短时间内减肥超过20kg的女性进行乳房固定术的主要原因。乳房可在整个胸部移动，可移动至上腹部和可能区域的皮肤下方，这使术

前设计和绘图变得困难。

在乳房上极第2肋附近，胸筋膜与乳腺浅筋膜紧密相连，很难解剖分离[2]。这是三层筋膜的交汇点，并悬吊于锁骨。浅筋膜浅层和浅胸筋膜深层连接（包括乳腺实质）。在胸筋膜上中部，可发现胸筋膜与乳房浅筋膜深层之间有许多细小纤维[3]。

二、乳房发育与乳房下垂

乳房正常发育时，乳房成半球形，乳头居中并位于最突出点（图32-2）。随着乳房重量的增加，在重力和固定韧带的共同作用下，乳房连同乳头-乳晕复合体会垂直向下移动到下2/3处（图32-3）。

年龄、重力、乳房体积及弹性降低使得乳房体表标志随着时间逐渐降低，这是女性变老所经历的正常生理变化。下降的程度主要取决于乳房的容量和组织弹性。乳房外形及中央蒂会随重力改变位置（图32-4）。

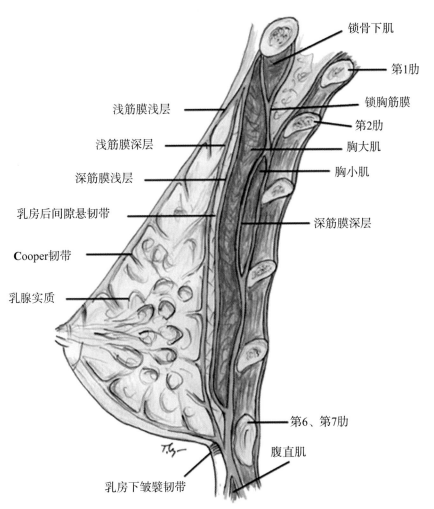

锁骨下肌

第1肋

锁胸筋膜

第2肋

胸大肌

胸小肌

深筋膜深层

浅筋膜浅层

浅筋膜深层

深筋膜浅层

乳房后间隙悬韧带

Cooper韧带

乳腺实质

第6、第7肋

腹直肌

乳房下皱襞韧带

▲ 图 32-1　乳房和胸肌筋膜（根据 Nahai[1]，修改）

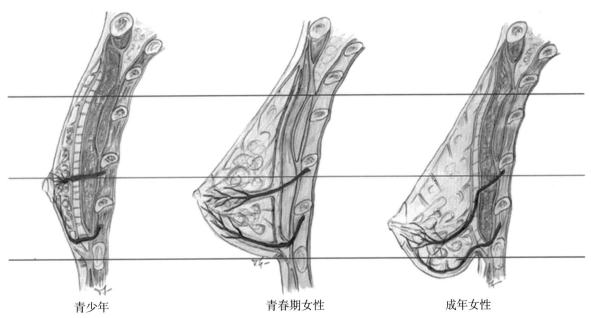

青少年　　　　　　　　　青春期女性　　　　　　　　　成年女性

▲ 图 32-2　乳房外形发育及沿胸壁自然下移。蓝线代表着乳房外形界线，红线代表着初始乳头水平。乳房中央血管蒂及下血管蒂随着乳房外形改变而下移

三、Regnault 乳房下垂分类

最常见的乳房下垂的分类源于 Regnault[4]，他定义了包括假性乳房下垂在内的乳房下垂（图 32-4）。假性乳房下垂时，只有外形下移，而乳头及乳房下皱襞仍在正常位置。腺体下垂时，乳房及下皱襞沿胸壁下移。真性乳房下垂时，乳房及乳头沿胸壁下移，但乳房下皱襞保持在正常水平[5]。Regnault 乳房下垂分类分为三级（图 32-5）。

1. Ⅰ级：乳头在乳房下皱襞水平。

2. Ⅱ级：乳头低于乳房下皱襞水平，但高于乳房轮廓的最低水平。

3. Ⅲ级：乳头低于乳房下皱襞水平，并位于乳房轮廓的最低水平。

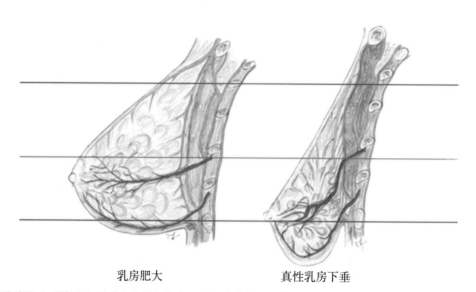

乳房肥大　　　　　　　　　真性乳房下垂

▲ 图 32-3　乳房肥大后乳房体积减少会引起乳房下垂。中央神经血管蒂随着乳房外形下移。蓝线代表着乳房外形界线，红线代表着初始乳头水平

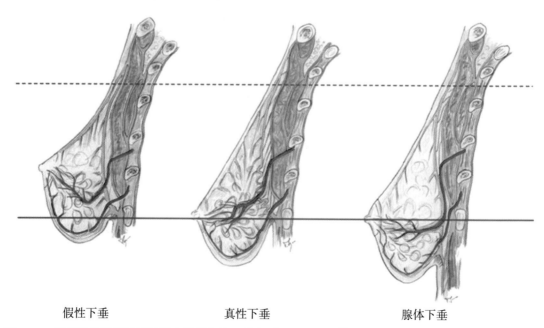

假性下垂　　　　　　　　真性下垂　　　　　　　　腺体下垂

▲ 图 32-4　根据乳头位置及下皱襞水平区分的三种类型的乳房下垂[4]。虚线代表着乳房上极水平（解剖标志）；实线代表着第 6 肋水平即乳房下皱襞水平

四、Botti 乳房下垂分类

Botti[6] 根据乳头乳晕、腺体组织与下皱襞水平之间的距离，提出了一种新的乳房下垂分类标准。乳房下垂分级根据乳房下极到下皱襞水平的距离（图 32-6）。

根据 Botti 分类标准，乳头乳晕 / 乳房下垂分级可有不同的组合从 1/1 到 4/4。

	第一度	=0 ～ 1cm
乳头 – 乳晕复合体（NAC）	第二度	=1 ～ 2cm
	第三度	=2 ～ 4cm
	第四度	>4cm

	第一度	=0 ～ 1cm
乳腺组织	第二度	=1 ～ 2cm
	第三度	=2 ～ 4cm
	第四度	>4cm

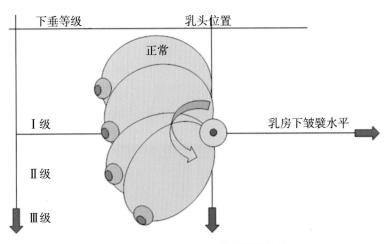

▲ 图 32-5　**Regnault** 乳房下垂分类

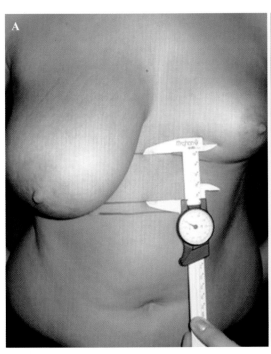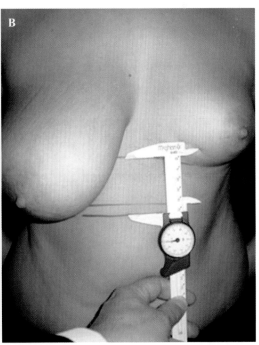

▲ 图 32-6　测量
A. 右乳乳头乳晕复合体Ⅲ级下垂；B. 右乳Ⅳ级乳房下垂

五、隆乳的乳房下垂评分

从实际出发，我们必须对乳房进行评估并应用不同的手术方式矫正，对于小乳伴松垂者进行隆乳手术[7]；对巨乳下垂的乳房进行乳房缩小手术或乳房上提固定术[8]。作者创建了特定计算机程序对每一例顾客进行评价。

对于小乳的乳房下垂评价（图 32-7），通过乳房下皱襞（IMF）与乳房周长（BC）比较。如果 BC 与 IMF 之间相差 1cm、2cm 或 3cm，对应的乳房下垂评分是 1（轻度下垂）、2（中度下垂）或 3（重度下垂）。假性下垂（图 32-8）及评分为 1、2 的乳房下垂（图 32-9）可以通过硅胶假体隆乳解决。

小乳的体积评价可以通过本书中乳房评分和假体选择章节的计算机程序实施。

六、根据乳房体积的乳房下垂分类

作者指出，在定义乳房体积、位置与不同乳房下垂分类之间的联系非常困难。已有的不同方法定义肥大乳房，轻、中或重的评定主要根据乳房的重量。由于乳房由腺体和脂肪组成，乳房重量在术前很难计算出来。

作者设计了一个计算机程序，用于评估患者的乳房体积，并计算同一患者的乳房美学容量，纳入体重指数（BMI）和躯干测量值

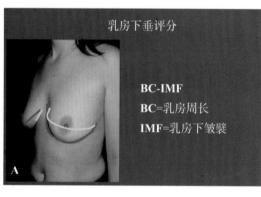
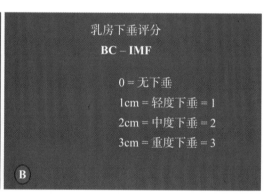

▲ 图 32-7　乳房下垂
A. 评估，BC 乳房周长，IMF 乳房下皱襞；B. 相关的乳房下垂评分

乳房评分232和假性下垂

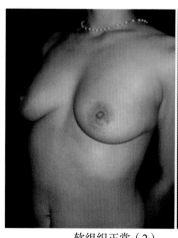
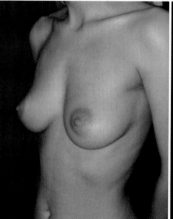
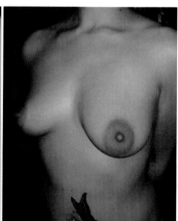

软组织正常（2）　　　皮肤过剩适度（3）　　　中度萎缩（2）

▲ 图 32-8　乳房评分与假性下垂

乳房评分333和下垂1分
BC–IMF=1cm

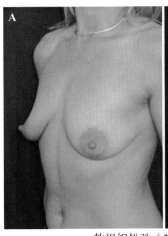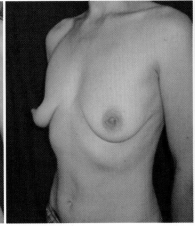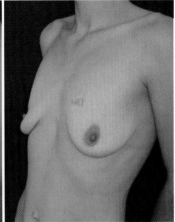

软组织松弛（3） 皮肤过剩适度（3） 重度萎缩（3）

乳房评分332和下垂2分
BC–IMF=2cm

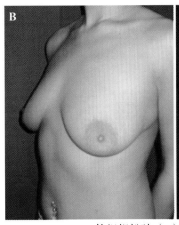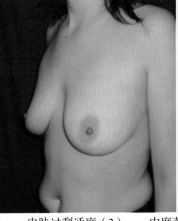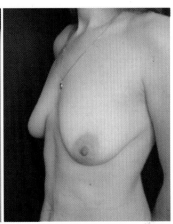

软组织松弛（3） 皮肤过剩适度（3） 中度萎缩（3）

▲ 图 32-9 **乳房评分和下垂评分**
A. 软组织松弛、皮肤过剩适度和重度小乳（下垂 1 分）；B. 软组织松弛、皮肤过剩适度、中度小乳（下垂 2 分）

（图 32-10）。因此，我们将获得乳房黄金指数（BGN）和乳房美学体积（表 32-1）。

美学乳房体积评估的两个例子，BMI 和 BGN 均不同（图 32-11）。病人没有特定的美学乳房体积；与系统的广义相对论中评估速度一样 [9]。

为了更好地确定胸壁上的乳头乳晕复合体的位置，作者应用两个倒置三角形，这些三角形取决于躯干的标志，即肩峰 – 耻骨联合三角形（Ac–Pb–Ac）和髂前上棘 – 胸骨上切迹三角形（Sp–Mn–Sp）（图 32-12）。考虑到衰老的

自然演变，正常的乳头位置在向下移动，在"倒三角形"的外部边缘，青少年时位于高位而老年女性时则位于低位。美学的完美位置在三角形的上部，靠近外部边缘的交汇处。

第一个乳房体积测量系统是基于阿基米德原理测量溢出液体（图 32-13）或近期采用的热塑性塑料的外部模具的体积 [10]。已有报道称采用乳腺三维成像的现代技术，包括乳腺摄影术、生物立体测量技术和 MRI 可以准确测量乳房体积 [11]，但需要特殊设备且不是总能为外科医生所用。MRI 可以对体积进行高精度计算 [12, 13]。

新乳房体积与乳房下垂分类系统

New Breast Volume and Prosis Classification System

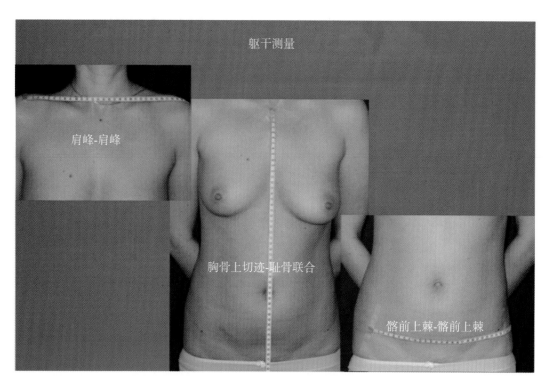

▲ 图 32-10　躯干测量（单位 cm）

表 32-1　用计算机程序进行乳房体积评估

乳房黄金指数（**BGN**）= 19cm

美学乳房体积（**ABV**）= 335ml

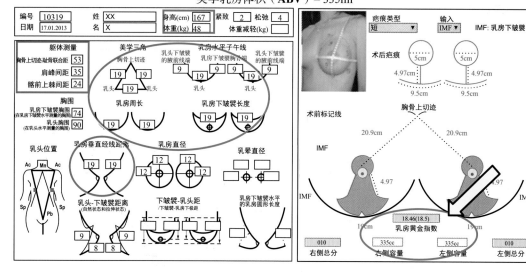

最近 Descamps 等 [14] 描述了术前测量从而确定了简化公式：乳房重量 = （35× 胸骨上切迹到乳头的距离 +60× 乳头至乳房下皱襞距离）1240。

在临床应用中，所有这些乳房体积评估方法费时费力，仅适用于科学研究。特别在评估下垂乳房体积时，需要使用一部分常规乳房图和一些额外的测量（图 32-14），并将之输入计算机程序中（表 32-2）。

作者提出了一个评价下垂乳房的新的分类，包括乳房体积和推荐的相关手术矫正方法。简单来说，我们必须遵循以下 10 条规则

（表 32-3）。

1. 所有美学乳房符合乳房黄金指数。
2. 美学乳房体积（ABV）取决于 BGN。
3. 体积减少 = 单纯下垂。
4. 体积增加 = 乳房肥大和下垂。

5. 所有肥大乳房都下垂。
6. 乳房容量不足 = 低于美学乳房体积。
7. 轻度肥大 = ABV + 50% 额外体积。
8. 中度肥大 = ABV + 100% 额外体积。

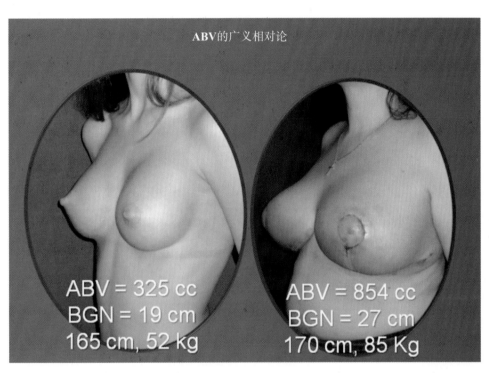

▲ 图 32-11　美学乳房体积（ABV）与体重指数有关。**ABV 325ml、BGN 19（左）和 ABV 854ml、BGN 27（右）**

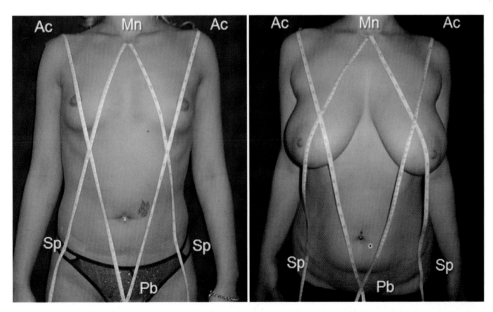

▲ 图 32-12　与倒三角形相关的乳头位置，肩峰 - 耻骨联合三角（**Ac-Pb-Ac**）和髂前上棘 - 胸骨上切迹三角（**Sp-Mn-Sp**）。年轻女性（左）和成熟女性下垂乳房（右）

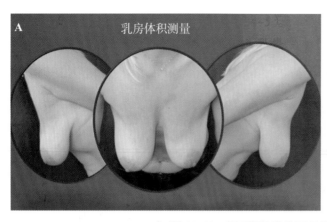

乳房体积测量

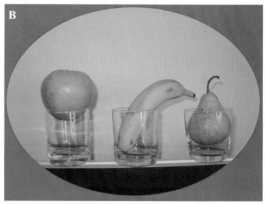

▲ 图 32-13　基于阿基米德原理的古老乳房体积测量系统

乳房垂直中线

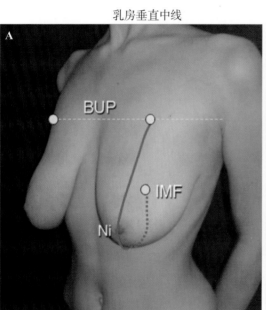

乳房基底周长，在下皱襞水平环乳房的周长

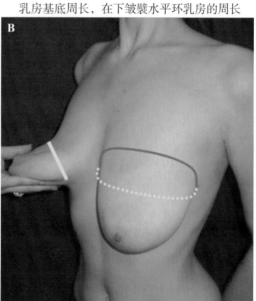

乳房水平直径

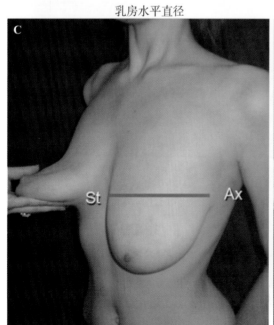

乳房垂直直径

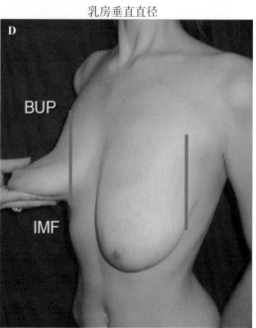

过乳头胸围，过乳房最突出点　　　　下皱襞胸围下皱襞水平

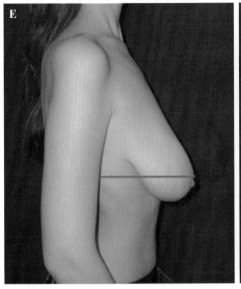

乳房下极到下皱襞距离

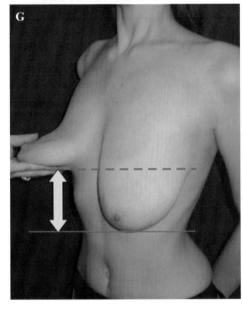

◀ 图 32-14　评估乳房体积的特定测量方法

9. 重度肥大 = ABV + 150 % 额外体积。

10. 巨乳 = ABV + 超过 200 % 额外体积。

在乳房肥大中（表 32-4），我们以 350ml 的美学乳房为例，以及逐渐增加 50% 的体积直至巨乳。最终的乳房形状取决于它的重量和皮肤、筋膜韧带的特性。

除美学乳房外，作者根据腺体体积和乳房下垂程度将与外科手术紧密相关的乳房分为六类（表 32-5）。

1. 0 类，体积小及假性下垂，隆乳术可纠正。

2. Ⅰ A 类，体积小及下垂，隆乳术可纠正。

3. Ⅰ B 类，体积小及皮肤过多，乳房固定术及隆乳术可纠正。

4. Ⅱ 类，正常体积及下垂，乳房固定术可纠正。

5. Ⅲ A 类，轻度肥大乳房缩小术、垂直瘢痕法可纠正。

6. Ⅲ B 类，中度肥大，乳房缩小术，短 T 瘢痕法可纠正。

7. Ⅳ 类，重度肥大，乳房缩小术，全 T 瘢

表 32-2　乳房测量和计算机评价，BGN（19cm）、ABV（328ml）；右侧乳房体积 322ml、左侧乳房体积 352ml

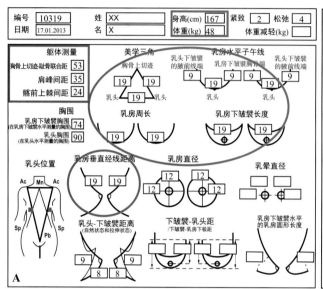

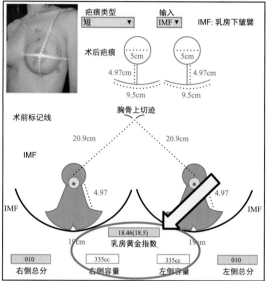

BGN=19cm
AVB=328ml

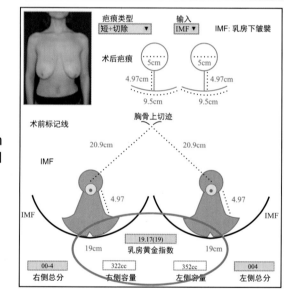

B

表 32-3　乳房腺体体积和下垂分类依据

腺体体积 & 下垂 分类 "10 个词语"
- 所有美学乳房符合乳房黄金数
- 美学乳房体积 (ABV) 取决于 BGN
- 体积减少 = 单纯下垂
- 体积增加 = 乳房肥大和下垂
- 所有肥大乳房都下垂
- 乳房不足 = 低于美学乳房体积
- 轻度肥大 = ABV + 50% 额外体积
- 中度肥大 = ABV + 100 % 额外体积
- 重度肥大 = ABV + 150 % 额外体积
- 巨乳 = ABV + 超过 200 % 额外体积

痕法可纠正。

8. V 类，巨乳，乳房缩小术、全 "T" 瘢痕法 ± NAC 移植可纠正。

（一）乳房体积和 0 类下垂：体积小及假性下垂

此例假性下垂，乳头高于下皱襞水平（图 32-15），使用了曼托解剖型假体 322、255ml，通过双平面隆乳纠正。本例根据隆乳 TTM 表（表 32-6），术前乳房体积是 271ml 及 BGN 20

表 32-4　体积逐渐增加的乳房肥大

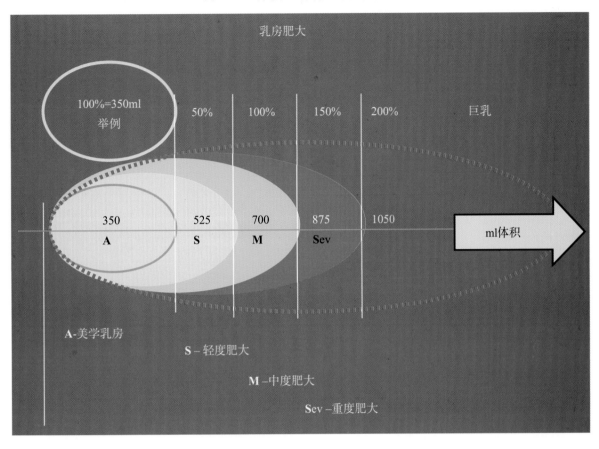

表 32-5　乳腺体积和下垂分类，包括相关的整形手术（**MPX** = 乳房固定术，**red** = 乳房缩小术）

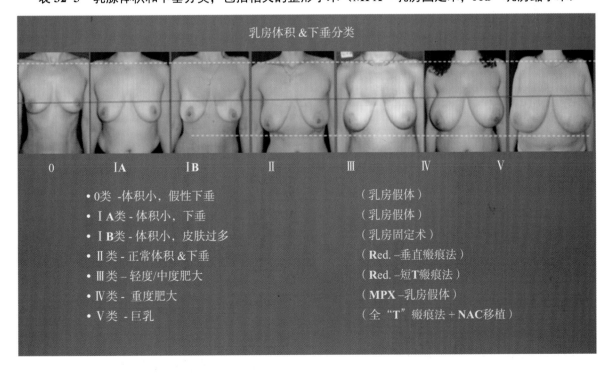

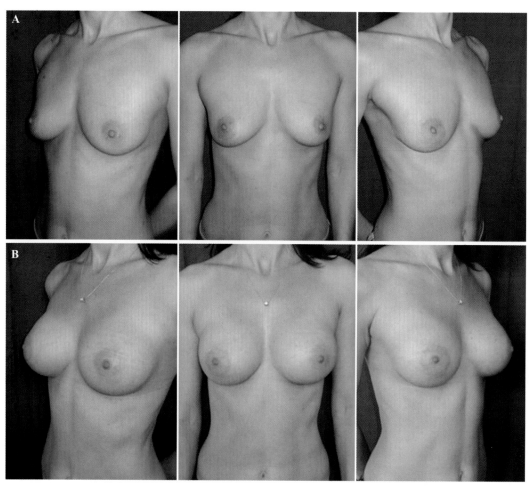

▲ 图 32-15　乳房体积和 0 类下垂（假性下垂，乳头高于下皱襞水平）

A. 术前；B. 双平面隆乳术后，使用解剖型硅胶假体，曼托，型号 322、255ml

表 32-6　TTM 表用于隆乳术前乳房体积 271 ml、BGN 20 及推荐的曼托假体

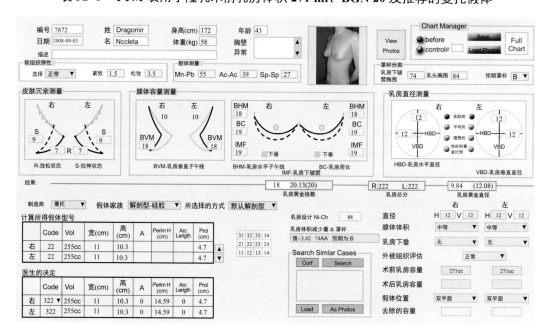

表 32-7 术后 TTM 表示 BGN 已达到（20cm）（黄线标记的图标及新对应的体积为 461ml）

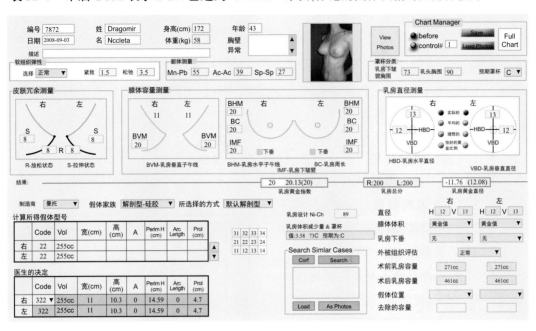

推荐假体。术后 TTM 表（表 32-7），乳房达到相应 BGN 的黄金标准 461ml。

（二）乳房体积和下垂ⅠA类：小体积及下垂

一个小体积及下垂ⅠA类病例（图 32-16）通过隆乳进行纠正，通过腺体后腔隙置入曼托解剖型假体、260ml、型号 323。

本例隆乳 TTM 表（表 32-8），表明乳房下垂（图标上的红线），实际右乳房体积为 258ml 和左乳房体积为 285ml，推荐的乳房假体体积为 260ml。

术后乳房 TTM 表（表 32-9），表明了 BGN 已达到（黄线标记的图标），新对应的乳房体积为 419ml。

（三）乳房体积和下垂ⅠB类：体积小及皮肤过多

临床病例（图 32-17）是乳房体积和下垂ⅠB类，即乳房体积小及皮肤过多，通过倒 T 形切口的乳房固定术和硅胶假体隆乳纠正。术前隆乳 TTM 表（表 32-10）示乳房下垂（红

线标记的图标）、小乳房体积（181ml），推荐曼托解剖型假体为 240ml。

术后 TTM 表（表 32-11）表明利用 260ml 曼托解剖型假体双平面隆乳，新的乳房体积为 413ml，已达到乳房黄金指数（黄线标记的图标）。根据计算机程序推荐及术中评估菲薄的胸大肌覆盖下，我们决定使用一个较大的假体。

（四）乳房体积和下垂Ⅱ类：正常体积及下垂

乳房体积和下垂Ⅱ类的临床病例（图 32-18），对应乳房体积正常但伴乳房下垂，推荐的手术方法是乳房固定术（亦称自体隆乳），不是垂直瘢痕或短倒 T 形瘢痕法。

术前乳房缩小和乳房固定术的 TTM 表，包括了额外的测量，示乳房体积为 313ml、BGN 20.5cm 及必要的手术计划即短倒 T 形瘢痕是否使用（表 32-12）。术后乳房外形正常，使用隆乳 TTM 表（表 32-13）评估示乳房已达到黄金指数（黄线标记的图标）及乳房体积 313ml 未改变。

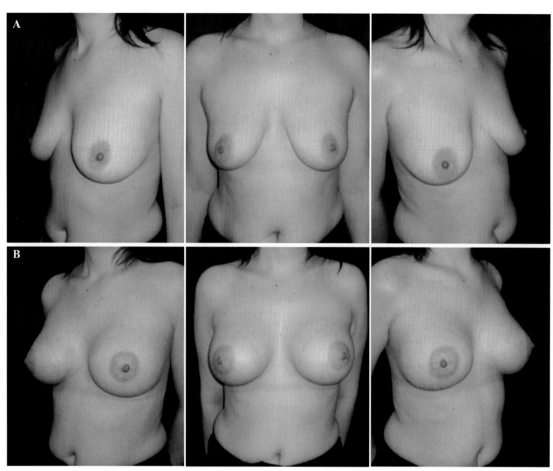

▲ 图 32-16　乳房小体积和下垂ⅠA类

A 患者术前；B. 隆乳术后，腺体后腔隙置入 260 ml 曼托解剖型假体、型号 323

表 32-8　本例术前 TTM 表见于图 32-16，表明乳房下垂（红线标记图标），乳房体积为 258ml（右乳房）和 285ml（左乳房）及推荐的曼托假体为 260ml

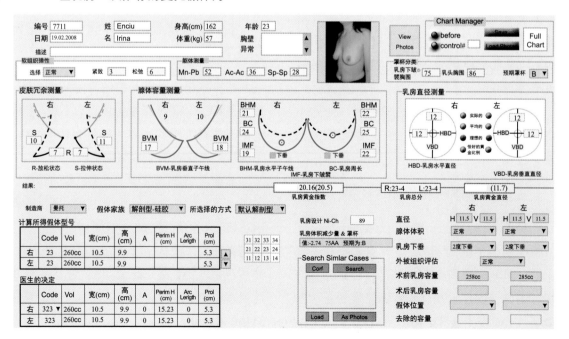

表 32-9 术后 TTM 表表明 BGN 已达到（黄线标记图标）和新乳房体积为 419ml

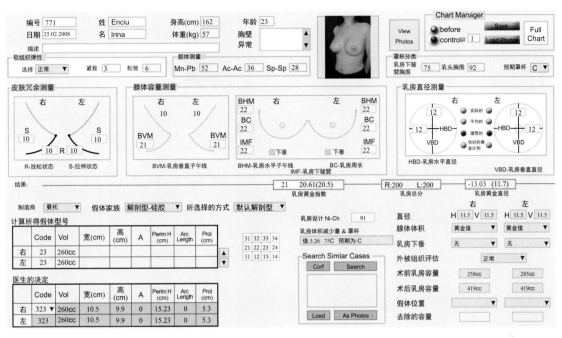

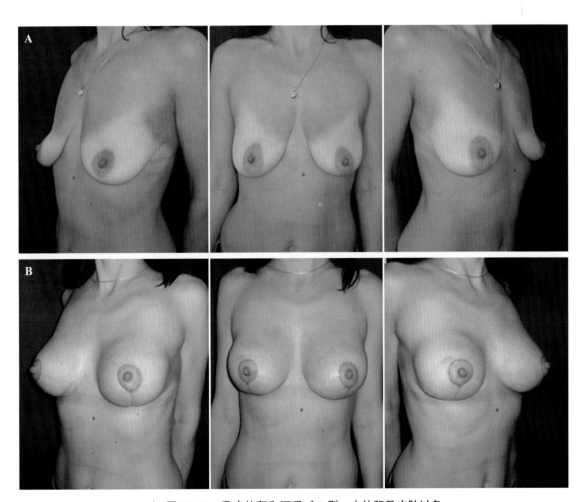

▲ 图 32-17 乳房体积和下垂 ⅠB 型：小体积及皮肤过多

A. 患者术前；B. 乳房固定术后短倒 T 形瘢痕和解剖型假体、曼托型号 323、体积 260ml，双平面隆乳

表 32-10　术前 TTM 表表明乳房下垂（红线标记的图标）、乳房体积（181ml）及推荐的曼托假体 240ml

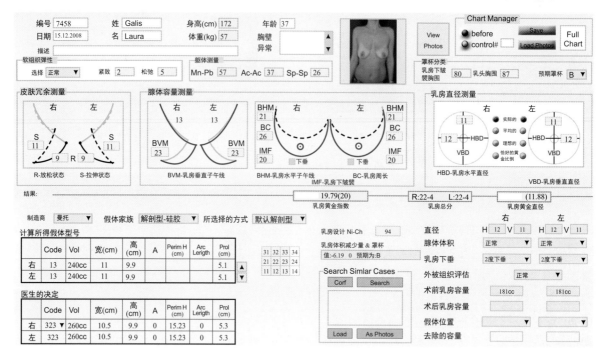

表 32-11　术后 TTM 表表明下垂已纠正（黄线标记的图标）即已达到 BGN 及新乳房体积为 413ml

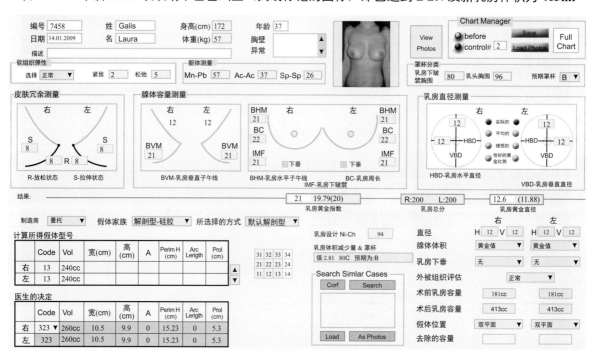

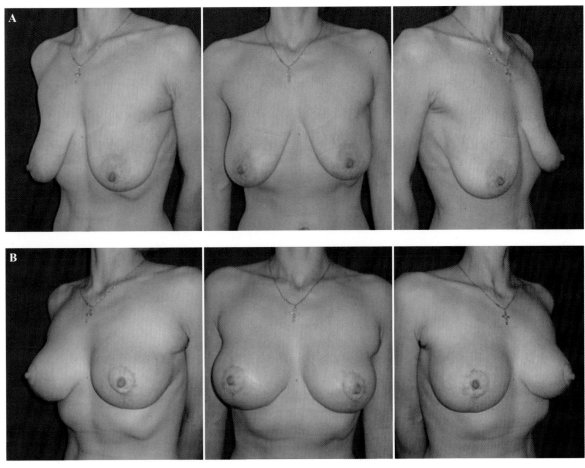

▲ 图 32-18　乳房体积和下垂 Ⅱ 类

A. 术前患者乳房体积小和 Ⅱ 类下垂；B. 通过假体和乳房固定术矫正术后

表 32-12　乳房缩小 / 固定术术前 TTM 表显示乳房下垂、体积正常并推荐短倒 T 形瘢痕法乳房固定术

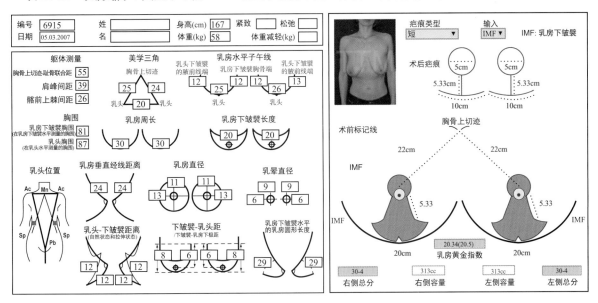

新乳房体积与乳房下垂分类系统

New Breast Volume and Ptosis Classification System

表32-13　隆乳术后 TTM 显示新乳房尺寸，表明已达到乳房黄金指数（黄线标记图标）及乳房体积不变（313ml）

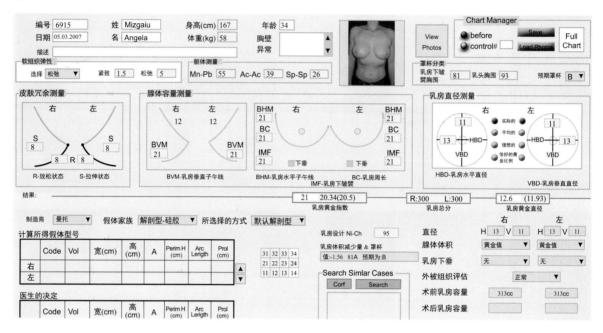

（五）乳房体积和下垂ⅢA型：轻度肥大

乳房体积和下垂ⅢA类代表轻度肥大，乳房体积超过此患者的正常美学乳房体积的50%（图32-19），手术方法可为通过垂直或短倒T形瘢痕的乳房固定术。乳房缩小／固定术的术前 TTM 表（表32-14）和术后 TTM 表（表32-15）表明通过手术已达到乳房黄金指数。乳房体积从384ml减到260ml，相对应于美学体积，本例47%是体积过多。

（六）乳房体积和下垂ⅢB类：中度肥大

乳房体积和下垂ⅢB类，即中度乳房肥大（图32-20），即相对于此患者的美学乳房体积增加50%～100%。乳房缩小术的术前 TTM 表（表32-16）和术后表（表32-17）表明术后已达到乳房黄金指数。乳房体积从624ml降至313ml，相对应于美学乳房体积，本例体积超过近100%。

（七）乳房体积和下垂Ⅳ类：重度下垂

乳房体积和下垂Ⅳ类，即乳房重度下垂（图32-21），相对于此患者的美学乳房体积增加100%～150%。乳房缩小的术前 TTM 表（表32-18）和术后表（表32-19）表明术后已达到乳房黄金指数。乳房体积从1100ml减到489ml，相对应于美学乳房体积，本例体积超过了125%。

（八）乳房体积和下垂Ⅴ类：巨乳

乳房体积和Ⅴ类下垂，即乳房肥大（图32-22），相对于此患者的美学乳房体积增加150%～200%。乳房缩小的术前 TTM 表（表32-20）和术后表（表32-21）表明术后已达到乳房黄金指数。乳房体积从2337ml减到854ml，相对应于美学乳房体积，本例体积过多是175%。

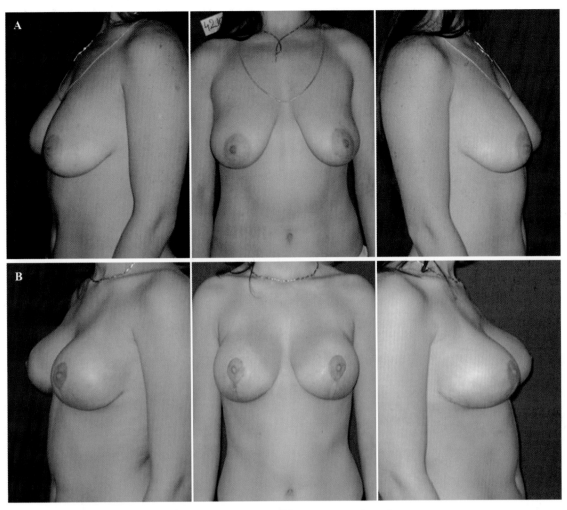

▲ 图 32-19　乳房体积不足和下垂 Ⅲ A 类

A. 患者术前乳房体积不足和 Ⅲ A 类下垂；B. 短倒 T 形瘢痕乳房固定术后。本例乳房体积 47% 相对于美学乳房体积过多

表 32-14　TTM 表示术前乳房尺寸、体积（右乳 384ml 和左乳 362ml）、乳头位置和推荐的手术方案即本例采用短倒 T 形瘢痕法

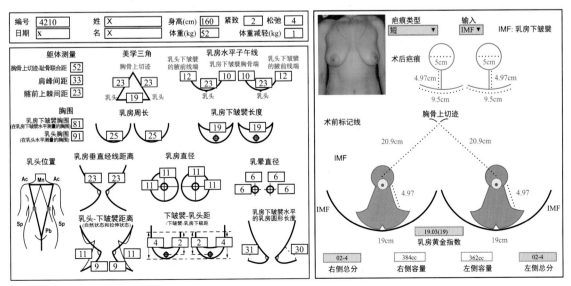

表 32-15 TTM 表示术后乳房尺寸、体积（260ml）及新乳头位置

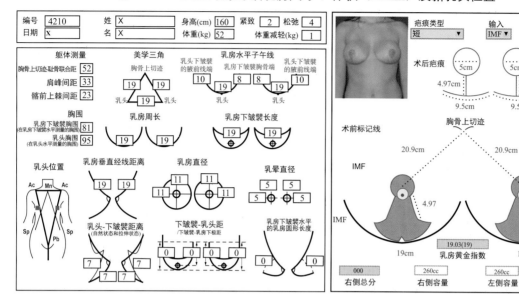

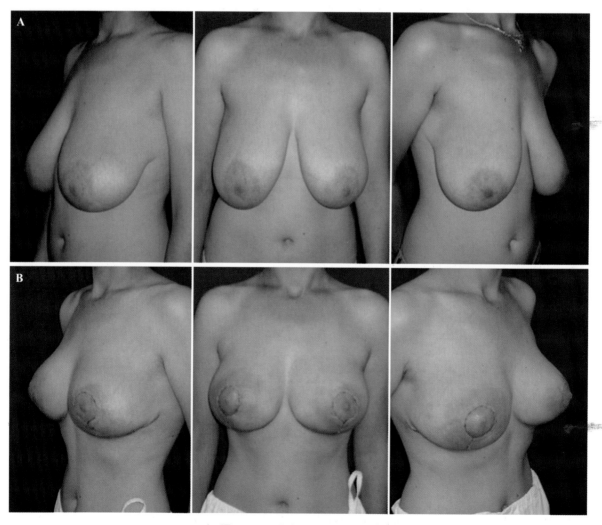

▲ 图 32-20 乳房体积和下垂Ⅲ B 类

A. 术前患者乳房体积和下垂Ⅲ B 类（100% 过多体积）；B. 短倒 T 形瘢痕乳房缩小术后

表 32-16　TTM 表示术前乳房尺寸、体积（624ml）、乳头位置和推荐的手术方案即本例采用短倒 T 形瘢痕法

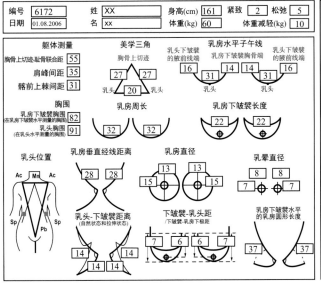

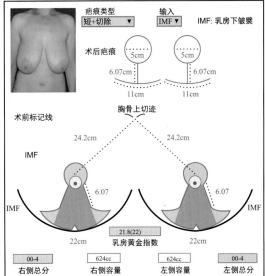

表 32-17　TTM 表示术后乳头位置、乳房尺寸和体积（313ml），对应于 BGN 和美学乳房体积

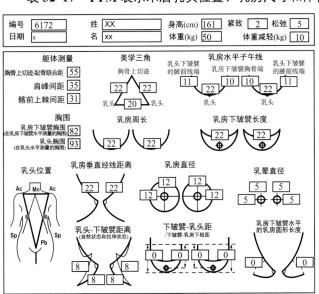

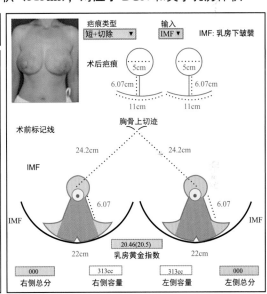

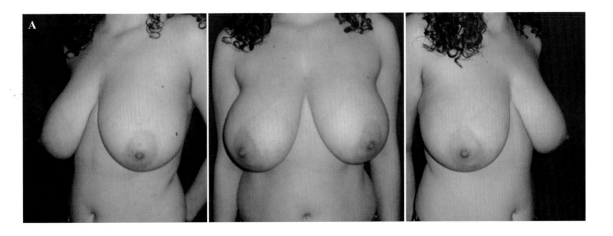

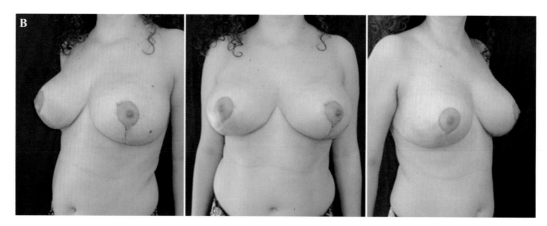

▲ 图 32-21　乳房体积和下垂Ⅳ类

A. 术前患者乳房体积和下垂 Ⅳ类（125% 过多体积）；B. 短倒 T 形瘢痕乳房缩小术后，乳房体积从 1100ml 降至 489ml

表 32-18　TTM 表示术前乳房尺寸、体积（右乳 1105ml 和左乳 1081ml）、乳头位置和推荐的手术方案即本例采用短倒 T 形瘢痕法

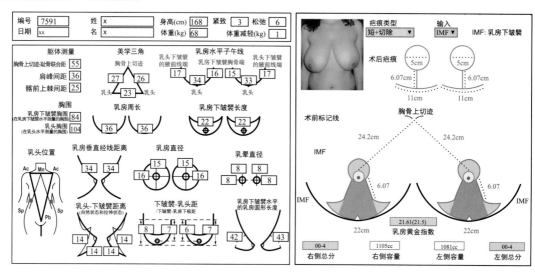

表 32-19　TTM 表示术后乳头位置、乳房尺寸和体积（489ml），对应于 BGN 和美学乳房体积

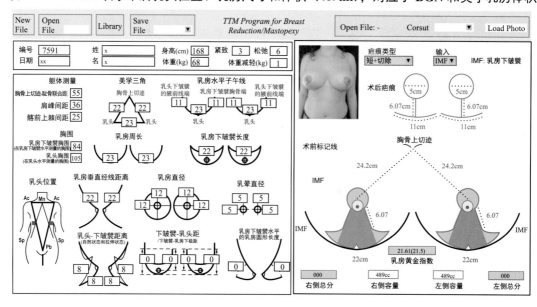

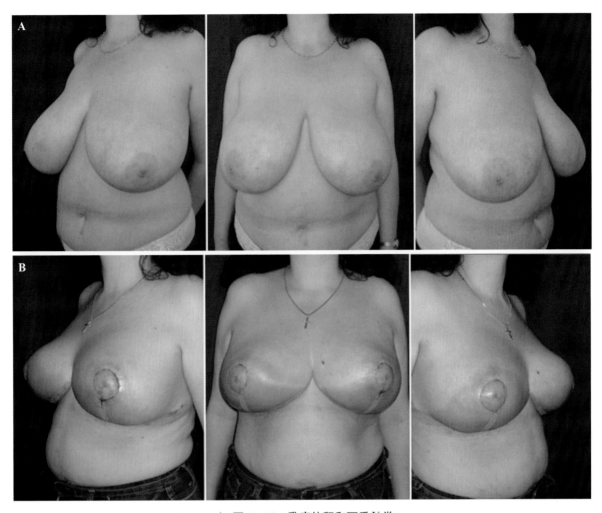

▲ 图 32-22　乳房体积和下垂Ⅴ类

A. 术前患者乳房体积和下垂Ⅴ类（175% 过多体积）；B. 全倒 T 形瘢痕乳房缩小术后，乳房体积从 2337ml 降至 854ml

表 32-20　TTM 表示术前乳房尺寸、体积（2337ml）、乳头位置和推荐的手术方案即本例采用全倒 T 形瘢痕法

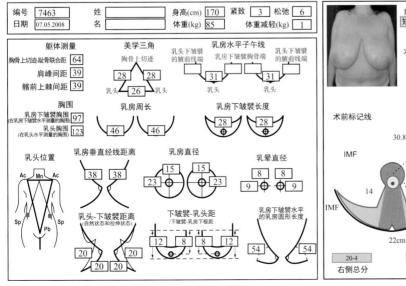

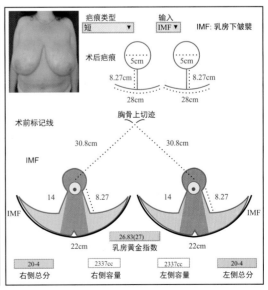

表 32-21　TTM 表示术后乳头位置、乳房尺寸和体积（854 ml），对应于 BGN 和美学乳房体积

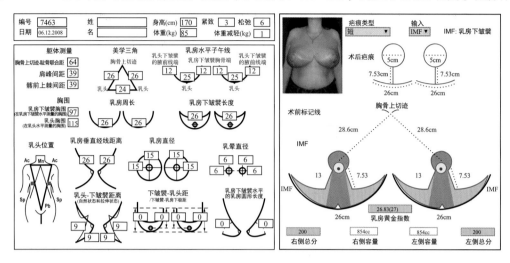

七、结论

作为一名美容外科医生肩负巨大的责任，病人的生命和希望掌握在我们手中。我们必须尽全力做到：正确评估患者的情况，选择最佳手术，并能够获得稳定的效果。新的乳房体积和下垂分类系统是准确的，囊括所有的临床病例，并易于我们的日常应用。我们要有耐心，正确测量、填写 TTM 图表和计算机分析并保存到患者的病历文件。这种新的乳房体积和下垂分类系统，对于年轻整形外科医生非常有用，尤其在训练年轻医生和病人术后随访方面。在前瞻性研究中，它也可用于科学研究。

第33章

Cat's Tail Vertical Scar Mastopexy with Bipedicle Flap for Ptotic Breasts
垂直双蒂法乳房固定术治疗乳房下垂

Umar D. Khan，著

周　星，译

侯　楷　吴毅平，校

一、概述

如今，乳房美容手术已经成为了整形外科医生最常见的手术类别之一。2010 年，在美国就有 556 275 名女性进行了乳房相关的美容手术 [1]。乳房美容手术主要包括隆乳术、隆乳固定术、乳房缩小术和乳房固定术。女性在不同阶段会需要这些手术，这四种手术没有特定的年龄要求。从青春期的激素变化开始，女性的乳房就会在她们的一生中不断变化。乳房的这些变化可周期性出现，而且随着体重体脂、妊娠、母乳喂养及年龄的变化而变化。这些改变可导致乳房肥大、萎缩、下垂，并可伴有白纹出现和（或）皮肤弹性变化。在这个女性和男性各方面都更为平等的时代，女性比以往更具有自我意识也不足为奇。她们对自我外表和身材的关注，会进而对她们的自尊及自信产生影响。出于同样的原因，许多女性因为没有足够良好的乳房形态而感到不完整。

二、正常及下垂乳房解剖

从青春期开始至乳房发育成熟，乳房下皱襞是乳房唯一一处明确的边界。其他三处边界不易区分，并且在发育过程中逐渐与身体融合起来。一个成熟的乳房，乳房下皱襞从胸部中线第 5 肋间起，穿过锁骨中线第 6 肋间，止于腋前线第 7 肋间隙 [2]。下垂乳房的乳头乳晕复合体与乳房下皱襞的关系颠倒了过来，乳头乳晕复合体（nipple-areolar complex，NAC）的位置下降至低于乳房下皱襞（inframammary crease，IMC）水平。松垂乳房的乳房固定术可恢复乳头乳晕与乳房下皱襞的正常关系。Regnault[3] 将乳头乳晕复合体位置的变化分为三度：一度下垂为乳头乳晕复合体位置下降至乳房下皱襞，二度下垂为乳头乳晕复合体下降至乳房下皱襞以下，三度下垂为乳头乳晕复合体下降至乳房最低位置。假性乳房下垂是指乳房外观干瘪且下垂，但是乳头乳晕复合体的位置高于乳房下皱襞。这种假性乳房下垂是乳房容量的丢失而且没有乳头乳晕复合体的下降，通常通过放置乳房填充物便足以恢复正常乳房外形及乳房的临床解剖结构。然而当乳房容量充足仅有乳头乳晕复合体位置下移时，只需要恢复乳头乳晕的位置即可。当一个患者同时有乳房容量缺失和下垂时，乳房增大的固定术是最合适的纠正方法。

三、历史

有多种手术方式可以同时恢复乳头乳晕复合体与乳房下皱襞的位置关系以及乳房形态。手术方法的选择取决于专科体检和手术医生的经验及偏好。历史上记载的第一例乳房固定术是由法国外科医生 Pousson[4] 完成的，他通过切除乳房上极多余的脂肪和皮肤来改善乳房形态。1910 年 Girard 首次描述了美学效果更好且更符合生理的乳房下极乳房固定术[5]。而同时进行乳头乳晕提升并从乳房下极切除多余皮肤及脂肪的乳房固定术，则由 Lotsch 在 1923 年首次描述[6]。

在乳房固定术的发展进程中，20 世纪前半叶与后半叶的手术方法明显不同。早期手术方法对瘢痕的分布、组织瓣的血液供应及最终的美学效果关注较少。其美学效果往往较差，且有皮肤包被组织较多和乳头乳晕复合体坏死比例更高的情况出现[7]。而后期的手术方法在皮肤切口的设计、蒂的方向及美学效果上都有了很大的改善。Pitanguy[8]、Strombeck[9] 和 Skoog[10] 改良了手术方法，确立了最为常用的倒 T 形乳房切除方法[11]，并使得手术更为安全。Dufourmentel[12] 强调通过切除乳房两侧的新月形皮肤来减少瘢痕，而 Regnault[13] 进一步改良了皮肤切口的设计。Goulin[14] 首先提出垂直切口乳房固定术，随后由 Lassus[15] 进行了改良，并由 Marchac、De olarte[16] 和 Lejour 等[17] 将手术进一步推广。与此同时，蒂的

设计也得到了改良，使得乳头乳晕复合体的血供得以确保并改善了手术的美学效果。继 Strombeck[9] 的水平双蒂法后，McKissock[18] 的垂直双蒂法及 Robbins[19] 的下蒂法都普遍采用了倒 T 形切口的设计[11]。中间蒂、侧蒂及上蒂的方法分别由 Asplund、Davies[20]、Skoog[10] 和 Lejour[21] 提出。环乳晕切口乳房固定术由 Benelli[22] 推广。所有这些方法都是对垂直方向上乳头乳晕复合体的畸形或位置改变来进行矫正，没有考虑水平方向上多余皮肤的问题[23, 24]。因此，垂直切口和环乳晕切口的乳房固定术能够改善垂直方向上乳头乳晕复合体和乳房下皱襞的相对位置关系，然而它们不能解决水平方向上的过多皮肤。因此环乳晕切口乳房固定术易形成方形乳房，垂直切口乳房固定术易形成"猫耳"[23, 24]。对于水平方向皮肤过多的患者，无论其垂直方向上乳头乳晕复合体的位置如何，都需要做倒 T 形切口切除水平方向上多余的皮肤[11]。在需要切除水平方向皮肤的情况下，使用"猫尾"设计的垂直切口乳房固定术，可以避免二次手术修剪"猫耳"。作者在垂直切口乳房固定术中常规使用"猫尾"设计，显著减少了猫耳修复手术的需要[23]。

垂直切口乳房固定术的两个显著并发症分别是：下极乳房皮肤的"猫耳"和乳头乳晕血供的损伤[23]。为此，人们设计各种方向的蒂来改善和确保乳头乳晕复合体的血供。伴或不伴乳房缩小的垂直双蒂乳房固定术就是这样一种把乳头乳晕复合体的血供安全性放在优先考虑的手术方法。该手术方法能够保证充足的皮肤去除量及必要的腺体组织切除量，并且不损伤蒂的安全性和乳房的美观[7]。这种手术设计方法由 Lejour[21] 介绍，伴有较高的下极"猫耳"形成概率，其"猫耳"修正手术比率据报道有 10%[21]、16%[25]、20%[26] 和 23%[24] 等，成为垂直切口乳房固定术后再手术的最主要原因。为了降低术后皮肤冗余的再手术率，人们提出了各种多余皮肤的切除方法，但是大多需要

精确地测量和画线[16, 27, 28]。作者的"猫尾"设计[23]是对 Lejour 设计方法[21]的一种改良，目的是用简单的设计方法解决皮肤冗余问题，而不增加任何明显的瘢痕。

四、咨询和准备

好的咨询是成功的关键。患者的需求和期望往往跟身体特点有关。在手术之前我们要跟患者讨论合适的方案并选择最适合她们的手术方法。一旦垂直双蒂法被选为合适的方案，就可展示有着相似年龄、体型和乳房大小并且有着同样需求的患者的术前术后照片。

五、手术标记

所有患者均在站立位下进行标记画线（图 33-1），双手垂于身体两侧。一条垂直线从胸骨上切迹画到剑突，同时标记乳房下皱襞。第二条垂直线顶点在锁骨上距胸骨上切迹 6.5 ~ 8.5cm 处，然后向下穿过乳房中线并且与乳房下皱襞相交。垂直线与下皱襞相交点距剑突为 9 ~ 12cm。以乳房下皱襞作参考在垂直线标记新乳头乳晕的位置（P 点）。它能同时调整乳头乳晕复合体向内或向外侧的位置。新乳头乳晕复合体位置过高可能会导致术后出现乳房下滑畸形。新乳头乳晕复合体以 P 点为中心，我通常在 P 点上方 2.5cm 处标记新乳头乳晕复合体（NAC）的顶点。从新乳头乳晕复合体的顶端开始向两侧下方标记曲线，以 P 点为中心形成一个直径在 7 ~ 8cm 的弧形，其中通过 P 点的水平直径为 FF′。从 F 和 F′ 点分别向下弯曲，在距 P 点 2.5 ~ 3cm 处形成长为 5.5 ~ 6.5cm 的 EE′。从 E 点和 E′ 点分别向内外侧画出两条弧线，并逐渐弯曲相交于最低点设为 B 点，距离乳房下皱襞上的 B′

点 2.5 ~ 3cm。在标记新乳晕位置下方的两侧弧线时，其最大宽度（E-B，E′-B）应参照 Lejour 的内外侧皮肤宽度测量方法进行估算。在针对乳房容积缺失的乳房固定术中，内外侧弧线间的宽度通常并不比新乳头部位的皮肤宽度更宽。这种较保守的方法可以避免创面出现难以闭合现象。

在标记线的最底部标记"猫尾"切口（图 33-1）。在最底部标记线上最低点 B 点两侧约 2cm 处分别标记一点，B 点本身位于乳房下皱襞上方 2.5 ~ 3cm。从外侧点外 2cm 处分别向内外两点标记弧线。至外侧点的弧线（2.5 ± 0.5）cm 要比至内侧的弧线（3.5 ± 0.5）cm 短。最后，"猫尾"的弧线应在术前标记的乳房下皱襞上方。

六、手术方法

所有患者的手术都在全麻下仰卧位进行，手臂外展并放置在手架上（外展 < 90°）。小腿常规使用间歇压力泵，并在围术期术前静脉应用抗生素。30ml 的 1% 利多卡因与 1 : 200 000 肾上腺素在切口线和乳房切口线的下方行浸润麻醉。对标记范围内的皮肤进行去表皮，保留约 4.5cm 大小的乳头乳晕区域，并标记双蒂的范围。沿标记线切除多余皮肤，深度至少 1cm，包括部分新乳头乳晕区域的部分外侧皮肤。切口任何一侧的皮瓣都要保留足够的组织，以确保良好的血供。乳房固定术中切开和游离的范围尽量减少。分离上下方的真皮腺体瓣，宽度 5 ~ 7cm（图 33-1）。当组织瓣被切取时，刀的方向要朝向外侧以获得更宽的基底。这样可以改善乳头的血供和感觉，还可以更多保留年轻患者哺乳的可能。组织切完后，把两侧的乳房组织和中间的组织瓣缝合起来。充分止血后，皮瓣分为三层缝合，分别使用 2-0、3-0 及 4-0 Vicryl。乳头采用 3-0 间

断缝合和 4-0 连续皮内缝合。如今所有乳房固定术都不再使用引流管。在这项研究的早期，患者需要留观过夜，现在仅需要白天观察即可。

手术完成后，A 点和 C 点可以通过 3-0 Vicryl 缝合在一起，而内侧和外侧组织可以轻易地用 4-0 Vicryl 间断缝合起来。有时 "猫尾" 可能需要进行轻微调整以缝合得更平整。延长线的切口和垂直切口可以用 4-0 Vicryl 一起行

皮内缝合。切口上常规使用伤口胶带，并覆盖少量敷料。在恢复室戴上支撑胸罩，并持续佩戴 3 周。

七、术后管理

术后立即对乳头乳晕进行持续观察，每小时检查一次是否出现血肿表现。

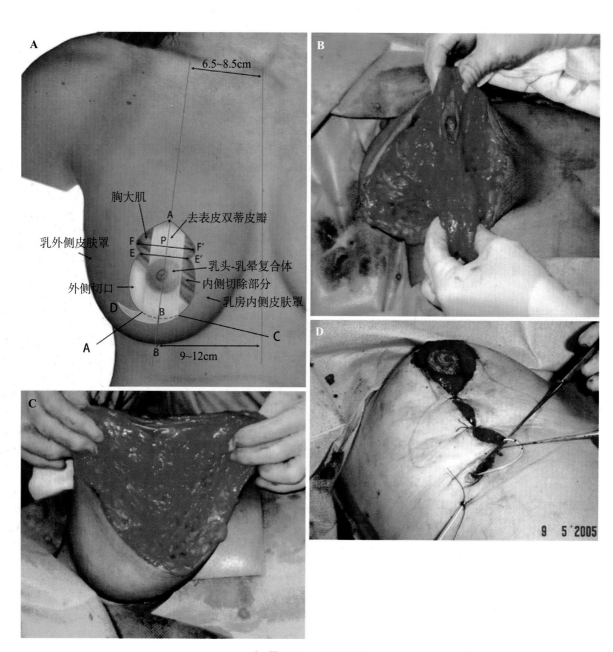

▲ 图 33-1　手术标记

A. 垂直切口乳房固定术的 "猫尾" 设计；B ~ C. 分离好的双蒂；D. 最终闭合前用皮钉缝合模拟乳房形态

该手术属于门诊手术，术后早期即要求下床活动。建议患者在 3 周内不要进行开车、体力劳动、锻炼或举重等活动。作者通常在术后 1 周进行第一次伤口检查，在第 3 周进行第二次检查。是否需要进一步护理干预取决于第二次检查的情况，如果情况令人满意，就会制订计划，逐步恢复日常活动。正常情况下，4 个月后可以对乳房进行检查和测量，乳房在这个时候已经稳定，可以清楚地对手术的总体效果进行评价（图 33-2 至图 33-4）。

垂直双蒂法乳房固定术治疗乳房下垂　Cat's Tail Vertical Scar Mastopexy with Bipedicle Flap for Ptotic Breasts

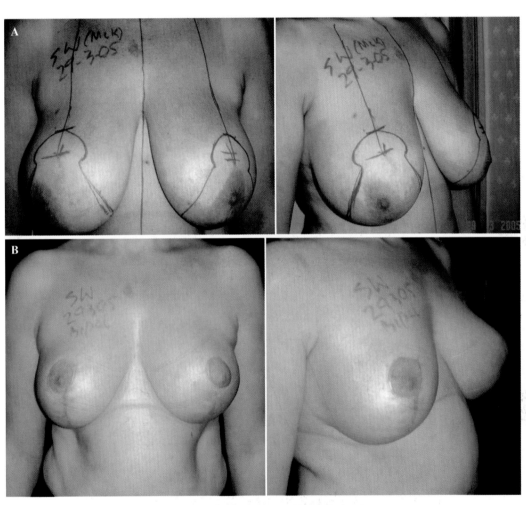

▲ 图 33-2　手术总体效果评价（一）

A. 妊娠后出现乳房下垂的 34 岁患者；B. 采用垂直双蒂法乳房固定术的术后照片

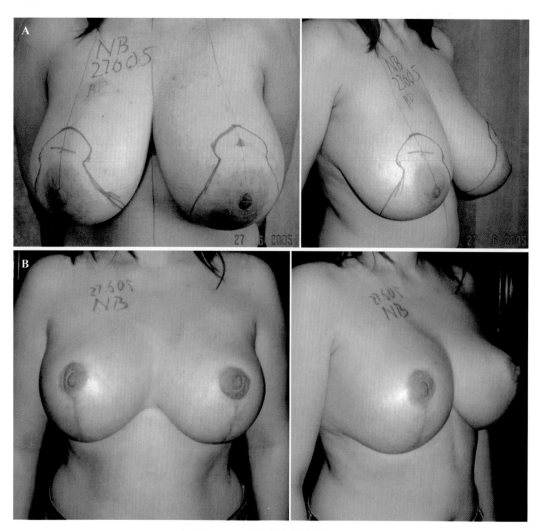

▲ 图 33-3　手术总体效果评价（二）

A. 一位 28 岁的患者，表现为乳腺增生继发乳房下垂；B. 垂直双蒂法乳房固定术伴乳房缩小的术后照片

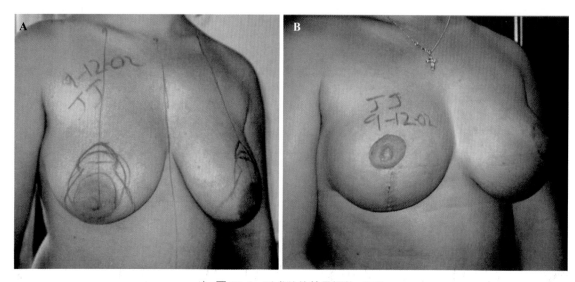

▲ 图 33-4　手术总体效果评价（三）

A. 一位 32 岁的患者，因体重减轻而出现乳房下垂；B. 垂直双蒂法乳房固定术伴乳房缩小的术后照片

第34章

The Modified Benelli Breast Lift
改良的Benelli乳房固定术

Nikolas Chugay，著

刘恒登，译

侯 楷 吴毅平，校

一、概述

Benelli[1] 描述了一种乳晕切口的乳房固定术，它只有一条环乳晕缘的瘢痕，没有从乳晕向下延伸的纵向瘢痕，也没有乳房下方的横向瘢痕。缝合乳晕缘切口需要在真皮下进行强有力的荷包缝合，以防止切口瘢痕的增生扩大。有些外科医生运用了双荷包缝合的方法，以防单荷包缝合法缝线松脱、缝线脱落、伤口裂开。

二、手术方法

术前标记 4cm 乳晕区域，并在外侧标记去表皮的区域（图 34-1）。标记外缘边界时应该先上提乳头乳晕至所需位置，并保留下方至乳房下皱襞 7 ~ 8cm 的区域。术前设计是非常重要的。从锁骨中线到乳头乳晕复合体的上方的距离为 18 ~ 21cm（一般是 19cm）。标记时夹捏皮肤有助于确定标记边界。在设计好的乳晕缘和外缘间去除皮肤上皮，并切开外缘皮肤。

沿着外缘向外侧皮下游离，游离内侧、外侧及上方约 0.5cm。标记好的乳房皮肤外缘切口范围去上皮化。沿去上皮化皮肤的上半部分的外界、后缘、内侧处切除 0.5cm 厚的皮肤及真皮。下方完全游离至乳房下皱襞，以便让乳房得以充分提升（图 34-2）。切除乳晕复合体外围的环状皮肤。

下方的交叉瓣增加了乳房的突出度，改善了乳房下极形态，并增加了上极乳房的容量（图 34-3）。这种瓣需要从乳晕下方切开到下皱襞处，并掀起皮肤下方 2 ~ 3cm 的瓣。外侧的瓣插入内侧的瓣下方，并固定在胸骨旁的肋软骨上，而内侧的瓣则固定在腋前线的肋软骨上。这种方法只能用在没有置入假体的情况下。如此，外侧皮瓣被包含于内侧皮瓣下，并将其缝合至胸骨的肋软骨处；内侧皮瓣再向侧方牵拉，并将其固定缝合在腋前线的肋软骨处。这种方法只适合于没有使用假体的情况。皮瓣被牢牢地固定在乳房上，以防止乳房结节性突起。

两根贯穿缝线，一根水平，另一根垂直，帮助固定乳晕的位置，并预防结节性突起（图 34-4）。利用不吸收缝线在真皮内行环形荷包缝合，环形缝合乳头乳晕外侧的皮肤（图 34-5）。作者利用 0 号尼龙线做荷包缝合，将乳头乳晕复合体外侧的皮肤贴紧在一起。这样做的主要目的是为了将去上皮的皮肤收拢，并避免留下过宽的瘢痕。最后的皮肤则用 4-0 丝线或 4-0 尼龙线间断缝合，并用敷料覆盖切口。

如果需要置入假体，那么体积选择应该更为保守。作者常常使用的是 300 ~ 450ml 的假体，这个大小需要在术前通过测量评估决定。术中置入假体的切口则是通过乳晕缘下边缘至外侧缘间的切口。

行 Benelli 乳房固定术后，乳房就可改善为柔软、稳定且年轻的外形（图 34-6，图 34-7）。患者通常在 1 周内就可以返回工作岗位。

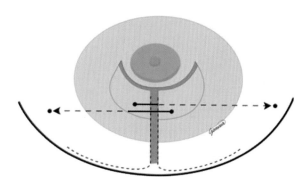

▲ 图 34-3　交叉瓣增加了乳房的突出度，改善了乳房下极形态，并增加了上极的容量

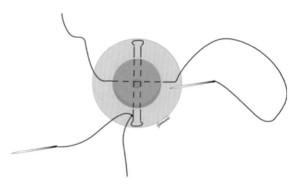

▲ 图 34-4　两根贯穿缝线，一根水平，另一根垂直，帮助固定乳晕的位置，并预防结节性突起

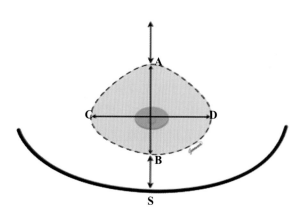

▲ 图 34-1　术前设计
A、B、C 和 D 是乳晕周围去上皮化区域的四个边界

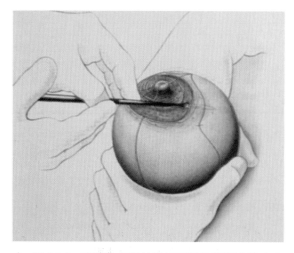

▲ 图 34-2　将预先标记的乳晕缘及外缘间皮肤去上皮化，并沿外缘逐步切开表皮和真皮

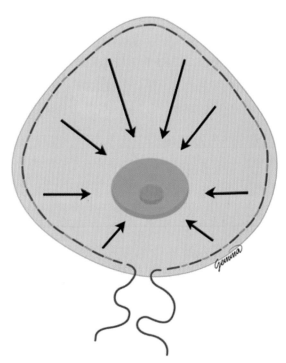

▲ 图 34-5　真皮下荷包缝合缩减了乳晕外去上皮化组织的范围

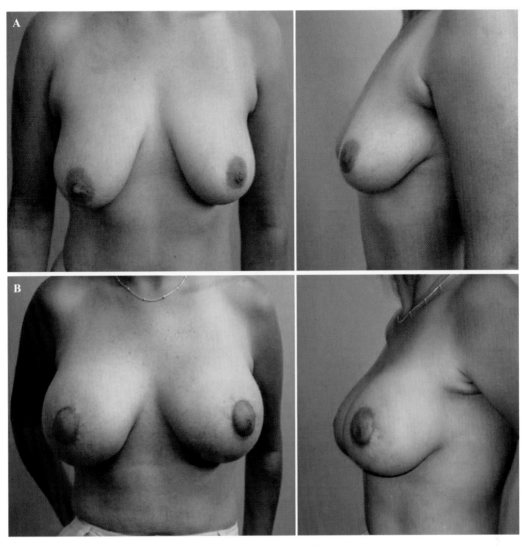

▲ 图 34-6　**Benelli** 乳房固定术
A. 术前；B. Benelli 手术后

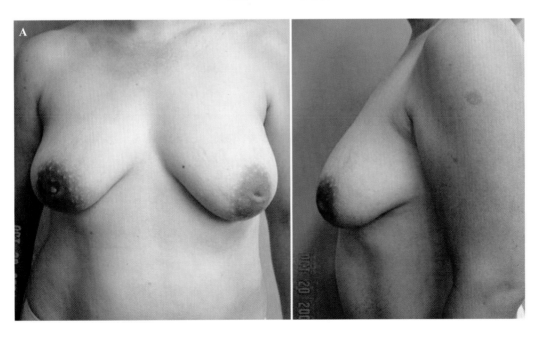

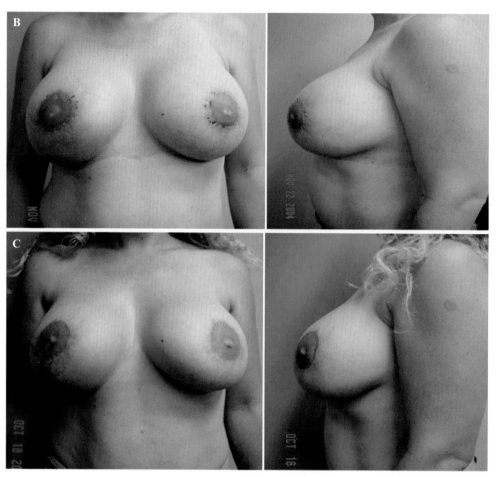

▲ 图 34-7　**Benelli** 乳房固定术
A. 术前；B.Benelli 术后；C. 术后 1 年

三、并发症

当手术者在使用了假体，且荷包缝合过紧时，容易出现乳头乳晕缺血坏死。故假体需要在荷包缝合前置入。当缝合过紧时，荷包缝线就需要松开一点，但这样容易出现较宽的瘢痕，瘢痕切除及修复需要在6个月以后再进行。

当使用可吸收缝线进行荷包缝合时，更容易出现较宽的瘢痕。

四、结论

Benelli 乳房固定术是一种简单易行的术式，并且有非常好的效果。

Use of Nipple–Areolar Complex to Inframammary Crease Measurements to Reduce Bottoming Out Following Augmentation Mastopexy

通过测量乳头乳晕复合体至乳房下皱襞的距离减少隆乳固定术后乳房触底畸形

Umar D. Khan，**著**

熊诗璇，**译**

侯　楷　吴毅平，**校**

Umar D. Khan，**著**

熊诗璇，**译**

侯　楷　吴毅平，**校**

　　女性的乳房是身体最重要的器官之一。它们除了在哺乳期内具有生理功能外，在女性的性、自信和身体比例中也起着至关重要的作用。因此，乳房美容手术毫无疑问成为了如今最常见的手术之一。

　　一个年轻女性的正常乳房，其乳头位于最突出点，并拥有一个圆钝的乳房下极。乳房下皱襞（IMC）到乳头的距离在 $7 \sim 9cm$[1, 2]。从侧面看，乳头乳晕复合体（NAC）至少比乳房下皱襞（IMC）高出 $4 \sim 5cm$。一个发育不足的正常乳房，虽然其具有正常的圆钝形态，但 NAC 至 IMC 距离较短。一个继发性容量减少的乳房，虽然可能具有正常的 NAC 到 IMC 距离，但却丧失了正常的乳房形态。对于这两类乳房，如果 IMC 位于第 6 肋水平且 NAC 的位置也满意，那么通过假体隆乳手术就能获得满意的效果[3]。

　　下极形态不佳且 IMC[4] 较高的乳房，有时也具有下垂的形态，通常通过降低 IMC 就可以改善，而不需要改变 NAC 位置。而另一方面，对于 NAC 在 IMC 上或低于 IMC 的乳房，其治疗是不同的，且更具有挑战性。这类乳房通常被称为下垂乳房，Regnault 根据 IMC 和 NAC 之间的位置关系将其分为 A 类、B 类和 C 类[5]。这些分类仅仅描述了它们的表现，但并没有治疗方法。在 A 类下垂中，NAC 在 IMC 水平或其下 1cm，这类下垂乳房通常只需要选择合适的假体就可以获得良好的效果[6]。在 B 类和 C 类下垂中，如果仅仅使用假体置入，可能会导致不良的后果，例如加重下垂，或者是导致双泡畸形，尤其是当选择了部分胸大肌下假体置入时[7]。使用乳房假体置入来治疗 B 类（NAC 低于 IMC $2 \sim 3cm$）或 C 类（NAC 低于 IMC 3cm 以下）乳房下垂时，是

通过测量乳头乳晕复合体至乳房下皱襞的距离减少隆乳固定术后乳房触底畸形

Use of Nipple-Areolar Complex to Inframammary Crease Measurements to Reduce Bottoming Out Following Augmentation Mastopexy

具有挑战性的。在这类乳房中，为了让乳房下极形态及乳房上极的饱满度恢复正常，必须通过将乳头提升到合适的高度[6]。假体置入的层次、组织瓣的方向和皮肤切除的范围可以进行多种组合，并在很大程度上取决于手术医生的选择和经验[6, 8, 9]。

隆乳固定术是一种针对乳头乳晕位置降低，且原发或继发乳房松弛或容量减少的手术方法，可以一期或分期手术。隆乳固定术和隆乳术一样，都使用假体或其他材料进行手术[10, 11]。同时针对其下垂情况，需要额外进行手术改善其下垂表现[12]。这种联合手术为全面治疗乳房的萎缩及下垂提供了新的方向。Regnault 分类法被普遍使用，并且有相当多的文献表明了这种手术方法的成功[6, 9, 13-17]。尽管许多优秀的案例并没有在早期回顾性文献中记录，但文献中所报道的并发症发生率（8.8%）和再手术率（14%）仍然提示手术满意度非常高[18]。最初期的担忧主要来自同时进行两个目的相反的手术。隆乳术试图以最小伤口来延展皮肤，而乳房固定术则通过广泛的伤口来缩紧皮肤。伤口过大的张力会导致缝合线上过度的张力。避免出现这种并发症的方法是选择合适的假体，通常是较小的假体，并仔细评估皮肤的情况。

将乳房从胸部分离会减少乳房皮肤的血供，同时进行 NAC 的提升手术会使得乳头及皮肤坏死的风险增加，尤其是在置入假体的情况下。这种可能发生的并发症风险需要明确提出，并引起试图同时进行这两种手术者足够的重视[19]。随后进行的较大规模研究报道的手术并发症发生率较前期报道有所降低，并且与隆乳术相比，其安全性及可靠性都可接受[6, 9, 19, 20]。当假体置入胸大肌后间隙时，乳房皮肤的血供增强了。在这种情况下，胸大肌和乳腺在乳房上部连接在一起，保证了从胸大肌穿出的血管能良好地供应皮肤和 NAC[6]。

无论 Regnault 下垂分类法是否被普遍接受，其中都没有对治疗方法的量化[2, 15]。一般来说，将 NAC 调到适当的水平，会减少胸骨切迹到 NAC 的距离，改善 IMC 和 NAC 之间的位置关系。当然，它也可能无法达到理想的乳房形态及效果。通常 A 类乳房下垂可以通过乳晕旁切口进行假体隆乳固定术。然而，B 类和 C 类乳房下垂则需要更进一步的方法，从 NAC 的上方和下方切除部分皮肤。在这类情况中，垂直瘢痕法和 Wise 法都能获得较好的效果。在 B 类和 C 类乳房下垂中，可以通过乳晕切口置入较大体积的假体以改善 IMC 和 NAC 的关系，但可能无法获得较好的美学效果。可以通过胸骨切迹到 NAC 的距离[15]，或者通过 Regnault 分类法[5]及其改进方法[2]，来定位新 NAC 的位置。无论采用何种方法，重要的是新 NAC 不要标记太高。乳头位置提升过高，容易导致出现"观星样"乳房畸形，并容易出现乳房的触底畸形。

另一方面，隆乳固定术术后最常见的并发症就是出现伴随触底畸形的上极空虚。这种并发症常见于新 NAC 过高，或者是在标记新 NAC 位置时没有充分考虑 NAC 到 IMC 的距离。在术前标记时若没有充分注意到 NAC 到 IMC 的距离，则容易出现触底畸形。另一个容易导致触底畸形的原因，是由于使用垂直瘢痕法提升乳房后，留下了"猫耳"，垂直瘢痕，乳房固定术后总会留下"猫耳"。随着时间的推移，大多数患者的"猫耳"总会趋于平坦。尽管如此，仍然有 17% ～ 22% 的患者需要切除多余的皮肤[6, 9]。在"猫耳"的非手术治疗中，一旦"猫耳"恢复平坦，就意味着乳房假体开始下滑，到达底部出现触底畸形。"猫尾"法乳房隆乳固定术[9]能够减少"猫耳"的形成，并且能够减少假体下滑，减少出现触底畸形的情况。无论使用哪种方法来标记新 NAC 的位置，目前都缺乏可靠的选择以避免出现触底畸形。在增大的乳房上，理想的 NAC 到 IMC 长度为 7 ～ 9cm 厘米[1, 2]。

在作者报道的 1836 例案例中，切口的平均长度为 7.6（±0.9）cm。术后 6 个月，NAC 到 IMC 的平均距离是 8.7（±1）cm[1]。由于肌肉和皮肤间的结构保存更为完整，与腺体后间隙相比，使用胸大肌后间隙时，其术后 NAC 到 IMC 的距离会更短[1]。在回顾性研究中，两种方法置入的假体基本相似，其切口长度分别为 7.3cm 和 7.6cm，更为特别的是，隆乳术术后 6 个月，胸大肌后隆乳患者的 NAC 到 IMC 的平均距离为 8.1cm，而乳腺后隆乳患者平均距离为 8.8cm。数据显示，208 例胸大肌后隆乳的患者的 NAC-IMC 距离平均增加了 0.8cm，而腺体后隆乳的 1360 例患者平均增加了 1.2cm。两种方法的距离差距具有统计学意义（P < 0.001）。在普通的或没有经过隆乳手术的乳房中，NAC 到 IMC 的距离为 5 ~ 7cm，而经过隆乳手术的乳房其距离为 7 ~ 9cm[1, 2]。在理想的状态下，同时进行隆乳术及乳房固定术应该能在多个维度改善乳房的形态，取得最佳的效果。然而，这两类手术的受众具有天然的差异性。需要同时进行隆乳术及固定术的患者往往拥有过多而松弛的皮肤。如果在术前不对 NAC-IMC 距离进行测量及评估，那么这类患者在行隆乳固定术后出现触底畸形的风险就会增加。

在作者尚未发表的 100 例隆乳固定术案例中，术前平均 NAC-IMC 距离为 8.81cm。在这些患者中，三种常见的皮肤切口设计均有使用。大约 48 例案例使用了乳晕切口，其中 12 例 NAC-IMC 距离没有明显改变，36 例 NAC-IMC 距离有增加（0.5 ~ 3cm），没有距离缩短的案例。使用垂直瘢痕法的有 36 例，其中 3 例 NAC-IMC 距离没有变化，8 例出现了缩短（0.5 ~ 3cm），25 例出现了增加（0.5 ~ 4.5cm）。Wise 法的案例总共有 16 例（译者注：原文为 6 例，但 100 例分布有问题，所以应为 16 例），术后 NAC-IMC 距离全部出现了缩短（1 ~ 3cm）。

对于需要进行隆乳固定术且 NAC-IMC 距离 < 6cm 的患者，乳晕切口是较为理想的手术方案。切除乳晕周围的皮肤可以将 NAC 提升至更高水平，使得 NAC-IMC 距离增加 2 ~ 3cm，形成更为理想的乳房下极外观，形态上类似于隆乳后的形态，或者是 C-D 罩杯的年轻女性的乳房形态。当对 NAC-IMC 距离在 6 ~ 7.5cm 的患者进行垂直瘢痕法隆乳固定术时，大部分患者都可以获得一个理想效果，尤其是理想的乳房下极形态。然而，当患者 NAC-IMF 距离在 8cm 或以上时，过长的 NAC-IMF 距离会让患者形成触底畸形样的外观。通过使用 Wise 法隆乳固定术，设计垂直的切口范围在 6 ~ 6.5cm，术后患者的乳房下极形态可以得到有效控制。同样，乳晕缘皮肤切除超过 9.5cm×8.5cm 的患者则需要更为积极的方式，无论是垂直瘢痕法还是 Wise 法。在作者的观念中，切除乳晕周围皮肤主要是为了改变乳头乳晕的位置，而不是为了缩小乳房。很显然，对于那些乳房下极发育不良或皮肤紧缩的患者，尤其应注意乳房下极皮肤的情况。对于 NAC-IMC 距离不一致的患者，手术可以采用垂直瘢痕法联合 Wise 法的方案，因为 Wise 法可以通过假体置入导致的下极扩张不均匀使 NAC-IMC 的距离缩短。作者建议对下列乳房下垂且伴有乳房发育不良或乳房萎缩的情况进行治疗时，要注意几点。

1. 对于乳房下皱襞位于第 6 肋中线上，且 NAC-IMC 距离 < 5cm 的患者，乳晕切口入路可以获得较理想的效果（图 35-1）。

2. 对于乳房下皱襞位置正常，且 NAC-IMC 距离为 5 ~ 7.5cm 的患者，垂直瘢痕法可以获得较理想的效果（图 35-1）。

3. 对于 NAC-IMC 距离 > 8cm 的患者，Wise 法可以获得较为理想的效果，其垂直切口距离可以控制在 6 ~ 6.5cm（图 35-1）。

作者按照上述方案，其手术效果越来越好，而触底畸形的发生率也越来越低。通过这种方法，可以极大地降低触底发生率。然

Use of Nipple-Areolar Complex to Inframammary Crease Measurements to Reduce Bottoming Out Following Augmentation Mastopexy

通过测量乳头乳晕复合体至乳房下皱襞的距离减少隆乳固定术后乳房触底畸形

通过测量乳头乳晕复合体至乳房下皱襞的距离减少隆乳固定术后乳房触底畸形

Use of Nipple-Areolar Complex to Inframammary Crease Measurements to Reduce Bottoming Out Following Augmentation Mastopexy

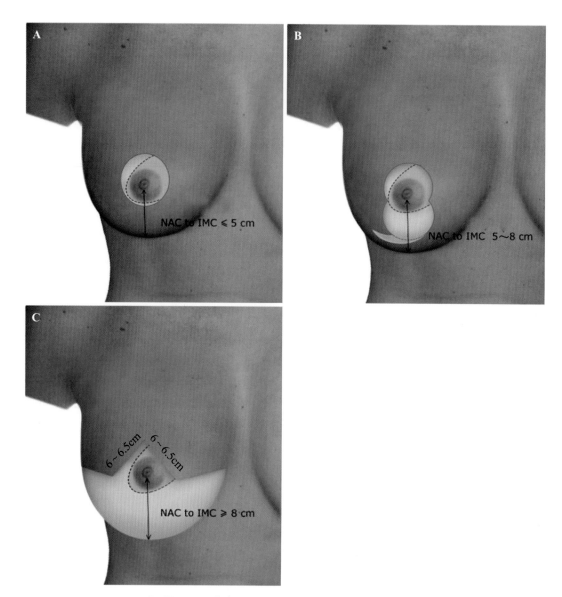

▲ 图 35-1　乳房下垂且伴有乳房发育不良或乳房萎缩

A. 术前 NAC-IMC 距离 ≤ 5cm，选择乳晕切口的隆乳固定术；B. 术前 NAC-IMC 距离为 5 ~ 8cm，选择"猫尾"改良垂直瘢痕法隆乳固定术；C. 术前 NAC-IMC 距离 ≥ 8cm 时，选择 Wise 法隆乳固定术

而，皮肤的不足或者下极发育不良可能会影响手术设计。除了隆乳固定术本身的影响外，皮肤的质量和假体尺寸较大也可能导致触底的出现。当患者皮肤松弛，特别是伴有膨胀纹时，应该避免选用较大的假体。通过乳晕切口的手术方案可以允许选用较大的假体，而垂直瘢痕法或 Wise 法就并不一定合适。作者更喜欢在垂直瘢痕法或 Wise 法隆乳固定术中使用低突的小尺寸假体，这些假体很少超过 260ml 或 270ml。多种组织瓣和假体置入层次可供手术医生按照自己的需要进行选择[6, 8]。然而，不论是在进行三种不同设计的隆乳固定术，还是"猫尾法"垂直瘢痕乳房固定术[9]，抑或是分离胸大肌的双平面假体置入术[6, 21]，作者都更倾向于选择内侧方向的组织瓣（图 35-2 至图 35-6）。

通过测量乳头乳晕复合体至乳房下皱襞的距离减少隆乳固定术后乳房触底畸形

Use of Nipple-Areolar Complex to Inframammary Crease Measurements to Reduce Bottoming Out Following Augmentation Mastopexy

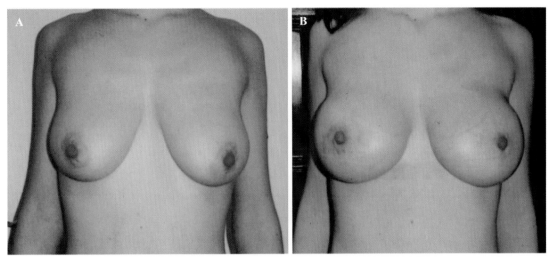

▲ 图 35-2　乳房 C 类下垂（一）

A. 22 岁的患者，乳房下垂达到 C 类。术前右侧和左侧 NAC–IMC 距离分别是 9cm 和 9.5cm；B. 隆乳固定术后 6 个月，置入 200ml 低突毛面硅凝胶假体。术后右侧和左侧 NAC–IMC 距离分别是 10.5cm 和 11.0cm，呈假性下垂的外观

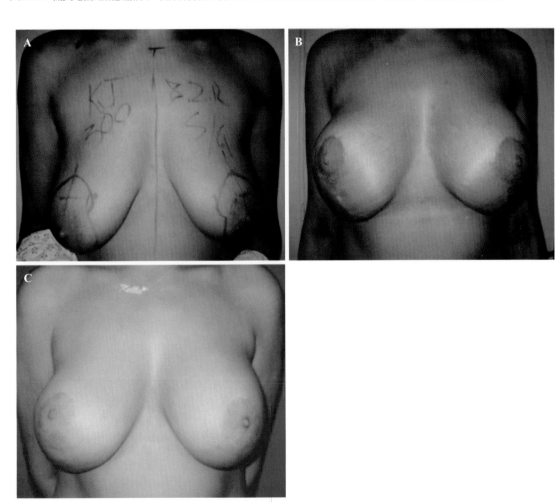

▲ 图 35-3　双侧乳房明显不对称

A. 25 岁患者想进行隆乳固定术。她的双侧乳房明显不对称，并且右侧和左侧 NAC–IMC 距离分别为 12cm 和 9cm；B. 垂直瘢痕法隆乳固定术后 3 周，可见右侧将乳头提升后高度合适，且伴有较明显"猫耳"，术中置入 300ml 高突毛面硅凝胶假体；C. 术后 6 个月可见双侧假体触底。右侧乳房在术前具有更长的 NAC–IMC 距离，术后其触底表现也较对侧明显。右侧和左侧的 NAC–IMC 距离分别为 13cm 和 11.5cm

Use of Nipple–Areolar Complex to Inframammary Crease Measurements to Reduce Bottoming Out Following Augmentation Mastopexy

通过测量乳头乳晕复合体至乳房下皱襞的距离减少隆乳固定术后乳房触底畸形

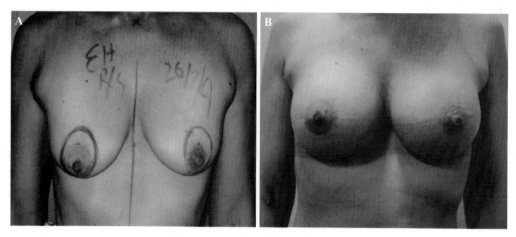

▲ 图 35-4　乳房萎缩合并 C 类下垂

A. 33 岁患者，怀孕和哺乳后乳房萎缩合并 C 类下垂。术前两侧 NAC–IMC 距离均为 5cm；B. 乳晕切口隆乳固定术后 6 个月，术中置入 270ml 高突毛面硅凝胶假体。术后两侧 NAC–IMC 距离均为 7.5cm

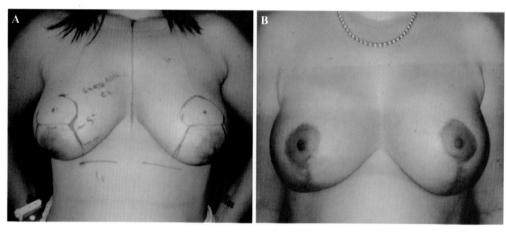

▲ 图 35-5　双乳 C 类下垂（二）

A. 患者双乳 C 类下垂，想进行隆乳固定术。术前双侧 NAC–IMC 距离为 7cm；B. 垂直瘢痕法隆乳固定术后 6 个月，可见双侧 NAC 位置良好，术中置入 300ml 高突毛面硅凝胶假体。术后双侧 NAC–IMC 距离均为 9.5cm

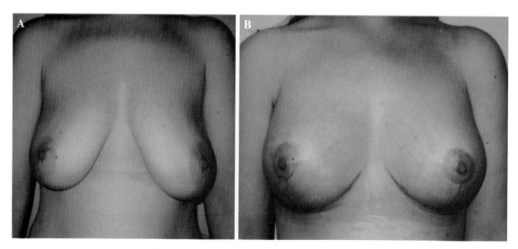

▲ 图 35-6　C 类乳房下垂并伴有乳房不对称患者

A.22 岁患者，C 类乳房下垂并伴有乳房不对称。右侧和左侧 NAC–IMC 距离分别为 11cm 和 12cm；B. 隆乳固定术后 3 个月，术中置入 265 ml 低突毛面硅凝胶假体。术后双侧 NAC–IMC 距离均为 8cm

第36章

Modified Passot Mastopexy
改良的Passot法乳房固定术

Melvin A. Shiffman，**著**

吕文昌，**译**

余 晶 吴毅平，**校**

一、概述

乳房固定术是一种患者满意度很高的手术。虽然大多数患者并不介意术后乳房表面的垂直瘢痕，但有些患者还是因为顾虑到瘢痕而不愿进行手术。事实上也有不形成垂直瘢痕，或者仅在乳晕和隐蔽的乳房下皱襞形成最小限度的瘢痕的乳房提升术式。Passot[1] 在 1925 年报道了一种没有垂直瘢痕的乳房提升和缩小的术式（图 36-1）。在不形成垂直瘢痕的前提下，作者提出了对 Passot 术式的改进。

这种术式不适用于过大的乳房，但适用于乳房小到中度体积且无严重下垂的患者。如果患者坚持不想有垂直的瘢痕，则应选择改良后的乳房提升术。如果乳房皮肤太多或表面积太大，必须有垂直瘢痕时，可将术式改良为能隐藏在乳房下极的、小的垂直瘢痕。同时也可以进行隆乳术。

二、接诊

评估患者，将所有可行的方案都告知患者。胸部尺寸的测量是从正中线到腋前线外侧 2cm。将该测量值减去 1cm，得到的结果是可以置入的假体的直径。所有能出现的瘢痕都经过讨论。虽然这种瘢痕需要 1 年的时间才能变得不那么明显，但它会先变成红色，然后变暗，最终将会变成皮肤的颜色。

三、手术过程

（一）标记

用一个 4cm 直径的环形模具标记新的乳晕。然后，在乳房下皱襞水平的皮肤上标记出新的乳头位置。用一个 6m 直径的环形模具来标记乳晕周围需要切除的区域。乳晕上极到锁骨中点长度为 19cm，但如果已经确定要行假体置入隆乳术，则该长度为 20cm。因为乳晕

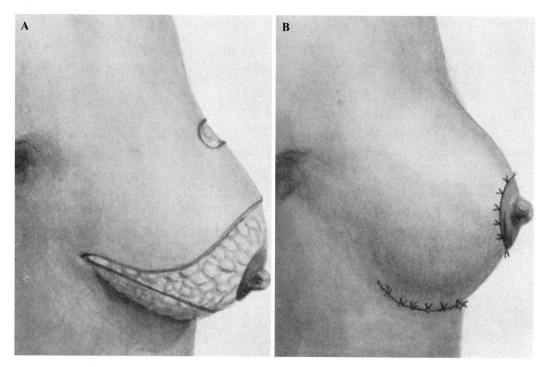

▲ 图 36-1　Passot 乳房固定术和乳房缩小术没有产生垂直瘢痕

A. 切开乳头 – 乳晕复合体并且去除其周围的皮肤；B. 通过皮瓣下方的皮下隧道将乳头 – 乳晕复合体牵引至低于预计的新乳头 – 乳晕位置并完成皮肤缝合

的位置在以后会有所上升，所以要保守一些。如果乳晕的位置太高，那么想要降低它的位置将会变得非常困难。从新的乳晕的下极点绘制一条 5cm 的垂线，其下端点即为新的乳房下皱襞线的起点。位于乳房下皱襞处的乳房下线需要足够短，通常自乳房处于放松位置时的下皱襞线的两侧起始点以内 1cm 处开始标记。这将确保手术后该切口瘢痕不可见。将乳房外侧折叠内收时，从之前标记的 5cm 垂线的末端到乳房下皱襞处的外侧标记点间绘制一条连线；依同样的方法在 5cm 垂线的末端和乳房下皱襞线的内侧标记点间画一条连线。标记出的这个三角形区域随后将被切开，制备成真皮瓣，起到对乳房支撑和塑形的作用。

如果打算根据患者胸部的形状和假体的尺寸放入较大的假体，则可以将 5cm 的垂线适当延长。再次检查以确保患者在站立位时看不到乳房下皱襞的标记线。如果乳房太过下垂并且皮肤太多，可适当修改切口标记线，以确保仅在离乳房下线最多 2cm 的地方有垂直瘢痕。这

样，当手术完成时，这个垂直瘢痕才能被乳房的下极遮盖。

（二）手术技巧

患者处于仰卧位，同时用必妥碘对乳房皮肤进行消毒。将肿胀液注入乳房，直至其适度坚硬和饱满。肿胀液由 1L 盐水和 2ml（1∶1000）肾上腺素和 500mg 利多卡因组成。每个乳房区域注入约 500ml 肿胀液。

沿着乳晕周围及新的乳头乳晕复合体的切口标记线切开（图 36-2）。对新的乳头乳晕复合体区域内的皮肤去表皮操作，然后在去表皮区以外的 1cm 范围内做皮下游离。

上提乳晕，将其固定在新的位置，使四个象限均匀分布并用 4-0 单乔线缝合固定。用 5-0 尼龙线缝合皮肤。当乳晕皮肤被完全缝合时，由于切口两侧皮肤不等长，通常会出现皮肤皱襞。这些皮肤皱襞通常会在 6 个月内消退。如果 6 个月后皮肤皱襞仍不能消退，可以切除多余的皮肤皱襞，并用 6-0 尼龙线精细的缝合

进行修正。

切开乳晕下标记的三角形区域的皮肤并将该区域皮肤去表皮。将乳房下皱襞的切口分离至胸大肌筋膜。如果需要，可以在乳腺下或胸大肌下平面形成腔隙以便放置假体。

切除术前标记在乳房下皱襞上方的三角形区域内的乳房组织（图 36-2）。可以根据要使用的假体的尺寸对该区域进行修改。根据假体的大小，5cm 垂线可以改为 6cm 或更长（图 36-3 和图 36-4）。切除三角形区域内的乳腺组织后，用 4-0 单乔线缝合皮下切口，用 5-0

尼龙线缝合皮肤切口（图 36-5）。然后加压包扎。

（三）术后护理

应在术后第 1 天查看病人，更换敷料，去除加压包扎的敷料。检查患者的假体是否处于适当的位置、有无血肿和切口愈合情况。在患者切口处涂抹抗生素软膏，然后每天更换敷料。术后就可以开始进行简单的手臂锻炼并且在术后 48h 就可以淋浴了。告知患者继续每天服用两次 500mg 的头孢氨苄。

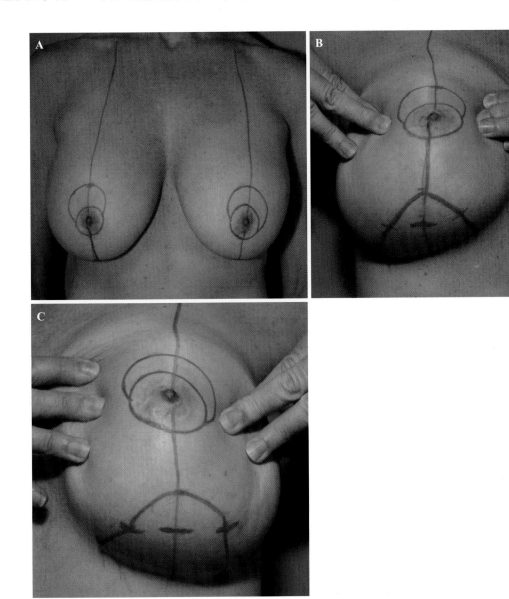

▲ 图 36-2 标记乳房
A. 双侧乳房；B. 右侧乳房；C. 左侧乳房

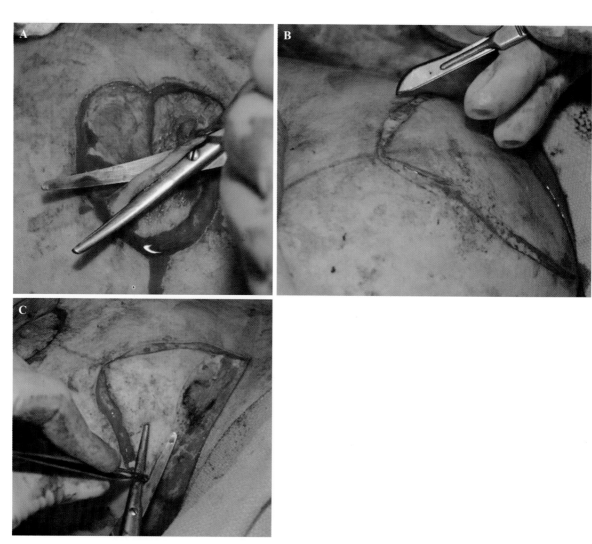

▲ 图 36-3　切除三角形区域内的乳腺组织
A. 去除乳晕周围皮肤的表皮；B. 切开下极的三角形区域；C. 去除三角形区域内皮肤的表皮

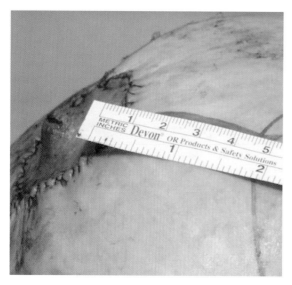

▲ 图 36-4　从乳晕最低点到下三角形最高点线长度
应为 5cm，但为适应假体尺寸这条线的长度可做调整

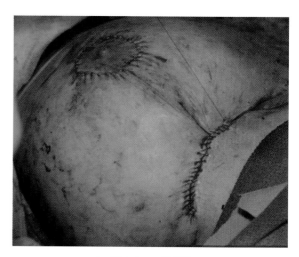

▲ 图 36-5　缝闭切口

四、并发症

1 例患者乳晕周围出现了增生性瘢痕。有时当假体的尺寸过大时，在充分伸展的假体中央会出现一个凹陷。虽然随着时间的推移提升术后的乳房总会有一些下垂或下极过长，但这是任何乳房提升手术或乳房缩小手术都可能发生的问题。

五、结论

虽然大多数乳房提升术都会产生垂直瘢痕，但是这种改良的 Passot 法乳房提升术避免发生垂直瘢痕（图 36-6）。当垂直瘢痕不存在，乳房下皱襞处瘢痕不可见，同时在 1 年后，乳晕周围瘢痕变白并且不太明显时，患者会对手术效果非常满意。

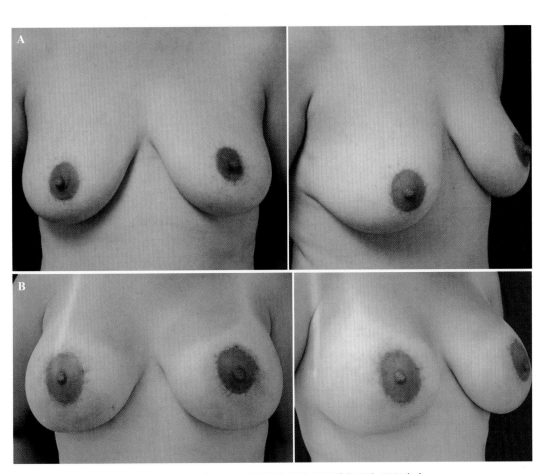

▲ 图 36-6　改良 Passot 法乳房提升术可避免发生垂直瘢痕
A. 术前；B. 术后无可见的垂直瘢痕或乳房下皱襞处的水平瘢痕（由加利福尼亚州科斯塔梅萨的 Sid Mirrafati 提供）

第37章

The Modified Peixoto Breast Lift
改良的Peixoto法乳房固定术

Nikolas Chugay，著

汪 仙，译

余 晶 吴毅平，校

一、概述

Peixoto 提出的乳房固定术式，仅有乳房下皱襞处的水平瘢痕和乳头 - 乳晕复合体到乳房下皱襞间的一条小的垂直的瘢痕，这些瘢痕通常恢复很快，而且很少有并发症报道。

Peixoto 在 1980 年[1] 和 1984 年[2] 提出了一种针对乳房提升和缩小的术式。在患者取仰卧位时，根据乳房下垂程度和需要切除的组织量用三种不同的方式来标记乳房（图 37-1）。采用夹捏法决定需去除的皮肤量（图 37-1）。根据预期的乳房体积决定腺体脂肪组织的切除量（图 37-1）。最后皮肤切口闭合后的形状是锚状还是垂直的取决于最初的皮肤切口的标记方式（图 37-1）。

二、手术技术

标记乳房设计线时，患者应取站立位，从锁骨中点沿锁骨中线往下 18 ～ 20cm 为乳头乳晕复合体的上极。在乳头 - 乳晕复合体周围做标记。采用夹捏法来决定乳晕下极至乳房下皱襞之间需要去除的皮肤量。乳晕下极至乳房下皱襞的距离应为 6 ～ 7cm。在乳房下皱襞处做了一个长约 2cm 的鱼尾形标记（图 37-2）。

用一个直径 4cm 的环形模具来标记新的较小的乳头 - 乳晕复合体。按标记线切开皮肤（图 37-3）。切除乳头 - 乳晕复合体区域多余的皮肤，重建一个漂亮的、光滑的圆形乳头 - 乳晕复合体（图 37-4）。去表皮后，首先将乳房下部的两侧腺体推到过乳头的中线上进行缝合（图 37-5）。然后用 3-0 Vicryl 皮下缝合，使乳房呈圆锥状（图 37-6 和图 37-7）。用 4-0 丝线缝合乳晕周围皮肤，3-0 丝线缝合乳房垂直切口和下皱襞皮肤。

与 Benelli 法[3] 相比，这种术式会产生更多的瘢痕，除下皱襞处和乳晕周围的瘢痕外，还有乳房下极的垂直瘢痕。但是，本种术式的手术效果通常都很好（图 37-8）。

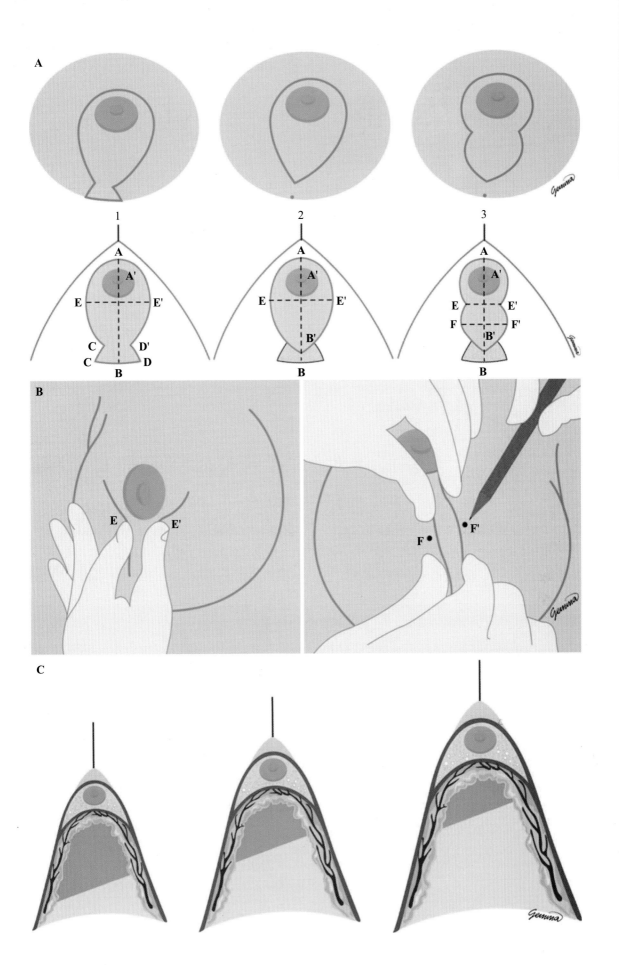

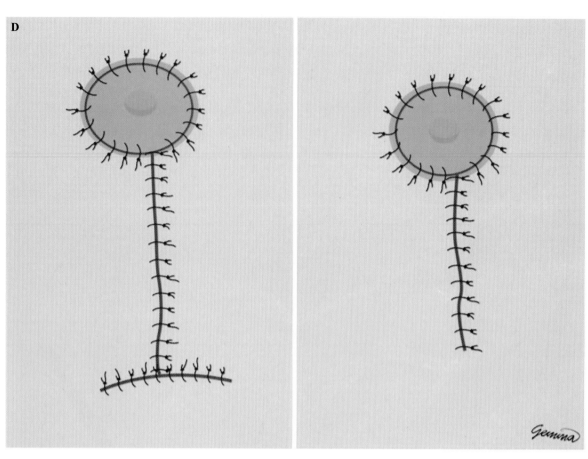

▲ 图 37-1 标记乳房

A. 患者取仰卧位，3 种不同的设计方法。#1 皮肤切除标记线，适于少量切除皮肤。#2 中度皮肤切除。#3 大量的皮肤切除。
B.（左）夹捏法标记 E 和 E'。（右）夹捏法标记 F 和 F'。C. 腺体脂肪组织切除。（左）少量切除。（中）中度切除。（右）
大量切除。D.（左）锚状切口（#1），（右）垂直切口（#2 和 #3）

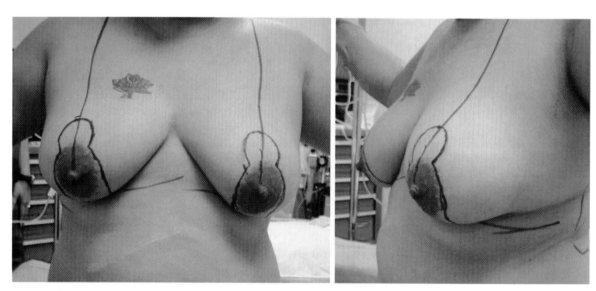

▲ 图 37-2　术前标记

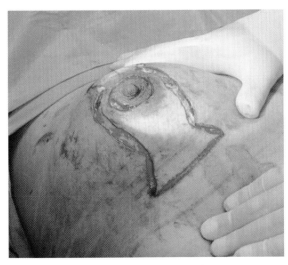

▲ 图 37-3　按标记线切开

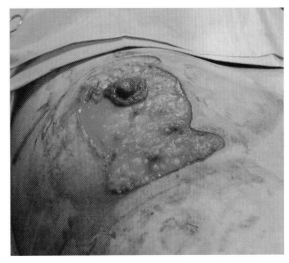

▲ 图 37-4　去除表皮层

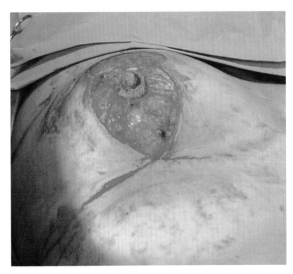

▲ 图 37-5　将垂直切口缝到下皱襞上

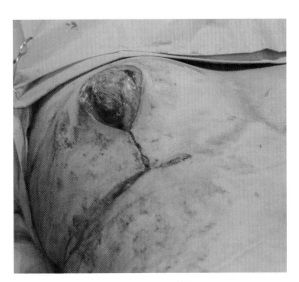

▲ 图 37-6　垂直切口和下皱襞切口的缝合

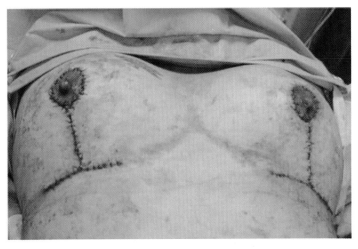

▲ 图 37-7　最后关闭乳晕周围切口

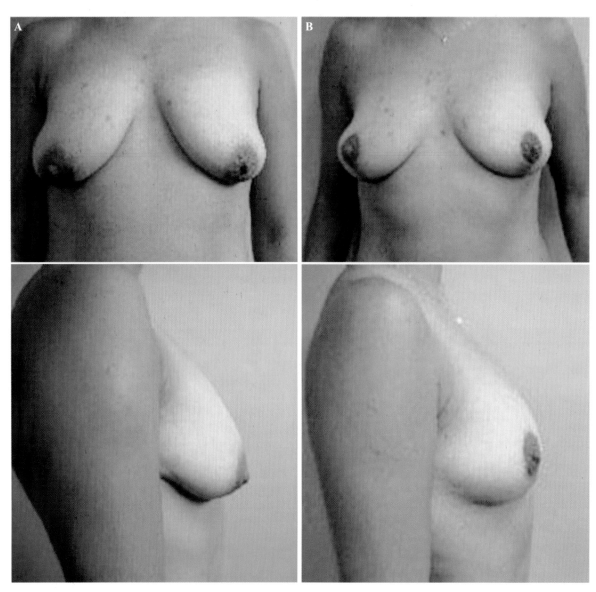

▲ 图 37-8　术前（A）和术后（B）

第38章

Mastoptosis Aesthetic Surgery: Thread Lifting Techniques
乳房下垂整形术：埋线提升术

Marlen Sulamanidze，George Sulamanidze，Constantin Sulamanidze，**著**

章勇超，**译**

余 晶 吴毅平，**校**

一、概述

乳房下垂是一个众所周知的美学问题，女性深受其扰。在过去几年中，这一领域的整形手术的需求也在不断增加。外科医生提出的关键性的问题是手术后能否获得长时间的形状稳定和乳房腺体位置的保持。

有数以百种不同的外科技术和设备来解决这个问题，解决问题的方案或多或少是基于皮肤连续性，手术松解乳腺腺体，以置入物的形式替代切除腺体组织，皮下荷包缝合以获得活动的间质，腺体组织向头侧的重新分布和锚定，锚定的结构有乳房腺体肌筋膜或肋骨骨膜等。此外，还需要将乳头－乳晕复合体提升到一个新的更高的位置，并根据需要切除乳房皮肤，以获得持久的皮肤提升。

不幸的是，这些方法常常被发现是不合适的，并且不能长期解决术后重力性乳腺下垂的问题。悬吊的皮肤再次松弛下垂，缝合处松动，以及在复位后的乳头－乳晕复合体背面的

整个乳房腺体组织逐渐下垂，使先前取得的不错手术效果大打折扣[1-8]。

在这种情况下，就出现了乳房腺体的分布不均，乳房上极空虚、下极悬垂，乳房腺体扁平并平铺于胸壁上。此外，明显的瘢痕也使得手术效果在美学上不尽如人意（图38-1）。

这些不良反应经常出现在肥大下垂的乳房的治疗过程中，当需要进行乳房缩小整形术和后续的固定术时。在隆乳术中也可能出现类似的情况，当隆乳术后由于包膜挛缩或无包膜挛缩而出现继发性乳房下垂（双侧、单侧、腺体性或"假体相关的"）时。这种结果既不能满足外科医生的要求，也不能满足患者的需要，并使我们对经典的乳房固定术是否能适用于绝大多数的乳房下垂的患者产生怀疑。

通过对患者术后的观察及对手术过程的分析得出的长期经验，显示出手术效果不佳的可能原因。

1. 上提后的乳房腺体附着的组织（乳腺肌筋膜、肋骨骨膜）结构弱。

2. 旨在支撑从底部和侧面提拉起来的乳房

腺体的设施效果不佳。

　　由此我们得出一个符合逻辑的决定，必须将上提的乳房腺体附着固定在更持久、稳定的结构上，并在下部和外侧部分为乳房腺体提供一个坚固、稳定的支架。这些想法已付诸实施。技术原型已经被制定出来了：为使乳腺腺体稳定锚固，采用特殊缝合材料将乳腺腺体悬吊在锁骨上，为了完善乳房腺体形态，在手术后能长期巩固和支撑被上提的乳房乳腺，采用内置假体或逐级式缝合乳房腺体[6, 8, 9]。

　　被作者称为"皮下埋线法"的手术方法，

自 2002 年 5 月以来已被成功地用于治疗轻度的乳腺性乳房下垂。这种新的乳房整形技术可获得令人满意的乳房形状，且无或者几乎没有明显的术后瘢痕，手术效果持久。将这种术式与经典的乳房固定术、乳房缩小成形术、隆乳术联合应用，也取得了积极可靠的效果。

二、材料

　　1. AptosDRN 60 针是一种钝头弯针，附有

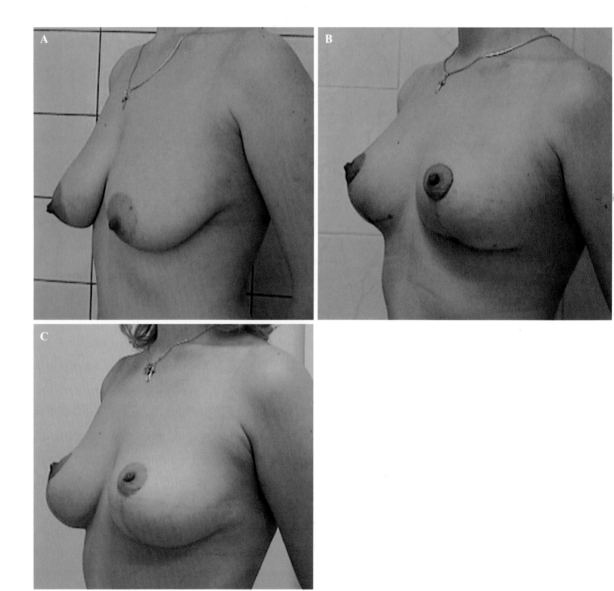

▲ 图 38-1　经典乳房固定术
A. 患者术前照片；B. 术后 2 周手术效果；C. 术后 1 年的效果

聚丙烯（USP）0 号缝线，长 100cm。这种针将用于在锁骨周围埋线，并稳定地锚固乳腺腺体（图 38-2）。

2. Aptos 2-0 针是一种双头针，其中部附带有一根 2-0 的 Prolene 光滑不可吸收线，长度为 100cm。该针的优势是两头都能穿刺，将针头刺入皮下后，可在皮下软组织内连续地穿刺缝合，避免了缝线层次不一、牵拉力度不均衡所致的皮肤凹凸不平（图 38-3）。

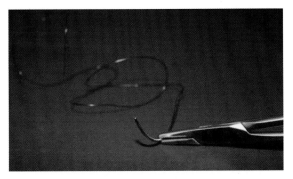

▲ 图 38-2　锁骨周围缝合用的针和线

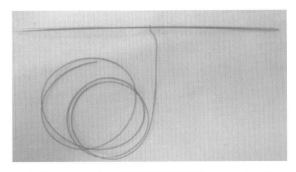

▲ 图 38-3　乳房皮下穿刺埋线用的 Aptos 2-0 针

三、手术技巧

微创的乳房固定术的方法包括锚固乳房（置入假体或缝合固定乳腺）和后续的提升乳房，并将乳房悬挂在锁骨上。

（一）绕锁骨缝合的手术技巧

本手术是在全麻下进行的。患者被置于半坐位。沿锁骨中线设计两处长 2 ～ 3mm 的手术切口：第一个位于锁骨上方，深达锁骨骨膜；第二个位于第 2 肋间隙，深达胸大肌筋膜。用小的蚊式钳钝性分离软组织，对锁骨周围的软组织浸润肿胀处理（加入了肾上腺素的生理盐水共 20ml）。

用粗持针器夹持锁骨针（AptosDRN 60 针），将其钝头自下方切口插入，朝锁骨方向于皮下穿过，带着缝线一起从上方的切口出针。拉出针和缝线，在下方切口外保留长约 10cm 的线尾。将针调转方向后自上方切口插入，绕到锁骨后，向下穿过软组织至下方切口处出针。在下方切口处将缝线打结。因此，锁骨针的路径是从下伤口的皮下穿过脂肪层到达锁骨前方，然后到锁骨后方（锁骨后间隙），沿胸大肌筋膜的深面向下，最后穿透纤维层出下方切口。这条稳固的不可吸收缝线可用于固定提升后的乳房。

整个手术最重要的步骤就是在锁骨后行针。为了不造成任何并发症，有必要采取以下措施。

1. 锁骨后部和锁骨下组织的浸润肿胀准备，这将使附着在骨头的肌肉移动，并扩大锁骨后间隙。

2. 将患者的头转到手术的对侧，术侧肩关节带动上肢最大限度地内收和旋前，使锁骨向前突出，并为手术提供合适的体位。

3. 仅使用推荐的针插入缝合线，其弧度和长度都是为了安全操作而设计的。

4. 针的末端必须确切地沿着骨头移动，而且操作过程必须一气呵成、不能中断；这就要求手术医生持握着持针器仔细地做半圆形运动。

（二）乳房缝线埋置的手术要点（埋线法乳房提升术的操作要点）

预先做好相关的标记（图 38-4）。手术在全麻下进行，患者取半坐位。

从锁骨中点向下，经过乳头到乳房下皱襞

画出锁骨中线，在这条线上标记出以下几点：第2肋间水平点（A点），乳晕的上和下顶点。乳晕上缘和A点间的中点标记为B点，B点上下两线段的中点分别标记为C点和D点。以同样的方法在乳晕下方标记出A1、B1、C1和D1。通过这些点画出来四个椭圆形环线，这些环线在不同的层次勾勒出乳房的轮廓。

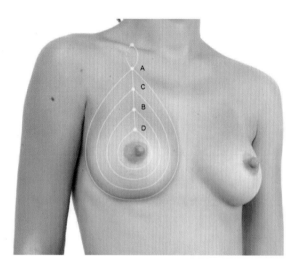

▲ 图 38-4　乳房皮下埋线和提升的术前标记（埋线法乳房提升术）

手术开始后，首先在A、B、C、D点用刀尖刺入，形成1～1.5cm深的切口，然后用蚊式钳钝性拓宽切口。

使用Aptos 2-0针完成乳房皮下的缝线的埋置。具体操作为：将针尖自A点切口插入，并根据皮肤标记线引导缝线在皮下穿行，最终在A点穿出，形成环线。在这个过程中，如果需要的话，可以将针部分穿出皮肤，然后调转针头，再刺入皮下继续在皮下穿行。然后拉出缝线，保留5～7cm的线尾，用持针器夹持。

以同样的方法，完成点B-B1、C-C1和D-D1间标记的环线下缝线的埋置。至此，乳房被四层环线串起。然后收紧提起缝线，自A点开始至E点，分别将线头在皮下打结。

然后，使用钝头针（Aptos DRN 60针）所带的缝线与A点和C点的线打结，将A点与C点的线打结，将C点与B点的线打结，将B点与A点的缝线打结，并该点的缝线与原埋置

到锁骨上的缝线打结固定。

这样，乳房被提升到美学上可以接受的形状和位置。该手术的要点如下。

1. 按适应证选择患者。

2. 进针到皮下的深度适当，确保缝线在皮肤下穿行时，表面不可见。

3. 乳房皮下埋线是一针紧接着一针连续缝合，不可回缝。

4. 均衡地提拉收紧缝线，调整好乳房形态后，逐层打结。

（三）经典的乳房固定术联合乳房埋线提升术

在许多乳房下垂的病例中，单纯的埋线乳房固定术不能解决问题，往往还需要联合经典乳房成形术（乳房固定术或乳房缩小成形术）。这类病例的乳房的美学病理表现为明显的皮肤过剩，皮肤显著松弛，间质松弛，乳腺肥大等。作者总是通过皮下埋线和乳房悬吊到锁骨的技术来补充这些经典手术。

在锁骨中点的皮肤上标记A点，在锁骨中线的第2肋间隙的水平标记B点。在这两个标记点用刀尖刺开皮肤，然后用蚊式钳钝性地加宽切口。

然后进行经典乳房固定术的基本步骤：按设计线切开，制备腺体组织瓣，并在乳房上半部形成囊袋，以供腺体瓣转移。

然后实施将腺体组织瓣悬吊到锁骨下的相关操作。具体操作方法是，在乳腺组织瓣的上半部分，使用钝针皮下穿行带线，打结后保留长7～10cm的线尾。然后，将此针从B切口处拉出来，完成锁骨周围穿刺（有关此操作技术的说明，请参阅上文）后，返回到B点。将腺体组织瓣适度地提升后，缝线打结固定。这能可靠地将腺体组织瓣固定在一个更高的位置上，使得乳房的上极形成满意的坡度。

然而，从长远来看，这种方法本身并不一定能保证整个乳房在新的位置上的稳定性。

有些病例在提升悬吊术后再次出现乳房向下和向侧的滑落，表现为乳房的下垂和外扩。经典的乳房缩小成形术后也可能出现类似的情况。

为了避免这种情况，作者几乎总是将乳房皮下埋线提升和锁骨下悬吊的技术与经典的乳房固定术或乳房缩小成形术联合实施。与乳房固定术联合实施的埋线提升术，与单纯的乳房埋线提升术（详见上文描述）唯一的区别是，埋置的每一条线都要通过同一个切口（B点）。有时埋置少于 4 条缝线也够用了。通过这种方式，可获得稳定的、美学上可以接受的乳房形状和乳腺的位置。

（四）隆乳术联合埋线提升悬吊术

在实施隆乳术时常常也需要同时行乳房固定术（通常采用传统的手术方法，如切开、切除多余的皮肤、组织瓣的游离和重新分布）。在某些情况下，这些侵入性的操作是可以免除的，如将隆乳术和埋线提升术联合实施时。选择这样的联合式的病例必须是存在术后乳房腺体下垂复发风险的患者。

先按隆乳术的常规步骤（切开，制备假体置入腔隙，止血）实施，然后采用 Aptos 2-0 针（经典方法）穿行引线，并将缝线打结固定。要注意的是，当针在的皮下通道穿行时，不能让其出现在假体腔隙内，要确保缝线总是在实质层内穿行。然后置入假体，闭合切口。把这些线拉起来，并依次两两打结，然后将整个结构挂在锁骨上（具体操作步骤，请参阅上文）。

从长远来看这样的联合手术使得假体本身和整个乳房腺体的稳定性得以保证。

除上述的条件外，这种联合术式的关键步骤如下。

1. 严格根据适应证选择患者，且对手术效果有正确的预测。

2. 针穿行的皮下通道应该在适当深度，无论是从皮肤的面还是假体腔隙内，都不应该看到针头。

四、讨论

绝大多数同行对埋线提升乳房的方法持怀疑态度，认同 Aufricht 所说的"把希望寄托在绳索上就像把马苏里拉奶酪挂在铁丝上一样"[2]。对比的两者之间根本没有可比性，但这位著名专家漫不经心说出的这句话，很长一段时间以来，都没有外科医生在实践中去检验它的正确性。然而，近来整形外科医生，包括那些非常杰出的专家，开始审视这些论断。他们开始更多地关注埋线提升法的拥护者，他们中的一些甚至鼓励同事参与到对这些技术的研究中来[6]。

在任何整形手术中，当需要缩小皮肤面积时，都是使用两种著名的方法之一。第一种是在手术实施的过程中切除适量的皮肤；第二种是不切除多余的皮肤组织，而是用通过微创的操作将其重新分布，然后等待其回缩。众所周知，皮肤在提升后有自然回缩的特性。第二种方法是内镜美容手术和线雕法颜面提升术的基础。在乳房埋线提升术中，应考虑皮肤具有的相同特性，并加以应用。

长期以来，笔者一直在研究埋线技术，即在不切除多余皮肤的情况下进行软组织的提升的方法，并完善了 Aptos 法面部软组织提升技术，作者注意到埋线法的手术效果持久。此外，在对曾接受过埋线提升术的患者进行侵入性美容手术（面部提升术、颈阔肌成形术）时，能看到这些埋置的缝线在皮下保持在原先置入后的位置，被可靠地固定着，并将组织牢牢固定在提升后的位置上。临床结果得到形态学研究的支持。形态学研究表明，缝线周围的纤维组织内胶原形成增加，纤维组织扩增和结缔组织交联增加，结缔组织与深面的脂肪组织和浅层的真皮组织内的结缔组织交联在一起。还注意到血流动力学指标的改善，在形态学上表现为相较于血管数量的绝对值增加[10]。

多年来在面部和颈部应用埋线法的积极经验促使作者使用埋线悬吊来提升身体的各个部位，包括下垂畸形的乳房。作者定义了手术适应证，设计了 Aptos 埋线法乳房固定术的操作方法，其最初的应用显示出了良好的效果。实施这项手术的适应证有以下情况。

1. 乳腺的轻度或中度的下垂（Ⅰ～Ⅱ度）。

2. 乳房腺体小（相当 1～2.5 型）。

3. 少量或中度的皮肤冗余。

4. 乳腺组织的小范围不自主改变。

最初，这种手术干预被用于原发性乳房下垂或术后复发性乳房下垂，以及在对经典乳房整形术手术后形成的瘢痕修复。随后，其临床应用的指征扩展到了乳房整形手术中，并设计了 Aptos 提升技术，以提高传统乳房固定术、乳房缩小成形术和隆乳术的效果。对于中度原发性或复发性乳房下垂的病例，作者更青睐埋线提升术而不是传统乳房固定术，因为这种术式减少了手术的侵袭性，避免了主要的手术切口并相应地减少了瘢痕。

把埋线提升术与经典乳房固定术联合实施的必要性是显而易见的。因为用于填充乳房上部和增加腺体突度的腺体瓣，在术后常出现滑行下降，存在乳房下极下垂复发的风险。同样的原因，在实施隆乳术时，当预测到有可能会出现假体的向下滑动或乳腺纤维的松垂（假体的位置是稳定的）时，作者就将隆乳术与埋线提升术联合应用。同样的联合术式也被用于乳房缩小成形术。通过应用这样的联合术式，我们实现了术后乳房位置持久稳定的效果。

至于乳房内埋置的缝线数量，在单纯地实施埋线法乳房提升术时，通常四条缝线就足够了。在另一些情况下，当实施埋线法乳房固定术，但乳房腺体尺寸在 3 号以上的的时候，则需要第 5 条缝线。在计划联合手术的部位（经典的乳房固定术或乳房缩小成形术加 Aptos 法埋线提升术），3 条或 2 条线足以稳定地将腺体固定在其新的位置上。

手术操作简单，无额外创伤，大部分病例在术后无任何并发症，而且美学效果良好稳定。在所有情况下，上述方法都能提供一致、持久的乳房提升效果（图 38-5～图 38-21）。

在整个手术操作过程中，有可能发生以下并发症或不良反应。

1. 锁骨区可能在术后 2～3 天有不适感，尤其是在胸肌活动时；在锁骨区注射 0.5% 利多卡因 5ml 可以缓解疼痛。

2. 术后第 3 天左侧乳房 C 点的皮下线结松脱一例（图 38-22），导致左侧乳房下垂复发，双乳明显不对称。在局部麻醉下，打开 C 点切口，找到线头，并重新埋置一根新的稳固的缝线。术后随访无并发症，最终的效果满意。

3. 术后出现萎缩性凹陷瘢痕一例，采用脂肪填充治愈（图 38-23）。

4. 某些病例在针转弯或深入皮下的地方出现了皮肤表面凹凸不平（图 38-24）。采用按摩和脂肪填充可以消除这些缺陷。

接受了这些术式的患者在手术后需要定期随访。因为这些手术方法无先例，需要对这些患者特别关注。术后需要关注这些问题：靠近网状结构的乳腺组织的情况，纤维组织对网状结构的浸润，锁骨的状况及其稳定性，经期、妊娠、分娩和哺乳期的乳腺的状况。有两例患者术后经历了妊娠、分娩和哺乳，不过没有观察到任何不良反应（图 38-25）。

五、结论

埋线法乳房提升术通过乳房皮下埋线和悬吊来实现乳房固定术的目的，开展至今已有 8 年，大量的实例和积累的丰富经

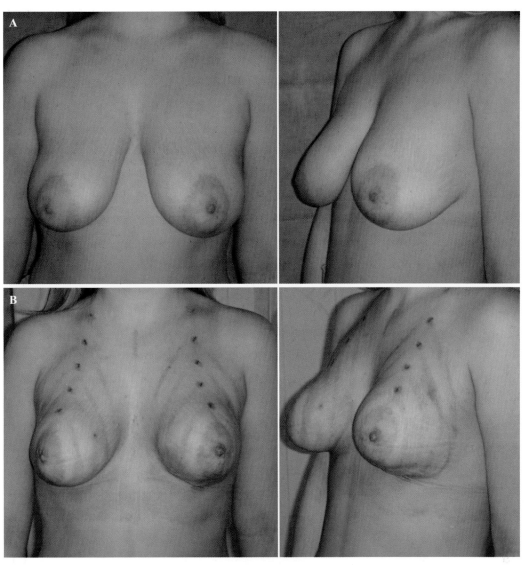

▲ 图 38-5　埋线法乳房提升术（一）

A. 术前；B. 埋线法乳房提升术后 2 天

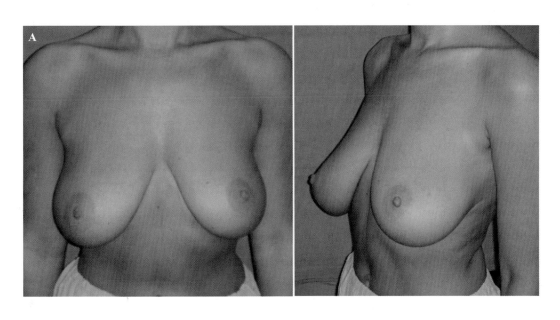

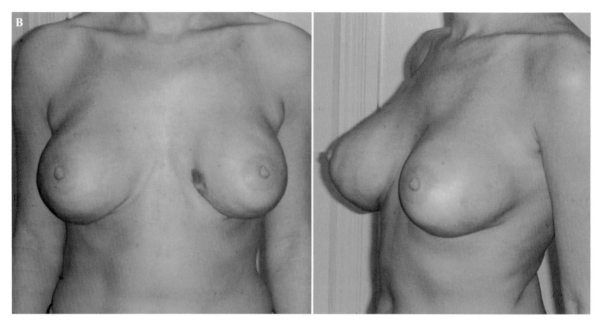

▲ 图 38-6　埋线法乳房提升术（二）
A. 术前；B. 埋线法乳房提升术后 2 周

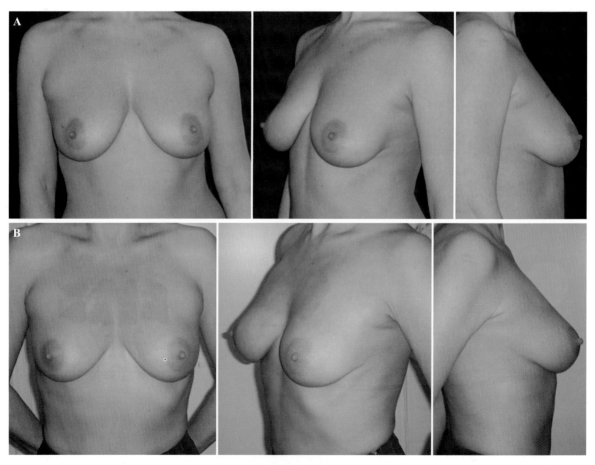

▲ 图 38-7　埋线法乳房提升术（三）
A. 术前；B. 埋线法乳房提升术后 1.5 年

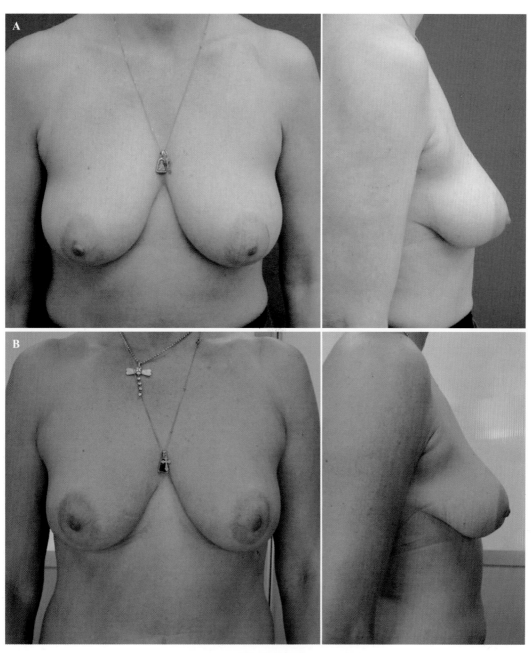

▲ 图 38-8　埋线法乳房提升术（四）

A. 术前；B. 埋线法乳房提升术后 15 个月

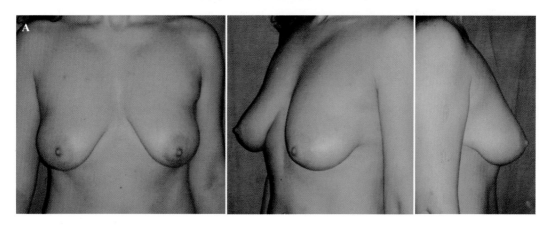

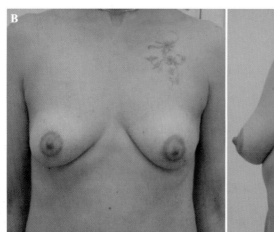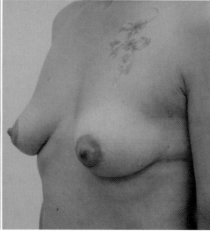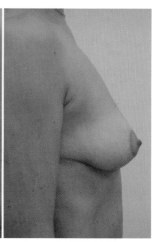

▲ 图 38-9　埋线法乳房提升术（五）
A. 术前；B. 埋线法乳房提升术后 57 个月

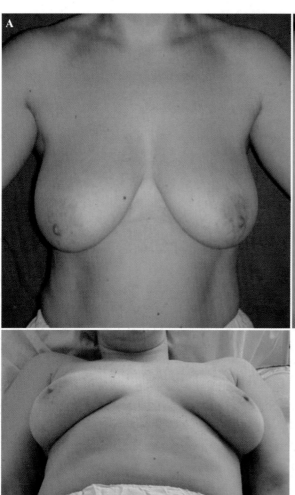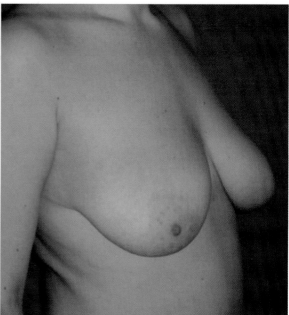

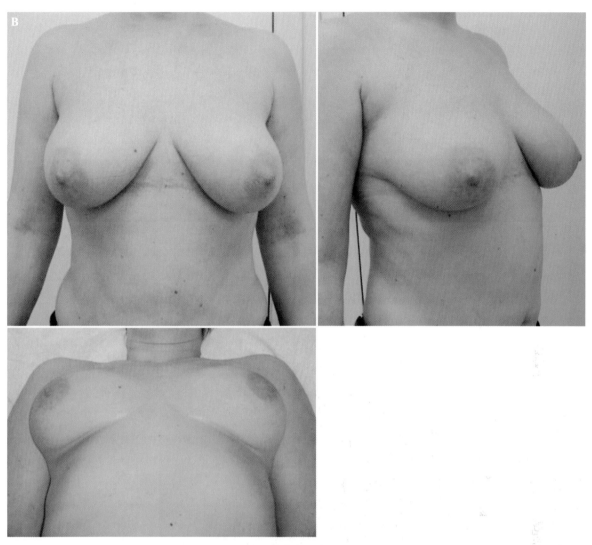

▲ 图 38-10　埋线法乳房提升术（六）
A. 术前；B. 埋线法乳房提升术后 58 个月

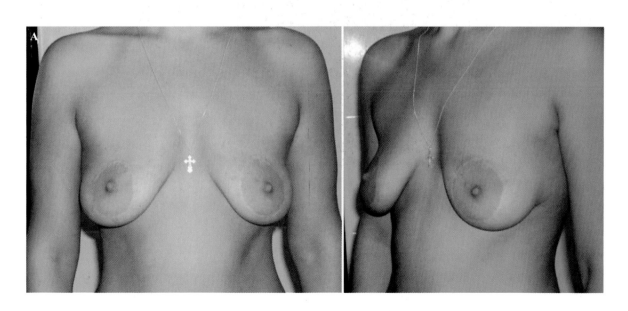

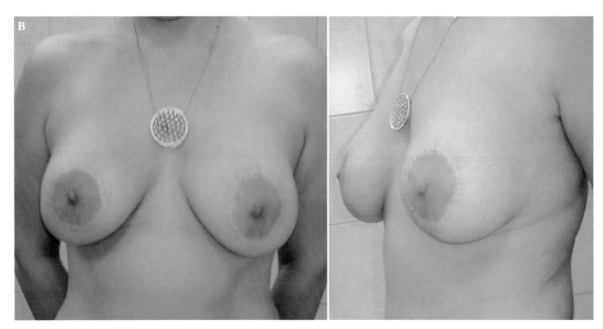

图 38-11　埋线法乳房提升术（七）
A. 术前；B. 埋线法乳房提升术后 5 年

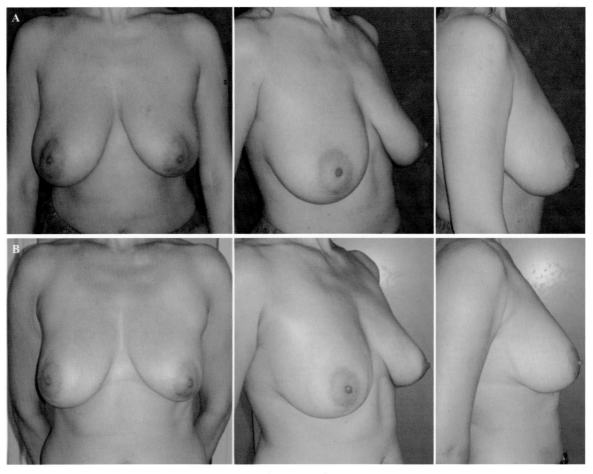

图 38-12　埋线法乳房提升术（八）
A. 术前；B. 埋线法乳房提升术后 4 年

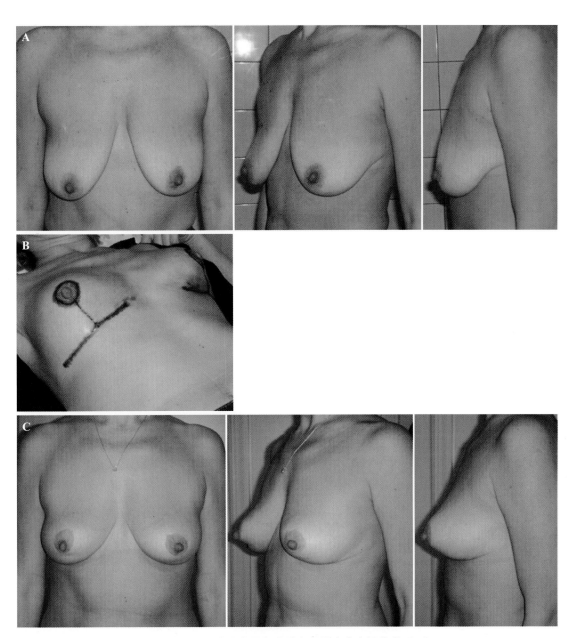

图 38-13　经典乳房固定术联合埋线法乳房提升术（一）

A. 术前；B. 伤口拆线时；C. 经典乳房固定术联合埋线法乳房提升术后 2 年

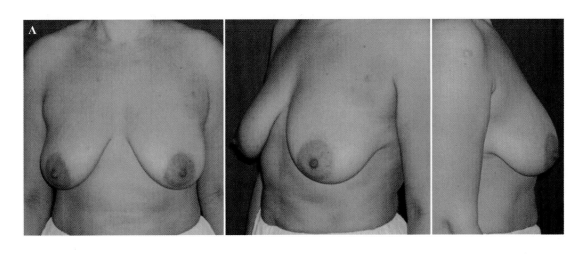

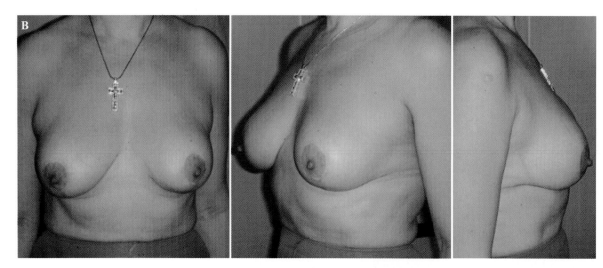

▲ 图 38-14　经典乳房固定术联合埋线法乳房提升术（二）
A. 术前；B. 经典乳房固定术联合埋线法乳房提升术后 3 年

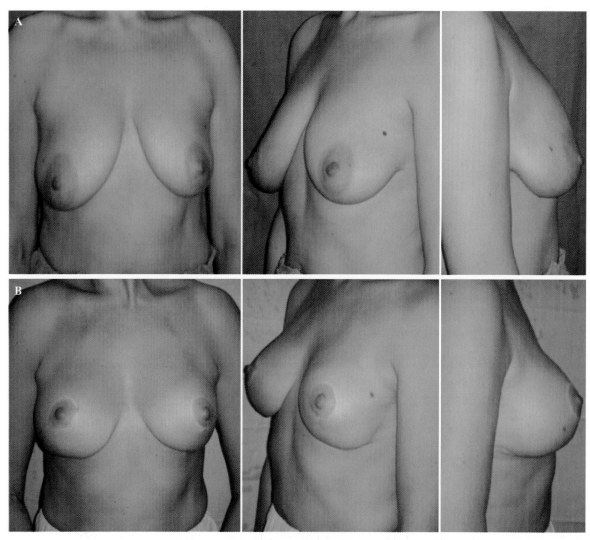

▲ 图 38-15　经典乳房固定术联合埋线法乳房提升术（三）
A. 术前；B. 经典乳房固定术联合埋线法乳房提升术后 2 年、5 年

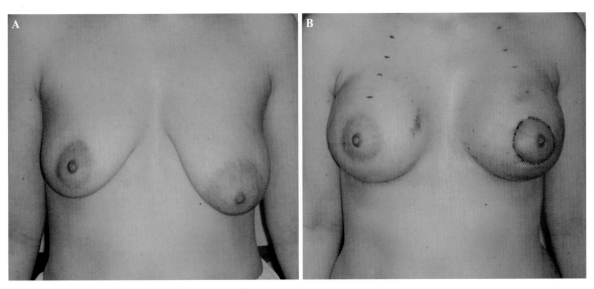

▲ 图 38-16　双侧乳房腺体埋线提升和隆乳术

A. 术前；B. 左侧乳房缩小成形，双侧乳房腺体埋线提升和隆乳术后 8 天

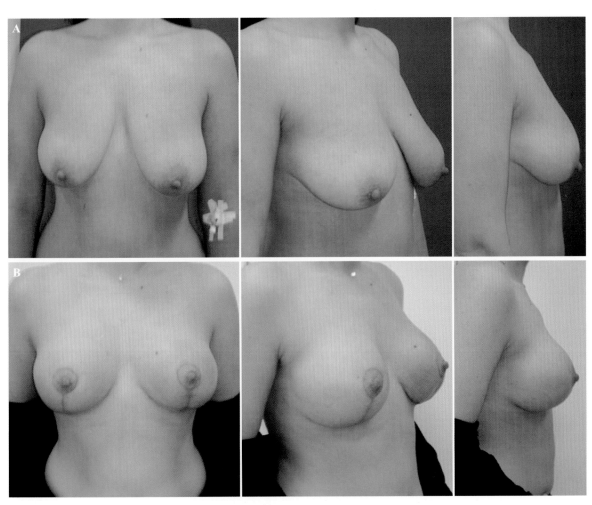

▲ 图 38-17　乳房缩小成形术联合埋线提升术（一）

A. 术前；B. 乳房缩小成形术联合埋线提升术后 4 个月

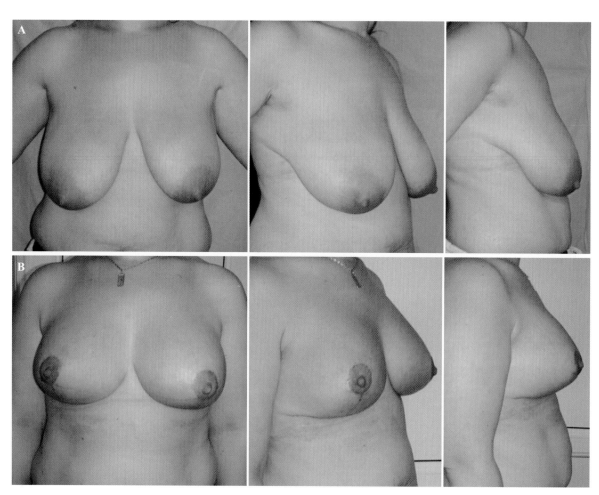

图 38-18　乳房缩小成形术联合埋线提升术（二）
A. 术前；B. 乳房缩小成形术联合埋线提升术后 4 个月

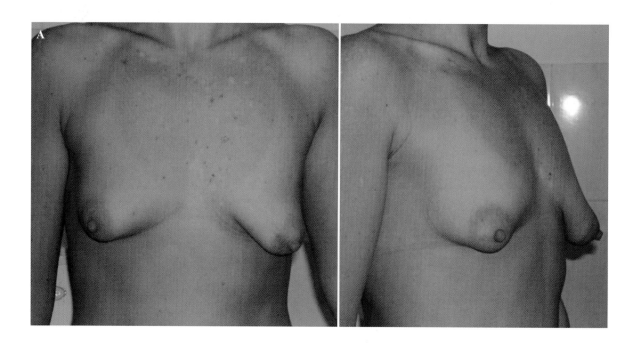

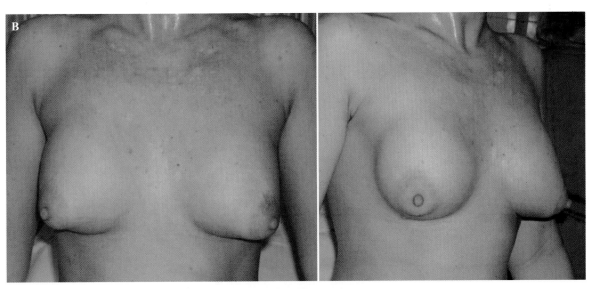

图 38-19　隆乳联合埋线法乳房提升术（一）
A. 术前；B. 隆乳联合埋线法乳房提升术后 2 个月

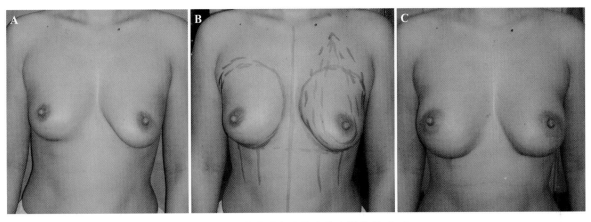

图 38-20　隆乳联合埋线法乳房提升术（二）
A. 术前；B. 术前标记；C. 隆乳联合埋线法乳房提升术后 20 天

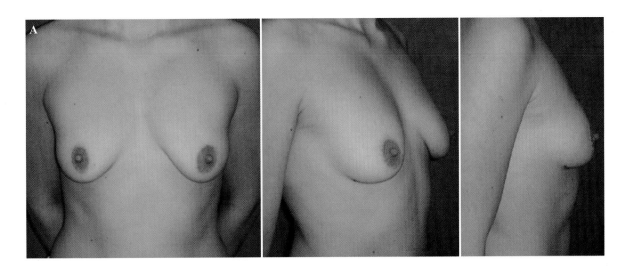

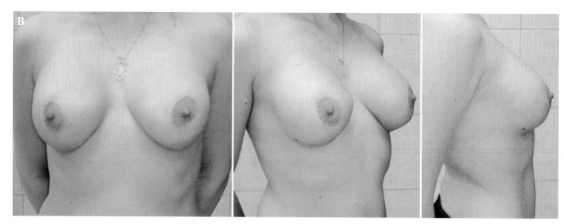

图 38-21 隆乳联合埋线法乳房提升术（三）
A. 术前；B. 隆乳联合埋线法乳房提升术后 3 年

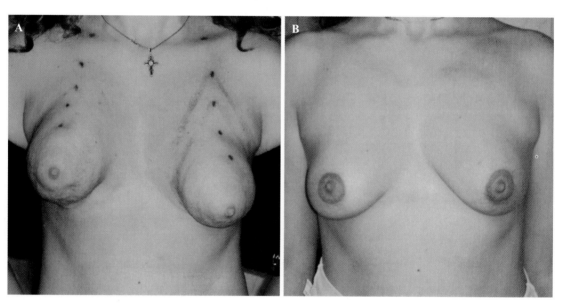

▲ 图 38-22 埋线法乳房提升术后皮下线结松脱
A. 埋线法乳房提升术后 3 天，因线结脱落左侧乳房下垂复发；B. 再次手术修复术后的情况

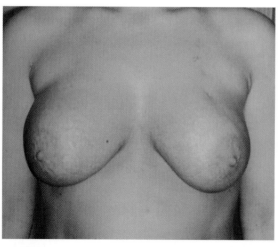

▲ 图 38-23 左侧乳房的萎缩性瘢痕，通过脂肪填充来治疗

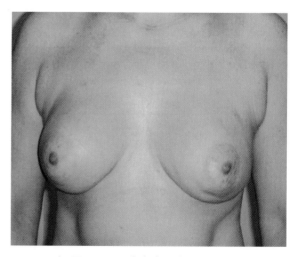

▲ 图 38-24 乳房皮肤表面凹凸不平

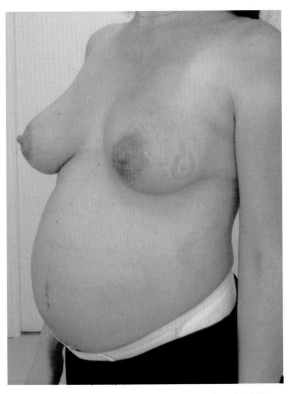

▲ 图 38-25 乳房埋线提升术后 1.5 年，妊娠期

验证明了该方法的有效性。术后无一例患者出现乳腺、胸壁或者锁骨的异常。术后多年随访，乳腺的形态、位置和饱满度都几乎没有改变。只有在体重减轻和相应的乳腺、脂肪组织萎缩，以及激素水平变化和怀孕的情况下，才会出现乳房的美学状况的轻度下降（图 38-9）。

皮下埋线悬吊法既可以单独实施，又可以与其他的乳房整形术式联合使用来治疗乳房下垂，在微创美容手术领域被誉为是一种很有前途的术式，但仍需要进一步地检验和积累经验。

第39章

Breast Augmentation and Mastopexy
乳房增大固定术

Toma T. Mugea，著

余 晶，译

任玉萍 吴毅平，校

一、概述

从美学角度看，经典的乳房下垂程度的分类以乳房下极与乳房下皱襞水平的关系为参考标准，不涉及乳房的体积，从零度（乳房发育不良和假性下垂）到五度（巨乳症）分为五个等级，依次加重。

本文作者提出了一种新的、实用的乳房下垂程度的分类方法（表39-1），不再将乳房视为二维结构，仅通过乳头和乳房下极与乳房下皱襞水平的关系来分度；而是将乳房作为一种三维立体结构来分析，将皮肤被覆下的乳房体积也纳为分度的标准之一。

在处理肥大下垂的乳房时，手术的主要目标是同时减小乳房的体积和去除多余的皮肤；而面对下垂但发育不良的乳房，我们需要达到两个看似矛盾的目标——增加乳房的体积和去除部分皮肤。因此，乳房松弛的矫正对整形外科医生来说仍具有挑战性，难点是如何达到患者要求，如何在最小的瘢痕、更少的费用和更短的术后恢复时间达到最佳的效果。

当乳房固定术和隆乳术联合实施时，乳房固定术的术式（乳晕旁切口法[1, 2]、垂直切口法[3]和Wise模型法[4]），乳房假体的置入层次（腺体后[5]，部分胸肌后[6]或筋膜后[7]）和假体的选择（体积、形状和填充物类型），三者之间有很多种可能的组合形式。此外，联合手术还可能出现更多的并发症，即使是经验丰富的手术医生也很难避免。这就是为什么有些手术医生称这种联合术式是乳房整形术中"造成灾难性后果的原因"[8, 9]（图39-1），尤其是在乳房修复整形术中。

乳房的形状和轮廓取决于乳房腺体的体积、皮下和腺体间脂肪组织的量和分布、胸壁的轮廓、胸壁肌肉的覆盖和厚度，以及皮肤的紧致度和弹性。

表 39-1　新的乳房体积和下垂程度分型表

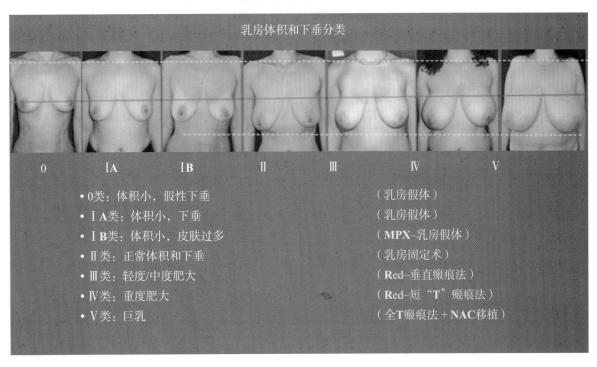

乳房体积和下垂分类

0　　　　IA　　　　IB　　　　II　　　　III　　　　IV　　　　V

- 0类：体积小，假性下垂　　　　　　　　　　（乳房假体）
- IA类：体积小，下垂　　　　　　　　　　　（乳房假体）
- IB类：体积小，皮肤过多　　　　　　　　　（MPX–乳房假体）
- II类：正常体积和下垂　　　　　　　　　　（乳房固定术）
- III类：轻度/中度肥大　　　　　　　　　　（Red–垂直瘢痕法）
- IV类：重度肥大　　　　　　　　　　　　　（Red–短"T"瘢痕法）
- V类：巨乳　　　　　　　　　　　　　　　（全T瘢痕法 + NAC移植）

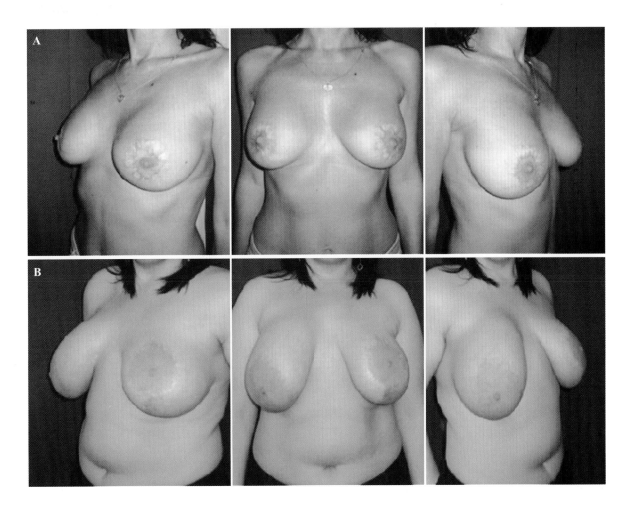

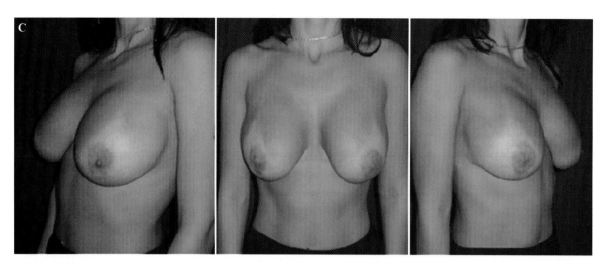

▲ 图 39-1　在没有良好的术前设计和技术指导下接受隆乳联合乳房固定术后出现"灾难性"效果的病例

A. 在乳房体积正常的情况下接受了不必要的隆乳术，且环乳晕的瘢痕明显；B. 乳房肥大下垂却实施胸大肌后隆乳术和 Wise 模型法乳房固定术，导致了不自然、不对称的乳房外观和明显的瘢痕；C. 乳房固定式选择不当，仅在假体前悬吊乳房，导致了不良的手术效果

二、一期隆乳和 Wise 模型法乳房固定术

（一）乳房评估和手术计划

Ⅰ B 型乳房下垂（表 39-1）是整形外科医生感到最棘手的类型，因为在矫正下垂的同时需要行隆乳术增加乳房的体积。由于皮肤松弛下垂，在标记手术切口和新的乳头乳晕的位置时，要牵拉皮肤，模拟假体置入后对乳房皮肤的支撑和扩张作用。就我们的经验来看，乳房固定术的众多术式中，Wise 模型法能最有效地减少水平和垂直方向上的冗余皮肤，其次是乳晕旁切口法。

就血供来看，下方蒂比上方蒂的皮瓣更易重塑乳房外侧和内侧的外形[10]。这是因为下方蒂的皮瓣，以真皮和腺体为蒂，其血供来源于乳内血管的第 4、第 5 和第 6 肋间穿支血管。这些穿支血管沿着乳房水平横膈走行，只要不损伤乳房水平横膈，即使是切断下方蒂皮瓣的真皮血管网，整个组织瓣也不会出现血供障碍[11]。

病例 1

这是一位 32 岁的女性患者，在减肥手术后体重减轻了 42kg，乳房体积和下垂程度分类为 Ⅰ B 型（图 39-2）。在隆乳和乳房固定术前需要对患者进行相关数据的测量，并将数据输入计算机程序，进行术前设计和手术模拟[12, 13]。在模拟乳房固定术的程序中（表 39-2），不仅能显示术前的乳房体积和乳头乳晕的位置，还能帮助标记在达到乳房黄金数（本病例的乳房黄金数是 20）的情况下切口线的位置。根据计算机程序模拟的结果，在患者身上标记切口线（图 39-3）。

隆乳术的模拟程序（表 39-3）建议使用 260ml 的曼托 CPG323 型解剖型假体，但在实际手术中，为了更好地填充重度萎缩的乳房，我们置入了 300ml 的曼托 CPG323 型假体。

（二）手术技巧

根据术前设计的标记切口线，手术的第一步就是对乳头乳晕复合体（NAC）下方的蒂去表皮（图 39-4）。然后在皮肤切缘以内 5mm 处用射频针垂直切开真皮直达脂肪层。这样带蒂的 NAC 就可以灵活地向上滑动，乳房两侧

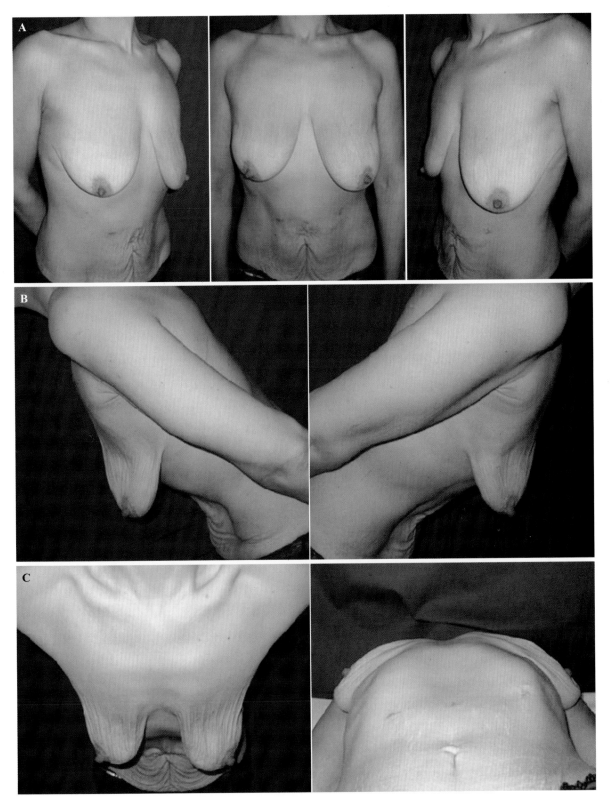

▲ 图 39-2　患者术前的照片，减重 42kg 后出现 I B 型乳房下垂

表 39-2　TTM 程序显示了患者的身体指标、乳房体积（右乳 **145ml**，左乳 **361ml**）、下垂情况，以及 **NAC** 的位置。右图展示的是行 **Wise** 模型法乳房固定术的手术标记

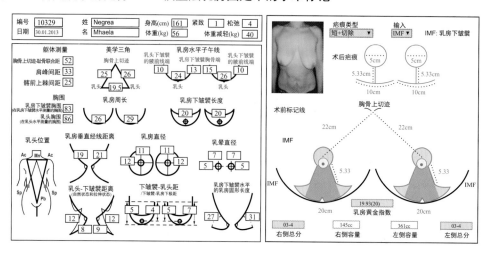

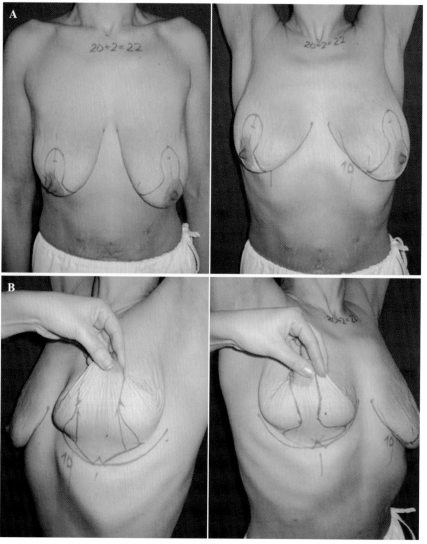

▲ 图 39-3　依照 **TTM** 程序的建议（表 **39-2**）给患者做术前标记
A. 展示新乳头到胸骨上凹（Mn-Ni）距离是 22cm；B. 展示短倒 T 形切口线

表 39-3　TTM 程序的隆乳模块，展示了患者的躯干和乳房尺寸、乳房黄金数（20cm）、下垂情况，并推荐使用曼托解剖型假体（260ml）已达到术后 C 罩杯的效果

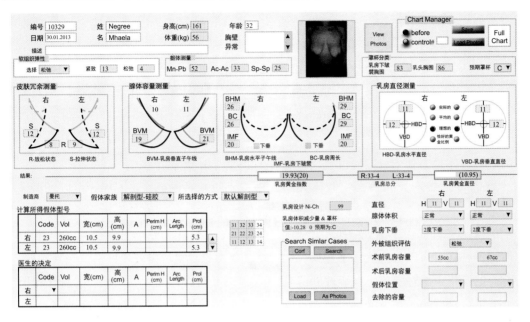

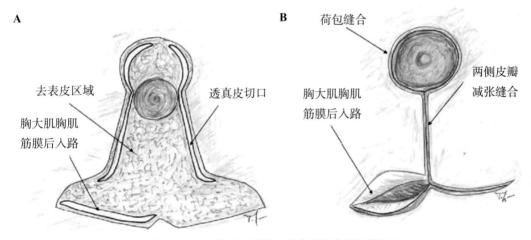

图 39-4　在乳房下皱襞去表皮线的外侧另做切口

A. Wise 模型法的下方蒂皮瓣，两侧的透真皮切口有利于两侧皮瓣的活动；外下方切口为胸大肌胸肌筋膜后假体置入腔隙的入路；B. 取乳房下皱襞线外侧的去表皮线作为胸大肌胸肌筋膜后分离腔隙入路的独立切口

的组织就可向中线推进（图 39-5）。然后用 2-0 Vicryl 缝线完成环乳晕的荷包缝合和皮肤切口的皮下间断减张缝合。

在乳房下皱襞去表皮线的外侧另做一切口（图 39-4 和图 39-5），切开胸肌筋膜，从此入路完成胸大肌和筋膜后的双平面隆乳术[14]。首先在胸大肌筋膜后分离（图 39-6），向上达胸大肌的上 1/3（图 39-7），显露胸大肌的下外侧游离缘。在乳房下皱襞线以上 2cm 处平行

切开浅筋膜的深层，如同开了"腺体窗"，假体能更好地填充乳房的下极。而胸大肌筋膜向上回缩，像窗帘一样覆盖在假体前面。

从外侧、近乳房下皱襞处开始分离胸大肌后间隙，这是最佳入路，因为此处的胸大肌与胸小肌或前锯肌都无粘连。向上分离至新的乳头乳晕复合体以上，然后向内分离。此时，在胸大肌的浅面和深面形成了两个独立的腔隙，胸大肌显露良好（图 39-8）。用一把解剖钳持

住胸大肌的肌纤维，从外侧向内侧离断胸大肌的起点，在乳房下皱襞线以上 1cm 处平行离断。根据解剖标志继续分离胸大肌后腔隙，形成合适的假体置入腔。

彻底止血后，放置负压引流管，至少留置 24h，引流管另做皮肤切口引出。然后在腔隙内置入解剖型假体。本病例采用的是 300ml 的曼托 323CPG 解剖型假体。

仔细检查假体是否处于良好的位置，在轻微的张力状态下，被胸大肌覆盖，假体无扭转。关闭切口，首先用 2-0 Vicryl 缝线间断缝合去表皮的皮瓣和胸筋膜（图 39-9）。这样的缝合就像锚定一样，可以加强乳房下皱襞、给予假体有力的支撑，减轻乳房下皱襞皮肤缝合时的张力。第二层缝合是在下皱襞水平将皮肤

的真皮与胸肌筋膜缝合，用 2-0 Vicryl 缝线间断缝合（图 39-9C）。这步完成后就可以看到乳房的最终形状，最后用 5-0 可吸收的 PDS线连续皮内缝合所有的皮肤切口（图 39-9D）。

用减张胶带粘合所有的皮肤切口，每 5 天更换一次，持续使用 3 ~ 6 周。用自黏性弹力绷带在下皱襞水平环绕数圈包扎，然后交叉包扎覆盖乳房上极。维持整体包扎数天。通常在术后 24h 拔除引流。

嘱患者佩戴胸罩 6 周。可以轻柔地触摸乳房，但是禁止按摩，以免假体旋转移位。术后 7 天、1 个月和 6 个月随访复诊。术后 1 年和3 年嘱患者复诊做乳房评估，包括拍照和测量。嘱患者随诊，尤其是在她们的身体状况出现变化的情况下，如体重改变和怀孕等。

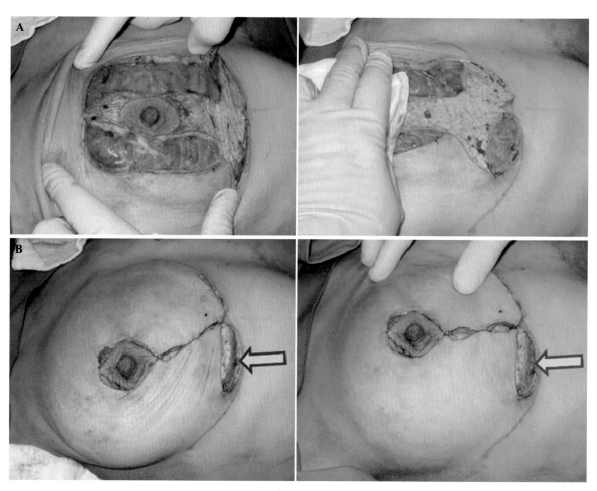

▲ 图 39-5　在乳房下皱襞去表皮线的外侧另做切口

A. NAC 下方蒂皮瓣，透真皮切口；B. 直达胸大肌胸肌筋膜后的独立切口（黄箭）

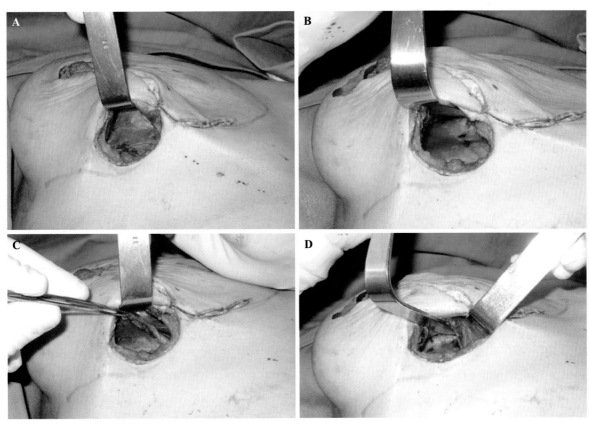

▲ 图 39-6 胸大肌筋膜后分离

A~B. 胸肌筋膜后腔隙的分离；C. 胸大肌后分离，显露两层腔隙间游离的胸大肌；D. 拟切断胸大肌下缘在肋骨的起点

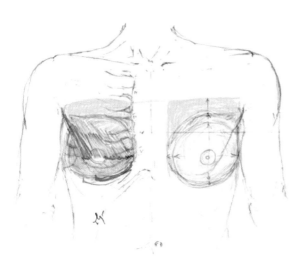

▲ 图 39-7 胸大肌离断的层面

（三）术后效果

术后手术效果评估的内容包括乳房测量和标准体位的照片拍摄（图 39-10），将这些资料输入到计算机程序中，与术前的资料做对照（表 39-4）。在使用 300ml 的硅凝胶假体隆乳

后，乳房的体积增大至 303ml。可以看到，乳房体积增加，但并不是直接加上假体的体积，因为软组织在乳房固定术后被再分布了，并且被假体压缩了。

计算机程序显示本病例的术后的乳房黄金数基本都达到了。虽然在 TTM 程序指导下的乳房缩小并提升术和隆乳术后，软组织的条件较差，我们仍力求在随访的早期阶段获得自然和正常的乳房外观。在随后的数年内，在这样的软组织被覆条件下极有可能出现包膜挛缩和乳房畸形。

病例 2

本病例也是一例 Ⅰ B 型乳房下垂，但皮肤和软组织条件较好（图 39-11）。TTM 程序的乳房固定术模块不仅显示了术前的乳房体积（118ml）和乳头乳晕复合体的位置（在倒三角之外），还有标记点和 Wise 标准模型和短倒 T 形瘢痕的术式下的切口线的位置。隆乳术的

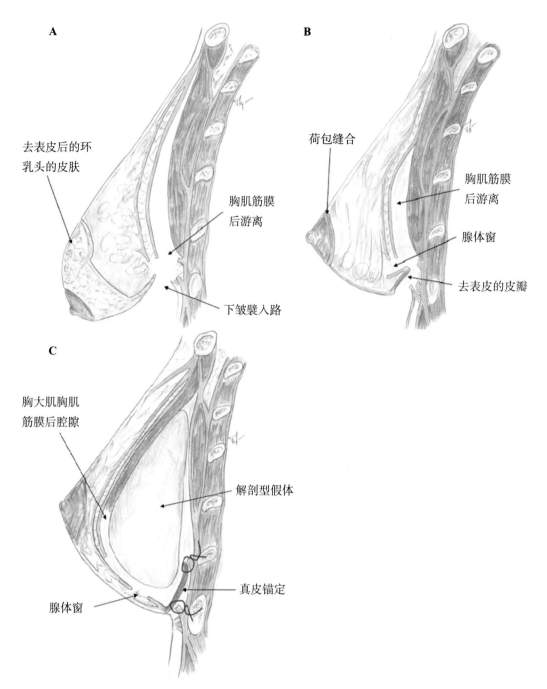

A. 术前设计；**B.** 完成乳房固定术；**C.** 术后各解剖结构的位置示意图，下皱襞处的真皮向后上折叠缝合在胸廓的筋膜上，锚定、支撑假体

▲ 图 39-8　一期隆乳及 Wise 模型法乳房固定术手术设计

模块（表 39-5）建议选取 240ml 的解剖型曼托 CPG313 假体，但我们决定置入 260ml 的曼托 CPG323 型假体。这款假体的基底窄、突度更大，能更好地满足患者的需求，矫正乳房的严重下垂和空虚。程序显示术前的乳房体积是 181ml。

本病例的手术方式同病例 1，乳房固定术的同时行假体隆乳术，手绘的术前设计（图 39-12）也将放入这个文件夹。

术后随访时进行乳房测量和拍摄标准体位照片（图 39-13），将这些资料导入计算机程序，作为对照（表 39-6）。乳房的体积在置入

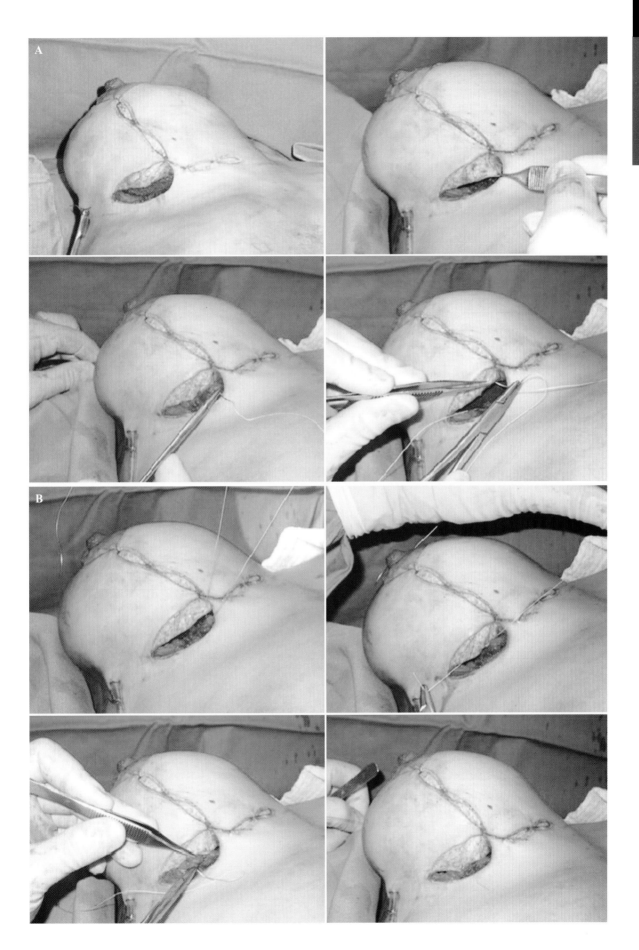

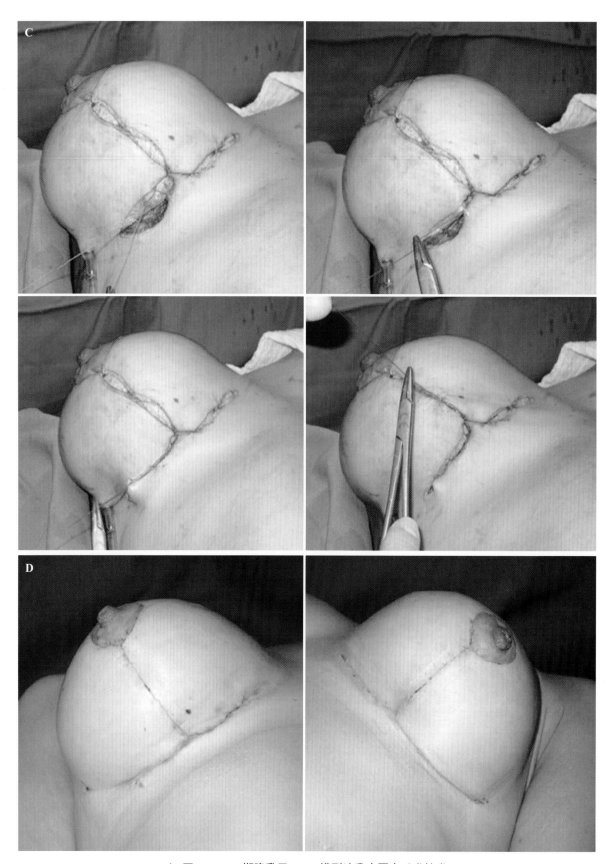

▲ 图 39-9　一期隆乳及 Wise 模型法乳房固定手术技术

A. 完成乳房固定术后缝合切口；B. 置入假体后，将真皮瓣向后上方缝合固定到胸廓的筋膜上；C. 下皱襞水平的第二层缝合，
垂直间断缝合真皮组织；D. 术后 7 天的照片显示良好愈合的切口和瘢痕的长度

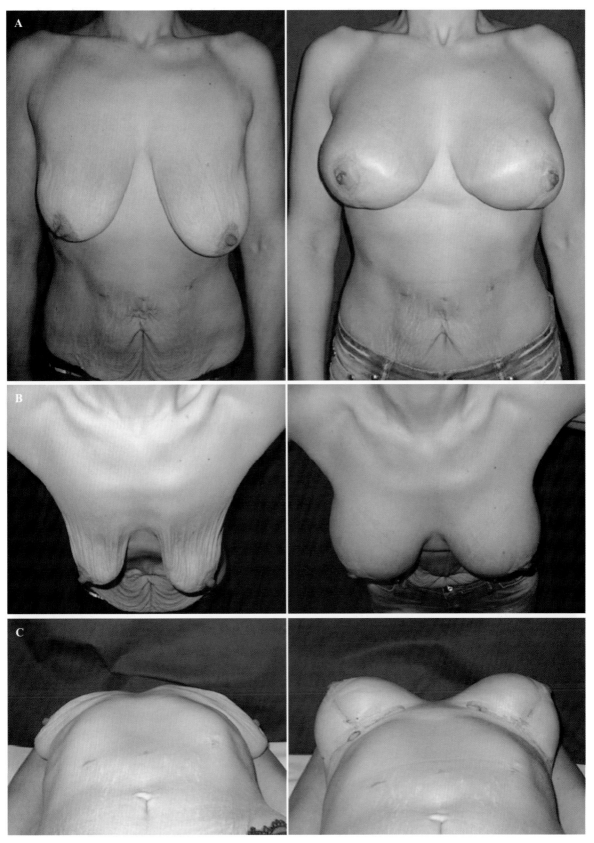

▲ 图 39-10　病例 1 术前观（左）和术后观（右）

表 39-4 术后乳房测量的数据作为对照组文件存储在计算机程序中，黄色高亮区显示新的乳房黄金数（22cm）和新的乳房体积（303ml）

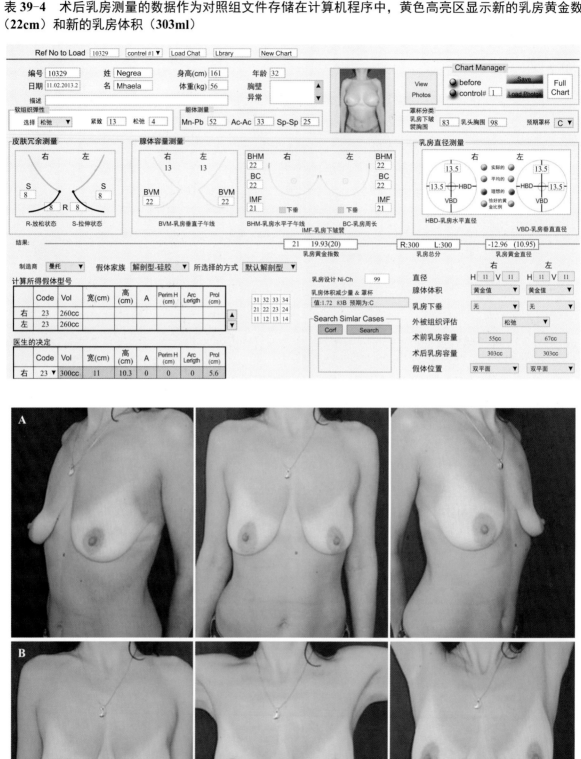

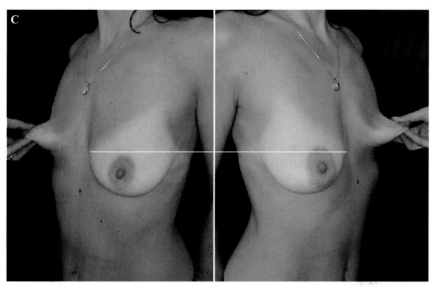

▲ 图 39-11　病例 2 患者术前照片，表现为 I B 型乳房下垂

表 39-5　TTM 程序显示了患者的身体尺寸、乳房体积（181ml）、下垂情况和 NAC 的位置。右图展示的是 Wise 模型法乳房固定术的切口标记线

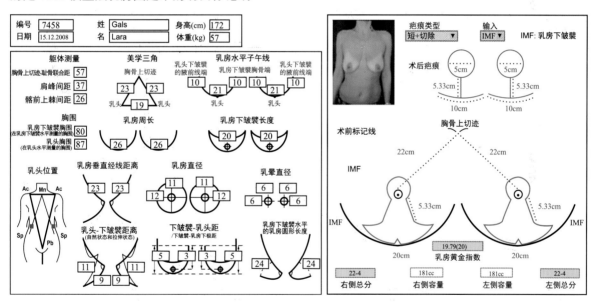

了 260ml 硅凝胶假体后从 181ml 增加至 413ml（表 39-7）。乳房体积的增加不等于假体的体积，因为乳房的软组织被假体压缩了。

　　计算机程序显示本病例的术后的乳房黄金数基本达到了。术后乳房外观自然的，在术后 6 个月仍稳定，这表明术前计划和手术操作都很精准。

三、分二期的乳房固定术和隆乳术

　　本病例是一位 31 岁的女性患者，两次怀孕和减重 36kg 后呈现 I B 型乳房下垂（图 39-14）。但因经济原因，患者不愿在一期做隆乳术。乳房固定术前的 TTM 表（表 39-8）显示了

表 39-6　TTM 程序的隆乳术模块，显示了患者的躯干和乳房的直径，乳房黄金数（20cm），下垂情况，并推荐采用 240ml 曼托解剖型假体以达到术后 B 罩杯的需求

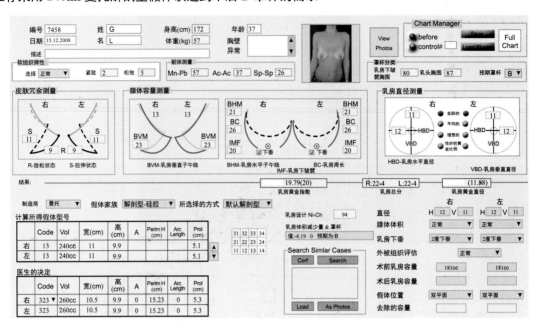

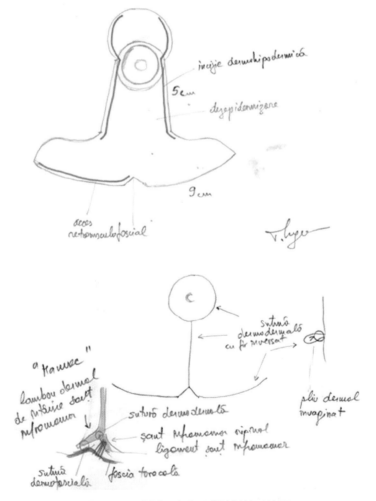

图 39-12　病例 2 患者手术计划的手绘图

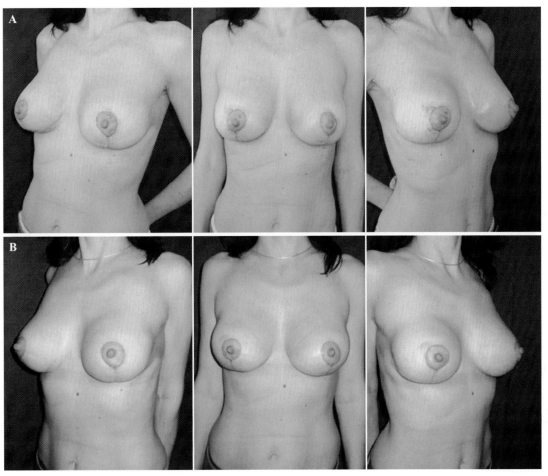

▲ 图 39-13 病例 2 乳房固定术和隆乳术后效果

A. 乳房固定术和隆乳术后 1 个月；B. 术后 6 个月

表 39-7 术后的乳房测量数据显示了新的乳房黄金数（**21cm**）和新的乳房体积（**413ml**）

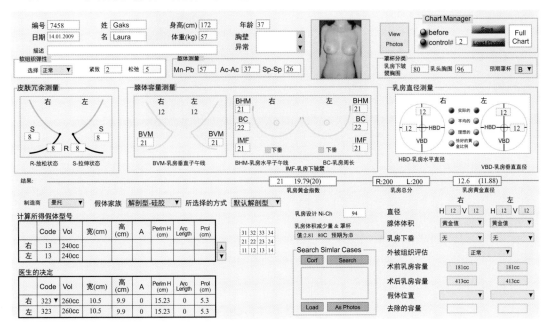

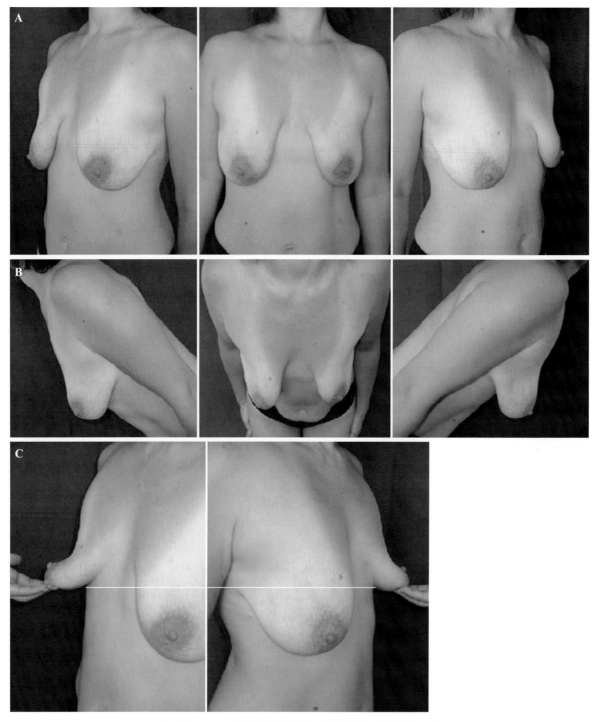

▲ 图 39-14　患者的术前照片，表现为ⅠB型乳房下垂

患者的胸廓宽度、乳房体积（242ml）、下垂程度、乳房黄金数 BGN（21cm）以及乳头乳晕复合体的位置和 Wise 模板术式下的标记线。根据计算机模拟的结果对患者进行术前标记（图 39-15）。

虽然术后早期获得了良好的对称性和乳房形状（图 39-16），但由于乳房体积不足，患者术后 1 年的照片显示出乳房下极松垂的假性下垂外观。患者同意接受乳房下皱襞入路的隆乳术来矫正乳房体积不足和下极过长的问题。

表 39-8　TTM 程序显示了患者的身体的尺寸、乳房体积（242ml）、下垂情况、BGN（21cm）和 NAC 的位置。右图显示的是拟行 Wise 模型法乳房下垂矫正术时的标记线

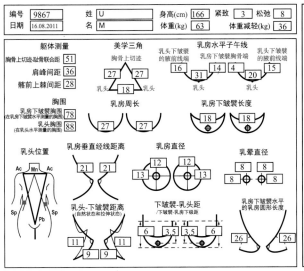

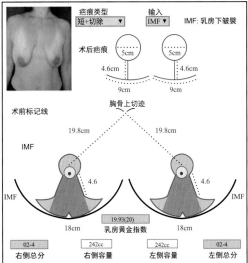

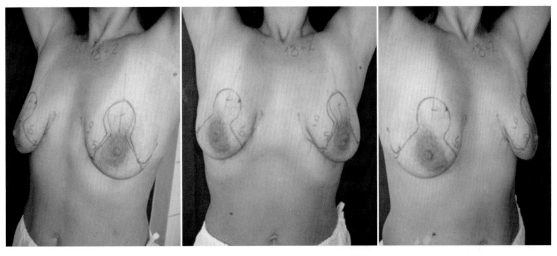

▲ 图 39-15　依照 TTM 程序模拟的 Wise 模型法乳房固定术的设计线做术前标记

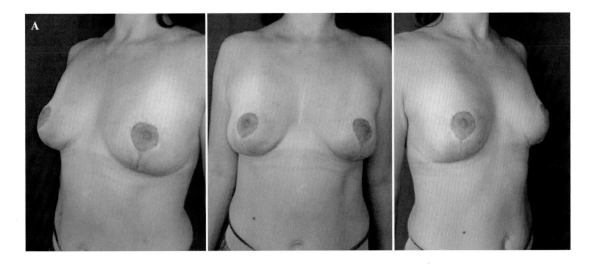

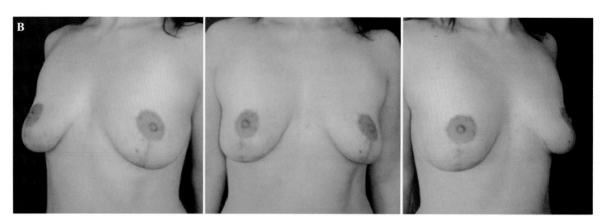

▲ 图 39-16　术后早期和术后 1 年

A. 短倒 T 形瘢痕法乳房固定术后早期效果；B. 术后 1 年表现为假性乳房下垂和乳房下极悬垂

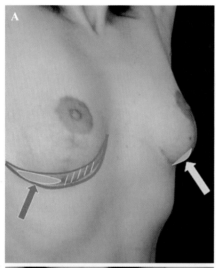

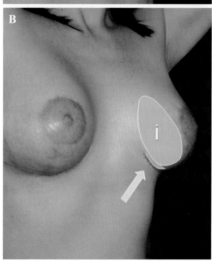

图 39-17　分二期的乳房固定术和隆乳术手术计划

A. 手术计划包括对乳房下皱襞水平的椭圆形区域内的皮肤去表皮处理，以减少乳头到乳房下皱襞的距离，假体置入腔隙的入路（红箭）和真皮瓣（黄箭）；B. 该真皮瓣可以锚固硅胶假体

术前设计包括乳房下皱襞水平的椭圆形去表皮区域，以减少乳头到下皱襞的皮肤距离，且这块区域将作为假体的锚定皮瓣、折返插入到肌肉筋膜的双平面假体置入腔隙内（图 39-17 和图 39-18）。二期隆乳术后的最终手术效果（图 39-19）令人满意，虽然乳房上有可见的手术瘢痕，但瑕不掩瑜。因为本例患者的软组织薄弱，同时考虑到未来乳房的动态变化，我们选择了较小的乳房假体，195ml 的曼托 323 解剖型假体。

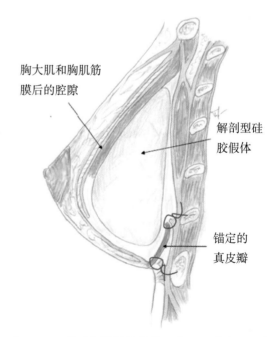

胸大肌和胸肌筋膜后的腔隙

解剖型硅胶假体

锚定的真皮瓣

图 39-18　术后各解剖结构的示意图，硅胶假体在双平面腔隙内

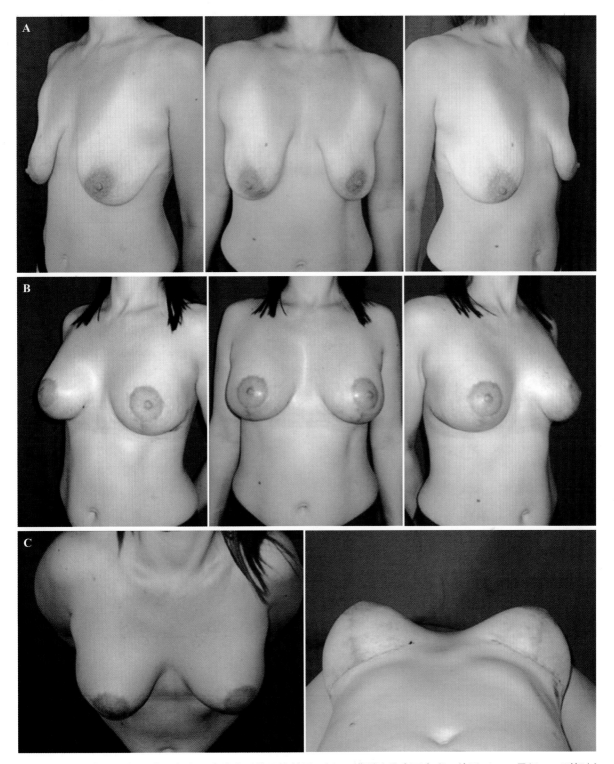

▲ 图 39-19　分两次行乳房固定术和隆乳术后的最终效果。Wise 模型法乳房固定术，使用 195ml 曼托 323 型解剖型假体的双平面隆乳

A. 术前；B，C. 最终效果

四、乳房固定术和皮下腺体全切术后的乳房重建术

病例 3 是一个特殊的病例，这位 45 岁的女士（图 39-20）要求"复位乳房"，但不想隆乳[15]。将术前照片和乳房测量的数据导入计算机程序（表 39-9）指导术前标记。按计划行短倒 T 形瘢痕法的乳房固定术，但其实最终对右侧乳房做了重建和提升术。

这名患者的病史和临床检查未显示任何的乳房疾病。乳房钼靶检查的影像学表现也被认为是该年龄段的正常表现。该患者未行乳房超声学检查，即安排了手术。

即使是有成套的术前检查清单，由于人为的疏漏，这位患者没有完成所有的检查。直到术中，手术医生才发现了其右侧乳房的纤维囊性病变，但此时已经完成了乳头乳晕复合体下方蒂的皮瓣的制备。面对此棘手的情况，很难决定下一步如何做。

术中的超声检查证实了患者右侧乳房存在广泛的病变，而左侧乳房正常，因此术者决定对右侧乳房实施皮下的腺体全切，并即刻行解剖型假体置入乳房重建（图 39-21）。

在皮下腺体全切后，为了重建右侧乳房，分离形成胸大肌后的假体置入腔隙。根据术前测量的乳房直径和左侧乳房的体积（269ml），选择了 225ml 的曼托 CPG323 高凸的解剖型假体。留置负压引流 48h。左侧乳房按计划实施了短倒 T 形的乳房固定术。

对于右侧乳房，在乳房基底部予以自黏性胶带环形加压包扎（图 39-22），以减少假体周围的空腔，预防早期假体移位。在乳晕做几处放射状的去表皮创面，使创面出血，以减少静脉淤血，直至新的微循环建立。

此外，术后前 3 天，在乳晕上用肝素浸润的纱布湿敷，以防止去表皮创面凝血。每 2～3 小时滴加数滴稀释的肝素，更换纱布也仅限于更换最外层。当时没有医用的水蛭可用。除了乳晕的小块缺血坏死，所有的伤口都愈合了。

术后 6 个月的远期效果（图 39-23）展示了令人满意的乳房体积、形状和位置，如患者所愿，并没有增大乳房的体积。

从医学角度来看，此病例的术前处理存在问题，因此我们花了大量时间来讨论是否展示这个病例。这个特殊的病例表明下方的真皮蒂足以供给乳头乳晕复合体的血供，类似任意瓣。有利于手术效果的技术要点如下。

1. 皮瓣的长度和宽度（11 和 10cm）非常接近。

1. 乳头 - 乳晕复合体下方的带蒂皮瓣表面都被去表皮了，有利于血管引流。

2. 采用放射状去表皮和肝素纱布湿敷来处理乳晕淤血。

3. 采用自黏性胶带加压包扎乳房，确保了 NAC 真皮蒂和皮瓣的良好接触，有利于两者间毛细血管循环的重建。

4. 有效的负压引流能预防积液和其所致的远期并发症。

5. 主动排液可防止液体积聚和与之相关的其他并发症。

五、结论

对于 I B 型乳房下垂，当有乳房固定术联合硅凝胶假体隆乳术的手术指征时，需要强调以下几点。

1. 推荐同期一次手术，在术前设计阶段患者会感觉舒适、更易接受，在初始阶段就能获得期待的手术效果。

2. 快速减重后出现的皮肤和乳房组织的松弛是术前设计时的主要难点。

3. 所有的乳房测量需要在提起乳房组织，模拟乳房被假体填充和轻度皮肤张力的情况下实施。

4. Wise 模型法乳房固定术是一种安全的术式，能有效去除冗余的皮肤，将乳头 – 乳晕复合体提升到理想的水平，获得自然的乳房外观。

5. 使用真皮瓣锚定支撑乳房假体。

6. 乳房假体必须放置在胸大肌和胸肌筋膜

后的双平面腔隙内。

7. 对拟行乳房固定术和隆乳术的患者在术前使用 TTM 图表并联合计算机程序进行评估，不仅能有效指导术前设计，也便于对术后效果评估。

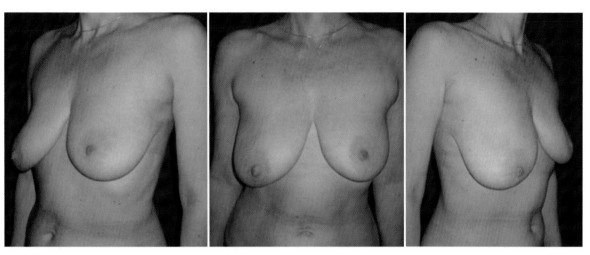

▲ 图 39-20　病例 3 术前照片

表 39-9　程序对病例 3 的乳房固定术的模拟和术前测量，显示了乳房的体积，双乳的不对称（右乳体积 469ml，左乳体积 269ml），乳房下垂情况，以及拟行 Wise 模型法乳房固定术时的推荐标记线（右侧图标）

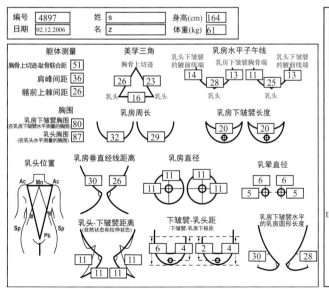

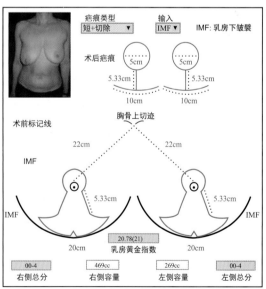

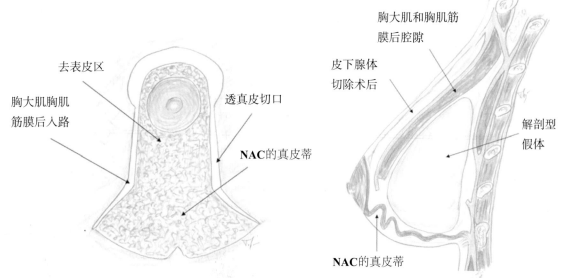

▲ 图 39-21　乳房固定术和皮下腺体全切术后乳房重建手术计划
A. 手术切口和 NAC 的真皮蒂；B. 术后的解剖示意

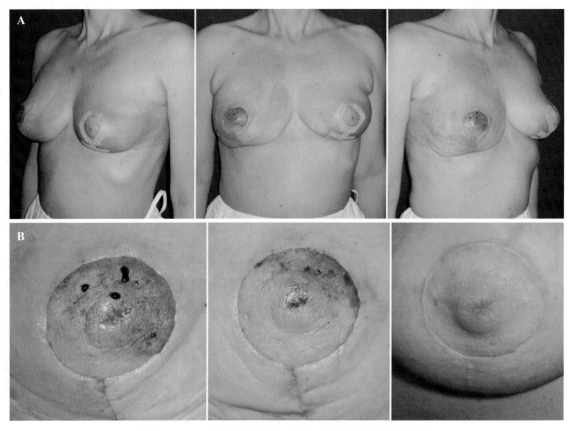

▲ 图 39-22　右侧乳房基底部予以自黏性胶带环形加压包扎
A. 术后早期效果；B. 在乳晕做放射状去表皮操作，以减少静脉瘀血，术后 6 个月乳晕恢复良好

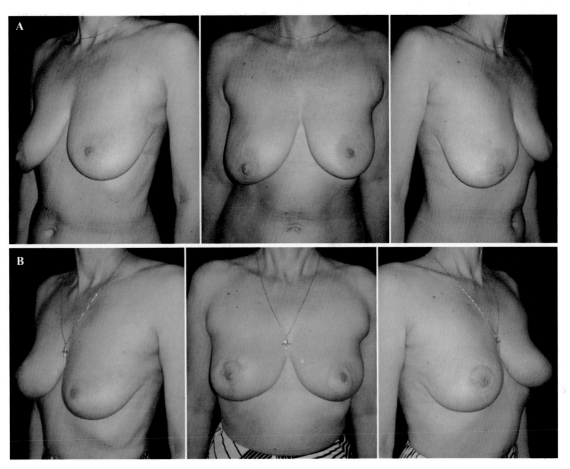

▲ 图 39-23　乳房固定术和皮下腺体全切术后乳房重建远期效果
A. 术前拍照；B. 术后 6 个月拍照

第40章

Mastopexy with Inferior Deepithelialized Flap 利用下方去表皮瓣的乳房固定术

Cristina Isac，Aurelia Isac，**著**

侯　楷，**译**

吴毅平，**校**

一、概述

对于外科医生来讲，保持乳房的形态和突度通常是一件具有挑战性的事情。文献中有介绍很多方法为对抗引力作用并改善乳房的下垂。近年来，更多的观点开始认为乳房组织的重新排列在维持乳房形态的过程中，比起皮肤组织具有更重要的地位。

其中一种方法是利用下方蒂的乳房组织瓣固定在胸壁上。这并不是一种新方法，并且可以配合不同设计的腺体蒂和皮肤切口。通过这种方法可以带来更好、更持久的乳房提升效果。

二、手术方法

手术前，患者在站立位进行标记及设计。包括乳房下皱襞（inframammary fold，IMF）、乳房经线、胸骨线等。在"T"形切口设计中，新的乳头被标记在乳房下皱襞水平或低于其1cm（通常乳头到胸骨上凹距离为 20～23cm）。

如果使用的是垂直瘢痕切口，新的乳头位置应该被标记到更低，因为垂直瘢痕法术后的乳头位置容易更高。新乳头位置上 2cm 标记乳晕切口上点，将乳房向内侧或外侧推移标记外侧和内侧切口曲线（Schwarzmann 方法），应用 Wise 模板通常内外侧切口臂的长度为 6～7cm。根据每个病例实际情况，两侧臂最终止于乳房下皱襞。这条线应尽可能的短，但是最终取决于乳房下垂的程度和乳房缩小的程度。另外两侧乳房下皱襞的标记在中间不能连在一起，至多止于胸骨外侧缘（图 40-1）。标记下方的真皮腺体瓣，在乳房中线，呈矩形，宽8～10cm，高约 7cm。这个自体组织瓣的大小并不是固定的，可以自行调整，取决于需要增加的高度和需要保留的组织量（图 40-2）。

手术在全麻下进行，患者平躺在手术台上。

根据术前的标记设计切口。当使用倒 T 形切口时，下级水平切口中央处的一小块三角形的皮肤将保留，在很多案例中，患者在这个部位的伤口都会延迟愈合（图 40-3）。

在乳房下极或胸壁上切取去表皮的真皮腺体瓣，保留了完整的穿支血管（图 40-4）。真

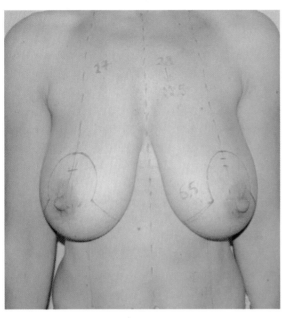

▲ 图 40-1 利用倒 T 形切口的自体组织充填乳房固定术的术前设计

皮腺体瓣的远端可以延伸至乳头－乳晕复合体的深面，在这个层次中，腺体瓣应该薄。蒂部尾侧的真皮可以被完全分离，这样可以获得更多的活动度。在这种方法中，腺体瓣可以被固定到更高位置的胸壁上，其大小取决于希望获得的乳房形态（图 40-5）。真皮腺体瓣可以直接放置，或者进行折叠，当需要更多的突度时，可以获得（图 40-6）。可以使用内上蒂（图 40-7）或上方蒂（图 40-8）。

双侧的真皮腺体瓣需要调整至尽量一致，并固定在同样的胸壁高度上。剩余的乳房皮瓣围绕并固定在真皮腺体瓣上方，增加乳房的突出度。在深面用 2-0 PDS 缝线进行缝合。皮肤采用皮内缝合，伤口用少量敷料覆盖，并可以穿戴胸罩。手术后的最终效果如图 40-9 所示。

第 40 章

利用下方去表皮瓣的乳房固定术

Mastopexy with Inferior Deepithelialized Flap

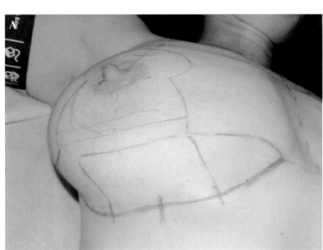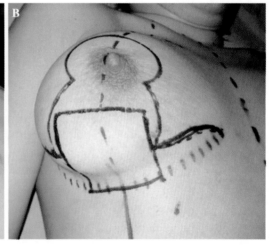

▲ 图 40-2 不同的下方组织瓣设计，其范围取决于乳房容量和患者本身对效果的要求

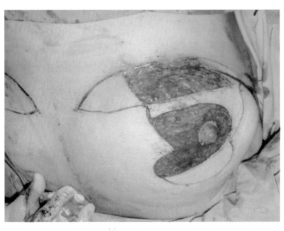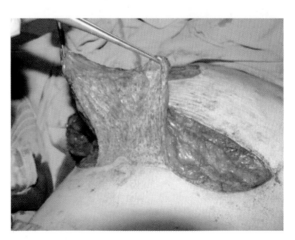

▲ 图 40-3 根据术前设计进行皮肤切除　　▲ 图 40-4 下方去表皮组织瓣

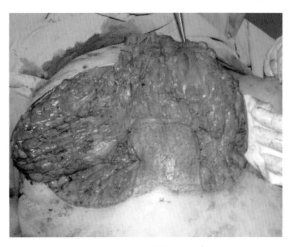

▲ 图 40-5　组织瓣固定在胸壁上

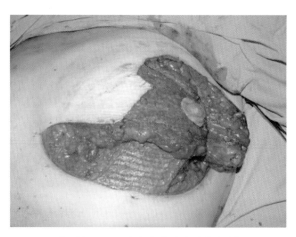

▲ 图 40-7　内上方蒂和下方组织瓣

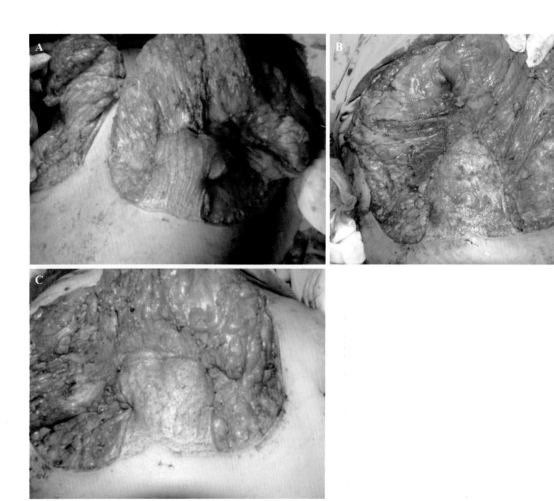

▲ 图 40-6　各种不同设计的组织瓣及其不同的充填方式

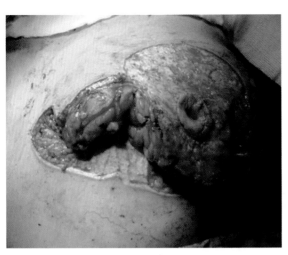

▲ 图 40-8 上方蒂和下方组织瓣

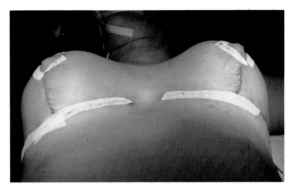

▲ 图 40-9 术后即刻

三、结果

下方的去表皮瓣固定在胸壁上可以结合不同的手术方式，例如使用上方蒂、中央蒂或内上方蒂，抑或是使用不同的切口方式（垂直切口或倒 T 形切口）（图 40-10 至图 40-15）。

四、并发症

部分严重的并发症都属于常见的乳房缩小术并发症，包括血肿、血清肿、感染、乳头乳晕缺血、伤口裂开、难看的瘢痕、过度矫正或矫正不足。这个方法可能导致的并发症主要包括皮瓣缺血坏死（如果皮瓣过薄或额外的损伤）和乳房再次下垂。

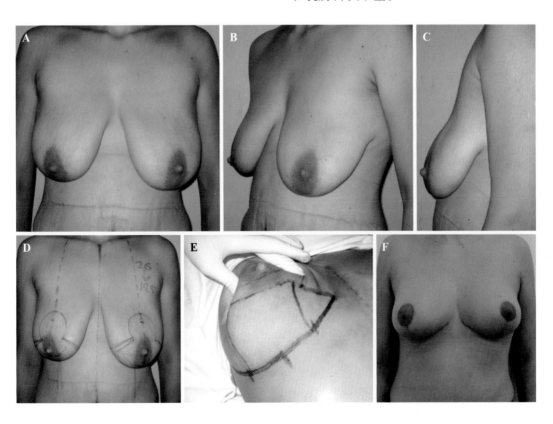

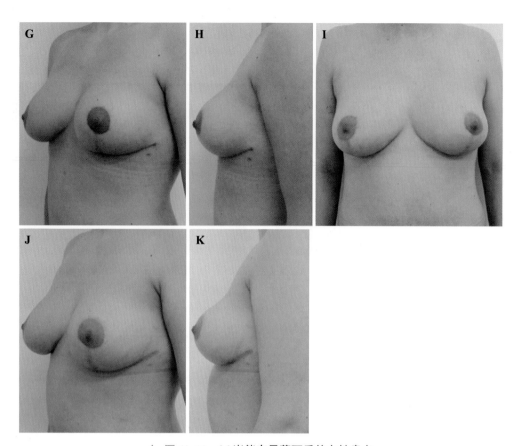

▲ 图 40-10　**36 岁伴有显著下垂的女性患者**
A ～ C. 术前；D ～ E. 术前设计；F ～ H. 内上方蒂及下方组织瓣乳房固定术后 2 个月；I ～ K. 术后 7 个月

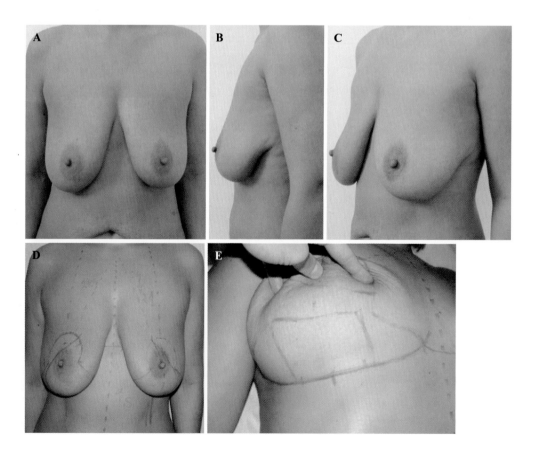

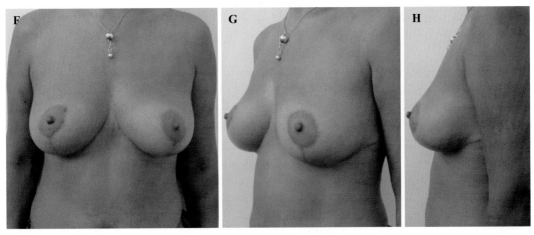

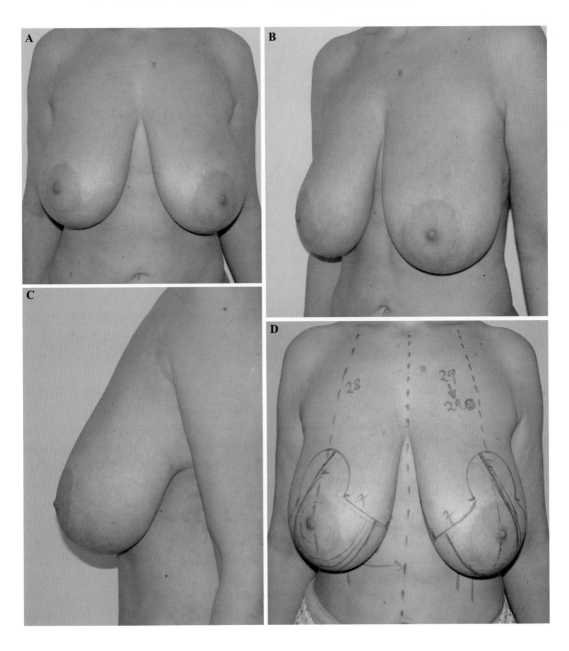

▲ 图 40-11　**38 岁女性患者**
A ～ C. 术前；D ～ E. 术前设计；F ～ H. 内上方蒂和下方组织瓣乳房固定术后 3 个月

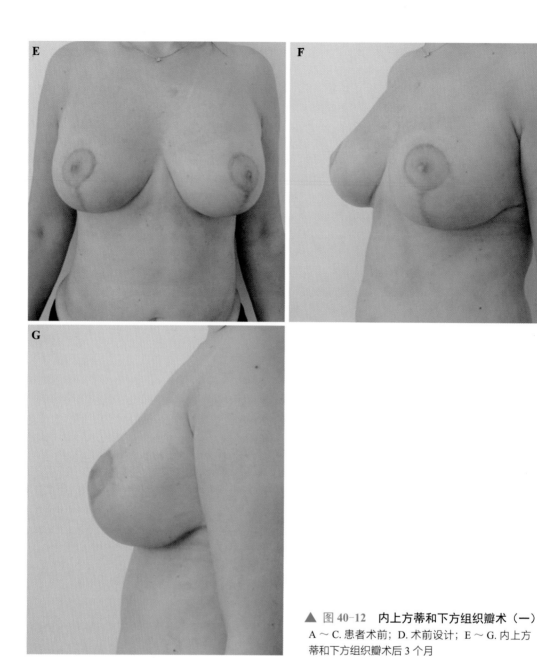

▲ 图 40-12　内上方蒂和下方组织瓣术（一）
A ～ C. 患者术前；D. 术前设计；E ～ G. 内上方
蒂和下方组织瓣术后 3 个月

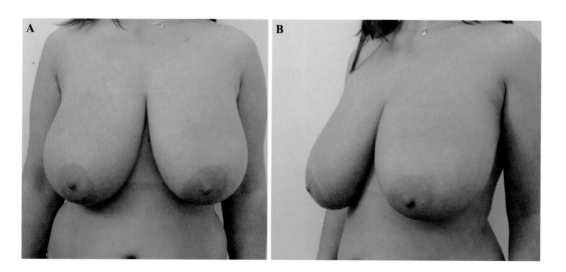

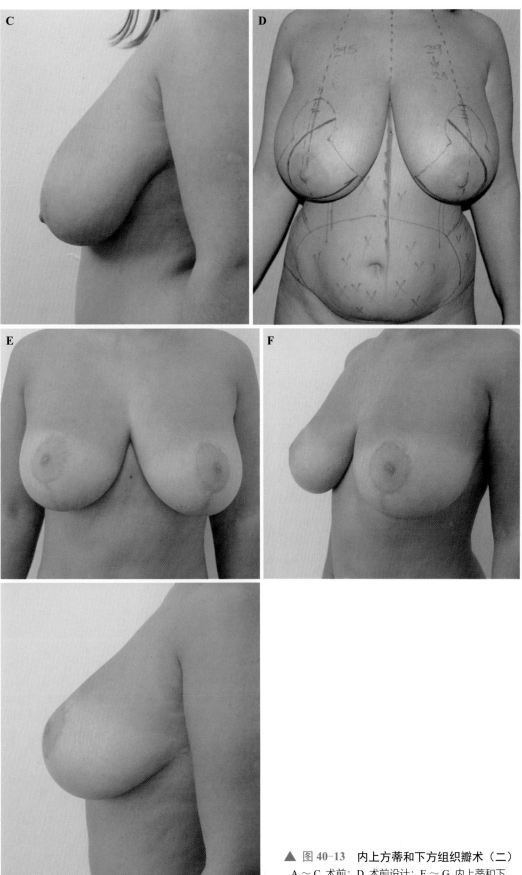

▲ 图 40-13　内上方蒂和下方组织瓣术（二）

A ～ C. 术前；D. 术前设计；E ～ G. 内上蒂和下
方组织瓣术后 4 个月

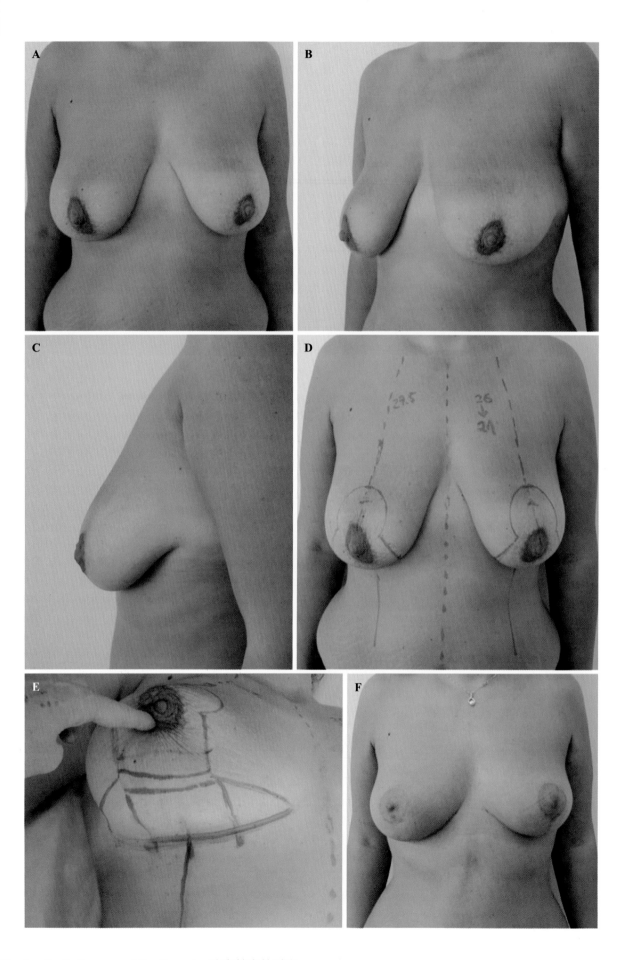

利用下方去表皮皮瓣的乳房固定术　Mastopexy with Inferior Deepithelialized Flap

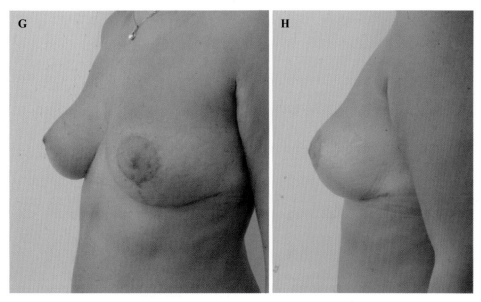

▲ 图 40-14　内上方蒂和下方组织瓣术（三）
A ～ C. 术前；D ～ E. 术前设计；F ～ H. 内上方蒂和下方组织瓣术后 4 个月

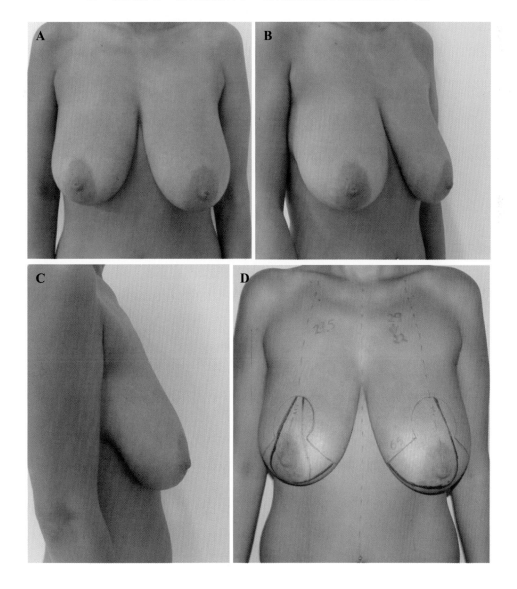

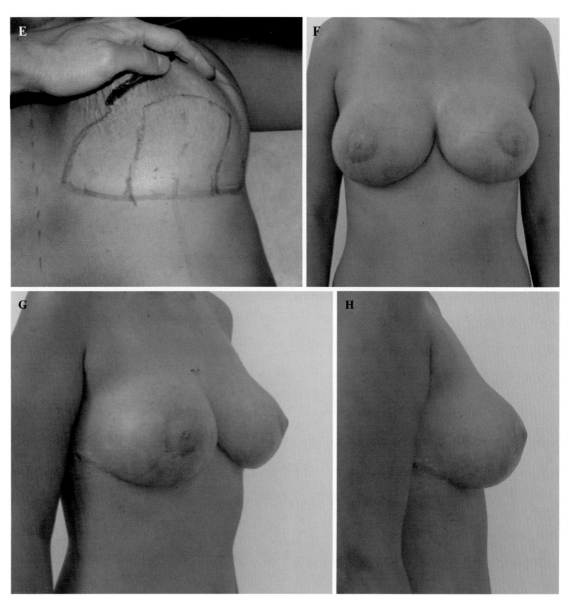

▲ 图 40-15　内上方蒂和下方组织瓣术（四）
A～C.患者术前；D～E.术前设计；F～H.内上方蒂和下方组织瓣术后 3 周

五、讨论

乳房固定术的主要手术目标如下。

1.乳房整体的提升。

2.乳头乳晕复合体的提升。

3.松弛和老化乳房皮肤的紧缩。

4.重塑乳房年轻的形态。

5.恢复乳房上极的饱满。

6.在最少瘢痕的前提下达到对称和稳定的

效果。

过去的手术方式通常更多地通过切除皮肤来改善乳房形态，而新的手术方法则是利用乳房组织的重塑来获得稳定的乳房提升效果。由于皮肤失去弹性，仅仅依靠皮肤的切除难以获得稳定的效果。

为了获得长期稳定的效果，其中一大难题是保持乳房上极的饱满。由于缺乏乳房组织的支撑，腺体下滑、箱型乳房和乳房上极空虚是下方蒂乳房固定术的主要不足[1]。不同的研究者采用了不同的方法来避免这些问题，取得了一部分效果。Lassus–Lejour 将上方蒂的组织瓣进行折叠[2]，Benelli 使用交叉皮瓣[3]，而 Goes 则将乳房上方固定在胸壁上，并利用涤纶或薇乔补片固定乳房形态[4]。

Riberiro 和 Backer 于 1973 年[5] 介绍了将下方真皮腺体瓣固定于上方腺体后间隙胸大肌浅面的手术方法，并将之称为"安全瓣"。Ribeiro 在 2002 年详细阐述了这种将下方真皮腺体瓣固定在胸壁的手术方法，以及其在近 30 年里累计超过 4000 例的手术经验（包括乳晕切口、垂直切口及倒 T 形切口等不同方法）[6]。Hinderer 利用同样的组织瓣方法进行环乳晕切口乳房固定术[7]，Ramirez[8] 介绍了利用下方真皮腺体瓣进行"猫头鹰"切口乳房固定术的方法。Graf 等介绍了一种以胸壁为基础，椎弓根穿过胸廓环，并用缝合线固定在胸廓筋膜上的方法[9-13]。下方蒂组织瓣的血供是来自肋间前动脉进入下方乳腺的穿支血管[14]。

作者阐述的这种方法可以通过将剩余的腺体固定在胸壁上以预防术后的再次下垂。由于游离乳腺深面和胸壁的连接以及乳腺浅面和皮肤的连接，术后剩余的腺体可能出现再次下垂的表现。这种将下方组织瓣固定在胸壁上的方法可以选择结合上方蒂或内上方蒂的乳房整形手术，这取决于下垂的程度。如果乳头乳晕复合体需要提升的幅度小于 8cm，可以选择上方蒂，反之如果提升程度超过 8cm，或切除的腺体及结缔组织超过 500g，则应选择内上蒂[1]。

通过将下方组织瓣的充填至乳腺后的间隙，可以改善乳房的突出度，防止乳房下滑，并将冗余部位的组织补充到缺乏部位（例如乳房上极）。下方组织瓣不会受到像下方蒂那样乳房下滑的影响主要是因为其更短，并且更小，而且固定在胸壁上，哪怕使用的是可吸收缝线[1]。

这个瓣需要紧密地使用可吸收缝线将其固定在第 2 肋或第 3 肋骨膜上，通常上方固定三针，另外两侧一边一针。如果需要填充乳房上极，组织瓣的长度需要足够长。长度取决于乳晕到下皱襞的距离[15]。这个距离越短，组织瓣的长度越短，对上极充填的量也就越少。

这种下方组织瓣固定在胸壁的手术方法有很多医生描述过[16-21]。这种方法可以联合不同的皮肤切口设计的乳房固定术以及乳房缩小术，尤其是那些不愿意去除过多乳腺组织的患者。这种手术方法改善了乳房的突出度，维持了乳房的容量，并在不使用乳房假体的情况下改善了乳房的外形。这种方法是那些乳房偏小却又不愿意使用硅胶假体改善乳房外形的患者的良好选择。

六、结论

想长期稳定改善并维持乳房良好外形的乳房固定术及乳房缩小术有非常多的报道，其手术效果也各不相同。作者成功利用下方去表皮瓣固定胸壁的方法改善了乳房形态及上极饱满程度，并获得了良好的稳定性。这并不是一种新的方法，但在作者的观点里，这是一种在多种情况下都简单、安全且可以信赖的技术。其核心观念是不再依赖皮肤进行乳房形态的维持。

The Use of High-Profile and Extra-High-Profile Implants in Ptotic Breasts as an Alternative to Staged Augmentation/Mastopexy

针对下垂乳房通过应用高凸和超高凸乳房假体进行序贯的隆乳/乳房固定术

Julio Cesar Novoa，著

任玉萍，译

吴毅平，校

一、概述

"情人眼里出西施"这句话形象地说明了美的主观性。

尽管许多外科医生可能会认为，一对美丽具有吸引力的乳房应该如希腊雕塑般，比如米洛的维纳斯；比如像著名画家达芬奇这样的艺术家创作的作品；或者在现代裸体艺术和照片中所表现的乳房。但如果这些乳房上留有手术后的瘢痕，大多数人会认为美学上并不吸引人，甚至是"丑陋的"。

对大多数患者来说，无法接受乳房增大却换来了过大的瘢痕。尽管许多重要因素影响到患者的总体满意度，但乳房是否美的"最终决定权"是患者的主观意见，而不是外科医生的

意见。考虑到这一点，有一部分乳房下垂的患者愿意接受用更大更高凸的假体填充乳房以避免乳房固定手术以及与之相关的、过长的、可见瘢痕。

隆乳是美国整形和美容外科医生进行的最常见的美容整形手术，在2011年超过30万例[1]。

隆乳的适应证有：衰老，无乳房，乳房不对称，乳房发育不良，妊娠后，以及正常大小的乳房单纯增大。

尽管有超过300种假体可供选择，每只乳房的缺陷并不能简单地通过假体置入平面，以及对假体大小、假体质地或假体形状的选择充分纠正。在乳房下垂的患者身上常常可以看到假体与乳房软组织之间不协调的情况，比如乳房没有足够的组织支持，或者乳房下极受限必须重新调整乳头乳晕复合体以及到乳房下皱襞的位置及不可避免的可见瘢痕。这一过程就称

第41章

针对下垂乳房通过应用高凸和超高凸乳房假体进行序贯的隆乳／乳房固定术

The Use of High–Profile and Extra–High–Profile Implants in Ptotic Breasts as an Alternative to Staged Augmentation/Mastopexy

作乳房固定术（乳房提升），就是通过手术改善乳房大小和外形，提升胸壁上下垂的乳房。这个手术的目的是尽可能减少可见瘢痕的同时改善乳房外形。为了优化假体与乳房软组织的关系，同时尽量减少每一种变量的潜在风险，建议采用多种技术，包括使用大或高凸的乳房假体，以及隆乳术与乳房固定术相结合。

绝大多数针对单纯隆乳、隆乳与乳房固定相结合以及隆乳／乳房固定序贯手术的研究，都涉及应用乳房假体。美国在20世纪70年代就有高凸假体，因此文献中便出现了一部分专家关于高凸假体在初次乳房手术中的安全性的评论。

2010年，Tebbetts和Teitelbaum[2]甚至建议，除了"高度限制性"的案例之外，不要使用高和超高的乳房假体，理由是缺乏同行评议的队列研究可以证明高凸假体的"最佳、安全适应证和禁忌证"。

2012年，作者发表了应用艾尔建公司娜绮丽68 HP（high–profile）型（高凸盐水假体）和 45 EHP（extra–high–profile silicone）型（超高凸硅胶假体）所做的第一个同行评议队列研究，即在诊所进行的502例肿胀麻醉（tumescent anesthetic breast surgery，TABS）的初次和再次丰胸手术。其并发症的发生率除了在Ⅲ／Ⅳ级包膜挛缩的病例中增加了挤压的因

素外，其他均低于中凸盐水或硅胶假体[3]。

注意到在TABS中HP和EHP假体的安全性，作者讨论了一种纠正非下垂乃至轻到中度的乳房下垂的新方法，即通过改良的Ⅰ型双平面技术置入艾尔建公司娜绮丽高凸（HP）盐水假体）或超高凸（EHP）假体，不做同期或分期的隆乳／乳房固定术。这项技术特别适用于要求置入假体大于350ml但又尽量减少或者拒绝环乳晕或乳晕以下瘢痕的患者。

二、乳房下垂的分级

"下垂"源自希腊语"坠落"，被定义为"器官或身体某部位的异常降低或下移"[4]。

Regnault乳房下垂的分级常被用为测量的标准。

Regnault[5]形容说非下垂乳房是乳头在第4肋水平，距胸骨中线9～10cm，在锁骨中线上距锁骨14～16cm，距胸骨上切迹18～20cm。Regnault认为站立位时胸乳距超过18～22cm即为乳房下垂。Regnault分级也有局限性，因为他更关注乳头在胸壁上的位置，而忽略了乳头与腺体之间的位置关系以及腺体与胸壁之间的位置关系[6,7]（表41–1）。

表41-1 Regnault乳房下垂分级 [7,8]

分级	描述
Ⅰ级（轻度）乳房下垂	乳头在（或）靠近乳房下皱襞水平
Ⅱ级（中度）乳房下垂	乳头在（或）靠近乳房下皱襞水平但是高于乳房下极
Ⅲ级（重度）乳房下垂	乳头低于乳房下皱襞水平甚至达到乳房下极水平
腺体下垂	乳头高于乳房下皱襞水平但是乳房低于乳房下皱襞水平
假性乳房下垂	乳头高于乳房下皱襞水平但是乳房发育不良并低于乳房下皱襞水平

Davison和Spear[6]提出了一种更全面的乳房下垂分类方法，建议在分类系统中加入一个或多个以下参数：①胸壁上乳头相对于乳房下

皱襞的位置；②胸壁上乳房的位置；③乳头相对于乳房的位置。

作者更倾向于Kirwan和Parsa提出的更全

针对下垂乳房通过应用高凸和超高凸乳房假体进行序贯的隆乳／乳房固定术

The Use of High-Profile and Extra-High-Profile Implants in Ptotic Breasts as an Alternative to Staged Augmentation/Mastopexy

面的改良 Regnault 字母分级方法，以及 Parsa 应用的描述分类乳房轮廓的双平面分类法 [9-11]（表 41-2）。

表 41-2　改良 Regnault 乳房下垂分级法（Parsa）[9-11]

轻度下垂
乳头在或者乳房下皱襞（IMF）水平以上少于 2cm. 乳房的最低点（下极）低于 IMF 不超过 1 cm
中度下垂
乳头位于、高于或低于 IMF. 乳房的最低点（下极）低于 IMF 1 ～ 3cm
重度下垂
乳头低于乳房的最低点（下极）和（或）乳房的最低点（下极）低于 IMF 超过 3 cm

三、矫正乳房下垂的手术方法

矫正乳房下垂的手术方法依赖于以下三个主要分类中的多个变量。

1. 假体的特性

(1) 形状（圆形，解剖型）。

(2) 填充剂材料（盐水，硅胶，高黏性硅胶）。

(3) 凸度或外形（低，中，高，超高，或者特高）。

(4) 假体外壳的特性（光面或毛面）。

(5) 假体的大小。

2. 假体的位置／置入平面

(1) 腺体后／乳腺后。

(2) 完全胸肌后。

(3) 部分胸肌后。

(4) 双平面（Ⅰ、Ⅱ或Ⅲ型）。

3. 矫正手术

(1) 单纯隆乳。

(2) 单纯乳房固定。

(3) 同期隆乳／乳房固定（CAM）。

(4) 分期隆乳／乳房固定：①先隆乳再进行乳房固定；②先乳房固定再进行隆乳。

四、乳房假体的特性及选择

自从在 1963 年引入了 Cronin-Gerow 乳房假体，乳房假体已经经历了五代革新 [12-16]。两大乳房假体制造商，艾尔建公司和曼托公司为美国市场提供超过 300 种各种类型的假体。这为医生和患者都提供了各种可以选择的机会 [15, 16]。

乳房假体的区别通常分为五类：①形状（圆形或解剖型）；②填充剂材料（盐水，硅胶，高黏性"橡胶熊"硅胶）；③光面或毛面；④凸度或外形；⑤假体大小。

尽管每种类型的假体都有其优点和缺点，大部分美国医生经常并继续使用的是中凸的盐水或硅胶假体。关于大小，容量大于 350ml 的假体即为文献中通常所说的大假体 [2]。Elliott（2001）[17] 建议应用大于 350ml 的大假体矫正乳房下垂。

基于经验和偏好，作者倾向于使用艾尔建公司娜绮丽 68HP（高凸）型盐水假体和 45EHP（超高凸）硅胶假体。然而基于艾尔建和曼托公司产品的相似性，作者认为曼托公司的高凸假体和艾尔建公司的假体效果近似。不过，基于更高的凸度(P)与底盘宽度(BW)比例，曼托特高凸假体无法与艾尔建的高凸或超高凸假体相对比，因此，在更大同行评审队列研究可供比较之前，作者持保留意见 [15, 16, 18, 19]。

（一）高凸盐水假体（68HP 型）和超高凸硅胶假体（45 型）在隆乳术中的应用

自 20 世纪 70 年代以来，人们就开始使用高凸假体。自从 2006 年美国食品药品监督局（FDA）解除禁令之后，艾尔建公司超高凸硅

针对下垂乳房通过应用高凸和超高凸乳房假体进行序贯的隆乳／乳房固定术

The Use of High-Profile and Extra-High- Profile Implants in Ptotic Breasts as an Alternative to Staged Augmentation/Mastopexy

胶假体（45 型）被应用于初次隆乳中。同年，曼托公司的特高 MemoryGel 假体也被应用于美国初次隆乳术中[15, 16]。

高、超高、特高假体都具有相对中低凸假体更明显的高凸度（P）基底宽度（BW）的比例，这使它们相对于相同基底宽度假体来说，增加了约 1/3 的容量。

如下情况建议使用这些高凸假体[2]。

1. 腺体下垂型乳房。

2. 乳房下极受限。

3. 管型乳房。

4. 仅仅隆乳，为避免固定术产生的瘢痕不愿做乳房固定者。

5. 患者要求更高的凸度（经常穿比基尼者）：圆形、乳房上部和下部都需要填充；圆形比水滴形更合适。

（二）应用 HP 和 EHP 假体的潜在风险

Tebbetts 和 Teitelbaum（2010）[2] 质疑高凸和超高凸假体在初次隆乳中的有效性和安全性，他们认为直到 2010 年，尚无"已发布的定量测量或者科学有效的长期随访数据"支持高凸和超高凸假体在组织安全性上和美学上优于较低凸的假体。

基于将高凸和超高凸假体与被认为是"金标准"的中凸假体相比较，Tebbetts 和 Teitelbaum[2] 认为外科医生应用这些高凸假体比中凸假体更容易带来以下不良反应。

1. 增加了假体在基底宽度内向胸壁的压力，以及对覆盖在其上的乳房实质和乳房下极皮肤产生更持续甚至聚焦的压力。

2. 增加了对肋骨的压力，从而造成无法矫正的肋骨畸形，这也降低了乳房凸度。

3. 增加了继发于高凸压力的血管损伤，增加了后期需要序贯隆乳 / 乳房固定患者的并发症风险[20]。

4. 乳房下极的伸展造成下极组织更薄，甚

至使乳房呈现为更下垂的外观，造成乳房上极呈板状或者空虚，从而使乳头下旋，亦称为"袜子里面装石头"畸形[21]。

5. 大大增加了乳头至下皱襞的距离或乳房下皱襞位置下移将导致"双泡"征或"触底"外观。

6. 假体宽度较窄导致乳房上极不够充盈。

7. 增加假体可视、可触以及波纹征的风险。

（三）应用 HP 和 EHP 假体的潜在益处

在 2012 年，作者发表了第一个在诊所里肿胀麻醉下应用高凸和超高凸假体所做的同行评议队列研究，这项研究包括 504 位患者，其中 446 位是初次隆乳置入了艾尔建 68HP 型盐水（439）或 45 EHP 型硅胶假体[3]。尽管 Tebbetts 和 Teitelbaum 发表过上述论断[2]，作者发现 HP 和 EHP 假体在初次和再次隆乳手术中都安全有效。另外在超过 600 例隆乳手术中，作者都未发现 Tebbetts 和 Teitelbaum 所说的假体引起的肋骨畸形[2]。

肿胀麻醉的乳房手术（TABS）研究结束后，作者继续在初次和再次隆乳手术中使用 HP 和 EHP 假体 . 为了评估 HP 和 EHP 假体在乳房下垂或不下垂乳房中应用的利与弊，根据 TABS 的原始数据以及另外 100 例患者的数据进行了分析。

基于作者在使用 HP 和（或）EHP 假体超过 600 例的经验，建议下垂或非下垂乳房在以下情况下均可使用 HP 和 EHP 假体，作为相对于低凸、中凸或者解剖型假体的的另一种选择。

1. 在相同体积大小下，HP 和 EHP 假体比低凸假体需要的腔隙直径更小（表 41-3）[15, 16, 18, 19]。

2. 在相同假体底盘直径情况下，相比于低凸假体可以提供更大的容量以及提升乳头乳晕复合体（NAC）。

The Use of High–Profile and Extra–High– Profile Implants in Ptotic Breasts as an Alternative to Staged Augmentation/Mastopexy

针对下垂乳房通过应用高凸和超高凸乳房假体进行序贯的隆乳／乳房固定术

表 41-3　相同体积情况下，高凸和超高凸假体与低凸假体相比所需腔隙的大小 [15, 16, 18, 19]

甘地基本公式（距离 A）ᵃ	卡尺所测量的假体基地直径 ᵇ	艾尔建中凸盐水 68MP 型（填充量 / 直径 / 凸度）	艾尔建高凸盐水 68HPc 型（填充量 / 直径 / 凸度）	艾尔建高凸硅胶 45 型（填充量 / 直径 / 凸度）	曼托特高硅胶 MemoryGel（填充量 / 直径 / 凸度）
	10.0 ～ 10.5cm				350ml/10.1cm/5.2cm
	10.5 ～ 11.0cm				400ml/10.6cm/5.4cm
≥ 17.5cm	11.0 ～ 11.5cm		350 ～ 380ml/11.4cm/5.5cm	360ml/10.8cm/5.1cm	455ml/11.2cm/5.7cm
≥ 20cm	11.5 ～ 12.0cm		400 ～ 430ml/11.7cm/5.9cm	500ml/11.9cm/5.7cm	535ml/12cm/6.1cm
≥ 21.25cm	12.0 ～ 12.5cm	330 ～ 360ml/12.3cm/4.2cm	425 ～ 455ml/12.1cm/5.9cm	550ml/12.4cm/6.0cm	590ml/12.5cm/6.3cm
≥ 23.75cm	12.5 ～ 13.0cm	360 ～ 390ml/12.7cm/4.2cm	465 ～ 505ml/12.5cm/6.1cm	600ml/12.8cm/6.1cm	
≥ 27.5cm	13.0 ～ 13.5cm	390 ～ 420ml/13.0cm/4.5cm	550 ～ 590ml/13.1cm/6.4cm	650ml/13.2cm/6.2cm	
≥ 30cm	13.5 ～ 14.0cm	450 ～ 480ml/13.7cm/4.6cm	600 ～ 640/13.5cm/6.6cm	700ml/13.5cm/6.4cm	
≥ 35cm	14.0 ～ 14.5cm	480 ～ 510ml/14.1cm/4.6cm	700 ～ 750ml/14.1cm/7.1cm	800ml/14.2cm/6.7cm	
≥ 40cm	14.5 ～ 15.0cm	550 ～ 600ml/14.6ml/4.9cm	800 ～ 850ml/14.7/7.2cm		
	15.0 ～ 16.0cm	600 ～ 650ml/15cm/5.0cm			
	16.0 ～ 16.5cm	800 ～ 850ml/16.4cm/5.6cm			

3. 当放置在全部或部分肌肉后，或双平面时，高凸假体比低凸假体有更多肌肉或筋膜覆盖假体外侧缘，理论上降低了包膜挛缩发生概率。

4. 当放置在全部或部分胸肌后，高凸假体外缘表面包被的肌肉、筋膜和皮下组织的厚度即假体到皮肤的距离增加，理论上可以降低发生波纹征的风险。

5. 与低凸假体相比，相同体积大小的高凸假体边缘张力降低，这使后期如下外科矫正包膜问题（包囊缝合术）的风险减低。

• 乳房下皱襞或包膜下极的问题 ——"双泡征"或"触底"。

• 外侧的问题 ——超过腋前线或腋中线的偏移。

• 中部的问题 ——超过胸骨中线造成双乳贯通。

五、置入平面 / 假体位置

隆乳术中经常使用的有五种平面[22, 23]。

• 腺体下 / 乳腺下 / 乳腺后—腔隙 / 假体位于乳腺实质后方。

• 筋膜下—腔隙 / 假体位于乳腺实质和胸肌筋膜后，但是在胸大肌之前。

• 胸大肌下平面。

– 部分胸肌下 / 胸肌后—腔隙 / 假体除了下侧 1/4 ~ 1/3 之外其余部分位于胸大肌后。

– 完全胸肌下—腔隙 / 假体完全位于胸大肌下，部分被前锯肌及其相延续的筋膜覆盖。

– 双平面—腔隙 / 假体的上部分位于乳腺实质和胸大肌后，下部分仅仅位于乳腺实质后。

• Ⅰ型：沿着乳房下皱襞完全分离 / 剥离胸大肌的起点，该操作止于下皱襞的内侧，其与胸骨相交处。在乳房后平面不做分离，不破坏肌肉 – 腺体间连接。

• Ⅱ型：沿着乳房下皱襞完全分离 / 剥离胸大肌的起点，该操作止于下皱襞的内侧，其与胸骨相交处。接着分离乳房后平面至乳晕下缘。

• Ⅲ型：沿着乳房下皱襞完全分离 / 剥离胸大肌的起点，该操作止于下皱襞的内侧，其与胸骨相交处。接着分离乳房后平面至乳晕上缘。

选择一个最佳的置入平面是很困难的，尤其是在乳房下垂的情况下。每个平面的位置都有独特的优点和缺点，并且依赖于外科医生的感受和经验的水平。即使当外科医生选择最合适或最理想的假体置入腔隙时，仍然存在一些得失的权衡和并发症的风险，比如包膜挛缩[22, 23]。尽管对于下垂的乳房置入假体的最佳位置没有达成共识，但许多算法都建议将假体放置在部分胸肌后平面或双平面[6, 8–10, 23, 24]。

Tebbetts（2001）[23] 建议在较大范围乳房类型中通过使用高凸圆形或解剖型假体"双平面"隆乳术优化假体—软组织之间的关系。

作者认为，在轻度到中度乳房下垂患者中，将高凸或超高凸假体置入胸肌后会使乳房外形明显改善，尤其是考虑到使用超过 350ml 的高凸超高凸假体。然而，为了获得最大的肌肉组织覆盖，同时减少乳房上极移位的风险，作者修改了胸大肌的分离方法。作者首先分离一个完整的胸大肌下平面，然后将胸大肌下缘翻到胸大肌后方（肌肉纤维接近假体的上缘或者凸出面），而不是分离假体腔隙的边缘形成完全胸大肌后平面，部分胸大肌后平面或者双平面。

部分分离胸大肌比完全胸肌下平面使肌肉获得更大的拉伸效果，且不会损失双平面时的肌肉覆盖率。这种分离并不是完全分离胸大肌和前锯肌的下缘或外侧缘，如果完全分离，就变成了Ⅰ型双平面，Ⅰ型双平面是轻中度乳房下垂的最佳手术平面[23]（表 41-4）。

The Use of High-Profile and Extra-High-Profile Implants in Ptotic Breasts as an Alternative to Staged Augmentation/Mastopexy

针对下垂乳房通过应用高凸和超高凸乳房假体进行序贯的隆乳 / 乳房固定术

针对下垂乳房通过应用高凸和超高凸乳房假体进行序贯的隆乳／乳房固定术

The Use of High-Profile and Extra-High- Profile Implants in Ptotic Breasts as an Alternative to Staged Augmentation/Mastopexy

表 41-4　使用高凸／超高凸假体时置入平面的选择

置入平面	优点	缺点	评价
乳腺下（SM）	所有平面中术后疼痛最轻的平面	覆盖组织量少带来的风险，可以看到假体边缘，或者可以摸到假体	应用高凸／超高凸假体时不建议置入乳腺下平面，这将加速腺体萎缩以及乳房皮肤的松弛
	术后恢复最快	双乳贯通风险增加	
	容易控制乳房形态	组织和神经的拉伸以及血管损伤增加	
	对胸大肌／前锯肌侵扰最小	挤压造成的风险增加	
		包膜挛缩发生率增加	
筋膜下（SF）	类似于 SM	类似于 SM	相对于高凸或超高凸假体增加的凸度压力，筋膜厚度（1mm）有限，支持假体效果更有限
	胸肌压力使假体向外侧移位的风险降低		没有文献数据支持在使用高凸／超高凸假体时优于其他平面
	胸肌压力使假体向上移位的风险降低		
	胸肌收缩使假体变形的风险降低		应用高凸／超高凸假体时不建议置入筋膜下平面，这将加速腺体萎缩以及乳房皮肤的松弛
	相比于 SM 增加了组织覆盖（筋膜）		
	相比于 SM，假体边缘可视或可触及风险降低		
	相比于 SM 可能降低了包膜挛缩的风险		
完全胸肌下（CSM）	对假体的支持完全类似于"内置乳罩"	术后疼痛明显	相较于其他平面，该平面肌肉覆盖量和对假体的支持度最大
	相较于其他平面，该平面乳房下皱襞和外侧肌肉覆盖量最大	术后恢复时间最长	来自高凸／超高凸假体的压力可能使胸肌纤维分离致实际置入平面从 CSM 转化为 PRP
	如果上极夹捏试验＜2cm 推荐该平面	当肌肉收缩时对胸大肌／前锯肌的挤压力量最大	
完全胸肌下（CSM）	包膜挛缩率最低	相比于 SM 和 SF 平面，下皱襞和外侧缘的外形不规则风险增加	即使在初次隆乳中置入大于 350ml 的假体也没有禁忌
		假体向上移位的风险最高	
		相比于 PRP 假体外侧移位的风险最低	
改良双平面 I（MDP I）	类似于 CSM	类似于 CSM	类似于 CSM，但覆盖量更少

41

第 41 章

The Use of High-Profile and Extra-High-Profile Implants in Ptotic Breasts as an Alternative to Staged Augmentation/Mastopexy

针对下垂乳房通过应用高凸和超高凸乳房假体进行序贯的隆乳／乳房固定术

（续　表）

置入平面	优点	缺点	评价
改良双平面 I（MDP I）	相比于 CSM，对胸大肌／前锯肌的挤压减少		来自高凸／超高凸假体的压力可能使胸肌纤维分离致实际置入平面从 MDP I 转变成 PRP 或 DP
	相比于 CSM，假体向上移位的风险下降		非下垂乳房进行 350ml 到 850ml 假体隆乳的最佳平面
	对于轻中度乳房下垂对乳房的支持度类似于 I 型双平面		对于轻中度乳房下垂可能优于 CM、PRP 或 DP 平面
部分胸肌后（PRP）	类似于 CSM 和 MDP I	类似于 CSM 和 MDP I	相比于 CSM 和 MDP I，组织覆盖量更少
	相比于 SM，SF，SM，MSTM 和 DP，假体下移的风险降低	假体向上和向外侧移位风险增加	胸肌纤维分离可能使实际置入平面从 CSM 转换为 MDP I
	相比于 SM 和 SF，包膜挛缩风险降低	相比于 CSM 和 MDP I，乳房上极空虚的风险增加	是广泛应用的技术，提供了长时间的软组织覆盖量
	相比于 SM、SF、CSM、MDP I 和 DP，双乳贯通的风险降低		在初次隆乳时推荐该平面
双平面 I，II，III（DP）	相比于 PRP、CSM 和 MDP I，术后恢复更快	类似于其他胸肌下平面	
	相比于 PRP、CSM 和 MDP I，术后疼痛和恢复时间更优	假体边缘可视或可触及风险增加	
	相比于部分 PRP、CSM 和 MDP I，假体向上移位的风险降低		
	假体向外侧移位风险下降		中、重度下垂乳房使用，该平面的术后美学效果最好
	相比于 MSTM，对降低下皱襞的可控性增加	相比于 PRP、CSM 和 MDP I，下皱襞畸形风险增加	
	相比于 SM 和 SF，包膜挛缩的风险可能降低。而相比于 PRP、CSM 和 MDP I 由于假体表面肌肉覆盖量减少，包膜挛缩概率增加		

六、矫正下垂的手术分期选择

通常来说，有四种主要的手术方法来矫正乳房下垂。

1. 单纯隆乳。

2. 单纯乳房固定术。

3. 同期或联合隆乳／乳房固定术（combined breast augmentation/mastopexy，CAM）。

4. 分两期隆乳／乳房固定术。

每种方法都试图通过以下方面矫正乳房下垂[25]。

针对下垂乳房通过应用高凸和超高凸乳房假体进行序贯的隆乳／乳房固定术

The Use of High-Profile and Extra-High-Profile Implants in Ptotic Breasts as an Alternative to Staged Augmentation/Mastopexy

1. 增加乳房容量。

2. 重塑乳房皮肤，将下垂的乳房转变成圆锥形或水滴形乳房。

3. 提升重塑乳腺实质以及内部支持结构。

4. 增加乳房对称度。

5. 改变乳头乳晕复合体（NAC）的大小和位置。

（一）单纯隆乳术

隆乳是用乳房假体增加乳腺实质体积填充乳房的皮肤包膜。不同大小、形状、凸度和外壳特性的生理盐水和硅胶假体都提倡使用。隆乳的好处最常被提及的是它能减少手术瘢痕。经腋下或脐部切口的隆乳术甚至被描述为"无瘢痕的乳房固定术"。

单纯假体隆乳用于矫正乳房下垂时，缺陷或局限性在于包膜挛缩的风险，以及乳腺实质和假体之间的相互作用引起的：①乳房上极板状或者空虚造成乳头指向下方（"袜子里面装石头"畸形）[21]；②相关组织变薄[2]；③骨性胸壁可能出现畸形[2, 23]；④手术矫正困难；⑤下垂加重。另外，能充分矫正下垂的假体大小通常是"在尺寸或容量上是过大的"，这也增加了并发症的风险[21]。

（二）单纯乳房固定术

乳房固定术，即通常所说的乳房提升，通过去除多余的皮肤和收紧周围乳腺实质固定并使乳房紧致，重塑乳房外形，增加乳房支持力度。2011 年，美国实行了超过 90 000 例乳房固定术，乳房固定术成为美国第二大常见的乳房整形手术[1]。

现代乳房固定技术的发展可以追溯到 20 世纪早期。1907 年，Morestin[26] 率先描述了把乳头乳晕复合体转移到一个新的位置。1921 年，Lexer 提出了倒 T 形乳房固定技术。这项技术被认为是改善中重度乳房下垂的经典手术[27, 28]；然而，这项技术因皮肤张力大，瘢痕长以及瘢痕增生风险增加易于导致手术效果不令人满意[21, 27]。20 世纪 30 年代，Schwarzmann[29] 提出将乳头乳晕周围组织去表皮保留真皮下血管网。20 世纪 50 年代 Wise 改良了 Lexer 的倒 T 形乳房固定术，使之成为术前测量设计的标准。这项技术最近的改良有 Wise 乳房固定术、标准乳房固定术以及满弓形乳房固定术[30]。

从 20 世纪 50 年代开始，许多技术涌现，包括新月形乳房固定术、环乳晕乳房固定术（Benelli，甜甜圈，环乳晕，或同心形乳房固定术）、Le Jour 乳房固定术（棒棒糖切口，垂直切口，或锁孔切口乳房固定术）、自隆乳（泪滴形乳房固定术）、内置吊带技术（镭射胸罩和胸大肌悬吊）、缝线和补片支持系统（补片胸罩和锯齿线乳房悬吊）[31-37]。

（三）一期或同期的隆乳／乳房固定术（CAM）

一期或同期的隆乳／乳房固定术（CAM）理念的提出可以追溯到 20 世纪 60 年代早期[5, 38]。同期的隆乳／乳房固定术（CAM）是最有挑战性的乳房整形手术。乳房固定和隆乳的手术目的相反，一个是去除多余的皮肤，一个使乳房增大，需要更多的皮肤。当把这两个目的结合在一个手术过程中时，便增加了这两个手术的所有手术风险[39, 40]。

（四）分期的隆乳／乳房固定术

鉴于同期的隆乳／乳房固定术的复杂性和相关并发症的考虑，很多外科医生建议分期做这两种手术，先做乳房固定手术，再做隆乳手术。这种分期的隆乳／乳房固定术比单纯乳房固定术的美学效果更佳[8, 41, 42]，既可以避免因置入假体带来的潜在风险和并发症（例如包膜挛缩）又可以再做一次手术从而满足单纯乳房固定不能满足的美学效果。

首先，隆乳术与乳房固定术相比瘢痕更小[41, 43]。其次，使用大假体比小假体更能提升乳头乳晕复合体的位置^[6, 9]。在评估了下垂程度和组织支持程度后，可以使用许多计算方法法来确定最合适的手术方式，是单纯隆乳、隆乳／乳房固定术（CAM），还是分期的乳房固定／隆乳术^[10, 44, 45]。

七、应用高凸／超高凸假体手术矫正乳房下垂的计算方法

作者倾向于由 Parsa 设计的用于对乳房下垂分类的改良 Regnault 分类方法^[8, 9]，其设计方法基于以下几点。

1. 包被的皮肤和相关的乳房实质组织的支撑。

2. 使用甘地基本公式计算所需置入假体的尺寸。

3. 锁骨中线上 NAC 的位置（＞ 24cm）。

4. 乳头到下皱襞的距离（＜ 7cm，＞9.5cm）。

（一）包被的皮肤和相关的乳房实质组织的支撑

使用卡钳夹捏试验来考虑和测量组织支持程度。乳房上极少于 2cm 以及下皱襞处少于 4mm 就被认为是组织支撑较差^[23, 44-46]。

（二）使用甘地基本公式计算所需置入假体的尺寸

"甘地"基本公式是由 Gandhi 创造的假体大小的计算公式，是其注册的 AWAKE 隆乳技术的一部分^[3]。在为一只乳房确定其最佳匹配假体时，以下三个结构设计变量描述了假体和乳房之间的动态变化以及最终的乳房形状：①假体的凸度；②假体的体积；③假体基底的直径^[47]。Gandhi 基本公式（简称 Gandhi 基本）不仅考虑了假体凸度的效果，而且还估计了在前外侧、尖端或前凸及在上和下方向上的假体

体积对组织容量的替换。

作者倾向于用改良的"甘地"基本公式确定最初的假体大小。这个改良的"甘地基本"公式适用于艾尔建公司的高凸盐水假体和超高凸硅胶假体。在作者看来，Gandhi 公式比用卡尺通过测量乳房包被组织以确定假体的尺寸的方法更优越。

（三）传统测量方法与甘地测量方法的比较

1. 传统基本测量方法：根据厂家建议用卡尺测量乳房下皱襞的内侧端到腋前线。

2. 改良甘地基本测量方法^[3]。

(1) 假体最小尺寸（距离 A）：胸骨旁线到腋前线的距离（cm）。

(2) 假体最大尺寸（距离 B）：胸骨旁线到腋中线的距离（cm）。

(3) 每次测量，测量单位是厘米（cm），以 20ml/cm 的比例计算成体积估算假体的最小体积和最大体积区间。例如：距离 A，最小假体体积为：20cm × 20ml/cm = 400ml 距离 B，最大假体体积：23cm × 20ml/cm = 460ml

(4) 根据艾尔建娜绮丽盐水假体 68HP 型的尺寸表，根据距离 A 确定假体大小。

(5) 基于距离 B 的假体也可以选择，不过有可能增加假体外侧的失败率。

也就是说，如果利用距离 A 和距离 B 确定假体大小范围，400 ～ 460ml，那么有四个假体可以选择。

① 68HP-350：350 ～ 380ml 可以过充 20ml。

② 68HP-400：400 ～ 430ml 可以过充 30ml。

③ 68HP-425：425 ～ 455ml 可以过充 5ml。

④ 68HP-465：465 ～ 505ml 可以欠充 5ml。

注意：最理想的假体是最小的假体，其底部直径最接近于距离 A，如果有必要，将这个假体过充到预期体积。保持最小基底直径有利于减少外侧胸大肌下假体外露的风险以及发生波纹征的风险。

第 41 章

针对下垂乳房通过应用高凸和超高凸乳房假体进行序贯的隆乳／乳房固定术

The Use of High-Profile and Extra-High-Profile Implants in Ptotic Breasts as an Alternative to Staged Augmentation/Mastopexy

针对下垂乳房通过应用高凸和超高凸乳房假体进行序贯的隆乳／乳房固定术

The Use of High-Profile and Extra-High-Profile Implants in Ptotic Breasts as an Alternative to Staged Augmentation/Mastopexy

（6）一旦选择了理想容量的 68HP 型假体，与之相同或更小底盘直径的 EHP 型假体也可以选择（表 41-3）。

尽管有人担心与距离 B 相关的假体若超过 460ml，可能会增加包被组织不能完全覆盖假体以及包膜挛缩的发生概率，但作者在使用中并没有出现这种情况。相反，对于超过 9.5cm 伴有明显皮肤松弛的中度下垂乳房，相比于中凸或解剖型假体来说，使用大容量的、高或超高凸假体更能明显上抬乳头乳晕复合体的位置。在很多情况下，使用高凸，尤其是 45 型超高凸硅胶假体，可以不必要进行分期的隆乳／乳房固定手术。然而关键一点是，患者必须准备好接受与传统相比更大的假体。

（四）锁骨中线上乳头的位置

锁骨中线上乳头的位置为乳房子午线上锁骨下缘到乳头的距离，其测量与患者身高、乳房大小和乳房下垂程度息息相关[48]。非下垂乳房的娇小女性该距离为 14 ～ 17cm，高个子或者乳房下垂的女性该距离可能会超过 20cm[5]。

相比于胸乳距（胸骨上切迹到乳头的距离）（sternal notch to nipple distance，SN-ND），作者倾向于使用锁乳距（midclavicular line to nipple distance，MCL-ND）去评估隆乳／固定术后乳房改善的效果。SN-ND 能更准确且恒定地反映乳头位置的对称性，而 MCL-ND 对于评估 HP/EHP 假体后乳头固定的效果方面更有优势。

当 MCL-ND ≤ 24cm 时，使用 > 350ml 的 HP/EHP 假体可以将乳头提升 2 ～ 3cm，使乳头位置达到 20 ～ 21cm。尽管这并不是理想的位置，因其与患者乳房大小、体重、胸廓以及身高相关，不过作者发现 MCL-ND 超过 24cm 的患者皮肤及乳腺组织常常比较松弛，对于假体下半部分和乳房相接处的组织覆盖欠佳。外形类似于"倒泪滴形"或者史努比狗的外貌，MCL-ND 超过 24cm 越多，程度越重。

（五）乳头乳晕复合体到乳房下皱襞（IMF）的距离

乳腺实质下移是组织下垂的特性。乳房下极组织量越多，传导到皮肤的拉力越大。下极皮肤拉伸，增加了乳头到乳房下皱襞的距离。在最大张力下的乳头至乳房下皱襞的距离，是确定乳房下垂程度的客观参数，并有助于确定手术方式，是需要单纯隆乳还是需要乳房固定[23]。

当最大张力下的乳头至乳房下皱襞的距离 ≤ 7cm 时，通过在胸大肌下置入 HP/EHP 假体可以矫正下垂。通过"甘地"基本公式确定假体底盘直径大小，且患者需要了解置入大容量假体的缺点。

当最大张力下的乳头至乳房下皱襞的距离为 7 ～ 9.5cm 时，需要在胸大肌下置入更大的假体，并建议术后 6 个月可行乳房固定手术。当最大张力下的乳头至乳房下皱襞的距离 > 9.5cm 时，单纯隆乳是很难矫正下垂的，建议进行同期或分期的高凸或超高凸假体的隆乳／乳房固定手术。

八、应用艾尔建公司娜绮丽 68HP 型和 45EHP 型假体单纯隆乳治疗乳房下垂的手术策略

（一）轻中度乳房下垂

对于轻中度乳房下垂，作者更喜欢用艾尔建娜绮丽 45 型光面圆形高凸假体，而不是 68HP 型盐水假体，因为硅胶假体更自然、更坚挺的感觉，且 45 型假体凸度与底盘直径的比例更大。较一般高凸或中凸假体来说，这种 45 型假体在同样或者更小底盘直径的情况下可以置入更大的假体，特别是在假体体积大于

350ml 的时候。对于 MCL-ND ≤ 24cm 的轻中度下垂乳房，N-IMF 距离 < 7cm 时，根据距离 A 或距离 B 选择高凸或超高凸假体。

如果 N-IMF 距离 < 7cm 且乳腺组织支持度尚好，作者偏好完全肌肉下平面（CSM）、改良双平面（MDP Ⅰ）或者部分胸肌后平面（PRP）。在肌肉的假体腔面尽可能地用精细剪刀和（或）博威电刀钝性剥离胸大肌和前锯肌使之包被假体。这使假体在肌肉下全部被肌肉覆盖。相比于没有分离下外侧肌纤维，适度离断 IMF 以上的相关肌肉纤维，使肌肉逐步延伸，促进肌肉轻度萎缩，将使假体随着时间的推移逐渐下降。如果分离时使肌肉彻底离断，那么本来的改良双平面（MDP Ⅰ）便转换成了部分胸肌后平面（PRP）或者双平面。

这种"分离"是为大体积的高凸假体特别准备的。尽管底盘直径更小，但高凸假体的凸度对上极的压力会随着假体体积增大显著增加。如果假体腔隙的下缘和内侧缘分离不充分，假体不会下降。如果腔隙性分离过大假体下降过多，又可能会产生类似"双泡畸形"或"触底"畸形。修薄这些纤维可以产生结合完全肌肉下平面（CSM）和 Ⅰ 型双平面两个平面优势的效果。

如果是 MCL-N 距离超过 24cm 的轻中度乳房下垂，N-IMF 距离超过 7cm 但小于 9.5cm，那么建议在测量距离 A 或距离 B 后选择合适的超高凸假体。如果患者愿意根据距离 B 选择假体尺寸，假体大小明显比根据距离 A 选择的假体大。那么轻度下垂者的假体置入平面选择改良 Ⅰ 型双平面（MDP Ⅰ），中度下垂者选择 Ⅰ 型双平面。其他喜欢使用中凸假体的外科医生一般认为，如果乳头到下皱襞距离超过 7cm 或者乳房上极组织支持度差，除非选择高凸假体，否则多选择 Ⅰ 型或 Ⅱ 型双平面[8, 9]。

如果 MCL-N 距离超过 24cm 的轻中度乳房下垂，N-IMF 距离超过 9.5cm，建议同期或分期的隆乳 / 乳房固定术，因为这种下垂的程度与皮肤弹性下降、皮肤量增加以及假体包被组织和支持度欠佳相关。如果听完医生建议之后，患者仍要求仅行隆乳术，不接受乳房固定产生的瘢痕，那么可以考虑置入一个根据距离 B 选择的超高凸假体。在组织厚度超过 4cm 时建议假体置入平面为 Ⅰ 型双平面。

如果组织厚度不足 4cm，这说明沿着乳房下皱襞的组织支持度欠佳。那么，可以考虑不要在乳房下皱襞处分离出双平面，而是部分胸肌后平面，保留肌肉和筋膜的最大覆盖量[45]。在这种情况下，由于根据距离 B 选择的假体非常大，很难精确分离前锯肌，不可能形成完全或者改良 Ⅰ 型双平面，那么由于假体外侧组织包被缺乏，便成为部分胸肌后平面或双平面。

虽然为避免进行乳房固定手术需要选择非常大的假体，有些病例中甚至需要选择超过 800ml 的假体，如超高凸硅胶假体 850ml 或高凸盐水假体，但是改良胸肌下平面仍是一种有效的手术平面。

特别是在使用体积超过 350ml 的假体时，作者倾向于分离或穿过面向假体面的胸肌纤维（胸肌后纤维），形成改良 Ⅰ 型双平面（MDP Ⅰ）或 Ⅰ 型双平面。作者发现，特别是对于体积超过 350ml 的假体，通过在假体前表面保留尽可能多的肌肉覆盖量，形成"内置肌肉胸罩"支持假体，对减少包膜挛缩和假体移位很有帮助。作者还认为，对于轻中度乳房下垂手术中使用大于 350ml 的高凸和超高凸假体时效果非常好，部分原因是这种假体因凸度和重力作用的原因使肌肉 - 乳腺实质组织产生分离，总体效果类似于 Ⅱ 型或 Ⅲ 型双平面（图 41-1）。

仍需劝告患者应当考虑分期的隆乳 / 乳房固定手术，即先进行隆乳手术，术后 6 个月后再进行一次隆乳或者乳房固定手术。这些技术在 600 多个病例中被证明是非常成功的，超过 98% 的患者选择将乳房从 350ml 增加到 850ml。

针对下垂乳房通过应用高凸和超高凸乳房假体进行序贯的隆乳 / 乳房固定术

The Use of High-Profile and Extra-High-Profile Implants in Ptotic Breasts as an Alternative to Staged Augmentation/Mastopexy

The Use of High-Profile and Extra-High-Profile Implants in Ptotic Breasts as an Alternative to Staged Augmentation/Mastopexy

针对下垂乳房通过应用高凸和超高凸乳房假体进行序贯的隆乳／乳房固定术

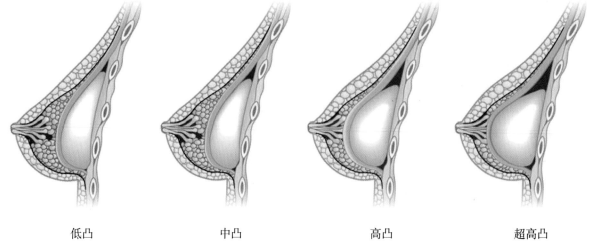

低凸　　　　　　　中凸　　　　　　　高凸　　　　　　超高凸

图 41-1　假体凸度

（二）重度下垂

对于重度乳房下垂患者，不应推荐不做固定的单纯隆乳手术。即使使用适合腔隙直径的大体积高凸假体，假体也不能将冗余皮肤完全撑起。这时应建议患者行同期或分期的隆乳／乳房固定手术。

如果患者和外科医生确定在同期或分期的隆乳／乳房固定手术中应用高凸或超高凸假体时，作者建议选择改良Ⅰ型双平面或部分胸肌后平面，因为这样胸肌和前锯肌可以为假体提供更多支持[9]。

九、患者选择／咨询／知情同意

即使在看似最简单的案例中，整容手术也可能具有挑战性。诸如切口感染、假体移位和包膜挛缩等并发症并不少见[18, 20]。由于各种原因的修改和再手术率可能超过 30%。同期和分期的隆乳和乳房固定术（CAM）的患者不满意的发生率均最高[8]。目前还没有一项手术或手术技术可以令人满意地矫正所有程度的乳房下垂、乳房发育不良或者皮肤松弛。对于双乳对

称性以及皮肤支持度良好的患者，更容易获得良好的手术效果（图 41-2 至图 41-8）。当出现下垂时（图 41-9），Ⅰ级（轻度）好于Ⅱ级。Ⅲ级或严重下垂的患者不建议单纯隆乳，应建议同期或分期的隆乳／乳房固定手术。并且需告知同期的隆乳／乳房固定手术的手术风险及并发症发生率高于分期手术。分期手术时，应告知患者不论是隆乳还是乳房固定手术，需要等待 3～6 个月再进行第二期手术[8]。

知情同意应该全面，强调患者术后可能的不满意和再次手术矫正的可能。还需要评估初次手术和可能再次手术的费用。针对患者的期望值进行充分讨论，包括各种潜在的并发症风险。应当鼓励家庭成员陪伴患者并就手术方式和风险提出问题咨询，特别是患者的丈夫或者伴侣。应当告知患者，在使用体积大于 350ml 的假体后即使术后即刻效果令人满意，术后仍很有可能需要再次手术。还应告知患者，在改良Ⅰ型双平面（MDPⅠ）中使用高凸／超高凸假体时，有很高的概率出现暂时性的、变形严重的乳房，特别是在使用大于 350ml 的假体时。

由于假体腔隙下外侧沿着下皱襞的胸大肌纤维的存在，使假体位置偏上，乳房上极高度膨隆，作者把这种外观描述为"蜗牛壳"乳房

The Use of High–Profile and Extra–High–Profile Implants in Ptotic Breasts as an Alternative to Staged Augmentation/Mastopexy

针对下垂乳房通过应用高凸和超高凸乳房假体进行序贯的隆乳／乳房固定术

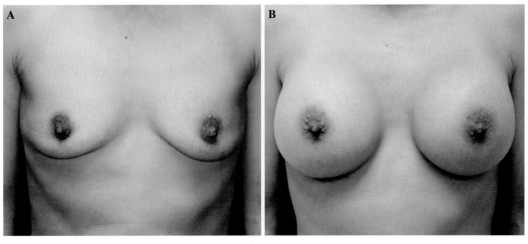

▲ 图 41-2　**36 岁女性患者**

A. 术前 34A 罩杯，轻度乳房下垂；B. 置入 430ml 高凸盐水假体，术后达到 34C 罩杯

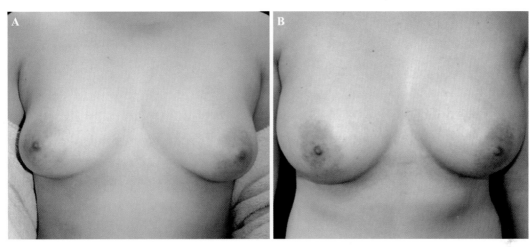

▲ 图 41-3　**23 岁女性患者**

A. 术前 36B 罩杯，轻度乳房下垂；B. 置入 430ml 高凸盐水假体，术后达到 36D 罩杯

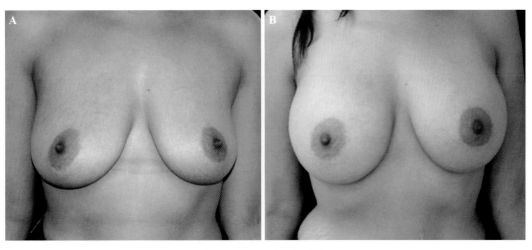

图 41-4　**26 岁女性患者**

A. 术前 36C 罩杯，中度乳房下垂；B. 左乳置入 540ml，右乳置入 500ml 高凸盐水假体，术后达到 36DD 罩杯

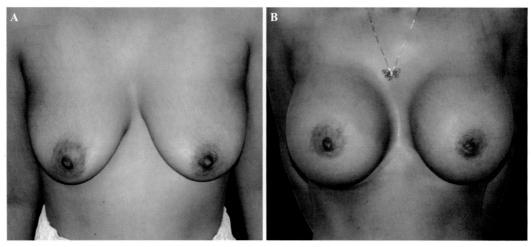

▲ 图 41-5　**33 岁女性患者**
A. 术前 34B 罩杯，中度乳房下垂；B. 置入 750ml 高凸盐水假体，术后达到 34DD 罩杯

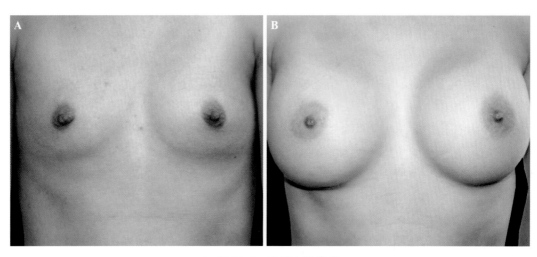

▲ 图 41-6　**41 岁女性患者**
A. 术前 36AA 罩杯，没有乳房下垂；B. 置入 420ml 高凸盐水假体，术后达到 36C 罩杯

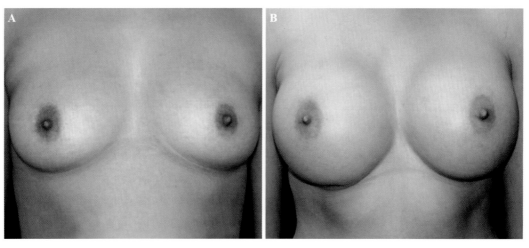

▲ 图 41-7　**24 岁女性患者**
A. 术前 34A 罩杯，没有乳房下垂；B. 置入 400ml 高凸盐水假体，术后达到 34C 罩杯

The Use of High–Profile and Extra–High–Profile Implants in Ptotic Breasts as an Alternative to Staged Augmentation/Mastopexy
针对下垂乳房通过应用高凸和超高凸乳房假体进行序贯的隆乳／乳房固定术

针对下垂乳房通过应用高凸和超高凸乳房假体进行序贯的隆乳／乳房固定术

The Use of High–Profile and Extra–High– Profile Implants in Ptotic Breasts as an Alternative to Staged Augmentation/Mastopexy

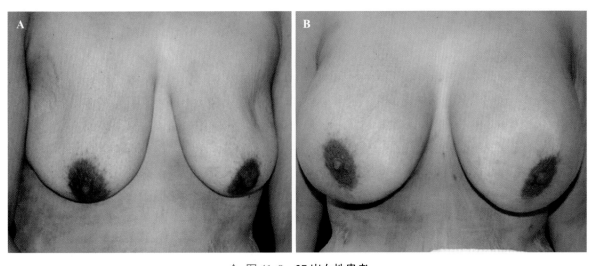

▲ 图 41-8　**37 岁女性患者**

A. 术前 36B 罩杯，乳房严重下垂；B. 左乳置入 750ml 高凸盐水假体，右乳置入 825ml 高凸盐水假体后，术后为 36DDD 罩杯

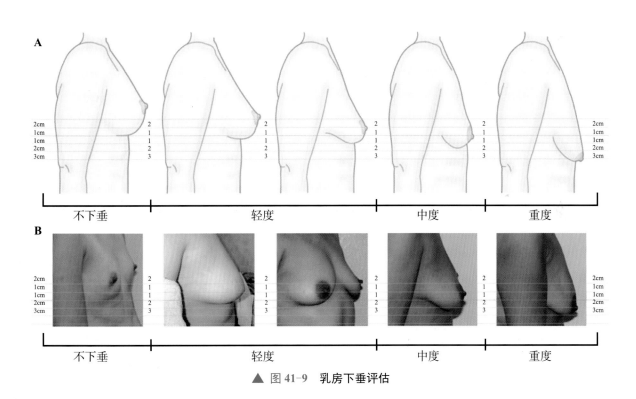

▲ 图 41-9　**乳房下垂评估**

（图 41-10）。在那些有下垂乳房的患者身上这种扭曲的外观更加夸张，他们结合了"蜗牛壳"外观的乳房上极和"史努比狗"外观的乳房下极。对于不下垂的乳房，这种外观需要 6 ～ 12 周时间改善。在轻中度下垂的乳房，则需要 12 ～ 24 周时间。

对第二次手术的建议应该记录在案。

41

第 41 章

The Use of High–Profile and Extra-High– Profile Implants in Ptotic Breasts as an Alternative to Staged Augmentation/Mastopexy

针对下垂乳房通过应用高凸和超高凸乳房假体进行序贯的隆乳 / 乳房固定术

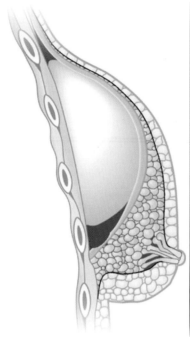
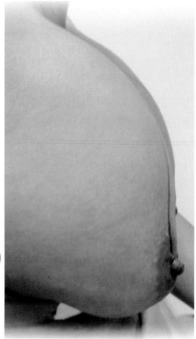

▲ 图 41-10 "蜗牛壳"畸形

十、应用 68HP 型和 45EHP 型假体的术前及术中假体大小的决策

在手术前，已经使用了许多技术来帮助患者确定最终的假体大小。传统的方法包括让患者的试穿装有一定容量假体的内衣，把硅胶假体放在患者胸罩中试戴，或者大米试验。更现代化的技术包括测量乳房的 3D 或 4D 计算机软件[49]。

Tebbetts 和 Adams 设计的 TEPID 系统对辅助确定低于 400ml 中凸假体的假体大小很有帮助[59]。但是，对于超过 350ml 的高凸和超高凸假体选择方面，应用受限。

以作者的经验来说，应用改良"甘地"基本公式测量距离 A 和距离 B，表 41-5 可以作为以患者初始罩杯为基础选择高凸和超高凸假体大小的评估表。

表 41-5 评估高凸 / 超高凸假体术后罩杯

术前罩杯	400ml	500ml	600ml	700ml	800ml
32A	32D	32D/DD	不适用	不适用	不适用
34A	34C	34D	不适用	不适用	不适用
36A	36 B/C	36D	36D/DD	36DD/DDD	36G/H
38A	38B	38 C/D	38D	38DD	38DDD

假体基底直径或容量替换常常超过估计的假体腔隙基底直径大小

针对下垂乳房通过应用高凸和超高凸乳房假体进行序贯的隆乳／乳房固定术

The Use of High-Profile and Extra-High-Profile Implants in Ptotic Breasts as an Alternative to Staged Augmentation/Mastopexy

十一、术中假体选择：应用高凸／超高凸假体以及肿胀麻醉的乳房手术（TABS）的优势

在 AWAKE 隆乳（2006）和 TABS（2012）之前，都是外科医生在手术中最终确定假体大小。应用了 AWAKE 或 TABS 的方法，患者在关闭切开前都可以参与确定假体选择。应用肿胀麻醉，术前或术中不再使用镇痛药物，使得患者在术中未关闭切开前都可以发表自己的意见[3]。

与传统卡尺测量应用中凸假体相比，改良"甘地"基本公式和高凸或超高凸假体的出现使得可使用假体的容量显著增加（每只假体增加了约 100ml）。尽管使用了更高凸和大容量假体（超过 850ml），作者发现除了挤压变形的发生率，其他并发症和外形畸形的发生率类似甚至更低于艾尔建或者曼托公司以往发布的数据。

十二、与高凸／超高凸假体相关的挤压变形风险

TABS 研究显示 3 年期间 504 例隆乳术中有 4 例假体发生挤压变形，发生率约为 0.79%。研究中取出了 2 例中凸假体（4/502），变形发生率增至 0.8%[3]。该数据高于艾尔建发布的在初次隆乳术使用盐水和硅胶假体的数据（0.6%）[50, 51]。然而，假体变形率与再次手术和重建手术的数据相类似（3.2%）[50, 51]。从 A95 和 R95 研究超过 7 年的随访结果看，变形率分别是 1% 和 6%[50, 51]。

自从完成 TABS 研究，作者已经完成了另外 100 例高凸／超高凸假体的置入。包括在 TABS 研究中的患者在内，一共有 4 例假体因为皮肤原因发生挤压变形，4 例因皮肤变薄部

分裂开导致包膜破裂发生变形，假体尚未变形（即将变形）。术后 1～4 年随访发现 4 例病例出现挤压变形（0.8%），4 例病例发生裂开（0.8%）。这 8 例病例中，1 例为包膜挛缩Ⅲ级；其他 7 例包膜挛缩Ⅳ级。每一例都出现在 NAC 和 IMF 之间，而不是在切口处出现。

作者注意到，8 例记录在案的病例均与明显的包膜挛缩Ⅲ／Ⅳ级有关。在这些病例中，假体 – 软包膜动力学改变是可预测的，而且显然是可重复的。每一例病例从包膜挛缩到挤压变形的发生模式如下（图 41-11）。

1. 包膜挛缩Ⅲ／Ⅳ级是因为与正常非挛缩的乳房相比假体更偏向内、上。

2. 由于乳房下极包膜破裂（假体通过包膜下移），会出现乳房上极空虚而发生包膜暂时性地软化到Ⅰ／Ⅱ级，并且由于假体的凸度增加假体向包膜薄弱区位移，使得胸大肌下极分离和向上偏移。

3. 包膜持续挛缩，凸度方向压力增加使假体腔隙宽度变窄，使假体向包膜薄弱区位移。

4. 持续的假体凸度方向压向乳腺实质、皮下脂肪以及皮肤的压力增加，使乳头乳晕复合体和乳房下皱襞切口线上的腺体和皮肤变薄。

5. 假体外露最终只能取出假体缝合皮肤破口，留下一个空囊腔。

十三、包膜挛缩 Baker 分级

Ⅰ级：乳房外形正常，柔软，大小形状自然。

Ⅱ级：乳房轻微变硬，不过外观正常。

Ⅲ级：乳房变硬，外观异常。

Ⅳ级：乳房非常硬，外观异常，有触痛。

在包膜挛缩与应用高凸／超高凸假体的变形之间应该存在关联（"甘地"A，个人经验，2012 年 11 月）。"甘地"（AWAKE 隆乳术和"甘地"基本方法的发明者）的经验是，超过 3000

针对下垂乳房通过应用高凸和超高凸乳房假体进行序贯的隆乳／乳房固定术

The Use of High-Profile and Extra-High-Profile Implants in Ptotic Breasts as an Alternative to Staged Augmentation/Mastopexy

A

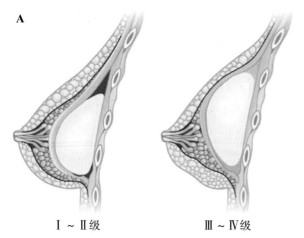

Ⅰ～Ⅱ级　　　　　Ⅲ～Ⅳ级

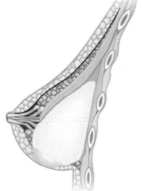

假体通过破裂的包
膜，即将突破皮肤

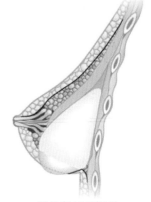

假体通过破裂的
包膜和皮肤

B

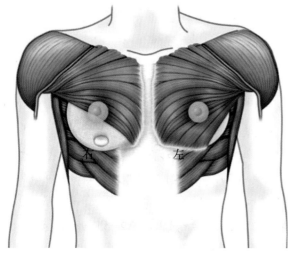

右　　　　　左

图 41-11　挤压变形

例初次隆乳患者中在胸大肌下平面应用高凸假体，包膜挛缩Ⅲ／Ⅳ级时假体变形破裂的风险增加。

　　在完整的胸大肌下平面，改良Ⅰ型双平面，部分胸肌后平面或者双平面置入高凸／超高凸假体，假体－软组织动力学理论如下。

　　1. 当应用高凸／超高凸假体时，凸度方向的压力明显比低凸假体大。

　　2. 在术后即刻，当假体置于完全或改良Ⅰ型双平面时，因为来自胸大肌的压力和前锯肌在外侧的阻力假体向上明显移位。在假体体积大于 350ml，乳房下垂越严重时，这种蜗牛壳外观越明显，尽管是暂时的（图 41-10）。

　　3. 术后 3～6 个月，由于凸度压力和重力作用，支撑在假体周围的肌肉放松，压力下降使假体向下向外移位。

　　4. 由于沿着胸骨的内侧纤维术者有意没有离断，它们的支持力比外侧来自前锯肌的力量大，可以减少发生内侧畸形和双乳贯通的风险。

　　5. 尽管使用大容量假体使相关风险增加，但在外侧前锯肌和相关筋膜的存在降低了外侧腔隙失败的风险。高凸／超高凸假体的凸度（P）与基底宽度（BW）比值与相同体积下的中凸和低凸假体相比更大，也减少外侧分离的风险。

6. 在几周、几个月、几年以后，反作用力的平衡使得假体可以在胸肌和相关筋膜作为一种支持性的"内置肌肉胸罩"的作用下固定在最终位置。

7. 在胸大肌下缘肌肉纤维薄弱或完全缺失的患者中，特别是在使用大于 350 ml 的假体情况下，高凸 / 超高凸假体沿着重力作用方向产生了足够的凸度方向的压力，使得胸肌 – 乳腺实质之间发生分离，类似于 Ⅱ 或 Ⅲ 型双平面（图 41–12）。

在包膜挛缩 Ⅲ / Ⅳ 级的情况下，将高凸 / 超高凸假体置入在一个完整的肌肉下平面，改良的 Ⅰ 型双平面，部分胸肌后平面，或 Ⅰ 型双平面时，假体 – 软组织动力学理论如下。

1. 即使是由于包膜挛缩产生的非常小的包膜基底直径的变化，相比于低凸假体来说，也可能显著增加凸度方向的压力。

2. 在站立、俯卧或仰卧位，由于重力和来自于胸肌及其筋膜上极较厚部分比其在乳头乳晕与下皱襞之间部分的压力更大，大部分的假体都位于乳头乳晕复合体之下。

3. 当发生包膜挛缩时，高凸 / 超高凸假体由于大部分凸度压力指向乳头乳晕复合体以下而重塑，因为乳头乳晕复合体以下上的胸大肌及其筋膜较厚，而重力作用和乳头乳晕复合体

以下的胸大肌及其筋膜较薄弱。包膜挛缩进一步扭曲了假体的形状并增加了假体对 NAC 与 IMF 之间组织的压力。这种逐渐但持续的投射压力会产生组织侵蚀并最终导致假体挤压变形，尤其是在术前减少乳房组织厚度的情况下（图 41–11）。

TABS 研究完成之前，解决包膜挛缩 Ⅲ / Ⅳ 级的方式多为包膜切除手术或者第二选择是包膜切开术。包膜挛缩 Ⅲ 级的非手术治疗方法包括乳房按摩，乳房受压训练，非处方药物（Omega 3、6 和 9，鱼油和亚麻籽油，维生素 E，奶蓟草）和处方药物（强的松，安可来，孟鲁司特）治疗 6 个月以上时间。

在超过 600 例使用高凸 / 超高凸假体的患者中观察了与包膜挛缩 Ⅲ / Ⅳ 级相关的假体变形情况，作者建议包膜挛缩 Ⅲ / Ⅳ 级的患者，特别是那些假体外被组织薄弱的患者，应选择手术方式治疗。

然而，仅部分具备条件的包膜挛缩 Ⅲ 级的患者可以选择非手术治疗方法。对于包膜挛缩 Ⅳ 级的患者不再建议尝试非手术治疗方式，除非假体挤压变形风险增加但外被组织支持仍较好。

不管怎样，作者基于艾尔建和曼托公司提供的数据，如并发症发生率、患者要求的修复

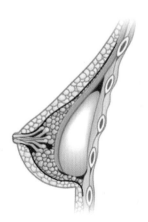 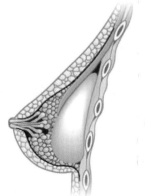 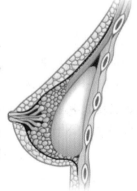 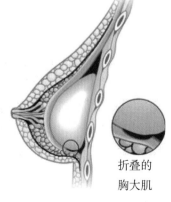

| Ⅰ 型双平面置入中凸假体 | Ⅱ 型双平面置入中凸假体 | Ⅲ 型双平面置入中凸假体 | 改良 Ⅰ 型双平面置入高凸假体
折叠的胸大肌 |

▲ 图 41-12　双平面的假体置入

针对下垂乳房通过应用高凸和超高凸乳房假体进行序贯的隆乳／乳房固定术

The Use of High-Profile and Extra-High-Profile Implants in Ptotic Breasts as an Alternative to Staged Augmentation/Mastopexy

率以及术后患者满意度，调查结果提出以下建议[15-19]：即使存在与包膜挛缩相关的挤压变形的发生率增加，高凸／超高凸假体的使用仍是安全有效的，降低这种风险的关键是应正确选择高凸／超高凸假体的置入层次，以及初次隆乳时将假体置入肌肉下使肌肉完全覆盖假体，确保最大限度地内置"肌肉乳罩"。这样做相比于把假体置入腺体后平面的好处不仅仅在于持续的肌肉支持，而且肌肉组织及筋膜的保护减少了假体包膜挛缩发生率。

十四、结论／推荐使用高凸／超高凸假体

1. 高达 850ml 的高凸／超高凸假体可以应用于初次或再次隆乳手术中。

2. 高凸／超高凸假体最适用于轻中度腺体下垂、下极受限的乳房以及管状乳房。

3. 在矫正乳房下垂的手术中，如单纯隆乳或同期以及分期的隆乳／乳房固定手术中应考虑使用高凸／超高凸假体。

4. 由于假体凸度中心压力增加，高凸／超

高凸假体应置入于完全胸肌下层次，如改良 I 型双平面、部分胸肌后平面或者 I 型双平面。在这些平面中，假体置于肌肉后或者临近前锯肌并最大限度地被肌肉或称为"内置肌肉乳罩"覆盖，因此可降低组织拉伸张力、腔隙畸形以及包膜挛缩等发生率，特别是当假体体积超过 350ml 时。患者应当知晓当假体置于完全或改良胸肌后平面时，特别是下垂乳房置入超过 350ml 的假体时，术后可能出现短暂但是严重的外观畸形。

5. 由于高凸／超高凸假体的凸度压力更大，当假体置于腺体后／乳房后平面时，会出现组织过度萎缩，受压组织血管减少以及组织过薄。因为缺乏胸大肌和前锯肌对假体的支撑，不建议将高凸／超高凸假体置于腺体后／乳房后平面。

6. 已经发现应用高凸／超高凸假体与包膜挛缩 III／IV 级时假体受压变形风险增加相关。因此，外科治疗（包膜切除术或包膜切开术）应放在非手术治疗之前，作为第一选择，特别是包膜挛缩 IV 级的患者以及乳房组织量薄弱支持力差的患者。

Part 7

乳房缩小术

Breast Reduction

Aesthetic Surgery of
the Breast

乳房美容外科学

第42章

Breast Reduction/Mastopexy with Short Inverted–T Scar
短倒T形瘢痕乳房缩小/乳房固定术

Toma T.Mugea，著

陆南杭，译

葛怡宁，校

一、概述

乳房缩小或乳房固定手术的基本目标是获得一个可预期的手术结果，保留乳头乳晕的感觉以及哺乳能力，并形成良好的乳房外形。乳房缩小手术是一类常见的且在不断改进的手术，其手术方式多样，每一种手术方式均有其各自的优缺点。

1960年Strömbeck[1]提出了乳房成形术的金标准。数年之后，Pitanguy[2]在对于较小的乳房缩小或乳房固定手术中如何减少乳房下方瘢痕，同时改善乳房形态并保持乳头乳晕复合体合适的位置提供了见解。1972年，McKissock[3]提出了对巨大的乳房中进行乳房缩小或乳房固定术的方法。1977年，Robbins[4]报道了下方蒂法。这一手术方法此后逐渐流行开来，至今仍应用于矫正乳房肥大及乳房下垂，而倒T形瘢痕是该方法最常见的手术方式[1-8]。倒T形瘢痕法可以达到可以预测并且非常可靠的手术效果，适合各种大小的乳房缩小或固定术，并且易于学习。

笔者对Robbins方法进行了改良，解决了既往该方法会在乳房下方留下一处很长瘢痕的缺点。这些改良措施包括：通过计算机程序对TTM图表[5]进行分析，术前对患者乳房形态进行精确的分析；术前精确地制定计划并标记；基于对乳腺筋膜及韧带的解剖进行手术操作。手术中乳腺腺体与乳房皮肤均被切除并重新分布，术后倒T形瘢痕的水平部更短，并位于乳房下皱襞，可被较好地隐藏（图42-1）。

二、乳房缩小/乳房固定术算法

一个固定的乳房缩小或乳房固定术的算法可以使得治疗更具有科学性并易于教学，通过清晰的步骤来获得可以预测的手术结果。笔者通过个人的临床经验总结出以下的操作步骤[9]：患者评估；临床检查；通过乳房黄金数确定术后乳房形态及体积；制定术前计划；手术操作；术后评估。

　　乳房黄金数是一种基于乳房体积及下垂程度的分类方法，用于评估乳房形态以及对下垂乳房需要进行何种操作（表 42-1）。在对患者进行检查时，所有量表中的数据均会传输至乳房缩小／乳房再造的 TTM 计算机程序中。外科医师随后可以选择所需的、与新的乳房体积及下垂分类相

对应的（表 42-5）倒 T 形式样，例如在乳房固定术中的短倒 T 形切口（表 42-2），乳房缩小术中的短倒 T 形切口（表 42-3），乳房缩小术中的全长倒 T 形切口（表 42-4）。

　　在乳房缩小手术中，相当一部分的乳腺组织需要被切除，残余的乳房皮肤由于需要支撑的重量下降会出现收缩，这被称为乳房手术中的"弹簧规则"[5]。为弥补这一缺陷，笔者对新的胸骨柄 - 乳头间距离增加了 10%。否则，术后乳头乳晕复合体的位置会比原计划偏

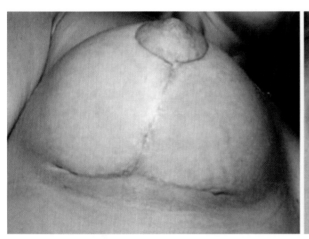
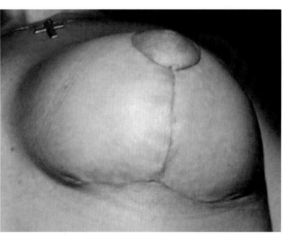

▲ 图 42-1　左右乳房上的短倒 T 形瘢痕

表 42-1　术前乳房测量

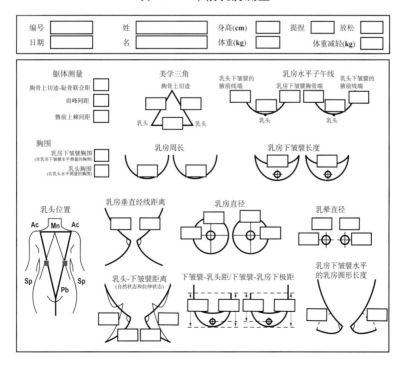

高。由于在进行标记时乳房上极是平坦或空虚的，因此在乳房腺体上提填充之后，由于后方有更多的腺体组织，乳头会像钟摆一样向前方推进，胸骨柄 – 乳头间距离缩短，导致了乳头位置比预期位置更高。因此，笔者在计算新的胸骨柄 – 乳头距离时增加了 10% 的长度（图 42-2）。

为了减少计算压力并使术前设计更加简便，计算机会给出所有需要标记在患者身上的距离（表 42-2 ～ 表 42-4）。

作为专门用于评价乳房体积的程序，该软件对于数值变动非常敏感，因此需要所有的测量数据尽可能精确并填写好。任何 1cm 的误差都会对最终的结果产生影响。TTM 程序可以通过访问 www.medstet.ro 获得。

考虑到有一部分医师并不喜欢采用计算机软件进行术前设计，笔者仍会说明采用传统方法如何手术。不管是否采用计算机进行设计，乳房缩小或乳房固定术中均有一些原则是需要遵守的（表 42-6），此外需要注意有一部分病人并不适合手术（表 42-7）。

表 42-2　TTM 程序（选择短倒 T 形瘢痕）

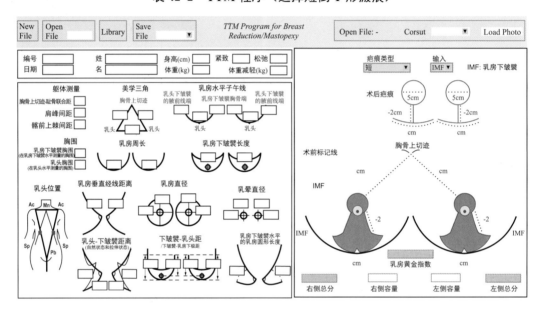

表 42-3　TTM 程序（选择短倒 T 形瘢痕乳房缩小术）

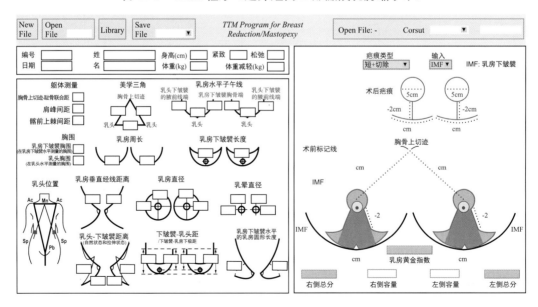

表 42-4　TTM 程序（选择全长倒 T 形瘢痕乳房缩小术）

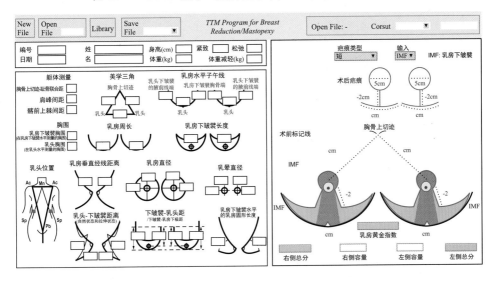

表 42-5　新的乳房大小及下垂分类系统，以及相应的手术方法

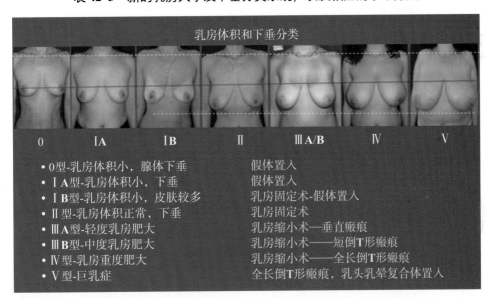

- 0型-乳房体积小，腺体下垂　　　假体置入
- ⅠA型-乳房体积小，下垂　　　　假体置入
- ⅠB型-乳房体积小，皮肤较多　　乳房固定术-假体置入
- Ⅱ型-乳房体积正常，下垂　　　　乳房固定术
- ⅢA型-轻度乳房肥大　　　　　　乳房缩小术—垂直瘢痕
- ⅢB型-中度乳房肥大　　　　　　乳房缩小术——短倒T形瘢痕
- Ⅳ型-乳房重度肥大　　　　　　　乳房缩小术——全长倒T形瘢痕
- Ⅴ型-巨乳症　　　　　　　　　　全长倒T形瘢痕，乳头乳晕复合体置入

表 42-6　乳房缩小／乳房固定术的基本原则

乳房黄金数＝乳房下皱襞长度

新的乳头位置＝乳房黄金数＋10%

新的乳头位置－乳房下皱襞距离＝（乳房黄金数＋10%）：3

短倒 T 形长度＝乳房黄金数：2

画线时拉伸皮肤

疏松的皮下组织可能会影响测量结果

手术时需要充分采纳术前计划

表 42-7　不适合行乳房固定术／乳房缩小术患者

不适合手术的情形
大量减肥的患者（超过 15kg）
胶原蛋白质量低下
吸烟、酗酒者
精神疾病
不切实际的期望
讨价还价者
计划怀孕或减肥

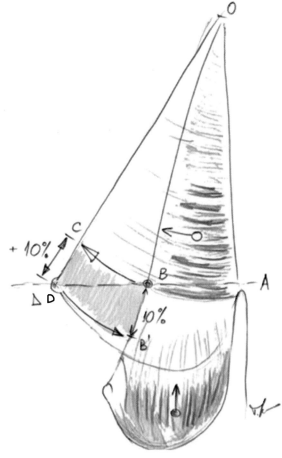

▲ 图 42-2 "钟摆原则"。乳房固定术及乳房缩小术，下方的腺体被向上提升，因此乳房上极包括乳头乳晕复合体均向前移位

O. 锁骨中点；A. 乳房下皱襞水平；B. 未行矫正后的计划中新的乳头乳晕复合体位置；C. 未行矫正后术后乳头乳晕的位置；D. 经过校正后乳头乳晕位置，位于较美观的位置。其中 OD 比 OC 延长 10%

三、短倒 T 形瘢痕乳房固定术

（一）测量与术前标记

对于 II 型的乳房下垂患者可以行短倒 T 形瘢痕乳房固定术，术中需要切除相当一部分多余的皮肤。

为了确定新的乳头位置，可以使用软尺绕过患者后颈至两侧乳头（图 42-3）并于软尺的内侧缘画一虚线。根据前文所述的 10% 矫正规则，该线与胸骨上切迹 - 乳头的交点即为新乳头的位置。在图示的病例中，新乳头至胸骨上切迹的距离是 21cm（19cm+2cm，比 19cm 多大约 10%=21cm），而患者的乳房下皱襞长度是 19cm。

利用软尺分别于乳房上在距离乳房下皱襞内侧及外侧 9.5cm 处标记数个点（图 42-4）连成虚线。这是乳房下皱襞一半的长度，同时也是倒 T 形垂直臂的所在水平。采用 Wise 模型放置新乳头处，设计其直径为 5cm，同时牵拉扩大 Wise 面板的两臂使其与标记的虚线吻合（图 42-5）。

根据 TTM 图表，乳头 - 乳房下皱襞的

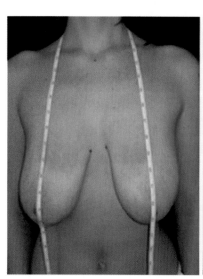
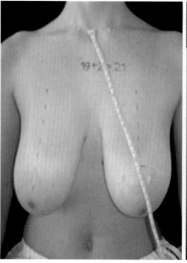
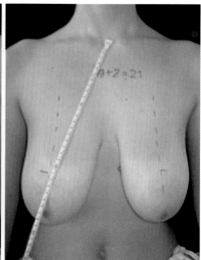

▲ 图 42-3 确定新乳头位置

距离应为 7cm（与乳房下皱襞长度比为 1∶3），在该病例中每一条倒 T 形的垂直边应为 5cm（需要减去 2cm 的乳晕半径）（图 42-6）。在乳房下皱襞中点处，绘制一垂线长度为 1cm 的小

三角（图 42-7），这样做的目的是分散缝合时切口的张力。为关闭倒 T 形的两个水平臂，每一侧于倒 T 形垂直臂的上端至乳房下皱襞中点各绘制一较大的三角（图 42-8）。其中 AB 的

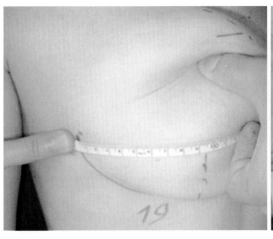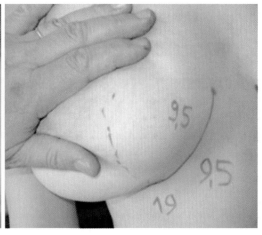

▲ 图 42-4　标记倒 T 形瘢痕的垂直臂

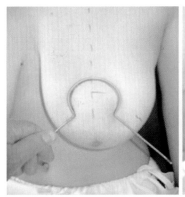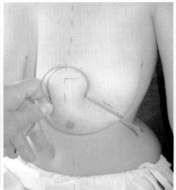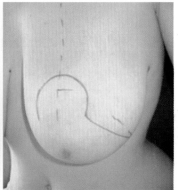

▲ 图 42-5　同时牵拉扩大 Wise 模型的两臂使其与标记的虚线（倒 T 形瘢痕垂直臂）吻合

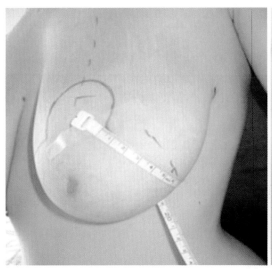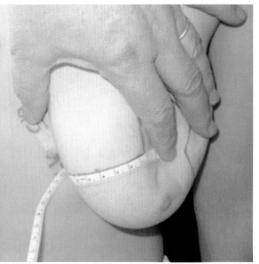

▲ 图 42-6　倒 T 形垂直臂长度测量

长度应为 BC 和 CD 长度之和。所有标记线绘制完毕后，拍照存档（图 42-9）。

（二）手术技巧

为防止标记线在手术过程中被擦除，可以于真皮内注入亚甲蓝溶液（图 42-10）。利用一中空的切割环来标记新的乳晕直径（图 42-10）。

依照标记线采用 15 号刀片行切口，采用剪刀自乳房下皱襞水平去除表皮形成真皮帽（图 42-11）。

当真皮帽制备完成后，利用电刀切透真皮，注意在皮缘留下 5mm 宽的真皮以便缝合（图 42-12）。此处 5mm 的真皮组织可以在缝合后支撑住皮肤，减少皮缘的张力，防止瘢痕增宽。

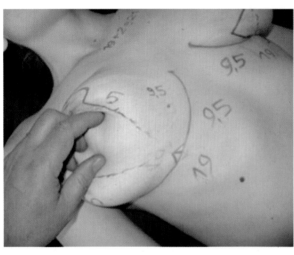
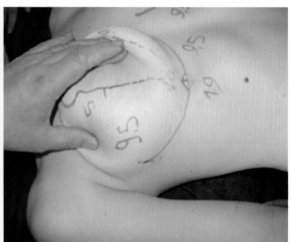

▲ 图 42-7　在乳房下皱襞处，标记垂线为 1cm 的小三角

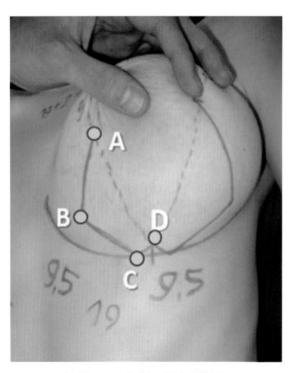

▲ 图 42-8　短倒 T 形瘢痕的标记
A. 水平瘢痕与垂直瘢痕的交点；B. 水平瘢痕的边缘点；C. 小三角的左侧缘，此处插入一侧的皮下真皮瓣；D. 倒 T 形瘢痕的中点，即水平瘢痕与垂直瘢痕的交点

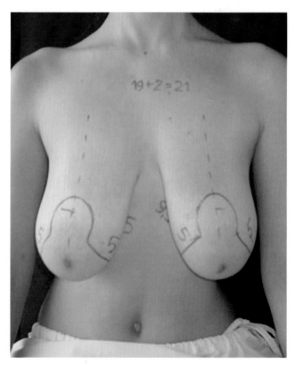

▲ 图 42-9　标记完成后的照片

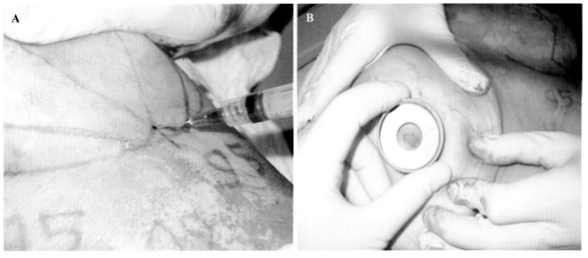

▲ 图 42-10　关键点的标记

A. 皮内注射亚甲蓝溶液；B. 特制的切割环标记新的乳晕直径

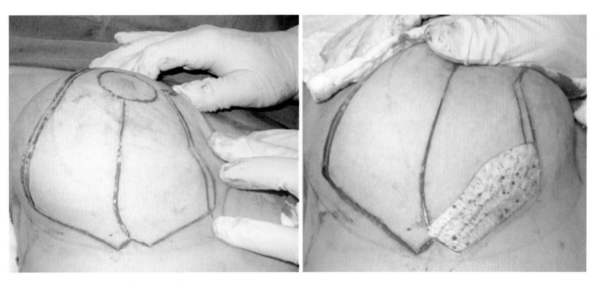

▲ 图 42-11　依照两侧乳房术前标记，采用 15 号刀片皮内切开切口，从下皱襞开始用剪刀去表皮

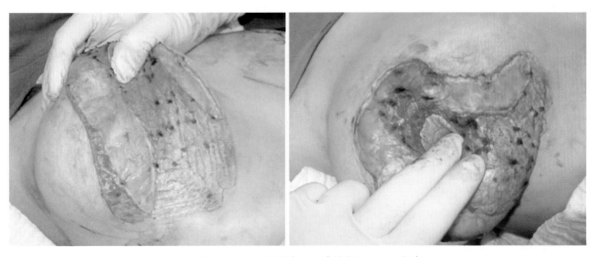

▲ 图 42-12　切开真皮，于皮缘留下 5mm 真皮

笔者惯用 21 号手术刀切开腺体（图 42-13），原因在于可以防止腺体切缘热灼伤，以便更好地愈合。在这一步骤中，助手采用皮肤拉钩牵拉住切口皮肤，术者左手将外侧腺体向内侧轻轻推去以保持张力。术者直接切开腺体至腺体后间隙，注意不要打开胸大肌筋膜，避免损伤供给乳头乳晕的中隔血管神经束。如遇到大量减肥后乳房下垂的患者需要特别注意，这类患者乳房可以在水平及垂直位置上滑动，甚至超过胸廓的边界数厘米，此时切开腺体时可能会进入错误的平面。腺体在上方切开，下方蒂获得较大活动度（图 42-14）。

接着在倒 T 形垂直臂的顶端采用 2-0 Vicryl 缝线将乳晕的真皮进行对合（图 42-15），采用 2-0 Vicryl 将左右两侧乳房瓣缝合于下方蒂前方，使乳房呈圆锥形（图 42-16）。

随后采用 2-0 Vicryl 缝线对合两侧真皮深层及乳房浅筋膜前层（图 42-17）。这一缝合方式利用皮缘 2 ～ 3mm 去表皮真皮组织，可以最大程度减少切口张力，防止瘢痕增生。引

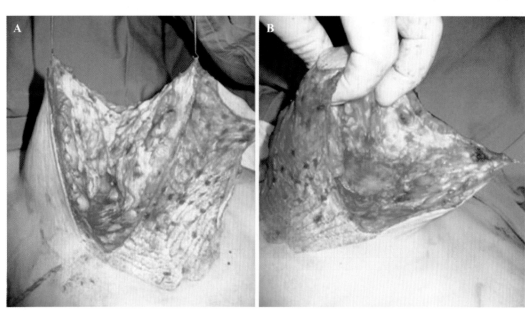

▲ 图 42-13　切开乳腺腺体，直达乳腺后间隙
A. 外侧缘；B. 内侧缘

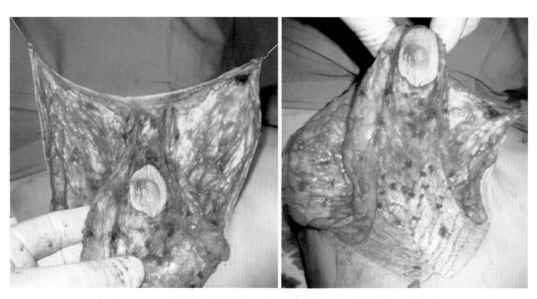

▲ 图 42-14　（左图）切开腺体上极。（右图）下方蒂获得较大活动度

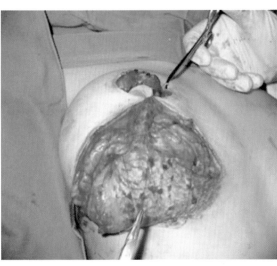
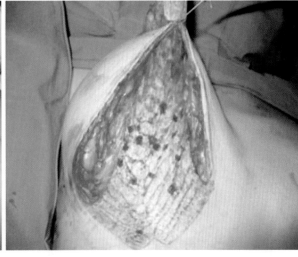

▲ 图 42-15　于乳晕下极、倒 T 形垂直臂的上端缝合内侧及外侧皮瓣

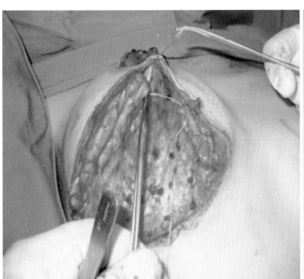
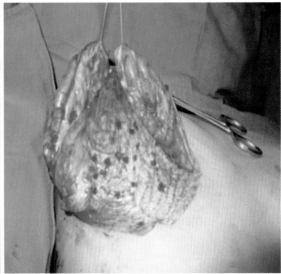

▲ 图 42-16　于下方蒂前方缝合内外侧两侧乳房瓣膜

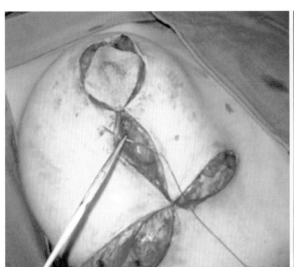
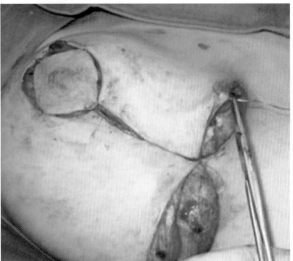

▲ 图 42-17　皮内缝合

流管放置于腺体后间隙并接负压引流。

最后采用 5/0 的 PDS 缝线连续缝合关闭皮肤切口（图 42-18）。全部切口都采用胶带固定 3～6 周，其中每隔 7 天换药一次。患者术后佩戴胸罩 6 周。

四、临床病例

对于 II 型的乳房下垂（图 42-19），腺体体积正常但下垂的情况，需要进行乳房固定术。可以采用的手术方式包括垂直瘢痕或短倒

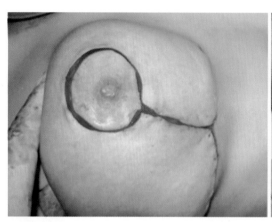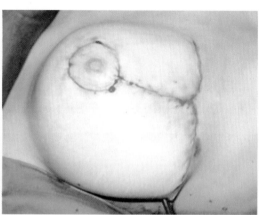

▲ 图 42-18 5/0 PDS 缝线连续皮内缝合关闭切口

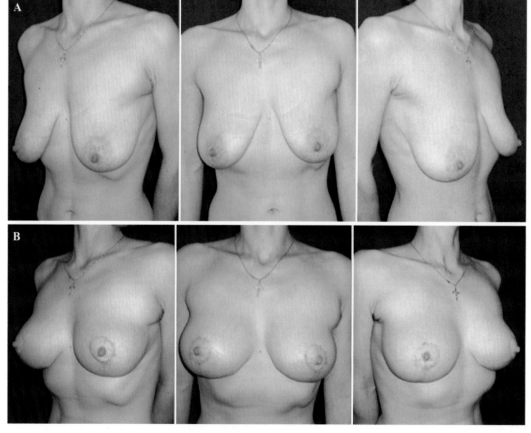

▲ 图 42-19 应用倒 T 形瘢痕及假体置入的 II 型乳房下垂矫正术

A. 术前；B. 术后 6 个月

T 形瘢痕乳房固定术。

　　病例 1 是一位 Ⅱ 型乳房下垂的女性，她有过一次怀孕史并减去了 15kg 体重，术前乳房显得很空虚。该患者不需要进行腺体的切除，只需要进行腺体的重分布。短倒 T 形切口的水平臂短于乳房下皱襞长度。该患者的身体及乳房测量数据被输入计算机程序（表 42-8），运算结果提示乳房体积为 313ml，BGN 为 20.5cm，可以采用短倒 T 形瘢痕乳房固定术，术前根据运算结果确定手术方案。患者术后的乳房尺寸列于表 42-9 中，术后 6 个月的恢复情况可见图 42-19。

　　术后采用 TTM 隆乳量表进行术后评估（表 42-9），结果证实患者术后达到了乳房黄金数，且乳房体积没有改变，仍为 313ml。

表 42-8　术前乳房测量及对短倒 T 形瘢痕手术的推荐标记距离

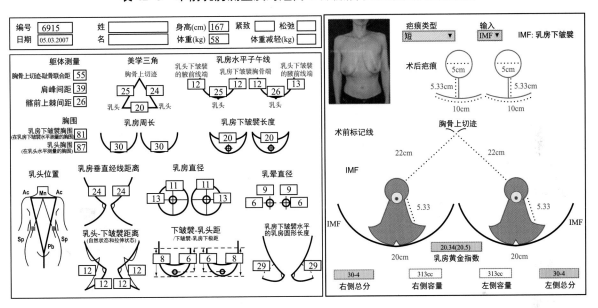

表 42-9　术后的 TTM 图表，证实术后达到了乳房黄金数（图表中的黄线），术后乳房体积没有改变（313ml）

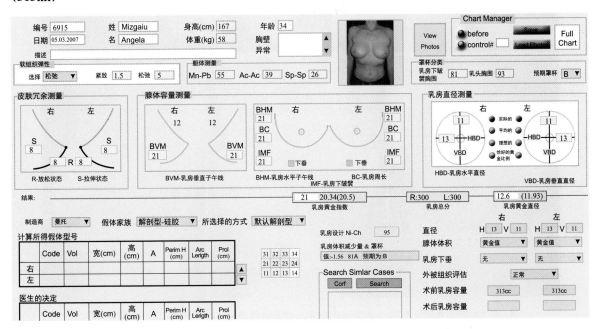

五、短倒 T 形瘢痕乳房缩小术

（一）术前评估与标记

该手术方式非常适合于Ⅲ B 型乳房下垂，伴腺体中度肥大的患者（图 42-20）。术前采用 TTM 图表（表 42-10）对乳房进行测量证实乳房下垂，且双侧体积不对称（右侧乳房 616ml，左侧乳房 1067ml）。乳头乳晕复合体的位置在倒三角形（红点）之外，电脑程序建议采用短倒 T 形瘢痕乳房缩小术，同时切除部分腺体（图片中黄色部分）。该患者的乳房黄金数为 22cm。手术前根据程序结果于乳房上进行标记（图 42-21），胸骨柄与新乳头的距离

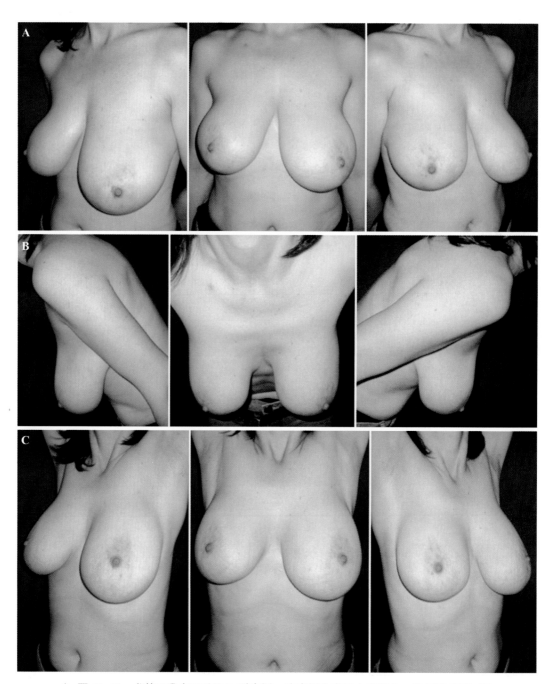

▲ 图 42-20　术前示乳房下垂Ⅲ B 型病例，该病例乳房呈中度肥大，双侧乳房不对称

表 42-10　术前采用 TTM 图表对乳房进行测量证实该患者存在乳房下垂，乳房体积不对称（右侧 616ml，左侧 1067ml），乳头乳晕复合体位置在倒三角形之外（红点），乳房黄金数为 22cm，电脑程序推荐采用短倒 T 形瘢痕乳房缩小术，切除部分腺体（黄色部分）

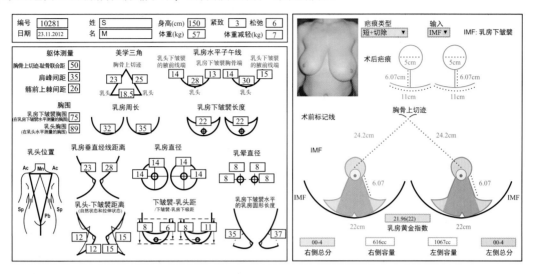

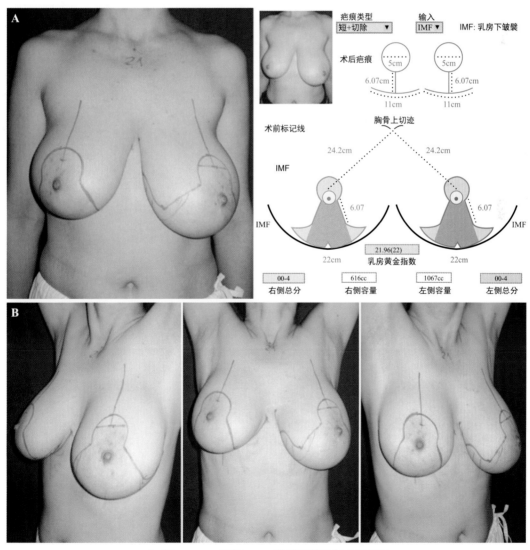

▲ 图 42-21　根据 TTM 计算程序进行术前标记

是 24.5cm。

（二）手术步骤

划皮之前采用亚甲蓝标记皮瓣的几个关键点（图 42-22）。采用 4.5cm 直径环状切割器标记并皮内切开乳晕(图 42-23)。接着去表皮，首先在两侧三角处仅去除切口边缘 0.5cm 表皮，

因为三角内剩余的皮肤需要同下方腺体一同被切除（图 42-24），接着行乳房下方蒂去表皮。

采用电刀切开外侧三角周围真皮（图 42-25），随后用 21 号刀片于胸大肌筋膜表面切除外侧三角（图 42-2）。对于内侧三角行同样的操作（图 42-26）。电刀切开切口两侧真皮，采用 21 号手术刀切开腺体至胸大肌筋膜表面，

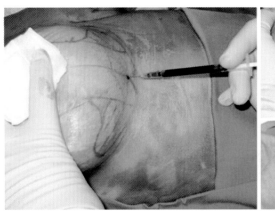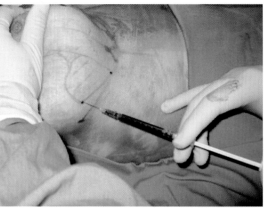

▲ 图 42-22　采用亚甲蓝溶液对关键点进行标记。需要切除下方蒂内外侧的部分乳房用平行线标记

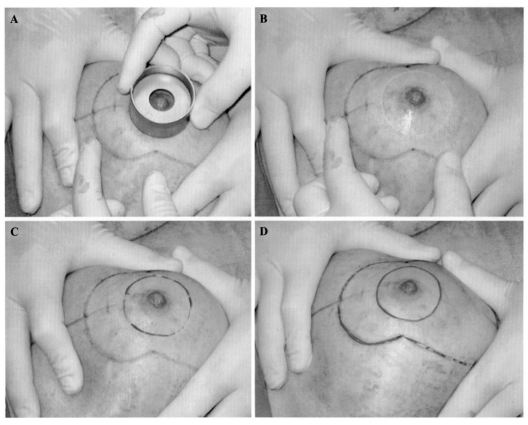

▲ 图 42-23　采用皮内切开方法标记新的乳晕

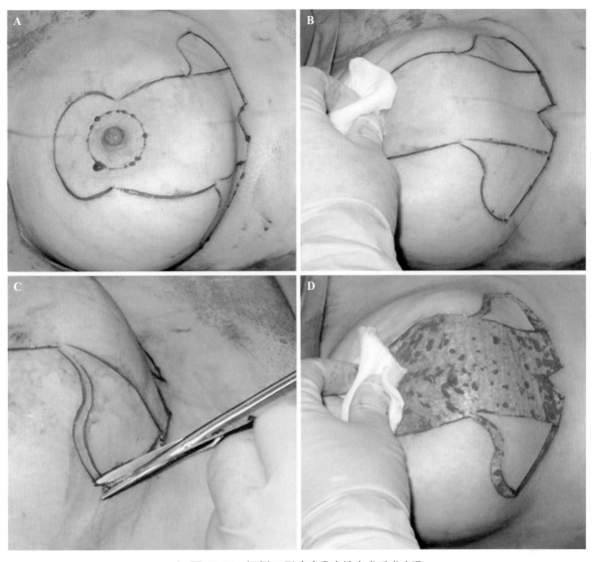

▲ 图 42–24　短倒 **T** 形瘢痕乳房缩小术手术步骤

A～C.从拟切除三角部位开始进行去表皮步骤，注意在皮肤边缘预留0.5cm的真皮；D.行下方蒂的去表皮

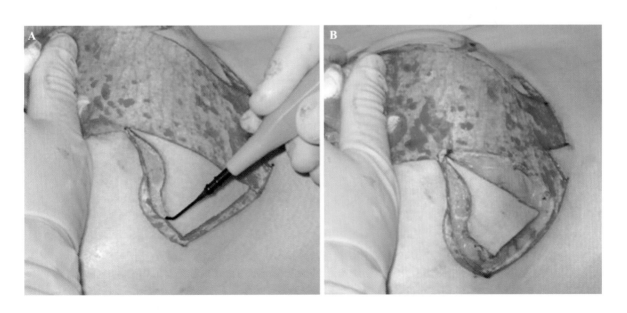

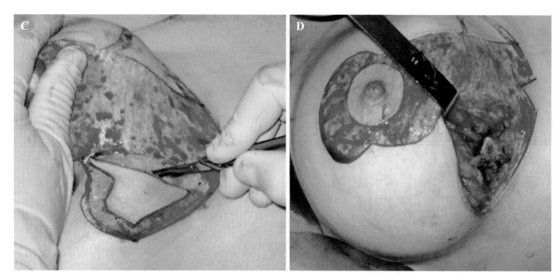

▲ 图 42–25　短倒 T 形瘢痕乳房缩小术手术步骤（一）

A～B.用电刀切开三角周围真皮；C～D.用21号手术刀于胸大肌筋膜表面切除外侧腺体

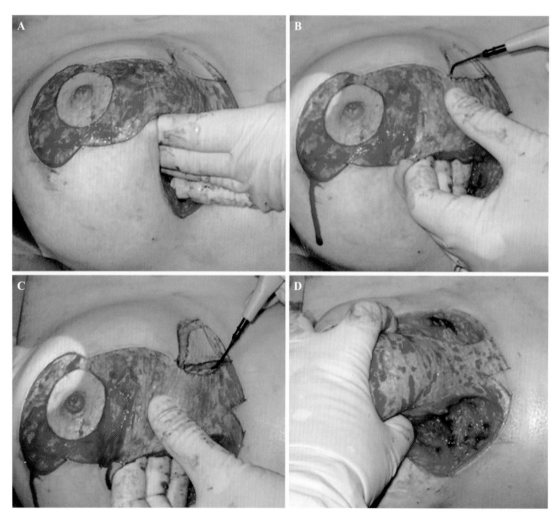

▲ 图 42–26　短倒 T 形瘢痕乳房缩小术手术步骤（二）

A.将乳房置于正中；B～C.切开内侧三角真皮，然后用21号刀片切除于胸大肌筋膜表面内侧部分；D.向头端推动包含腺体的乳头乳晕复合体下方蒂

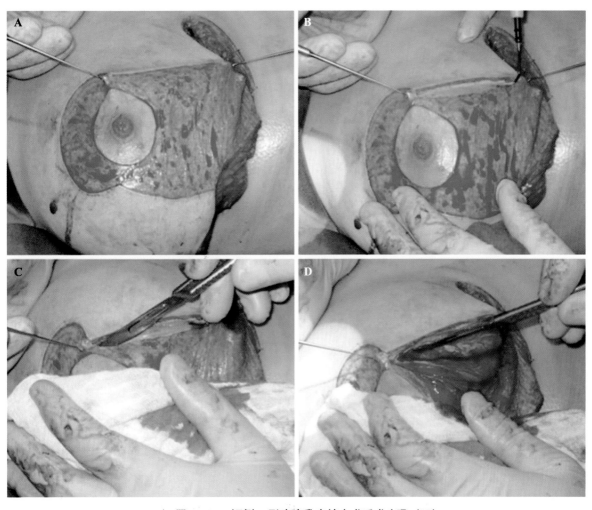

▲ 图 42-27　短倒 T 形瘢痕乳房缩小术手术步骤（三）

A.使用两把拉钩牵拉内侧皮瓣；B.用电刀在距离切口0.5cm处切开真皮（用于在缝合时减少张力）；C～D.从外侧固定住乳房后，用21号手术刀于胸大肌筋膜表面切开腺体

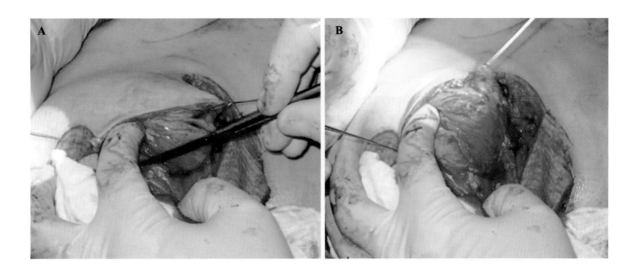

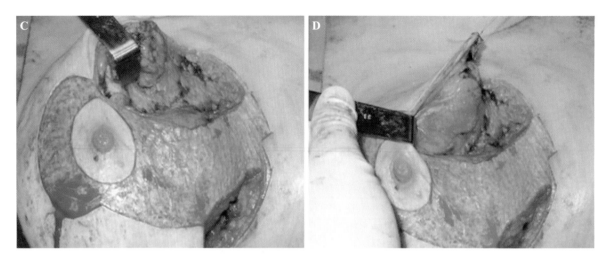

▲ 图 42-28　短倒 T 形瘢痕乳房缩小术手术步骤（四）
内侧乳房瓣与乳头乳晕复合体下方蒂分离

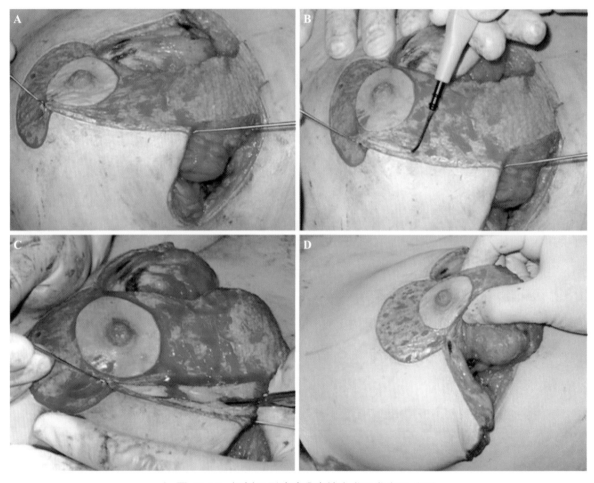

▲ 图 42-29　短倒 T 形瘢痕乳房缩小术手术步骤（五）
于乳头乳晕复合体下方蒂旁分离外侧皮瓣，深达胸大肌筋膜，乳房组织用皮肤拉钩固定并辅以侧方支持以保持切口的垂直

使得两侧乳腺瓣得以游离（图 42-27 至图 42-29）。

　　于头端用电刀切开中央乳房瓣上端真皮（图 42-30 至图 42-31），接着用手术刀水平方

向切开上端腺体，使其与含有乳头乳晕复合体的乳房中央部及下方蒂分离（图 42-32）。该操作很重要，需要谨慎地操作，因为此步骤已

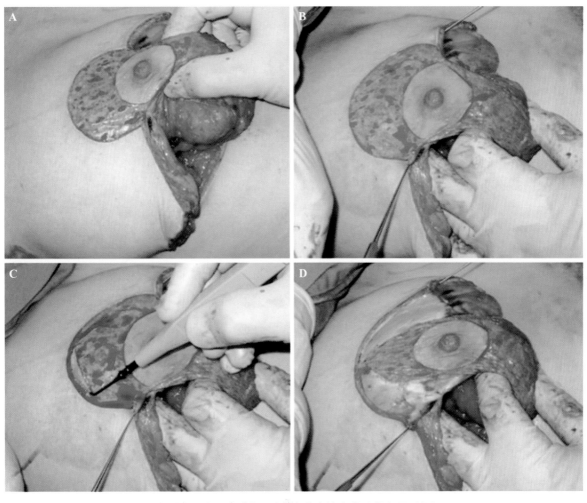

▲ 图 42-30 短倒 T 形瘢痕乳房缩小术手术步骤（六）

沿旁正中切口分离乳房的中央部分，用左手撑起乳头乳晕复合体并用皮肤拉钩拉开内外侧皮瓣，以清楚显示分离中央部乳房的真皮切口。真皮边缘与皮肤间保留 0.5cm

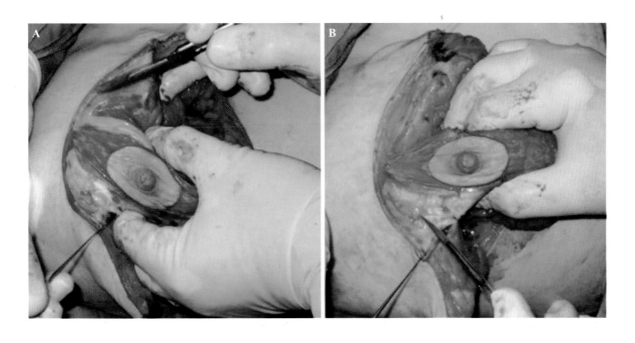

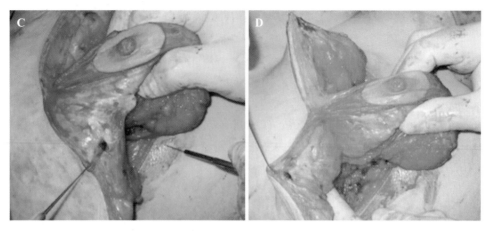

▲ 图 42-31　短倒 T 形瘢痕乳房缩小术手术步骤（七）

切开并将乳头乳晕复合体及中央部乳房与外侧、头端部分乳房分离，过程中要用手和皮肤拉钩确保周围组织的稳定以便精准地切开

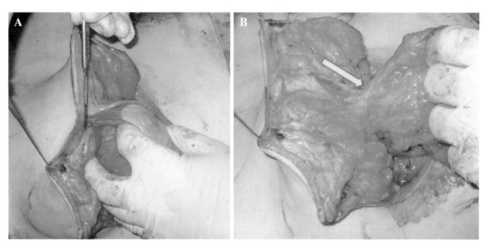

▲ 图 42-32　短倒 T 形瘢痕乳房缩小术手术步骤（八）

A. 水平切口分离乳房的上部和包括乳头乳晕复合体及下方蒂的乳房中央部；B. 至乳房水平隔膜（黄色箭）

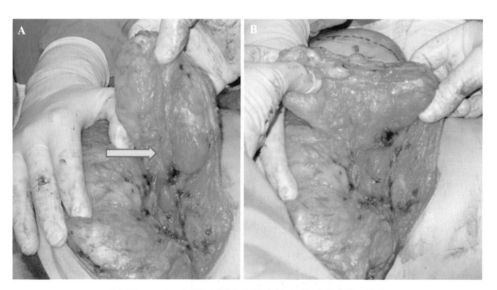

▲ 图 42-33　短倒 T 形瘢痕乳房缩小术手术步骤（九）

A. 松解分离包括乳头乳晕复合体的乳房中央部和下方蒂，切除乳腺组织至胸大肌筋膜；B. 黄色箭头标记为乳房水平隔膜，连接乳头和胸壁，并包含相关血管神经 [10, 11]

经非常靠近乳房中隔了[10, 11]。接着应用电刀小心进行头端腺体的分离（图 42-33）。用手术刀切除中央区多余的腺体组织（图 42-34）。

采用 2-0 Vicryl 缝合倒 T 形垂直臂的上下两端（图 42-35，图 42-36），将左右两侧乳房瓣分两点于下方蒂前方进行缝合（图 42-37）。随

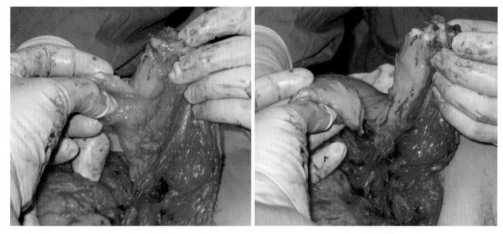

▲ 图 42-34　用锋利的刀片切除中央部多余的乳腺组织

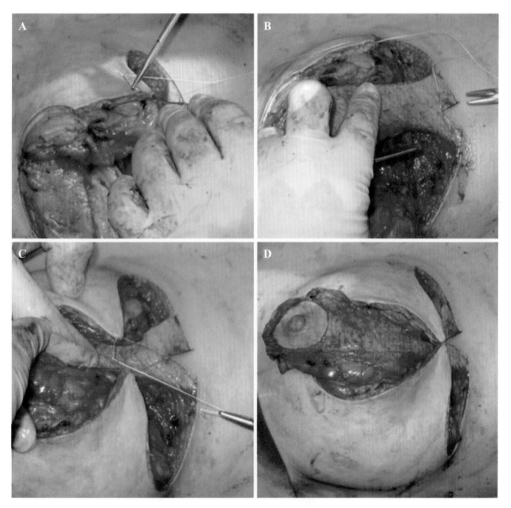

▲ 图 42-35　倒 T 形瘢痕中点的关键缝合使用 2-0 Vicryl

A. 从内侧皮瓣的真皮层边缘进针；B . 然后通过皮肤三角的顶点；C . 再到外侧皮瓣的真皮边缘；D . 乳头乳晕复合体及下方蒂放置于创面的上方

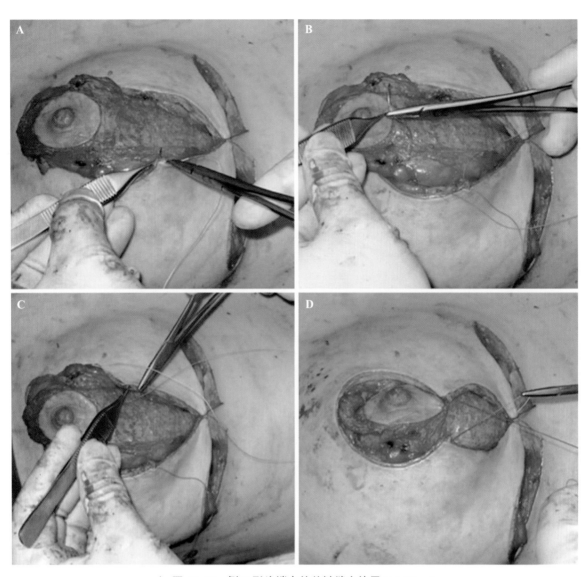

▲ 图 42-36　倒 T 形头端点的关键缝合使用 2-0 Vicryl

A. 从外侧皮瓣的真皮边缘进针；B. 然后通过乳晕最下方的真皮；C～D. 再到内侧皮瓣的真皮边缘

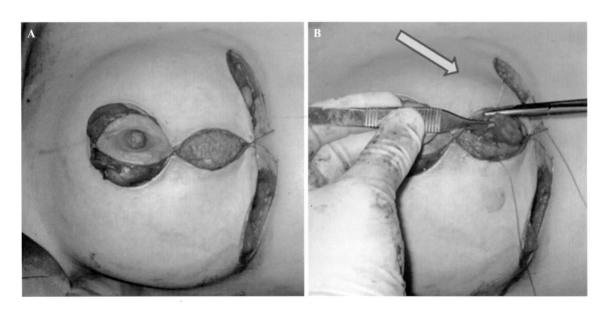

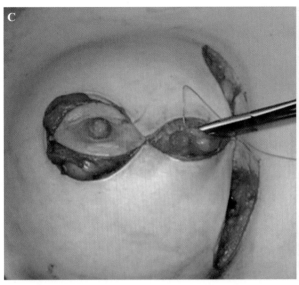
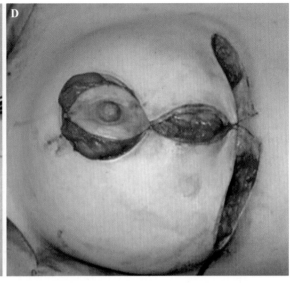

▲ 图 42-37　内外侧乳房瓣分两点在 NAC 下方蒂前方缝合，悬吊乳房组织（黄色箭）

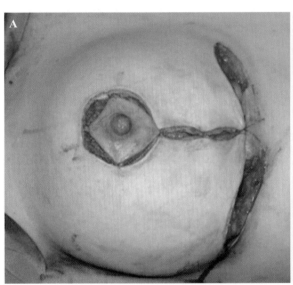
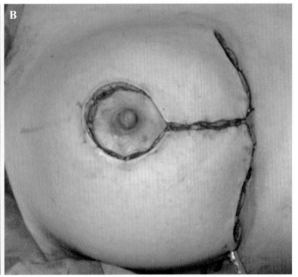

▲ 图 42-38　用 2-0 Vicryl 皮下间断缝合拉近创缘。注意皮肤张力及乳房形态

后进行间断的真皮缝合拉拢切口（图 42-38）。

（三）术后

　　术前与术后 7 天、1 个月的对比照片显示乳房具有良好的形态、对称性以及体积（图 42-39）。术后使用隆乳术的 TTM 图表进行评估（表 42-11A），结果显示达到乳房黄金数（图表中央的黄线）以及相似的乳房体积（406ml），另外，术后使用乳房缩小 TTM 图表（表 42-11B）显示新的乳头乳晕复合体位置与美学标准相符（倒三角区域，红点），并且乳房体积相同为 406ml。

（四）短倒 T 形乳房缩小术 / 悬吊术的优点

　　1. 可以通过精确的术前设计获得预期的理想效果。

　　2. 在术后第 2 天即可获得令患者满意的、符合审美的外观。

　　3. 无须在术中做即兴调整。

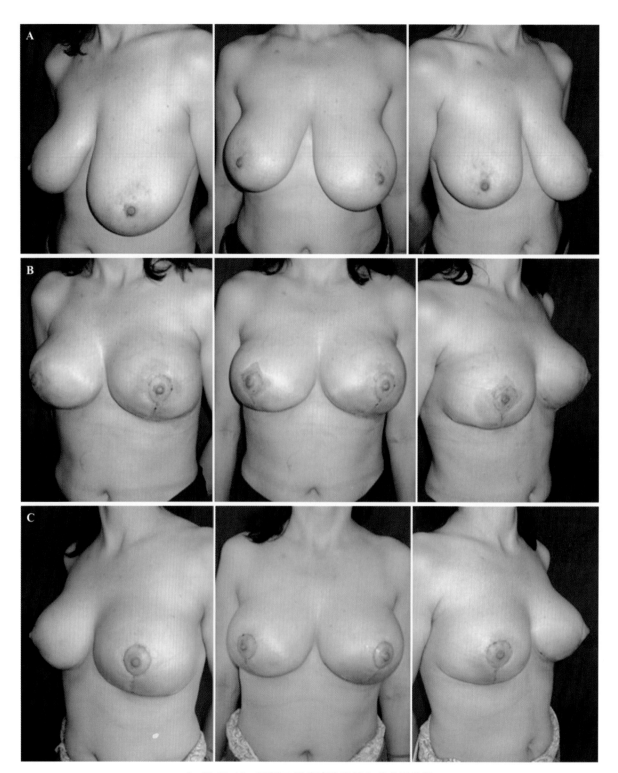

▲ 图 42-39 短倒 T 形瘢痕乳房缩小术术后效果

A. 术前；B. 术后 7 天；C. 术后 1 个月。乳房具有良好的形态、对称性和体积

表 42-11　TTM 图表评估

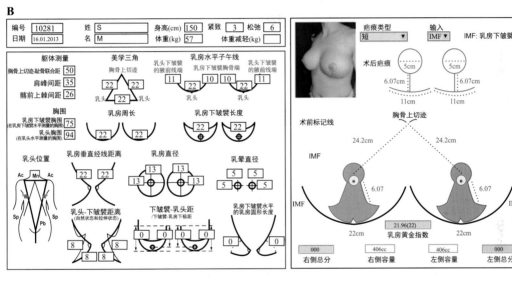

A. 隆乳 TTM 图表显示达到乳房黄金数（图标中黄线），乳房体积相似，406ml；B. 乳房缩小 TTM 图表显示术后达到乳房黄金数，新的乳头乳晕复合体位置与美学标准相符（倒三角区域，红点），并且乳房体积相同为 406ml

4. 下方蒂可以保留乳头的敏感性。

5. 保留哺乳功能。

6. 适应证。

（1）Ⅱ型乳房体积及下垂：正常体积，下垂。

（2）ⅢB型乳房体积及下垂：中度肥大，下垂。

（五）短倒 T 形乳房缩小术 / 悬吊术的缺点

1. 患者需要接受乳房下皱襞的水平瘢痕。

2. 需要良好的手术设计。

3. 需要精确地切除乳房组织。

4. 外侧皮瓣需要有很大的活动度，才能放置在 NAC 下方蒂的前面。

5. 不适用于乳房组织较紧的轻度下垂患者（下方蒂太短不能折叠放置于外侧皮瓣的后面）。

6. 不适用于Ⅳ型乳房体积及下垂伴重度肥大的患者。

7. 有时候在"T"形水平线的末端会存在"猫耳朵"。

六、结论

倒 T 形瘢痕法乳房缩小 / 悬吊术结论如下。

1. 乳房缩小 / 悬吊术算法是一种十分有用的工具。

2. 术前必须进行准确的测量并记录。

3. 计算机辅助评估可以帮助我们准确了解每一个病例。

4. TTM 图表可以用于术前标记。

5. 准确的评估以及良好的设计及操作可以让我们得到预期的满意结果。

6. 这种方法适用于 II 型和 III B 型乳房体积及下垂的病例。

7. 真皮边缘与皮肤保留 0.5cm 可以使缝合更牢固。

8. 外侧乳房瓣在 NAC 下方蒂的前方缝合，可以为与内外侧乳房瓣悬韧带连接的乳房组织提供支撑，以达到长期保持良好形态的效果。

9. 对初学者来说比较安全。

10. 需要接受有一定的学习曲线。

11. 充分的记录将是我们应对诉讼的工具。

12. 坚持随访及评估将有助于我们今后进行总结分析。

13. 无论使用怎样的手术方法，都需要一个明确的算法来获得可预期的结果。

第43章

Does the Reductive Mastopexy with Implant Approach Prevent Late Bottoming Out
置入假体的乳房缩小悬吊术是否可以预防晚期底部突出

Abder-Rahman Mounir，Shahab Mahdi，Paul Clark，**著**

陈　诚，**译**

张汝凡，**校**

一、概述

外科医生在处理同时需要进行乳房悬吊以及隆乳术的女性乳房时，一般有两种方法，一种是一期手术，乳房悬吊和隆乳术一期完成，这种方法中会使用皮肤钉或缝线临时关闭切口，然后进行皮肤的切除[1]；另一种方法为二期手术，先进行乳房悬吊，再等待二期行隆乳术。

由于二期手术有着便于调整皮肤覆盖以及手术并发症较少的优点，很多外科医生更倾向于二期手术。另一方面，由于在恢复期就可感觉到乳房缩小，以及经济、便捷的原因，一期手术方法更能够被患者所接受。自从 Gonzalez-Ulloa[2] 首次提出以来，这两种方法一直存在争论。Spear 等[3] 报道将近 50% 的进行一期悬吊及隆乳术的病例需要进行手术修复。这种方法

会出现严重的瘢痕、伤口裂开、假体移位以及乳头坏死等问题，晚期并发症一般为下垂复发以及底部突出这两种完全不同的情况。

在下垂复发的情况下，乳头以及乳房组织下垂，而假体仍保留在较高的位置。在底部突出的情况下，假体以及腺体向下移动，而乳头趋向上方。底部突出也会出现在单纯乳房悬吊以及乳房缩小的病例中[4]。为了防止蒂部、真皮以及肌肉的牵拉，出现了很多不同的技术[5]。脱细胞真皮基质可以作为体内胸罩，包裹支撑下方蒂，从而降低底部突出的发生率[6-8]。在一期进行乳房悬吊和隆乳手术过程中乳房假体的存在可能会加剧底部突出的问题，而若乳房假体在提升的同时置入，以上这些技巧方法都难以预防这一晚期并发症。

因此，目前尚无报道明确阐述怎样才能预防一期手术术后出现的假性下垂。本研究旨在分析讨论在一期悬吊隆乳术中，切除乳房

下极组织所造成的影响。置入假体可以有效地充填乳房上极，切除部分乳房下极组织可以减少不需要的重量，从而预防底部突出的问题。回顾性研究表明这种方法可以有效地降低乳房下极的内部张力，减少出现底部突出畸形的风险。作者分享了他们乳房缩小悬吊手术的经验，以及能够获得良好美学效果的关键步骤。

二、术前

所有的患者无论年龄，都需要进行术前检查，仔细地测量以及数码摄像。作者会与所有的患者讨论乳房缩小悬吊手术的术式选择（是垂直切口法还是上方蒂法），术后的护理等内容，患者签字同意。管状乳房下垂、严重乳房发育不良无法行下极缩小的患者，排除在本研究之外。

本研究使用 Kirwan 分类法 [9] 进行下垂度分类，每种分类的处理如下：Ⅰ型和Ⅱ型下垂（A 组）使用 Lassus[10] 提出的垂直切口缩小悬吊术，以及 Lejour[11] 的改良术式；Ⅲ型下垂（B 组）使用传统的 Wise 法缩小悬吊术。

三、置入假体的垂直切口乳房缩小悬吊术

先于乳房皱襞切口入路，用电刀分离乳腺下间隙，于乳腺下间隙置入假体，术者像单行乳房悬吊术那样用假体置入后的皮肤张力来准确评估去表皮的范围。去除乳晕周围包括下方蒂的表皮（图 43-1），接着行垂直切口，切除乳房下极的组织，形成内外侧乳房瓣，切除的组织无须达到暴露假体的程度，一般在50 ～ 100g（图 43-1），无须在皮肤下进行分离切除，然后用 2-0 Monocryl 缝合内外侧乳房

瓣，这种方法可以使乳房组织呈现一定程度的"锥形"，调整乳房的外形（图 43-1）。有很多研究报道了在使用 Lejour 技术时，拉拢皮肤所形成的垂直瘢痕可能会出现延展，造成底部突出的问题 [12]。因此，为了获得更好的术后瘢痕的外观，作者主张切除形成的"猫耳朵"（图43-1）。最后，在缝合皮肤之前，将乳房下极的组织在"T"形连接处缝合于胸大肌筋膜上。为了获得无张力缝合，有时需要调整假体的大小。我们将假体的大小限制在 300ml 左右，这可以提升大约一个半罩杯，但是按患者认为合适的尺寸调整大小，才是比较合适的。我们可以按皮肤的张力来调整假体的大小，事实上，作者有一次由于蒂部的张力导致了乳头的血供不佳，从而推迟了原定的隆乳术。我们根据不同的需要，使用不同凸度的 Allergan CUI 硅胶假体，当患者没有明显的乳房发育不良，仅需要进行较小的乳房提升时，选用低凸的假体；而中度发育不良量的患者，乳房组织明显不足，则需要使用高凸的假体，获得更多的提升。

四、置入假体的 Wise 法乳房缩小悬吊术

当患者达到Ⅲ型下垂时，由于皮肤过于松弛，保守地切除皮肤会增加下垂复发以及底部突出的风险，这时我们就使用传统的 Wise 上方蒂法。

手术先在腺体下方置入假体，再去表皮，当乳头提升并在新的乳头位置固定后，在保证假体有充足的乳房组织覆盖情况下，评估并切除乳房下极的组织。

最后，切除多余的皮肤，使 ANC-IMF 距离达到 6cm（图 43-1），总的乳房组织切除量通常为 80 ～ 120g，有术后综述统计了 2008—2012 年行乳房悬吊联合隆乳术的患者，这个回顾性分析包含了患者的年龄、医疗史、吸烟情

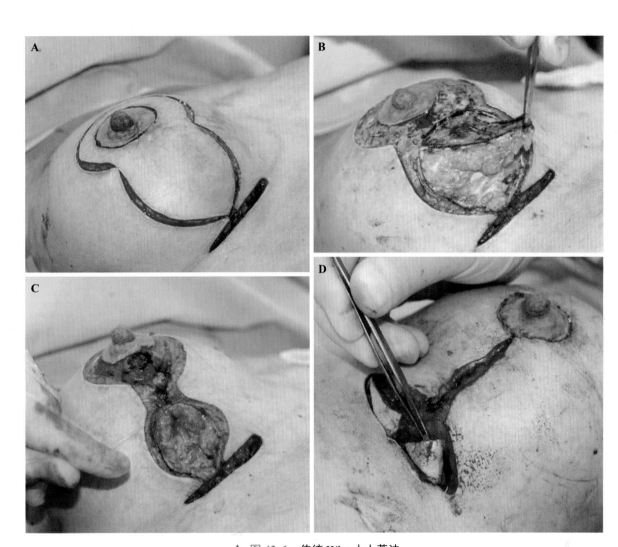

▲ 图 43-1　传统 Wise 上上蒂法

A. 高凸假体置入以及皮肤在张力下去表皮；B. 切除乳房下极的组织；C.2-0 Monocryl 真皮层缝合；D. 下极"猫耳朵"修复，保持 N-IMF 距离 6cm

况以及并发症，随访了术后 12 个月、18 个月、24 个月时乳头到乳房下皱襞的距离。

这些数据按照 N-IMF 的距离分为三组（表 43-1）。

1. 组 1：N-IMF ≤ 8cm。

2. 组 2：N-IMF ≤ 10cm。

3. 组 3：N-IMF ≥ 12cm。

表 43-1　术后 24 个月 N-IMF 的距离

	组 1： N-IMF ≤ 8cm	组 2： N-IMF ≤ 10cm	组 3： N-IMF ≥ 12cm
垂直切口法 24 个月后（A 组：共 33 名患者）	$N=12$	$N=14$	$N=07$
Wise 法 24 个月后（B 组：共 15 名患者）	$N=02$	$N=09$	$N=04$

N-IMF. 乳头到乳房下皱襞的距离；N. 患者人数

五、结果

研究回顾了 3 年间共 48 位患者进行了乳房缩小悬吊术，年龄为 20—71 岁（平均 37 岁），术前的乳房大小为 C-D 罩杯，33 名患者为 Ⅰ / Ⅱ 型下垂，行垂直瘢痕法（A 组），15 名患者为 Ⅲ 型下垂，行 Wise 法（B 组）。

A 组出现 3 例并发症：1 例伤口裂开，1

例包膜挛缩行修复手术，1 例延迟隆乳。这组中有 12 名患者有吸烟史，但只有 1 例出现伤口裂开。B 组出现 4 例并发症：1 例伤口裂开，1 例底部突出，2 例包膜挛缩，这组中有 7 名患者有吸烟史，其中 1 例出现伤口裂开。两组都没有出现 NAC 部分或全部坏死的情况，乳头乳房下皱襞间距的测量结果显示，基于"44：55"比率，N-IMF 间距与底部突出问题的发生并无关联（表 43-2）。

表 43-2　每组出现的并发症

	患者数量	并发症	并发症数量
A 组			
加减乳房悬吊垂直切口法	33	伤口裂开	1
		底部突出	0
		包膜挛缩	1
		延迟隆乳	1
B 组			
加减乳房悬吊Wise 法	15	伤口裂开	1
		底部突出	1
		包膜挛缩	2
		延迟悬吊	0

当提到有关乳房美学的关键参数时，MallUci 等[13] 提出，优美的乳房的上极不能和下极同样大小，上极"U"占 45% 而下极"L"占 55% 为佳。他的研究中还提到，当底部突出问题出现时，上下极的比例出现失衡，U：L 比例达到了 28：72，在我们的研究中以 35：65 为限，作为底部突出的定义。按照 Mallucci 等[13] 描述的 U：L 比例来分析术后照片，我们有 1 例（2%）存在明显的底部突出问题，需要进行手术修复。我们的回顾性研究表明，植入假体的乳房缩小悬吊术，对于大多数患者来说可以获得长期、满意的效果（图 43-2 和图 43-3）。

六、讨论

本研究的目的是为了评估在行置入假体的乳房悬吊术时，切除乳房下极突出的组织对术后长期效果的影响。虽然这种方法也适用于肌肉下隆乳，但为了研究的一致性，作者仅仅收录了腺体下隆乳的患者，另外，由于这类患者缺乏乳房组织或乳房组织分布异常无法切除，本研究排除了下垂的管状乳房以及乳房重度发育不良的患者[14]。事实上，进行乳房组织的折叠或者重新分配是比较理想的方法。外科医生们在行一期乳房悬吊隆乳术时，常常使

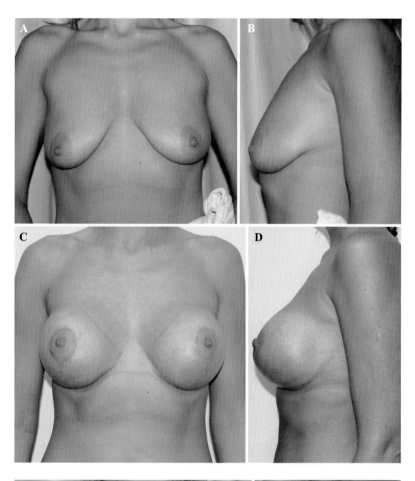

◀ **图 43-2　31 岁女性患者**
A~B.术前C罩杯，Ⅰ度下垂；C~D.置入假体（260ml）乳房缩小悬吊术后13个月

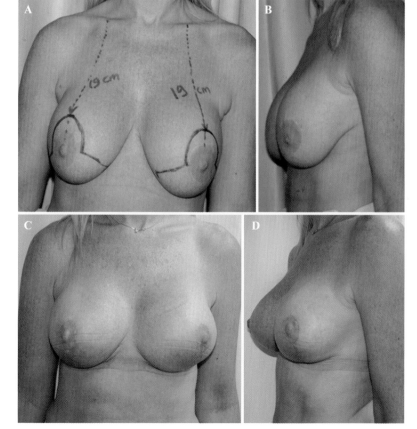

◀ **图 43-3　42 岁女性患者**
A.术前标记，D罩杯，4年前外院行假体乳房悬吊术；B.术前；C~D.置入较小假体（260ml）乳房缩小悬吊术后19个月

用 tailor-tacking 技术来决定去表皮的范围。因此，在乳房 tailor-tacking 中，皮肤的切除范围是由假体的大小所决定的，这就意味着使用越大的假体，切除的皮肤就越少，这种方法明显降低了乳房悬吊的效果，也就是为什么很多学者报道在一期乳房悬吊隆乳术后有很高的再次手术概率[15]。此外，我们需要注意要求进行乳房重塑的患者常常有着这样的表述"我对我乳房的大小感到满意，但我希望提升一点，饱满一点，我是 C 罩杯，希望能变成 D 罩杯"等，这就是本研究的目标群体，一个自我选择的群体。假体的选择要考虑两个关键参数：大小以及外形。

本研究中，作者使用的假体大小约为300ml，要求增加一个罩杯以上的患者行分期手术，这类患者需要使用至少 380～550ml 大小的假体，根据医疗法案，在一期乳房悬吊隆乳手术中使用这种大小的假体一旦出现伤口愈合不良以及瘢痕问题，将被视为不恰当的行为。由于乳房是一个三维结构，我们需要增加乳房的凸度，在假体的选择上，可以通过选择有足够凸度的假体来满足这种提升，而假体的凸度会对乳房组织向下方移动造成影响，当术中置

入高凸的假体后发现乳房凸度过大时，会增加重力作用导致底部突出的问题，甚至会出现双凸畸形（瀑布效应），这将在以后进行单独研究。

Quan 等[16] 在对乳房的形态学进行 3 年的研究后发现，在术后 1 年这段时间内，乳房的组织从上极向下极移动从而导致了底部突出的问题，同样 Flower[17] 也得出了相同的结论，他发现多数乳房悬吊术后会在乳房下极留有严重的乳房膨出，其造成的张力将导致皮肤在原本乳房增大基础上的进一步拉伸。他认为，为了防止底部突出的问题，可以将下极的乳房组织转移到相对组织量不足的乳房上极。另外 Regnault 等[18] 提出一种"加减"法乳房悬吊术，也是为了达到相同的目的。然而，底部突出问题仍然是乳房悬吊术后最常见的并发症，仅低于线头外露和瘢痕增生[19]。根据作者的研究，虽然术后有 11 例患者的 N-IMF 距离≥ 12cm，但只有 1 例出现底部突出的问题（图 43-4），这是因为造成底部突出需要有 2 个关键因素：① N-IMF 距离≥ 12cm；②假体的下移以及下极组织堆积使乳头的上移。因此为了纠正这种畸形，我们需要再次切除乳房下极的皮肤以及乳房组织，缩短 N-IMF 距离并重新定位乳房

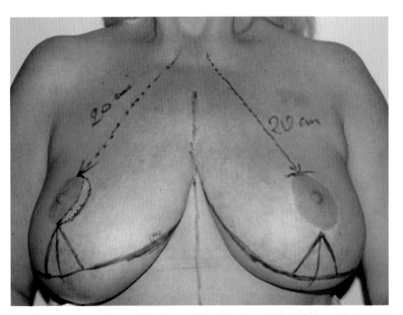

▲ 图 43-4　标记乳房下部象限，以矫正假体乳房悬吊术后底部突出的问题

皱襞。另外，文献中常常把底部突出称为假性下垂或下垂复发，如果真是这样，我们研究结果就与大多数研究一致。我们需要意识到每个作者的手术方式（包括双环法乳房悬吊术在内）都不相同，因此真正的术式比较是不可行的。目前还没有文献明确阐述如何才能在一期置入假体的乳房缩小悬吊术中避免底部突出问题的发生，我们的研究表明切除部分乳房下极的组织，可以减小张力，有利皮肤的关闭，改善乳房形态并减少底部突出问题的发生。

七、结论

一期乳房悬吊隆乳术后底部突出问题的防治是一项具有挑战性的工作，有时甚至会引起医疗纠纷。假体的大小以及手术的技巧是决定因素，本章讨论了乳房缩小悬吊手术方法的影响并提出了术式以及假体的选择是每个患者获得良好效果的关键因素。

致谢

作者感谢 Latimer Sayer 先生和 Paul Clark 先生对本文进行修改并提出宝贵意见。

第44章

Bipedicle Breast Reduction
双蒂乳房缩小术

Melvin A. Shiffman，**著**

陈　诚，**译**

张汝凡，**校**

一、概述

McKissock 双蒂乳房缩小术[1] 有着非常丰富的血供来源，①起自主动脉的肋间动脉，从第 3、4、5 肋间发出乳房分支，②胸廓内动脉的肋间分支，③起自腋动脉的胸外侧动脉的外部乳房分支。肋间穿支直接供应乳房中下部以及乳头下方的中部乳房组织，这些穿支的路径向上穿过乳房组织供应乳腺的血供，也是乳头乳晕复合体的血供来源之一。乳头乳晕复合体的上中部血供由胸廓内动脉供应，外侧及下部血供由胸外侧动脉和肋间动脉供应。

使用 Wise 模板定位新乳晕的位置，并在距乳晕 5cm 的位置定位乳房下皱襞，新乳晕的直径大约为 4cm，在乳房下皱襞画一条线，在中线处向蒂部上延伸 1cm，向两边各延伸 2cm，这有利于降低由于皮肤张力过大引起坏死的发生率。乳房下线的外侧点为腋外侧线，内侧点距离中线至少 2cm 并且距离 Wise 模板上的乳晕至少 5cm，需要保证没有多余的存在色素的乳晕残留，如果在设计线之外有色素的乳晕皮肤存在，则需要予以切除，并重新进行 5cm 线定位。在新乳晕以及乳房下皱襞之间定位蒂部，保证 6～8cm 的宽度。

二、手术方法

患者术前 24h 口服环丙沙星 500mg，每日 2 次，或者术前 45～60min 静脉注射头孢唑啉 1g。

（一）标记

患者在坐位或站立位进行标记，先标记中线，再行锁骨中点和乳头连线，在乳房下皱襞处放一根手指，指向外，其在锁骨中点于乳头连线上的位置就是新的乳头位置，此点可以根据乳房大小以及下垂程度，向下移动 1～2cm，这可以避免乳房进行垂直悬吊后皮肤牵拉出现乳头过高的情况（图 44-1）。

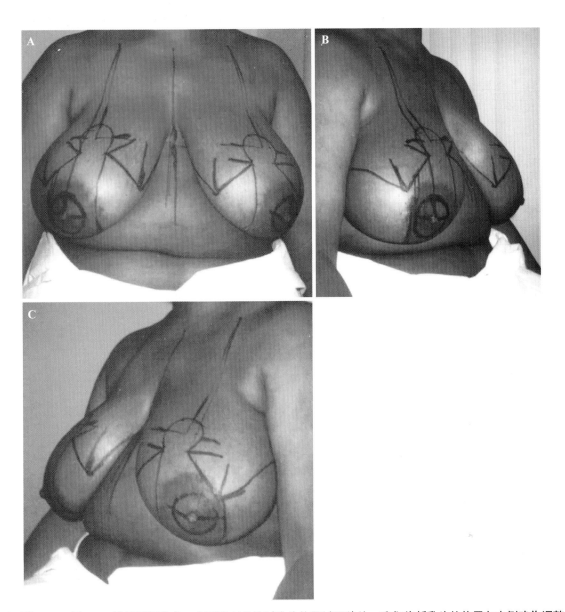

▲ 图 44-1　用 Wise 模板标记乳房，由于患者坐位时乳头位置过于偏外，我们将新乳头的位置向内侧略作调整

（二）手术

按标记切开皮肤，蒂部去表皮，于皮下分离切口内外侧 2cm 的皮瓣，范围下至乳房下皱襞，上至乳晕到新乳晕距离的下 1/3；向深部分离至胸大肌筋膜，并于筋膜上切除（图 44-3）蒂部内外侧的乳房组织（图 44-2），要注意保证蒂部以及蒂部下方胸肌筋膜的宽度，调整内外侧切除的范围。乳晕上方的蒂部，需要切除皮肤下方至少 2cm 直到下方筋膜的深部组织（图 44-4），这样可以使上方的蒂部进行折叠关闭。

用电刀仔细止血，放置负压引流管，引流管从乳房下皱襞的外侧，经过上方蒂部的深面，再到创面内侧。折叠缝合乳晕上方蒂，固定新乳晕位置，2-0 皮下间断缝合，关闭切口（图 44-5），接着缝合乳晕下点、垂直切口直至新的乳房下皱襞，在此过程中，需要保证蒂部没有扭曲。皮下缝合乳房下切口，5-0 尼龙线连续或间断缝合皮肤，外敷料覆盖。术后穿戴胸罩，使胸罩的下部与乳房下皱襞一致。

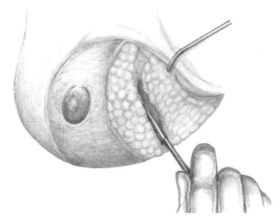

▲ 图 44-2　蒂部去表皮后，外侧组织向深面分离直至筋膜

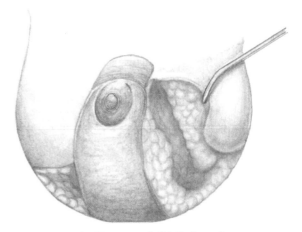

▲ 图 44-3　内外侧组织切除

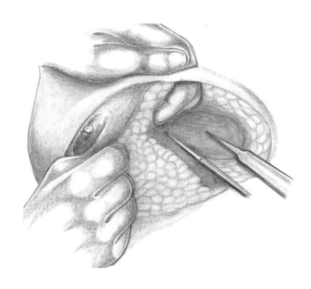

▲ 图 44-4　在乳晕上方蒂部的深面，圆形或椭圆形切除从皮肤下方 2cm 直到下方筋膜的组织

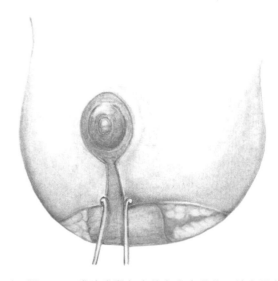

▲ 图 44-5　乳头乳晕复合体向上方移位，缝合固定于新的位置

（三）术后护理

如术前没有静脉给予抗生素，术后每日 2 次口服环丙沙星 500mg，服用 7 天。可服用维柯丁（每 4 小时 1 ~ 2 片）等镇痛药。

术后第 1 天检查血肿、对称性以及乳头乳晕复合体血供，如果乳晕出现发绀，则需检查静脉充盈时间，如果小于 6s，每天观察直到发绀恢复或时间超过 6s；如果充盈时间大于 6s，则需要切开乳晕下部和直到乳房下皱襞的垂直切口，在无菌条件下仔细检查蒂部是否出现扭转，如果发绀在打开伤口后 24h 还未恢复，则需考虑将乳头乳晕复合体移植到下腹部或大腿上部，直到组织恢复后再移植到乳房上。

如果没有特殊问题，在术后第 4 天当每侧引流少于 50ml 时拔除引流管。

术后 7 天拆线，并使用 Steri-Strips 胶带。术后 30 天和 6 个月，患者复查并拍摄照片（图 44-6 至图 44-8）。

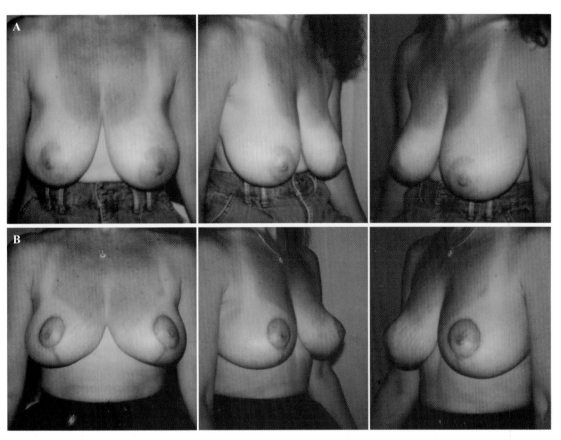

▲ 图 44-6　**McKissock** 双蒂法乳房缩小术（一）

A. 巨乳术前；B. McKissock 双蒂法乳房缩小术后 6 个月

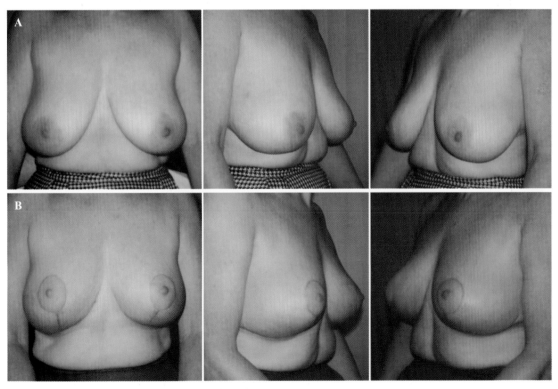

▲ 图 44-7　**McKissock** 双蒂法乳房缩小术（二）

A. 巨乳术前；B. McKissock 双蒂法乳房缩小术后 6 个月

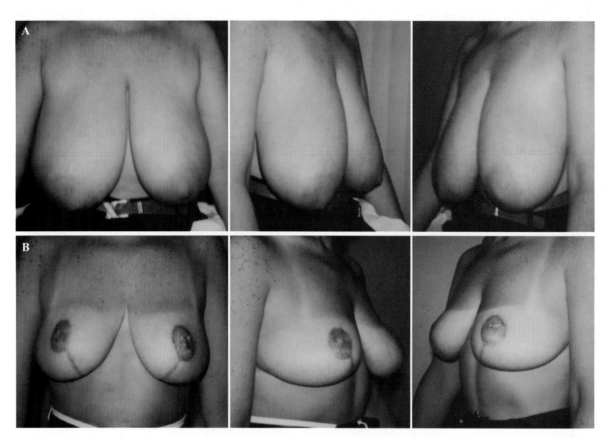

▲ 图 44-8　**McKissock 双蒂法乳房缩小术（三）**
A. 巨乳术前；B.McKissock 双蒂法乳房缩小术后 6 个月

三、讨论

　　此手术易于学习，除了瘢痕较明显外，术后美学效果极佳。术后可能会出现瘢痕增生或瘢痕疙瘩、不对称、钙化、感染、出血等并发症。

　　双蒂法乳房缩小术后乳头乳晕复合体缺血坏死是一种严重的并发症，但极少出现。

四、结论

　　McKissock 双蒂法乳房缩小术，由于其良好的乳头乳晕复合体（NAC）血供，使得出现 NAC 坏死的概率大大降低，该术式保留了足够的乳房组织，维持乳房良好的形态，无须再行隆乳术。

Variation of the Pitanguy Breast Reduction
改良Pitanguy乳房缩小术

Nikolas Chugay，著

陈 诚，译

张汝凡，校

一、概述

Pitanguy[1] 在 1967 年提出了一种乳房缩小的方法，用一根手指放在乳房下皱襞处，向外标记新的乳头位置（A 点，图 45-1），外侧（B 点）和内侧（C 点）范围由拇指和示指抓住乳房后来确定（图 45-2），D 点和 E 点是乳房下部切口的外侧和内侧点，F 点为乳房中线（图 45-3）。折叠乳房的上部使得 B 点和 C 点可以靠近 F 点，用直径 4cm 的"切饼干器"放置于乳头乳晕复合体中央，设计新的乳晕范围（图 45-4），从新乳晕位置的上方开始，到 B 点和 C 点间的范围去表皮（图 45-5），在乳头乳晕复合体下方至少 1 ～ 2cm 舟状切除 D 点到 E 点的乳房下极的组织（图 45-6），切除乳晕深部以及乳房下极的组织（图 45-7），将乳晕旋转到上方位置后，切除多余的皮肤（图 45-8），关闭切口（图 45-9）。

二、著者的改良方法

患者站立位进行标记，从锁骨中线开始 18 ～ 21cm 作为新的乳头乳晕复合体位置，接着使用抓捏技术，垂直段（支）从乳头的下方开始标记，通过乳房中央，延伸到全部的乳房内侧部（这将延长到乳房下皱襞 6 ～ 7cm 的距离）（图 45-10），从胸骨旁线内侧 2cm 到腋前线内侧 2cm 标记乳房下皱襞，乳头乳晕复合体按直径 4cm 设计（图 45-11）。

从新乳晕的上部到原乳晕的下方范围用 15 # Bard-Parker 刀片进行去表皮，接着切开皮肤并行乳房上部的去表皮，切口延伸到乳房的下部，整个乳房下部、下外方以及内侧的组织都予以切除（图 45-12）。仔细止血后，将乳腺组织拉拢，在深部缝合（图 45-13），用 3-0 Vicryl 线缝合乳房瓣（图 45-14），3.0 丝线间断缝合皮肤（图 45-15）。当皮肤缝合完成后，我们将注意力转向乳头乳晕复合体，从锁骨中线起 18 ～ 21cm 处用"切饼干器"标记新

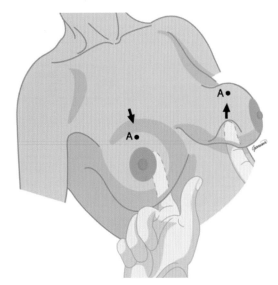

▲ 图 45-1　用一根手指放在乳房下皱襞处，向外标记新的乳头位置（A 点）

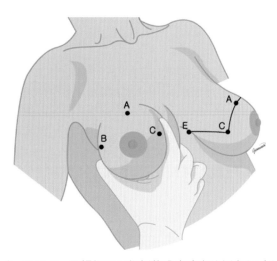

▲ 图 45-2　用拇指和示指抓住乳房确定外侧点（B 点）和内侧点（C 点）

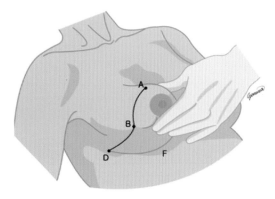

▲ 图 45-3　D 点和 E 点是乳房下部切口的外侧和内侧点，F 点为乳房中线。折叠乳房的上部可使 B 点和 C 点向 F 点靠近

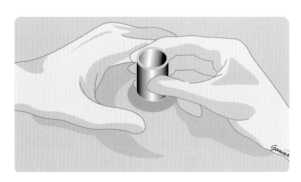

▲ 图 45-4　用直径 4cm 的"切饼干器"放置于乳头乳晕复合体中央，设计新的乳晕范围

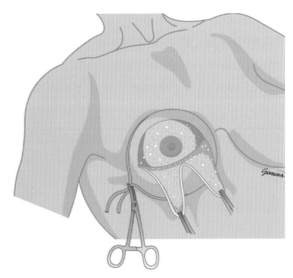

▲ 图 45-5　从新乳晕位置的上方开始，到 B 点和 C 点间的范围去表皮

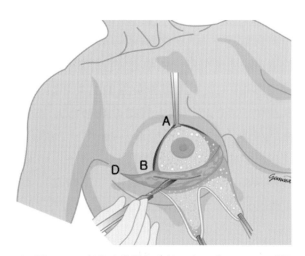

▲ 图 45-6　在乳头乳晕复合体下方至少 1 ～ 2cm "翻转"切除 D 点到 E 点的乳房下极的组织

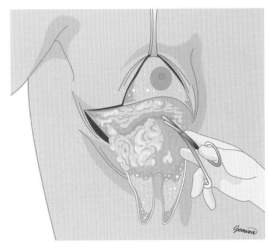

▲ 图 45-7　切除乳晕深部以及乳房下极的组织

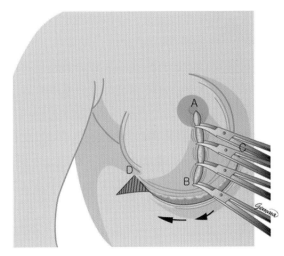

▲ 图 45-8　将乳晕旋转到上方位置后，切除多余的皮肤

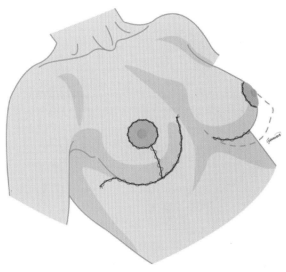

▲ 图 45-9　伤口用 Vicryl 皮下缝合，5-0 尼龙线或丝线缝合皮肤

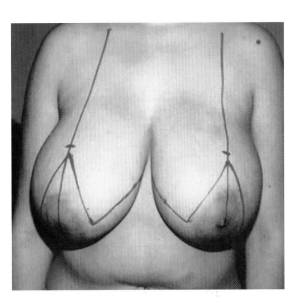

▲ 图 45-10　术前标记

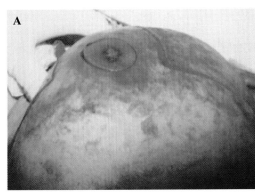

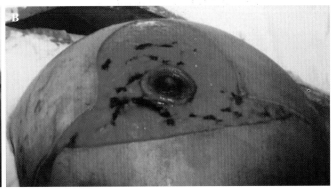

▲ 图 45-11　设计标记
A. 环乳晕切口；B. 标记区域去表皮

的乳头乳晕复合体位置，当位置确定以后（图45-16），用亚甲蓝标记并切开皮肤固定新的乳头乳晕复合体。有时我们需要分离乳晕下部的皮肤，使其能够方便地进行提升并缝合固定（图45-17）。

患者围术期使用抗生素治疗，每日2次头孢氨苄 500mg 或者环丙沙星 500mg，使用1周。患者术后禁提重物及剧烈活动1个月。患者术后可盆浴，术后3天可淋浴。

术后第1天检查并开始穿戴胸罩1个月，1周后复查，2周内拆除所有缝线，术后1个月、3个月、6个月复查随访（图45-18，图45-19）。

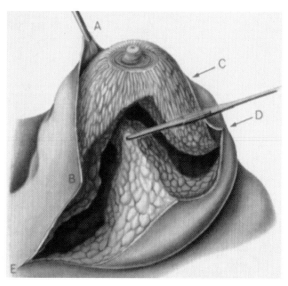

▲ 图 45-12　舟状切除乳房下极组织

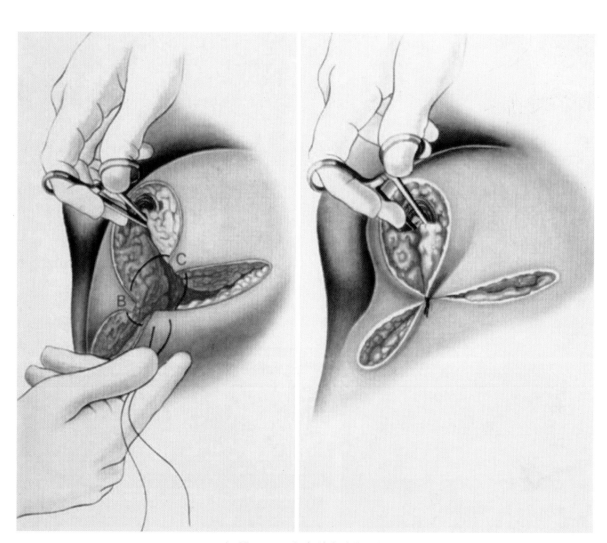

▲ 图 45-13　深部缝合腺体组织

三、并发症

作者使用此方法并未出现乳头乳晕复合体部分或全部坏死的情况，这是一种上方蒂法，由乳房上极组织为乳头乳晕复合体提供了丰富的血供。

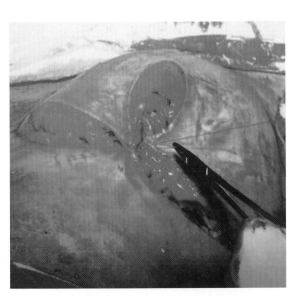

▲ 图 45-14　Vicryl 表皮下缝合

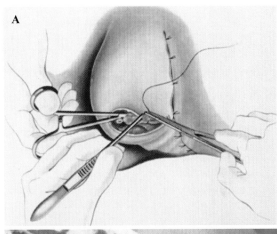

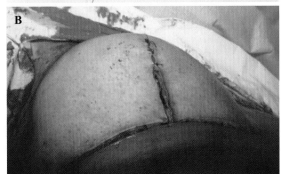

▲ 图 45-15　皮肤行 Vicryl 表皮下缝合

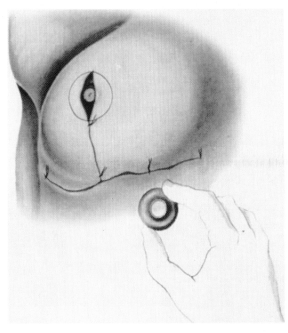

▲ 图 45-16　选择乳头位置

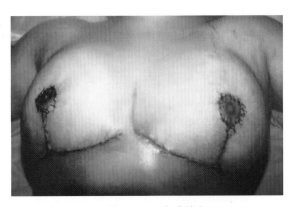

▲ 图 45-17　完成缝合

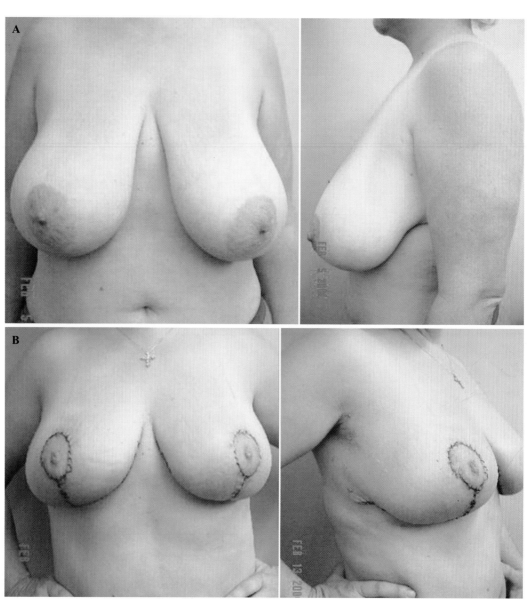

▲ 图 45-18　患者术前、术后对比
A. 术前；B. 术后

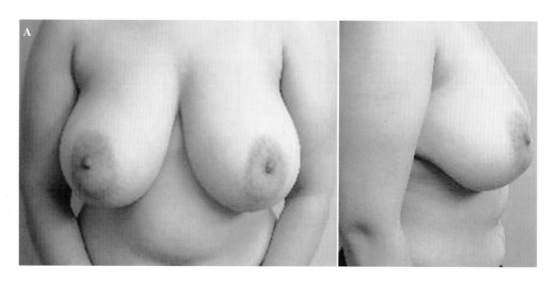

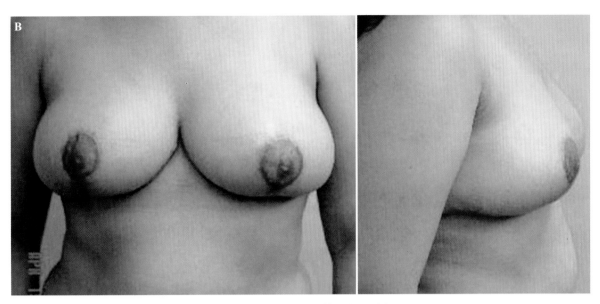

▲ 图 45-19　患者术前、术后对比
A. 术前；B. 术后

第46章

Breast Reduction/Mastopexy with Super-omedial Pedicle
应用内上蒂瓣的乳房重建/悬吊术

Nicolae Antohi，Cristina Isac，Tiberiu Bratu ，Stan Vitalie ， and Bodog Florian，**著**

刘家祺，**译**

张　勇，**校**

一、概述

乳房是女性形体美最显著的标志。完美的乳房应是紧实、挺拔、圆润的。如果乳房体积过大，重力作用使其下垂，会累及颈肩部，加重其负担，导致不适。此外，随着龄增长，尤其是妊娠之后，乳房逐渐失去弹性，紧致度随之降低。乳房缩小和乳房悬吊是解决这一问题的主要方案。一个优秀的手术方案应兼具美观的外形、持久的效果以及较少的并发症。

乳房成形技术方式多样，包括以下两个原则：皮肤的切除以及乳头乳晕复合体（nipple-areola complex，NAC）的移位。根据皮瓣蒂位置的不同,NAC移位有多种方法：上、下、内侧、外侧、水平和垂直双蒂。对于以减少体积为目的的乳房整形，笔者推荐内上蒂瓣，原因如下。

二、手术技术

患者站立位，做术前标记：正中线、过乳头中点的乳房中线和乳房下皱襞（IMF）。如应用 Wise 方式进行术前标记，则新建乳头中点的位置设计在乳房下皱襞下方 1cm 处。如应用垂直瘢痕法进行术前标记，则新建乳头中点的位置应设计得更低（乳晕上缘对应新的乳房下皱襞）。确定乳头、乳晕位置后，依照新建乳头位置的上方设计锁孔图案。乳房组织向内上方推移，在移位后的乳房上标记正中线；后向外上方推移，再标记推移后乳房的正中线。此两条标记是锁孔图案的垂线（或称垂臂），同时可继续延长呈垂直模板（在乳房下皱襞上方 2～4cm 处结束）或者称 Wise 方式（图 46-1）。

设计内上蒂，由锁孔图案延伸到两侧垂线的下极。瓣的基底部包括锁孔图案部分、内侧垂线的全部，距离乳晕周围 1～2cm，瓣的

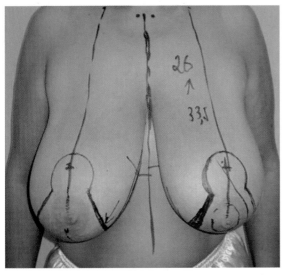

▲ 图 46-1　术前标记（Wise 方式）

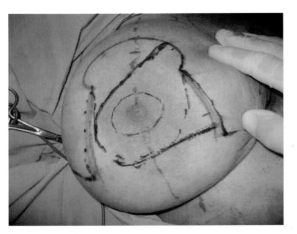

▲ 图 46-2　术前设计内上蒂瓣

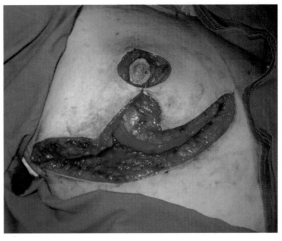

▲ 图 46-3　内上蒂瓣转位，插入到乳晕切口下

引流，4-0 单股缝线（monocryl）或者 PDS 连续皮内缝合皮肤。敷料包扎并佩戴胸罩。

三、预后

下图展示了部分病例的治疗效果（图 46-4 至图 46-8）。

四、并发症

乳房缩小术早期相关并发症包括血肿、血清肿、感染、NAC 缺血，甚至坏死等（图 46-9）。晚期并发症包括感觉麻木、双侧乳房不对称、矫正不足或过度、乳房下垂复发、瘢痕增生及需要手术整复的乳房轮廓问题。

五、讨论

近几十年，各种乳房缩小术式层出不穷。所有术式都基于两个原则展开：乳头乳晕复合体（nippleareolar complex，NAC）依附于可靠的皮瓣之上，以及皮肤切除塑形。其目的在于以下几点。

宽度在 10 ～ 15cm（图 46-2）。两侧乳房的标记应确保对称。

去除皮瓣表皮。按照术前标记（垂直瘢痕方式或者 Wise 方式）完整切除皮肤、腺体及脂肪。切除深度及胸壁。垂直于胸壁切取内上蒂瓣，可以修薄，但仍需保留至少 2.5cm 的厚度，以保护瓣的血管和神经蒂。

内上蒂瓣插入到乳晕切口处，以达到乳房塑形的目的（图 46-3）。如果内上蒂瓣过宽，不能充分旋转，可在锁孔图案的内侧垂线处做一辅助切口松解真皮组织，以使内上蒂瓣可以充分旋转，与乳晕无张力结合。内侧和外侧切缘以 2-0 PDS 缝线缝合（3 ～ 4 根缝线）。坚固、确切的缝合可给予乳房稳定的支撑。留置

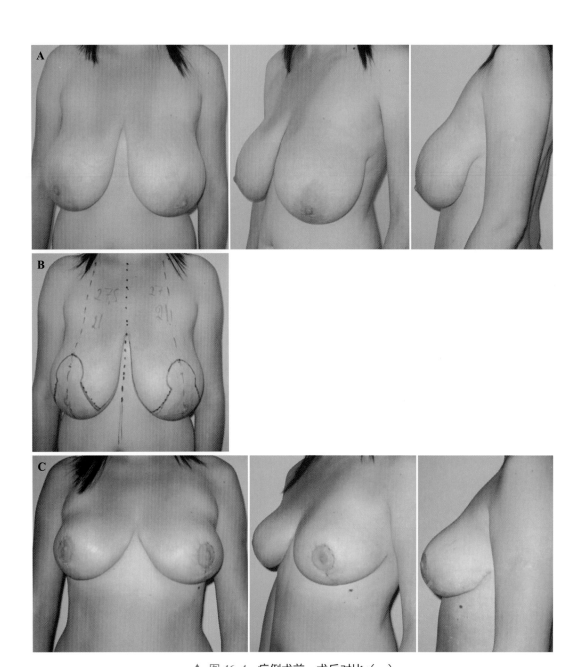

▲ 图 46–4　病例术前、术后对比（一）

A. 术前；B. 应用 Wise 方式做术前标记；C. 应用内上蒂和倒 T 形瘢痕法行乳房缩小术，术后 1 个月效果

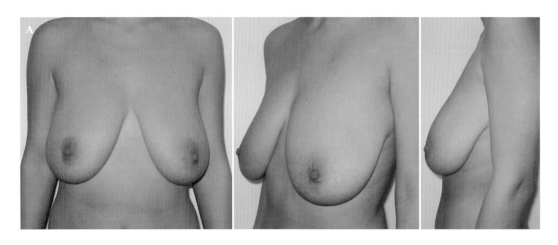

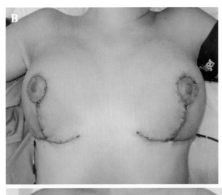

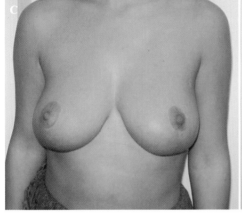

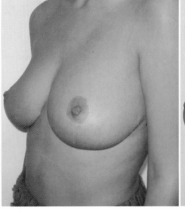

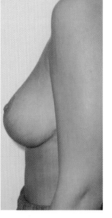

▲ 图 46-5　病例术前、术后对比（二）
A. 术前；B. 应用内上蒂和倒 T 形瘢痕法行乳房缩小 + 悬吊术，术后即刻；C. 术后 18 个月

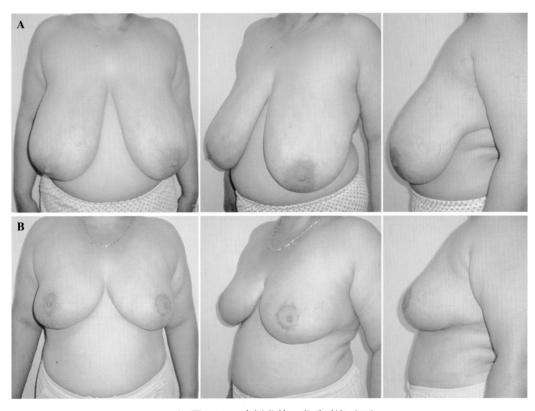

▲ 图 46-6　病例术前、术后对比（三）
A. 一名 40 岁女性巨乳患者的术前照；B. 应用内上蒂和倒 T 形瘢痕法行乳房缩小术，术后 2 个月

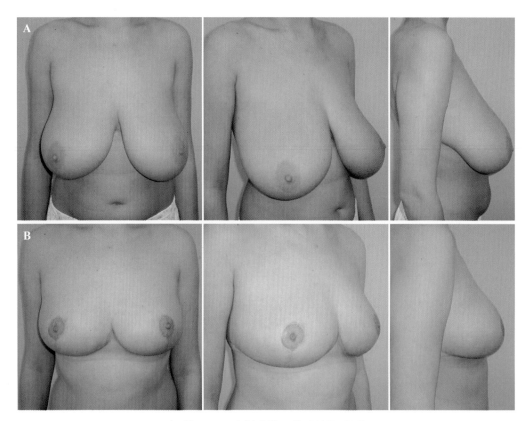

▲ 图 46-7 病例术前、术后对比（四）

A. 术前；B. 应用内上蒂和倒 T 形瘢痕法行乳房缩小＋悬吊术，术后 2 个月

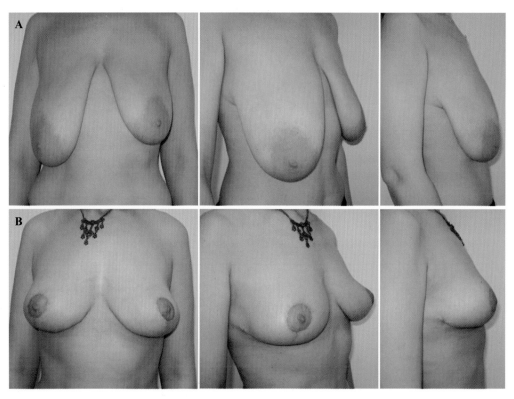

▲ 图 46-8 病例术前、术后对比（五）

A. 患者同时伴有双乳不对称、乳房下垂及乳房肥大；B. 右侧乳房应用内上蒂，左侧乳房应用上方蒂，并结合倒 T 形瘢痕法，术后 1 个月

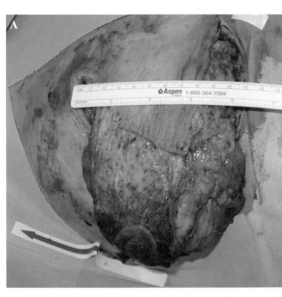
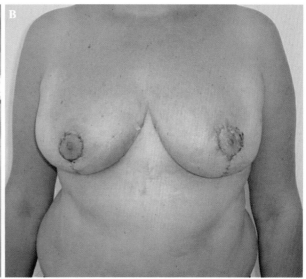

▲ 图 46-9　乳房缩小术相关并发症
A. 尽管内上蒂宽达 8cm，仍然出现了 NAC 缺血的情况；B.NAC 周围坏死

　　1. 在确保安全的情况下，减少乳房体积，重塑乳房形态。

　　2. 上提 NAC。

　　3. 丰满乳房上极。

　　4. 效果持久。

　　5. 保留 NAC 的血供及感觉。

　　多数乳房缩小术式均围绕各种包含 NAC 的皮瓣展开。如水平双蒂法（Strombeck 法）[1]、垂直双蒂法（Mckissock）[2]、上方单蒂法（Wiener 法）[3]、下方蒂法（Robbins）[4]、外侧蒂法（Skoog）[5]、内侧蒂法（Nahabedian）[6] 和中央蒂法（Gasperoni）[7]。Mckissock 垂直双蒂法和 Robbins 下方蒂法保留了 NAC 的感觉，具有较高的 NAC 成活率，因而应用广泛。但是以上两种方法的主要缺陷在于重力导致乳房下垂，损失了挺拔的外观。上蒂法由于长度有限，仅用于 NAC 的短距离转位。尽管外侧单蒂法保留了 NAC 的血供和神经，但乳房的外侧体积过大。中央蒂法不仅使 NAC 保留了良好的血供，而且使 NAC 具有更好的感觉，并且更易完成乳房的塑形[8]。作为一种改良的上蒂方，采用内上蒂皮瓣移植乳头最早由 Orlando 和 Guthrie 于 1975 年提出[9]，用以乳房缩小及悬吊术。

　　保留 NAC 的血供是预防诸如坏死等不可逆性并发症的主要方式。如何选择最佳 NAC 血供的皮瓣，需依据以下几个方面：乳房下垂的程度；乳房的体积及外形；病人解剖结构的异质性以及医生的习惯。即使是经验丰富的外科医生，有时也会出现 NAC 的血供问题，因为每个病人的具体血供结构是难以预测的。

　　没有适用于各种情况的完美术式。作者也是根据患者乳房下垂的情况，设计不同的皮肤切口，进而在此基础上应用内上蒂皮瓣。对于乳房组织和皮肤均有限的乳房肥大病例，我们使用 Hall-Finlay 提出的垂直切口技术（图 46-10）[10]。对于中至重度乳房下垂，可采用"J"形切口法或者倒 T 形切口法。当垂直切口的长度超过 12cm 时，可向一侧水平延展呈"J"形，而非试图用缝线缩短垂直距离（图 46-11），或者在乳房下皱襞做一水平切口（图 46-12），这样的切口设计更加完美。乳房下皱襞的横行切口效果好，病人满意度高，乳房形态好，避免了皱缩的垂直瘢痕。内上蒂皮瓣将 NAC 和乳腺组织作为一整体，保留了包括腺体、导管和肋间神经在内的组织结构，因此适用范围广泛。内上蒂皮瓣具有足够的长度，张

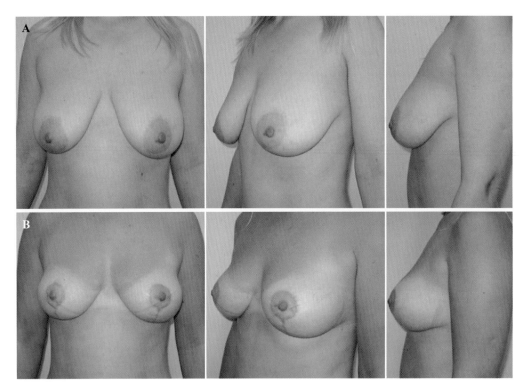

▲ 图 46-10　垂直切口技术
A. 术前；B. 内上蒂垂直切口乳房悬吊术后 2 个月

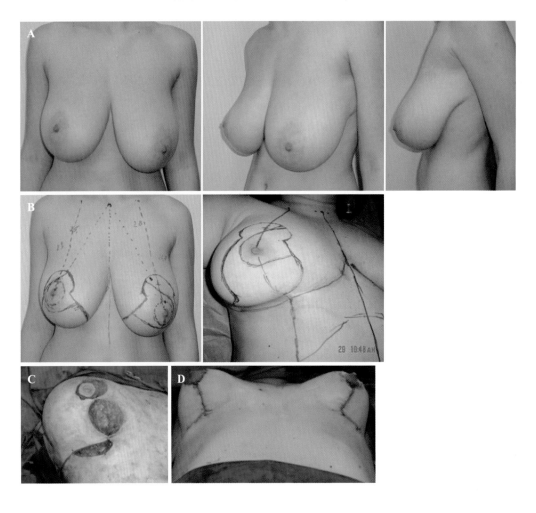

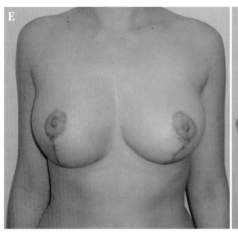
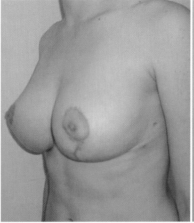
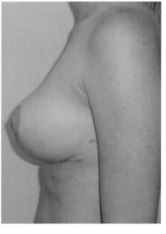

▲ 图 46-11　向一侧水平延展呈 "J" 形

A. 术前；B. 术前标记；C. 设计向外侧延展的垂直切口呈 "J" 形；D. 内上蒂 "J" 形切口法乳房缩小术后即刻；E. 术后 2 个月

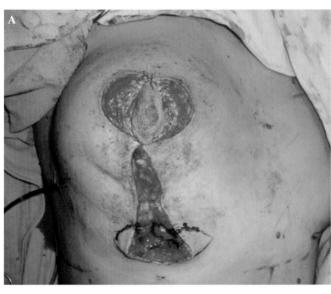
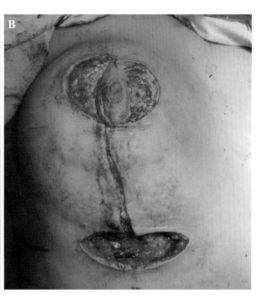

▲ 图 46-12　在垂直切口超过 12cm 长的情况下，沿乳房下皱襞设计水平切口

力小，因此当需要皮瓣塑形或者内侧组织切除时，操作更灵活、方便[11]。此外，内上蒂皮瓣可以提供丰满的乳房上极，利于乳沟的塑造。过厚的皮瓣对于保留 NAC 的血供并无显著帮助，还可能造成皮瓣转位困难[12]。如能明确保留乳腺内动脉分支，则可将内上蒂皮瓣修薄[13]。如增加皮瓣的宽度，则可以在不损伤 NAC 血供的情况下设计更薄的皮瓣。在需要保留更多乳腺组织，因为乳腺组织内纤维较多，导致皮瓣转位困难，可将基底向上延展，这样可设计更长、更薄的皮瓣。

关于乳房血供的研究已有大量文献报道。

van Deventer 对 15 位女性尸体标本进行解剖研究发现，乳房血供的差异不仅存在于不同个体，甚至存在于同一个体的两侧[14]。同样来自这一研究，van Deventer 提出 NAC 具有多重血供，一套是乳房中下部胸前壁的肋间动脉，另一套是乳房上外侧的胸外侧动脉，而胸廓内动脉是其最稳定的血供[12, 14]。但有些病例存在明显并不可预测的解剖变异，无论设计何种皮瓣（上、下、内、外），均不能包括任何血管穿支，由此形成的任意皮瓣，具有较高的 NAC 缺血甚至坏死风险。笔者有一病例，尽管设计的皮瓣蒂有足够的宽度（10cm），但仍在术后第 3 天就发生了 NAC 缺血。笔者认为该病例发生了 van Deventer 描述的解剖变异，皮瓣无明确供血血管，是一任意皮瓣。之后笔者对该病例进行了保守治疗（图 46-13）。在应用内上蒂皮瓣行乳房缩小及悬吊术的临床实践中，笔者对该技术的认识逐渐深入，操作也逐渐精进。在早期的临床实践中，仅依照 Wise 方式的内侧垂直线设计单纯内侧瓣，行 NAC 转位。皮瓣越长，皮瓣基底越宽。但宽基底的厚皮瓣旋转困难，NAC 难以转位至"锁孔"。所以笔者倾向于设计较窄的皮瓣基底，并修薄皮瓣。同时，为了确保 NAC 良好的血供，内侧皮瓣作为第二血供以供给下部（图 46-14）[15]。通过以上操作，可以缩窄皮瓣基底部，使 NAC 的转位更加方便。但是，内侧蒂和下方蒂乳房缩小术的主要缺点在于下段，在某些情况下导致乳房下极的空虚、凹陷。针对该问题，笔者增加了内侧蒂的上部组织，范围包括了 Wise 方式的内侧垂线，以及"锁孔"图案的一部分（图 46-15 和图 46-16）。根据 van Deventer 的研究，纵使是内上蒂也并不能保证稳定的血供。在一些病例中，即便是精心设计的皮瓣，也会出现乳内动脉的穿支绕过皮瓣的基底，使其成为任意皮瓣。作为应对，增加内上蒂基底的宽度，以尽可能多地保留乳内动脉穿支。对于预计 NAC 存活困难的病例，如肥胖、重度

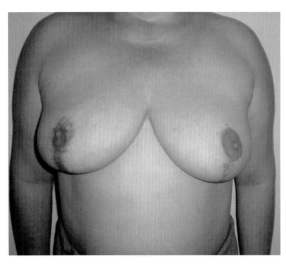

▲ 图 46-13　一例 NAC 部分坏死，保守治疗 4 个月后

乳房下垂、巨乳、高吸烟指数患者，皮瓣基底的上部可以越过乳腺的横径，并可酌情保留全部内侧蒂和上方蒂。通过此操作，皮瓣可以获得来自上部、中间和水平方向的所有血供。

如果乳房体积减少不多，可以选择短切口，如垂直切口、"J"形切口、垂直切口 + 水平辅助切口等。如果乳房体积减少很多，皮瓣向乳房横径增宽，皮瓣也随之延长。在此种情况下，皮瓣的转移应与皮肤切除统筹考虑。这也是为什么当笔者遇到 NAC 存活困难的病例，倾向于设计宽皮瓣。

应用内上蒂皮瓣行乳房缩小和悬吊术，其主要优势在于丰满的乳房上级，NAC 稳定的血供，持久的效果，乳房基底凹陷的风险更小。因此，对于多数乳房缩小及悬吊术，笔者推荐内上蒂法，同时强调根据病例情况设计具体操作细节。

六、结论

无论何种乳房缩小、悬吊术式，无论设计何种皮瓣，保证 NAC 的血供是至关重要的。在应用垂直方式和 Wise 方式的情况下，内上蒂皮瓣仍是首选。尽管内侧蒂皮瓣操作简单、效果好，是目前常用的乳房缩小、悬吊皮瓣，但最近的研究表明，其血供的变异度大，导致 NAC 血供不足，在应用中存在风险。而本章节提供到的改良术式，血供更可靠，效果更安全。在内侧蒂皮瓣的基础上，加入上方组织，引入了来自胸外侧动脉及乳内动脉穿支的血供，降低了 NAC 缺血的风险。同时，肋间神经的皮支也被保留了下来，保证了 NAC 的感觉。综合单纯上方蒂皮瓣和单纯内侧蒂皮瓣的优点，根据病例具体情况设计、使用不同大小、范围的内上蒂皮瓣，是经缜密思考的、符合逻辑的结论，适用于中至重度乳房肥大，并具有可靠的 NAC 血供。

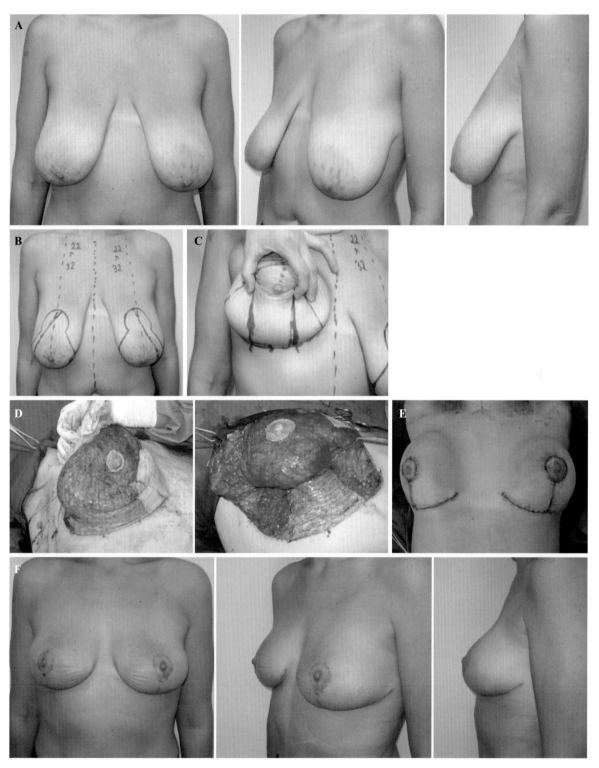

▲ 图 46-14　内侧皮瓣作为第二血供

A. 患者术前照片；B. 术前标记内上蒂皮瓣；C. 术前标记下方蒂皮瓣；D. 术中皮瓣设计；E. 应用内上蒂和下方蒂皮瓣行乳房缩
小＋悬吊术，术后即刻；F. 术后 1 个月

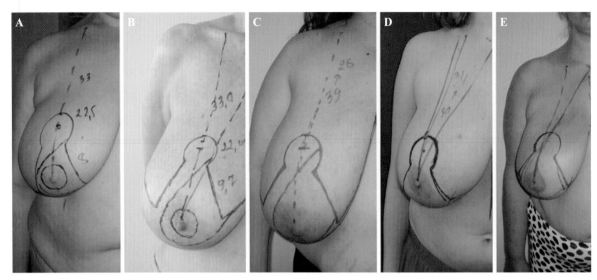

▲ 图 46-15　向上拓展内侧蒂基底宽度，呈内上蒂，术前标记

A.内侧蒂皮瓣基底部限于Wise图形的内侧垂线；B～C.基底向"锁孔"扩展呈内上蒂；D～E.内上蒂基底可进一步增宽，跨越乳房横径线

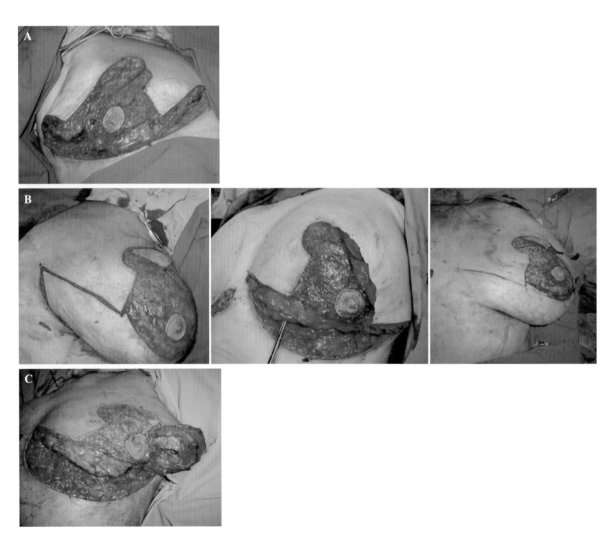

▲ 图 46-16　术中设计增宽的内上蒂皮瓣

A. 内侧蒂皮瓣基底部限于 Wise 图形的内侧垂线；B. 皮瓣基底向"锁孔"扩展；C. 基底向"锁孔"扩展呈内上蒂

Chain Purse–String Suture Used to Shorten the Vertical Incision in Vertical Breast Reduction
在垂直瘢痕乳房缩小术中，应用对偶连续缝合缩短切口

Selman Karaci，著

刘家祺，译

张　勇，校

一、概述

目前乳房缩小的术式主要有倒 T 形瘢痕法、垂直瘢痕法、环型瘢痕法及 L 瘢痕法，根据患者的情况而选择不同的手术方案。其中，垂直瘢痕法，因其乳房塑形好、效果持久、瘢痕小的优势 [1, 2]，逐渐取代倒 T 形瘢痕法，日渐成为常用的手术技术。Lassus[3]，Lejour[4] 和 Hammond[5] 应用垂直瘢痕技术治疗各种程度的乳房肥大。涉及乳房上部的切口，包括 Lassus 的卵形、Lejour 的穹顶形、Hagerty 和 Kiel 的液滴形 [6]，均适用于垂直瘢痕。

根据笔者的统计，在短切口技术的并发症中，最常见的为伤口开裂（41.7%）[需二期整复（11.1%）] 及乳头麻木 [7]。

涉及乳房内侧皮肤切除的乳房缩小术，术后会在切口的上下两端留下猫耳畸形。乳房的最终形态取决于乳房实质内的皮瓣形态。术后即刻出现的切口皱襞和猫耳畸形，多数在术后 6 个月内改善。

二、手术技术

垂直瘢痕技术更适用于轻 – 中度乳房肥大，但技术娴熟、经验丰富的外科医生也将其应用于巨大乳房的缩小 [3-5]。Hall–Findlay 的内侧蒂皮瓣技术 [8] 现已得到广泛应用。皮瓣的选择取决于外科医生的习惯。皮瓣（包括上方蒂、中央蒂、内侧蒂、下方蒂和水平蒂）的具体操作技术在本部分中不作详述。根据具体的

手术设计，进行术前标记和组织切除，分离皮瓣，重塑乳腺实质。将乳腺组织拉拢对合后，按如下步骤关闭垂直切口：3-0 聚卡普隆 25（单乔，英格兰加格雷夫爱惜康公司）进行皮下连续缝合，应保证足够的进针深度，贯穿足够的组织，缝合不易过密，此时不拉紧缝线（图 47-1）。在切口末端，缝针贯穿切口转向对侧后，向回进行连续缝合，进针点位于原进针间隔处，形成"对偶"（图 47-2），完成连续缝合[9]。在切口的顶端，拉紧缝线，拉拢两侧皮肤，成垂直短切口（图 47-3）。这种技术可以收紧更多皮肤，操作快捷。与我们猜想的不同，缝线的拉紧过程顺利，并无太大阻力。

进针部位应力求对称，在切口的末端不应行水平褥式缝合，否则缝线将组织向末端牵拉，形成水平瘢痕（图 47-4，图 47-5）。切口末端设计一个大角度的"U"形切口，更有利于切口的缩短，获得更好的乳房下极外观。应用这一技术，可缩短皮肤切口 1/3[8]。

有时，可能需要在手术室外再行整复，但这些并发症与技术本身无关。需要特别指出的是，在切口顶部最后剪断缝线的时候，应预

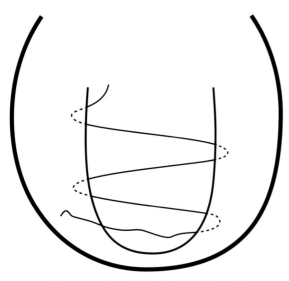

▲ 图 47-1　皮下连续缝合，缝线松弛不拉紧

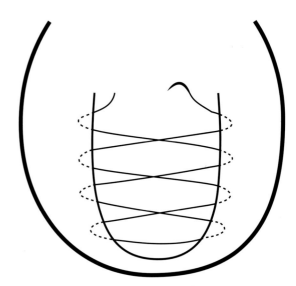

▲ 图 47-2　回向缝合

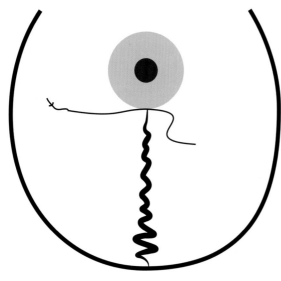

▲ 图 47-3　在切口的上方，像收紧口袋一样收紧缝线

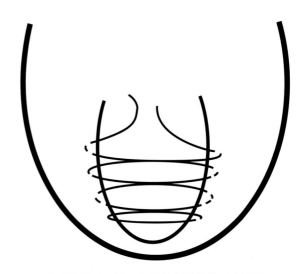

▲ 图 47-4　切口末端缝合导致的对合不齐

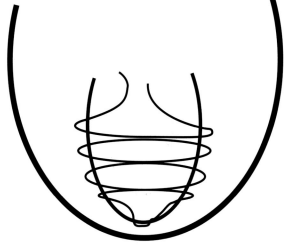

▲ 图 47-5 为保证缝合确切，不应对切口末端进行缝合，并尽量保证对称

留一截缝线游离于皮肤表面。

　　这项缝合技术在组织中植入了更多缝合材料，因此缝合更坚固、持久，乳房腺体也因此能更久的保持形态。这一观点也被其他同行所认同 [10, 11]。基于此，一些外科医生也选用 Gore-Tex 缝线 [12]。该技术使切口两侧应力对称，更多的缝线并未带来不良反应。此技术也可应用于其他外科领域。

三、预后

　　该技术利用对偶连续缝合关闭拉拢腺体并关闭切口，为垂直瘢痕提供更高的力学强度，防止早期的瘢痕牵拉延长，并防止假性下垂（图 47-6）。综合考虑瘢痕相对于乳腺的长度，笔者认为该技术较之其他缝合技术具有优势 [13]。

四、乳房缩小的不良反应

　　乳房缩小术后随访发现，体重增加是常见现象 [14]。究其原因，患者术后的心理状态改变，以及手术对乳腺这一内分泌器官功能的干

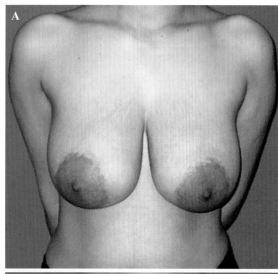

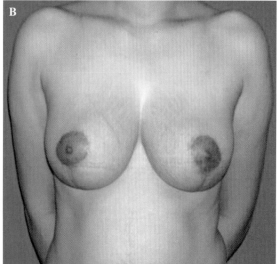

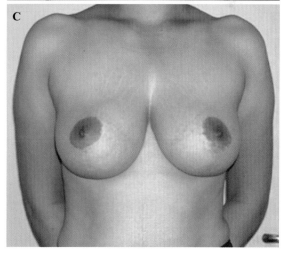

▲ 图 47-6 胸围 34DD 的 34 岁患者

A. 患者术前照片；B. 双乳设计内侧蒂皮瓣行乳房缩小术，右乳移除 448g 组织，左乳移除 482g 组织，以对偶连续缝合关闭垂直瘢痕，锁骨至乳头距离 21cm，乳房下皱襞距乳头 10cm，图为术后 12 个月；C. 术后 2 年，乳房形态无明显变化，无乳房下垂，瘢痕已不明显

扰，都可能是潜在因素。尽管如此，乳房缩小术获得了很高的总体满意度。在术后恢复期，伤口缝合过紧、体重增加，以及吸烟，均可对皮肤愈合产生不利影响，导致条纹瘢痕。皮瓣设计过长，以及乳晕下方堆积过多冗余组织，会导致假性下垂的外观。设计不良的下方蒂皮瓣可能会导致乳腺下极凹陷。随着时间推移，可能发生手术相关的乳房腺体硬化，并可于体表扪及。这会导致患者的焦虑，但目前并无证据表明其会导致其他风险。

五、结论

对偶连续缝合可以有效缩短垂直瘢痕的长度，有效预防假性下垂。

第48章

Tuberous Breast Surgery
管状乳房整复术①

Cristina Isac，Aurelia Isac，**著**

刘家祺，**译**

张　勇，**校**

一、概述

　　管状乳房为一种先天畸形，丰富的多态性是其特点。由于临床表现多样，因此有多种命名，如筒状乳房、结节性乳房、史努比乳房（译者注：史努比是西方社会熟知的动画形象，是一只有长鼻的狗）、史努比鼻样畸形、下极缩窄乳房和乳晕腺体疝等。管状乳房为乳房畸形中最为严重的情况[1]。

　　管状乳房发于青春期，患者常背负严重的心理负担。如不及时整复，会对患者身心造成严重影响，如自卑、不安全感，甚至人格障碍[2]。因此，应早期行手术干预。

　　由于该畸形临床表现多样，不同外科医生提出了诸多的矫正方法，但并未就最优手术方案达成共识。该畸形的整复不仅需要较高的手术技术，而且患者多为年轻人，心理需求高，因此就算经验丰富的外科医生，也视该手术为颇有难度的挑战。

二、临床表现

　　管状乳房临床表现多样，畸形可轻可重。但它们均具有一些相同的特征（详见下文），需要在术前准确鉴别。为了制定合理的手术计划以治疗各种畸形，在手术前识别这些类型的畸形是非常重要的。反之，如果仅按照普通乳腺外科的原则进行手术，不但不能纠正，反而可能加重畸形。显然，无论患者还是医生均不希望这一结果。

　　管状乳房的下皱襞往往向上移位，乳房下极窄小甚至紧缩，延展受限，发育不良（病理学上称为乳房基底缩窄型畸形），乳头–下皱襞间距极短。事实上，该畸形乳房的纵径与横径均明显缩短。乳腺实质均或多或少的经乳晕向前突出，称为假性疝，乳晕直径也随之扩大。虽然乳房发育不良，但也呈现松弛的外观

---

① 译者注：原文直接翻译为"结节样乳房"，但该名称与国内使用习惯不符，在描述上也没有明显优势

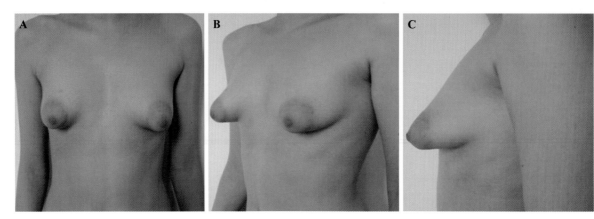

▲ 图 48-1　典型的管状乳房，乳房下皱襞向上移位，乳房下极窄小，双侧下皱襞间距增宽，乳晕增宽并有腺体向前疝出，乳房发育不良，但仍有下垂，同时双侧乳房不对称

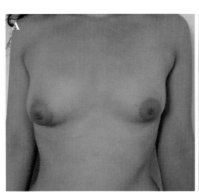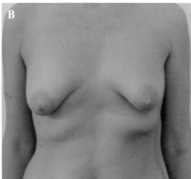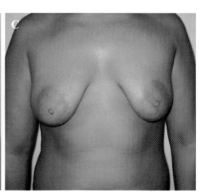

▲ 图 48-2　管状乳房的各种表现

（图 48-1，图 48-2）。双侧乳腺下皱襞距离较远，双侧乳晕过度分离、外展。

　　管状乳房往往是不对称的，这似乎已经可以被视为一个规律。最为极端的表现是，一侧管状、发育不良的乳房，而另一侧则是巨大的、下垂的乳房（图 48-3，图 48-4）。男性乳房发育病例中也可见管状乳房畸形（图 48-5，图 48-6）。

三、组胚学病因

　　目前普遍接受的观点是，胚胎期乳芽的发育受限于胸壁的一个缩窄的纤维环，这一纤维环限制了乳腺实质，致使乳房只能向特定方向（如向前方等）生长，由于乳晕比周围的皮肤更具弹性，因而成为相对薄弱处而受到扩张。纤维缩窄环环绕乳房基底，导致乳房向上错位，乳房下皱襞紧缩[3, 4]。这一缩窄的纤维环是浅筋膜增厚导致的，而乳晕周围没有浅筋膜组织，这也是乳腺通过乳晕疝出的原因。

四、管状乳房的分级、分型

　　现广泛采用 von Heimburg 分级，将管状乳房分为 4 种类型。

　　1. 下、内象限发育不良。

　　2. 下、内和外侧象限发育不良，乳晕下皮肤尚充足。

　　3. 下、内和外侧象限发育不良，乳晕下皮肤不足。

　　4. 乳房基底窄小，乳房严重缩小[5]。

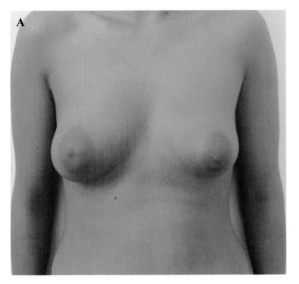
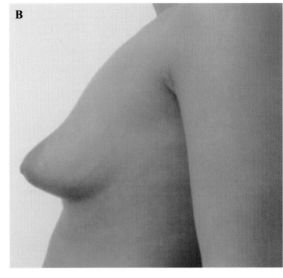

▲ 图 48-3　管状乳房患者几乎均伴有双侧乳房不对称

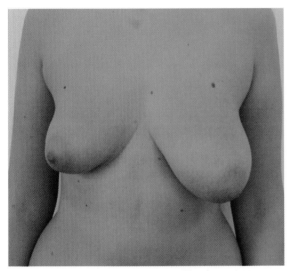

◀ 图 48-4　严重不对称的管状乳房，一侧乳房发育不良，另一侧则增大下垂

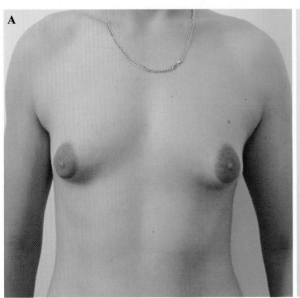
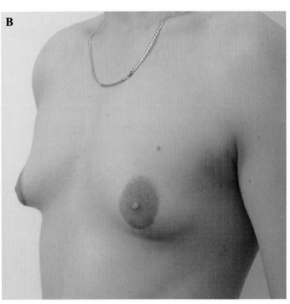

▲ 图 48-5　男性乳房发育同时伴有管状乳房畸形，可见扩大的乳晕及紧缩的乳房下极

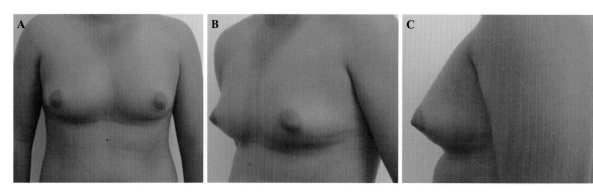

▲ 图 48-6　男性乳房发育同时伴有管状乳房畸形，可见局部乳晕纤维环形成，侧视尤为明显

五、手术技术

（一）纠正乳房下皱襞和挛缩的乳房下极

　　管状乳房矫正术的原则在于从缩窄的组织中释放乳房，同时重塑乳房实质。对于发育不良的管状乳房，最难解决的问题莫过于紧缩的乳房下极。释放、分离高位、紧缩的乳房下皱襞，并于新的位置重塑。手术目的是重塑一个圆润的乳房下极形态，这决定了术后外观是否符合美学标准。然而，这一目的有时是难以达到的。必须强调的是，即使管状乳房畸形不严重，下极的缩窄和乳房下皱襞的紧张程度轻微，也并不意味着可以简化手术操作。如果畸形不能有效整复，会导致各种术后问题。

　　根据其严重程度，下极的缩窄可以通过假体或组织扩张器予以纠正。判断选用哪种方法，则需要深思熟虑，在假体的重力作用下，原乳房下皱襞会有怎样程度的移位，这很难预测。有的病例其乳房下极和乳房下皱襞严重紧缩，即使联合使用乳房假体并充分游离下极组织，仍不能获得良好的术中效果，术后也无明显改善。扁平的乳房下极和紧张的下皱襞，是无法获得圆润的乳房形态的。

　　针对缩窄的下极和位于高位且紧张的乳房下皱襞，可通过以下这些技术予以纠正。

　　1. 放射状切开乳房实质，释放乳房下极。这样，水平的纤维组织被切断，乳房下极外观更顺滑。乳腺实质的切口深度通过视诊和触诊来决定。有时纤维条索很厚，此时腺体的切除应充分，上至真皮，注意不要修得太薄。也可结合双平面技术于乳房下皱襞为入路行放射状切开，或者以乳晕切口为入路行放射状切开。

　　2. 为塑造乳房下极形态，可设计各种腺体瓣（详见下文，不同作者提出的多种设计方案），通过切除腺体，纤维环被切断，乳房下极得以释放。

　　3. 对于乳房下极的扩张，解剖型假体较之圆形假体更适用。这也是为什么全高解剖型假体在管状乳房整复术中应用更加广泛。尽管一些外科医生也认为全高、中高解剖型假体均可用 [6,7]。

　　4. 于腺体下放置假体，直接施力于乳房下极，获得更充分的下极释放。

　　5. 采用乳晕切口对缩窄带的分离和乳房下皱襞的释放更加简便、直接。从上方更容易调整乳房下皱襞的位置，采用乳房下皱襞切口也是如此 [8]。乳晕切口也是管状乳房矫正术的首选入路，因为可同时对乳晕肥大和腺体疝出进行处理。

（二）乳晕疝

　　通过双环法移除环状皮肤，使增大的乳晕缩小至直径 38～42mm。该方法也能修正腺体的疝出。同时，乳晕可以通过去除乳晕周围的表皮而内收，从而缩小双侧乳晕间距。双环法的切口可用 2-0 或 3-0 的 Gore-Tex 或尼龙线关闭，具体缝合方法可参看 Hammond[8]。

（三）乳房不对称

双侧乳房不对称在管状乳房中极其常见。如不对称轻微，双侧乳房均发育不良，可通过调整乳房假体的体积和形状纠正双侧乳房不对称。如不对称严重，一侧乳房发育不良，另一侧增大下垂同时伴有管状乳房畸形（紧张的乳房下皱襞上移，乳晕增大，伴有双侧乳晕过度内收或分离）。针对这种病例的处理原则是：首先在发育不良侧置入假体，同时于对侧行乳房缩小 / 悬吊术。如果乳房下垂通过悬吊即可解决，则无须人工材料置入，设计下方蒂皮瓣固定于胸壁，成为乳房下极的支撑结构。此方法既防止下垂的复发，又丰满了乳房的上半部，同时打断了纤维环。如果下垂的乳房同时还需行乳房缩小术，可根据下垂程度，设计上蒂或内上蒂瓣，通过垂直瘢痕法或倒 T 形瘢痕法缩小乳房[8]。仅通过一次手术很难做到双侧完全对称，应于术前告知患者。

六、预后

不同手术技术的临床病例如图 48-7 ～图 48-13 所示。

七、并发症

目前，矫正不足是最常见的并发症。乳房下极的缩窄畸形非常严重，导致术后形成双重折痕。也偶见腺体瓣坏死。如果术中松解纤维缩窄环不彻底，则可导致乳房基底缩窄和乳晕疝的复发。

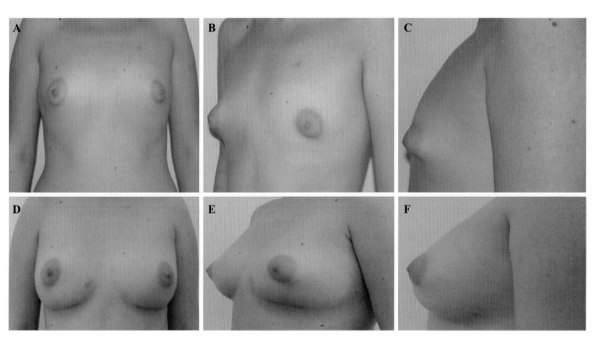

▲ 图 48-7 管状乳房伴双侧不对称（一）

A～C.管状乳房病例术前照片，乳房发育严重不良，乳晕扩大，间距增宽，并有腺体疝出，双侧略不对称，双侧乳房下极紧缩，凹陷；D～F.通过乳房下皱襞切口行腺体下平面解剖型假体（Natrelle，425g TFF 全高、全凸）置入术+腺体放射状切开松解术，术后6个月

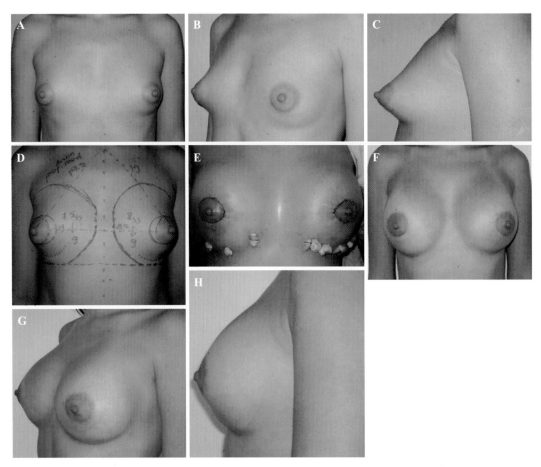

▲ 图 48-8　管状乳房伴双侧不对称（二）

A～C.管状乳房，双侧不对称，术前照片；D.术前标记，设计新的乳房下皱襞；E. 胸肌下假体置入术（圆形，中高，右360ml，左330ml）+ Botti腺体扩张术，通过切除环状皮肤，将腺体延展覆盖于假体之上并经皮肤固定，纠正双侧乳晕的水平分离；F～H.术后9个月

八、讨论

目前尚无适用于所有管状乳房病症的手术方法。相反，外科医生应该掌握各种技术，以便从中选择最适合于患者的方法。目前已有诸多针对该畸形的治疗方案。本文仅仅提供了最常用、最易开展的方法以供参考。

Gallegos 提出，设计横向或内侧蒂的下皱襞任意皮瓣，以弥补乳房皮肤的不足[9]。Ribeiro 等提出了另一种方案[10, 11]，垂直于胸肌将腺体对半切开，下方乳腺实质自身折叠，在低于乳房下皱襞的位置缝合固定，以重排腺体，切断纤维环，重塑下极形态，并赋予乳房

挺拔的外观（图 48-13）。也可以辅以腺体下假体置入。

Mandrekas 经乳晕入路，分离、松解乳房下半部至胸筋膜的皮肤[12]。在乳房下皱襞水平游离腺体，并由乳晕切口拖出。腺体下半部用垂直切口横断，分割收缩的纤维环。剩余腺体可以无张力缝合或重置塑形（图 48-9）。

Persichetti 利用内侧蒂或水平蒂的腺体瓣，填充管状乳房下极内侧或横向的组织缺损[13]。

Foustanos 采用二期手术，联合使用扩张器和硅胶假体[14]。他认为，解剖型的组织扩张器可以在不留瘢痕的情况下扩张乳房基底，并预防下皱襞的形成。

Serra-Renom 采用改良 Puckett 技术[15]：

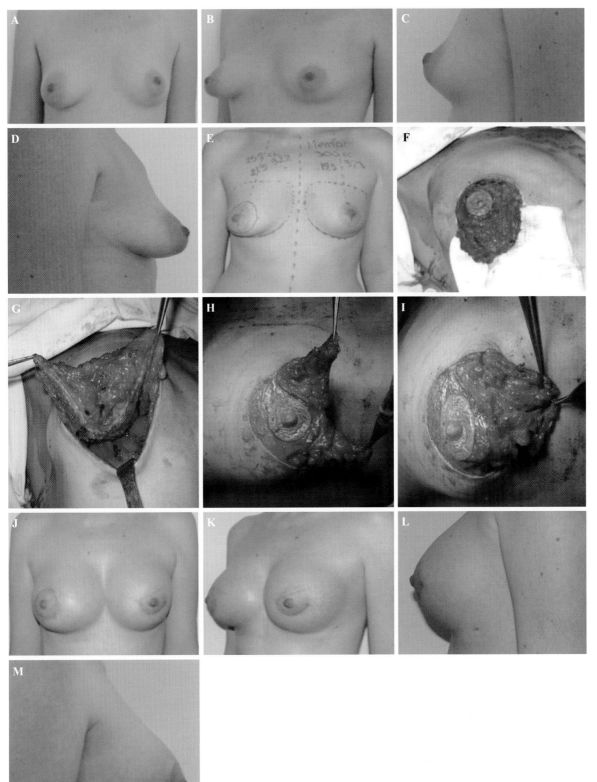

▲ 图 48-9　管状乳房伴双侧不对称（三）

A～D.管状乳房双侧不对称，术前照片，患者行胸肌下假体置入术（Mentor，右乳圆形假体，255ml，中高，中凸；左乳 300ml，中高，高凸），联合以环状切口乳房悬吊；E.术前标记；F.完整暴露腺体；G.示大量纤维环；H.将腺体二等分；I.通过Mandrekas技术，切口两侧腺体无张力靠近；J～M.术后2个月

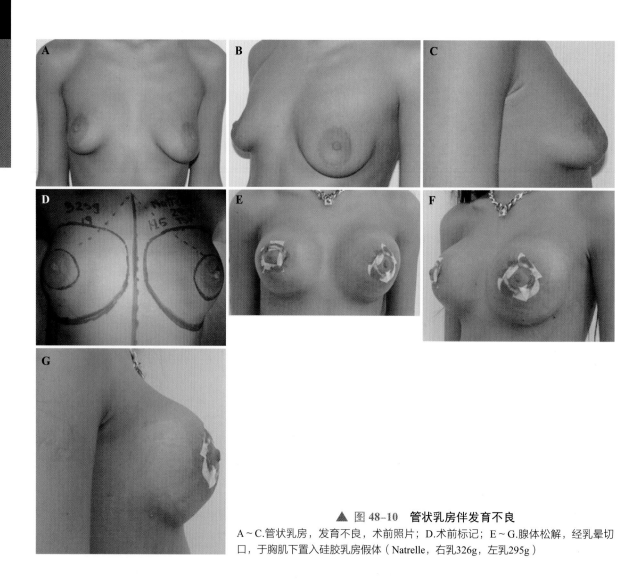

▲ 图 48-10　管状乳房伴发育不良

A~C.管状乳房，发育不良，术前照片；D.术前标记；E~G.腺体松解，经乳晕切口，于胸肌下置入硅胶乳房假体（Natrelle，右乳326g，左乳295g）

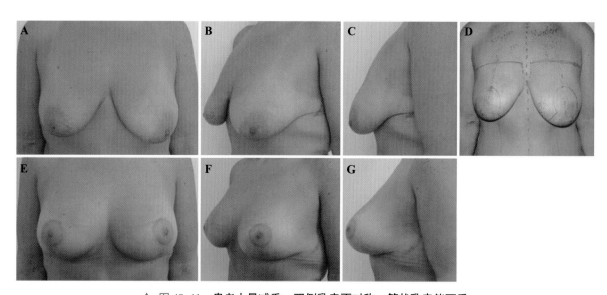

▲ 图 48-11　患者大量减重，双侧乳房不对称，管状乳房伴下垂

A~C. 术前照片；D. 术前标记；E~G. 双侧乳房于胸肌下平面置入Mentor中高圆形硅胶假体各250ml，联合倒T形瘢痕法乳房悬吊术，术后4个月

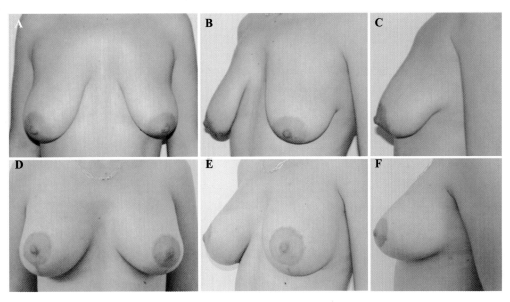

▲ 图 48-12　重度管状乳房伴重度下垂

A～C.重度管状乳房畸形，乳房重度下垂，双侧乳房下皱襞增宽，乳房下皱襞上移，漏斗胸；D～F.双侧乳房胸肌下各置入
Mentor中高圆形假体275ml，联合倒T形瘢痕法乳房悬吊术，术后4个月

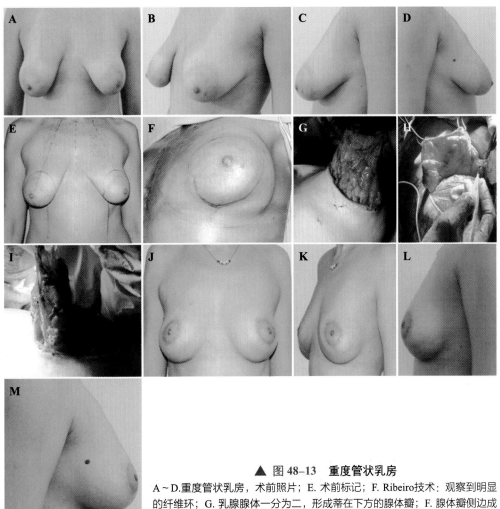

▲ 图 48-13　重度管状乳房

A～D.重度管状乳房，术前照片；E. 术前标记；F. Ribeiro技术：观察到明显
的纤维环；G. 乳腺腺体一分为二，形成蒂在下方的腺体瓣；F. 腺体瓣侧边成
角，予以切除；I. 腺体瓣折叠后，固定于新设计的乳房下皱襞；J～M.术后6
个月

离断皮下和腺体后组织，广泛分离腺体，并从切口拖出后展开，形成一个基于下方蒂的腺体瓣，如同一本打开的书。此技术适用于 3 级较为严重的管状乳房，以展开的腺体覆盖乳房假体。术后 6 个月，如缩窄纤维环形成的乳房下皱襞仍未消失，则可通过脂肪移植填充获得良好效果[16]。

Botti 应用乳晕切口的乳房悬吊术，联合乳房扩张后的假体置入，改善乳房下极的缩窄。胸肌和腺体的下部彻底游离，胸肌下置入乳房假体。可选择各种方式扩张乳房腺体，覆盖假体，并通过经皮缝合固定[6]（图 48-8）。

Muti 则提出了另一种腺体瓣设计方式，使腺体从相对"过剩"区移动到缺乏区。腺体垂直 3 等分或 4 等分后，向深部旋转，顶角指向新设计的乳房下皱襞，以不可吸收线缝合。发育不良的乳房以乳房假体纠正。该方法可使用于乳晕瘢痕、乳晕内瘢痕或者垂直瘢痕[17]。

管状乳房的临床表现多样，但无论如何变化，均涉及一些主要的畸形。这些畸形在每个病例均需要纠正，否则，会导致术后形态不良或者复发。

手术要点如下。

1. 通过设计腺体瓣，将腺体从相对"过剩"区填充到缺乏区，重塑乳房外形。

2. 松解挛缩的乳房基底。

3. 松解紧张的乳房下极。

4. 填充缺失的容积。

5. 对高位、紧缩的乳房下皱襞进行重新设计。

6. 乳晕重新定位。

此外，还要注意以下几个问题。

1. 应在乳房假体置入之前纠正畸形。否则会出现"史努比"畸形。

2. 应避免使用过大的乳房假体。

3. 水滴形高凸假体能更大限度地扩张乳房下极是合适的选择。同时，也有一些研究者认为全高和中高的圆形假体也同样适用[18]。

九、结论

管状乳房给患者带来严重的心理负担，即使对于经验丰富的外科医生而言，该疾病的治疗也是充满挑战的。

目前的手术技术方案繁多，但尚无最优方案。

值得再次提醒的是，即使轻微的畸形也会对预后产生显著影响，需要谨慎对待，彻底处理，否则，有复发趋势。

Tubular Breast Deformity: New Analysis and Classification
管状乳房畸形：新思考和新分型

Toma T. Mugea，Mircea Ifrim，著

朱 明，译

杨燕文，校

一、概述

乳房是女性特有的最显著的体表特征。乳房在胚胎早期发育，在产后泌乳时达到顶峰。先天性乳房畸形的发病率在 2% ～ 6%[1]，从轻微畸形至严重胸壁畸形，其严重程度不一。轻微畸形甚至无法察觉，而严重畸形则显著影响生理功能、心理健康以及外观。纵观乳房的发育过程，其最大的变化在于体积。体积过大（表现为肥大），体积不足（表现为萎缩或发育不良），双乳发育不均衡（不对称），乃至畸形（管状乳房）。管状乳房可以影响妇女母乳喂养的能力，但生育和怀孕不受影响。

二、乳房外科解剖

乳房形状和轮廓受以下因素影响。

1.乳腺实质四个象限的体积。

2.皮下脂肪和腺体内脂肪量。

3.胸壁轮廓形态。

4.肌肉发达程度。

5.皮肤的紧致度及弹性。

乳房附着于胸壁的筋膜，其对乳房外观有至关重要的影响。乳房在两层筋膜内发育。浅筋膜浅层位于真皮下，有时融合紧密不能明确分离，覆盖于乳腺实质。浅筋膜深层则更为明显，位于乳腺深部表面。乳晕组织疏松，嵌插于浅筋膜深层和覆盖在胸肌筋膜的深筋膜浅层之间（图 49-1）。

乳腺后间隙使乳腺可以在胸壁表面自然滑动，深筋膜的浅层覆盖胸大肌的外表面、腹直肌的上部、前锯肌内侧，如乳房位置较低，深筋膜的浅层甚至可覆盖腹外斜肌。此筋膜的胸大肌和前锯肌部分较薄[3, 4]。

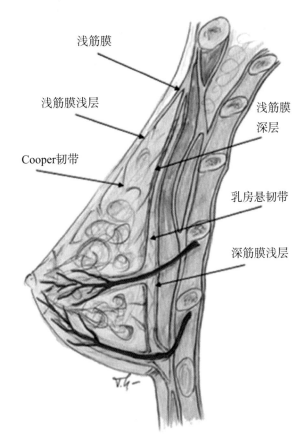

▲ 图 49-1　乳房解剖：胸壁及相关筋膜[2]

三、乳房胚胎学

正常的乳腺胚胎学发展分为几个阶段，受如下 3 个主要因素影响。

1. 乳房细胞数量（腺体和间质）。

2. 胸壁浅筋膜。

3. 信号转导（内分泌，旁分泌和自分泌）。

在妊娠的第 4 周，外胚层两侧对称增厚，称为乳房脊或乳线，在胚胎的腹面，从腋窝延伸至大腿内侧[5, 6]。人类正常发育情况下，除了第 4 肋水平外的乳房脊退化消失，此后第 4 肋水平的乳房脊继续发育，形成乳房[6]。在怀孕的第 5 周，尚存的乳房脊外胚层开始增殖（初级乳房芽），在第 7 周，乳芽膨大穿越真皮向下生长。逐渐地，浅筋膜回转堆叠呈"手指套"样，并在乳房前折返而变为双层，中间为坚固的环形结构，并有单层膜性结构覆盖乳腺深层

（图 49-2）。在生长过程中，在真皮、浅筋膜、覆盖躯干的深筋膜之间，有诸多纤维紧密固定乳房组织。乳房发育过程中，这些纤维结构变得更加紧密强韧，有些形成了乳房悬韧带和 Cooper 韧带。这些韧带连接浅筋膜的深浅两层，浅及真皮，深达胸肌筋膜[5-7]。浅筋膜浅层在乳晕部位缺如，乳芽从这里穿过真皮向下生长发育成乳腺[8]。

此后，乳芽继续向中央和四个象限（似金字塔形）生长并形成分支，发育成乳腺导管。这是乳腺发育的特殊时期，在此期间，每个乳芽分支正常发育，并形成适当数量的乳腺小叶，或停止生长。以上过程均在局部生长因子的调控下进行。

此时乳房已经有了基本雏形，但必须通过青春期性激素的刺激才能使发育过程完整进行，从而形成圆润挺拔的外观。如果一些乳房部分腺体组织激素受体较少，"金字塔"形态就会不对称。Wuringer 等[9] 描述乳腺实质被水平纤维隔（包括附在其上的血管和神经）分成两部分（图 49-3）。这一现象可以理解为，外胚层的头尾两端分别内陷，相对独立地发育成腺体，而最终的乳房可视为此二者的融合。根据 Wuringer[10] 的研究，乳腺肥大或不对称的体积差异应是实质层厚度的变异造成的。

最终乳房内形成 15 ～ 20 个包含乳腺导管的乳腺小叶。乳腺导管于乳晕后方形成壶腹，其上皮肤凹陷。受外胚层向内生长的刺激，环绕这一区域的中胚层增殖，产生乳头。乳晕则是在妊娠第 5 个月由外胚层形成。乳晕还包含其他表皮腺，包括 Montgomery 腺（皮脂腺，用于润滑乳晕）。

出生时，放射状排列的乳腺小叶像个圆锥体，通过乳腺导管汇入乳头上的壶腹。乳晕皮肤增厚，乳头位于乳晕中央，内合 Montgomery 腺。出生后不久，围绕乳头的中胚层增殖外凸生长，乳晕的色素沉着也轻微增加。

出生直至青春期是乳房发育的初始阶段。在此期间，乳房的基质结构和导管的生长与个体的生长是成比例的，乳腺小叶并不发育。在

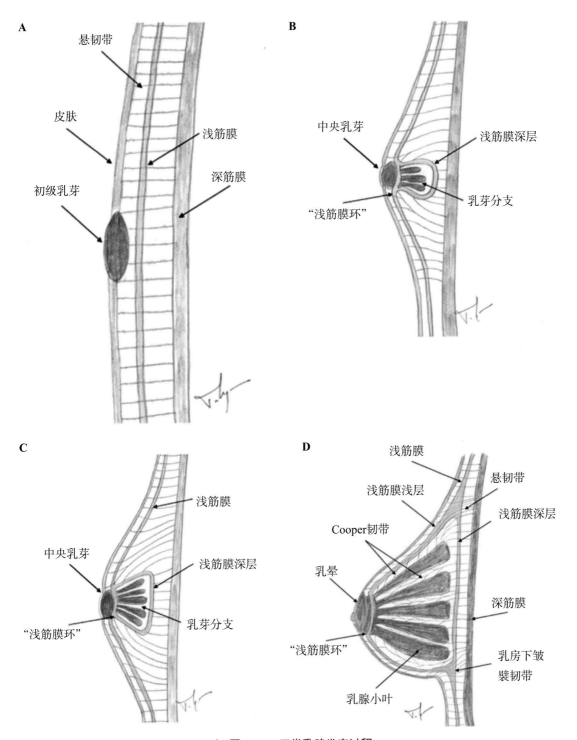

▲ 图 49-2 正常乳腺发育过程

A. 初级乳芽；B. 乳芽膨大穿越真皮向下生长，浅筋膜环状缺如；C. 乳芽分支深入筋膜包囊，中央乳芽在筋膜环之外；D. 乳房完全发育，浅筋膜与"手指套"连接，包绕乳腺小叶，与浅筋膜深层共同界定了乳房凸起于胸壁的范围，在此层次，有乳房悬韧带和乳房下皱襞韧带

青春期，乳腺导管系统变长、增厚，而乳房体积的增加主要源自脂肪沉积和导管周围结缔组织的发育。这种变化通常于 20 岁完成。

一旦怀孕后，腺体将完成从管状基质向

分泌性腺泡的分化和成熟，腺泡的内皮细胞开始增加胞质细胞器以维持哺乳期的乳汁分泌。女性到 40 岁，乳腺开始萎缩。更年期开始以后，体内激素水平开始降低，腺体组织开始萎

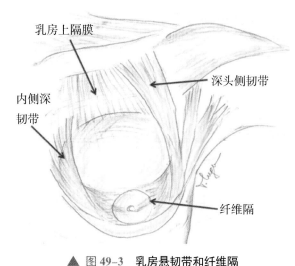

乳房上隔膜

深头侧韧带

内侧深韧带

纤维隔

▲ 图 49-3　乳房悬韧带和纤维隔

缩，并逐渐被结缔组织和脂肪代替。

四、管状乳房病因学

　　管状乳房发生的基础是因为乳腺的发育不良，常常发生在内下和外下象限，两层乳腺筋膜向中央聚拢，从而在乳晕边缘形成一个密闭的缩窄环。很多作者提出乳房发育的胚胎学猜想，但这些理论都不尽人意。这些猜想的综合可能是对管状乳房较为满意的解释。

　　Glasermer[11] 认为管状乳房畸形是生物进化倒退的结果，因为管状乳房类似于动物的乳房。著者（TTM）认为可能是人类的直立姿势导致了乳房下极的变化，Wuringer 曾描述过的乳房横膈，在横膈上下，乳房的发育有着不同的来源[9, 10]。

　　Choupina[12] 则认为是因为胎儿的胸部没有组织分化。在胎儿胸部，激素刺激的质和量与正常相同，但是正如我们所知，拥有较少的腺体组织和激素受体的乳房下极却最受影响。Mandrekas 等 [13] 认为乳晕下方由于浅筋膜并未移行为浅层，而增厚形成了"缩窄环"[14, 15]，尤其在乳房的下极最为严重，阻碍了乳房的发育扩张，导致了乳头 - 乳晕复合体的疝出[15-17]。

　　作者认为管状乳房的病因可能与下列几种致病因素的共同作用有关。

　　1. 浅筋膜过紧，不能使初期乳腺胚基"向内渗透"发展成中胚层。因此，乳腺胚基不能正常地像"在浅筋膜手套中"发育，从而不能分泌旁分泌信号（生长因子），使某一象限或多个象限的乳腺发育停止在某个阶段。

　　2. 局部生物信号的缺失，导致乳腺胚基发育不良。

　　3. 由于乳腺胚基自身的部分或完全缺陷导致其不能发育。

　　著者认为这些情况是导致管状乳房的病因，理由如下。

　　1. 管状乳房是一种无症状的先天性疾病。

　　2. 在管状乳房中，激素刺激的质和量与正常并无不同，但在受累严重的乳腺下部两个象限（图 49-4）中的腺体组织和激素受体较少。这与 Wuringer 描述的尾端薄壁组织层相符 [10]。

　　3. 在Ⅲ型管状乳房中，乳房组织生长在纤维环的前方（图 49-5），浅筋膜向后形成反折，从而阻止了中央区胚芽发育或伸入中胚层。

　　4. 在Ⅰ、Ⅱ型管状乳房中，未受累部分的乳房组织可以正常地扩张发育。

　　5. 先天性Ⅰ或Ⅱ型管状乳房中也可发生乳房肥大畸形。

　　6. 管状乳房常伴有乳房下皱襞的位置过高，与 Wuringer 等 [9] 描述乳房横膈和中央神经血管蒂 [10] 的理论相符（图 49-1，图 49-2）。

　　7. 管状乳房的乳晕通常大于正常。

　　浅筋膜和明显的缩窄环不是导致管状乳房的原因而是管状乳房生长缺陷的结果，因为缩窄环靠近深筋膜并且在这层的后方没有乳房组织。否则，乳房不能呈现应有的漏斗形形状。如今 Costagliola[18] 完善了 Grolleau 的分类方法，他利用正常的乳房基底和独立的或间隔的乳晕疝将原分类细化，被称为 0 型。独立的乳晕复合体疝最早由 Bass 提出 [19]。

　　为了达到手术后美观的效果，术者需仔细评估每一位患者，包括乳房的位置、比例、对称性、体积、软组织弹性、多余皮肤量和下

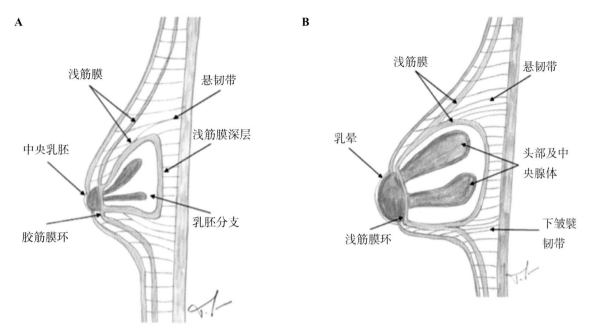

▲ 图 49-4　管状乳房缺少下方乳腺的发育，该病例对应 Ⅱ 型管状乳房（Grolleau）

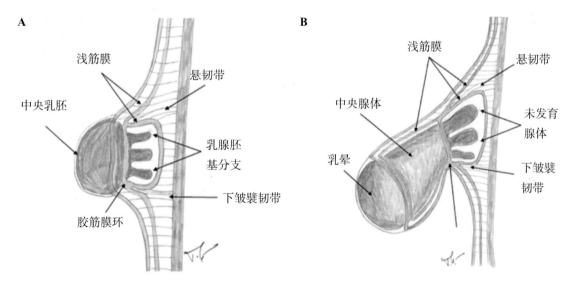

▲ 图 49-5　管状乳房的全部象限发育受限，只有中央部分的乳腺得到发育，对应 Ⅲ 型管状乳房（Grolleau）

垂程度（如果存在）。TTM 图表包含了能够客观反应乳房和形体美学形态的参数[20]，包括前面章节提到的乳房总体评分表（BGS）和乳房黄金数（BGN）。

五、管状乳房：简短定义和分类

既往文献中有关管状乳房有很多种名称，结节状乳房、管状乳房、史努比乳房、疝状乳房综合征、半球形乳头、乳头状乳房、紧缩乳房、下极发育不良，窄底乳房等都曾被用来描述管状乳房，或者报道的所谓的新畸形，但仔细甄别后，与 Rees 和 Aston 描述的管状乳房并无不同[14]。综合所有对管状乳房的定义[16-18, 21, 22]，其特点如下。

1. 乳房小，乳腺组织少，乳房松垂。

2. 乳房组织体积减少。

3. 乳房呈圆柱形而不是圆锥形。

4. 乳房基底的范围在横径和纵径上均减小。

5. 两乳房间的空隙过大。

6. 有一紧缩环疝入乳头 – 乳晕符合体。

7. 乳晕萎缩（扩大的、浮肿的乳晕）。

8. 乳房下半球发育不良。

9. 乳房下皱襞位置过高。

简短地概括管状乳房的定义，是指一种以不对称的、乳房下皱襞长度过短且位置过高（乳房的纵向直径过短）为特征的先天性乳房畸形。

管状乳房的分类与 Grolleau 法[15] 相似，但具有更明确的定义。

Ⅰ型：下方和中央径线过短，内下象限发育不良。

Ⅱ型：下方、中央和外侧经线过短，下半球发育不良。

Ⅲ型：所有经线均较短 – 所有象限除中央部分外发育不良。

考虑以上管状乳房的体积，各种类型均可合并以下情况。

1. 严重的体积不足。

2. 轻微体积不足或达到正常的乳房大小。

3. 乳房肥大。

因为所有管状乳房均具有位置过高，下皱襞长度过短，并且又具有一定的体积，因此都伴有一定程度的下垂（图 49-6）。这一病例展示了管状乳房是如何在两侧乳房的下皱襞位置同时高于正常，且除了内下象限外正常发育

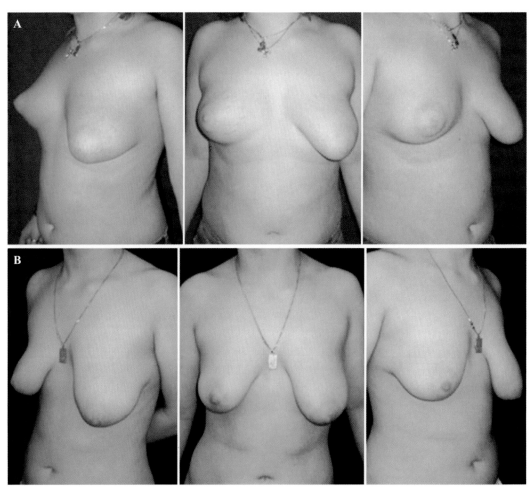

▲ 图 49-6 管状乳房伴下垂

A. 一患有右侧乳房肥大、左侧ⅠB型管状乳房的青少年患者；B.5 年后该患者被诊断为右侧ⅠB型管状乳房，左侧ⅠC型乳房肥大。不伴有乳晕宽大

的情况下，最终表现为双侧乳房不对称和下垂的。整个乳房完全覆盖了下皱襞。我们的定义中并不包含宽大的乳晕，因为宽大的乳晕并不

是特有现象，它还存在于隆乳术后。著者对于管状乳房的分类方法列表于图 49-7。

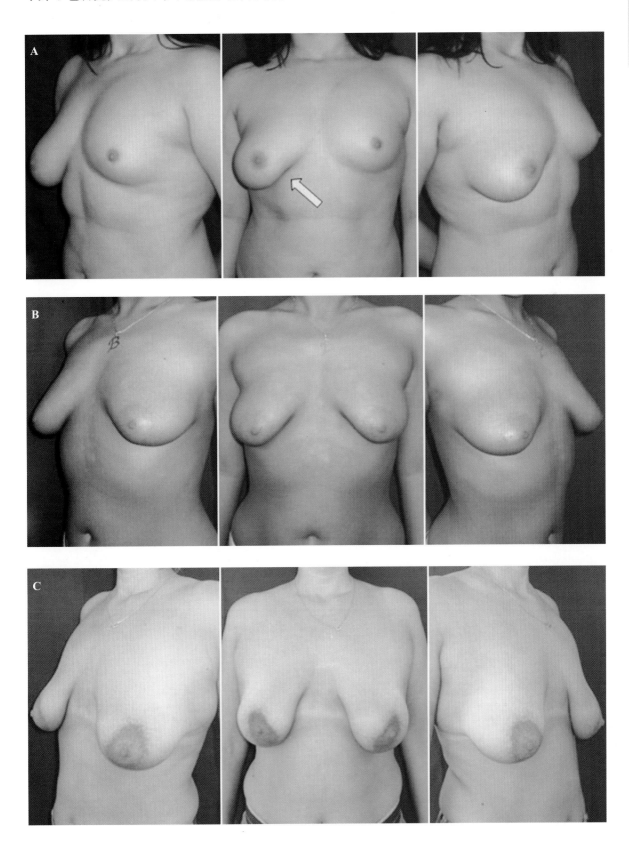

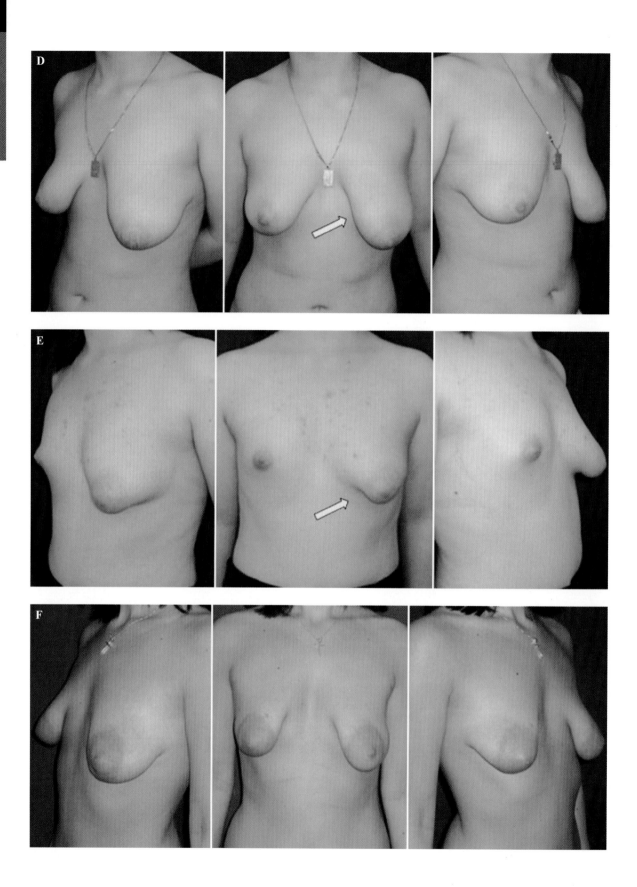

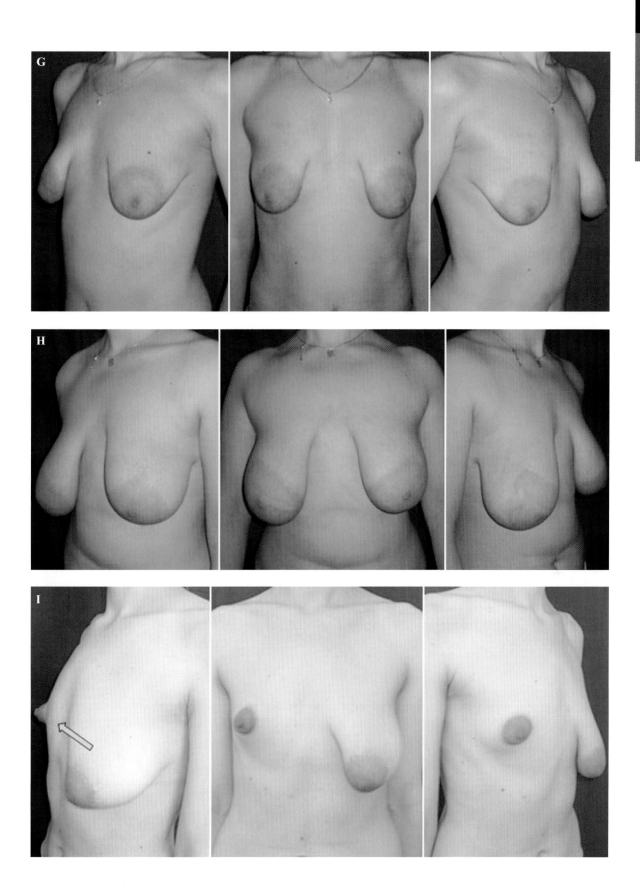

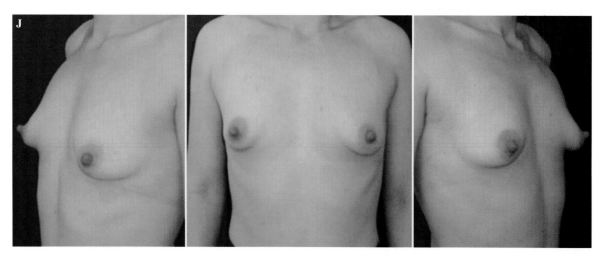

▲ 图 49-7　新的分类方法（Grolleau 法结合乳房体积的分类）

A. ⅠA 型管状乳房（一）; B. ⅠA 型管状乳房（二）; C. ⅠB 型管状乳房; D. ⅠC 型管状乳房; E. ⅡA 型管状乳房; F. ⅡB 型管状乳房（一）; G. ⅡB 型管状乳房（二）; H. ⅡC 型管状乳房; I. ⅢA 型和ⅠB 型管状乳房; J. ⅢA 型管状乳房

六、管状乳房：双胞胎姐妹的先天性疾病

笔者曾遇到一对非常罕见的病例双胞胎姐妹都患有管状乳房，中度胸椎左凸，左锁骨中线上肋骨突出，中度漏斗胸。她们的母亲拥有正常的乳房，发育正常，以及符合年龄和生育情况的下垂。而双胞胎姐妹均患有Ⅱ型管状乳房。

姐姐（图 49-8）符合ⅡB 型管状乳房，有下皱襞过短并位置过高，宽大的乳晕以及下半球发育不良。她的情况属于中度乳房发育受限，根据笔者的分类，符合ⅡB 型管状乳房。妹妹（图 49-8）患有ⅡC 型管状乳房伴有较短及位置较高的下皱襞，宽大的乳晕，以及下半球发育不良。因为她又有乳房肥大（乳房体积大于正常），根据著者的分类，她属于ⅡC 型管状乳房。

对于姐姐，在举起上肢时，乳房成悬吊状（图 49-9）表明乳房悬韧带坚韧的固定，在乳晕边缘可见到浅筋膜环（黄色箭头所示）。在管状乳房中，悬韧带像吊床的绳索一般几乎遍布整个乳房，这也证明了乳房的下半球发育是不良的。

要解释为什么先天性的疾病在这对双胞胎姐妹中的表现却不相同是非常困难的，这可能与遗传基因、信号表达和生长因子有关。这是迄今为止第一例被书面报道的双胞胎病例。

七、结论

简短地说，著者认为管状乳房是一种以双侧不对称、具有较短的且位置较高的乳房下皱襞（乳房纵径变短）为特点的先天性乳房畸形。管状乳房的分类方法类似于 Grolleau 法，但具有更详细的定义。

Ⅰ型：下方和中央经线过短（内下象限发育不良）。

Ⅱ型：下方，中央和外侧经线过短（下半球发育不良）。

Ⅲ型：所有经线均较短（所有象限除中央部分外发育不良）。

考虑以上管状乳房的体积，各种类型均可合并以下情况。

1. 严重的体积不足。

2. 轻微体积不足或达到正常的乳房大小。

3. 乳房肥大。

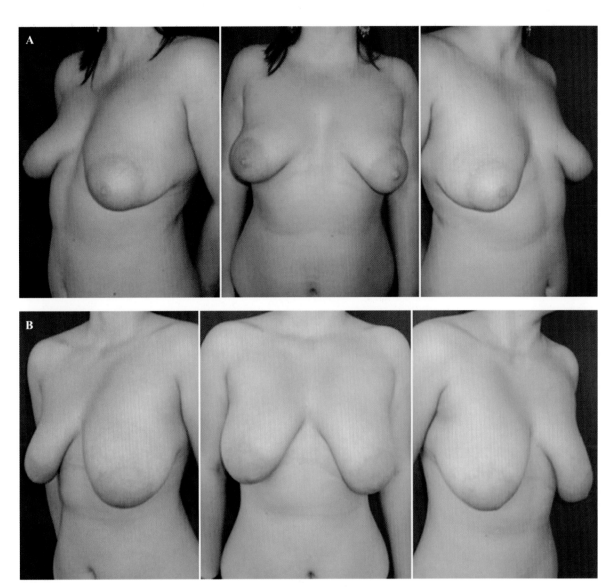

▲ 图 49-8　患有胸壁畸形和管状乳房的双胞胎姐妹
A. ⅡB 型管状乳房；B. ⅡC 型管状乳房

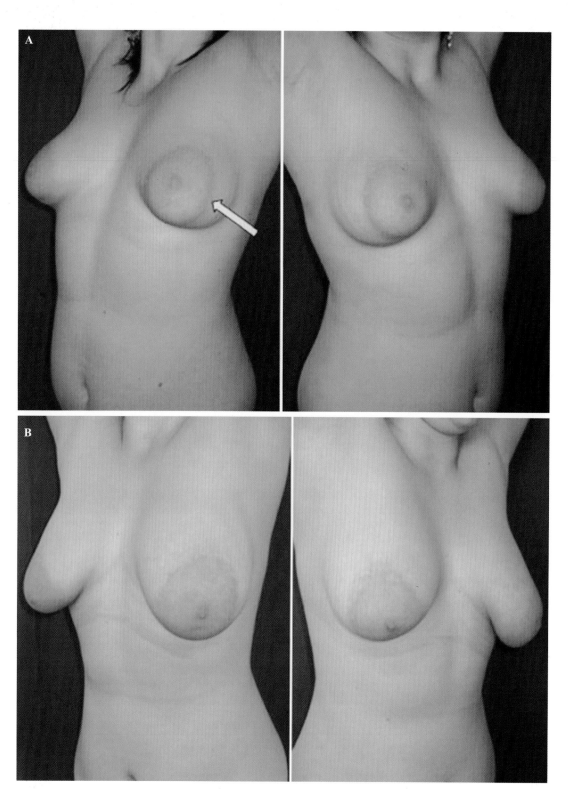

▲ 图 49-9　当这对双胞胎姐妹抬起上肢时，强韧的乳房悬韧带悬吊起整个乳房

A. ⅡB 型在乳晕边缘呈现出明显的浅筋膜环；B. 上举上肢时的 ⅡC 型管状乳房

Tubular Breast Reduction/Mastopexy with New Inframammary Fold Level: Skin Deepithelialization and Plication
管状乳房缩小术/乳房下皱襞重置固定术：皮肤去表皮折叠法

Toma T. Mugea，**著**

朱　明，**译**

杨燕文，**校**

一、概述

笔者认为管状乳房是一类以乳房不对称、具有较短且位置较高的乳房下皱襞（乳房的纵径变短）为特点的先天性乳房畸形。

管状乳房的分类方法类似于 Grolleau 法，但具有更详细的定义。

Ⅰ型：下方和中央经线过短（内下象限发育不良）。

Ⅱ型：下方、中央和外侧经线过短（下半球发育不良）。

Ⅲ型：所有经线均较短（所有象限除中央部分外均发育不良）。

考虑上管状乳房的体积，各种类型均可合并以下情况。

1.严重的体积不足。

2.轻微体积不足或达到正常的乳房大小。

3.乳房肥大。

二、管状乳房的治疗目标和术式选择

治疗管状乳房最主要的目的是恢复正常的乳房形态。为了达到这一目的，必须做到以下几点。

1.扩大乳房的周径。

2.扩张乳房下半球的皮肤。

3.解除浅筋膜环处的纤维条索。

4.降低乳房下皱襞的高度。

5.增加乳房体积（必要时）。

6.减小乳晕的大小，解除乳晕疝（必要时）。

7.调整乳头位置，改善乳房下垂（必要时）。

应在一次手术内完成这些所有目标。很多

手术方式的并存正反映出该种畸形手术修复的棘手性。对于修复管状乳房主要观点如下。

1. 乳晕周围乳房固定术，减小了乳晕面积并重置了乳头乳晕复合体的位置[1-13]。

2. 通过乳房下极下径向、移动和分布来重塑乳房实质[1, 11, 12, 14-19]。

3. 使用永久假体或可扩张的永久假体进行的隆乳术[11, 20-22]。

4. 利用自体组织包括穿支皮瓣施行的乳房再造术[23-26]。

5. 必要时行乳房缩小术[23, 27]。

6. 辅以脂肪充填以解除缩窄环[28, 29]。

管状乳房修复术大部分是针对乳房发育不良、缩窄环导致的乳晕过大和位置过高，以及乳房下皱襞的问题而解决。

肥大的管状乳房并不常见，手术可通过上方真皮蒂，切除下方组织，形成倒 T 形切口[23, 30]，或改良的 Maillard Z 改形术[23, 31] 减小乳房下半部分的比重。同时，ⅠB 和ⅠC 型管状乳房的手术至今都是通过乳晕周围的乳房固定术和上方腺体蒂（Lejour 法缩小术 / 乳房固定术）的乳房缩小术[16, 23] 来纠正，同时用侧方的皮下腺体瓣填充内下象限[16]。

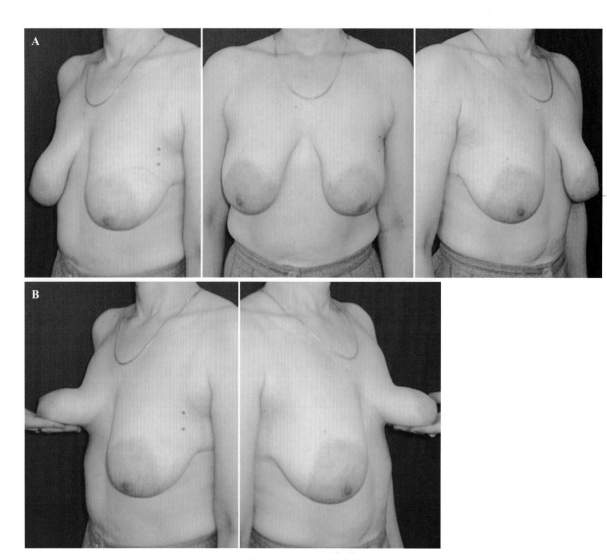

▲ 图 50-1　ⅡB 型管状乳房患者

A. 术前标准站立位照片；B. 轻轻上举乳房以显示下皱襞高度

三、乳房固定术和通过皮肤去表皮重塑乳房下皱襞

ⅡB 型管状乳房（图 50-1）无须切除乳腺，该种类型的管状乳房的形态可通过 Benelli 乳晕周围乳房固定术结合去表皮技术的重置乳房下皱襞来改善乳房形态。

患者乳房体表测量数据（表 50-1）表明乳房下垂（乳头位于乳房倒三角的尖端，肩峰垂线外侧 2cm）、乳房下皱襞过短（17cm），乳房垂直径较小（7cm）、乳晕过宽（12/11 和

11/10cm），乳房体积（587ml）和乳房黄金数为 20.66（大约 21cm）。

（一）术前设计

手术目的是减小乳晕直径以达到理想的乳晕直径大小，通过 Benelli 法纠正乳头乳晕复合体（NAC）的位置，再通过去表皮使下皱襞的位置下降 2cm（图 50-2）。乳房体积并没有改变。乳房组织在减小的皮肤面积下显得更加丰满，下皱襞位置下移 2cm 也增加了乳房的垂直径。

乳晕的直径减少到 5cm，通过去表皮技术，切除过量的皮肤使胸骨上切迹至乳头连线达到

表 50-1　乳房体表测量数据显示乳房下垂（乳头位于乳房倒三角的尖端，肩峰垂线外侧 2cm），乳房下皱襞较短（17cm），乳房垂直径较短（7cm），乳晕过宽（12/11 和 11/10cm），乳房体积（587ml），乳房黄金数为 20，66（大约 21cm）

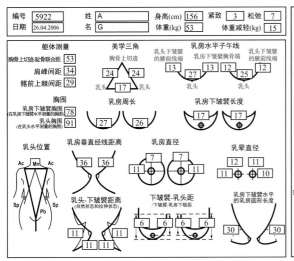
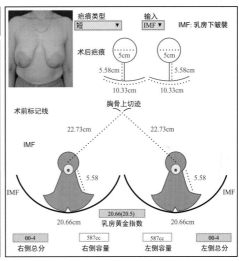

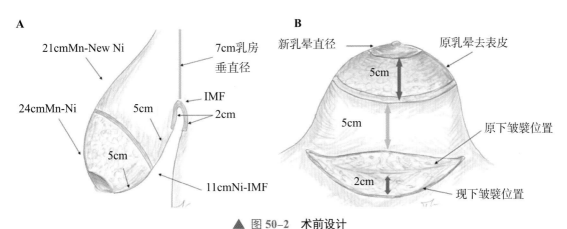

▲ 图 50-2　术前设计

A. 乳房术前形态和手术规划；B. 下皱襞处切除皮肤

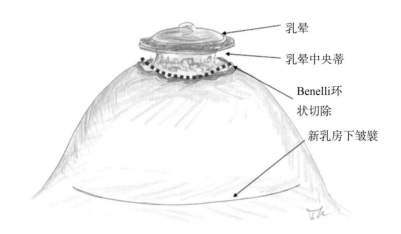

乳晕

乳晕中央蒂

Benelli环
状切除

新乳房下皱襞

▲ 图 50-3　Benelli 法通过乳晕去表皮，部分松解至中央蒂，重塑乳头形态，并形成新的乳房下皱襞

21cm。去除多余内下象限的皮肤（图 50-2）使乳头至下皱襞距离减少至 7cm，并于下皱襞处行椭圆形切口（4cm×17cm），使下皱襞增长 2cm。Benelli 法环形切下乳晕，皮下分离至中央蒂部（图 50-3），纠正乳晕过于平整的外观，图 50-4，但有破坏乳晕血供的风险。通过这样的纠正，新的乳房才更接近正常乳房的形态。

（二）手术方式

如图 50-5 所示，手术切开皮肤，于乳晕处和下皱襞处去表皮。首先，于下皱襞处椭圆形去表皮，从中间开始用 2-0 Vicryl 线进行皮下缝合。皮外用 5-0 PDS 可吸收线皮内缝合，以确保下皱襞切口至乳晕间的距离约 5cm。

第二步开始乳晕周围去表皮后，电刀切除皮下组织，保留 5mm 的边缘以便缝合。

缝合线将切口两边的真皮无张力缝合，在愈合过程中预防基底部瘢痕。通过 2-0 Vicryl 线荷包缝合，可使伤口直径缩小到 5cm（图 50-6）。

从周围向中央，保留中央约0.5cm皮下蒂，如"蘑菇"般剥离和释放乳晕（图 50-7）。以 2-0 Vicryl 线缝合两侧皮肤皮下，5-0 PDS 线做皮内缝合。切口全长贴 Steri-Strips 胶布，每 7 天更换一次，维持 3～6 周。6 周后可佩戴胸罩。

（三）术后效果

即使术后，患者的乳晕稍显皱襞，但术后 1 个月时的乳晕及下皱襞伤口恢复良好（图 50-8）。图 50-9 显示 ⅡB 型管状乳房术后瘢痕隐蔽地分布于乳晕边缘及下皱襞区域。这一病例的术后乳房黄金数为 21cm。

（四）倒 T 形乳房缩小术和去表皮法下皱襞降低术

对于ⅡC 型管状乳房而言，常常伴有乳晕肥大、下皱襞过短和位置过高乳房下皱襞的症状。基于解剖数据，著者描述了一种新的降低下皱襞高度而不改变其他解剖结构（下 NAC 蒂和下皱襞韧带）的方法[32]。

胸部皮肤去表皮以达到新的下皱襞高度（图 50-10），并且两侧组织瓣向尾端滑动，使瘢痕近似倒 T 形状（图 50-11）。Wechselberger[27] 也描述过去表皮皮瓣，但它固定于第 5 肋骨或第 6 肋骨的骨膜上，有引起包膜挛缩畸形的可能。

病例 1：ⅡC 型管状乳房

1. 术前情况　术前检查后拍摄标准乳房照片，上传患者电子资料。包括上肢放松和上举时的站立位、侧位和斜位照片。为了显示下皱襞高度和"乳房颈"（与躯干连接的部分），可让助手轻轻托起乳房，拍摄侧位照片（图 50-12）。

医师可通过在表 50-2 中展示的乳房缩小术 / 固定术的 TTM 图表发现患者的乳房问

50

第
50
章

管状乳房缩小术／乳房下皱襞重置固定术：皮肤去表皮折叠法　Tubular Breast Reduction/Mastopexy with New Inframammary Fold Level: Skin Deepithelialization and Plication

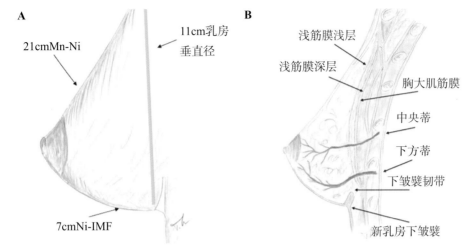

A

21cmMn-Ni

11cm乳房
垂直径

7cmNi-IMF

B

浅筋膜浅层

浅筋膜深层

胸大肌筋膜

中央蒂

下方蒂

下皱襞韧带

新乳房下皱襞

▲ 图 50-4　**Benelli** 法纠正乳晕过于平整外观

A. 术后乳房外形；B. 术后解剖图示

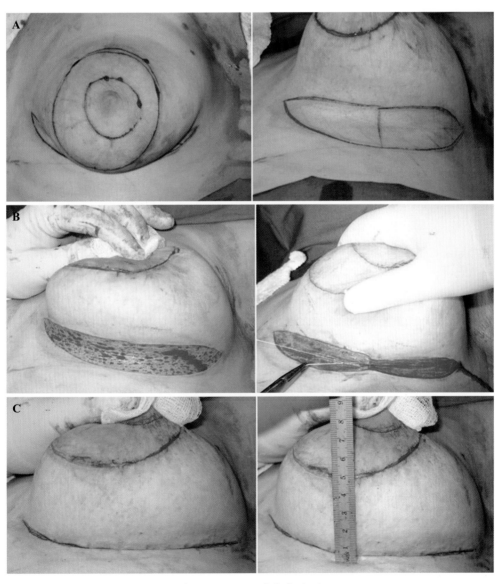

A

B

C

▲ 图 50-5　手术方式（一）

A. 皮肤切口显示乳晕处和下皱襞处去表皮的区域；B. 缝合下皱襞处去表皮区域；C. 确定乳晕至下皱襞的距离与术前设计相符

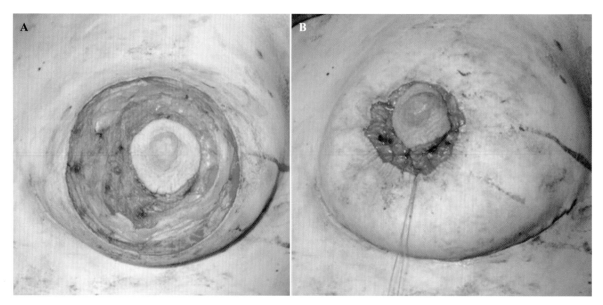

▲ 图 50-6　手术方式（二）

A. 电刀切除皮下组织，保留 5mm 的真皮边缘；B.2-0 Vicryl 线做荷包缝合

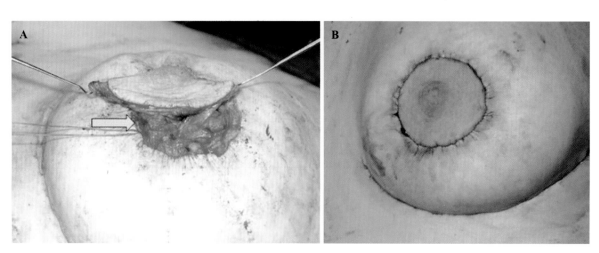

▲ 图 50-7　手术方式（三）

A. 通过保留乳晕下宽约 0.5cm 的中央真皮蒂使乳晕得到释放（黄箭）；B. 皮下缝合乳晕皮肤边缘

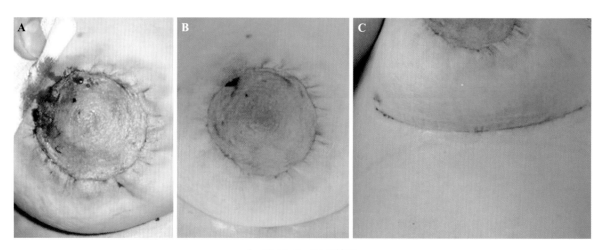

▲ 图 50-8　手术效果

A. 术后 7 天的乳晕伤口；B. 术后 1 个月；C. 新乳房下皱襞伤口愈合良好

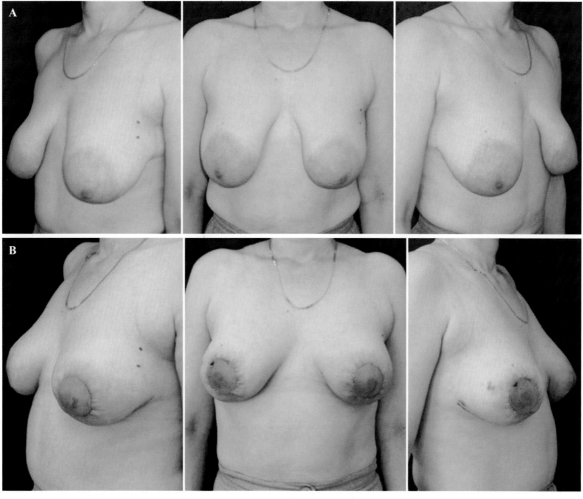

▲ 图 50-9 患者术前、术后效果对比
A. 术前；B. 术后 1 个月

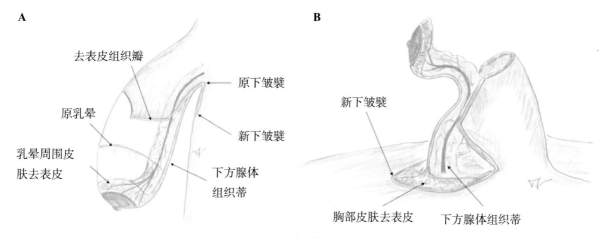

A

去表皮组织瓣

原乳晕

乳晕周围皮
肤去表皮

原下皱襞

新下皱襞

下方腺体
组织蒂

B

新下皱襞

胸部皮肤去表皮

下方腺体组织蒂

图 50-10 ⅡC 型管状乳房缩小术
A. ⅡC 型管状乳房缩小术；B. 缩短乳房下方蒂，并向下滑动下皱襞

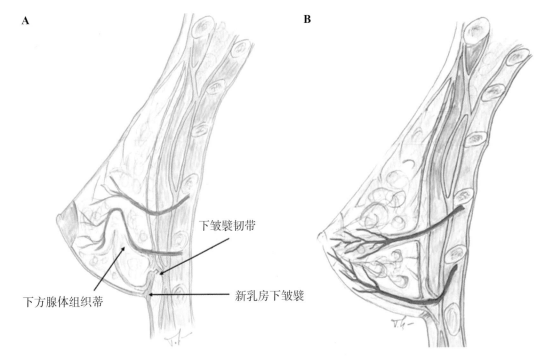

A

B

下皱襞韧带

下方腺体组织蒂

新乳房下皱襞

图 50-11　去表皮法下皱襞降低术
A. 术后原下皱襞位置，下方蒂和下皱襞韧带位置示意；B. 正常乳房解剖

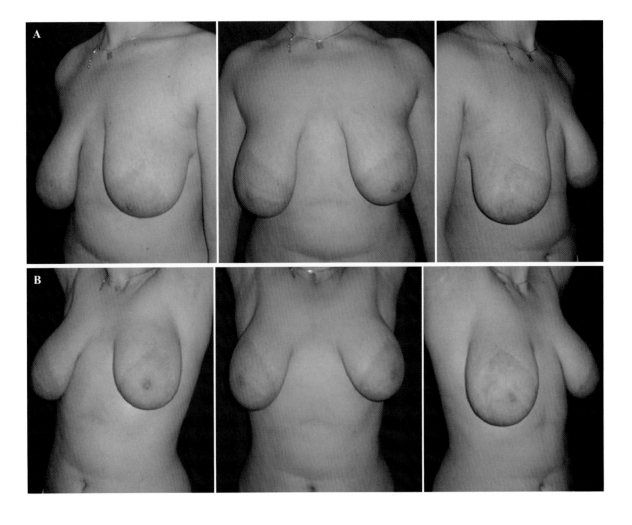

A

B

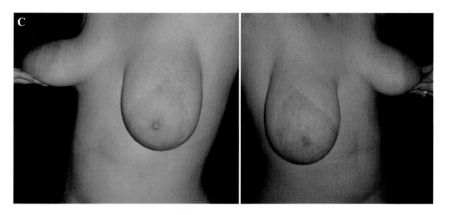

▲ 图 50-12　病例 1 术前

A. ⅡC 型管状乳房患者标准站立位照片；B. 上举上肢时照片；C. 助手轻轻托起乳房后照片

表 50-2　适用于乳房缩小术 / 固定术的 TTM 图表，显示乳房三维形态，下皱襞过短（16cm），乳晕过宽（14/12cm），乳房下垂，NAC 位于乳房倒三角的下半部分。右侧图示意了倒 T 形手术的术前设计线

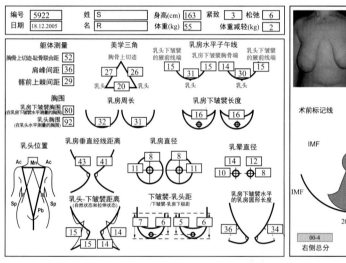

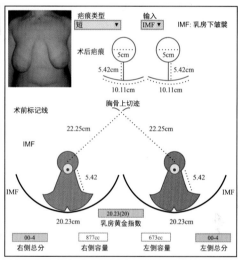

题，甚至是轻微的不对称畸形。下皱襞过短（16cm）；乳晕过宽，14/10cm（右乳），12/8cm（左乳）；乳房纵径为 8cm，短于横径（11cm）。下皱襞至乳房下极的距离为 6/7cm。由于该病例属于ⅡC 型管状乳房，因此其下皱襞长度（16cm）明显短于正常（20cm）。

离下皱襞两侧及中点大约 9cm 处标记标记点，可以形成倒 T 形的分支，代表下皱襞一半的长度（9cm）。Wise keyhole 样式为，5cm 宽的乳晕，key 的上极高于标记的乳头约 2.5cm，通过扩大 keyhole 分支直至虚线相遇，形成倒 T 形的垂直分支。

依据 TTM 图表，该病例 Ni-Infra 距离为

7cm（下皱襞长度 1:3），倒 T 形垂直分支长度为 5cm，2cm 为乳晕直径。标记线画好后，拍照（图 50-15）。

2. 手术规划　手术设计于术前患者坐位，上肢放置于身体两侧时进行。在皮肤表面标记下列标志点和标志线：胸骨柄，肩峰，髂前上棘，耻骨。标记乳房下皱襞的两端和中点。在锁骨中线、第 6 肋处标记新下皱襞的中点，大约位于原下皱襞下方 2cm（图 50-13）。标记好这些标志点后，描画新下皱襞，并标记中点（图 50-14）。新下皱襞常约 19cm，与乳房黄金数 21cm，相比稍短了一点。

50

第
50
章

管状乳房缩小术 / 乳房下皱襞重置固定术：皮肤去表皮折叠法　Tubular Breast Reduction/Mastopexy with New Inframammary Fold Level: Skin Deepithelialization and Plication

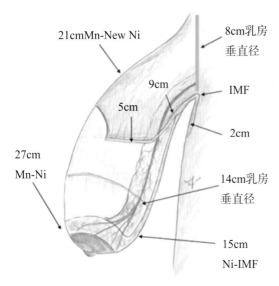

▲ 图 50-13 乳房缩小术手术规划，下皱襞尾端向下"滑动"

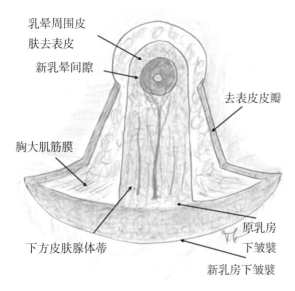

▲ 图 50-14 术中的下方皮肤腺体蒂和新下皱襞高度

3. 手术方式 根据双侧乳房的皮肤标记，使用 15 号圆刀片切开皮肤至皮下，从新皱襞高度用锋利的剪刀开始去表皮。去表皮完成后，用电刀切开皮下，留出 5mm 的真皮边缘。真皮边缘可使皮肤无张力缝合，在愈合过程中预防基底部瘢痕（图 50-16A）。

用 21 号冷刀完成腺体切除。皮肤边缘可保持清洁，不受热损伤，而形成正常的伤口愈合。助手使用皮肤钩牵拉，左手从侧面将

乳腺轻轻向中央推挤。切开乳腺的操作应在乳腺腺体内，可以直接深到乳腺后间隙，仔细操作以免损伤深面的胸大肌筋膜。这点是非常重要的，因为乳房中央血管神经蒂从乳腺后间隙内走向乳头乳晕复合体。根据术前设计切除两侧皮瓣处多余的皮肤腺体组织。准确完成切除后，下方蒂得到充分释放，便可活动（图 50-16B）。

2-0 Vicryl 线缝合乳晕，形成倒 T 形垂直分支的上方终点。在下方蒂前方，用 2-0 Vicryl 线缝合两侧乳腺皮瓣，形成乳房立体形态。第二层用 2-0 Vicryl 线缝皮下、缝合乳房浅筋膜的浅层。在腺体后间隙放置负压引流管，外接具有轻微负压的无菌球。

皮肤切口用 5-0 PDS 线皮内缝合（图 50-16C）。

切口全长粘贴 Steri-Strips，7 天更换，维持 3 ～ 6 周。术后 6 周嘱患者佩戴胸罩。

4. 术后结果 术后即使乳头乳晕复合体的位置位于乳房的中央（图 50-17），但由于其位于胸壁的外侧，也会使它显得有一些外扩。术前、术后的对比照片显示（图 50-18），术后乳房缩小以及乳房下皱襞下移，获得良好效果。术后乳房的测量显示除了乳头间距较大，水平子午线、垂直子午线以及乳房下皱襞长度均达到了乳房黄金数。

病例 2：ⅠC 型管状乳房

这是至今为止唯一有文献记录的管状乳房双胞胎患者。她们的母亲怀孕时一切正常，并且她们在青春期前母亲并未注意到有何异常，而只在青春期时，注意到她们有着不正常的乳房。22 岁时，她们来院咨询，并且发现此问题。这对双胞胎均患有胸椎侧弯导致的胸腔畸形，左锁骨中线处肋骨突出，右侧肋软骨胸骨凹陷和管状乳房。姐妹"甲"（图 50-19）具有较高的下皱襞位置，乳房下半球发育不良，由于存在缩窄环而呈现宽大又突出的乳晕。这一病例对应改良的 Grolleau 分类

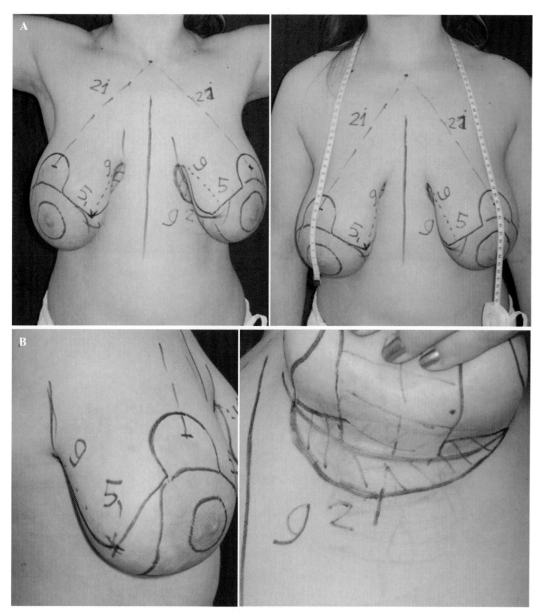

▲ 图 50-15　病例 1 标记
A. 最终手术标记；B. 标记下皱襞下移范围

方法的ⅡB型（伴有轻度乳房发育受限）。姐妹"乙"具有改良的 Grolleau 分类方法的Ⅱ C型管状乳房。姐妹"乙"主诉乳房下垂和乳房肥大，同意接受乳房缩小术同时下移乳房下皱襞。术前设计和手术过程类似于病例 1（图 50-20）。

术后患者照片（图 50-21）表明乳房恢复对称美观的形态，胸廓畸形也有部分改善。

四、结论

目前，管状乳房的纠正没有固定的术式，是一项具有挑战性的外科手术。本章节介绍的该种手术方式简单易掌握，在同一手术过程中利用连接乳头 – 乳晕复合体的下方蒂，在不损伤 NAC 血供的情况下，达到缩小乳房，重置乳房下皱襞的目的。同时对于ⅡB 型管状乳

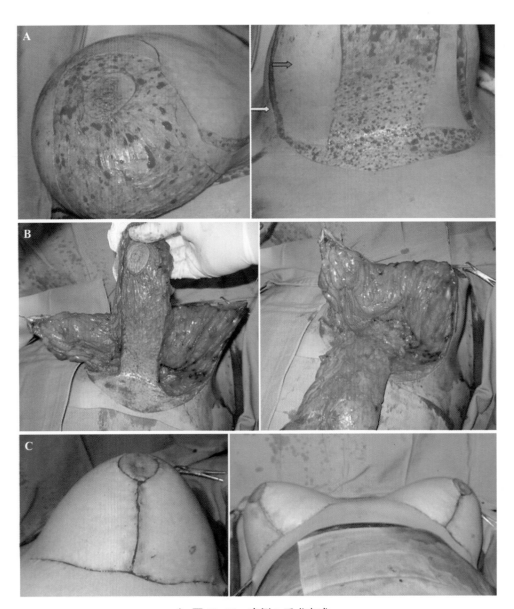

▲ 图 50-16 病例 1 手术方式

A. 于设计的新下皱襞处去表皮,下方 NAC 蒂,5mm 的真皮边缘(黄箭)以关闭切口缝合。切除两侧皮瓣的皮肤及腺体(红箭);B. 腺体切除,NAC 下方蒂被充分释放,在原下皱襞处于胸壁仍然粘连;C. 躺在手术台上的患者

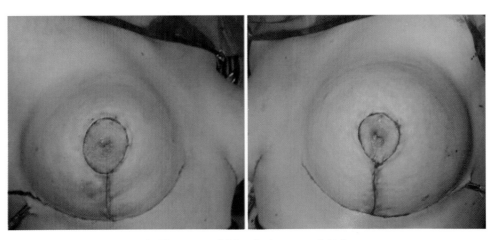

▲ 图 50-17 病例 1 术后 NAC 正中体位

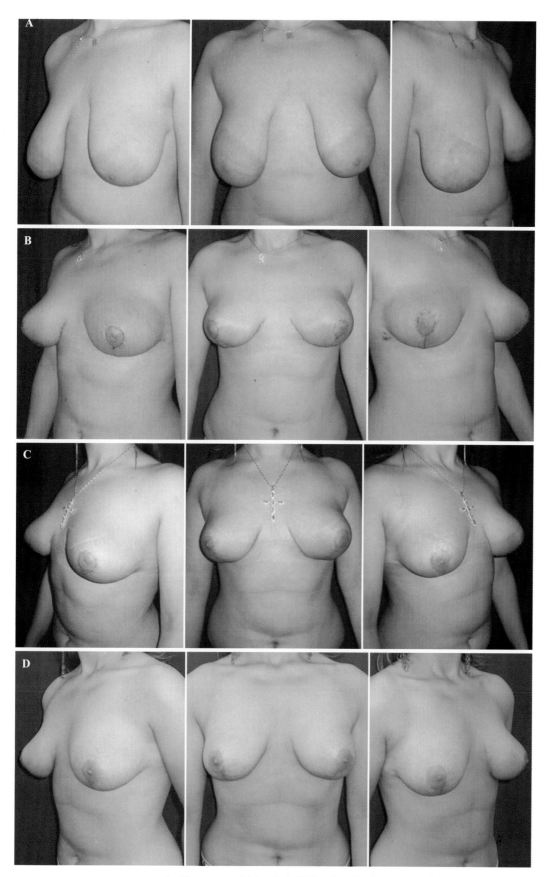

▲ 图 50-18　病例 1 患者术前、术后的对比
A. 术前；B. 术后；C. 术后 1 个月；D. 术后 1 年

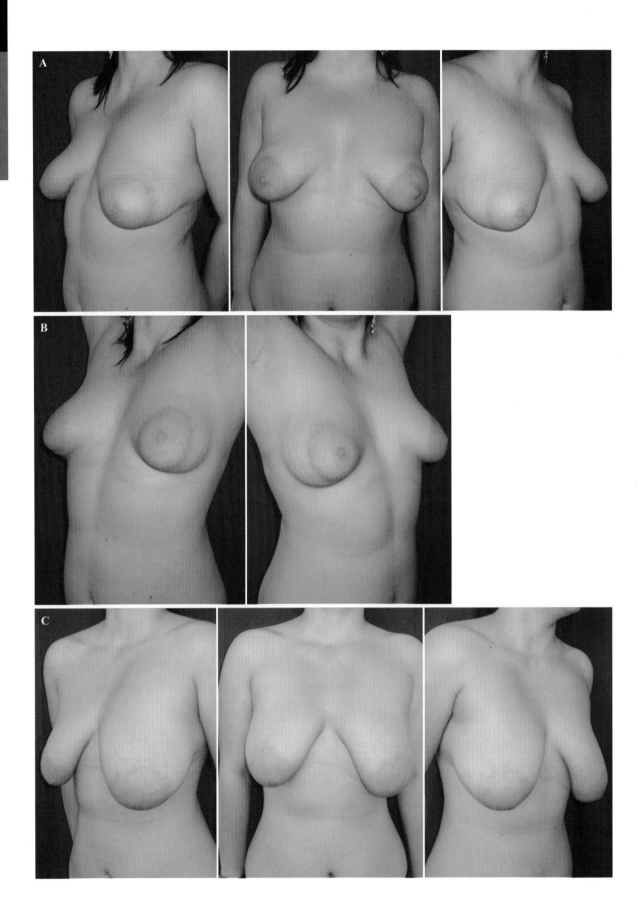

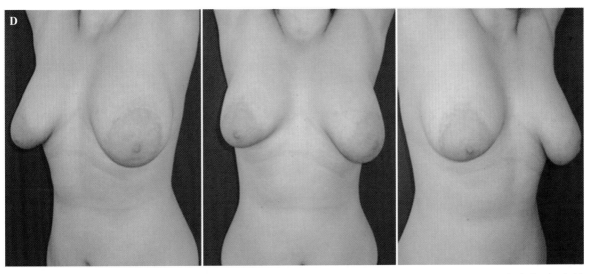

▲ 图50-19 双胞胎姐妹被诊断患有相似的胸廓畸形和管状乳房。姐妹俩都患有胸椎侧弯导致的胸腔畸形,左锁骨中线处肋骨突出,右侧肋软骨胸骨凹陷和管状乳房

A~B. 姐妹"甲"具有较高的乳房下皱襞高度,乳房下半球发育不良,由于缩窄环的存在而形成的宽大又突出的乳晕。对应于改良的Grolleau分类法的ⅡB型管状乳房(伴有轻度乳房发育受限);C~D. 姐妹"乙"患有改良的Grolleau分类方法的ⅡC型管状乳房(伴有乳房肥大)

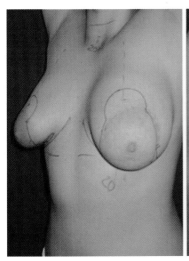
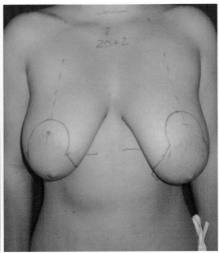
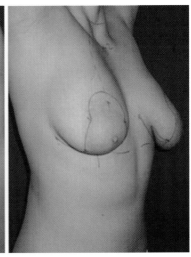

▲ 图50-20 姐妹"乙"术前标记

房,通过椭圆形的去表皮方法降低下皱襞高度,可形成"半圆形堆拱"式的乳房固定的效果。

(一)优点

1. 术前对乳房形态进行精细的规划。
2. 术后患者对乳房外观感到满意。
3. 重置的乳晕形态自然。
4. 倒 T 形切口比 Z 改形切口更易接受,

而 Z 改形瘢痕更为明显。

该手术方式效果稳定,可长久地保持,腺体和乳房筋膜结构如同同一整体。下方蒂保证了乳头的感觉和血供。

(二)缺点

最大的缺陷在于,新下皱襞长度增长有限,受限于两侧皮瓣的水平长度。

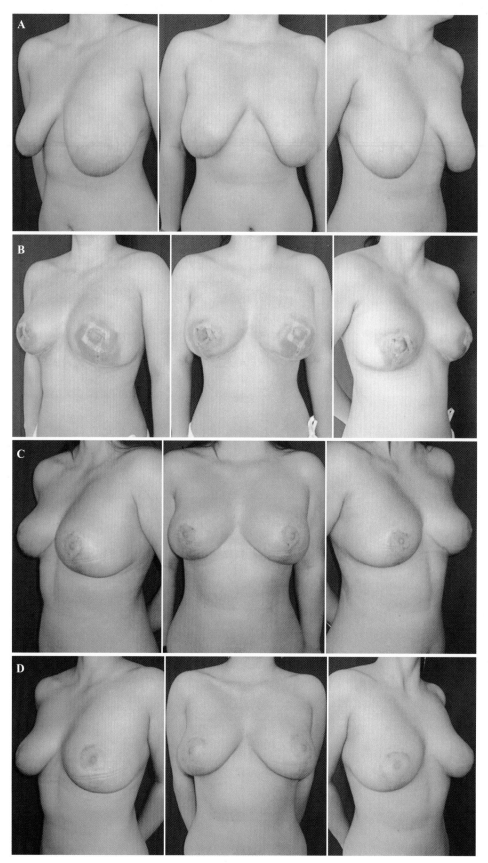

▲ 图 50-21　姐妹"乙"术前术后对比
A. 术前；B. 术后 1 天；C. 术后 1 个月；D. 乳房缩小后 3 年

管状乳房缩小术／乳房下皱襞重置固定术：皮肤去表皮折叠法

Tubular Breast Reduction/Mastopexy with New Inframammary Fold Level: Skin Deepithelialization and Plication

第51章

Breast Liposuction
乳房抽脂术

Marco A. Pelosi Ⅲ，Marco A. Pelosi Ⅱ，**著**

林 鑫 **译**

陆南杭，**校**

一、概述

乳房缩小术是临床上常见的手术之一，然而对乳房切除和重建方案却没有共识。本章介绍的脂肪抽吸术不仅能够获得完美乳房的外观，同时还可以保留乳房的腺体部分。

与身体其他部位抽脂不同的是，乳房中致密的结缔组织和腺体是美容外科医师的一大挑战，关系到乳房的感觉和质地。虽然乳房包含腺体和脂肪组织，但大部分病例中脂肪组织占绝大部分比例，脂肪的减少会使乳房体积明显缩小。辅以简单的操作就可以获得乳房完美外观。

乳房抽脂术在 19 世纪 80 年代提出，当时是在全麻下使用超湿抽脂技术 [1]。最初是使用传统的切除法进行重建，切除多余的乳房部分，再将乳房固定 [1-3]。当时认为具有乳房下垂的患者或乳房实质较坚固的患者，脂肪含量相对较少，并不是脂肪抽吸术的良好适应证 [4]。然而，后来的经验表明乳房重量的减少可以明显地改善下垂，抽脂可以一并通过管状抽吸方式去除乳腺，可以有效地缩小乳房 [5]。19 世纪 90 年代，肿胀麻醉第一次应用于乳房抽脂术中 [6]。

相较于传统的切除方式，抽脂对于体积的减小或纠正乳头乳晕复合体的下垂不是非常有效，但更有利于保护血管、神经和腺体，以免功能的损伤，并且可以更快、更舒适地恢复。

二、要点

乳房肥大患者往往要求减小乳房体积。肥大的乳房可引起背痛、肩痛或伴有胸衣的卡压、活动障碍、下皱襞处皮肤刺激或擦伤。

相较于乳房体积的缩小，这类患者更注重两侧乳房的对称性。量表中的一些问题反应出患者希望纠正两侧的不对称。然而，一些问题也反映了乳头乳晕复合体下垂。后者不能通过抽脂术纠正。因此，理想的抽脂患者是乳房没有下垂或不希望纠正下垂的人群（图 51-1 ～图 51-3）。

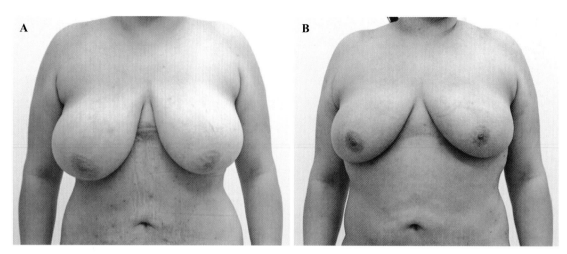

▲ 图 51-1　理想的乳房抽脂术患者（一）

A.29 岁未产妇要求乳房缩小，以缓解背痛，并不要求纠正乳房下垂；B. 乳房抽脂后 9 个月，乳房缩小了 3 个罩杯，下垂也得到了改善，患者其他系统症状也得到了缓解

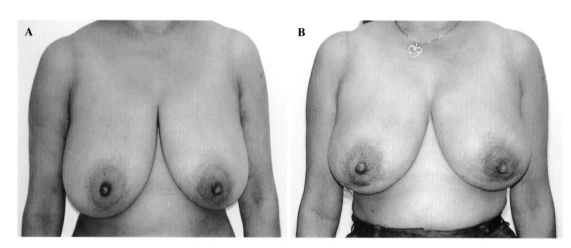

▲ 图 51-2　较理想的乳房抽脂术患者

A.55 岁有吸烟史的经产妇，希望缩小乳房以缓解背痛，且为瘢痕体质；B. 抽脂术后 6 周照片，显示乳房体积有明显减小。乳房下极松弛的外观可在术后几个月内通过组织收缩而得到改善

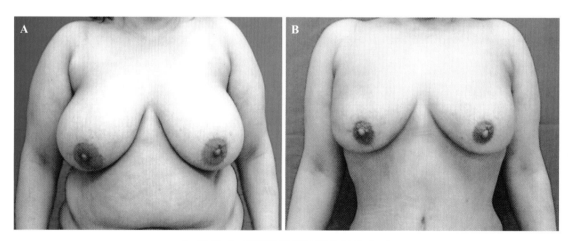

▲ 图 51-3　理想的乳房抽脂术患者（二）

A.45 岁经产妇要求乳房抽脂和腹部塑形，且不希望乳房上有手术瘢痕；B. 多次抽脂和腹壁整形后 4 个月，乳房外观明显改善，并拥有美观的身体比例

不希望乳房上有瘢痕也是很多女性的一大诉求，她们害怕在术后遗留瘢痕疙瘩或明显的瘢痕外观。对这类患者，乳房抽脂术比传统切除手术更加适合。

实际上，美观是手术应考虑的重要一方面，而不单单是适应证。医疗保险计划不愿涵盖抽脂项目，相反却包含切除和重建，这必将引起一些社会争论。

三、术前评估

术前使用大体量表进行术前评估。利用这些量表可以深度挖掘患者的意愿和动机。不切实际的意愿即使施行了手术也得不到满足。一些人格紊乱的病例，例如美容手术"上瘾者""完美主义者"等，在早期就可被剔除。类似地，患者想要减重最好靠节食，执行合理的锻炼计划，必要时，接受减重手术。抽脂术后若要长期保持良好的效果，还需改掉原有不良的饮食习惯，并增强运动。

每位患者在术前都应采集完整的术前评估资料。任何可能增加手术难度的解剖异常都应在术前评估或用适当的方法纠正。血液检查有无感染、贫血、凝血、肝功能方面的问题。进行孕检，并在手术当天重复检查。如果进行检查的医生并不是主刀医师或对抽脂手术不熟悉的医生，计划好的麻醉事项和手术方式应与术前检查资料一并交于主刀医生。

理想的乳房抽脂患者应无与乳房疾病相关的症状、病理学基础及高危因素。乳房特殊成像应包括疾病史和家族史，全面的体格检查关注有无乳房肿块或淋巴结。保乳术后的乳腺癌患者是这类手术的禁忌证。无论是医学诊断还是常规检查，乳腺钼靶检查都是需要的。

考虑到术后改变可能会干扰随后的乳腺癌筛查，部分外科医生习惯在术前用乳房 X 线筛查所有乳房整形患者。应告知所有患者，乳房整形手术可能会产生钙化、囊肿或肿块，这些变化可能需要影像学诊断和干预（包括活组织检查），并且良性表现的可能性小。

患者的生育史和生育计划应同样应一并考虑，因为过去及之后的乳房大小变化以及母乳喂养功能与之有关。一位经历过孕期乳房持续增大的女性，如果她在乳房吸脂后怀孕，可能会再次出现类似变化，患者可能希望将手术推迟至生育结束。同样，一个希望将来母乳喂养并且过去曾经历母乳喂养困难的女性，可能不适合该手术。虽然乳房由于脂肪组织过多而增大，吸脂术很大程度上并不会破坏腺体部分，但是患者可能也会希望将她的手术延后。

应在手术前停用影响凝血功能的物质，如药物、补品、草药等。会与麻醉药和围术期药物发生相互作用的物品也应停用。如果不能停用或替代，手术计划需要修改或者延期。虽然吸烟不是抽脂的禁忌证，但是吸烟者通常表现出真皮萎缩和皮肤弹性降低，这都增加了术后皮肤皱襞的可能性。

在手术前，标记及测量前后均应行乳房摄影。术前摄影需有特定角度，包括正面、斜侧面和侧面视角，手臂可处于静止状态和抬高状态，可准确记录增大程度、不对称程度以及已有的瘢痕或轮廓畸形。

四、皮肤标记

应用于乳房吸脂有三种类型的皮肤标记，每种均有不同目的。第一组标记是缩乳术的标准，无论是乳房吸脂术或传统的乳腺切除术。这些确定了术前乳房相对于固定标志点的距离，包括胸骨上切迹与乳头乳晕复合体（NAC）中心的距离；从 NAC 到乳房下皱襞（IMF）、到正中线和对侧 NAC 的距离；从 NAC 到乳房下皱襞（IMF），到正中线和对侧 NAC

的距离；NAC 相对于乳房下皱襞下移的距离（图 51-4）。与乳房切除缩小术相比，NAC 在手术时不会主动被重新定位。因此，NAC 重新定位标记是不必要的。随着乳房组织在愈合过程中收缩，NAC 将在手术后的最初几个月内以被动方式提升。

第二组标记是用于在乳房体积均匀测量时对准乳房的标记。通过排水法估算乳房体积（图 51-5）。将乳房浸入完全充满温水的容器中后取出，恢复液面所需的水量等于估计的乳房体积。在用水填充容器之前，将乳房置入空容器中，在每个容器边缘的乳房皮肤上制作标记。采取该步骤时，确保乳房尽可能均匀地放入容器中以进行精确测量。

最后一组标记是用于指导吸脂过程的。术前即刻，令患者处于仰卧位，以同心圆标记乳房的周长和从胸壁到乳晕的对称线。此外，此时也应标记乳房和腋窝周围堆积脂肪（图 51-6）。

五、手术方法

乳房吸脂术通常在局部肿胀麻醉（TLA）下进行，伴或不伴有辅助静脉镇静；辅助静脉麻醉由麻醉师进行，可用于焦虑的患者。全麻是不必要的，因为 TLA 可以使组织完全麻醉。

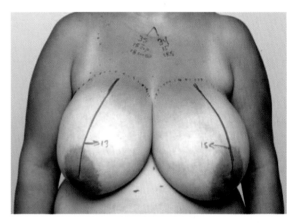

▲ 图 51-4 术前乳房尺寸的标准标记记录了乳房下垂和不对称的程度，并为手术改善提供了测量基线。乳房周边的虚线限定了排水法测量乳房组织的外界

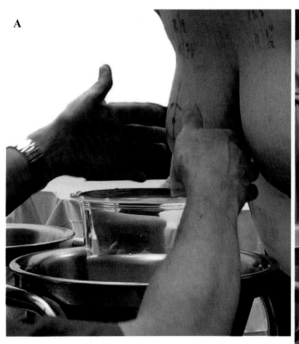
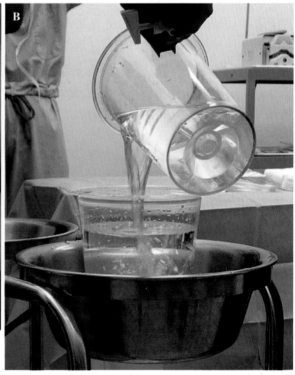

▲ 图 51-5 通过排水法测量乳房体积
A. 将乳房浸入装满温水的容器中。排除的水量等于乳房体积；B. 通过测量恢复液面所需的体积来测量排出的水量

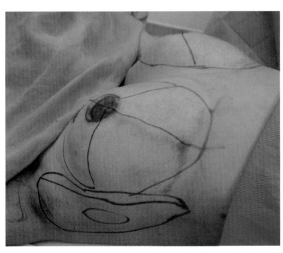

▲ 图 51-6　指导吸脂轮廓的手术标记，包括乳房周缘，放射状对称线，以及两侧躯干和腋窝周围堆积的脂肪

术前即刻可针对皮肤菌群静脉应用预防性抗生素，患者取仰卧位，双臂伸展远离躯干，并连接持续监测无创血压、脉搏、指尖血氧饱和度和 3 或 5 导联心电图。用氯己定或聚维酮碘擦拭皮肤，并贴上无乳胶的手术贴膜。

如前所述，使用深色墨水手术标记笔进行手术标记。在乳房下的皮肤上清楚标出从每个乳房中移除的目标脂肪量。通常，我们的目标是去除较大乳房估计体积的 50%，而较小乳房应适量缩减以获得相等体积的剩余组织。对于单侧手术，目标去除体积仅是两侧乳房测量体积的差异量。

TLA 通过输液泵和长脊椎针（18G×6″，Quincke 尖端）给药。每升生理盐水的 TLA 浓度如下：利多卡因 750mg，肾上腺素 1mg，碳酸氢钠 10mEq（8.4%×10ml）。利多卡因的总剂量不应超过 50mg/kg 体重；如果考虑到这个限制，乳房可分两个疗程分别治疗。作者更青睐锋利的脊柱针头，而不是可重复使用的钝头针刺套管，因为它们穿过致密的乳房结缔组织时，组织阻力更小，从而使外科医生更顺畅精确地使用；根据其设计的性质，脊柱针在尖锐的尖端刺破组织之前就输注了麻醉液，从而最小化患者的针刺疼痛感。

TLA 浸润开始于胸壁正上方的乳房中心（图 51-7）。通过乳房下皱襞 6：00 位置进入该部位，然后是外侧（3：00 或 9：00），然后是内侧，最后是上极。用另一只手触诊保持平行胸壁的注射轨迹。避免将大量液体输注到乳房基底周围，直到基底中心充分渗透；这将尽可能提高触诊的准确性，并最大限度地减少由于麻醉不足和血管收缩造成中央"热点"的可能性。乳房基底层被麻醉达到紧绷的肿胀状态之后，乳腺的上覆层以相同方式逐步麻醉，直到整个乳房同样紧密和肿胀。这需要 15～30min 才能达到最佳的麻醉和血管收缩水平，可以有效地利用这个时间麻醉对侧乳房。

吸脂切口可选择乳房下皱襞的 6：00 位置，或者选择外侧的胸壁和乳房之间的切口或前部腋窝皮肤。2mm 皮肤打孔器比手术刀切口更受欢迎，因为其在术后敞开的时间更长，利于引流。

吸脂过程始于彻底机械破坏乳腺的结缔组织，这样做是为了松解组织质地，形成更平滑、阻力更小的吸脂隧道。机械破坏使用特制的松解管，其最初设计是用于脂肪抽吸的（图 51-8）。它们具有带喇叭形边缘的孔，在轴上以圆周排列成行。抽吸孔并不尖

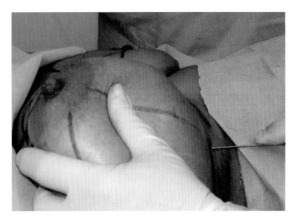

▲ 图 51-7　局部肿胀麻醉通过脊柱针（18G×6″）在乳房下皱襞处通过 6：00 位置进入。首先浸润基底中心，然后浸润基底周边。在 9：00，12：00 和 3：00 位置重复该操作。以相同的方式处理后续层次，直到整个乳房完全肿胀

锐。一个 3mm 的松解管足以应用于致密组织，而一个 4mm 的吸脂管对于较疏松的组织更有效。机械破坏过程始于胸壁附近的深层组织层，通过下部和外侧吸脂切口在乳房的整个层面上重复来回抽动，与吸脂相同；为了安全起见，器械始终与胸壁保持平行，然后处理浅表层次，直到能够在各个方向上移动器械而没有显著阻力。在扩大的乳房内，机械破坏过程大约需要 15 分钟。在任何情况下，松解管都不应与负压相连。使用松解管抽吸可能对皮肤、血管、神经和腺体结构造成创伤。

在机械破坏步骤之后，立即用 3mm 和 4mm 直径的抽吸管开始抽脂（图 51-9）。我们更倾向具有圆孔的抽吸管以获得最大效率。初始阶段应用较细的抽吸管，以确定任何有残余阻力区域。首先抽吸深层组织，然后逐渐抽吸其上的浅层次。系统的吸脂次序有利于乳房形状和大小均匀缩小。我们偏好通过 6:00 切口先对准乳房中心，接着是侧面，然后是内侧。然后，通过侧切口对乳房的中央进行处理，先处理基底层，然后是浅层。步骤逐层完成，层次不是严格定义区分的。

随着体积逐渐减少，组织将变得越来越松动。在此阶段，让助手向相反方向施力稳定乳房或应用止血带围绕乳房基部有助于顺利完成吸脂术。抽吸脂肪（不是抽吸总量）达到目标体积可判定完成吸脂过程，使用单独的收集罐在对侧乳房重复该过程（图 51-10）。

六、术后护理

完成吸脂过程后，尽可能通过下切口和侧切口让渗液彻底流出，并用吸收敷料覆盖切口。乳房外观扁平，内部结构松弛。在这一点上，使用任何类型的胸罩都徒劳无益，因为它将无法提供足够压迫。相反，患者仰卧时，用 ACE 绷带紧紧包裹整个胸部，保持 NAC 对齐于双侧乳房中心。然后将标准腹带包裹胸部作为第二层。液体引流较多的 2～3 天应保持这种包扎。在此阶段，护理团队应每天观察患者引流量。必要时，护理团队可用无菌棉签蘸过氧化钠重新开放切口。术后头 7 天应口服针对皮肤病原体的广谱抗生素。镇痛需求通常很小，非甾体抗炎药就足够了。患者术后 48h 即可适应办公桌工作。

引流减少后，为患者配备术后胸罩，然后用更大的运动胸罩覆盖（图 51-11）。

使用敷料的目的是保持乳房理想的形状，因为结缔组织愈合过程中会缓慢地回缩和重塑。在之后的几周内，乳房大小明显缩小。随

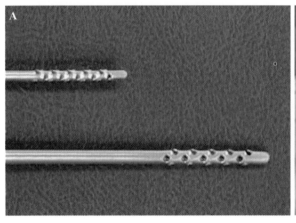
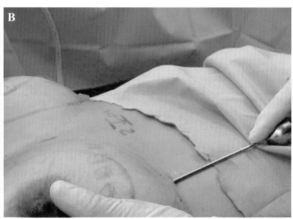

▲ 图 51-8　松解管用于松解结缔组织以准备吸脂

A. 图示直径为 3mm 和 4mm 的松解管。它们具有钝孔，可以松解结缔组织而不会损伤神经和血管；B. 系统地对整个乳腺实质进行破坏，直到最小化所有方向的组织阻力

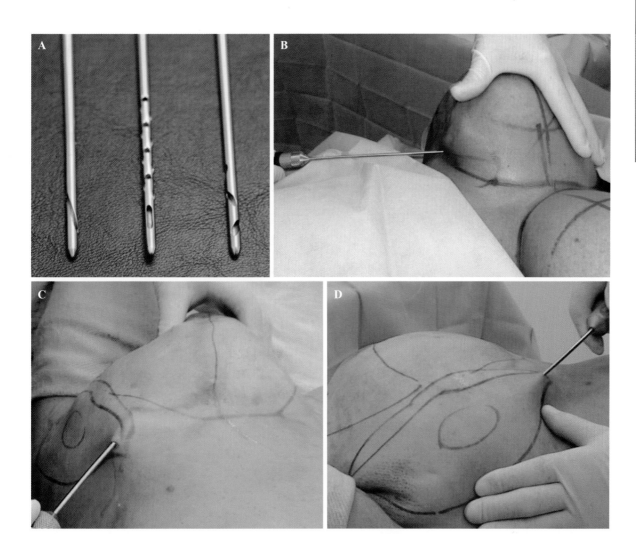

▲ 图 51-9　乳房的吸脂通过下切口和侧切口进行

A. 具有圆周孔的抽吸管效率更高；B. 经典方法从乳房下皱襞的 6：00 位置开始抽脂；C. 在另一种情况下，可使用乳房提升术后瘢痕进入；D. 通过相同的切口除去外周堆积脂肪

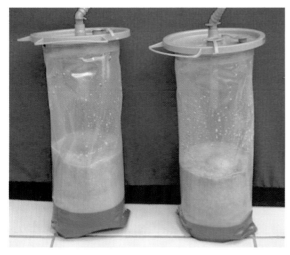

▲ 图 51-10　每个乳房使用一个单独的收集罐，以便准确去除预定体积。总脂肪是测量指标，而不是总抽吸量

着乳房组织的进一步收缩，一副支撑胸罩就足够了。在最初的几天和几周内，瘀斑多见，特别是在胸壁附近（图 51-12）。大范围瘀斑需要检查有无血肿。

七、并发症

　　并发症可分为术中并发症、术后愈合问题或美容问题。利用局部肿胀麻醉则有组织过敏、体积超负荷和利多卡因中毒的风险。完整的病史、用药史和体格检查对于筛查出有这些并发症风险的患者至关重要。持续系统监测生

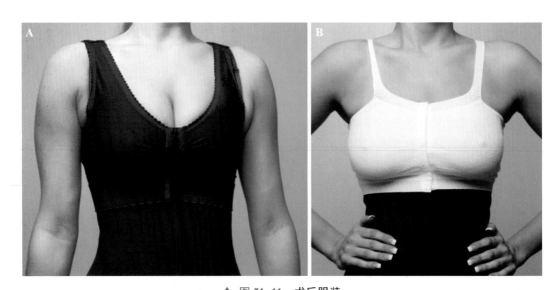

▲ 图 51-11　术后服装

A. 使用紧密贴合的手术胸罩，直到乳房完全愈合和收缩；B. 当需要额外支撑时，在外科胸罩上使用更松的弹性运动胸罩

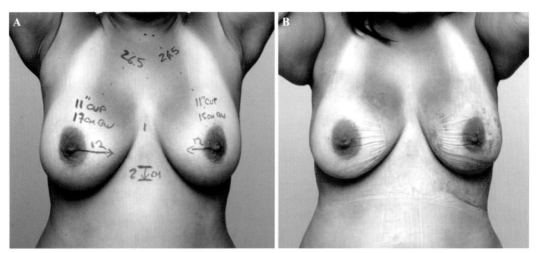

▲ 图 51-12　外观上的典型变化

手术前（A）及术后 24h（B）包括整个乳房轻微塌陷的外观和轻度散在的瘀斑

命体征、TLA 用量、TLA 剂量、静脉晶体液，对于手术期间减少问题非常重要。手术团队应该对利多卡因毒性的预防和管理有所了解。此外，由于利多卡因中毒通常发生在病人出院后，所以病人必须由一位成人负责陪同，经指导后陪同的人可以观察异常情况，并在有疑虑时立即致电手术团队。

任何涉及胸壁附近的手术都有胸部损伤的风险。脊柱针和松解管的潜在风险包括肋骨肌肉骨骼结构的损伤和胸壁破裂。通过频繁触诊深部的胸壁结构和精确控制的器械，可以将

这些风险降至最低。尽管如此，外科手术团队应该熟悉如何识别这些损伤，并有适当的措施来处理这些损伤（包括伤检分类），并立即住院。

当使用 TLA 时，由于在手术区域内血管收缩良好，Frank 出血在乳房或其他区域的吸脂术中并不典型。更常见的是黄色的脂肪抽吸物在某些手术区域，呈现一种血红色的外观。这表明外科手术区域的一部分未进行充分的 TLA 导致血管收缩不足或者抽吸管超出了手术区域，进入了胸壁肌肉组织等 TLA 浸润无法

达到的区域。如果病情轻微，吸脂过程继续进行，无须改变，但在手术结束时需另外重新评估该抽吸区域以确保没有出血。如果病情不止轻微程度，或是手术结束时仍有出血，通过观察抽吸物的颜色来辨别受影响的象限范围，因为抽吸管能系统地通过胸壁肌肉组织正上方各个象限的深层。然后用浓度为 2mg / L 含肾上腺素的生理盐水制得的血管收缩溶液彻底浸透象限的深平面，并且手动压迫 5 ～ 10 分钟。

瘀斑在乳房吸脂术后很常见，特别是在乳房下皱襞处，但在几周内可自行消退。每日 2 次直接涂抹 Arnica montana 霜，可以促进瘀斑恢复。由于重力，引流液体倾向于在下极聚集，并且可能导致血肿或血清肿。所以，护理团队在术后引流较多的 2 ～ 3 天，应每天记录引流量，而不是让患者管理这个过程。

作者在术前即刻和术后 7 天，使用广谱抗生素覆盖皮肤病原体，术后未出现血清肿或感染。

术后极少出现轻微的轮廓不规则或持续的大小不对称，一旦出现很容易通过吸脂术进行修整。最好在初始手术后 6 个月或更长时间后进行此类干预，以等待皮肤回缩和组织重塑。术后组织的质地通常是纤维化的，需要彻底的机械破坏以获得最佳的轮廓。

乳房吸脂术不会增加患乳腺癌的风险，但与其他整形乳房手术一样，它可以使乳房产生影像学改变，从而影响诊断。吸脂术后的乳房 X 线显示少数女性有钙化，但这些已证明与癌症的钙化不同 [7]。乳房密度与乳房脂肪量成反比，吸脂术后可能会增加乳房密度并因此降低筛查乳房 X 线检查的敏感性 [8]。

八、不同技术在乳房吸脂术中的应用

与其他身体部位相比，乳房吸脂对外科医生的体力要求更高，因为它更致密，纤维化更严重。此外，该过程相较其他吸脂部位，通常会留下更多无支撑的松散组织。这两项都引发了对吸脂辅助技术的考虑，这些技术可能会改善手术过程、术后恢复，甚至可能影响术后结果。所幸，作者对下面讨论的部分特定技术有一定经验。遗憾的是，文献中很少有关于非乳腺动物组织的随机研究，临床病例系列的患者数量少，缺乏足够的对照，或没有财政支持。

动力辅助吸脂术（Powex-assisted liposuction，PAL）可以减轻外科医生疲劳，有助于乳房吸脂。手术时长不变，有两种类型的电动运动 - 旋转和冲击。任何一种都可减轻外科医生疲劳。电动装置比气动装置更受欢迎，因为它们更安静，并且以更温和、更精细的方式提供冲击。尽管如此，任何一种手持器械的体积和振动都会影响触感。此外，即使通过手动吸脂术去除大量乳房组织，外科医生的疲劳程度也从来不是一个大问题。PAL 虽然可能有用，但并不重要。

超声辅助吸脂术（Ultrasound-assisted liposuction，UAL）作为乳化纤维脂肪以促进吸脂的使用工具具有广泛市场。该技术本质上是热力学的，并且因其经全身使用，脂肪结构以外的热损伤是众所周知的风险 [9]。我们在男性乳房发育症中使用了 UAL，虽然我们发现它可以有效地松解非常典型的男性乳房的纤维质地，但是它通常和机械松解管有类似效果。作者一直不愿意将 UAL 应用于女性乳房，主要是出于对神经和腺体的潜在热损伤考虑，其次是因为机械作用似乎具有 UAL 的优点而没有热损伤的缺点。

激光溶脂作为一种全方位的身体塑形工具广受欢迎。讽刺的是，制造商网站上的广告强调的技术优势在于肿胀麻醉，而不是工具本身。激光治疗皮下脂肪产生油脂液体，然后通过吸脂术抽出。在实践中我们观察到激光和常规吸脂术相比，获得的美容效果没有差异，由于与松解管相比，激光纤维的口径很窄，平添了操作时间之外的溶脂时间。由于与 UAL 相同的原因，我们在女性乳房中没有使用这种技术。

九、结论

对于不愿意采用常规手术切除的缩乳患者、希望避免瘢痕形成的患者、无乳头乳晕复合体下垂的患者，以及想要精确调整罩杯大小的患者，乳房吸脂术是一种很好的替代方案。该技术简单，可重复，非常适合局部肿胀麻醉。

第52章

Liposuction Breast Reduction
吸脂缩乳术

Michael J. Brumfield，Robert M. Dryden，著

林 鑫，译

陆南杭，校

一、概述

乳房缩小是美容手术患者的常见需求。乳房体积的减小能够缓解过多的乳房重量所导致的背部和颈肩部疼痛，并能减轻胸罩肩带的勒痕。不幸的是，减小乳房体积很简单，但取得患者可接受的美容效果却很困难。为了解决外科缩乳手术所导致的外观问题，传统手术方案会设计各式各样的切口，包括乳晕切口、垂直切口以及最常见的倒 T 形切口等[1]。虽然各类手术切口都便于去除乳房组织，但都不可避免地会留下瘢痕，而乳房部位的瘢痕对患者自我形象的影响堪称是"毁灭性的"[2]。经历过外科缩乳手术的乳房常常伤痕累累，甚至有可能发生变形。相比之下，利用吸脂术来进行乳房缩小能够更均匀地减轻乳房的重量。这种方法可以保持乳房更自然的外观，并且几乎不会在乳房部位留下瘢痕。

现在，相较于传统的、会留下明显瘢痕的外科缩乳手术，通过吸脂术来实现乳房体积的减小是一种理想的替代手段[3-12]。如果医患双方都希望在减小乳房体积的同时避免术后瘢痕形成，那么吸脂术便是最优的选择，也是传统外科缩乳手术的最佳替代方案。除了导致瘢痕，传统缩乳手术中伤口裂开和感染的风险也相对较高。对比术后 6 个月的效果，相较于传统手术，吸脂术很少造成伤口裂开和感染，并且不会在乳房部位留下明显的瘢痕。如果双侧乳房大小不对称，相比于标准缩乳手术，吸脂术能够更方便地解决体积差异的问题。另外，吸脂术后乳房内部的瘢痕还能额外达到乳房提升的效果[10]。

二、操作方法

在详细的病史采集和系统回顾后，医生需要对患者的乳房进行仔细检查，测量并记录多个参数（表 52-1）。术前双侧乳房的不对称程度通过照片进行记录和评估。之后进行排水法乳房体积测量。排水法是一种体积换算的方法，能够很简单地测量乳房的体积。实验中需

要准备一个完全盛满水的盆。我们使用的是一个直径 22.86cm、深度约 10.16cm 的圆形水盆。在这个盆中盛满温水后，将其放置在一个更大的容器中，便于收集实验过程中溢出的水（图52-1）。让患者将一侧乳房浸入水中，直到胸壁紧贴水盆的边缘为止（图 52-2）。此时，溢出的水流入外侧的容器，可收集这部分水，测量其体积；更好的方法则是将已预先测定体积的水倒入盆中，使水位恢复到实验前的状态，通过计算所需的水量来测量体积（图 52-3）。每一侧的乳房都要进行 3 次测量，确保患者能够正确、仔细地进行操作，最终得到一个均值，从而精确地测量乳房的体积。

表 52-1　亚利桑那整形外科中心

日期: _____

患者信息	具体需求

姓名: _____　　需要达到的目标: _____

年龄: _____身高: _____体重: _____

已婚_____单身_____　　需要避免的问题: _____

怀孕次数: ____分娩次数: _____

现在抚养子女的数量: _____　　目前的症状: _____

_____

相关既往史　　目前的罩杯尺寸:

_____

乳腺肿瘤家族史: _____　　期望达到的罩杯尺寸:

_____

既往乳房手术史: _____

乳房疼痛症状: _____　　**乳房测量相关参数**

纤维囊性变情况: _____　　乳房宽度: 右侧_____cm　左侧_____cm

乳房相关疾病史: _____　　乳头至乳房下皱襞距离

乳腺钼靶检查结果: _____　　右侧_____cm　左侧_____cm

结节数: 右侧_____　左侧_____　　锁骨上窝至乳头距离

活检结果: 右侧_____　左侧_____　　右侧_____cm　左侧_____cm

上一次停止哺乳时间: _____　　乳晕大小: 右侧_____cm　左侧_____cm

医疗信息　　乳头上方 6cm 处乳房组织大小

系统性疾病: _____　　右侧_____cm　左侧_____cm

糖尿病: _____　　腋前线水平乳房组织大小

出血性疾病: _____　　右侧_____cm　左侧_____cm

药物过敏史: _____　　术前乳头间距: _____cm

_____

药物应用史：_____

_____

_____

_____

吸烟数量（包／天）：_____

饮酒量（／周）：_____

其他：_____

乳房体检结果

是否有漏斗胸____脊柱侧弯____

双侧不对称程度：右侧_____

左侧_____

乳房挛缩程度：右侧_____左侧_____

乳腺导管是否通畅：右侧_____左侧_____

皮肤纹路：右侧_____左侧_____

瘢痕情况：右侧_____

左侧_____

神经系统查体：正常_____

问题：_____

_____

乳房触诊：右侧_____

左侧_____

乳房下垂：右侧_____左侧_____

乳房上方胸围：_____

乳头水平胸围：_____

排水法测量值（3 次平均值）：
右侧____cm 左侧____cm

诊断

手术方案

隆乳方案

置入物种类

置入物大小

医师预估大小：右侧_____ml　左侧_____ml

患者期望大小：右侧_____ml　左侧_____ml

置入胸大肌下：（患者签名）

腋窝切口_____乳晕切口_____

乳房下皱襞切口_____脐部切口_____

置入乳腺腺体下：

腋窝切口_____乳晕切口_____

乳房下皱襞切口_____脐部切口_____

筋膜下切口

乳房提升手术

缩乳手术_____

患者签名：_____

日期：_____

监护人签名：

检查者签名：_____

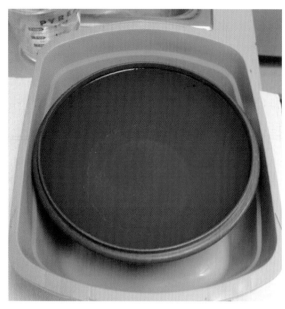

▲ 图 52-1　将盛满水的盆放置在更大的容器中

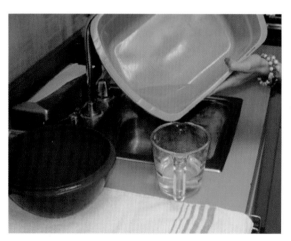

▲ 图 52-2　计算溢出水的体积

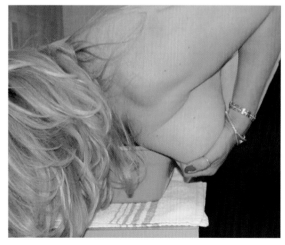

▲ 图 52-3　患者将乳房浸入盆中，使得胸壁紧贴水盆边缘

为了实现双侧乳房的美观和对称，术前利用排水法进行乳房体积测量至关重要。通过排水法，医生能够精确地计算手术中需要去除的组织量，保证双侧乳房良好的对称性，实现医患双方的共同目标。为了达到减小乳房体积和双侧对称的目的，手术中应当对双侧乳房中去除脂肪的体积进行对比和评估，在较大的一侧乳房中去除更多的脂肪。双侧去除脂肪体积的差异应当与术前排水法测得的双侧乳房体积差异保持一致。

手术中使用的是传统的肿胀吸脂术式，如 Jeffrey Klein 所述 [14]，在肿胀吸脂术中，向双侧乳房中注射肿胀麻醉液（150ml 浓度 1% 的利多卡因，12.5ml 浓度 8.4% 的碳酸氢钠，1ml 按 1 ：1000 稀释的肾上腺素以及 0.25ml 曲安奈德，加入生理盐水中，调整总体积为 1000ml）直到达到满意的肿胀程度。每一侧乳房需要的肿胀液体积可能会大于 1000ml。肿胀麻醉完成后，在开始吸脂前大约需要等待 20 分钟以便止血。然后在距离乳房基底约 2cm、6：00 方向做一小切口，用于吸脂操作。同时需要在乳房侧面做额外的切口，主要用于处理脂肪组织容易突入的腋窝部位及其他类似位置，根据术中所见确定具体部位。吸脂操作可以通过接有负压的抽吸管进行，可以通过 12 号或 14 号抽吸管进行，也可以通过同样大小的抽吸管手工抽吸。术后，双侧乳房需以弹力绷带加压包扎。

术后 6 个月以内一般均能观察到外观的变化。术后第 1 天起，要求患者穿戴不带弹性肩带的钢圈底托胸罩。在穿上胸罩的过程中，患者需保持平卧位，此姿势在患者的恢复过程中具有重要的意义。在术后 6 个月内，建议患者 24h 始终穿戴这种特殊设计的胸罩，即使洗澡时也不建议脱下。需要强调的是，唯一能够脱下胸罩的时刻是患者需要更换胸罩时。这种持续的乳房支撑能够为瘢痕组织的收缩提供足够长的时间，从而更好地实现乳房的提升，但需要患者具有较高的依从性。通过上述技术，对以脂肪组织为主的乳房能够实现 60% ~ 70% 的体积缩小[10]。除此之外，术后乳房外形的对称性也得到了提高。Mellul 等[10] 的一项研究发现，这种技术能够使右侧乳房平均提升 2.89cm，左侧乳房平均提升 2.25cm。

吸脂缩乳术也有其不足之处。术后可能无法达到预期的乳房提升量[10]。同时，乳房组织在缺少脂肪的情况下会变得更加致密，这种变化有可能使乳腺恶性肿瘤的筛查变得困难[13]。但在权衡利弊之后，一般认为吸脂缩乳术仍然是一种安全的、比传统外科缩乳手术更具有吸引力的选择。

三、结论

通过吸脂能够减轻乳房不对称的程度，和（或）在体积上对双侧乳房进行调整和平衡。这种技术通过在较大一侧的乳房中按比例去除更多的组织来平衡双侧乳房的体积。对于患者和外科医生双方而言，相对于标准的外科缩乳手术，吸脂缩乳术都是一种非常优秀的替代方案（图 52-4 ~ 图 52-7）。

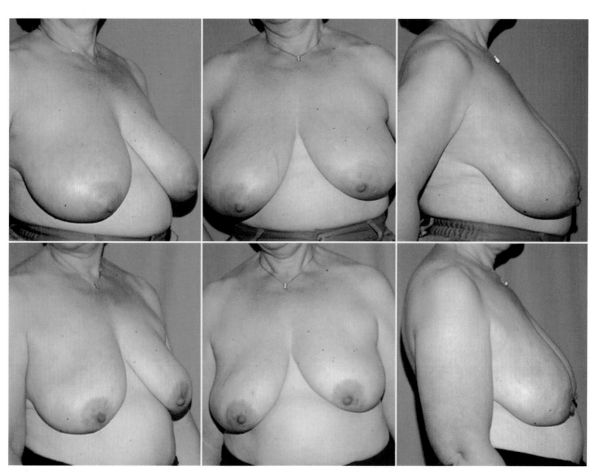

▲ 图 52-4　患者 BS，55 岁，右侧乳房较大，2001 年 1 月 3 日行缩乳术前术后
上层图 . 一位 55 岁患者术前照片；下层图 . 术后 5 个月，右侧较大的乳房进行了缩乳术

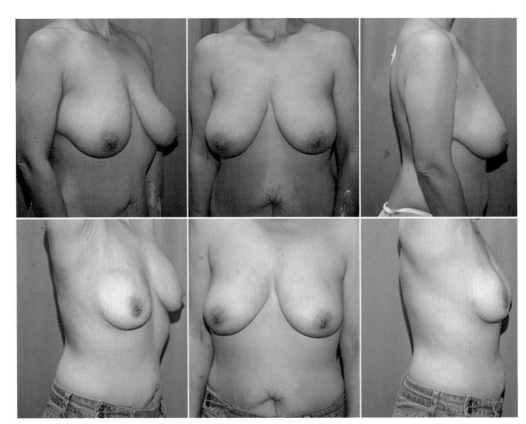

▲ 图 52-5　患者 AP，42 岁，2008 年 6 月 26 日行缩乳术前术后
上层图 . 一位 42 岁患者术前照片；下层图 . 术后 8 个月，较大一侧的乳房进行了缩乳术

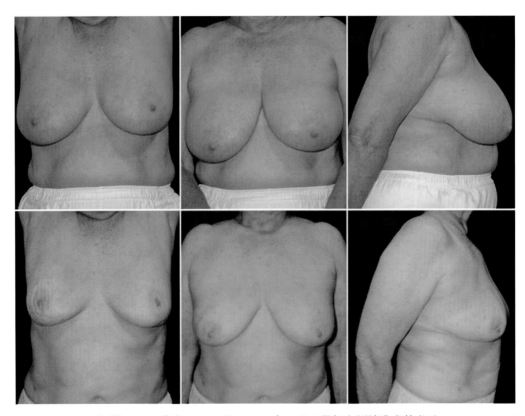

▲ 图 52-6　患者 JF，66 岁，1998 年 9 月 9 日行右侧缩乳术前术后
上层图 . 一位 66 岁患者术前照片，右侧乳房大于左侧乳房；下层图 . 术后 6 个月，较大的右侧乳房进行了缩乳术

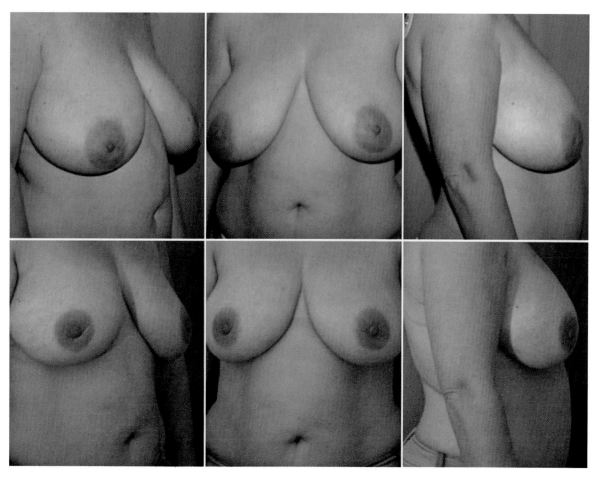

▲ 图 52-7　患者 DB，37 岁，2007 年 3 月 12 日行右侧缩乳术前术后

上层图 . 一位 37 岁患者术前照片；下层图 . 术后 6 个月，较大的右侧乳房进行了缩乳术

第53章

Gigantomastia Reduction: Inferior Pedicle Versus Free Nipple Areola Graft
巨乳缩小：下方蒂法与游离乳头乳晕移植法的比较

Toma T. Mugea，Andrei Miron Martin，著

张汝凡，译

陈　诚，校

一、概述

从人类历史的开端起，乳房大小与女性身体的和谐相一致，是年轻女性最渴望和最受欢迎的特征。时至今日仍有一群艺术家、数学家、哲学家、医生和思想家在努力寻找最适合于独特女性身体的乳房，并将其与"魔力公式"联系起来定义完美乳房。这是乳房体积测量和评估的第一步，以此来定义乳房偏小、乳房肥大、乳房不对称、乳房下垂和乳房畸形等多种乳房形态。

二、定义

乳房黄金数从乳房尺寸和体积方面定义了乳房美学。如电脑计算的理想乳房体积是350ml，则可以计算实际乳房的体积，并将该

病例纳入乳房肥大量表进行分析（表53-1）。在这个分类中，由于重量是会根据腺体/脂肪组织的比例而变化的，因此只计算乳房的体积而不计算乳房的重量。如果选择倒T形瘢痕法手术，可以用乳房缩小/乳房悬吊术的TTM图表和计算机程序评估乳房的体积并制定手术计划。每一个具体病例的乳房体积即可与理想的（美学的）乳房体积相比较。

图53-1患者右侧乳腺体积为5744ml，左侧乳腺体积为5367ml（表53-2）。根据所计算的乳房体积，本病例根据其身高体重和躯干大小，理想的乳房体积为1372ml（表53-3），与之相比，她的实际乳房体积增大了300%，符合乳腺肥大图表[1]中的巨乳症。

相反，大多数乳腺外科医生将病例纳入到一个特定的类别来评估切除的乳房组织重量。乳房重量为0.6～2.5kg，分为不同的类别，大多数医生把乳房肥大定义为乳房多余组织超过1.5kg。

表 53-1 乳腺肥大图表，相对于理想乳房体积，定义相应体积的增加为轻、中、重度乳腺肥大

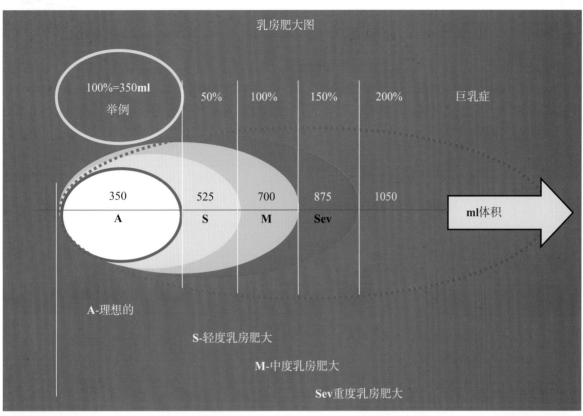

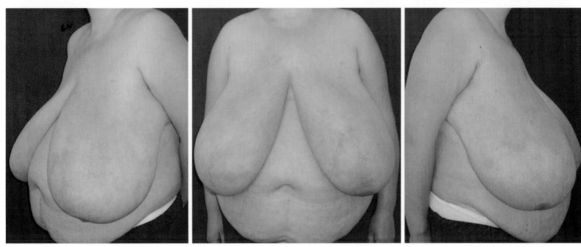

▲ 图 53-1 巨乳症标准照片

一些资料还将其分为乳房肥大（多余组织小于 2.5kg）和巨乳症（多余组织大于 2.5kg）[2-4]。

三、临床症状

巨乳症是一种罕见的以乳房过度生长为

特征的疾病，它会对患者的生理和心理造成一定障碍。临床症状（表 53-4）包括乳腺疼痛，受乳房体积过大影响而穿戴胸罩时在胸壁和乳房形成的压痕（图 53-2），胸罩为承受过量乳房重量所致的肩部酸痛（图 53-3），胸骨中线和乳房下皱襞（图 53-4）的皮肤裂伤和刺激性反应，当乳房底部向胸壁翻转时胸骨前区域出

表 53-2　乳房测量及体积计算，乳腺体积分别为 5744ml（右）和 5367ml（左），经 TTM 测量用于乳房缩小术

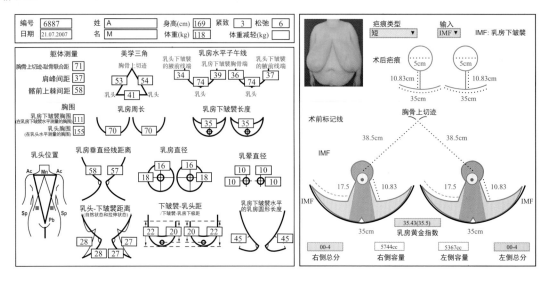

表 53-3　理想乳房测量和体积（1372ml），经 TTM 程序计算，用于乳房缩小术

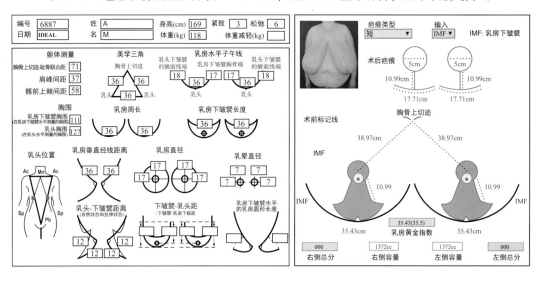

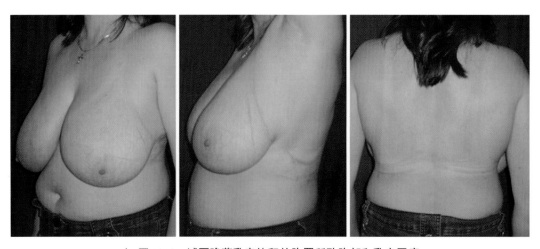

▲ 图 53-2　试图隐藏乳房体积的胸罩所致胸部和乳房压痕

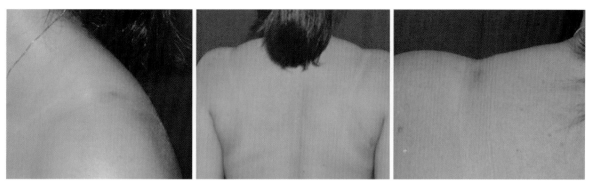

▲ 图 53-3　由胸罩支撑乳房重量造成的肩部压疮

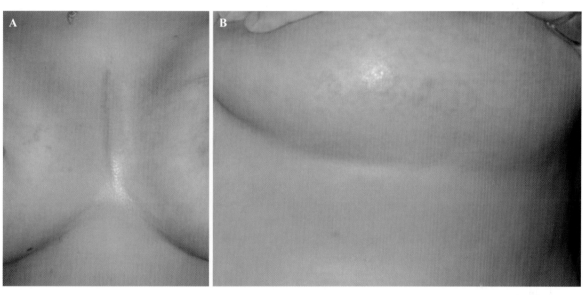

▲ 图 53-4　皮肤撕裂和刺激
A. 胸骨前中线；B. 乳房下皱襞水平

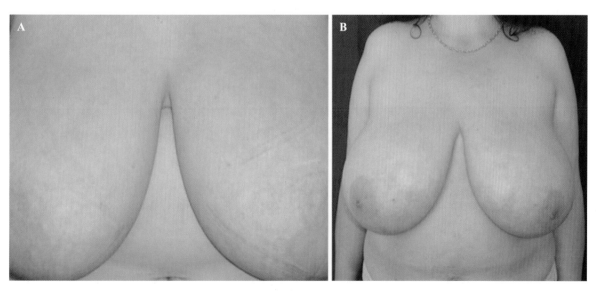

▲ 图 53-5　水平皮肤皱襞
A. 转动乳房前胸区域出现水平皮肤皱襞；B. 自然下垂，皮肤皱襞消失

Gigantomastia Reduction: Inferior Pedicle Versus Free Nipple Areola Graft

巨乳缩小：下方蒂法与游离乳头乳晕移植法的比较

现水平皮肤皱襞（图 53-5），由于循环较差（图53-6）且患者无法手持的巨大乳房（图 53-7）可导致乳房下极充血。心理问题、背部疼痛、颈部疼痛和慢性头痛通常与巨乳症有关。颈椎和胸椎退行性关节疾病合并第 4/ 第 5/ 第 6 肋间神经的慢性牵拉损伤可能导致乳头感觉丧失，以及由于臂丛压迫 / 牵拉导致的手指麻木或刺痛。在严重的情况下，出现无法佩戴乳罩或者穿衣困难。大多数的巨乳症患者为了隐藏自己的乳房问题都是选择套头衫。

巨乳症的病因分为特发性、青少年或肥胖性 [5]、妊娠 [6] 或药物诱导性（表 53-5）。然而，这种分类对整形外科医生在矫正下垂、决定切除乳房的体积和手术方法选择等手术策略

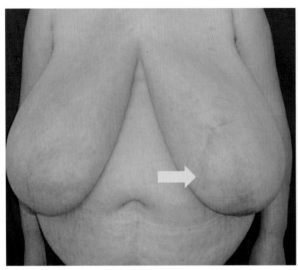
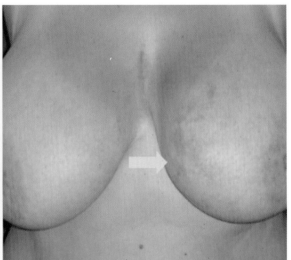

▲ 图 53-6 血液循环较差导致乳房下极充血（黄箭）

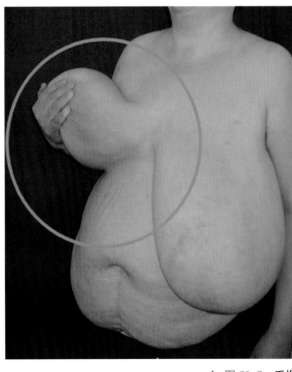
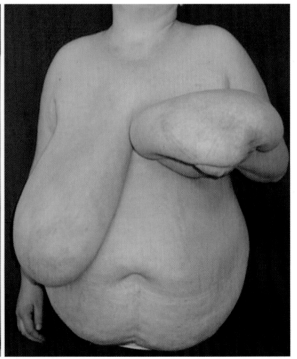

▲ 图 53-7 手握巨大乳房的病患

注意，支撑沉重乳房的手指发白（左），手臂上抬的同侧肩部抬高（右）

方面并没有直接的指导作用。

表 53-4　巨乳症的临床表现

乳房疼痛
慢性刺激、泛红、撕裂、乳房下皱襞感染
心理问题
背痛、脖子痛、头痛
泛红、肩部压痕
第 4/ 第 5/ 第 6 肋间神经的慢性牵拉损伤导致乳头感觉丧失
手指麻木或刺痛
乳房下极梗阻淤血

表 53-5　巨乳症病因

青春型（单纯性乳房肥大）
妊娠型（妊娠期巨乳症）
药物诱导
过度肥胖相关
成年女性无明显原因

四、下方蒂法巨乳缩小术

　　通常认为，只有在乳头到乳房下皱襞的距离小于 15cm（根据 2：1 的比例）的情况下，下方蒂法才是合适的。现有大量的文献报道使用下方蒂法切除超过 1000g 重量的乳房并不会增加并发症的发生率[7]。实际上，下方蒂并没有完全从胸壁游离，因为沿着下方蒂的走行会有许多穿支进入。此外，也没有必要认为下垂会增加乳头到乳房下皱襞的距离[8]。该术式被认为乳头坏死风险较低，乳头感觉效果最好。适用于所有大小的乳房，包括巨乳症[9]。

　　Echo 在 2011 年[10] 做了一项关于乳房缩小手术（包括缺点在内）的全面文献综述。虽然其他乳房缩小技术，如上方蒂法、内侧蒂法

最少发生假性下垂[11, 12]，但这些方法通常只适用于轻度至中度下垂，在切除量较大或远端乳头乳晕复合体移位的情况下禁止使用。由 Passot[13] 描述和 Lejour[14] 推广的上方蒂垂直瘢痕乳房成形术，由于伤口愈合问题不常用于治疗乳房肥大。

　　McKissock[15] 的垂直双蒂法和 Robbins[16] 的下方蒂法为乳头提供了良好的血液循环，但可能会导致乳房扁平，不够突出。Robbins[17] 在他的研究中表明尽管决定选择游离乳头法还是下方蒂法最重要的标准是蒂的长度，但是即使在乳头到切口距离达到 38 ～ 40cm 时，下方蒂法也是安全的。

　　关于乳房敏感度问题，Wechsel-berger 在 2001 年[18] 进行的一项前瞻性研究表明，在乳房下方蒂法乳房成形术 6 个月后，所有患者的触摸敏感度都有所增加，除了乳房下象限的敏感度较低外，无论切除多少乳房体积都没有明显差异。这些结果表明，这种乳房成形术保留了下方蒂内的肋间神经，缓解了慢性神经牵拉损伤，从而提高了乳房的敏感性。

病例 1

　　本例患者为重度乳房肥大（图 53-8），术前评估乳腺体积为 2337ml（表 53-6）与符合病例的理想美学体积 854ml 比较，增加了 173%。术后乳房体积和尺寸（表 53-7）显示 854ml 代表该病例的理想乳房美学体积。术前根据计算机程序建议进行标记（图 53-9）。使用 Robbins 的乳房缩小技术达到美学效果（图 53-10）符合乳房尺寸黄金数字。在这些病例中，轻度假性下垂是可以接受的，乳房形态较自然，尽管术后早期呈圆锥形的乳房很好，但乳房形态不自然。

病例 2

　　本例患者（图 53-11）术前乳房体积为 1400ml（表 53-8），与符合病例理想美学体积（表 53-9）377ml 比较增加 271%。术后乳腺体积及尺寸（表 53-10）显示 589ml 的乳腺体积大于

巨乳缩小：下方蒂法与游离乳头乳晕移植法的比较

Gigantomastia Reduction: Inferior Pedicle Versus Free Nipple Areola Graft

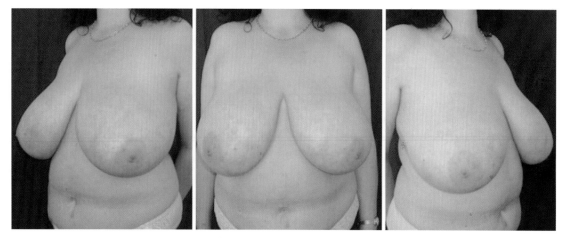

▲ 图 53-8　患者术前乳房体积 2337ml

表 53-6　病例 1 患者术前乳房尺寸和体积（2337ml），乳头与胸骨切迹相距 28cm，乳头与乳房下皱襞相距 20cm

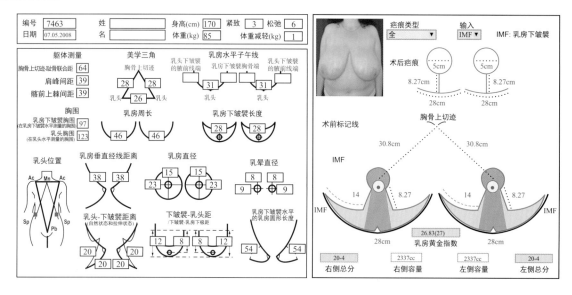

表 53-7　病例 1 患者术后乳房尺寸及体积对应乳房黄金数（26cm）及美学体积（854ml）

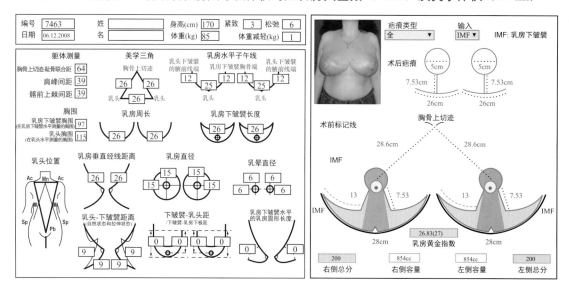

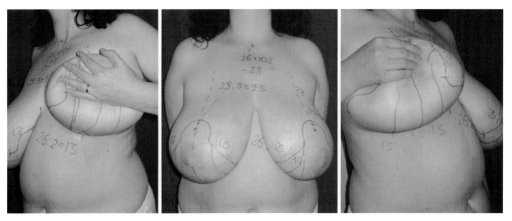

▲ 图 53-9　病例 1 患者术前标记

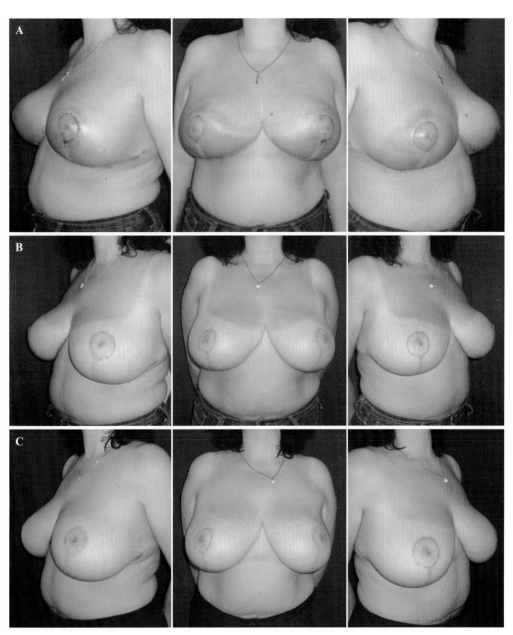

▲ 图 53-10　A. 术前；B. 术后 1 周；C. 术后 6 个月

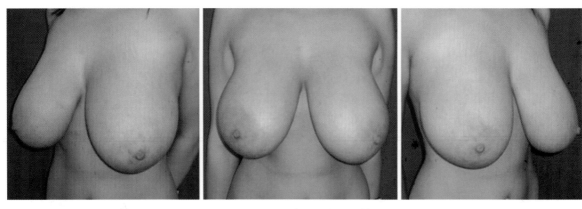

▲ 图 53-11　病例 2 患者术前

表 53-8　病例 2 患者术前乳房尺寸和体积（1400ml）。乳头与胸骨切迹相距 31cm，乳头与乳房下皱襞相距 17cm

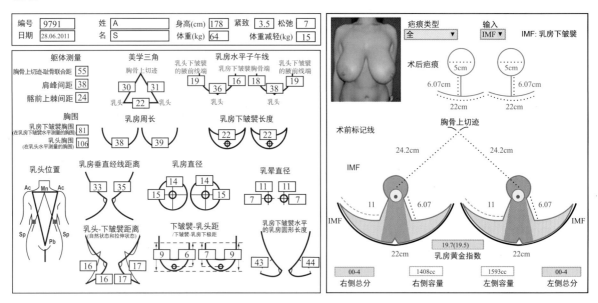

预期 377ml 理想的乳腺体积（图 53-12）。不仅外科医生对此进行了美学评价，而且病人对手术结果还是很满意的。

病例 3

本例患者（图 53-13）术前乳腺体积为 2106ml（表 53-11）与对应于她的理想美学体积（表 53-12）730ml 比较增加了 196% 的体积。患者身高 150cm，体重 78kg。患者的乳房是均质的、沉重的、有很高比例的腺体组织。术后乳腺体积和尺寸（表 53-13）表明，1200ml 的乳腺体积比预期理想的乳腺体积 730ml 的大（图

53-14）。由于患者来自其他国家，没有进行随访，所以没有术后长期的照片。

病例 4

本例患者（图 53-15）术前乳腺体积为 1734ml（表 53-14），与符合其理想的美学体积（表 53-15）475ml 比较增加了 265%。患者身高 155cm，体重 65kg。术后 7 天的评估（表 53-16）显示，乳腺尺寸符合黄金数（24cm），乳房体积（565ml）超过美观值（475ml）。对比术前和术后的结果（图 53-16）显示，乳房外形正常、体积适合该患者。

表 53-9　病例 2 患者理想乳房尺寸（乳房黄金数字 20cm）和体积（377ml）

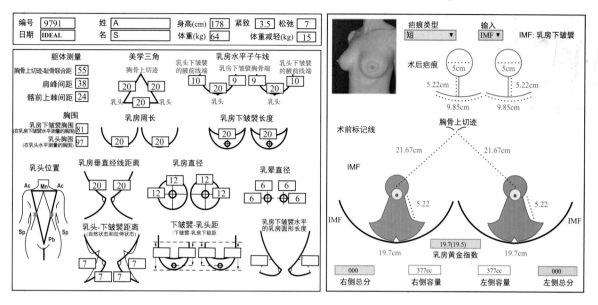

表 53-10　病例 2 患者术后乳房尺寸及体积超过美学值。乳房体积 589ml 而非 337ml，新的乳房黄金数是 22 而非 20

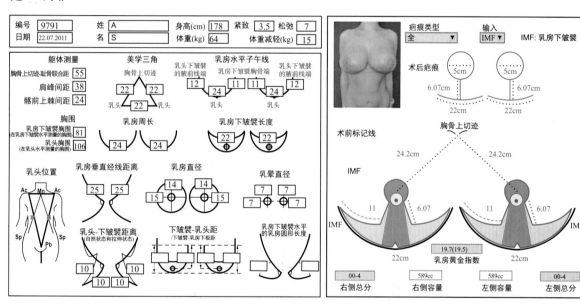

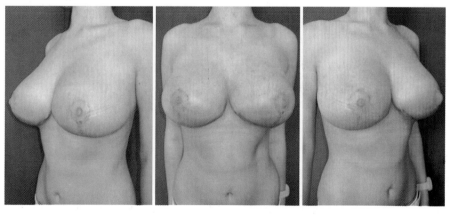

▲ 图 53-12　病例 2 患者术后 1 个月

巨乳缩小：下方蒂法与游离乳头乳晕移植法的比较

Gigantomastia Reduction: Inferior Pedicle Versus Free Nipple Areola Graft

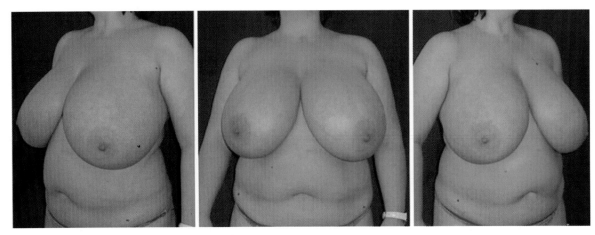

▲ 图 53-13　病例 3 患者术前

表 53-11　病例 3 患者术前乳房尺寸和体积（**2106ml**）。乳头与胸骨切迹相距 **35cm**，乳头与乳房下皱襞相距 **16cm**

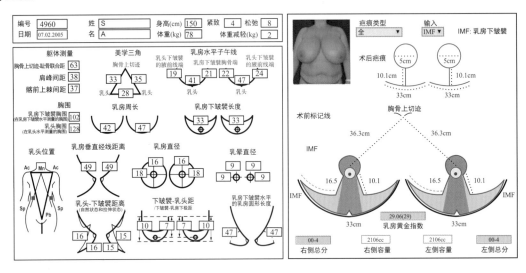

表 53-12　病例 3 患者理想乳房尺寸（乳房黄金数 **29cm**）和体积（**730ml**）

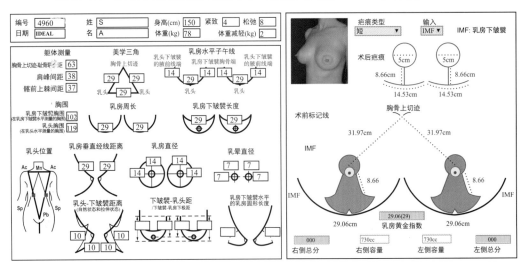

表 53-13　病例 3 患者术后乳房尺寸和体积超过美学值，乳房体积是 1200ml 而非 730ml

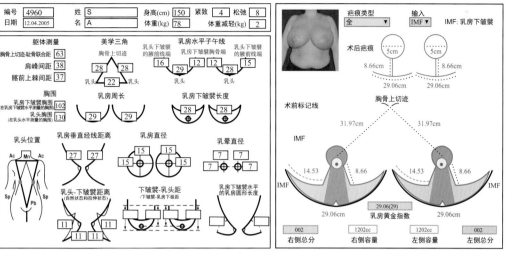

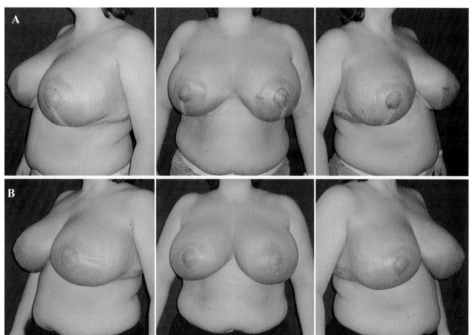

▲ 图 53-14　病例 3 患者巨乳缩小术前术后比较

A. 术后早期；B. 术后 6 个月

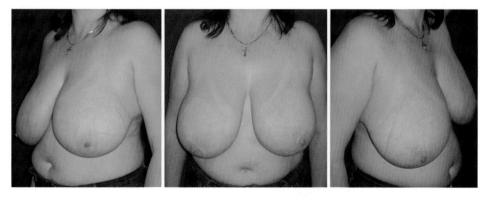

▲ 图 53-15　病例 4 患者术前

表53-14　病例4患者术前乳房尺寸和体积（1734ml），乳头到胸骨切迹的距离为31cm，乳头到乳房下皱襞的距离为12cm

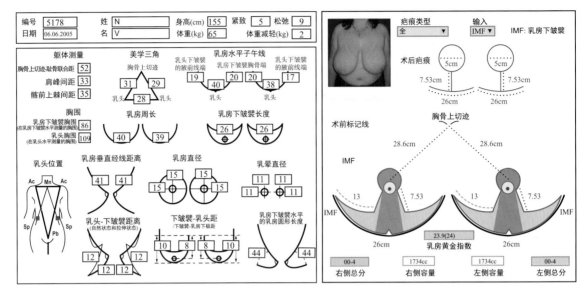

表53-15　病例4患者理想的乳房尺寸（乳房黄金数24cm）和体积（475ml）

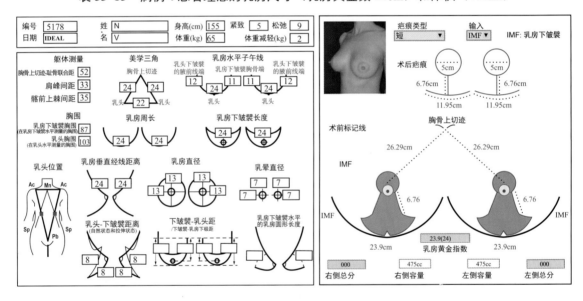

讨论

在包括巨乳症在内的超过500个乳房缩小的病例中使用Robbins术式，作者从未出现乳头乳晕复合体血供异常和感觉障碍。文献中还提到了这种技术最常见的缺点，包括瘢痕较大，手术时间过长，以及乳房难以长期维持良好形态的问题，例如突出性差，上极不够丰满和假性下垂（底部突出）。这是由于缺乏深层组织悬吊和皮肤松弛[10]，可通过改变下方蒂的悬吊来改善这些问题[19-23]。

其他外科医生推荐使用内悬吊法，使用补片或同种异体材料来支撑蒂部，试图创造一种内置胸罩或吊带[24,25]。

通过标准化技术，作者能够解决大部分问题。乳房是活动的器官，女性40岁时，轻度到中度的假性下垂也是可以接受的。在大量减重后，必须使用下方蒂悬吊术。

关于巨乳缩小术，作者在10例病例中

表 53–16　病例 4 患者术后乳房尺寸和黄金数（24cm 一致），但乳房体积（565ml）较最佳美学体积（475ml）偏大。表中为术后 7 天的评价结果

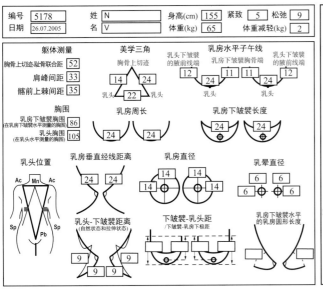

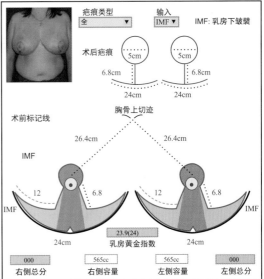

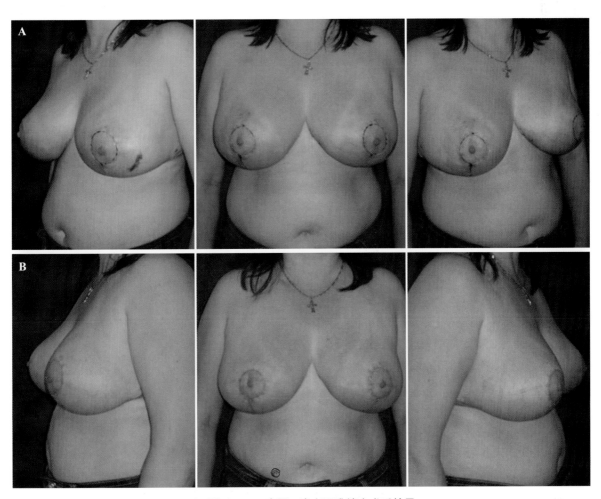

▲ 图 53–16　病例 4 患者巨乳缩小术后效果

A. 术后早期；B. 术后 6 个月

使用 Robbins 法，其中 8 例取得了非常好的效果，2 例取得了较好的效果（大量减重的病例出现了假性下垂和乳房体积过小的情况）。在选择下方蒂法巨乳缩小的病例中，乳房体积比由电脑程序计算出的理想乳房体积超过了 170%～300%。所有乳房缩小病例都使用 TTM 程序计算新的乳头乳晕复合体位置和皮瓣长度，并用于患者的术前标记（参见本书相关章节）。

　　对于下方蒂法乳房缩小术，下方蒂主要决定了乳房的体积，而皮肤覆盖的锥形设计形成了最终的乳房外观。

五、游离乳头乳晕移植的巨乳缩小术

病例 5

　　本例患者（图 53-17）术前乳腺体积为 3500ml（表 53-17），与符合病例理想的美学体积（表 53-18）700ml 相比体积超过 397%。患者身高 168cm，体重 82kg。

　　本例采用游离乳头乳晕移植物进行乳房缩小术。术前根据 TTM 图表进行乳房缩小术标记（图 53-18），手术取皮内皮瓣切口，在新乳头乳晕移植区（图 53-19）去表皮，然后在乳房下皱襞作切口（图 53-20）将腺体从

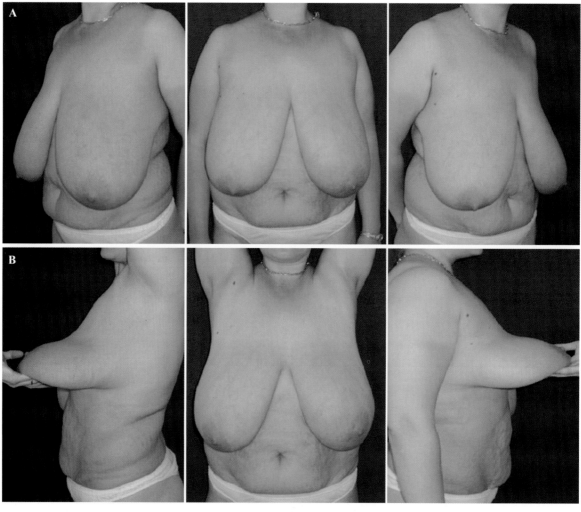

▲ 图 53-17　病例 5 患者术前
A. 患者术前标准体位状态；B. 乳房被助手托起状态

表 53-17　病例 5 患者术前乳房尺寸和体积（3500ml），乳头到胸骨切迹距离为41cm，乳头到乳房下皱襞距离为24cm

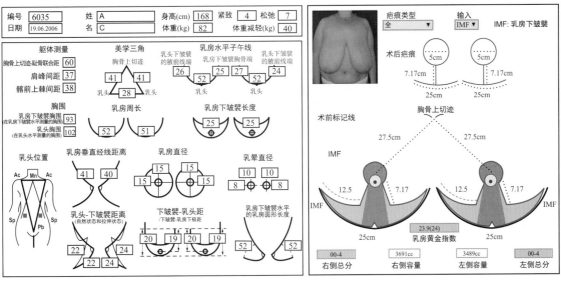

表 53-18　病例 5 患者的理想乳房尺寸（乳房黄金数 26cm）和体积（700ml）

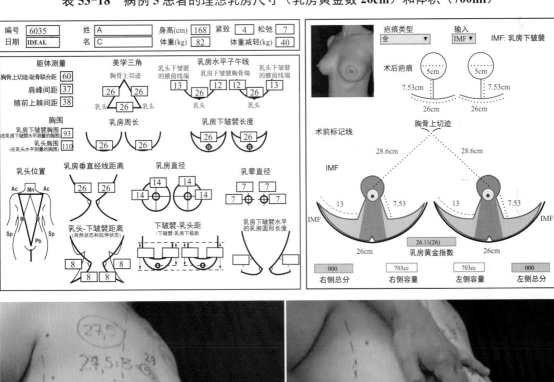

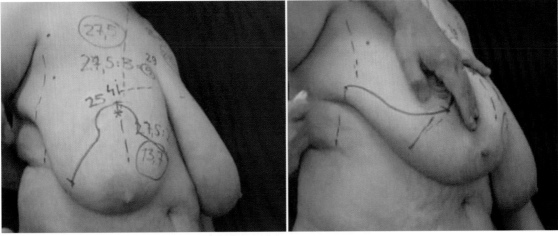

▲ 图 53-18　患者术前根据乳房缩小术 TTM 程序所行的标记

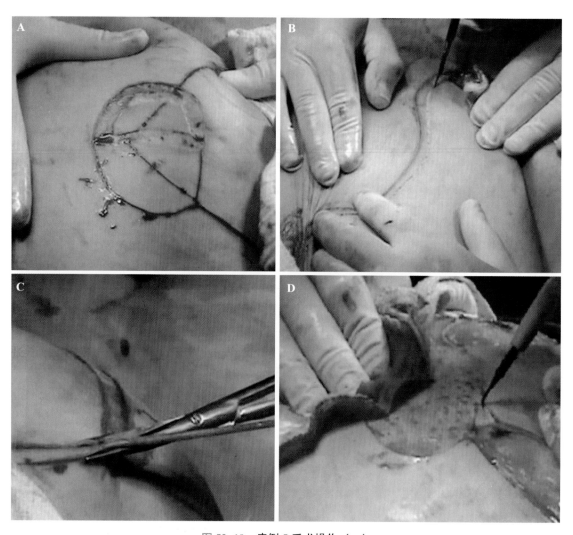

图 53-19　病例 5 手术操作（一）

A. 皮下切口标记新的乳晕位置；B. 皮瓣边缘标记；C. 在皮瓣边缘留出 0.5cm 真皮去表皮，增强伤口缝合时的支持；D. 将去表皮的乳晕真皮从剩余腺体上分离

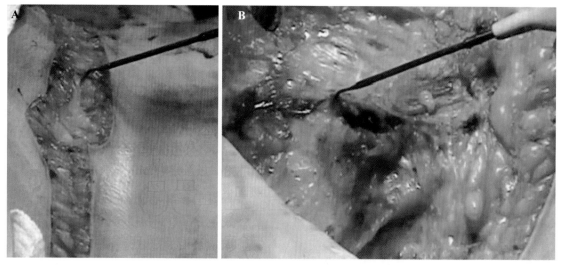

▲ 图 53-20　病例 5 手术操作（二）

A. 乳房下入路；B. 使用高频电切将乳房腺体从胸壁上分离

胸壁提升至第 4 肋间隙水平。电刀从外侧向中间切除乳腺（图 53-21），换 21 号刀片切除腺体组织。首先使用 2-0 Vicryl 线进行关键点皮下缝合，确定倒 T 形垂直线的顶部和底部末端（图 53-22），然后缝合皮瓣（图 53-23）。将游离乳头乳晕移植物（图 53-24）缝合于设计区域，并包扎。置入负压引流管引流 24h，用 2-0 Vicryl 线间断内翻缝合皮下，4-0 PDS 线连续皮内缝合。术后早期结果显示，NAC 移植物成活良好（图 53-25），外观可接受（图 53-26），乳房体积略不对称。术后乳房维度（表 53-19）与乳房黄金数（26cm）对应，但乳房体积（右侧 558ml，左侧 682ml）低于美学体积（700ml）。

病例 6

该患者（图 53-27）经术前评估乳房体积为 2200ml（表 53-20），相较于其最佳美学体积 441ml（表 53-21）超出 398%。该患者身高 165cm，体重 65kg。

患者接受了与病例 5 相似的游离 NAC 移植缩乳术。术后乳房尺寸（表 53-22）与黄金数（23cm）不一致，且双侧乳房体积不等（右侧 444ml，左侧 542ml），左侧乳房相较于适合其身材的最佳美学体积 441ml 偏大。游离移植的 NAC 在术后 7 天存活良好（图 53-28，图 53-29）。

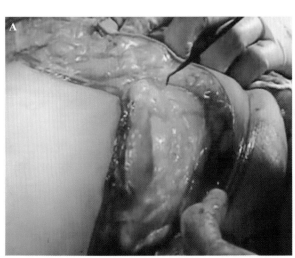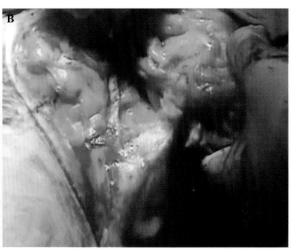

▲ 图 53-21　病例 5 手术皮瓣切口从外侧（A）到内侧（B）

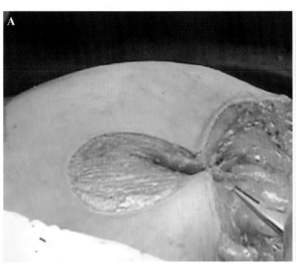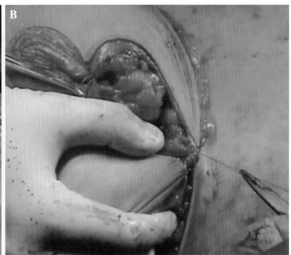

▲ 图 53-22　病例 5 使用 2-0 Vicryl 线进行皮肤皮下关键点的缝合，决定倒 T 形垂直线的上（A）、下（B）止点

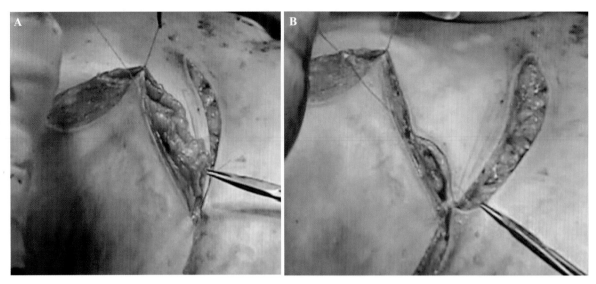

▲ 图 53-23　病例 5 手术缝合

A. 用深层缝合将柱形皮瓣拉近；B. 在去表皮的真皮上进行真皮皮下缝合

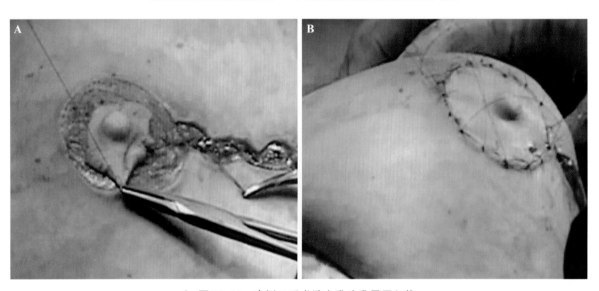

▲ 图 53-24　病例 5 手术缝合乳头乳晕置入物

A. NAC 游离置入物放置在预定区域后使用 4–0 Prolene 缝合；B. 最终效果

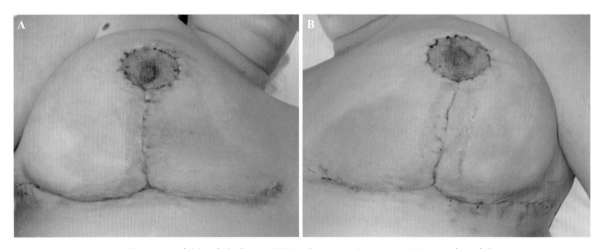

▲ 图 53-25　病例 5 患者术后 7 天显示左（A）、右（B）两侧 NAC 存活良好

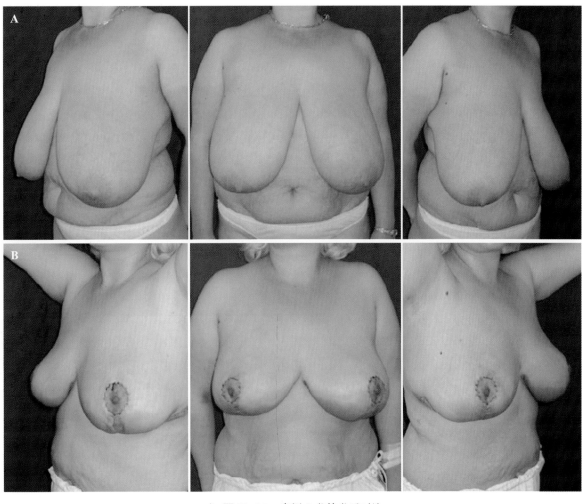

▲ 图 53-26 病例 5 术前术后对比

A. 术前；B. 术后早期显示乳房体积不对称（右侧 558ml，左侧 682ml），且小于最佳美学体积（700ml）

表 53-19 病例 5 患者术后乳房尺寸与乳房黄金数一致（26cm），但乳房体积（右侧 558ml，左侧 682ml），小于最佳美学体积（700ml）

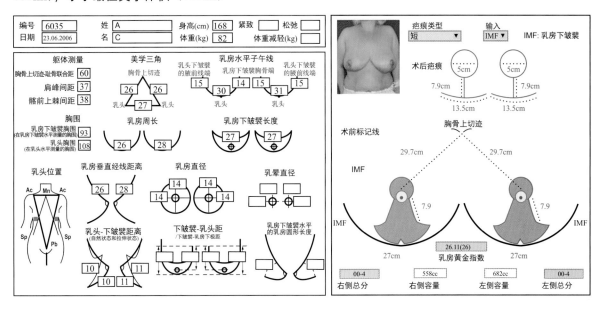

巨乳缩小：下方蒂法与游离乳头乳晕移植法的比较

Gigantomastia Reduction: Inferior Pedicle Versus Free Nipple Areola Graft

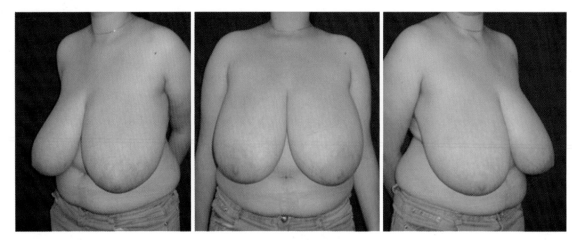

▲ 图 53-27 病例 6 患者术前

表 53-20 病例 6 患者术后乳房尺寸和体积（右侧 2197ml，左侧 2348ml）。乳头到胸骨上切迹的距离为 36cm，到乳房下皱襞距离为 22cm

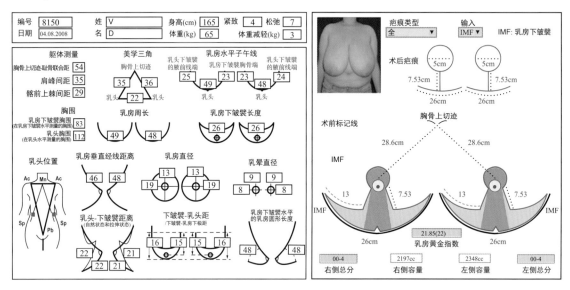

表 53-21 病例 6 患者理想的乳房尺寸（乳房黄金数 22cm）和体积（441ml）

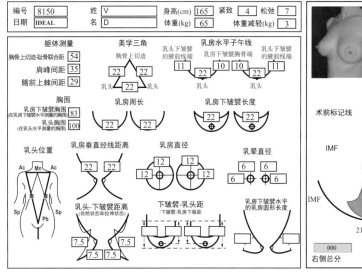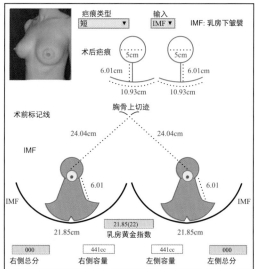

表 53-22　病例 6 患者术后乳房尺寸和黄金数不符（22cm），乳房大小也不对称（右侧 444ml，左侧 542ml），左侧乳房明显超过 441ml（符合其身材的美学体积）

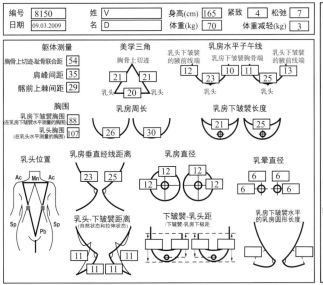

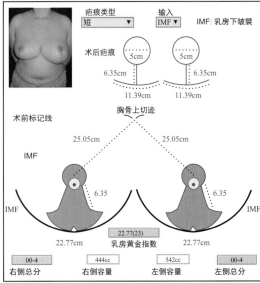

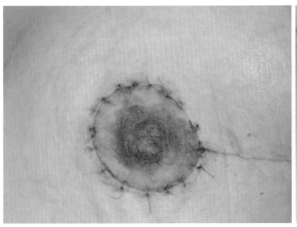

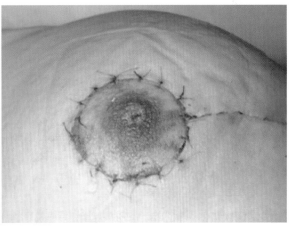

▲ 图 53-28　病例 6 患者游离 NAC 移植术后 7 天

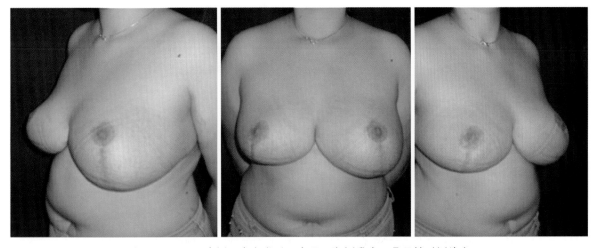

▲ 图 53-29　病例 6 患者术后 6 个月，左侧乳房下凸且较对侧偏大

巨乳缩小：下方蒂法与游离乳头乳晕移植法的比较
Gigantomastia Reduction: Inferior Pedicle Versus Free Nipple Areola Graft

病例 7

该患者（图 53-30）术前评估乳房体积为 2590ml（表 53-23），相较于理想的美学体积（表 53-24）大出 382%。这位患者身高 72cm，体重 69kg，既往怀孕 2 次，体重变化 38kg。该患者接受了与病例 5 相似的游离 NAC 移植缩乳术。

术后乳房尺寸（表 53-25）与黄金尺寸（23cm）不一致，且双侧乳房体积不等（右侧 501ml，左侧 613ml），左侧乳房相较于其最佳美学体积 557ml 偏大。术后及术后晚期对比照（图 53-31）显示了乳房的不对称性：右侧乳房看上去与其身体比例相称（尽管存在轻度假性下垂），左侧乳房体积较大且出现下凸。

讨论

损伤乳头血供是乳房缩小整形术后最严重的并发症，因此蒂的长度是决定采取游离乳头法或下方蒂法的主要标准[17, 26, 27]。

这三个病例中，患者乳房体积超出其理想美学体积约 400%，接受了游离乳头乳晕移植的巨乳缩小术。因左侧乳房较对侧稍大且出现下凸外观，术者对术后效果并不满意。患者的术前情况（严重的体重减轻、皮肤松弛、胸壁皮肤活

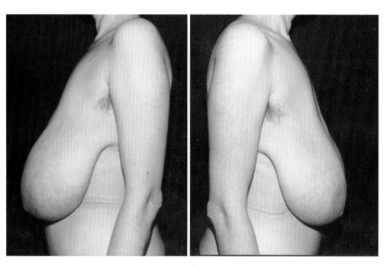

▲ 图 53-30　病例 7 患者术前

表 53-23　病例 7 患者术前乳房尺寸和体积（右侧 2780ml，左侧 3031ml）。乳头到胸骨上切迹距离 39cm，到乳房下皱襞距离 21cm

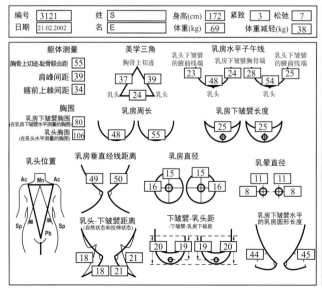

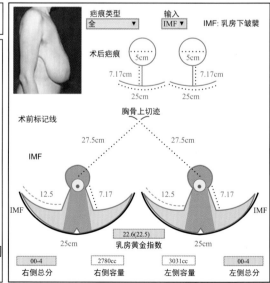

表 53-24　病例 7 患者的理想乳房尺寸（乳房黄金数 23cm）和体积（557ml）

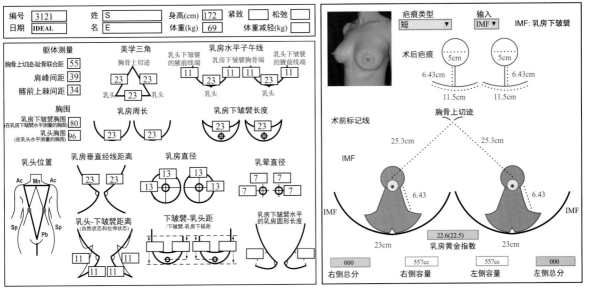

表 53-25　病例 7 患者术后乳房尺寸和黄金数（23cm）不符，且双侧乳房体积不等（右侧 501ml，左侧 613ml），左侧乳房超过 557ml（符合其身材的最佳美学体积）

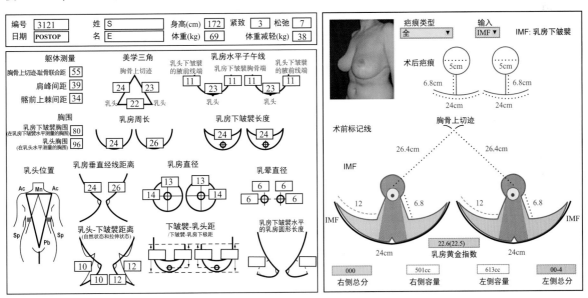

动性）和正确切除乳房体积的手术困难可能是这些并发症的主要原因。这些患者因手术解决了术前巨乳症带来的问题而感到满意，并未因双乳不对称感到困扰，且均未再行修复手术。

由于巨乳症的乳腺位于悬吊的乳房下极，在使用乳头乳晕游离移植的缩乳术中，几乎所有的腺体组织都被切除。因此，剩余的乳房中主要为脂肪组织，难以维持理想的圆锥形态。上述病例中出现的下凸外观也与之相关。

这项技术仅有的优势在于手术时间短，NAC 活动性可预估，手术操作简单。

六、结论

无论实施何种手术方式，对很多承受着巨乳症带来身心痛苦的女性而言，乳房缩小术

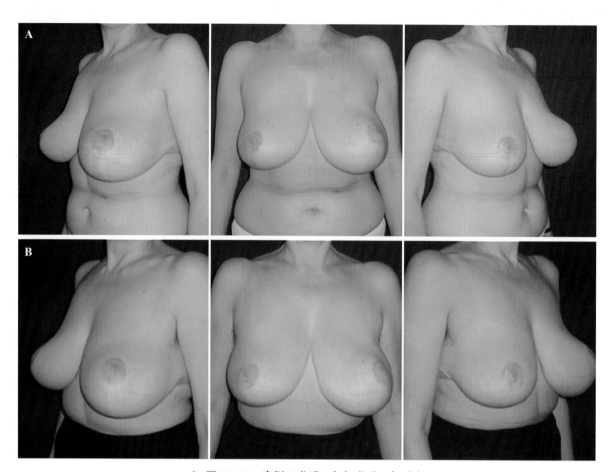

▲ 图 53-31　病例 7 术后 2 年与术后 5 年对比

A. 术后 2 年；B. 术后 5 年，右侧乳房与符合其年龄身材的正常乳房尺寸相近（尽管有轻度假性下垂），左侧乳房体积较大且出现下凸

都对其生活带来了巨大改变。文胸带造成的肩背疼痛、乳房下皮肤的摩擦糜烂可以一夜消失。减少了巨大乳房带来的注视，能更得体地穿衣，更方便地锻炼，更轻松地进行工作和社会活动，患者的社会生活质量得到了提升。

　　在笔者进行的巨乳缩小术中，下方蒂法相比游离 NAC 移植法取得了更好的手术效果，原因如下。

　　1. 我们使用了精准的乳房评估。

　　2. 手术操作的标准化使术后效果可以预估。

　　3. 皮瓣更易设计。

　　4. 下方蒂提供了绝大部分乳房的血供。

　　5. 皮肤外层的圆锥设计造就了最终的乳房外观。

　　6. 即便蒂长度达到 40cm 对 NAC 血供亦

无损伤。

　　7. NAC 敏感性得以保留。

　　使用下方蒂法行巨乳缩小的缺点与其他作者的观点相似。

　　1. 瘢痕明显。

　　2. 手术操作时间长。

　　3. 难以长期维持乳房良好形态。

　　4. 预估不准。

　　5. 上极形态不丰满。

　　6. 假性下垂。

　　技术的标准化可以弥补上述问题中的绝大多数。乳房是一个在生长变化的器官，轻 - 中度的乳房下垂与 40—50 岁女性的身体相协调。如果患者有严重的体重减轻，必须对下方蒂进行悬吊。

第54章

Complications of Mastopexy and Breast Reduction
乳房悬吊术及缩乳术的并发症

Toma T. Mugea，Laura Maria Curic，Andrei Miron Martin，**著**

张汝凡，**译**

陆南杭，**校**

一、概述

现今乳房美容手术的目的是在乳房的大小、形态、位置、功能和感觉上满足患者需求。目前需要解决的问题很多，手术方式很多，与可能之相关的并发症也很多。

在乳房美容手术中，为了避免患者纠纷，也为了让术者对手术效果满意，有一些基本的原则需要遵循。在本书的前几章中，我们坚持对患者进行术前评估，对乳房进行检查和测量。如果选择形成倒 T 形切口的乳房悬吊／缩小术，我们也提供了简单的 TTM 图表和相应的程序。

二、分类

术后并发症可从以下几方面进行讨论。

1. 手术伤口。

2. 乳房美学外观，包括对称性、体积、形态、位置。

3. NAC 的对称性、感觉和功能。

三、伤口愈合

伤口愈合是所有的外科手术都会遇到的普遍问题。它取决于以下几个方面。

1. 营养和供氧。

2. 血供。

3. 组织张力。

4. 细菌感染。

5. 缝合造成的异物反应。

6. 拉伸／压缩效应。

7. 对乳房的操作。

乳房组织的愈合与一般的伤口愈合规律相同，但仍有一些特殊性。

1. 它是一个功能性的器官，会随生理周期产生变化。

2. 它悬吊在胸壁上。

3. 它会在胸壁上滑动。

4. 它包含腺体及脂肪组织。

5. 减肥或增胖会影响乳房状态。

6. 与未手术的乳房一样有出现病理变化的概率。

7. 随患者年龄增长而老化。

四、美学外观

乳房的美学外观取决于以下几个方面。

1. 术前乳房评估。

2. 手术计划。

3. 手术技术。

4. 手术设备。

5. 术者操作技巧。

6. 伤口愈合情况。

7. 乳房组织愈合情况。

8. 术后护理。

9. 患者的可靠程度。

五、并发症

患者和术者在术后可能会面临各种问题，包括与手术、计划和治疗相关的并发症。

早期乳房悬吊术后的并发症包括以下几种。

1. 出血。

2. 血肿。

3. 乳头乳晕复合体（NAC）淤血。

4. 缺血。

5. 坏死。

6. 感染。

（一）治疗

并发症需及时诊断并妥善治疗。术者必须把患者的安全放在第一位，不可羞于承认并发症的发生。

所有并发症都有轻重之分，对其忽视可能会导致并发症进一步进展。

术者需亲自实施第一次换药，并注意患者情况是否一切正常。此次换药与手术同样重要，不可委派他人操作。

（二）出血和血肿

根据笔者的经验，尽管出血和血肿在术后早期并发症中所占比率不高（低于2%），它们依然是再次干预的主要原因。最常见的情况是持续少量出血和引流管中的血凝块会导致积血和血肿形成。乳房在外观上增大，张力增高，瘢痕周围可见淤血，且有触痛（图54-1）。

即使出血停止，我们也必须进入手术室

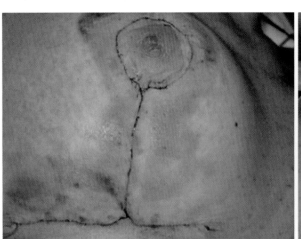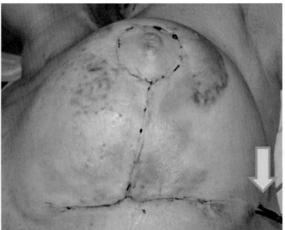

▲ 图 54-1 左侧乳房术后血肿伴血凝块堵塞引流管（黄色箭）

在全麻下清除血凝块并仔细止血。用生理盐水及聚维酮碘冲洗组织，从新的皮肤切口放置新的引流管（图 54-2）。

在此类二次手术中，应置入两副引流管防止血凝块生成，并在必要时进行创面灌洗。在首次干预时应给予引流管轻度负压，压力不可过大，以免组织堵塞引流管孔。在所有病例中，引流管均在 24h 后顺利拔除。术后 1 周除了左侧的皮肤渗出，双侧乳房外观相似。1 年后，由于患者体重减轻，乳房表现出轻度下垂（图 54-3）。

（三）淤血

NAC 淤血可以是血管内血栓形成和皮肤坏死的早期表现。轻度淤血的病例中，使用 11 号刀片戳出小切口。如果乳晕淤血明显，在受累区域上沿切线去除表皮（图 54-4）。肝素浸润的纱布覆盖乳头表面，使血流通畅。

敷料需每 2～3 小时更换，直至新生血管网建立使静脉回流正常。乳头皮肤会在数周后愈合且无明显瘢痕。水蛭也可应用于此类情况。

（四）缺血和坏死

缺血和组织坏死是乳房缩小和乳房固定手术后最严重的并发症。如在坏死基础上不发生感染，伤口会通过继发再上皮化自行愈合。小的坏死通常发生在皮瓣角汇合的张力点上（图 54-5）。合并的手术操作，如抽脂和缩乳，通常会增加组织缺血的风险。笔者在 20 年中实施超过 300 例的乳房缩小术，这一病例是进行抽脂及缩乳术后出现的唯一一例此类并发症。

创面使用双氧水及聚维酮碘溶液冲洗。笔者曾在伤口上使用粉状硼酸晶体，尽管对患者来说不太好闻，但它能避免伤口感染，并促进上皮化。这些病例通常不需要二次修复手术。创面会自行再上皮化。关键点的缝线应在前 21 天予以保留，以避免伤口裂开。

有时，缝合材料会穿过皮肤囊肿造成细菌污染。这种情况可能会造成局部感染（图 54-6），需将缝线拆除。

如果感染严重，累及整个乳腺，需在全麻下拆除所有缝线，清除所有坏死组织，使用双氧水和聚维酮碘溶液冲洗皮瓣。开放的伤口需用生理盐水纱布覆盖。如怀疑伤口感染，使用棉签擦拭伤口渗液，送微生物检查及抗菌谱分析。

由于血栓及肺栓塞高危，静脉应用敏感抗生素应配合抗凝药物。换药应在全麻下进行，以保证伤口治疗充分、完全。通常在 48h 后，患者一般情况良好，伤口局部出现肉芽组织渗血、棉签黏附在组织上的愈合征象时，可以对乳房伤口进行关闭。所有的皮瓣边缘均需切除约 5mm 至渗血的正常组织及原切口缝线处。引流需放置 24h。

一位年轻女性患者是我朋友的女儿，笔者错误地免费为她实施了乳房缩小手术，致使

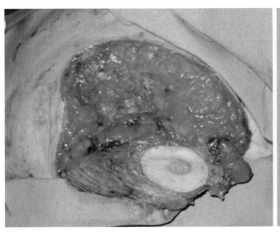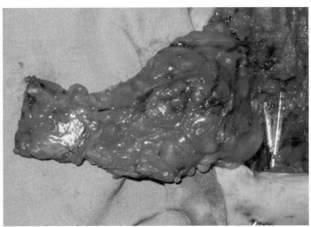

▲ 图 54-2　检查止血。从新的皮肤切口置入新的引流管

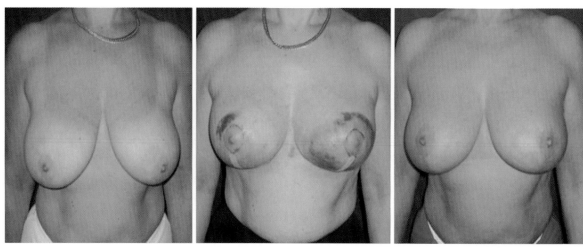

▲ 图 54-3 出血和水肿并发症处理前后效果对比

左图 . 患者术前；中图 . 乳房悬吊术后 1 周；右图 . 乳房悬吊术后 1 年

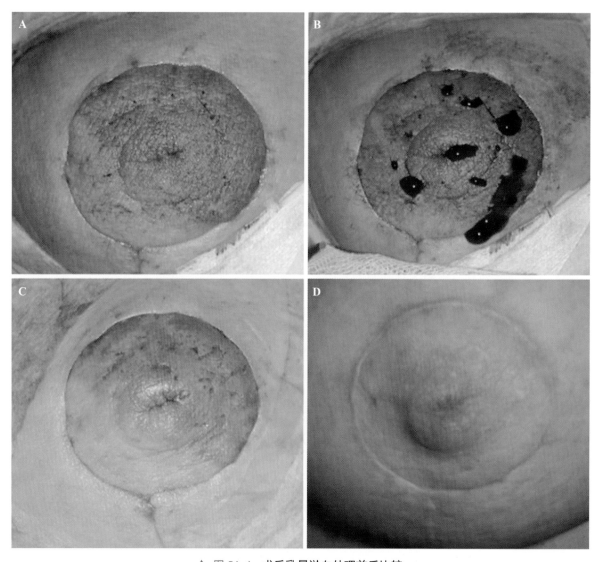

▲ 图 54-4 术后乳晕淤血处理前后比较

A. 乳房乳晕复合体淤血；B. 通过切线方向去表皮及肝素纱布覆盖，淤血缓解；C. 7 天后伤口愈合情况；D. 术后 6 个月

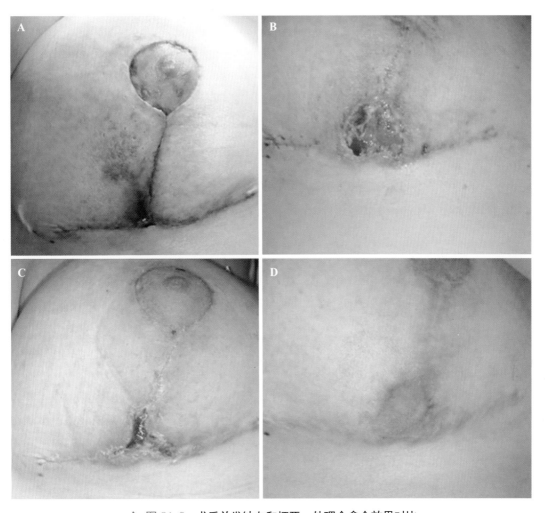

▲ 图 54–5　术后并发缺血和坏死，处理合愈合效果对比

A～B.乳房缩小合并乳房脂肪抽吸术后出现的皮瓣缺血及皮肤坏死；C～D.术后1个月（左）和术后6个月（右）的伤口愈合情况

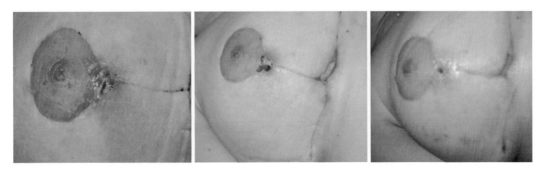

▲ 图 54–6　术后并发局部感染，继发皮肤坏死，处理后效果对比

左图 . 乳房固定术后局部感染继发皮肤坏死；中图 . 伤口愈合情况；右图 . 继发再上皮化的伤口愈合

她完全没有认识到手术的重要性，权当玩笑。术后 2 周时患者对手术结果满意，即在温泉度假 3 日。一个局部的感染逐渐扩散到了整个手术切口区域，而她 2 周后才找到我们"只是看看发生了什么"！我们不得不去除了所有的皮肤缝线再次进行了缝合（图 54-7）。6 个月后我们对其进行了瘢痕修复（图 54-8），外观得到了明显改善。

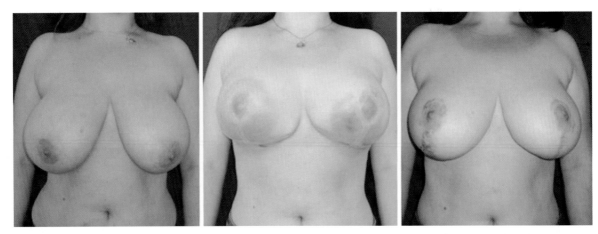

▲ 图 54-7　患者术后 **2** 周时对手术效果满意，在公共洗浴场所泡温泉 **3** 天。**2** 周后患者就诊时发现所有缝线处感染，需拆除缝线并每日换药

左图 . 术前；中图 . 乳房缩小术后 1 周；右图 . 术后 6 个月

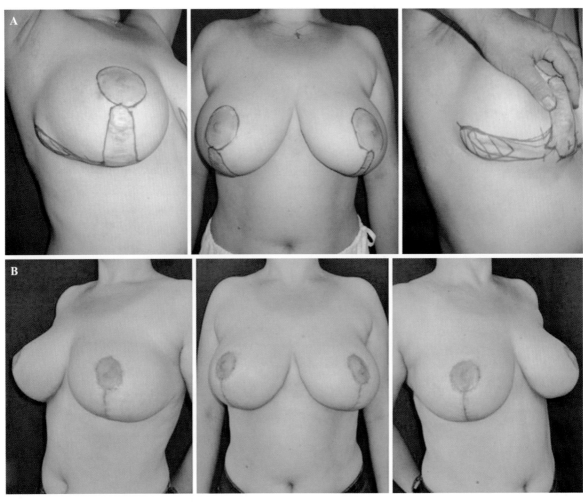

▲ 图 54-8　瘢痕修复
A. 瘢痕标记；B. 修复术后 1 个月效果

笔者曾遇到过一位患者因术前白癜风病史（图54-9）不明，术后出现乳头及乳头周围皮肤色素脱失的情况，与手术无关。术后5年时色素脱失明显。

乳房手术后灾难性的结果可能是由错误的手术计划、瘢痕愈合不良或组织坏死所导致（图54-10）。在乳房缩小或固定的修复手术中，损伤NAC血供的危险很大，尤其是在修复他人手术而不知道之前的手术方式或存在的问题时。

修复他人实施的手术可能导致自己被卷入医疗法律诉讼，因此要避免这样做。有时，轻度的NAC不对称可通过在切线方向上做圆形皮肤切口并沿椭圆进行缝合来修复（图54-11）。

当乳房下垂而NAC位置过高时，可通过瘢痕切除及NAC位置重置进行修复（图54-12）。术中需注意保护NAC血供。降低NAC位置的代价是乳晕上方较长的纵行瘢痕。如果行乳房假体置入，NAC的位置会因为乳房下极被填充再次变得过高。

受到最多诟病的手术结果来自两组医生为了经济、省时，同时进行乳房缩小和腹壁整形手术（图54-13）。这时并发症通常不会单独发生，有时并发症之间相互联系，会导致灾

难性的手术结果。这种情况下，纠正美学形态几乎是不可能的，只能期待小幅度的改善。

六、结论

为了避免乳房缩小/悬吊手术的并发症，我们必须注意以下几点。

1. 术前对乳房行精准评估。

2. 倾听患者的需求，并告知相关风险。

3. 选择合适的手术方式。

4. 应用精准的手术技术。

5. 术后给出合适的指示。

6. 保证患者术后得到管理控制。

7. 尽快解决手术问题（出血、缺血、坏死、感染）。

8. 术后6个月再处理美观问题。

9. 不要把手术当做礼物送给朋友（总是会有意见）。

10. 不要在其他医生未同意的情况下对其手术进行修复。

11. 自己的问题自己解决。

12. 修复手术中不耻下问，积极寻求合作。

13. 无偿为其他同事提供帮助。

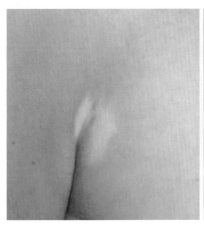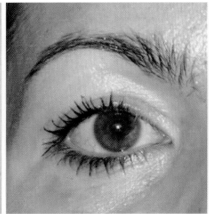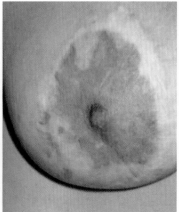

▲ 图54-9　一位白癜风患者出现乳晕及乳晕周围皮肤色素脱失

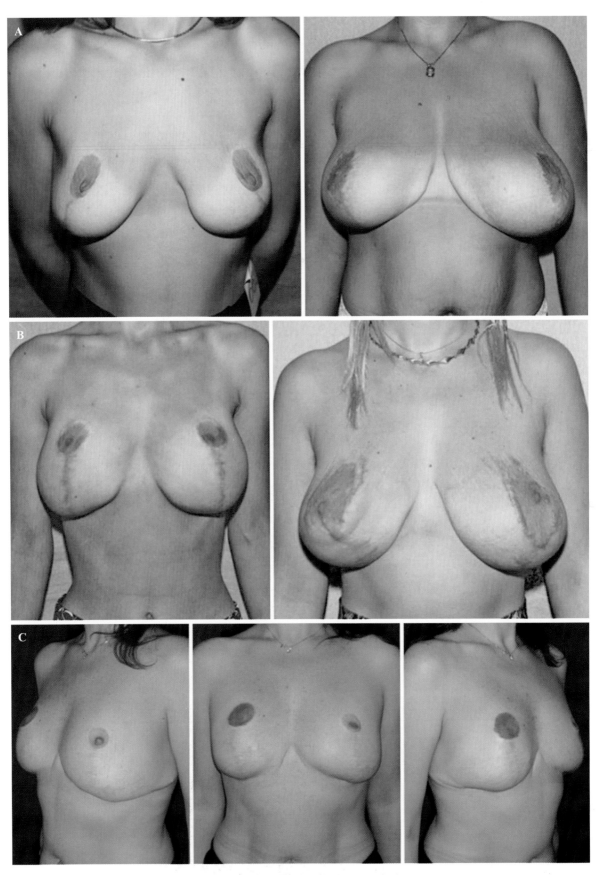

▲ 图 54-10　乳房手术后灾难性的手术结果

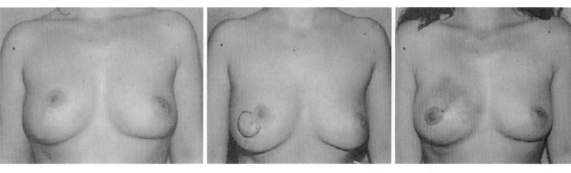

▲ 图 54-11　通过在切线方向上做圆形皮肤切口并沿椭圆进行缝合来矫正 NAC 位置，并使双侧乳房对称

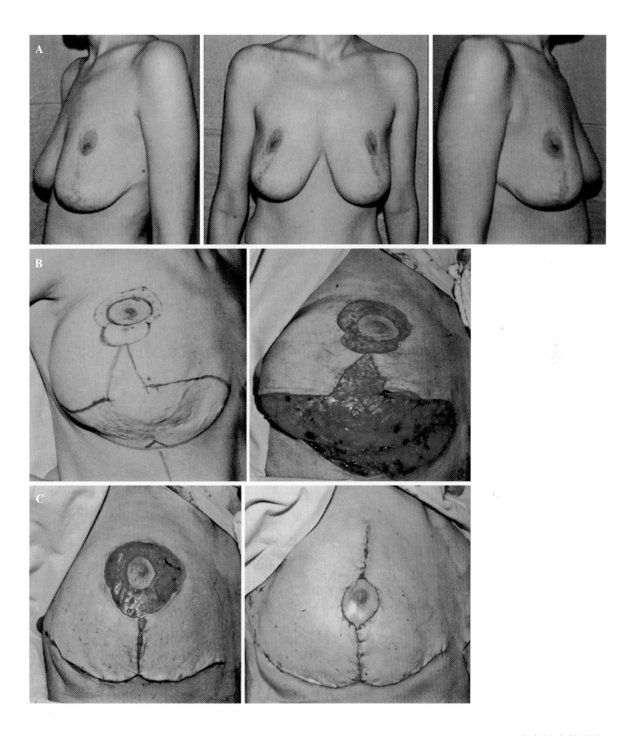

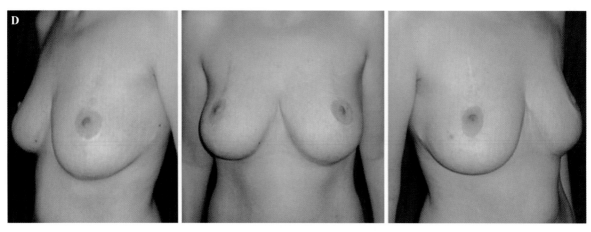

▲ 图 54–12　乳房依然体积不足但 NAC 处于正常的位置

A. 患者术前 ； B. 瘢痕标记（左），调整 NAC 位置并修复瘢痕的手术技巧（右）；C. 伤口缝合中（左），伤口缝合完成（右）；
D. 术后

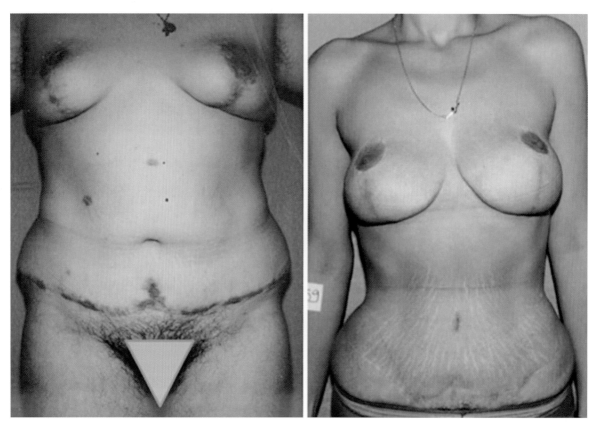

▲ 图 54–13　同时进行乳房缩小和腹壁整形手术

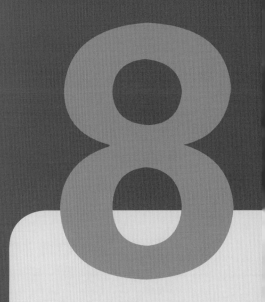

Part 8

其他

Miscellaneous

Aesthetic Surgery of
the Breast

乳房美容外科学

第55章

Modification of the Wise Pattern Breast Reduction for Therapeutic Mammoplasty
治疗性乳房整形中对于Wise法乳房缩小术的改良

Christina Summerhayes, Ramsey I. Cutress, Jeremy S. Hurren，著

陈　雪，译

任玉萍　吴毅平，校

一、概述

Wise 法乳房缩小术是现今通过缩乳术进行肿瘤切除的标准术式。回顾性研究[1-3]这种术式用于多次病例，总结显示既有良好的整形效果，又保证了肿瘤治疗的安全性[4-8]。这种技术允许去除大量乳房组织/肿瘤的同时保证良好的美容效果。但是，很多乳房癌症发生在该术式涉及的区域外的乳房中，因此对该术式进行改良是十分有意义的。

二、历史

Wise 法乳房缩小术是现在最流行的乳房缩小术[9]。这种术式最早在 1956 年由 Wise 提出[10]，随后被整合用于乳房的外科治疗中。自从 1995 年 Clough[4] 第一次报道将 Wise 法用于

下象限肿瘤的手术治疗，这种技术开始被广泛接受和应用。这项技术目前被誉为治疗性乳房整形（TM）的常用技术。当这项技术配合放疗术进行治疗时，既保证了肿瘤外科切除的安全性又大大提高了美容效果。

位于外上和内上象限的乳房肿瘤是美容学中难于处理的区域。由于常用的乳房缩小术式无法囊括外上和内上象限的肿瘤，对现有术式进行改良是很有意义的。下文将阐述应用第二个蒂或延长蒂、双环法以及改良的 Wise 法乳房缩小术[11, 12]。

治疗性乳房整形术要满足肿瘤学安全性和美学双重要求。因为任何由于缩小技术和乳房重塑技术导致的并发症可能导致相关治疗的延迟和肿瘤治疗学的不良效果，所以肿瘤切除/减少技术是治疗的核心技术。

近期的关于治疗性乳房整形术的综述中提到，并发症发生率介于 10%（6/63）和 91%（28/31），相关治疗延迟的发生率为 6%[2]。伤

口延迟性愈合是治疗性乳房整形中常见的并发症，通常与伤口的张力过大、血肿或者血清肿导致的张力、皮瓣坏死、缺血、感染或者基础疾病有关。"T"结合处（横向和纵向缺口的结合处）常常发生伤口愈合延迟的情况。近期报道的 Wise 法缩小技术减少了"T"结合处伤口延迟愈合的发生率[13]。因为减少并发症和减少相关治疗的延迟至关重要，作者提倡常规使用改良 Wise 法缩乳术用于治疗性乳房整形技术。

三、适应证

改良 Wise 法可用于外上和内上象限的肿瘤切除。在外上和内上象限切除皮肤有益于乳房塑形以及肿瘤学疗效，或者由于血供问题不得不进行妥协性处理。

之前存在的瘢痕或者将肿瘤从皮肤到深筋膜范围的广泛性切除可能减少皮肤特别是"T"结合处的血供，导致伤口愈合延迟并很有可能导致相关治疗延迟。切除血供不良的皮肤并用血供良好的皮肤取代将大大促进伤口愈合。

额外的改良性"T"结合处 Wise 法技术可用于任何治疗性乳房整形术。

四、手术技术

下图标记了 Wise 法（图 55-1）。首先标记肿瘤和准备切除的区域。接着在病人的手术位上设计改良的皮肤切口。为了保证足够的皮肤切除量，例如，覆盖肿瘤的皮肤通常用乳房下皱襞相同的皮肤量来替代（图 55-2）。预留新乳头到乳房下皱襞的距离，皮肤切除量不变。这样可保证受损的皮肤被健康皮肤取代（图 55-3）。手术中首先要保证肿瘤切除干净。乳头蒂的设计根据肿瘤的位置设计。我们通常用内侧蒂作为大部分肿瘤在上部的患者选择。

额外的技术对于减少"T"结合处伤口裂开有效。鉴于乳房下皱襞的反向"U"形皮瓣可以减少伤口愈合延迟。这些可以用于所有的

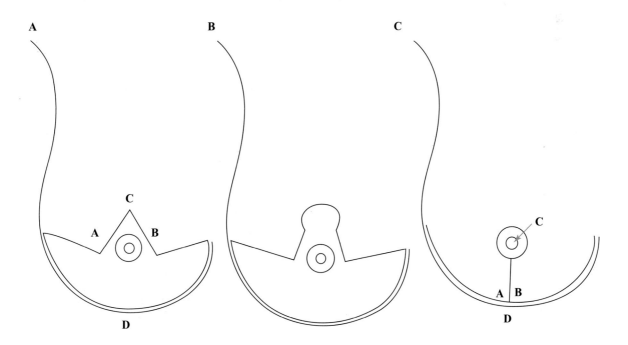

▲ 图 55-1 传统 Wise 法乳房缩小术标记
A～B. A点和B点在D点汇合；C. 新的乳头位置一般在C点的中心

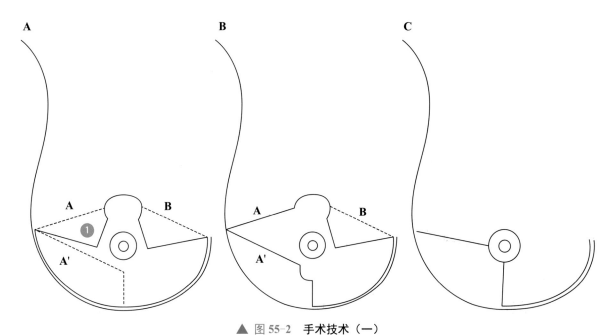

▲ 图 55-2 手术技术（一）

A. 用于肿瘤位于外上象限的技术；B. 肿瘤上覆盖的皮肤可用乳房下皱襞相同皮肤量代替；C. 形成的瘢痕

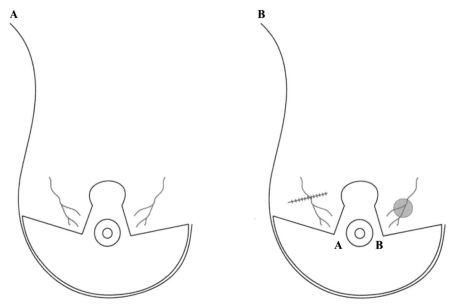

▲ 图 55-3 手术技术（二）

A.T 结合处的皮肤血供；B. 切除肿瘤以及原先存在的瘢痕可能影响血供

治疗性乳房整形术。它替代了"T"结合处末端的缺血和不确定的皮瓣。这个皮瓣是乳房下皱襞切口处的反"U"形皮瓣（"T"结合处所处的位置）。Wise 法切口位置正常。当关闭治疗性乳房整形的切口时，从 Wise 的两翼尖端到盾牌皮瓣基底（"T"结合处所在处），或者

在乳房下皱襞下方逐渐缝合。两侧翼尖端多余的皮肤可以切除以减少伤口裂开（图 55-4）。总体来说，作者建议如果要保证对称，可以运用传统方式处理对侧乳房。

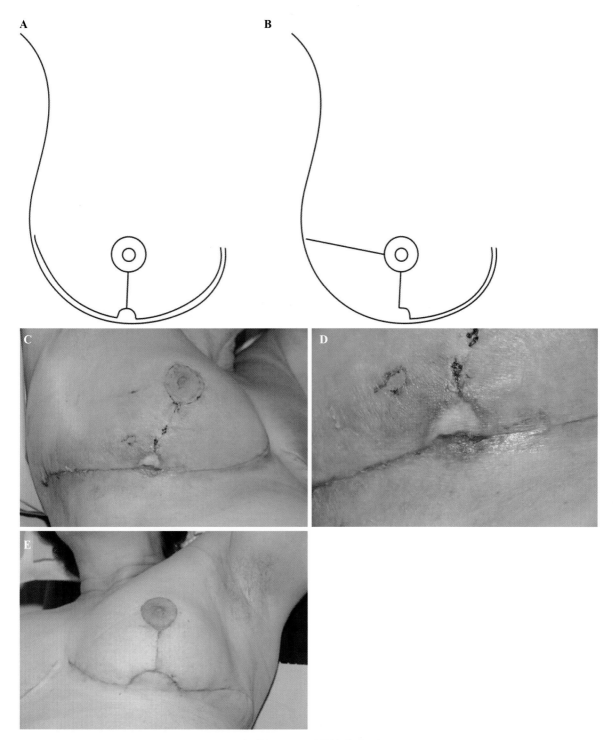

▲ 图 55-4　手术技术（三）

A. 标准Wise 法的盾牌皮瓣；B. 改良Wise法；C～D."T"结合处裂开；E.盾牌皮瓣

五、结论

治疗性乳房整形术用于不能用传统乳房缩小术处理的肿瘤切除，其效果可靠持续，肿瘤学疗效安全，美学效果佳。治疗性乳房整形术更重要的是不会延迟相关的治疗。这种技术允许将可能受损的皮肤与肿瘤一起切除。如果肿瘤在 Wise 两侧翼的深处，传统技术可能导致 T 结合处裂开。先前手术留下的瘢痕有时也需要切除血供不好的皮肤。乳房下皱襞 U 形皮瓣和切除 Wise 两侧翼的远端皮肤也可以减少血供不良的产生。这种皮肤处理方式最大的优点是用血供未受破坏的组织替换了潜在的血管受损的皮肤。这些 Wise 模式技术的两种改良方法在规划 TM 时很有用，并且这些技术的使用旨在减少并发症发生率，因此降低了延迟开始辅助治疗的可能性。并且在切除覆盖于肿瘤表面皮肤时也很符合肿瘤学原则。

第56章

Breast Reshaping After Massive Weight Loss
大量减重后乳房塑型

Cristina Isac，Aurelia Isac，**著**

陈 雪，**译**

任玉萍 吴毅平，**校**

一、概述

近年来，大量组织缺损的病人大增导致特殊乳房重塑技术的诞生。很明显，大量减重（massive weight loss，MWL）后乳房重塑不能依靠普通乳房固定术和乳房缩小术。事实上，MWL 之后的乳房有不同的形状和皮肤纹理，并包括整个上躯干的复杂畸形。大多数 MWL 患者都有乳房容积缩小，形状改变。在某些时候，乳房完全萎缩，而有时还有一部分残留。通常患者要求乳房更年轻、上提和饱满。

这些患者的特殊要求非常具有挑战性。传统的乳房整形手术未能在这些方面成功取得足够和持久的效果。

二、手术方式

MWL 后乳房重塑技术分为乳房缩小术、乳房固定术或者隆乳固定术。对于仅有轻度下垂的患者，可以使用许多传统技术，例如乳头

周围皮肤缩小乳房固定术，垂直瘢痕或伴或者不伴置入物的倒 T 形乳房固定术。

Modolin 使用将下方蒂固定到胸壁上以增加乳房上极容量的方法 [1, 2]。Losken 提出了一个延长的中上蒂用于填充下垂乳房空虚的上极 [3, 4]。对于出现外侧皮肤冗余的患者，Rubin[5] 或 Hurwitz[6] 的技术可以用于切除多余部分并利用它行自体乳房增大术。

针对乳腺实质体积尚可，但是皮肤有冗余，3 级乳头下垂，需要使乳头乳晕复合体内聚以及外侧皮肤 / 脂肪或侧胸壁松弛的患者，Rubin 使用真皮和实质组织重塑矫正乳房外形 [5]。这种方式利用了所有可以利用的乳房组织，胸壁组织进行隆乳术，重塑乳房并去除多余皮肤和外侧胸壁冗余皮肤。利用 Wise 模板，连接中下蒂的乳头乳晕复合体向上提升。外侧胸壁冗余皮肤也可以设计在 Wise 形皮瓣内；将之去掉表皮后可作为自体组织隆乳可选择的真皮腺体皮瓣。内侧真皮腺体瓣也可以提升乳房。Keyhole 法是将上部固定在第 2 肋骨骨膜上，内侧和外侧皮瓣也尽可能内聚固定到骨膜上。将外侧皮瓣和内侧皮瓣缝合到中央皮瓣以

便尽可能增加乳房凸度并缩短乳头至 IMF 的距离。皮肤重新塑形，NAC 缝合到位。Rubin 技术的原理是将乳房组织悬挂至肋骨骨膜，以保证乳房上极饱满[7, 8]。

Hurwitz 等曾用各种皮瓣给体重大量减轻的患者进行乳房塑形，方法包括以下几种。

1. 当有上腹部松弛时，通过进行反向腹壁成形术来利用上腹部皮瓣；将该皮瓣翻转折叠固定在乳房下部组织上，为乳房提供填充；最好与侧胸壁或后胸皮瓣组合成为螺旋皮瓣[9]。

2. 侧胸皮瓣适用于胸部环周皮肤松弛且背部垂直向皮肤亦轻度松弛的患者。前腋线和后腋线之间多余的胸外侧组织沿着背阔肌前缘在前锯肌浅面分离。胸外侧皮瓣向内侧螺旋状旋转填充乳房下间隙。该皮瓣是基于肋间动脉穿支设计的[6, 10]。

3. 对于上胸和背部组织在垂直方向上有中重度皮肤松弛的患者，螺旋瓣为自体组织隆乳提供了丰富的局部组织材料[11]。适用于存在上腹部和外侧胸部皮肤完全松弛卷曲的患者。

上提下部和外侧的去表皮轴型皮瓣（基于肋间穿支）与 Wise 模式乳房固定术同时应用。螺旋皮瓣由后胸皮瓣、上腹皮瓣和胸外侧皮瓣组成。它是一种真皮 – 脂肪皮瓣，与深面的背阔肌筋膜一起提起来，螺旋状旋转填充于乳房后间隙，至第 4 肋骨内侧缝合固定。螺旋皮瓣用于乳房整形，有助于去除躯干中部皮肤冗余，同时进行反腹壁成形术和乳房下皱襞（IMF）的重新定位缝合。

Ruth Graf 等描述了一个扩展的胸壁皮瓣，是一个去表皮筋膜皮瓣[12]。不管怎样，这种局部组织冗余在 MWL 患者中非常多见并且可以安全地用于增加扁平乳房的容积。这个皮瓣翻转至胸大肌深面并固定在胸壁上。皮瓣填充在空虚的乳房上极，同时去除腋窝的皮肤冗余。胸大肌环有助于防止皮瓣下垂。

利用侧胸壁的多余组织形成垂直转位的带蒂皮瓣已被用于下垂乳房的隆乳[13]。遵循 Wise 模式进行乳房固定术，以肋间传支为蒂的侧胸壁皮瓣在填充到外侧乳房下，从而使上极更丰满。

带蒂穿支皮瓣为 MWL 患者提供了隆乳的另一种创新技术[14, 15]。上腹部穿支皮瓣也是利用多余腹部组织进行隆乳的一种方案[16]。这些方法与乳房固定术结合使用，避免了与乳房假体置入相关的并发症（假体外露，不对称，移位，感染，皮瓣损失，波纹症和包膜挛缩）。但是缺点包括手术持续时间延长和需要对选择合适长度的穿支皮瓣具有丰富的经验。

三、效果

下图显示了很多例子（图 56-1 至图 56-4）。

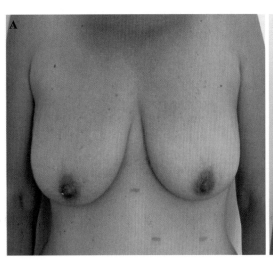

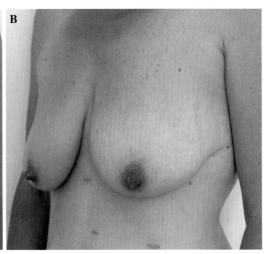

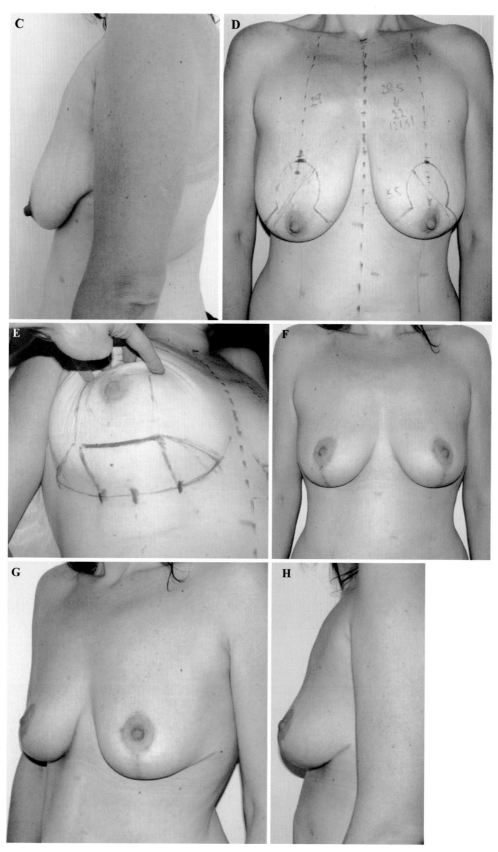

▲ 图 56-1 效果展示（一）

A ~ C. 严重体重下降后乳房下垂的患者术前外观；D ~ E. 利用中央带蒂皮瓣行自体组织隆乳所进行的乳房固定术前设计
画线；F ~ H. 术后6个月效果图

大量减重后乳房塑型

Breast Reshaping After Massive Weight Loss

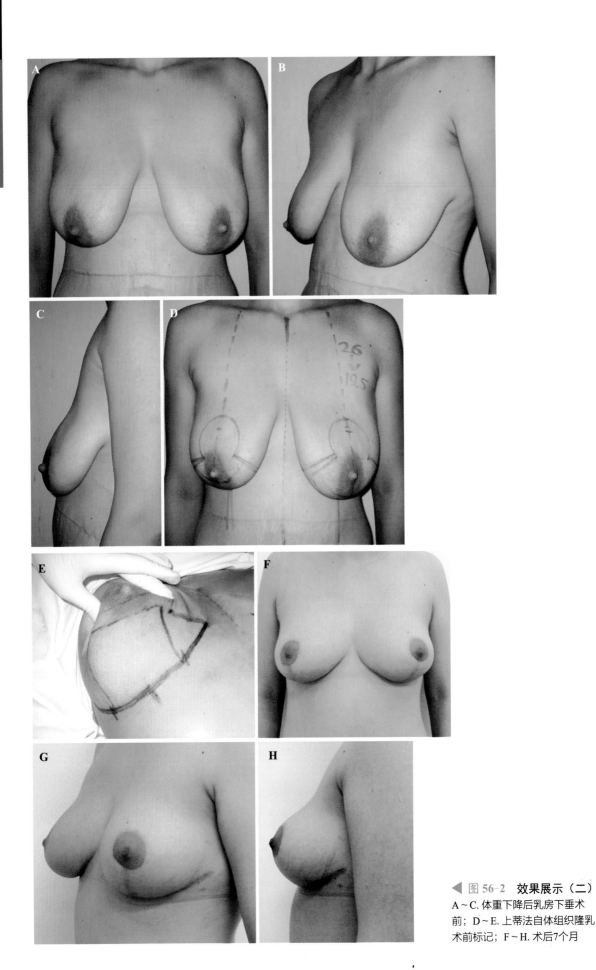

▶ 图 56-2 效果展示（二）

A～C. 体重下降后乳房下垂术
前；D～E. 上蒂法自体组织隆乳
术前标记；F～H. 术后7个月

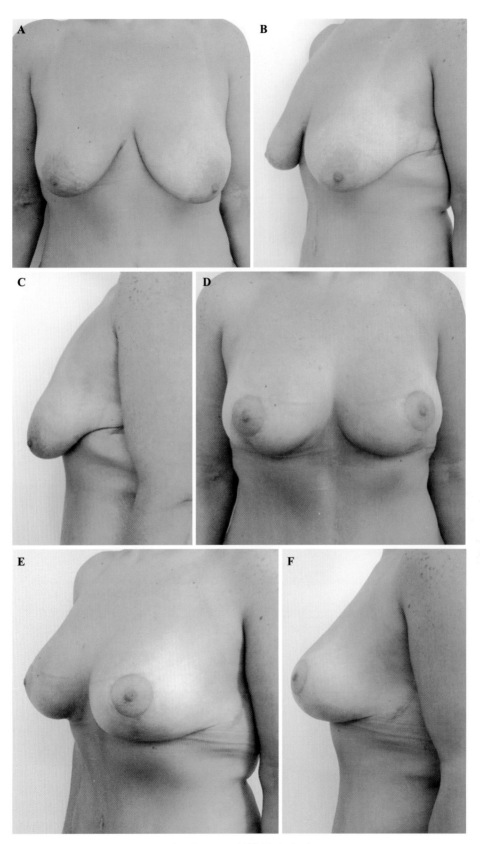

▲ 图 56-3　效果展示（三）

A～C. 严重体重下降后管状乳房下垂术前；D～F. 隆乳及乳房固定术后2个月倒T形瘢痕和胸大肌下置入圆形中凸250ml硅胶假体

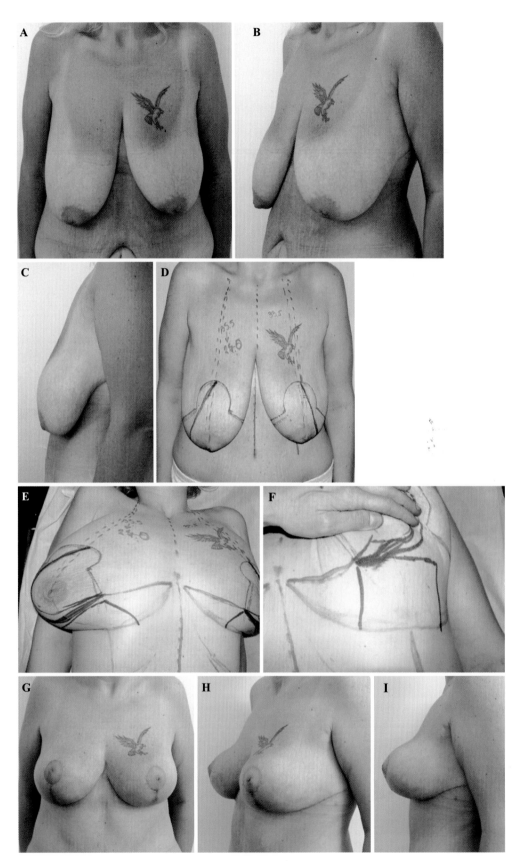

▲ 图 56-4　效果展示（四）

A～C. 大量体重下降后乳房严重下垂的36岁女性吸烟患者术前；D～F. 术前标记中央蒂和下胸皮瓣固定在胸壁上的自体组织隆乳术，鉴于重度乳房下垂，上部蒂设计尽可能宽，上限到达乳房子午线；G～I. 术后3周

四、并发症

1. 血清肿。

2. 在 "T" 结合处伤口裂开。

3. 血肿。

4. 皮肤坏死或乳头缺失。

5. 脂肪坏死，倾向于通过非手术方法治疗。

6. 不对称。

7. 外侧 IMF 下降。

五、讨论

MWL 后乳房形状的常见状况包括以下几个方面。

1. 乳房组织量严重下降，扁平和不对称。

2. 3 级乳房下垂，皮肤包被组织薄，无弹性，被极度拉伸。

3. 乳头乳晕复合体位置向内移位。

4. 乳房外扩。

5. IMF 松弛，边界不清，位置下移。

6. 外侧胸部 / 腋窝皮肤冗余，乳房外侧与胸壁界限模糊。

7. 胸腹部相关畸形。

大量皮肤松弛是外科医生在 MWL 患者中必须面对的主要问题，这是获得令人满意的长期效果的主要挑战。治疗不稳定的乳房实质和皮肤包被组织非常困难，需要特别注意如何随着时间的推移仍能维持乳房外形[17]。

匹兹堡评定量表已被用于对减肥后复杂的乳房畸形进行分类[18]。

1. 0 级：正常。

2. 1 级：Ⅰ/Ⅱ级下垂或严重的巨乳症。

3. 2 级：Ⅲ级下垂或中等体积乳房缩小或收缩。

4. 3 级：外侧皮肤冗余严重和（或）体积减少，皮肤松弛严重。

MWL 患者是一种特殊类型，应进行仔细的术前检查。由于营养差和血栓栓塞现象倾向，她们全身和局部并发症风险较高。

乳房手术通常与解决其他畸形同时进行，例如手臂整形、侧胸和背侧皮肤冗余或腹部整形术。

MWL 后乳房固定术的目标包括以下几个方面。

1. 乳房年轻，轮廓分明，上极丰满。

2. 乳头位置适当。

3. 效果持久。

在 MWL 患者中，乳房的畸形是萎缩和明显下垂。对于需要特殊方法的 MWL 人群来说，用于乳房下垂的传统技术是不够的。与正常人群相比，这些患者组织质量各不相同，组织附着区亦不尽相同[9]。她们的皮下组织非常松散，皮肤冗余失去弹性，呈现从胸骨延伸到脊柱的冗余。乳房往往下垂，形状奇特，质地差，皮肤过度伸展。乳房整形手术包括某种形式的乳房固定术和根据体积丢失和患者的需要，配合乳房缩小或增大术。乳房整形通常作为上提下垂的方法，并且如果需要，应该利用相邻多余皮肤进行自体组织填充。

鉴于皮肤非常松散和无弹性，MWL 后乳房再造的程序应基于乳房实质重塑和悬吊。皮肤仅重新塑形，不用于支撑。文献中描述的手术技术基于以下原则[17]。

1. 实质悬吊，水平或垂直方向，内侧、侧面和下极；它是用单丝可再吸收的缝合线进行的。

2. 皮肤悬吊，用 0 号永久性缝合线将乳房悬挂在第 3 或第 4 肋骨骨膜上。

3. 自体组织隆乳 – 来自乳房内部或胸腹部多余皮肤的不同皮肤或筋膜皮瓣用于增加乳房的体积使上极充盈，避免使用乳房假体。

MWL 后乳房外科手术中的一个重要问题是固定或支持 IMF，因为 IMF 通常是松弛且界限不明确的，尤其在进行腹壁成形术后下垂更明显 [17]。向上推进并将 IMF 固定至肌肉筋膜或肋骨骨膜时选用不可吸收的缝合线。

六、结论

因为肥胖的发病率越来越高，在世界范围内，越来越多的患者通过不同的方法实现大量减肥。这些患者的身体状况发生了戏剧性的变化，因此许多患者寻求身体重塑以改善她们的身体形象和生活质量。

MWL 患者由于其独特的乳房特征而代表具有挑战性的亚群。他们严重的乳房下垂，并且上躯干处存在相当多的侧向和后部皮肤组织冗余。应该采用特殊技术，利用多余局部组织来隆乳。没有一个单一方式的适用于所有患者，每个患者都应该根据患者的解剖学特性和外科医生的经验进行个性化设计。

第57章

Poland Syndrome
Poland综合征

Renato da Silva Freitas, André Ricardo Dall'Oglio Tolazzi , Maria Cecilia Closs Ono，**著**

陈 雪，**译**

任玉萍 吴毅平，**校**

一、概述

Poland 综合征是一种罕见的畸形，散发且病因不明 [1, 2]。它是一种伴发上肢和躯干周围异常的先天畸形。它可能包括同侧畸形，例如胸部主要肌肉（胸大肌）和胸部及腋窝的次要肌肉发育不良或缺乏；缺少胸大肌的胸骨端；乳头、乳晕和（在女性中）乳腺组织发育不良或缺乏；皮肤和皮下组织发育不良；部分肋骨或肋软骨缺乏；缺少腋毛；短指、蹼状指（皮肤相关）和前臂缩短，表现为先天性胸大肌缺乏和胸壁畸形，伴有同侧手臂和手的改变 [3]。

Poland 综合征大多数是单侧的，尽管曾有一例双侧病例报道过 [4]。到 1990 年仅报道了 400 例 Poland 综合征；在这些病例中，可以看到胸壁畸形的严重程度延伸到上肢 [5]。Poland 综合征的一般发病率为 1/100 000 ～ 1/7000。男性比女性更为普遍（比例为 2∶1 到 3∶1），并且更易发于身体的右侧（是左侧的 2 倍）。然而，Poland 综合征的发病率和表现因遗传、性别而异。散发病例具有上述相同的分布，在男性和右侧更常见。然而，女性散发病例显示左侧和右侧发病率相似；在家庭病例中，性别和身体方面的分布几乎相等 [5-8]。而且，累及范围和严重程度变异性很大，手、乳房和胸廓畸形也无相关性 [9-12]。笔者在 2007 年 [13] 介绍了 18 个病例，之后又在 Parana 联邦大学整形外科治疗了 6 例病例，他们是年龄为 2—43 岁的 20 名女性和 4 名男性。

二、历史

虽然符合 Poland 综合征的最早报道出现于 1826 年 [14, 15]，该综合征首先在 1841 年由 Poland 描述 [2]。第一个被描述的病例包括胸大肌、胸小肌缺乏，伴有同侧手畸形。后来，许多其他变异的情况已在文献中报道。Thomson 于 1895 年增加了其他特征，包括没有肋骨，胸壁凹陷，无乳房乳头缺失，没有腋毛，缺乏皮下脂肪。其他作者也描述了这种综合征，包括

"锁骨下动脉供血中断综合征""手和同侧胸部综合征""胸外侧裂隙""胸肌－肾区缺陷""胸部发育不全－短指综合征"和"单侧胸部手畸形"。在 Baudinne 等发表以后，1962 年克拉克森[16] 以作者之名将它命名为 Poland 综合征[17]，在 1967 年，这种病症被广泛认可、称为 Poland 综合征。Ravitch 和 Handelsman[18] 首先报道了治疗该综合征的重建细节。在过去 10 年中，大量文献综述已经出版，阐明 Poland 综合征标准化诊断和治疗的几个特点[9, 14, 19]。

三、病因

Poland 综合征是一种散发性先天性疾病，同时具有家族低复发风险（<1%）[20, 21]。家族遗传不常见，与一种常染色体显性遗传基因延迟突变一致，并且与父母年龄的增长相关（特别是父亲）[22-28]。虽然没有可靠证据表明再次发生缺陷的风险增加，只有一个受影响孩子的家庭（父母正常），仍然建议遗传咨询[22-25, 27, 29]。推荐彻底检查患者的近亲，应该把重点放在诸如皮纹的异常和手掌短小。如果不存在，预后良好；如果有这些表现存在，就必须预见到后代患病风险高达 50%[29]。

存在几种理论来解释 Poland 综合征的病因，如常染色体显性遗传、单基因缺陷、宫内病因（例如创伤，病毒感染，环境异生素的致畸作用），以及吸烟[30-32]。然而最普遍接受的理论是血管发育受限。妊娠第 6 周末期，胚胎血液供应中断导致同侧锁骨下动脉或其中一个分支发育不全。这一点得到了其直径和血流速度减少的数据证明支持。因此，出现同侧乳腺、局部皮肤、皮下组织、肌肉和上肢不发达。严重程度取决于受累的锁骨下动脉和分支情况。单纯胸大肌发育不全可能由于内侧胸动脉受累所致，而手部畸形是由肱动脉发育不全引起[8, 33, 34]。

四、临床表现

尽管 Poland 综合征的表现存在很大差异，但很少发现一名患者表现出所有临床表现。Poland 综合征的临床特征包括以下几个方面。

1. 乳房和乳头乳晕复合体发育不全。
2. 胸肌区域皮下组织和皮肤的缺乏。
3. 胸大肌缺失（通常是胸骨端部分）。
4. 胸小肌缺失。
5. 其他胸壁肌肉缺乏，包括背阔肌、腹外斜肌和前锯肌。
6. 肋软骨或肋骨的发育不全或畸形。
7. 腋窝和乳房区域无毛发。
8. 单侧并指畸形。

Poland 综合征的诊断标准应包括胸大肌和同侧乳房发育不全。这被定义为"部分 Poland 综合征"，其发病率为 1/16 500[33, 35]。在要求隆乳的患者中，这种双侧乳房轻度发育不全且不对称的女性患者很容易被漏诊。当发现一个家庭成员出现与胸部发育不全相关的手部畸形时，应筛查其家族病例中可能发现不同形式的畸形表现[22, 36]。

五、乳房和乳头乳晕复合体

Poland 综合征男性多见（男女比为 3 : 1）。女性患者出现明显的乳房畸形时会导致巨大的心理压力，使她们比男性更积极地寻找重建手术方式。

Poland 综合征患者经常出现乳房不对称，通常是由于青春期乳房未发育导致。其范围从轻度小乳房到完全没有乳房（amastia）[37]。不仅乳腺腺体组织不发达，皮下组织和覆盖的皮肤也缺失，乳头乳晕复合体也可能异常，与对侧发达的乳房相比，最常见的是较小，色素减退，并且位置较高。这些发现在女性患者中尤其是青春期女性中较常见。

在我们治疗的 20 名患者中，在 16 名接受治疗的女性中，9 例发现乳房发育不全，7 例发现无乳房。患侧的乳头乳晕复合体总是小于健侧，且在 13 名女性和 4 名男性中位置升高，在 3 名女性中是原位的。图 57-1 说明了乳腺发育不全和乳头乳晕复合体的病变等级。即使在轻度乳房累及的情况下，由于胸大肌发育不全，也会有腋前皱襞缺乏和乳房上极凹陷的表现。

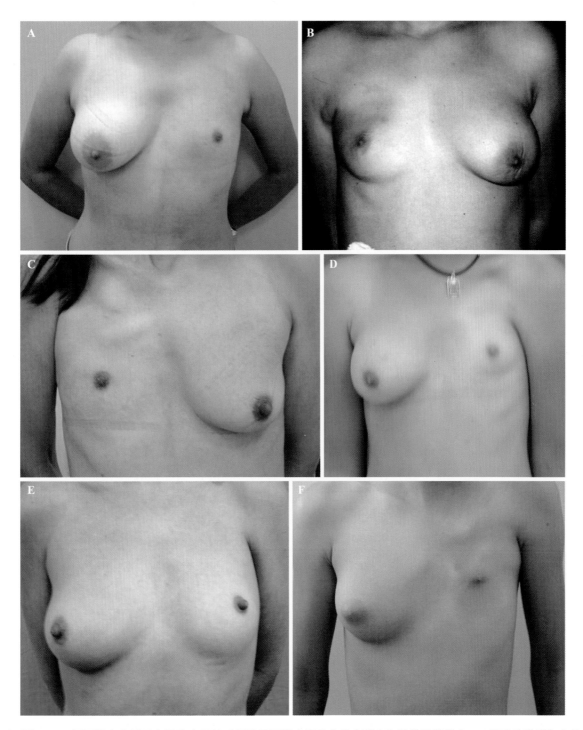

▲ 图 57-1　不同的患者显示由于胸大肌缺乏导致不同程度的乳房发育不良和腋前皱襞缺失，一般乳头乳晕复合体位置过高，发育不良

六、躯干肌肉

Poland 综合征患者中最常见的症状是胸大肌的胸肋部分发育不全，导致腋前皱襞缺失。一些作者认为这是所有 Poland 综合征患者的必要条件或共同点[38]。胸大肌和胸小肌的锁骨侧部分也可能缺失。其他肌肉也可能受到影响，如背阔肌、腹外斜肌和前锯肌。背阔肌形成腋后皱襞的一部分，当胸大肌缺乏时，通常可通过正面视图发现。缺乏前锯肌上部导致翼状肩胛（Sprengel 畸形）[8, 39]。

这些发现通常见于体格检查，尤其是男性患者。使用成像研究进一步评估可以确定肌肉发育不全的程度和相关的胸壁缺陷。正如从 Poland 综合征运动员所观察到的那样，这些临床表现并不一定会导致功能障碍[19, 26, 34, 40]。

七、胸壁

与受累乳房相似，胸壁畸形在生长期更明显[10]。前胸壁的上部通常呈现不同程度的萎缩，不仅是由于胸大肌发育不全，还因为肋软骨和肋骨发育不全。11% ～ 25% 的患者可能出现发育不全或畸形，经常影响 1 ～ 3 根肋软骨，更常见的是第 2 ～ 4 或 3 ～ 5 肋骨前端[12, 37, 41]。受累的肋软骨可能不和胸骨相结合，变得松动。因此，胸骨的上部，包括胸骨柄，向内旋转，导致不对称的对侧鸡胸[12, 36]。我们发现了 6 例带有鸡胸的病例，其中包括 1 名男性。

八、胸腔内器官

即使在最严重的 Poland 综合征中，肺和心脏受累也相对不常见。肋骨畸形和胸廓凹陷可能导致矛盾的呼吸运动并减少肺活量。据报道，8% 的患者存在肺疝[38]。严重的时候肺活量可能低至 48%，在胸壁畸形矫正术后可以改善约 20%[42]。

Poland 综合征有心脏向未受影响的一侧移动的倾向[26]。因此，左侧 Poland 综合征与右位心的发病率增加有关。与孤立的右位心不同，在 Poland 综合征中，右位心可以没有心血管系统的倒置和其他畸形。据报道，144 例 Poland 综合征患者中右位心发病率为 5.6%，其中 9.6% 患有左侧疾病[8]。近亲父母患者的右位心发病率增加[43, 44]。

九、上肢

手畸形是 Poland 综合征的其他常见特征。除了累及对侧手和下肢[35, 45, 46]，它通常涉及同侧肢体，发病率为 13.5% ～ 56%[12, 16, 35, 36]。特征性畸形是并指畸形，由中指骨的短缺或缺乏和指间皮肤形成。中指发育不全在尺侧手指中更常见，并且不一定局限于并指。第一个连接变浅，呈现出拇指小和旋转的外观（图 57-2）[23, 38, 41]。

在作者治疗的 20 位患者中，手畸形在男性患者中更普遍。15 名女性患者中只有 2 名患有第二指和第三指并指。4 名男性患者中有两名患有短指畸形，均累及第三指和第四指。

十、其他相关畸形

Poland 综合征可能与几种先天性畸形、综合征甚至后天性疾病共存。自 1973 年首次描述以来，它与 Moebius 综合征有关[47-49]。患者通常出现双侧面神经麻痹、眼外展肌瘫痪，以及 Poland 综合征的变异特征。还描述了相关房间隔缺陷[48]。大约 10% 的 Moebius 综合征患者发现 Poland-Moebius 综合征，其病因也基

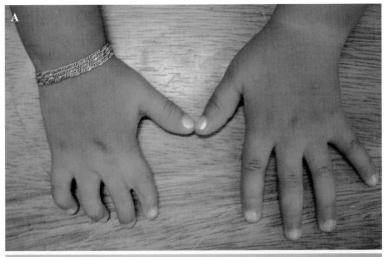

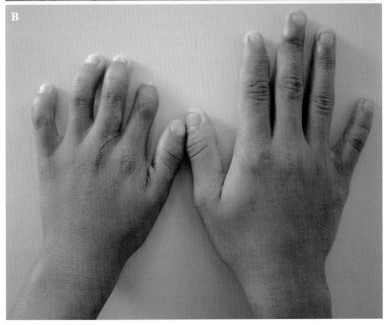

◀ 图 57-2　上肢畸形
A. 右手第 2 和第 3 指的并指，第 4 和第 5 指短指畸形；B. 左手并指（第 2 ~ 3 指）皮肤矫正后的术后结果

于血管理论 [8, 16]。

　　同样，Poland 综合征可能与 Klippel-Feil 综合征有关，其特点是颈部短小。后者归因于椎动脉发育延迟导致的颈椎和颈椎的融合以及脑干和小脑的异常 [8]。

　　指 - 胸 - 肾畸形由 Poland 与尿路畸形相关的综合征特征构成，如肾发育不全或双尿路 [49, 50]。肾脏异常可能损害肾功能或引起肾血管性高血压。从而，应检查胸肌异常患者是否存在共存的肾脏异常。

　　Poland 综合征还与无数肿瘤有关，如白血病、非霍奇金淋巴瘤、子宫颈癌、平滑肌肉瘤

和肺癌 [18, 51]。乳腺组织发育不全不会预防乳房发生病理过程和浸润性导管癌 [38, 52]。Poland 综合征畸形也可能被误诊为创伤后神经系统疾病 [53]。

　　作者有 1 例 Poland 综合征与半面短小相关，包括下颌骨发育不全、耳畸形和面部麻痹。

十一、治疗

　　手术修复这些异常的目标有两个：纠正任何功能缺陷并重建为可令人接受的外观。

与 Poland 综合征相关的各种异常对应于一系列重建修复手术。而且，手术适应证也根据患者的畸形程度、性别和年龄而有所不同。由于乳腺组织和胸大肌的发育不全导致的女性的乳房不对称是最常见的手术适应证。男性患者通常抱怨胸部不对称和缺乏前腋窝皱襞。导致胸壁凹陷，反向呼吸运动的主要缺陷和胸廓内器官受累是手术矫正的首要选择，其重建极其复杂。幸运的是，综合征的最严重形式，如肋骨受累、肺部受累，明显的胸壁功能障碍很少见 [54]。因此，重建的绝大多数情况都与美学有关，以旨在解决畸形带来的社会心理问题。

无论是儿童还是成人，都应优先治疗严重的胸壁畸形。肋骨缺损可以使用来自健侧骨膜下取出的部分肋骨、其他同种异体或自体骨、网状补片或上述几种的组合来重建。当 3 个或更多个肋骨缺失时，通常需要这种形式的重建。为了提供稳定的肋骨重建并避免反向呼吸运动和肺部膨出，移植骨应固定在胸骨内侧并且侧面固定到肋骨的末端 [26]。如果使用合成网，则应将其充分拉伸并缝合到缺损边缘和下面的支撑骨移植物上。因为移植骨可能无法有效固定并且易于在其轴线上旋转，所以建议将移植骨的内侧端嵌入胸骨侧面的开口中，并且将移植骨缝合到上面补片上 [38]。当仅有两个肋软骨缺失时，可以使用来自相邻的上肋和下肋

的分裂移植物，仅将移植物的外侧端移位并固定到发育不全肋骨的末端。将相互融合而浮动的肋骨前端分开并重新连接到胸骨上 [26, 55]。

与肋骨发育不良相关的严重胸壁凹陷可通过软骨膜下切除术和肋骨抬高来矫正，并利用网状补片加强 [10, 26]。同时胸骨向内旋转可以以高横向升高胸骨切开术和反向"八"字形线缝合解决 [56]。在儿童中，胸部软组织的稀缺通常在青春期后，即对侧乳房完全发育时发现。在成人，同时进行肌肉移位和隆乳术可能增加胸壁稳定 [10, 40, 41]。

乳房 – 胸肌发育不全可以用硅胶乳房假体、肌瓣或肌皮瓣重建 [19]。在轻度乳房发育不全的情况下，锁骨下组织缺损较小，或腋窝前畸形不明显，单独使用置入物就可达到较好的效果 [57,58]（图 57–3）。当发现对侧乳房也发育不全时，可能会使用双侧不同大小的乳房假体以获得对称性（图 57–4）。为了获得足够的覆盖组织，皮肤和皮下组织缺损的患者可能需要肌皮瓣或局部组织扩张、肌瓣翻转和置入硅胶假体来解决 [10,41]（图 57–5）。

乳房重建的其他手术选择包括脂肪填充和组织移植 [59]。在我们看来，自体脂肪注射是一种可以单独使用的治疗方法，或者更常合用于各类 Poland 综合征的传统重建技术 [60]。在我们看来，脂肪填充可能用于分次乳房手术中增强胸部乳房区域皮下组织厚度，以更好地接受

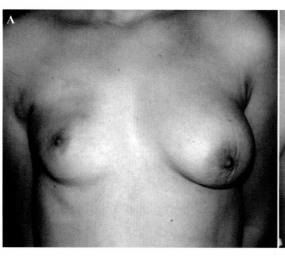
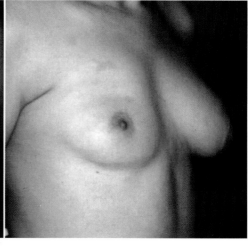

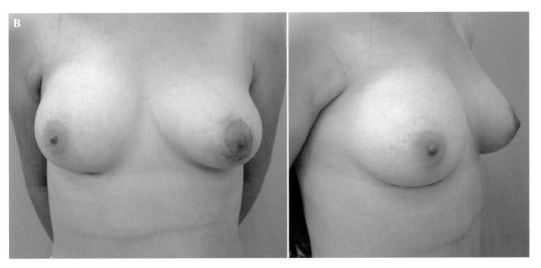

▲ 图 57-3　单独使用置入物

A. 右侧中度乳房和胸大肌发育不全的患者；B. 右乳置入硅胶假体（200ml），左侧乳晕切口乳房固定术后

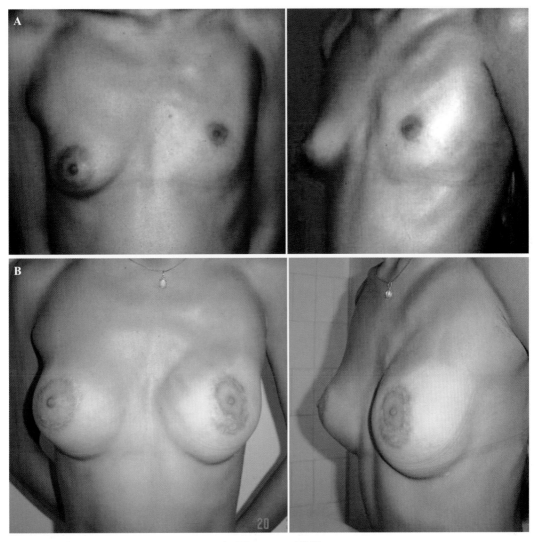

▲ 图 57-4　对称性

A. 右侧乳房和胸大肌严重发育不全的患者，伴有对侧轻度的发育不良和下垂；B. 不同大小的双侧硅胶乳房置入术后，左背阔肌肌皮瓣的旋转至前胸，以及左乳头乳晕复合体的复位

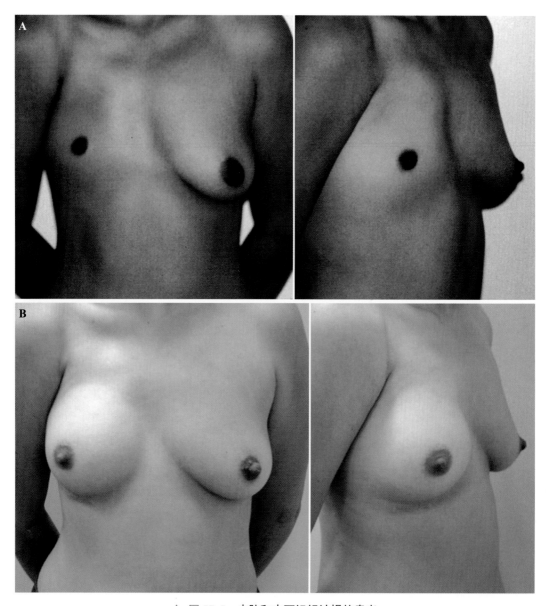

▲ 图 57-5　皮肤和皮下组织缺损的患者

A. 右侧乳房和胸大肌严重发育不良的患者，伴有对侧轻度乳房发育不良；B. 右乳房扩张术后，置入硅胶假体和背阔肌肌皮瓣覆盖手术

下一次假体置入重建，或作为辅助手段来使假体轮廓更平滑，或最后为"脂肪模型"自体组织重建增加容量，因为自体脂肪可以添加到任何皮瓣中，无论是背阔肌皮瓣还是腹部或臀肌皮瓣以增加他们的容积。

使用游离皮瓣，特别是那些腹部皮瓣局部供区并发症较低，如 SIEA 和 DIEAP 皮瓣，在主要影响外观的病例（乳房缺失伴有胸部凹陷）时特别有用。在女性患者中，这也避免了同种异体移植物的使用。在这些患者中，使用堆叠

皮瓣可能有助于填补胸部凹陷并进行自体组织乳房重建[61]。然而，腹部压痛缺失和有孕经历常常使这种选择不适用于某些患者。

在男性 Poland 综合征患者中，使用横向股薄肌筋膜瓣重建乳房和胸部可能非常有帮助。从大腿内侧上部采用横切口，将大腿上部的皮肤和脂肪连同股薄肌一起用作软组织重建材料，甚至神经亦可以恢复，亦可用于前腋窝重建[62]。

大网膜皮瓣是另一种特定病例中需要考虑

的宝贵的自体移植皮瓣[63-65]（参见 Costa Sirlei 大网膜皮瓣章节）。唯一的缺点是剖腹手术率增加，尽管已经提出使用腹腔镜方法，以最大限度地减少手术风险。

乳头乳晕复合体常常受累，并且可以发现它位置偏上，发育不良或甚至不存在。矫正这种乳头乳晕复合体是重建阶段最困难的部分之一。为了实现对称化，我们在健侧乳头乳晕复合体的顶部和患侧复合体底部进行了皮肤切除术。

在荷包缝合后，两个乳头乳晕复合体的位置和大小都得到改善，使外观更加对称（图 57-6）。此外，在一些乳头乳晕复合体严重发育不良的情况下，我们使用整个复合体来重建乳头，并且环乳头进行文身以实现乳晕对称（图 57-7）。

在过去 20 年中，女性 Poland 综合征患者的重建经常应用转移背阔肌和置入永久性置入物[54, 66-70]。背阔肌部分覆盖乳房置入物，以改善假体显露出来的轮廓，填充锁骨下缺损，并重建前腋窝皱襞，而置入物为重建乳房提供有效容积。对于男性，它已被用于纠正由于胸大肌缺乏导致的胸部凹陷和前腋窝皱襞缺失。

一些学者认为背阔肌肌皮瓣逐渐退行萎缩，减少了长期胸肌饱满度和前腋窝皱襞重建的效果[66]。该程序还去除了肩膀和手臂的主要肌肉之一并在胸部留下瘢痕。因此，一些作者不用背阔肌肌皮瓣，而是选择为胸壁定制假体改善胸壁外形和重建腋前皱襞，特别是肋骨缺损大且前胸壁凹陷严重时[19, 66, 71]。然而，如果在手术过程中保留了肌肉的神经支配并且术后开始个体化的理疗康复锻炼，则可以减少转移的肌瓣萎缩，从而保持美学效果[26]。

尽管使用这种技术可以获得美学上令人愉悦的结果，但由于肌肉缺失导致供区发病率显著增高。为了减少非美学瘢痕并实现相同的重建目标，内镜辅助手术减少了手术切口并且实现了背阔肌和假体置入[66]。我们倾向于通过单

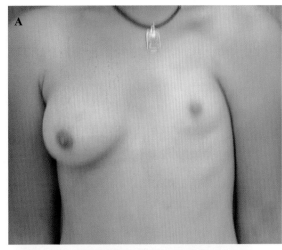

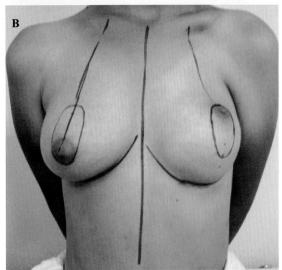

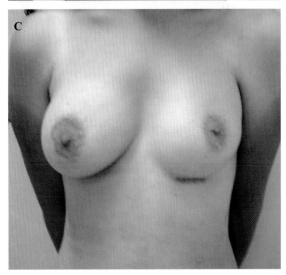

▲ 图 57-6 对称化手术

A. 患有严重乳房发育不全和乳头乳晕复合体错位的患者；B. 术前标记显示补偿性乳头周围皮肤切除；C. 左胸隆乳和乳头乳晕复合体对称化手术术后效果

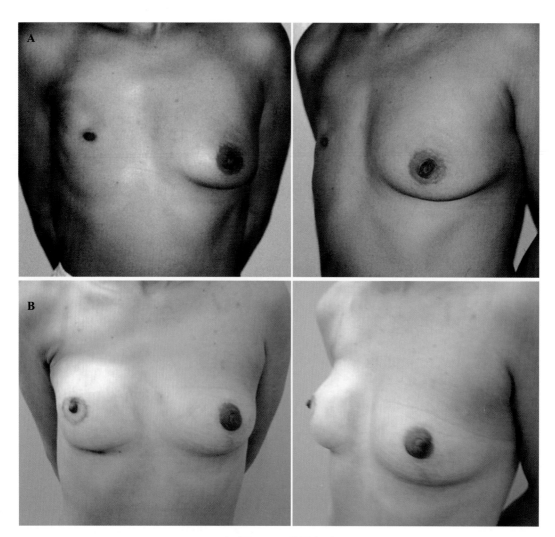

▲ 图 57-7　乳晕文绣

A. 患者右侧乳房，乳头乳晕复合体和右侧胸大肌严重发育不全，对侧乳房轻度发育不良；B. 第一阶段乳房扩张，第二阶段硅胶置入和背阔肌肌皮瓣旋转，以及第三阶段使用整个发育不良的乳头乳晕复合体进行乳头重建。术后即刻效果。乳晕文绣将在后期进行

切口背阔肌皮瓣转移和置入乳房假体矫正胸部乳房部缺损。在中间腋窝上乳头乳晕复合体的水平纵向进行 4 ～ 6cm 切口，形成肌肉和置入物放置的入路（图 57-8）。

其他选择是在腋窝皱襞做 "S" 形切口，使用皮肤牵开器或内镜辅助来分离肌瓣和乳房置入的腔隙（图 57-9）。为了获得更好的对称性，有时我们还在后期进行脂肪移植，特别针对锁骨下凹陷的病例中。

作者绘制了一个用于系统诊断和手术治疗的流程图。评估的四个主要因素是受累的乳房，对侧正常乳房，乳头乳晕复合体的大小和

位置，以及胸廓畸形（表 57-1 至表 57-3）。

由于 Poland 综合征患者可能出现背阔肌发育不全，因此应考虑其他重建方案。由于腋窝皱襞主要由背阔肌和背部肌肉形成，所以即使在背阔肌发育不全的患者中也可能出现后腋窝皱襞的正常外观。

基于此，一些作者建议在背阔肌肌瓣用于 Poland 综合征重建时进行成像研究（计算机断层扫描和磁共振成像）[66, 72]。当第一种选择不可行时，可以使用其他带蒂皮瓣和显微外科皮瓣，因为可以使用对侧游离背阔肌肌瓣或肌皮瓣、带蒂或游离 TRAM 皮瓣，以及上臀肌

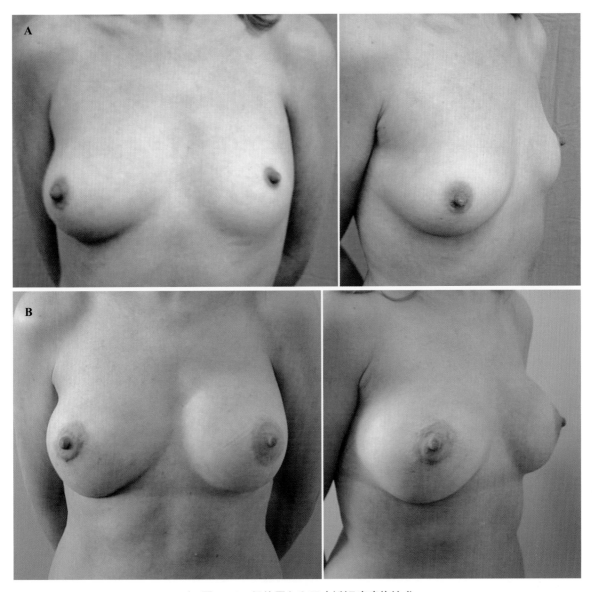

▲ 图 57-8　假体置入和肌皮瓣短瘢痕旋转术

A. 左乳房中度发育不全（Poland 综合征）和右乳房轻度下垂和发育不全的患者；B. 双侧硅胶假体置入和左背阔肌肌皮瓣短瘢痕旋转术后

表 57-1　治疗受累乳房的系统方案

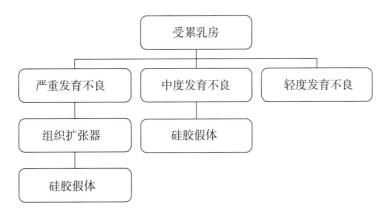

57

第
57
章

Poland Syndrome
Poland 综合征

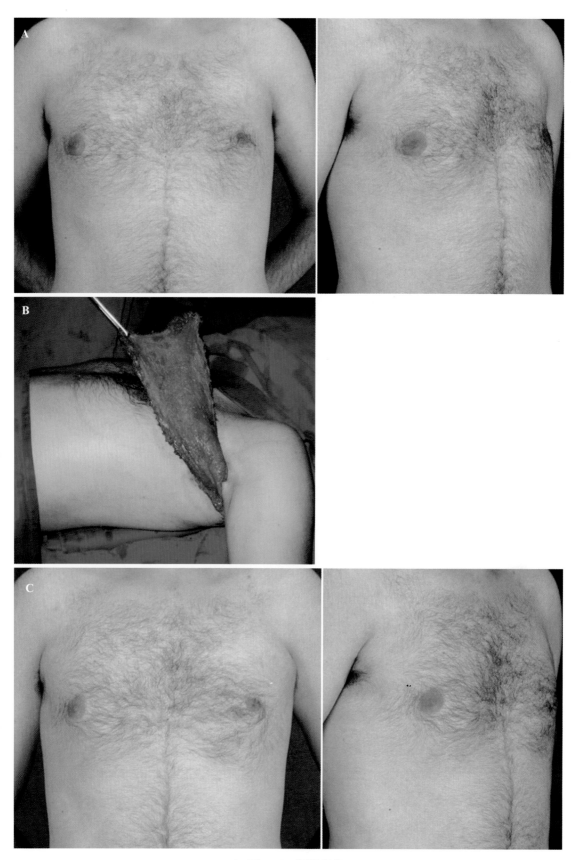

▲ 图 57-9　**男性患者**
A. 男性患者由于肋软骨、肋骨和胸大肌发育不全而出现右上胸部凹陷；B. 术中腋下背阔肌肌皮瓣旋转；C. 术后表现出上胸部凹陷得到改善

皮瓣。

　　手部重建手术的范围取决于畸形受累的程度。并指畸形应该尽早纠正，最好是在 1 岁内出现异常的代偿功能和畸形进展之前[38]。即使进行了适当的治疗，手畸形可能仍然存在发育不良的特征。

表 57-2　治疗未受累乳房的系统方案

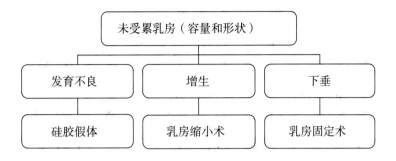

表 57-3　治疗受累胸大肌的系统方案

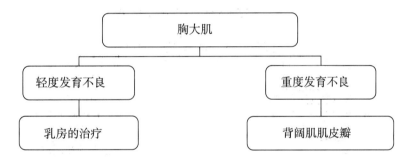

第58章

Gynecomastia
男性乳房发育症

Cristina Isac，Aurelia Isac，**著**

陈　雪，**译**

任玉萍　吴毅平，**校**

一、概述

男性乳房发育症表现为男性单侧或双侧类似女性的乳房过度发育。这经常令患者感到尴尬，这种令人不安的心理因素导致患者寻求矫正。本病发病率很高，发生率在 40% ~ 60%。

虽然男性乳房发育有许多可识别的原因，但大多数病例（25%）被认为是特发性的[1]。病理生理机制包括雌激素过量、雄激素减少或雄激素受体水平缺陷。新生儿、青春期和老年期男性乳房发育是生理性的，其血浆雌雄激素比增加。在青春期，这种情况通常是自限性的，并在 6 ~ 18 个月消退。本病症也可能与肥胖有关。在某些情况下，它以家庭聚集的形式出现。

病理性男性乳房发育与各种药物作用 [雌激素，钙通道阻滞药（如地尔硫䓬、维拉帕米），抗高血压药，洋地黄，西咪替丁，螺内酯，大麻，海洛因，美沙酮，大麻，三环类抗抑郁药等]，性腺功能减退，肿瘤（支气管肺癌、睾丸、肾上腺）产生雌激素，肝

硬化，肾衰竭，先天性疾病（如克兰费尔特综合征）等有关。它也可能与各种病症有关（如 HIV，心理压力，囊性纤维化和酗酒等）。除了 Klinefelter 综合征和性腺功能减退症，与正常男性人群相比，男性乳房发育并不增加乳腺癌患病风险。男性摄入合成类固醇以提高运动表现或健身时，可导致男性乳房发育（图 58-1）[2]。

假性乳房发育症是指乳房增大，主要由于超重患者中大量脂肪堆积造成。

二、手术治疗

男性乳房发育的手术治疗取决于乳房增大的严重程度和是否存在下垂。临床上，最重要的是区分皮肤过多的患者和没有多余皮肤的患者[3]。

术前需要决定的较为困难的问题是，如果可能，决定第一次手术中是否需要切除皮肤，或者对患者进行两次手术治疗获益更大，第二次手术仅在皮肤的收缩能力有限的情况下进

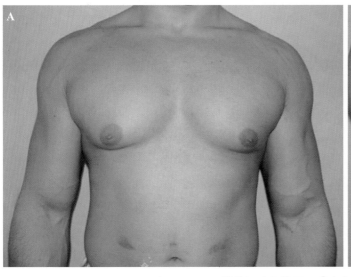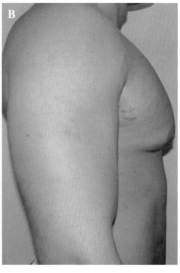

▲ 图 58-1　健美运动员的男子乳房发育症

行。有时，特别是在临界情况下，即使对于有经验的外科医生来说也很难预测。因此，手术选择可分为以下几种。

1. 无下垂的男性乳房发育症包括：①吸脂，如果扩大的乳房主要由脂肪组织组成；②腺体切除术，如果术前触诊的肿块是纤维性的，主要位于乳头乳晕复合体下，主要发生于尤其是瘦弱的年轻男性；③吸脂和腺体切除组合，在大多数情况下适用。

2. 伴有下垂的男性乳房发育症包括上述方法，同时增加不同形式的皮肤切除。

（一）标记

首先标记过量的乳房组织，接着是标记吸脂的治疗边界，通常超出乳房增大的区域。如有必要，还需标记出外侧以及腋窝明显隆起区域。重要的是患者站立位时标记乳房下皱襞（IMF）（图 58-2）。如果伴有下垂，则根据下垂的严重程度和外科医生的经验，标记环乳晕，垂直或水平椭圆形图案的皮肤切除。使用全身麻醉，患者仰卧，双臂外展。

（二）吸脂

肿胀抽脂可以作为单一治疗方式，也可以

与腺体切除同时进行。抽脂的切口选在乳房下皱襞外下侧，第二个在靠近腋窝前皱襞附近。皮下浸润使用 Klein 溶液（500ml 生理盐水，1ml 1% 肾上腺素，20ml 利多卡因 2% 和 3ml 钠碳酸氢盐 8.4%）和使用标准注射套管。用于吸脂的套管是梅赛德斯型直径 3 或 4mm 或特别设计的，更容易注射肿胀液。使用多个 IMF 外侧切口以放射状方式进行吸脂术。吸脂区域包括中央丰满区域和整个胸壁。对于乳晕下方更密集的地区，较小直径的套管在穿透较硬的组织（2.7mm）时更有用。该区域应使用小直径套管系统地吸脂，避免产生不规则和漏吸区域。IMF 处小心抽吸非常重要。应使整个区域看起来光滑，均匀直至吸引管再无吸引物或者吸出物带血时，吸脂就完成了。凭手感捏起组织可以确定是否移除了足够的组织。剩下的组织比吸除的东西更重要。吸脂术后，在大多数情况下，人们可以触摸到位于乳头乳晕复合体旁边和下方的致密乳房组织，进一步判断是否需要切除。即使主要问题是乳腺实质的肥大以及吸脂无法去除的多余脂肪，初步抽吸分离了乳房间隔，亦有助于止血并使随后进行切除腺体更容易。

（三）腺体切除

通过乳晕边缘的下部或下外侧 180° 切口进入到达乳腺组织。皮肤切开后，腺体立即从切口突出（图 58-3）。在乳房的下半部分进行皮下分离，直到达到乳腺下缘。值得注意的是，腺体通常延伸到乳晕区域之外，向外或向下到达 IMF。然后，将腺体从胸大肌筋膜向上解剖，并使整个腺体外露（图 58-4）。进行皮下乳房切除术，但目标不是切除整个腺体组织。切除腺体向下和向外延伸部分，并且如果有必要，贴着乳头乳晕复合体下面切除组织（图 58-5）。在乳头下方保留 10 ~ 15mm 的腺体组织以获得足够的支撑，以避免该区域的凹陷（图 58-6）。每当从乳头下方切除实质组织时，应小心要保证一个平坦的外观而不是凹面（图 58-7）。为了避免过度矫正和矫正不足，确定应该保留的准确的腺体组织量并不总是容易的。剩余的乳房实质被仔细视诊触诊以确定切除是否充分。与对侧进行比较。切除最好一点一点进行，每次都要检查，以避免伤及乳晕和乳头脐部（图 58-8）。止血非常重要，因为这些患者容易形成血肿。进行深层缝合（PDS 4-0），恢复深部组织的连续性；然后用 5-0 PDS 或 Monocryl 进行皮下缝合。引流通过吸

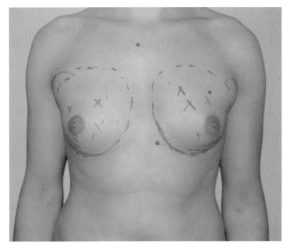

▲ 图 58-2　患者站立时的术前标记。标记为吸脂区域，重点标出最明显处

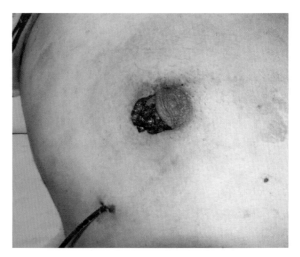

▲ 图 58-3　切开切口后腺体膨出

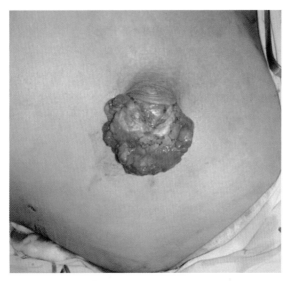

▲ 图 58-4　取出整个腺体

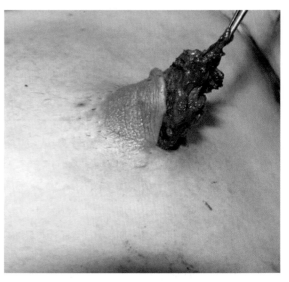

▲ 图 58-5　贴着乳头乳晕复合体切除腺体

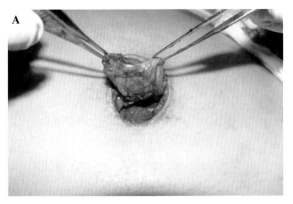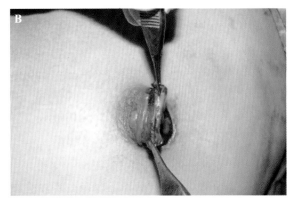

▲ 图 58-6　保留乳晕下面的腺体组织

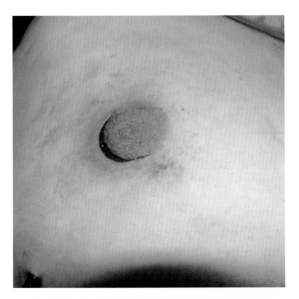

▲ 图 58-7　切除适当的多余组织后的乳头外形

脂切口进行导出，通常在手术后 24～48h 后取出。最晚 10 天后拆除缝线。

（四）多余皮肤

如果下垂严重且外科医生认为多余的皮肤在抽脂后不会缩回，那么下垂矫正应该与吸脂和切除腺体手术同时进行。反之，轻到中度下垂，术前很难判断皮肤回缩量，进行两次手术是明智的，首先进行抽脂，等待皮肤收缩 6～9 个月，然后进行过多的腺体和多余的皮肤切除。在多数情况下，进行了乳晕周围皮肤切除术，然后进行了荷包缝合能确保足够的效果[4]。

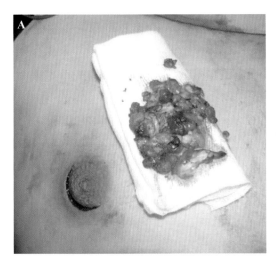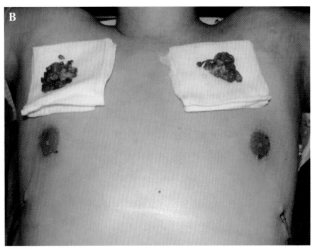

▲ 图 58-8　术后效果图，切除的腺体量

三、术后护理

患者佩戴压缩弹性背心至少 4 周。建议患者避免涉及手臂的剧烈活动 2 周。包括健身在内的体育活动可在 2 周后恢复。

四、效果

不同等级的男性乳房发育的手术结果显示如下（图 58-9 至图 58-17）。

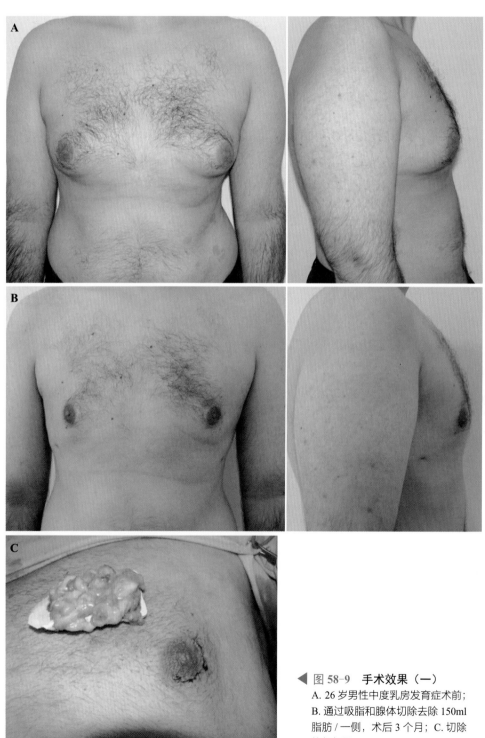

◀ 图 58-9　手术效果（一）
A. 26 岁男性中度乳房发育症术前；
B. 通过吸脂和腺体切除去除 150ml
脂肪 / 一侧，术后 3 个月；C. 切除
的组织量

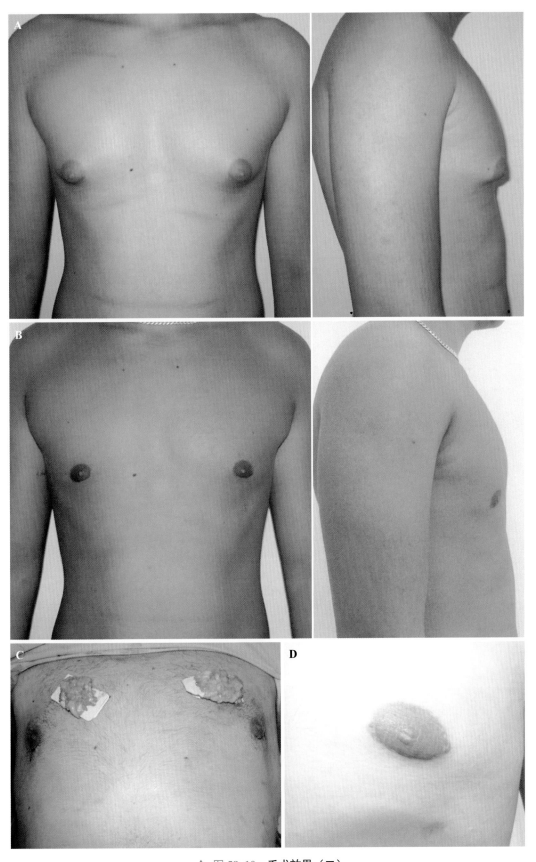

▲ 图 58-10　手术效果（二）

A. 24 岁男性乳房发育症术前；B. 抽脂和腺体切除术后 1 年，轮廓明显改善；C. 切除的组织量；D. 乳头乳晕瘢痕不明显

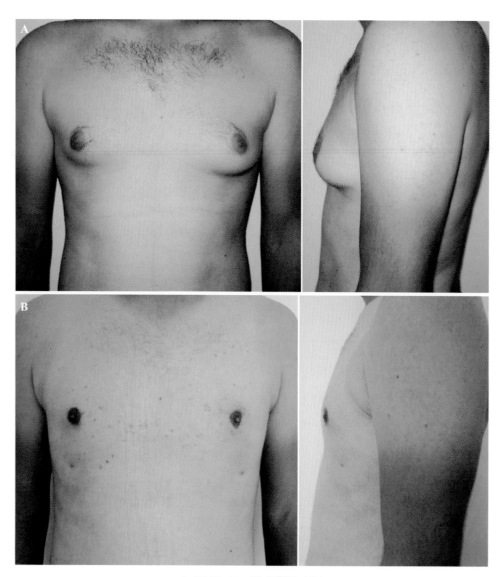

▲ 图 58–11 手术效果（三）

A. 30 岁男性不对称的男性乳房发育症；B. 手术后 3 周显著改善

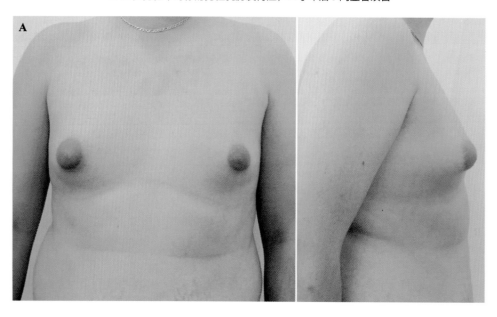

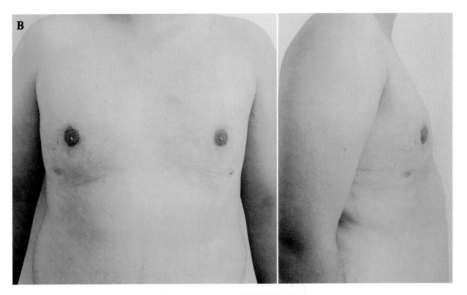

▲ 图 58-12　手术效果（四）

A. 26 岁男性的乳房有女性化的外观。在乳头下区域存在致密的乳腺实质；B. 合并吸脂术和腺体切除术后 3 周

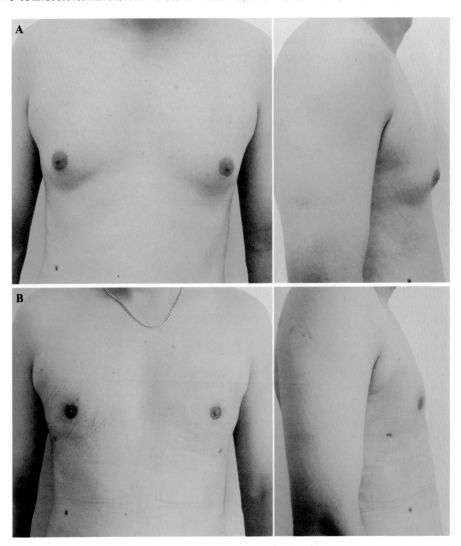

▲ 图 58-13　手术效果（五）

A. 30 岁患者术前；B. 吸脂联合腺体切除术后 2 周

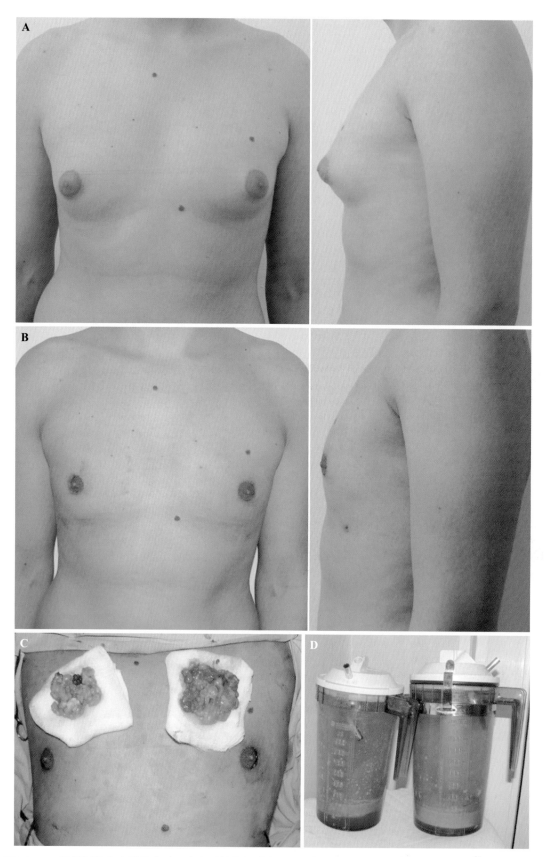

▲ 图 58-14　直接切除中央乳腺实质。患者对结果很满意，不再因其乳房外观而感到尴尬，相关不适感得以缓解
　　A. 25 岁男性术前，乳房发育使他穿衣以及运动时受限。乳房具有以中央乳晕为圆心的隆起样外观；B. 整个乳房和上胸部
和侧胸部区域抽脂术后 2 周；C. 切除量；D. 抽吸物

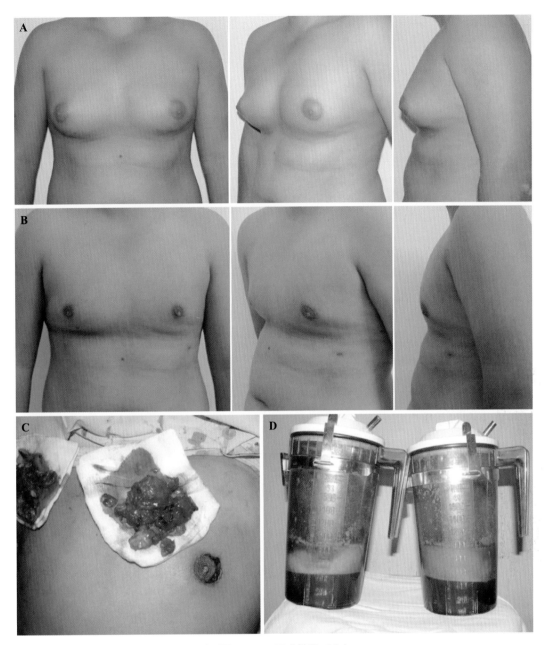

▲ 图 58-15 手术效果（六）

A. 术前有脂肪和腺体肥大；B. 抽脂和腺体切除术后 1 个月，轮廓的改善显而易见；C. 切除的腺体量；D. 每侧吸脂的脂肪量约 400ml

五、并发症

1. 应避免前胸过度抽脂，以及过度切除乳头乳晕复合体下面的腺体组织导致碟形凹陷畸形。

2. 血清肿是男性乳房发育中最常见的并发症。它可以通过连续穿着弹性衣服来预防，但一旦发生，应该通过抽吸来治疗。

3. 血肿。

4. 大多数患者存在感觉改变，但通常是短暂的。

5. 瘢痕不美观。

6. 男性乳房发育矫正不足。

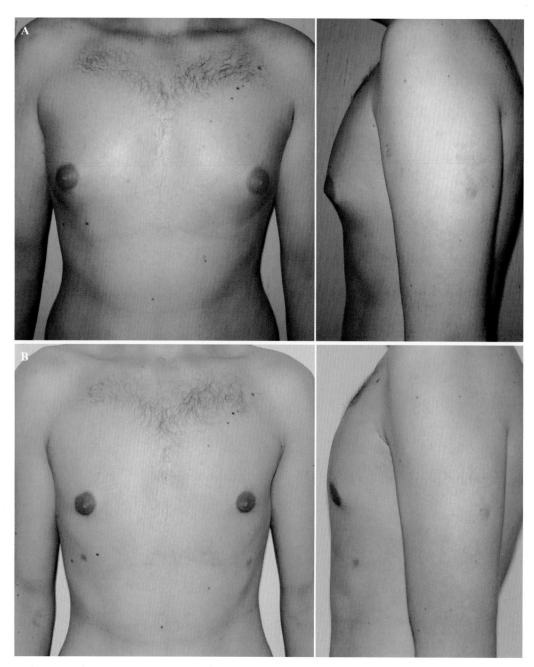

▲ 图 58-16　手术效果（七）

A. 28 岁男性乳房发育症术前；B. 联合治疗后 7 个月

六、吸脂

（一）标准负压抽吸

当乳房区域存在大量脂肪堆积（例如假性乳房发育症）时，单独吸脂是有效的。它能恢复轮廓正常外形，并且避免了胸部额外瘢痕。

钝性吸脂针不能吸入更密集、肥厚的乳腺腺体，这个需要直接切除。然而，在切除乳腺之前进行吸脂可以在乳房区域的周边获得更平滑的轮廓；促进止血，避免血肿；促进皮肤更好地收缩[2]。

超声辅助吸脂术（ultrasound–assisted liposuction，UAL）是致密的纤维性男性乳房发育症的优选治疗方法。作用原理包括空穴

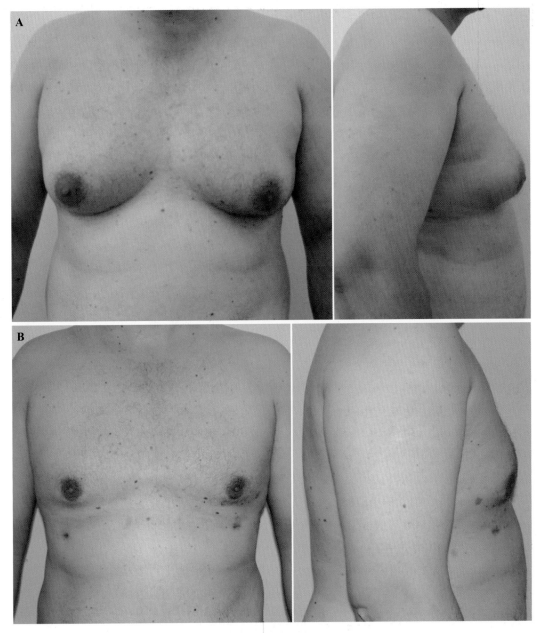

▲ 图 58-17　手术效果（八）

A. 43 岁男性乳房发育症术前；B. 联合治疗后 1 个月，乳房发育破坏了乳房下皱襞（IMF），注意良好的对称性和皮肤回缩

作用和选择性脂肪乳化，同时保留相邻的神经、血管和结缔组织。在具有较高密度的纤维连接组织的区域（例如男性乳房）中去除脂肪更有效。在较高的能量设置下，UAL 也会去除纤维性腺体组织，这是经典的吸脂术无法消除的。其他优点是促进皮肤收缩，减少进行外科手术的需求 [1, 5, 6]。更多的纤维性男性乳房发育症需要更多积极的手术方法，如动力吸脂术（PAL）。不过，在许多情况下，皮肤具有很大

的收缩倾向，尤其是大多数患者都是年轻患者（图 58-18）。

（二）切除手术

皮肤切除。男性乳房发育症伴有乳房下垂时，必须切除皮肤，例如成人男性特发性乳房发育症伴下垂，或者肥胖伴下垂的男性乳房发育或大量减肥后的乳房下垂。大多数女性缩乳术不适用于男性，因为男性瘢痕更明显，胸壁

形态欠佳。最常用的皮肤切除模式是环乳晕和包括外侧楔形在内的水平切除；垂直、倒 T 形切口；游离乳头移植物仅适用于严重下垂。

乳晕周围皮肤切除就是去除乳晕周围的皮肤环，然后不可吸收线进行荷包缝合——Benelli 发明的环形切除技术。在大多数情况下，乳房下垂矫正术能够满足临床需要，并且是最优选的方法，而不需要添加垂直和（或）横向瘢痕（然而，如果乳房非常大，则无法避免）。主要缺点是乳晕周围有波纹状瘢痕，有时宽而不规则并残留皮肤冗余（图 58-19）。

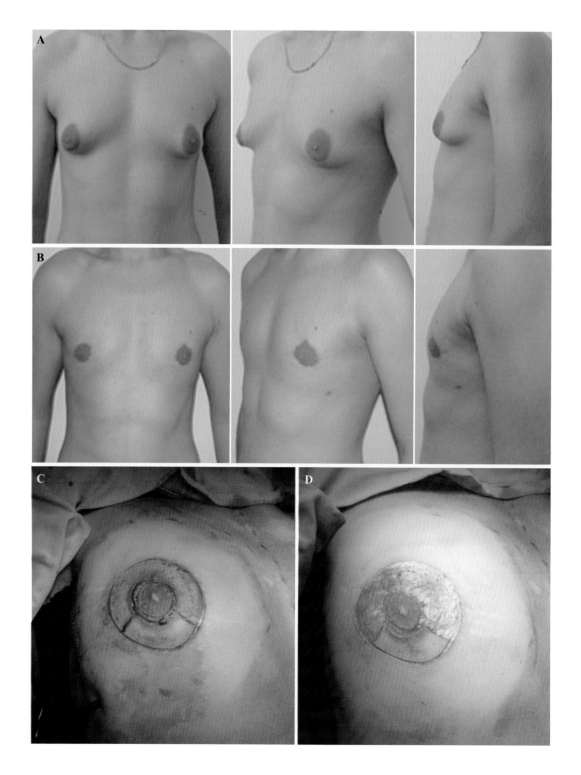

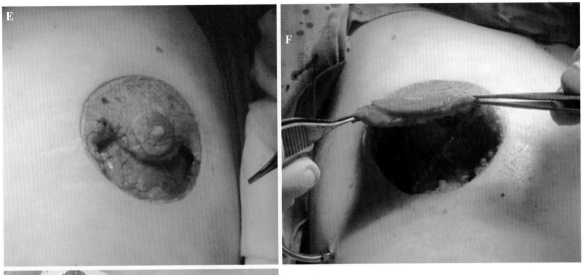

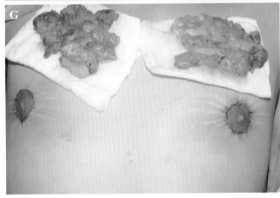

▲ 图 58-18　手术效果（九）

A. 27岁男性乳房发育症术前，伴有隆起下垂的乳房外观；B. 皮下乳腺切除和乳晕周围皮肤切除术后3个月；C~F. 乳头乳
晕复合体（NAC）在宽的上蒂上重建；G. 荷包缝合后的最终外观

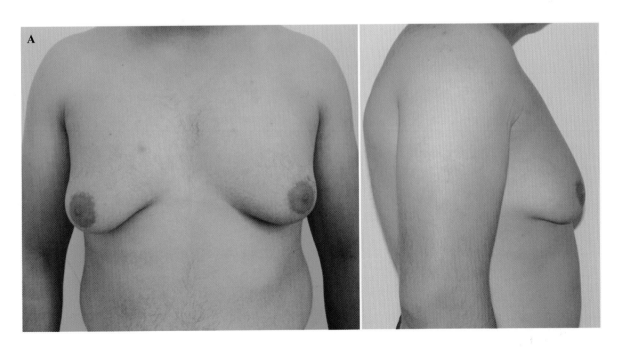

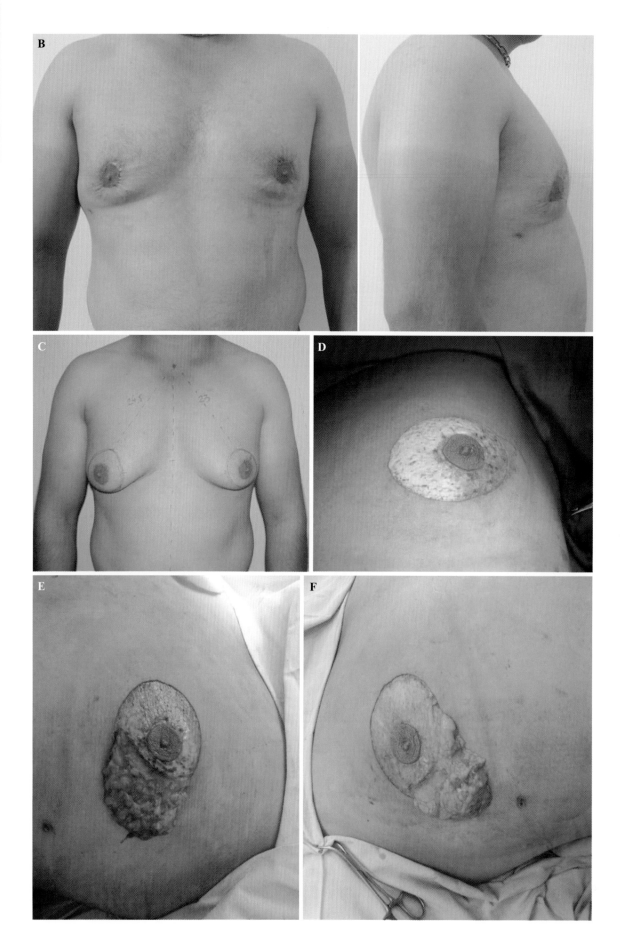

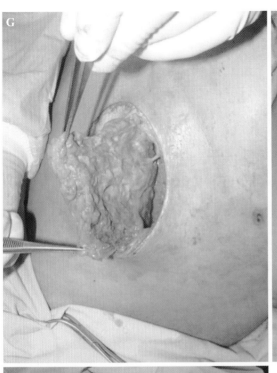

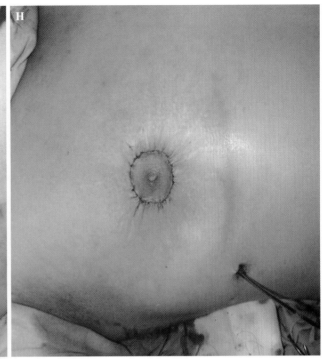

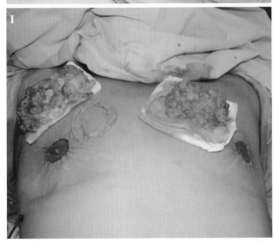

▶ 图 58-19　手术效果（十）

A. 27岁严重男性乳房发育症术前；B. 手术后1个月；C.术前标记的乳晕周围皮肤切口；D. 乳晕去表皮；E~F. 从胸大肌表面将腺体完整切除；G. NAC保留在宽的去表皮上蒂上；H~I. 荷包缝合后的最终效果，尽管术后仍有乳房下垂，并且需要修复周围瘢痕，但他的外观得到了很大改善，环乳晕皮下乳腺切除术每侧切除100g组织

（三）横楔形切除

　　设计水平椭圆形乳腺切除方式，使乳头乳晕复合体定位于上部[7]或下部宽 7 ~ 8cm 的皮肤腺体蒂上，长度变化取决于下垂的程度。在蒂部去表皮并将水平椭圆形皮肤包括腺体完全切除至胸大肌筋膜表面，乳晕上半部分蒂部去表皮，在下半部分进行全层切除[8]。该方法避免了男性患者出现非常明显的垂直瘢痕并且更易形成男性乳房外观。它适用于特别是在大量体重减轻之后严重下垂的病例，较少应用的方式包括（沿腋中线皮肤切除[9]，下蒂法和

IMF 处留有水平瘢痕，游离乳头移植[10]，乳晕环形切口向上肢延长[11]）。

　　严重的男性乳房发育症，特征是大量的腺体 – 脂肪组织和皮肤过多，手术选择有限。面临的挑战是通过有限的瘢痕去除多余的部分并保留 NAC，塑造男性胸部外观。Tashkandi[12]回顾了四种不同的方法。

　　1. 单纯乳房切除术和游离乳头移植术（图 58-20）。

　　2. 垂直、水平、倒置"T"形瘢痕乳房缩小，保留真皮单蒂（上部或下部）或垂直双蒂

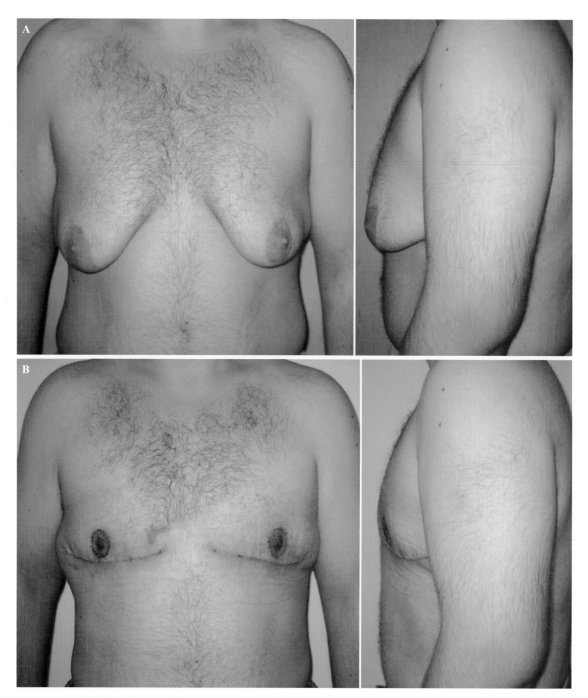

▲ 图 58-20　侧胸部区域存在局部血清肿，通过简单的注射器抽吸非手术治疗。患者离开了这个国家，没有机会随诊，但对结果非常满意

A. 23 岁严重男性乳房发育症术前；B. 游离乳头移植术后 2 周

进行乳头转位。

3. 首先进行 UAL，几个月后残留皮肤冗余切除。

4. 皮下乳房切除术和环形皮肤切除术，用荷包缝合。即使在严重的男性乳房下垂的情况下，有些作者仍提倡这种方法，试图减少瘢痕，获得满意的结果 [13-16]。

作者认为过量去除皮肤是限制性因素，这可能导致非常明显的瘢痕，乳晕扩大以及环乳晕皮肤皱襞。环乳晕乳房固定术中应用了各种各样的蒂治疗严重下垂的 NAC，作者认为在这些情况下也能得到令人满意的结果，包括宽大上蒂法的皮下蒂（图 58-18）[17]；乳晕下腺体蒂，切除多余的腺体组织留下苹果核样的腺体，连接乳头与胸壁[18]；双层真皮乳晕蒂[19]。

七、讨论

患者的病史包括年龄，乳房增大，药物或娱乐药物使用，肝、甲状腺、肾、睾丸疾病的体征或症状，酗酒或恶性肿瘤。体格检查应评估乳房肿块中存在的腺体和脂肪的程度，在某些情况下术前很难检测到。如果是单侧乳房增大，应该排除肿瘤，这是可以进行超声检查和（或）组织活检。术前任何情况下都应进行超声检查，但激素实验室检查无须常规进行。

生理性男性乳房发育通常会自行消退，药物引起的男性乳房发育停药也会自行消退。然而，大多数男性乳房发育症是特发性的，只有手术是治疗的金标准。外科医生对所使用的技术存在很多争论，其中一些医生提倡吸脂应该是所有病例中唯一的治疗方法，无论腺体和皮肤的多少，至少在第一阶段必须吸脂，如果有必要，第二阶段再进行腺体切除（超声辅助吸脂术后 6～9 个月后皮肤达到最大程度回缩）[5]。

还有一些医生（包括本章的作者）认为抽脂不能完全解决纤维腺体组织的问题。大多数情况下第一次手术应该包括腺体切除。Bostwick[2]最初使用传统的吸脂术，然后是超声辅助对于剩余的致密的乳晕下腺体组织的吸脂术，如果这些方法没有达到足够的矫正，可以通过传统的乳晕周围切口或通过内镜辅助腋下手术切除。还有一种牵引技术[20,21]，在进行吸脂术后，用 Kocher 镊子通过几个小切口抓住腺体并使其拖出。他们在伴有下垂的严重男性乳房发育症中也应用该方法，并且他们从未通过手术切除多余皮肤。

八、结论

男性乳房被定义为男性胸部的良性肿大，对于患者来说非常令人沮丧，影响情绪。女性的乳房外观使患者在社交场合保持沉默。

上述用于治疗男性乳房发育症的各种手术都有相同的目标——矫正畸形，塑造正常的男性胸部外形，形成最小的瘢痕，并防止乳晕乳头畸形。没有一种适用于所有情况的技术。大多数病例可以通过吸脂联合腺体切除来解决。有时很难确定是否需要进行皮肤切除。治疗皮肤冗余严重的男性乳房发育症的方法尚无定论。

第59章

Inverted Nipples
乳头内陷

Cristina Isac，Aurelia Isac，**著**

陈　雪，**译**

任玉萍　吴毅平，**校**

一、概述

乳头内陷是指乳头部分或全部埋入乳管内。乳头内陷让患者感到沮丧，并会带来一些功能上的问题，比如造成乳头感染或乳头易激惹。乳头内陷使患者无法哺乳。女性发病率为 2% ～ 3%，且 50% 是遗传获得[1]。乳头内陷分为原发性和继发性，原发者病因包括乳腺炎、乳腺肿瘤、乳房手术或者巨乳症。

从组织学上来说，是因为乳头深面缺乏一种密集的连接组织，通常这种组织在维持乳头凸度方面起着非常重要的作用。代替它的是纤维条索。乳腺导管也收缩变短。

二、手术方式

作者发现这几位专家描述的方法最有效[2-4]。手术非常简单且耗时短，随着时间的推移也不会复发。

局麻下，用 4-0 尼龙牵引线将乳头提拉出来便于操作。在乳头基底部做 1cm 长的水平小切口。确认纤维条索后用尖锐的麦忍巴姆剪刀剪断，使牵拉乳头的力量得到松解，乳头恢复凸度。很多医生建议避免剪断乳腺导管，但是如果要保留导管，术后乳头凸度将不能维持。乳头深面所有的软组织需要分离，主要利用剪刀进行水平向分离，注意保留到乳头的血管神经丛。保留乳晕肌。松解的程度可以凭借手指触摸确定乳头深面没有纤维条索牵扯。留下的空间用 5-0 尼龙线荷包缝合关闭，包埋线结。缝线在不同平面互相穿插，从这边腺体到达对侧腺体；缝合三处还是四处取决于乳头内陷的严重程度。注意缝合不要过多或者过紧，否则会影响乳头血供。关闭这个空间可以阻止乳头内陷复发，缝线还将刺激新的瘢痕组织形成。5-0 尼龙线 1 ～ 2 针关闭皮肤切口，术后瘢痕几乎看不到。

用圆柱体的棉垫或者中间有个洞的小纱布覆盖伤口，纸胶带固定。中间牵引线固定在周围乳房皮肤上，持续牵引 5 天（图 59-1）。

变通的方法还有用 18G 或 16G 针头通过非常小的皮肤切口切断乳头基底的导管和连接

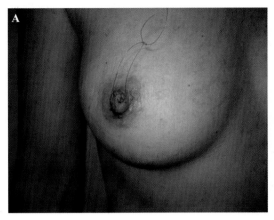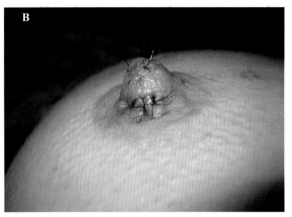

▲ 图 59-1　手术方式
A. 牵引线将乳头提拉出来；B. 术后即刻

组织 [3, 5]。在 10 天后去除经皮的荷包缝合线，乳头仍可以保持外翻。

三、效果

图 59-2 至图 59-5 中展示了一些病例，所有的病例都是按照上述所介绍的方法进行的手术。

四、并发症

1. 感染。
2. 血肿。
3. 麻木。
4. 乳头坏死是最严重的并发症，可以由严重的血肿、过多的分离或者缝合过紧引起。
5. 复发。
6. 乳晕色素减退（应用乳晕瓣时）。
7. 乳头基底皱缩。

五、讨论

乳头内陷与美学，功能以及生理问题相关。与乳头内陷主要相关的病生理基础是乳头深面存在短缩发育不良的乳管与纤维条索。随着发育过程，早期导管系统的发育停滞造成平滑肌纤维缺失被认为是导致乳头内陷的原因 [6]。

六、乳头内陷的分级（Shangoon）[7]

Ⅰ级：乳头很容易用手提拉出来，松手后可维持凸度。乳头深面没有软组织的缺陷，乳腺导管正常，没有短缩。

Ⅱ级：乳头可以用手提拉出来，但是不像Ⅰ级那么容易，有回缩的趋势。乳头深面有中度纤维化，且乳腺导管轻度短缩。

Ⅲ级：乳头严重内陷，非常难拉出来，一旦拉出来松手后立即回缩。存在明显的纤维化和导管短缩。乳头基底缺乏软组织。

乳头内陷矫正时有两个基本原则。

1. 在乳头底部适当松解纤维束和乳管，以保留泌乳功能（如果术前有泌乳功能）。

2. 用来自乳晕的组织，或者乳头深面乳腺组织，或者是荷包缝合来填充乳头下面的组织缺陷。

手术是唯一有效的治疗方法。理想的手术方式应该简单、可靠、快速，并获得一个形态

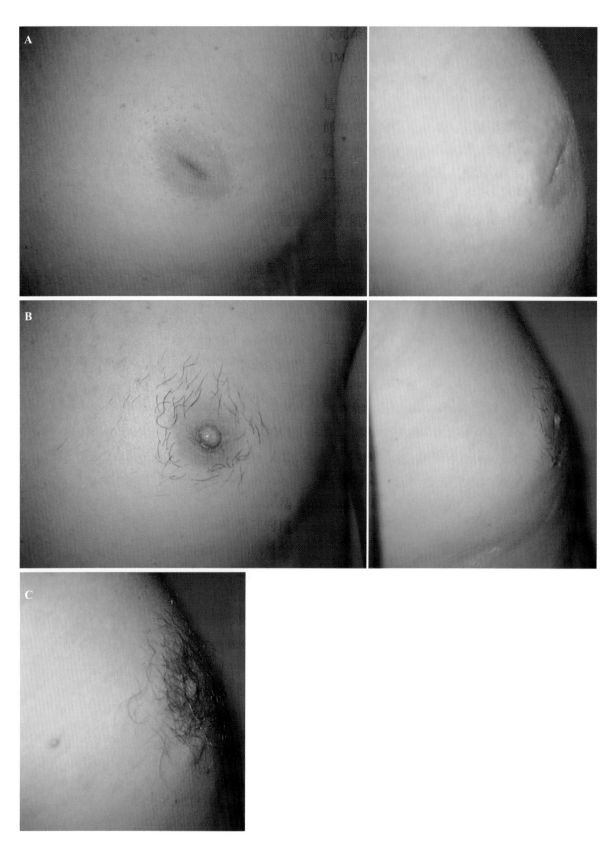

▲ 图 59-2　手术效果（一）
A. 40 岁男性乳头内陷术前；B. 术后 1 个月；C. 术后 8 个月，乳头形态维持良好

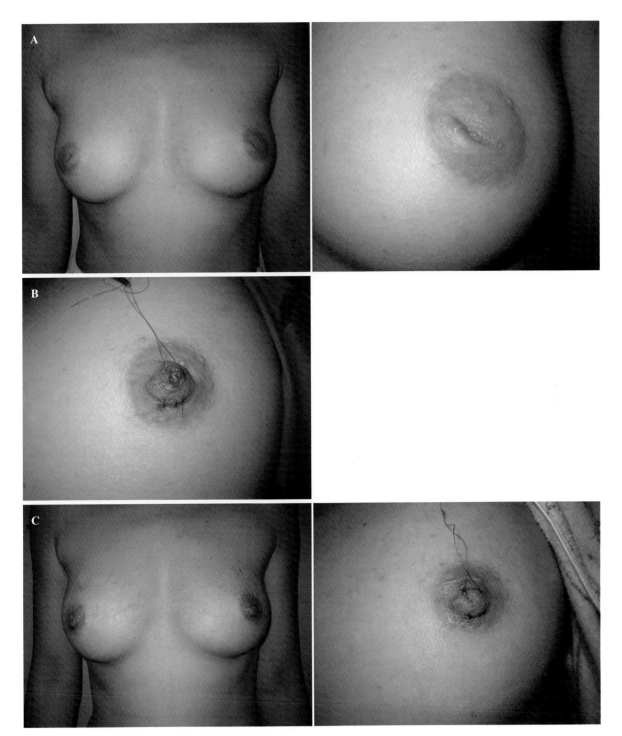

▲ 图 59-3　手术效果（二）

A. 自青春期后即存在乳头内陷患者术前，患者没有哺乳过，也不打算再生育孩子；B. 术后即刻；C. 术后 1 周

良好的乳头，没有复发，最小的瘢痕。

　　治疗乳头内陷的其他手术方式也有报道。至今有超过 50 种具有细微差别的手术方式[3]。大量相关文献提示每一种方法能获得令人满意的结果都非易事。它们基本可以分为以缝合为基础的方法，以乳晕或乳头皮瓣为基础的方法或者真皮瓣为基础的方法。

　　对于 I 级和 II 级乳头内陷，可能单纯荷包

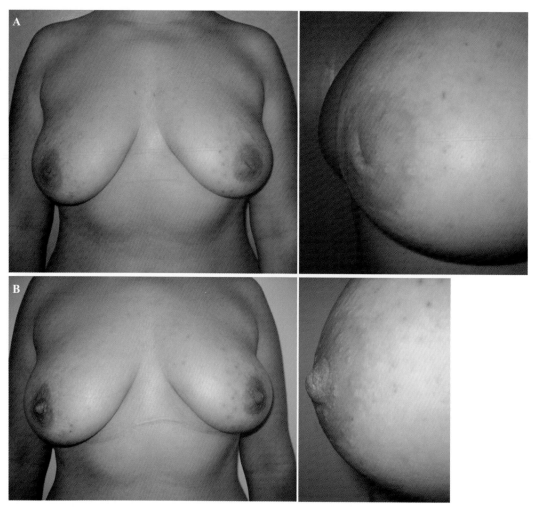

▲ 图 59-4　手术效果（三）
A. 36 岁乳头内陷女性术前；B. 术后 2 个月，可以注意到乳头的良好凸度且无可见瘢痕

缝合就可以获得很好效果，但是对于Ⅲ级乳头内陷，即使应用真皮瓣也很难获得持久的乳头形态，因为乳腺导管短缩非常严重。

Elsahy 和 Teimourian 最初提出的手术方法是应用三角形皮瓣或者互相包裹或通过乳头基底皮下隧道互相尖对尖翻转填充乳头基底，后来又有很多术式由此演变而来[8, 9]。Min 等[10]报道了在 3 点钟和 9 点钟位置上设计三角形乳晕真皮纤维瓣，耗时短，且能保持乳头良好凸度和形状，术后不复发且瘢痕最小化。

抬高的皮瓣通过乳头基底的隧道翻转并缝合在对侧皮瓣的蒂部。Lee 等应用双侧去表皮真皮瓣加固乳头深面。皮瓣呈三角形，长度为 1cm[11]。Haeseker 应用了三个去表皮乳晕瓣通过乳头基底隧道填充与乳头深面[12]。乳晕的星形三角瓣[13] 或钻石形乳晕真皮瓣[14] 翻转填充于乳头深面。文献中还介绍了类似方法的不同变化[15]。改良 Namba 技术[10] 应用从乳头颈部形成三个半"Z"形全厚皮瓣；同一作者还应用 Teimourian 方法，将两个相对的皮瓣铰链式相互缝合在乳头深面松解的区域以填补缺失的空间。

甚至有人将珠宝穿过乳头也作为一种治疗的方式[16]。其他术式还有应用星形瓣、菱形瓣、软骨、腱膜、脂肪、GoreTex（一种防水透气的材料）以及硅胶联合各种支撑物。

尽管有大量术式报道，乳头内陷总体复发率为 3.9% ～ 10.6%。

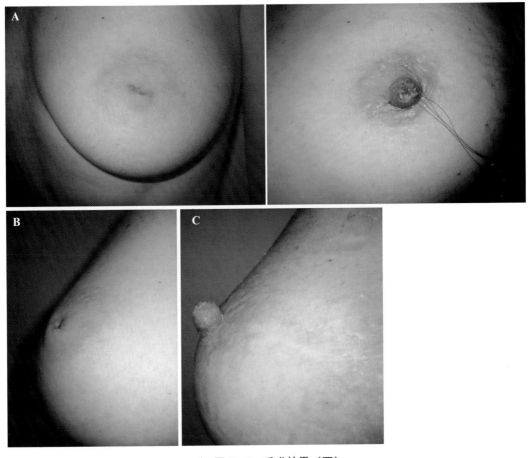

▲ 图 59-5 手术效果（四）

A. 40 岁女性双侧 II 级乳头内陷术前；B. 术后即刻；C. 术后 6 个月，乳头凸度维持良好

作者采用的方法相当简洁。通过松解缩短的乳管和纤维束，乳头被释放出来。同时，通过缝合乳头基底组织，形成新的纤维组织，防止乳头内陷复发。这种方法的唯一缺点是无法保留哺乳功能，因为如果保留不切断输乳管，手术将达不到预期效果。然而，本身大多数乳头内陷患者由于乳管的萎缩，乳头内陷就无法进行母乳喂养。应该在术前就告知患者这个可能性，并获得她的允许。

如果术中还在乳头深面置入了置入物，而且乳头内陷是轻中度的，那么乳头可能仅仅由于置入物就可以外翻。如果是重度内陷，可以在手术同时使用 Botti[3] 提出的方法。如果是通过环乳晕切口置放置入体，通过该切口可以松解乳管和纤维束，并将缝线埋置在乳头基底。

如果分离的层面够深保留了血管神经丛，手术是不影响乳头感觉的。

七、结论

乳头内陷的矫正手术，主要被认为是一种美容手术，可以在门诊进行。所报道的术式种类之多恰恰说明取得令人满意的手术效果并非易事。作者使用的方法促进新的结缔组织生长——填补乳头深面软组织的不足，有效矫正了乳头内陷，并形成了支撑乳头的必要物质。

第60章

Congenital Breast Syndromes:History, Etiology, and Treatment
先天性乳房畸形：病史，流行病学及治疗

Melvin A. Shiffman，**著**

任玉萍，**译**

吴毅平，**校**

一、概述

医学文献中记载有关于乳房缺如、无乳头畸形、无乳腺畸形和乳房发育不全的文章，尽管临床并不常见。然而，整形医生、美容医生和普外科医生应该了解这些综合征，并能够明确特定的问题及其可能的表现。

有各种各样的手术方法可以改善这些综合征的临床表现。然而，这些先天性疾病的某些方面是无法通过手术矫正的。

二、乳房缺如（乳房发育不全）

乳房缺如是先天性或者医源性造成乳腺组织、乳头以及乳晕缺失。

Birkett（1850）[1]综述了最早的乳房畸形病例并报道为 M.G.St-Hilaire 状态，"M.Lousier（1801）[2]报道了一例乳房缺如的病例。"

Williams（1891）[3]从 19 世纪的文献中描述了一些病例，包括 Wylie（1888）（图 60-1）[4]报道过一例 21 岁女性"没有乳房、乳晕、乳头"，胸大肌和肋骨正常存在；Batchelor（1888）[5]记录了一例女性病例，"没有乳房、乳头，但是乳头的位置处有六便士大小的皮肤色沉"，Scanzoni（1855）[6]报道过一例 64 岁死于结核病的女性，发现她左侧乳房、乳头、乳晕以及右侧卵巢缺如。

Deaver 等（1917）[7]列出了许多报道乳房缺如（乳房发育不全）病例的作者，包括 Marandel（1818）[8]女性单侧乳房发育不全；Saint-Hilaire（1834）[9]女性单侧乳房发育不全；Frorief[10]（1839）女性右侧乳房发育不全；Schlözer（1842）[11]单侧乳房发育不全；Ried（1842）[12]右侧乳房发育不全；Scanzoni（1855）[13]一例女性右侧乳房及右侧卵巢缺和二例女性左侧乳房和左侧卵巢缺如；King（1858）[14]女性右侧乳房发育不全；Gilly（1882）[15]双侧乳房和尺骨以及右手尺侧缺如；Seitz

（1884）[16] 男性左侧；Hutchinson（1886）[17] 男性双侧乳房发育不全；Wylie（1888）[4] 女性双侧乳房发育不全；Widmer（1888）[18] 女性左侧乳房发育不全；Engström（1889）[19] 女性左侧乳房发育不全；Peiper（1891）[20] 女性左侧和男性左侧乳房发育不全；Ziemssen（1891）[21] 男性左侧乳房发育不全；Zimmerman（1893）[22] 男性右侧乳房发育不全；Young（1894）[23] 男性左侧乳房发育不全；Thompson（1895）[24] 一例女性左侧乳房发育不全，一例男性右侧乳房发育不全；Neumann（1899）[25] 女性单侧乳房发育不全；Whyte（1904）[26] 男性右侧乳房发育不全；Lanois 和 Hubert（1907）[27] 女性左侧乳房发育不全；Viannay（1908）[28] 女性右侧乳房发育不全；Lutaud（1910）[29] 女性右侧乳房发育不全；Aumont P（1912）[30] 女性右侧乳房发育不全；Simpson（1913）[31] 女性左侧乳房发育不全；Foerster[32] 女性单侧乳房发育不全；以及 King[33] 女性单侧乳房发育不全。

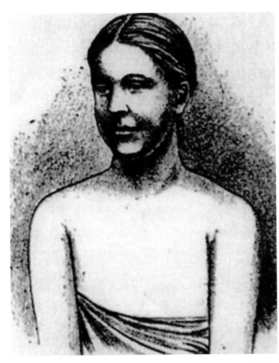

▲ 图 60-1　乳房发育不良 [选自 Wylie（1888）[4]]

其他乳房发育不全的病例报道者包括 Drago（1899）[34]，Simpson（1913）[35]，Ray（1920）[36]，Louria（1924）[37]，Colas-Pelletier（1928）[38]，Bertone（1930）[39]，PutzuDoneddu（1934）[40]，Fabre（1948）[41]，Viégas（1948）[42]，Simard（1948）[43]，Goldenring 和 Crelin（1961）[44]，Ferene（1963）[45]，Peskova 和 Fara（1964）[46]，Pierer（1964）[47]，Brands 和 Schütz（1968）[48]，Imbach（1971）[49]，Desmukh 和 Healey（1972）[50]，Rudoni 等（1999）[51]，Jacobovits（2002）[52]，Kachewar（2010）[53] 和 Patil 等（2012）[54]。

Kiskadden 等（1949）[55] 讨论了一例先天性多发畸形的男孩病例，包括乳房缺如、双手双足"螯状指"及腭裂。Fraser（1956）[56] 报道了三代家庭的 7 名成员，1 名男子和他的 3 个女儿以及三个孙女的双侧乳房缺失。Trier（1965）[38] 描述了一名 14 岁女性 4 年前被修复的病例。她的鼻子又小又短，鼻根宽，鼻子大，在鼻背中 1/3 处有凸起，鼻尖小，鼻小柱短小。没有乳房，也没有乳头或乳晕的痕迹。

（一）病因学

Trier（1965）[38] 描述了在子宫内乳房发育的过程，从第 6 周开始，于"外胚层加厚脊，乳线，或乳腺脊，延伸至躯干两侧胚芽的基部。在 9mm 的胚胎中，这乳腺脊变得更加明显，并逐渐增厚进入中胚层"。细胞增殖变成球状，然后呈球状和小叶状，在第 5 个月形成腺管和腺泡。在细胞聚集的表面形成一个凹陷，在出生时变成乳头。乳房的缺失是由于乳腺脊发育过程中胸部部分的缺失造成的。

Wilson 等（1972）[57] 描述了一个有先天性缺失或乳房发育不全的家庭：3 个月大的男婴，没有乳头，没有可触及的乳房组织，母亲没有乳房组织，乳头位置有棕色区域，母亲单侧乳房缺失，这被认为最有可能与常染色体 X 相关的多位点疾病有关。Amesse 等（1999）[58] 报道了一位阴道子宫乳房发育不全的患者发生 46，XX，t（8；13）（q22.1；q32.1）易位。

Bianca 等[59] 认为乳房发育不全的原因可能由于某个锁骨下动脉供应中断有关。

（二）治疗

已经有各种尝试矫正乳房缺如的方法。

Trier（1965）[38] 描述了一例 14 岁乳房乳头或乳晕缺如的女孩。利用阴唇的小皮瓣插入到肱骨中点水平的胸壁上作为乳晕。两年后，皮下置入硅胶假体。

脂肪移植[60] 以及游离腹直肌肌皮瓣（TRAM）[61, 62] 都被成功应用于治疗。Parodi 等（2005）[63] 应用显微背阔肌肌皮瓣矫正因放疗至乳房缺如的病例，当然这个方式也可以应用于其他原因造成的乳房缺如。乳房假体可以扩张组织，用于填充乳房[64-66]。

（三）其他发育异常

还有一些关于乳房缺如或乳房发育不全的患者伴有其他畸形。Rich 等（1987）[67] 报道了一例 24 岁女性及她新生婴儿的双侧乳房缺如并伴有其他发育异常。这些发育异常包括漏斗胸、脐疝、动脉导管未闭、畸形低位耳、眼睑下垂、内眦赘皮和反蒙型斜向眼睛、眼距过宽、高腭穹、扁平阔鼻、肘外翻和并指。

三、卵巢缺如

在出生时，双侧卵巢的缺失或卵巢功能的缺失会影响乳房形成。Pears 和 Cooper（1805）[68] 曾解剖过一例 29 岁没有卵巢女性尸体，发现乳房像男性一样，未发育，子宫呈幼稚型类似婴儿般。Caillot[69] 报道过一例相似病例。

双性人也可能缺失乳房。Pilcher（1838）[70] 曾描述过多被当成女性的双性人。乳房完全缺如，阴蒂大，具有残遗的前列腺和子宫，但是阴道通往尿道。

四、乳腺缺如

乳腺缺如是乳头 – 乳晕存在的情况下单侧或双侧乳腺缺失。

Scanzoni（1855）[6] 报道过一例 18 岁女性右侧乳腺缺如以及右侧卵巢缺失。另一例 28 岁女性（1890）[71, 72] 没有乳腺，会阴部没有阴毛，子宫小，不过阴道和卵巢似乎正常。Schneller（1898）[73] 和 Glos（1932）[74] 也报道过先天性乳腺缺如的病例。

（一）其他发育异常

Ozsoy 等（2007）[75] 描述了双侧乳腺缺如以及乳晕发育不良，并且面部（东方人面容，鼻上颌后移，短小鼻，长上唇，继发于上颌骨发育不良的咬合畸形，以及前鼻棘缺失）、四肢（双侧先天性指屈曲）及未曾有报道的胸椎异常（脊柱侧弯）。先天性指屈曲指的是一种常染色体显性遗传，其特征包括固定的小指间关节弯曲畸形。Walden（2007）[76] 报道过一例乳腺缺如合并面中部畸形。

（二）治疗

Ozsoy 等（2007）[75] 通过下皱襞切口将盐水假体置入胸肌后获得了很好的对称效果。Papadimitriou 等（2009）[77] 报道治疗了一位 13 岁女孩双侧乳腺缺如以及乳晕发育不全的病例。

患者进行了隆乳手术（推测应该是假体隆乳）。Nso-Roca 等（2012）[78] 报道了一例 13 岁双侧乳腺缺如的女孩进行了手术重建。

五、无乳头畸形

无乳头畸形是先天性缺失一个或两个乳头，它有时会出现在 Poland 综合征患者的一侧胸壁，也可以在某些类型的外胚层发育不良中发生。外胚层发育不全是一种遗传病，通常表现为皮肤异常发育、汗腺缺失、眼干、牙齿发育异常。

在早衰（过早衰老）综合征和 Yunis–Varon 综合征中，也会出现无乳头畸形。Yunis–Varon 综合征（YVS）[79, 80]，也被称为小颌畸形，拇指缺如，远端指缺如，是一种极其罕见的常染色体隐性多系统先天性疾病，它影响骨骼系统、皮肤组织、心脏和呼吸系统。YVS 的特征还包括宫内和出生后生长迟缓，头骨发育不全，肩胛骨完全或部分缺失，以及面部特征性表现。其他症状可能包括手指和（或）足趾的异常。在大多数情况下，患有这种疾病的婴儿会出现严重的进食问题和呼吸困难。此外，患儿可能有心脏缺陷。

Duval（1861）[81] 和 Chambers（1897）[82] 报道了无乳头的病例。Chamber 的患者表现为"胸廓发育正常而无乳头"以及"乳头的位置有一个小的玫瑰色的斑点。"Hoskawa 等（1987）[83] 曾报道了单侧无乳头伴皮下囊肿的病例。囊肿壁的组织学表明它来自乳头乳晕复合体的基质。Ishida 等（2005）[84] 描述了一例单纯双侧无乳头病例，不伴有其他畸形。他们觉得单纯乳头乳晕缺失是很少见的，通常都伴有其他畸形。

Glustein 等（1987）[85] 描述了一例 CHARGE 综合征患儿伴有左侧乳头缺失。CHARGE 的首字母缩写是由 Pagon 等[86] 在1981年创造的。描述的是在一部分儿童中出现以下表现的特征，包括确诊该综合征的原发性病例，但是这些特征单独存在不支持该诊断[87]。

1. C，眼组织残缺，中枢神经系统异常。

2. H，心脏缺陷。

3. A，后鼻孔闭锁。

4. R，生长发育迟缓。

5. G，生殖器和（或）泌尿系统缺陷（性腺功能减退）。

6. E，耳畸形和（或）耳聋。

CHARGE综合征最常见的生殖器疾病是睾丸未降或隐睾症。另一种常见的生殖器疾病是尿道下裂。耳聋是常见的现象，而在CHARGE综合征中出现的最常见的耳部异常是杯状耳畸形外观，即所谓的"垂耳"。CHARGE 综合征的基因检测包括对 CHD7 基因的特定基因检测。临床诊断为 CHARGE 综合征的病例只有60% 出现阳性基因检测结果。

Qazi 等（1982）[88] 讨论了一个家庭综合征，有一个孩子有双侧后鼻孔闭锁，乳头发育不全，早期的肌张力减退，以及语言发育迟缓。她的姐姐和姑姑也存在后鼻孔闭锁。Hisama 等（1998）[89] 报道了三个刚出生的兄弟，他们因肾组织异常导致肾功能异常，有眶下皱襞，低位耳发育不全，以及宽指小指甲。其他可能伴随的特征包括后鼻孔闭锁、主动脉弓异常、胸腺缺如、胆囊缺如、耳屏及耳甲腔缺失、鳃裂、室间隔缺损、ⅡB 型甲状旁腺分裂、副脾和肛门闭锁。他们活了 25 小时至 12 天。Dumic 等（2002）[90] 有一个 11 岁女孩的病例，具有后鼻孔狭窄，乳头发育不全小到几乎看不见，反复发作的泪囊炎，颈部瘘管。

Al-Gazali 等（2002）[91] 报道了两个兄妹，妹妹有后鼻孔闭锁，乳头发育不全，颈部凹坑，而哥哥有耳聋。两人都有甲状腺异常，头发稀疏，皮肤干燥，指甲发育异常。Uchida 等（2006）[92] 描述了一例双侧后鼻孔闭锁的病例，双侧乳头 - 乳晕缺失，后腭裂，空肠闭锁，轻度智力和生长发育迟缓。Horvath 和 Armstrong（2007）[93] 描述了一种新生儿无乳头的综合征，即无乳头，右耳形成不规则的杯状，耳前凸凹不平，后鼻孔闭锁，肾脏脉管病，在 13 周内死亡。有家族性颈部囊肿病史。Wong 和 Ng（2009）[94] 报道了一例女性新生儿腭裂，左低位耳，没有乳头和乳晕。她的父亲除了低位耳外也有同样的畸形。

病因学

有报道称，在怀孕期间使用甲硫咪唑可能导致无乳头症。Greenberg（1987）[95] 提到后鼻孔闭锁和无乳头，而 Al-Gazali 等（2002）[91] 观察到一例常染色体隐性综合征病例，除了使用甲硫咪唑引起的胚胎病外，还有后鼻孔闭锁、乳头发育不全或者无乳头，甲状腺异常类似 Bamforth 综合征。"Bamforth 综合征"是一种罕见的综合征，主要以口腔顶部的异常开口和甲状腺功能减退为特征[96]。Bamforth 综合征的一些最常见的症状包括甲状腺功能减退、鸡冠头、会厌分裂、腭裂、小下颌、扭曲的发轴、智力发育迟缓、甲状腺功能异常、羊水过多、头发稀疏和缺乏[97]。Ishida 等（2005）[84] 称"乳头－乳晕缺如可能由于甲状旁腺素相关蛋白缺乏所致。"蛋白质的产生缺乏会导致纤维弹性致密的乳腺间质细胞萎缩从而导致乳腺组织的进化不良。

后鼻孔闭锁是一种原发病，后鼻孔（鼻腔后端）阻塞通常是由于骨或软组织发育异常造成，出生后保留了鼻子和嘴部分离的薄薄的组织，这部分本应在胎儿发育过程中退化掉。与后鼻孔闭锁相关的其他发育异常类似 CHARGE 综合征，可能引起明显鼻桥短缩或面中部退缩（包括像 Crouzon 综合征，Pfeiffer 综合征和 Antley-Bixler 综合征中的颅缝早闭综合征[98]）。

使用一些特定的药物比如卡比马唑（Myers 和 Reardon）[99] 或者阿特拉津（Agopian 等）[100] 可能导致后鼻孔闭锁。Kancheria（2010）[101] 发现"所有后鼻孔闭锁的患者往往合并母亲孕前摄入过量的锌和维生素 B_{12}，怀孕期间（怀孕前 1 个月直到孕后 3 个月）摄入了抗泌尿系感染药物的母亲较对照组患病概率显著提高。对于单纯后鼻孔闭锁的患者（不合并其他严重畸形），孕期被动吸烟以及每天饮用 3 杯及 3 杯以上咖啡超过 1 年的母亲，较对照组患病概率增加。而在怀孕前 1 年，母体摄入泛酸和维生素 A 不足时，情况正好相反。

无乳头可能出现在妊娠的第 6 周期间，当胎儿在发育乳腺时，也可能出现在婴儿出生之前或出生后，乳头从乳房发育来时。其他与无乳头征有关的疾病包括先天性疾病，如 Poland 综合征、外胚层发育不良和 Yunis-Varon 综合征。

六、乳腺发育不良（小乳症）

小乳症即乳房发育不良，女性乳腺组织发育不良。没有明确界定乳房大小即小乳症的定义。这可能是一种先天性缺陷与胸肌的潜在异常有关，类似 Poland 综合征，或与创伤相关（通常是手术、烧伤或放射治疗），或者是主观的美学描述。

小乳症的病例包括 Comack（1991）[102] Marconi 等（1994）[103]。

Terhal 等（2000）[104] 描述了一例 14 岁小乳症女孩伴有阴蒂肥大、小阴唇发育不良、身材矮小、不成比例、小耳畸形以及髌骨缺失。第二例 15 岁小乳症女孩，伴有身材矮小、小圆耳、鹰钩鼻、小口、双侧髌骨发育不良。这些病例除了乳房发育不良外，其他耳、髌骨、身材矮小的症状与 EPS 或 Meier-Gorlin 综合征类似。EPS 综合征还包括变形的锁骨、肋骨变窄、肘部脱臼。

治疗

Finger（1979）[105] 应用定制假体矫正了漏斗胸，并通过乳房下皱襞切口置入了常规乳房假体矫正小乳症。Rose 和 Lavey（1983）[106] 通过乳房下皱襞切口在漏斗胸区域皮下置入定制假体以及通过另一个下皱襞切口在胸肌后置入常规乳房假体隆乳来矫正漏斗胸和小乳症。Mitz（1983）[107] 应用对侧真皮腺体游离皮瓣矫正小乳症。Bruck（1992）[108]通过减少大乳头乳晕并重塑乳房的办法，将健康乳房侧上象限的腺体瓣以中央为蒂转移到未发育侧形成新乳房的中下象限以治疗单侧小乳症。

七、外胚层发育不良

外胚层发育不良（ectodermal dysplasias，ED）是可遗传的两个或两个以上外胚层结构异常，比如头发、牙齿、指甲、汗腺、颅－颌面部结构、指趾和身体的其他部位[109]。可能会有头发的异常。头发和体毛可能稀疏，而且颜色很浅，但是患者的胡须生长可能是正常的。头发可能会生长缓慢，而且可能过于脆弱、卷曲，甚至扭曲。指甲和趾甲可能变厚，形状异常，脱色，表面凸凹不平，生长缓慢或者脆弱。皮肤可能容易感染。皮肤轻度色沉，当皮肤受损时可能发生永久性色脱。在某些情况下，可能会出现红色或棕色的色素沉着。皮肤容易出现皮疹或感染，手掌和脚底可能会很厚。有些 ED 综合征的病人无法排汗。汗腺功能异常甚至因为某些蛋白未激活而使得汗腺根本就没有发育。没有正常排汗，身体不能正常调节体温。因此，身体过热是常见问题，特别是天气热的时候。牙胚的发育常常受先天性牙齿缺失（一些病例中存在牙齿的永久性缺失）和（或）牙齿的生长影响而变形凸出，牙釉质也常常缺损。牙齿矫正通常都是必要的，患儿在 2 岁左右就应开始进行牙齿的治疗。随着孩子的成长，经常需要多次更换假牙，一旦青春期下颌完全成熟便可以选择种植牙作为一种治疗选择。目前很常用的治疗方式是拔掉不需要的牙齿并用种植牙将其替换。在其他病例中，也可能给牙齿带上牙冠。也可能需要进行正畸治疗。因为牙科治疗比较复杂，多学科合作可以提供最优化的治疗方案。

ED 患者通常具有明显的颅颌面特征，比如前额隆起很常见，更长而明显的下颌也经常出现，比较宽的鼻子也很常见。在一些 ED 病例中，眼睛部分的异常发育会导致眼睛干燥、白内障和视力缺陷。专业的眼科护理可以帮助减少 ED 对视力的影响。同样，耳发育异常可导致听力问题。因为口鼻正常保护性的分泌液缺乏，呼吸道感染也比较常见。必须采取预防措施防止感染[109]。

Hutchinson（1886）[110]有一个三岁半的男童病例，"出生时双侧乳头完全缺失，并且无发，除了外生殖器外，整个身体的皮肤及附属器呈萎缩状态"。

Osbourn（1952）[111]描述了一例 16 岁没有乳腺组织和乳头的男孩，皮肤干燥粗糙，头皮除了细小绒毛没有任何其他毛发，没有眉毛，没有睫毛，眶上脊突出。Suvorova 和 Sazonova（1974）[112]收集到一例 ED 患者，无乳头，脱发性毛囊角化病。Burck 和 Held（1981）[113]描述了一例无乳头的婴儿，他的母亲、姨妈和外婆均有牙齿发育不良、头发稀疏和与乳腺发育不全有关的小乳房。

还有其他作者报道的外胚层发育不良以及无乳头症的更多病例，包括 Tendlau（1902）[114]，Weech（1929）[115]，Kaalund-Jorgense 和 Christensen（1941）[116]，Upshaw 和 Montgomery（1949）[117]，Osbourn（1949）[111] 和（1956）[118]，Malagon（1956）[119]，Tsakalakos 等（1986）[120]，Triolo 等（1993）[121] 及 Alcón Saez（2008）[122]。

（一）病因

ED 可以通过遗传性（常染色体显性、常染色体隐性和 X 相关）来分类，也可以通过那些受累结构［头发、牙齿、指甲和（或）汗腺］来分类[123]。

有几种不同的遗传原因的类型[123]。

1. Hay-Wells 综合征、Rapp-Hodgkin 综合征和 EEC 综合征都与 TP63 基因相关。

- Hay-Wells 综合征也称为 AEC 综合征；这是"睑曲 – 外胚层发育不良 – 腭裂综合征""丝状睑缘粘连 – 外胚层发育不良 – 腭裂综合征""睑缘粘连 – 外胚层发育不良 – 唇腭裂（ankyloblephoron-ectodermal defects–cleft lip/palate，AEC）综合征""睑缘粘连 – 外胚层发育不良 – 唇和（或）腭裂综合征"或"睑缘粘连 – 外胚层发育不良 – 腭裂综合征"[123] 的缩写。

- Rapp-Hodgkin 综合征因腭裂这个显著的临床特征可以将其与其他两种外胚层发育不良综合征区分开来。EEC 综合征（ectrodactyly-ectodermal dysplasia–cleft syndrome，EEC 综合征）的特征是缺指畸形（手和脚的中指 / 趾发育异常），而 AEC 综合征通常表现为在出生时睑缘丝状粘连，即上下睑间有层胶状膜（上下睑缘间有丝状连接的皮肤）[124]。

- 缺指畸形 – 外胚层发育不良 – 腭裂综合征，或 EEC，也被称为 EEC 综合征，（也被称为"裂手裂足 – 外胚层发育不良 – 腭裂综合征"），是一种罕见的外胚层发育不良，是一种常染色体显性遗传病。EEC 的特征是缺指畸形、外胚层发育不良、面裂。与 EEC 相关的其他特征包括膀胱输尿管反流、反复的泌尿系统感染、鼻泪管阻塞、头发和皮肤色素沉着减少、牙齿缺失或异常、牙釉质发育不全、下眼睑无泪点、畏光、偶见认知障碍、肾脏异常和传导性听力丧失[125]。

2. 少汗的外胚层发育不良可能与 EDA（外异蛋白 –A）、EDAR 和 EDARADD 基因相关。

3. 马格丽塔岛外胚层发育不良与 PVRL1 基因相关。

4. 伴有皮肤脆弱的外胚层发育不良与 PKP1 基因相关。

5. 克劳斯顿无汗外胚层发育不良与 GJB6 基因有关。

6. 格里综合征 / 网状色素皮病与 KRT14 基因相关。

7. 先天性厚甲是由多种角蛋白引起的。

8. 局灶性真皮发育不全与 PORCN 基因相关。

9. 埃利斯 – 凡克威尔德综合征与 EVC 基因有关。

10. 掌状皮肤发育不良是指几种选择性地影响手和脚的不同情况。

Heckman（1982）[126] 描述了一例 23 岁女性先天性双侧无乳症，无乳症遗传给孕 38 周产下的女儿身上。并且母女俩第 5 指都有轻度钩指。母亲只有 19 颗固齿。这种先天性无汗外胚层发育不良的临床表现可能与性染色体相关的隐形基因有关。近期调查显示，"……外胚层乳嵴的完全生长抑制发生在子宫内 6 ～ 12 周，也可能是由于脱氢表雄酮引起的胚胎病"。

Ausavarat 等（2011）[127] 称双侧无乳症女性患者的 46，XX，t（1；20）（p34.1；q13.13）发生易位，外胚层发育不良，染色体平衡易位导致独肾。他们证实 PTPRF 可能与系统性无乳症有关。

Haghighi 等（2013）[128] 发现了与 EDAR 相关的新型错义突变，它导致了隐性的伴有双侧乳房发育不良和掌跖角化病的无汗性外胚层发育不良。

（二）治疗

Taylor（1979）[66] 报道了一种皮下置入凝胶填充假体的病例，以重建由于血管发育欠佳造成的右乳房缺失。手术后 3h 移除了假体。作者建议胸肌下置入假体更安全。

Klinger 等（2009）[129] 提出不同问题手术治疗方案不同。胸肌下置入假体治疗双侧无乳症效果显著。不同的手术方案包括以下几点。

1. 两步法乳房重建：先置入乳房组织扩张器，扩张完成后将扩张器置换为永久性假体。

2.利用乳房假体 I 期重建乳房。

3.用局部或游离皮瓣重建乳房。

Klinger 等认为，随机推进皮瓣（如胸腹皮瓣）和背阔肌皮瓣有不知名血供、创伤大和容量不足等不利因素。横腹直肌肌皮瓣（TRAM）或腹壁下动脉穿支皮瓣（DIEP）并不能保证脐部区所有皮肤的血供。

Hatano 等（2012）[130] 利用横腹直肌肌皮瓣（TRAM 皮瓣）成功修复了无乳症的乳房缺损。

八、AREDYLD 综合征

AREDYLD 综合征是一种结合了肾脏缺陷、外胚层发育不良、脂肪萎缩以及其他表现的疾病。

Pinheiro 等（1983）[131] 有一例双侧乳腺发育不良病例，乳腺发育不全和乳晕色素减退，脂肪萎缩，糖尿病，异常的面部外观，全身多毛，两个初生牙牙釉质发育不良，四颗乳牙发育异常，固齿缺乏，身材矮小，肾功能不全，颅穹窿过度骨化，掌骨发育不全，皮纹改变及其他异常。作者称其为 AREDYLD 综合征，包括肾脏缺陷、外胚层发育不良、脂肪萎缩以及其他临床表现。Breslau–Siderius 等（1992）[132] 报道了另一位 19 岁 AREDYLD 女性患者。

Rich 等（1987）[67] 描述了一例双侧无乳症患者，伴有漏斗胸、动脉导管未闭、异形低位耳、内眦赘皮以及反蒙古人的斜向眼睛、眼距增宽、宽鼻、锥状指、肘外翻和并趾。这是常染色体显性遗传病。Jacobovits 等（2002）[52] 报道了另一位双侧无乳症女性患者的妊娠和分娩。Kumar 等（2004）[133] 报道过一例患者患有食管闭锁、气管食管瘘、左侧乳房缺如、肛肠畸形、尿道下裂、左侧胸大肌缺如。

（一）病因

McPherson（2002）[134] 认为，由于第一个

报道的患者是同族父母生的，并且有可能影响到已故的姐妹，且常染色体或性染色体相关显性遗传不能排除，因此假定 AREDYLD 是一种常染色体隐性遗传。

Hutchinson–Gilford 儿童早衰综合征（HGPS，Hutchinson Gilford 儿童早衰症，Gilford 综合征，Souques–Charcot 综合征或 Souques–Charcot 老年病，以及这种综合征的变体）。

Hutchinson（1886）[135] 描述过一例无发、无乳房男孩，伴有皮肤及皮肤附属器萎缩。这被认为是外胚层发育不良的一种形式。Hutchinson 在 1895 年重点描述过第二例患者。Gilford（1897）[136] 随访了 Hutchinson 的患者数年直到患者 17 岁去世。Gilford 和 Sheperd（1904）[137] 在随访这例患者时发现了一些其他早期衰老的症状，并建议将其命名为"早衰症"。

这种综合征包括在生命最初的几个月里出现的无法茁壮成长的症状和局限性的硬皮病。在婴儿时期，曾出现其他症状包括生长发育受限、全身无毛发、小脸、窄小的下巴和小鼻子。后来渐渐出现皮肤皱缩、动脉粥样硬化、肾衰竭、视力下降和心血管问题。从基因上来说，LMNA 基因的 1824 个基因位点发生突变，导致了一种前层蛋白 A（progerin）的异常变异。

其他报道还包括 Cao 等（2011）[138]，Norris（2011）[139]，Sowmiya 等（2011）[140]，Saigal 和 Bhargava（2012）[141]，Espandar 等（2012）[142]，Cleveland 等（2012）[143]，Neema 等（2012）[144]，d'Erme 等（2012）[145]，Chen 等（2012）[146]，Ullrich 等（2012）[147]，Akhbari 等（2012）[148]，Kane 等（2013）[149]，和 Xiong（2013）[150]。

早衰症是由基因编码核纤层蛋白 A/C 的突变引起的。LMNA 基因中至少有 20 个不同的突变与 HGPS 有关。最常见的是在 1824 号位置的点突变，它激活了一个隐蔽的外显子位

点。这就导致了一种叫做早老素的突变蛋白的产生。继而导致一些细胞的改变包括严重的生长缺陷和改变的核膜形态，表现为早期的老化表型[151]。

（二）治疗

Gordon 等（2012）[152] 治疗儿童 HGPS 的临床治疗结果提供了可参考的治疗方案，洛那法尼可以改善血管的硬度、骨骼结构和听觉状态。

九、头皮 – 耳 – 乳头综合征（Finlay - Marks 综合征，SEN 综合征，Finlay 综合征）

这是一种与先天性皮肤发育不全有关的疾病，在头后部有凸起的结节，被非毛发的皮肤覆盖；耳郭异常，因为比一般耳郭更大并向后翻转，而耳屏、对耳屏和耳垂可能很小；乳房乳头缺失或发育不完全；乳房可很小，或者几乎不存在。可能会出现牙齿异常、合指、肾发育不全、白内障、结肠肿瘤和瞳孔不对称。这种综合征是从常染色体显性基因遗传的。

Finlay 和 Marks（1978）[153] 描述了一个 10 人超过 5 代有血缘关系的家族，他们的头皮、耳朵和乳头都有异常。尽管在某种程度上，头皮异常与先天性皮肤发育不全相似，但这种综合征似乎是独特的。患者在头皮的后侧有凸起的结节，没有被头发覆盖。秃发区出生时出现，在儿童时期就痊愈了。头骨 X 射线检查是正常的。在组织学上，有过多的胶原结缔组织。耳郭小甚至是残耳仅有耳屏、对耳屏和耳垂。耳郭向后翻转，乳头发育不全甚至缺如。

Picard 等（1999）[154] 报道了一位父亲和女儿都表现出 Finlay–Marks 综合征典型的表现。另外，12 个月的女儿在肾盂肾炎发作后被

发现右侧有两个肾盂输尿管。这位父亲在婴儿时期就被诊断出患有自闭症，左肾发育不全合并对侧膀胱输尿管反流及双输尿管并接受过手术治疗。作者建议将肾输尿管异常归为该综合征的特征之一。

牙齿异常：Edwards 等（1994）[155] 报道过在 SEN 综合征中存在缺牙或者牙齿间隔宽，Plessis 等（1997）[156] 报道过肾功能不全伴有肾发育不全及白内障，Sobreira 等（2006）[157] 描述过虹膜缺损和瞳孔不对称。

报道过该综合征的还有 Le Merrer 等（1991）[158]，Sonoda（2001）[159]，Taniai 等（2004）[160]，Baris 等（2005）[161]，Paik 和 Chang（2010）[162]，以及 Naik 等（2012）[163]。

病因

Al-Gazali 等（2007）[164] 发现 SEN 综合征可能还有一些隐性形式（例如严重肌张力进退和发育迟缓）。Marneros 等（2013）[165] 进行外显子组测序，发现每个家庭中与疾病相隔的 KCTD1 基因中都鉴定出 3 个杂合子发生错义突变。这种综合征很可能是常染色体显性遗传的；但也有隐性的低张力和发育迟缓。

十、Poland 综合征（Poland 综合征，Poland 并趾矫正术，Poland 序列）

（一）Poland 综合征的常见临床表现[166]

1. 最常见的临床表现
(1) 胃肠道异常。
(2) 胸大肌缺如。
(3) 短指症（指头短）。
(4) 右位心。
(5) 膈疝 / 缺陷。

(6) 肱骨缺如 / 异常。

(7) 肝 / 胆管异常。

(8) 孕期糖尿病。

(9) 少指 / 缺指。

(10) 桡骨缺如 / 异常。

(11) 短肢（与中段和远段相比，肢体近端节段相对较短）。

(12) 并指（指间蹼）。

(13) 尺骨缺如 / 异常。

(14) 上肢不对称。

(15) 肋骨不对称。

(16) 患侧猿类皱襞。

2. 常见表现

(1) 乳头和（或）乳腺发育不全。

(2) 肩胛骨异常。

3. 偶发表现

(1) 肾发育不全。

(2) 脑膨出畸形。

(3) 下丘脑 – 垂体轴形态异常。

(4) 下丘脑 – 垂体轴功能异常。

(5) 小头畸形。

(6) 轴前多指症。

(7) 输尿管异常（反流 / 双重）。

(8) 椎分割异常。

4. 异常报告

Froriep（1839）[10]，在尸检中，描述了一名 30 岁的妇女，她在右乳房的位置有浅的凹陷，没有乳头或乳晕的痕迹。右侧第 3、4 肋在肩胛骨前缘结束。胸大肌大部分缺如。前锯肌和胸大肌一样部分缺如。

Poland（1841）[167] 报道一例 27 岁男性尸体解剖，胸壁缺损，手无异常。尽管在文章中没有描述，病人的手保存在 Guy 医院的 Gordon 博物馆中，并显示并指征。

Lallemand（1826）[168] 描述了一例 Poland 综合征缺少三根肋骨。Reid（1842）[169] 描述了一例 5 岁女孩"没有任何右乳、乳头、乳晕的痕迹，胸大肌、胸小肌缺如，第 4 肋骨前部

及相邻肋间肌缺如。"King（1858）[170] 报道一例 10 岁女童无左乳、乳晕及乳头，胸大肌的胸骨部分缺如。Förster（1861）[171] 的病例中左乳完全缺如，并且左上肢仅肩膀处留下一小的圆锥形残肢，左侧胸壁也有很大的缺损。Paull（1862）[172] 描述了一例 22 岁女性左乳完全缺如：乳头像小丘疹一样大，患侧胸大肌发育不全。Widmer（1888）[173] 报道了一例 21 岁完全无乳女性患者，胸大肌也不完整。Thompson（1895）[24] 报道了一例双侧无乳患者，左侧乳房及胸大肌缺如。

Tentchoff（1900）[174] 描述了一例右侧无乳男性患者，胸大小肌缺如。Clarkson（1962）[175] 描述了三例乳房发育不全和并指畸形的患者。他称这种综合征为 Poland 并指症。Baudinne 等（1967）[176] 指出 Poland 并指症就是 Poland 综合征。这个诊断沿用至今。

唯一的一例 Poland 综合征合并巨乳的病例是 Martin 和 Emory（2000）[177] 报道的。

Fokin 和 Robicsek（2002）[178] 描述了 Poland 综合征的特征为乳房和乳头发育不全，皮下组织缺乏，缺乏胸大肌的肋胸部分，胸大肌缺乏、Ⅱ - Ⅳ 或 Ⅲ - Ⅴ 肋软骨或肋骨发育不全或变形、腋窝和乳腺区无毛、单侧多指并指。手畸形是单侧的，表现形式各不相同，中间指骨短，皮肤有蹼（并指或连指）完全无手（缺指畸形）。Kumar 等（2004）[179] 报道了一例肛肠畸形的高度多样性（high-ARM）（尿道下裂，以及左侧胸大肌缺如，左肩瘦小）的病例。

Garg 等（2012）[180] 陈述，Poland 综合征是一种罕见的先天性畸形，受累部位包括胸壁、上肢，呈现出不同程度的功能异常的综合征。这些病例外观缺陷。这里我们报道了两例病例。这些病例说明，对于医生来说，诊断和当发现一处畸形时寻找其他相关畸形的重要性。他报道了两例病例，一例是 10 岁男孩右胸壁较左侧平。右侧腋区无腋毛。计算机断层

扫描检查发现右侧胸大肌缺如。第二例是16岁男性患者左侧胸大肌缺如。

其他报道 Poland 综合征的人还有 Soques（1902）[181]，Fricou（1906）[182]，Lutaud（1910）[183]，Glos（1932）[184]，Mace 等（1972）[185]，Freire-Maia 等（1973）[186]，Hanka and Fox（1976）[187]，Brooksaler 和 Graivier（1976）[188]，Ireland（1992）[189]，Sugiura（1976）[190]，Beranova 等（1979）[191]，Bertoglio 等（1980）[192]，Poullin 等（1992）[193]，Maroteaux 和 Le Merrer（1998）[194]，Perlyn 等（1999）[195]，Phaltankar 等（2003）[196]，Clarkson 等（2006）[197]，Devi（2010）[198]，以及 Fox 和 Seyfer（2012）[199]。

（二）肢体异常的分类

Gausewitz 等（1984）[200] 的研究中观察到了大量的肢体畸形。作者根据肢体畸形的情况将患者进行了分类。

1 型：5 个指头出现发育不良。

2 型：中指缺如影响手指功能。

3 型：缺陷更严重，缺乏功能指。

4 型：拇指径向缺陷。

Al-Qattan（2001）[201] 描述了手畸形的分级。

1 型：手发育正常（仅有胸大肌缺如）。

2 型：不完全型畸形（和对侧相比患侧手稍小一些）。

3 型：畸形分类（并指畸形）五个潜在径向功能。

A. 手轻中度发育不良。

B. 手重度发育不良。

4 型：一些径向功能尚存。

A. 桡侧的手缺如，拇指不能屈伸或者缺如。

B. 示指缺如。

C. 示指和中指缺如。

D. 中指径向缺如形成分裂手。

E. 尺侧指缺如。

5 型：所有指头缺如或者无功能。

6 型：掌骨关节处的横向缺损。

7 型：短肢畸形样外观。

（三）病因

Bouvet 等（1978）[202] 认为 Poland 综合征源于血管。大多数人认为病因是从妊娠第 6 周开始，当靠近胸壁的上肢芽仍然处于发育阶段时，胚胎 - 血液供应的中断会导致同侧锁骨下动脉或其分支的发育不全。血流损伤的部位和程度可能决定了畸形的范围和严重程度。胸廓内动脉的发育不全可能导致胸大肌的胸肋部缺失，而肱动脉的发育不全可能导致手发育异常。

Hedge 和 Shokeir（1982）[203] 认为有些 Poland 综合征的患者，前锯肌的上部缺失是因为肩胛上动脉中血流减少。Bavinck 和 Weaver（1986）[204] 也认为 Poland，Klippel-Feil 和 Mobius 畸形原因在于血管。前锯肌的上半部分缺乏可能导致了肩胛骨的上升和隆起（Sprengel 畸形、翼状肩）。这是由于肩胛上动脉血流减少。

Merlob 等（1989）[205] 指出局部血管异常造成锁骨下动脉发育不良，造成胸肌缺损和手部骨骼缺损，这可能是 Poland 综合征的主要病因之一。Poullin 等（1992）[193] 认为 Poland 综合征的病因是由于锁骨下动脉和椎动脉及其分支在胚胎血管形成时发生中断。由于锁骨下动脉的中断导致了内乳动脉的中断从而导致了胸大肌和乳腺的缺失。

Martinez-Frias 等（1999）[206] 分析称母亲怀孕期间吸烟与 Poland 综合征相关。Poland 综合征（Poland syndome，PS）可能因为血管生成受到干扰。作者应用了两组不同方法得到的数据：匈牙利先天畸形登记处（HCAR），这是一个人口登记处，以及西班牙先天畸形协作研究处（ECEMC），这是一项基于医院和病例对照的研究。尽管基于一个小的样本量，这个多变量分析的结果显示，怀孕期间的母亲吸烟可能会使 PS 的风险增加 2 倍。这一结果在两个应用不同方法和不同的不可控混杂因素的研究中是相似的。然而，由于这是第一次发现 PS 与怀孕期间母亲吸烟相关，尚需要进一步的分析来证实这些发现。

Baban 等（2009）[207] 列出了更广泛的 Poland 综合征的病因学机制。

1. 某些个体倾向于更易发生杂合性丢失作为一种主要遗传因素。

2. 经典 Poland 综合征中躯体致死性基因的广泛表现似乎是双侧发病的可能机制。

3. 双侧血管受阻假说的意思是不同阶段不止一根血管受累。

其他与遗传相关的疾病的发现如 Mobius 综合征（先天性双侧第Ⅵ和第Ⅶ脑神经麻痹）以及这两种症状在同一个体中发生的情况使血管起源成为可能的发现。

Devi 等（2010）[198] 认为，这种情况是由于在胚胎期的第 6 周和第 7 周期间，对锁骨下血管的动脉血供应中断，或者是在受精后的 4 周内，对侧板中胚层的破坏造成的。

Baltayiannia 等（2011）[208] 认为关于 Poland 综合征病因的流行理论是锁骨下动脉或其分支的发育不全导致一系列的发育变化。Garg 等（2012）[180] 报道，锁骨下动脉供应中断可能是由于锁骨下动脉的血供受损的潜在病因。是一种常染色体显性遗传的不完全外显。

Ahmad 等（2012）[209] 认为在胚胎发育阶段，在怀孕的第 6 周，胸主动脉或其分支血流暂时停止或减少的严重程度，导致血流受阻的长度和强度不同，从而导致 Poland 综合征不同程度的病理改变。

（四）治疗

Seyfer 等（1988）[210] 列举了 Poland 综合征的重建方法。

1. 轻度
(1) 男性：背阔肌肌皮瓣转移。

(2) 女性
①背阔肌肌皮瓣转移及肌肉下置入乳房假体。
②单纯乳房假体。
③选择性对侧乳房手术（为了对称性）。

2. 重度
(1) 男性
①胸骨重建（软骨的调整 / 重新定位）。
②后期应用背阔肌肌皮瓣转移修复。

(2) 女性
①胸骨重建（软骨的调整 / 重新定位）。
②后期应用背阔肌肌皮瓣转移及肌肉下放置乳房假体修复。

Městák 等（1991）[211] 将女性 Poland 综合征分为三类。

1 类：乳房几乎是对称的，即使有胸肌和乳腺发育不全。没有必要进行乳房手术矫正。

2 类：乳房发育不良，是否需要应用自体或异种组织矫正取决于缺陷程度。

3 类：乳房发育不全，需要重建修复缺损的皮肤及皮下组织。可以使用近处或远处组织。胸肌的发育不全可以通过肌皮皮瓣重建（背阔肌、腹直肌）。

作者用一个肌皮瓣以及带有自体脂肪的脂肪植入物重建了一个患有 Poland 综合征的女性的乳房。利用对侧的乳晕重建了患侧乳晕。

Pegorier 等（1994）[212] 利用同侧背阔肌肌皮瓣及乳房假体治疗了 3 名女性，用单纯乳房假体治疗了 4 名女性。其中 3 例患者为了达到理想的对称效果，对健侧肥大的乳房进行了矫正。3 例病例中重建了乳头乳晕。在男性患者中仅用背阔肌肌皮瓣。Jasonni 等（1997）[213] 用从对侧肋骨底部进行自体骨移植修补缺损处。考虑到患者年龄小，用背阔肌肌皮瓣来进行整形手术不合适。Gatti（1997）[214] 用定制的特软乳房假体修复了 Poland 综合征的畸形。

Lin 等（2000）[215] 认为这种先天性乳房缺

失是罕见的疾病。文献表明，它的表现和遗传都有很多异质性。作者描述了一位母亲及其女儿的类似情况，以及母亲如何使用双侧横形腹直肌肌皮瓣进行乳房重建。

Fokin 和 Robicsek（2002）[178] 建议在治疗严重的肋骨和胸壁明显凹陷的患儿时，应分两个阶段进行纠正。首先修复肋骨缺损，然后青春期后再利用肌皮瓣转移修复。女性患者的第二步治疗时可能需要和乳房整形手术相结合处。轻度 Poland 综合征的患儿，胸大肌和乳房缺失程度不同，矫正手术应在青春期后进行。这时，女性患者可以进行肌皮瓣结合处乳房假体的手术。对于成年患者，建议应用肌肉同时进行稳定和重建胸壁矫正手术。

此外，女性患者增加隆乳术。当肋骨和肺疝有很大的缺陷时，应从健侧取肋骨，其他同种异体骨、补片或以上几个部分的组合来稳定胸壁。如果使用骨移植，移植的中间端将被缝合到胸骨一侧的凹陷处。从侧面看，移植骨附着在肋骨末端新创面上。骨移植也可以用金属钉固定。肋骨和软骨的重建不仅可以矫正缺陷，还能防止反向呼吸，并为肌肉皮瓣或假体置入提供坚实的支撑。如果应用了补片，它应该被拉紧并缝合到缺损的边缘。如果同时使用骨移植和补片，那么后者也应该被缝合到肋骨上。在患侧，肌肉和皮下组织的缺乏可能非常明显。背阔肌的转移和置入硅胶假体可以用于矫正。当缺陷仅局限于两根肋骨时，将缺损上下方的正常肋骨劈开，将其附着在发育不全的肋骨上。不论肋骨与胸骨融合处在哪里，重新定位将肋骨固定在胸骨上。他们描述了一名严重 Poland 综合征患者的手术矫正方法，该患者表现为Ⅲ到Ⅴ肋骨发育不良和胸骨扭曲。（A）从对侧获得肋骨移植到患侧。（B）将移植体内侧缝合到提前建立的胸骨结节上，外侧连接到发育不良的肋骨末端。扭曲的胸骨通过截骨并以"8"字形缝合固定进行矫正。（C）网状补片缝合在移植肋骨顶部和缺损处的边缘之间。

Seyfer 等（2010）[216] 列举了修补胸壁的方法，包括带蒂背阔肌肌皮瓣转移，乳房假体，带蒂横形腹直肌肌皮瓣（TRAM），胸骨 / 肋骨重建，重新定位乳头乳晕复合体，对侧胸壁的手术（以改善对称性），矫正，或这些术式相结合处。

十一、肿瘤和 Poland 综合征

（一）乳腺癌

Havlik 等（1999）[217] 报道了一例 33 岁严重 Poland 综合征的非裔美国女性患侧罹患乳腺癌。她的上肢严重发育不全，包括手畸形，以及前臂和上臂发育不全。另外她的胸大肌胸骨起始段缺如。她的乳头乳晕复合体很小，腋窝无腋毛。这是第一例 Poland 综合征患者的患侧乳房罹患乳腺癌的报道。

Fukushima 等（1999）[218] 描述过两例 Poland 综合征合并乳腺癌的病例。第一个患者患有右侧乳腺癌，同侧乳腺发育不良，胸大小肌缺如以及并指。她接受了乳腺切除以及腋窝淋巴结清扫手术。第 2 例患者左侧乳腺癌，同侧乳腺发育不良，胸大小肌缺如以及并指。她接受了保乳手术，清扫了腋窝淋巴结，没有做放疗。

其他报道 Poland 综合征患者罹患乳腺癌的还有 Katz 等（2001）[219]，Khandelwal 等（2004）[220]，Wang 和 Ning（2008）[221]，Zhang 等（2011）[222]，以及 Mojallal 等（2012）[223]。

（二）白血病和淋巴瘤

肿瘤和 Poland 综合征之间存在着某种联系。已发现 Poland 综合征患者罹患的恶性肿瘤包括白血病、霍奇金淋巴瘤、宫颈癌、平滑肌肉瘤和肺癌[178]。

Sackey 等（1984）[224] 描述过两例非霍奇

金淋巴瘤患儿同时也是 Poland 综合征患者。儿童癌症和先天性异常之间的联系以前未报道，也不太可能是偶然现象。

此外，另一个急性白血病病例也发现是在一个患有 Poland 综合征的儿童。考虑到在普通儿科人群中 Poland 综合征的罕见性，作者得出的结论是，这种综合征与白血病和非霍奇金淋巴瘤之间有所关联，其生物学基础尚不清楚。

Parikh 等（1988）[225] 报道过一名患有急性淋巴细胞白血病（ALL）的 28 岁 Poland 综合征患者。Costa 等（1991）[226] 报道了一例 Poland 综合征患儿，该患儿患有费城阴性慢性粒细胞白血病，进行了一个疗程白消安治疗并随访了两年半。

其他白血病和淋巴瘤病例报道包括 Boaz 等（1971）[227]，Hoefnagel 等（1972）[228]，Walters 等（1972）[229]，Miller 和 Miller（1975）[230]，Hicsönmez 和 Ozsoylu（1982）[231]，Hershatter 等（1983）[232]，以及 Esquembre 等（1987）[233]。

（三）其他恶性肿瘤

Caksen 等（1997）[234] 报道了一例 Poland 综合征患者罹患了神经母细胞瘤，Athale 和 Warrier（1998）[235]–Wilm 肿瘤，Ahn 等（2000）[236]–肺癌，以及 Yuksekkaya 等（2012）[237]–肾细胞癌。

Kurt 等（2006）[238] 报道过 Poland 综合征与各种恶性肿瘤相关。第一例与胃癌出现在同一位患者身上的是一位 21 岁 Poland 综合征男性患者。

（四）Poland‐Mobius 综合征

Parker 等（1981）[239] 报道了一名患有 Mobius 综合征和 Poland 综合征的患者。这是第 12 个有记录的结合这两种综合征的病例。Mobius 综合征和 Poland 综合征相关联的频率

可能说明这两种病因不明的先天畸形具有相同的起源。

将这种疾病命名为 Poland–Mobius 综合征。Kuklik（2000）[240] 发现 Mobius 综合征和 Poland 综合征都伴有先天性面神经麻痹，眼睛的外展肌麻痹。

其他报道 Poland–Mobius 综合征的还有 Bosch-Banyeras（1984）[241]，Fontaine 和 Ovlaque（1984）[242]，Hopper 等（1985）[243]，Gupta 等（1985）[244]，Maino 和 Scharre（1989）[245]，Rojas-Martínez 等（1991）[246]，Erdogan 等（1996）[247]，Kuklík（2000）[248]，Ochoa-Urdangarín 等（2002）[249]，LópezdeLara（2008）[250]，Al-Mazrou 等（2009）[251]，Pachajoa 和 Isaza（2011）[252]，Ahmad 等（2012）[209]，以及 lores 等（2013）[253]。

Möbius 在 1888 年报道了 Möbius 综合征（Möebius 综合征，先天性细胞核发育不全，幼稚型细胞核发育不全，眼面先天性瘫痪，双侧面瘫）。Möbius（1888）[254] 描述了一种罕见的先天性神经系统疾病，其特征是面部瘫痪和眼球无法转动。大多数患有 Möbius 综合征的人都是天生的面部麻痹，无法闭上眼睛或形成面部表情。肢体和胸壁异常有时也会出现。

（五）病因

Bavinck 和 Weaver（1986）[204] 称 Klippel–Feil 综合征是一种罕见的疾病。Klippel 和 Feil[255] 在 1912 年最早报道，该综合征的特征是 7 个颈椎中任意 2 处先天融合。事实上，"Klippel–Feil 综合征"发生在各个人种的患者中，颈椎在形成或分化过程中出现先天缺陷是其共同特征。病因是源于 Poland、Klippel–Feil 和 Möbius 畸形的锁骨下动脉血供受阻中断。

尽管有一个普遍接受的血管起源，Möbius 的病因是 Ahmad 等（2012）[209] 描述的与致畸因子相关的血管来源问题，例如米索前列醇衍

生物增加了 Möbius 的发生率。已经有人提出了一种与常染色体显性或隐性遗传相关的遗传来源（13q12.2 位点），包括与 X 染色体相关的隐性遗传。

十二、Al-Awadi/Raas-Rothschild（AARR）综合征

Mollica 等（1995）[256] 报道了一个女孩的父母是表亲的案例。这个女孩患有严重的四肢畸形（下肢缺如、上肢不全）和其他的缺陷，包括唇裂和腭裂、面部异常、无乳头、低脐、膀胱外翻、没有外生殖器以及肛门向前移位。这可能是一个特别严重的 Al-Awadi/Raas-Rothschild 综合征（四肢/骨盆-发育不全综合征，LPHAS），但不能排除出现新的常染色体隐性基因—骨—生殖器综合征的可能性。Mollica 等（1995）[256] 的报道似乎是唯一一例 Al-Awadi/Raas-Rothschild（AARR）综合征患者。

Alp 等（2010）[257] 认 为 Al-Awadi/Raas-Rothschild（AARR）是一种罕见的短肢畸形综合征，其特点是四肢/骨盆发育不全、肾脏异常，如马蹄肾和多囊肾，以及包括腭裂、宽面征和窄面征的异常面部特征。据推测 AARR 综合征是常染色体隐性遗传。一例 AARR 综合征男婴，由于在妊娠第 14 周被检测到的下肢发育异常，母亲终止了妊娠。该报道强调了在患有 AARR 综合征的新生儿中认识到发现严重的骨盆和肢体缺陷的重要性，并将这种综合征与其他多种畸形综合征区分开来。妊娠第 15 周胎儿超声检查有助于诊断胎儿的主要肢体发育异常。

病因

Kantaputra 等（2010）[258] 认 为 Al-Awadi/Raas-Rothschild/Schinzel 短肢畸形（AARRS）

综合征是一种罕见的常染色体隐性疾病，它的特征是四肢畸形、骨盆和生殖器严重发育不全。据报道 WNT7A 的突变是导致这种综合征的原因。作者报道了泰国的两个姐妹，她们长着短而畸形的长骨，没有腓骨，手指挛缩，指甲发育不全。在 WNT7A 突变的患者中，从未有过股骨严重畸形和腓骨纤细的情况。下肢畸形比上肢更严重，骨盆也严重受到影响，长骨和股骨头与髋臼的融合非常明显。在两个姐妹患者身上都发现了 WNT7A 基因一种新的编码外显子 4 的纯合子错义基因突变（c.664C > T），其导致从精氨酸到色氨酸的氨基酸交换（p.Arg222Trp；R222W）。表型可能导致肢体发育过程中三个信号中心异常，导致腹侧发育时损失背侧结构（指甲发育不全），前-后方向迷失（下肢长骨无远端近端之分），以及过度生长缺陷导致远端骨截断。

十三、讨论

如果胸大肌组织量足够，可以在肌下或皮下置入乳房假体矫正无乳症。如果存在漏斗胸，那么可以应用定制的假体矫正。如果是单纯乳房发育不全，可以用常规乳房假体矫正。脂肪移植可以用来修饰乳房外形。

如果没有乳头乳晕复合体（如无乳症），可以利用下唇皮肤重建乳晕，或者从耳后、大腿上内侧或者对侧乳晕取皮植于肱骨中点水平的对应胸壁上。问题是，全厚皮片移植并不一定会保持其色素沉着。纹刺可以调整乳晕区颜色[259-262]。可以用文献中提出的各种各样的方法来重建乳头[263-295]。然而，大多数重建的乳头都很难保持直立状态。

有很多利用自体组织代替乳房的方法，具体如下。

1. 背阔肌肌皮瓣[296, 297]。
2. 游离背阔肌肌皮瓣[298, 299]。

3. 带蒂横形腹直肌肌皮瓣（TRAM）[300, 301]。

4. 游离 TRAM 皮瓣[302, 303]。

5. 腹壁下动脉深支穿支皮瓣（DIEP）[304, 305]：下腹部组织可以形成两个分开的皮瓣，然后通过显微吻合技术重新连接到胸部，形成一个乳房。这种技术被称为堆叠或分裂的 DIEP 皮瓣技术[306]。

6. 腹壁浅动脉（SIEP）皮瓣[306]：很多情况下这支血管可能比较纤细。

7. 臀动脉穿支（GAP）皮瓣[307]。

8. 臀上动脉穿支（s-GAP）皮瓣[308]。

9. 臀下动脉穿支（i-GAP）皮瓣[309]。

10. 横向上股薄肌（TUG）皮瓣[310]。

Poland 综合征的患者可能存在胸壁畸形。重建胸壁技术可以关闭或者改善胸壁畸形。

有许多疾病都是乳房畸形伴随其他畸形，这些异常尚未被归类为任何综合征。这些畸形组合的病因可能是由于基因异常导致。

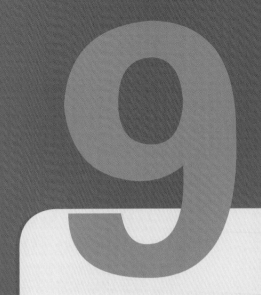

Part 9

评论
Commentary

Aesthetic Surgery of
the Breast
乳房美容外科学

第61章

Author's Commentary : My Thoughts on Aesthetic Breast Surgery
乳房美容手术之思考

Toma T. Mugea，**著**

孙　宇，**译**

胡志奇，陈其庆，**校**

　　美感是美的总称。美好的东西是具有协调性的。乳房的美来自于比例的协调。乳房应该和患者的身体比例相适应。

　　结合患者的手术期望值和可能达到的手术效果，我们应该把患者从理想带到现实中来。人的生命只有一次，应该得到尊重，直到它的最后一天。如果患者没有做好决定，就不要强迫患者接受美容手术。应倾听患者的意愿，并得到亲友的认同。

　　在乳房完全发育后接受手术。告知患者相关风险和过程，即便是很少遇到的不良反应也要告诉患者，哪怕是小小的一个外科手术也要得到患者的知情同意。向患者解释手术效果并非永久。

　　如果你想要一个"稳固"的效果，那就拍张照片好了。人的外貌是随着时间推移而变化的，乳房也一样，人体的生理就像怀孕的乳房一样，时刻在改变。如果计划要进行美容手术，不建议进行减重。

　　精确评估和测量乳房和胸廓的尺寸。标准摄影应包含胸骨柄、肩峰和脐部。特殊病例如鸡胸和平胸样外观，并支撑下垂乳房是非常有用的。胸肌收缩可展示乳房的活动情况。后背观察可发现胸部意外的畸形。

　　使用连续时间记录表记载病案文件，临床乳腺检查包括乳腺彩超、乳腺钼靶和必要时进行磁共振检查。

　　在开始手术前，你必须要知道是做什么手术，你应该知道如何去发现和解决术后可能发生并发症。当你第一次计划手术时，你应该咨询高年资医师的意见。不要羞于承认你的决定和结果。

　　在手术前花点时间做好心理准备，永远不要让自己处于压力之下。

　　从不着急，在困难的时候冷静下来，保持冷静。如果发生了特殊情况，记录你的手术笔记。

　　对发生的问题要有自己的批判性观点，并记录下来。为将来的遇到类似手术提供参考意见。回家后不要立即尝试那些你在研讨会上看到的而没有看到他们结果的东西。不要相信在会议中暴露的每件事情都是"非凡的"。

　　尊重你的老师。尊重你的同事。谦虚。公正。做你自己！